Richard Haehl
Samuel Hahnemann.
Sein Leben und Schaffen

SEVERUS Verlag

Haehl, Richard: Samuel Hahnemann: Sein Leben und Schaffen. Band 2. 2014
Neuauflage der Ausgabe von 1922
ISBN: 978-3-95801-144-1

Bibliografische Information der Deutschen Nationalbibliothek: Die Deutsche Nationalbibliothek verzeichnet diese Publikation in der Deutschen Nationalbibliografie; detaillierte bibliografische Daten sind im Internet über https://dnb.de abrufbar.

Der SEVERUS Verlag ist ein Imprint der Bedey & Thoms Media GmbH,
Hermannstal 119k, 22119 Hamburg

SEVERUS Verlag, 2014
http://www.severus-verlag.de
Gedruckt in Deutschland
Der SEVERUS Verlag übernimmt keine juristische Verantwortung oder irgendeine Haftung für evtl. fehlerhafte Angaben und deren Folgen.

Richard Haehl

# Samuel Hahnemann
Sein Leben und Schaffen
Band 2

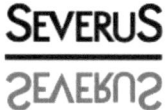

# SAMUEL HAHNEMANN

## SEIN LEBEN UND SCHAFFEN

AUF GRUND NEU AUFGEFUNDENER AKTEN, URKUNDEN, BRIEFE,
KRANKENBERICHTE UND UNTER BENÜTZUNG DER GESAMTEN
IN- UND AUSLÄNDISCHEN HOMÖOPATHISCHEN LITERATUR

VON

### RICHARD HAEHL

DR. MED. UND DR. MED. HOMOEOP. (HAHNEM. MEDIC. COLLEG. PHILAD.), MITGLIED
DES HOMÖOPATHISCHEN ZENTRALVEREINS DEUTSCHLANDS, EHRENMITGLIED
DES HOMÖOPATHISCHEN ÄRZTEVEREINS VON NORDAMERIKA (AMERICAN
INSTITUTE OF HOMOEOP.), SOWIE DER HAHNEMANN ALUMNI ASSO-
CIATION IN PHILADELPHIA, EHRENMITGLIED DER HAHNEMANNIA
(LANDESVEREIN FÜR HOMÖOPATHIE IN WÜRTTEMBERG)

UNTER MITWIRKUNG

VON

### KARL SCHMIDT-BUHL

## II. BAND: ANLAGEN
ENTHALTEND URKUNDEN, AKTENSTÜCKE,
BRIEFE, AUFSÄTZE, ABHANDLUNGEN usw.

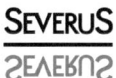

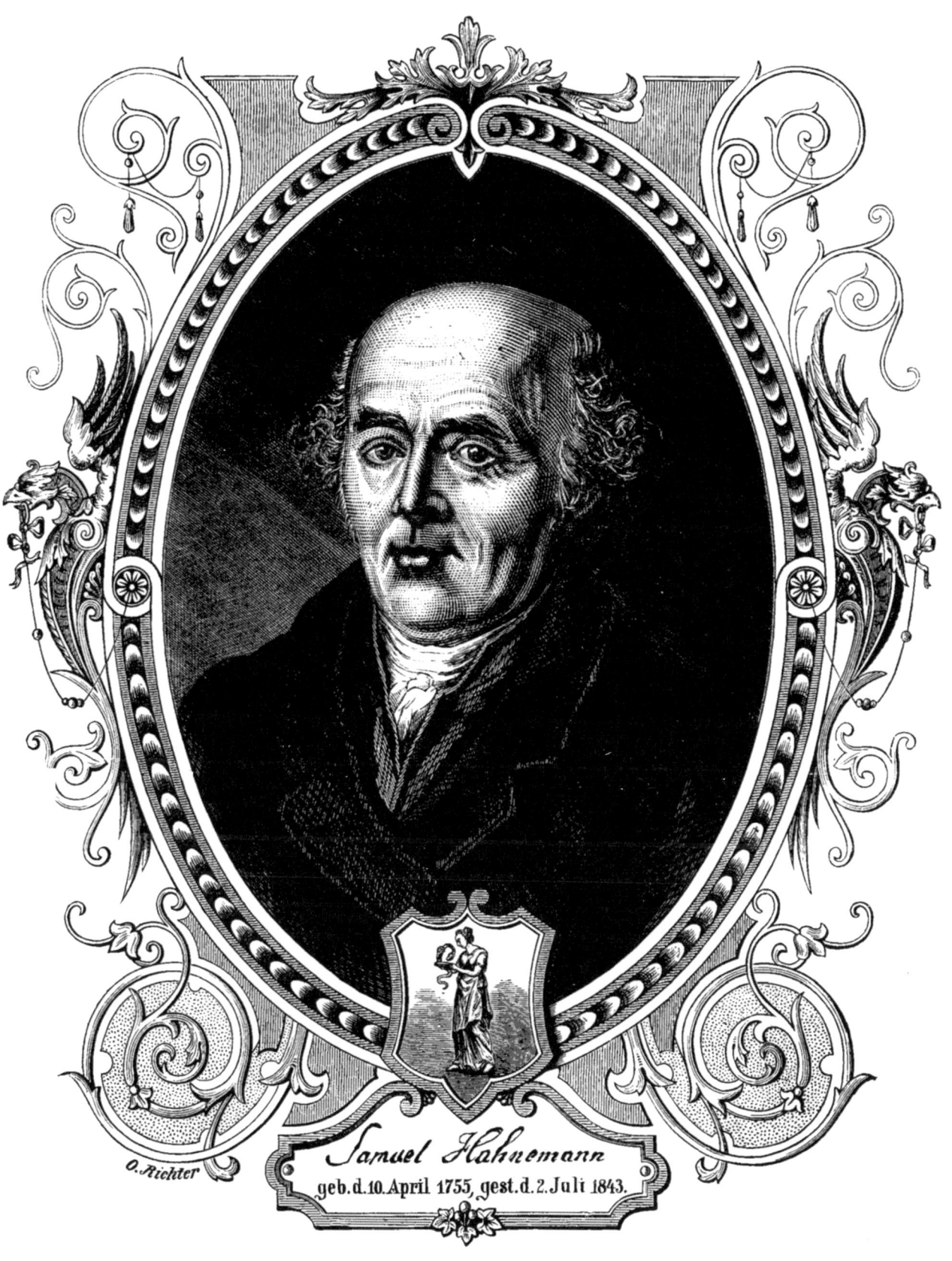

# Inhaltsübersicht zu Band II.

Vorbemerkung: Die mit † bezeichneten Briefe und anderen Schriftstücke dieses Bandes befinden sich in Urschrift im Besitze von Dr. Haehl.

| | |
|---|---|
| 1. Kapitel: **Voreltern usw.** | 1—4 |
|     Anlage 1. Auszüge aus dem Kirchenbuche Lauchstedt | 1 |
|         A. Kinder des Christian Hahnemann | 1 |
|         B. Kinder des Christoph Hahnemann, des Mahlers | 1 |
|     Anlage 2. Auszüge aus dem Kirchenbuche des Evang. luth. Pfarramts der Frauenkirche in Meißen | 2 |
|         Im Kirchenbuche zu Kötzschenbroda | 3 |
|     Anlage 3. Hahnemanns Geburtshaus | 3 |
|         Eine Gedenktafel an Hahnemanns Geburtshaus | 3—4 |
| 2. Kapitel: **Geburtsstadt und Jugendjahre** | 5—7 |
|     Anlage 4. Einträge im Kirchenbuche der Frauenkirche zu Meißen | 5 |
|     Anlage 5. Eingabe des Christian Gottfried Hahnemann um Aufnahme seines Sohnes in die Fürstenschule in Meißen | 5 |
|         Antwort des Kurfürsten | 6 |
|         Hahnemann als Schüler | 6 |
|     Anlage 6. Brief Hahnemanns über Geistesanstrengung und Körperbewegung während seiner Schulzeit | 7 |
| 3. Kapitel: **Studienjahre** | 8—14 |
|     Anlage 7. Ein lateinisches Gedicht Hahnemanns vom Jahre 1775 | 8 |
|         Sappho-Ode | 9—12 |
|     Anlage 8. Baron Brukenthals Eintritt in den siebenbürgischen Staatsdienst und sein Verhältnis zur Kaiserin Maria Theresia | 12 |
|     Anlage 9. Hahnemanns Eintritt in die Freimaurerloge | 13 |
|     Anlage 10. Die Doktordissertation S. Hahnemanns | 13 |
| 4. Kapitel: **Erste Wanderzeit** | 15—19 |
|     Anlage 11. Einträge in den Kirchenbüchern von St. Johannis in Dessau | 15 |
|         Geburt | 15 |
|         Sterbefall | 15 |
|         Trauung | 15—16 |
|     Anlage 12. Brautbrief Samuel Hahnemanns (1. Dezember 1782) | 16—17 |
|     Anlage 13. Eingabe Hahnemanns an den Fürsten Leopold Friedrich Franz von Anhalt-Dessau | 17 |

## Inhaltsübersicht.

        Anlage 14. Schriften Hahnemanns von 1777—1784 . . . . 18—19
           A. Übersetzungen . . . . . . . . . . . . . . . . . 18
           B. Eigene Abhandlungen . . . . . . . . . . . . . . 18

5. Kapitel: **Aufenthalt in Dresden und Leipzig 1785 bis 1792** . . . . 20—31
        Anlage 15. Hahnemanns Schriften aus der Dresdener Zeit
        1785—1789 . . . . . . . . . . . . . . . . . . . . . 20—25
           Übersetzungen . . . . . . . . . . . . . . . . . . 20
           Eigene Werke chemischen und naturwissenschaftlichen Inhalts . . . . . . . . . . . . . . . . . . . . . . . 20
           Werke medizinischen Inhalts . . . . . . . . . . . . 21
           Besprechungen . . . . . . . . . . . . . . . . . . 21—23
           Die Hahnemannsche Weinprobe . . . . . . . . . . 23
           Weitere Schriften . . . . . . . . . . . . . . . . . 24—25
        Anlage 16. Hahnemann in Stötteritz . . . . . . . . . . 25
           Ein Hausmittel gegen kalten Brand . . . . . . . . . 26
        Anlage 17. Hahnemanns Schriften aus der ersten Leipziger
        Zeit 1790—1792 . . . . . . . . . . . . . . . . . . . 26—30
           Übersetzungen . . . . . . . . . . . . . . . . . . 26
           Eigene chemische Arbeiten . . . . . . . . . . . . 27
           Eigene medizinische Arbeiten . . . . . . . . . . . 27
           Übersetzung von Cullens Materia Medica . . . . . . 27—29
           Weitere Schriften . . . . . . . . . . . . . . . . . 29—30
        Anlage 18. Antrag zur Abfassung eines vollständigen medizinischen Wörterbuches . . . . . . . . . . . . . . . 30—31
        Anlage 19. Die Ernennung zum Ehrenmitglied der Mainzer Akademie . . . . . . . . . . . . . . . . . . . . . 31

6. Kapitel: **Zweite Wanderperiode. Hahnemann als Psychiater** . . 32—53
        Anlage 20. Zur Vorgeschichte der Genesungsanstalt Georgenthal. 32—34
           Die Psychiatrie am Ende des 18. Jahrhunderts . . . . 34—35
        Anlage 21. Hahnemann in Georgenthal . . . . . . . . . 35—36
        Anlage 22. Die Heilung Klockenbrings durch Hahnemann in Georgenthal . . . . . . . . . . . . . . . . . . . . 36—38
        Anlage 23. Bitte um Belassung im Schloß Georgenthal . . . 39
        Anlage 24. Reinhardt über Hahnemann . . . . . . . . . 40
        Anlage 25. Weitere Behandlung Geisteskranker durch Hahnemann . . . . . . . . . . . . . . . . . . . . . . . 40—45
        Anlage 26. Briefliche Behandlung eines Kranken . . . . . 45
        Anlage 27. Über den Ansprung — crusta lactea . . . . . . 45—46
        Anlage 28. Reise-Unfall Hahnemanns . . . . . . . . . . 46
        Anlage 29. Ein Brief aus Pyrmont . . . . . . . . . . . 47
        Anlage 30. Brief aus Braunschweig . . . . . . . . . . . 47
        Anlage 31. Brief aus Königslutter . . . . . . . . . . . 47—48
        Anlage 32. Versuch Hahnemanns, als Leibmedikus nach Gotha zu kommen . . . . . . . . . . . . . . . . . . . . 48—49
        Anlage 32a. Brief an Rat Becker aus Eilenburg . . . . . 49
        Anlage 33. Eigene Werke und Aufsätze Hahnemanns, sowie Übersetzungen aus den Jahren 1793—1804 . . . . . . . 50—53
           Eigene Werke und Aufsätze . . . . . . . . . . . . 50—51
           Übersetzungen . . . . . . . . . . . . . . . . . . 51
           Einige Urteile über die wichtigsten Werke . . . . . . 52

|   |   |
|---|---|
| Über die Heilart der Harnröhrenverengerungen durch Ätzmittel | 53 |
| 7. Kapitel: **Hahnemann als Hygieniker und Diätetiker; heftige Angriffe** | 54—80 |
| Anlage 34. Diätetische Vorschriften usw. | 54—55 |
| Gesundheitsregeln Hahnemanns | 55—61 |
| Hahnemanns Standpunkt zur Wasserheilkunde | 61—65 |
| Der Kaffee in seinen Wirkungen | 65—68 |
| Anlage 35. Das Scharlachmittel | 69—72 |
| Anlage 36. Briefe Hahnemanns aus Mölln und Machern | 72—75 |
| Anlage 37. Der Scharlachfieber-Streit | 75—76 |
| Anlage 37a. Ansicht der ärztlich-kollegialischen Humanität am Anfange des neuen Jahrhunderts | 76—77 |
| Anlage 37b. Scharlachfieber und Purpurfriesel, zwei gänzlich verschiedene Krankheiten | 77 |
| Zeugnisse anderer Ärzte für Hahnemanns Scharlachmittel | 78 |
| Anlage 38. Hahnemanns neu entdecktes Laugensalz | 78—79 |
| Anlage 39. Hahnemanns Verteidigung in Sachen des neuen Laugensalzes | 79—80 |
| 8. Kapitel: Ohne Anlagen | 81 |
| 9. Kapitel: **Hahnemann in Torgau. Organon** | 81—98 |
| Anlage 40. Angriffe auf Hahnemann | 81 |
| Der Fall Brückmann | 81—82 |
| Anlage 41. Aufsätze und Schriften Hahnemanns aus der Torgauer Periode (1805—1811) | 83—84 |
| a) Chemisch-pharmazeutische | 83 |
| b) Medizinische | 83 |
| c) Übersetzungen | 84 |
| Bemerkungen zu einigen der aufgezählten Werke | 84—87 |
| Anlage 42. Brief Hahnemanns an den Verleger Schaub in Düsseldorf wegen der 6. Auflage des Organons | 87 |
| Anlage 43. Anmerkung Dr. A. Lutzes zu § 274b der unechten 6. Organon-Ausgabe | 88—89 |
| Anlage 44. Proteste gegen das Lutzesche Organon | 89—90 |
| Anlage 45. Ankündigung einer weiteren 6. Auflage des Organons und Einschreiten der Witwe Hahnemanns | 91—94 |
| Anlage 46. »Nachricht von einem jetzt erschienenen Buche, betitelt: Organon der rationellen Heilkunde von Samuel Hahnemann« | 95—96 |
| Anlage 47. Hahnemann an seinen Verleger Arnold wegen der Heckerschen Schmähschrift | 97—98 |
| 10. Kapitel: **Hahnemann an der Leipziger Universität** | 99—117 |
| Anlage 48. Hahnemann muß Torgau verlassen | 99 |
| Anlage 49. Die Dissertation zur Venia legendi | 99—101 |
| Anlage 50. Brief über Hahnemanns Habilitationsrede | 102 |
| Anlage 51. Hahnemann in den Vorlesungen | 102 |
| Anlage 52. Hahnemann und seine Schüler | 103 |
| Anlage 53. Die Hahnemannsche Arbeitsgemeinschaft für Arzneimittelprüfungen | 104—105 |

|   |   |
|---|---|
| Zwei Briefe Hahnemanns an Dr. Stapf über Arzneiprüfungen | 105—106 |
| Wie Hahnemann seine Arzneiprüfungen angestellt habe? | 107 |
| Die Homöopathie ohne Protektion | 108 |
| Anlage 54. Werke und Aufsätze Hahnemanns aus seiner Leipziger Zeit | 109—110 |
| »Eine Erinnerung« | 110—111 |
| Tabellarische Übersicht über die Arzneimittel und die Zahl ihrer Prüfungssymptome in der Reinen Arzneimittellehre | 112—114 |
| Über die Wirkung des Arseniks an der Leiche | 115 |
| Heilart des jetzt herrschenden Nerven- und Spitalfiebers | 116 |
| Über die Lieblosigkeit gegen Selbstmörder | 117 |
| Brief an Arnold über Reine Arzneimittellehre und 2. Auflage des Organons | 117 |
| 11. Kapitel: **Angriffe während der Leipziger Zeit** | 118—127 |
| Anlage 55. Briefwechsel Hahnemanns mit Professor Dzondi | 118 |
| Anlage 56. Verteidigung Hahnemanns gegen die Klage der Leipziger Apotheker wegen des Selbstbereitens und Selbstdarreichens der Arzneien | 119—123 |
| Anlage 56a. Über das Selbstdispensieren. (Offenes Sendschreiben an das hohe Ministerium der geistlichen, Unterrichts- und Medizinalanstalten in Berlin) | 123—125 |
| Nachschrift zu dem »Offenen Sendschreiben« | 125 |
| Anlage 56b. Zur Beschwichtigung der Apotheker | 126 |
| Anlage 57. Beisatz zum Sektionsbefund des verstorbenen Fürsten Schwarzenberg | 126—127 |
| 12. Kapitel: **Hahnemanns Umzug nach Köthen, Praxis, Familienleben usw.** | 128—156 |
| Anlage 58. Brief Hahnemanns an Dr. Billig in Altenburg (Sachsen) | 128 |
| Anlage 59. Schilderung Köthens | 129 |
| Anlage 60. Herzog Ferdinand von Anhalt-Köthen an Hahnemann (Berufung nach Köthen) | 129—134 |
| Anlage 61. Die Hahnemannschen Vorlesungen an der Universität Leipzig | 134—135 |
| Anlage 62. Akademisches Abgangszeugnis für Dr. Hahnemann | 135 |
| Anlage 63. Patent für den Hofrat Dr. Hahnemann | 136 |
| Anlage 64. Niederlassungspatent für Dr. Moßdorf | 136 |
| Anlage 65. Öffentliche Anerkennung Hahnemanns | 137 |
| Anlage 66. Brief der Herzogin Julie an Hahnemann | 138 |
| Anlage 67. Bestellung Dr. Moßdorfs zum Arzt für die herzogliche Dienerschaft | 138 |
| Anlage 68. Bitte Hahnemanns um die Erlaubnis zur Niederlassung für einen jungen Arzt | 138—139 |
| Anlage 69. Hahnemann gegen seine Widersacher | 139 |
| Aus Briefen Hahnemanns an Dr. Stapf-Naumburg u. a. über literarisch-medizinische Angriffe | 140—150 |
| Professor Dr. Heinroth, Anti-Organon, Leipzig 1825 | 145 |

Anlage 70. Hahnemann im Kreise seiner Familie . . . . 150
Anlage 71. Über Hahnemanns Tages- und Arbeitsordnung 151
Anlage 72. Zur Honorarfrage . . . . . . . . . . . 152
    Briefe Hahnemanns über Titel und Honorar . . . . . 152—154
Anlage 73. Hahnemanns Wohnhaus in Köthen . . . . . 154—156

13. Kapitel: **Die chronischen Krankheiten, die Psoralehre** . . . . . 157—180
    Anlage 74. Zur Vorgeschichte der chronischen Krankheiten 157—159
        Briefe Hahnemanns an Dr. Stapf über die Psora . . . 159
    Anlage 75. Hahnemann und die Krätze . . . . . . . . 161
    Anlage 75a. Äußerliche Anwendung von Thuja beim Feigwarzenübel . . . . . . . . . . . . . . . . . . . 163
    Anlage 76. Die antipsorischen Arzneimittel . . . . . . . 163
    Anlage 77. Urteile über die Psoralehre . . . . . . . . 165—175
        1. Zeitgenossen Hahnemanns . . . . . . . . . . . 165—170
        2. Urteile aus der Zeit nach Hahnemann . . . . . . 170—172
        3. Stimmen aus der Gegenwart . . . . . . . . . . 172—175
    Anlage 78. Das Schicksal des Werkes über die »Chronischen Krankheiten« . . . . . . . . . . . . . . . . . 176—180
        Brief und Vollmacht Hahnemanns an seinen Schwiegersohn Dr. Wolff in Leipzig, die »Chronischen Krankheiten« betreffend . . . . . . . . . . . . . . 176—177
        Andere Briefe über die »Chronischen Krankheiten« . . 177—180

14. Kapitel: **Das Doktorjubiläum Hahnemanns: Tod der Frau Hofrat; ihr Charakterbild und ihre Kinder** . . . . . . . . 181—195
    Anlage 79. Hahnemanns fünfzigstes Doktorjubiläum, gefeiert zu Köthen am 10. August 1829 . . . . . . . . . 181—185
    Anlage 80. Danksagungsbriefe Hahnemanns . . . . . . . 185—187
    Anlage 81. Zum Tod der Frau Hofrat Hahnemann . . . 187—188
    Anlage 82. Frau Luise Moßdorf über ihre Mutter . . . . 188—189
    Anlage 83. Zur Charakteristik der Frau Johanna Henriette Leopoldine Hahnemann . . . . . . . . . . . . . 189
    Anlage 84. Brief Hahnemanns über die Niederkunft seiner Frau . . . . . . . . . . . . . . . . . . . . 190
    Anlage 85. Ein Besuch bei den Töchtern Hahnemanns in Köthen . . . . . . . . . . . . . . . . . . . 191—192
    Anlage 86. Friedrich Hahnemann im Erzgebirge . . . . . 192—194
    Anlage 87. Die Kinder Hahnemanns aus erster Ehe . . . 194
        Erbverzicht . . . . . . . . . . . . . . . . . . 195

15. Kapitel: **Hahnemanns vielseitige Arbeit in Köthen, Cholerazeit**. 196—264
    Anlage 88. Anfragen homöopathischer Ärzte . . . . . . 196—199
    Anlage 89. Anfragen allopathischer Ärzte, die die Homöopathie studieren wollen . . . . . . . . . . . . . 199—201
    Anlage 90. Studium der Homöopathie . . . . . . . . . 202—203
        Prüfungsfragen für einen Homöopathen (Steinestel) . . . 203—204
        Als Schüler bei Hahnemann in Köthen . . . . . . 205
    Anlage 91. Anstellung von homöopathischen Ärzten . . . 205—210
        Hahnemann warnt Ärzte vor dem Übertritt zur Homöopathie (Briefe an Trinius und Robbi) . . . . . . . 211—215
    Anlage 92. Homöopathische Haus- und Taschenapotheken 215—218

Anlage 93. Die Hinneigung der höheren Kreise zur Homöopathie . . . . . . . . . . . . . . . . . . . . . . 218—226
Anlage 94. Amtmann Rhost, ein Freund Hahnemanns . . 226
Anlage 95. Von der Nationalzeitung usw. . . . . . . . 227—228
Anlage 96. Laien über die Homöopathie . . . . . . . . 228—231
Anlage 97. Gutachten über das Turnen . . . . . . . . 231
    Empfehlung einer Cacao-Masse . . . . . . . . . 232
    Ersuchen um ein Rezept für ein »Elixir« gegen Ansteckung durch die Cholera . . . . . . . . . . 233
Anlage 98. Abweisung unzulässiger allopathischer Angriffe auf die Homöopathie . . . . . . . . . . . . . . 234
Anlage 99. Hornburgs Verfolgung . . . . . . . . . . . 234—236
Anlage 100. Justizkommissar Weichsel an Hahnemann . . 236
Anlage 101. Schwankende Haltung der Behörden . . . . 237—239
Anlage 102. Hahnemann und sein Verleger Arnold . . . 239
    Gegen die Allopathie . . . . . . . . . . . . . . 239—241
Anlage 103. Die Ratlosigkeit der allopathischen Ärzte gegenüber der Cholera . . . . . . . . . . . . . . . 242—243
Anlage 104. Gegen Hahnemanns Choleraschriften . . . . 243—247
Anlage 105. Vorhalt wegen der Anwendung des Kampfers bei der Cholera . . . . . . . . . . . . . . . . 247
Anlage 106. Über die Cholera (Briefe) . . . . . . . . . 247—251
Anlage 107. Homöopathische Erfolge bei der Cholera . . 252—253
Anlage 108. Sendschreiben an den König von Preußen . . 253—254
Anlage 109. Die Wiederholung homöopathischer Arzneimittel und das Riechenlassen an der Arznei . . . . . . . 254—255
Anlage 110. Das Riechenlassen an den Arzneien . . . . 255—257
    Über das Wirkenlassen und die Wiederholung der Gaben . 257—259
    Über Doppelmittel . . . . . . . . . . . . . . . 259—260
Anlage 111. Arbeitslast des Sechsundsiebzigjährigen . . . 260—261
    Kranke in Köthen . . . . . . . . . . . . . . . 261
    Hahnemanns ärztliche Erfolge in Köthen . . . . . . 262
    Grießelich bei Hahnemann in Köthen . . . . . . . 262—264

16. Kapitel: **Hahnemanns Gehilfen, Kampf gegen die Halbhomöopathen** . . . . . . . . . . . . . . . . . . . . . . 265—309
    Anlage 112. Gesuch Hahnemanns um Bewilligung der Niederlassung Dr. Lehmanns als seines Gehilfen . . . . . 265—270
        Eine Bekanntmachung Hahnemanns (Ausgeben homöopathischer Arzneimittel) . . . . . . . . . . . 270
    Anlage 113. Über Dr. Lehmann . . . . . . . . . . . 270
    Anlage 114. Jahrs Mitarbeit . . . . . . . . . . . . . 271
        Jahrs Repertorium . . . . . . . . . . . . . . . 272
    Anlage 115. Hahnemann gegen die laxen Homöopathen . 273
    Anlage 116. Zwischenträgerei . . . . . . . . . . . . 274
    Anlage 117. Hahnemanns Mahnungen . . . . . . . . . 275—278
    Anlage 118. Dr. Franz Hartmanns »Therapie akuter Krankheiten« . . . . . . . . . . . . . . . . . . . . . 278—280
    Anlage 119. Dr. Moritz Müllers Bericht über die Leipziger Tagung 1832 . . . . . . . . . . . . . . . . . . . 280—281
        Diplom für Mitglieder des homöopathischen Zentralvereins 281

Dankbriefe Hahnemanns an Moritz Müller vom 24. und
    28. September 1832 . . . . . . . . . . . . . . 282—284
Anlage 120. Die letzte Veranlassung zum Artikel im Leipziger Tageblatt . . . . . . . . . . . . . . . . . 284—285
Anlage 121. Kundgebung an Hahnemann . . . . . . . 286
Anlage 122. Gegen Moritz Müller . . . . . . . . . . 286
Anlage 123. Hahnemann »An meine ächten Schüler«. . . 287—288
Anlage 124. Kundgebung im Kretzschmar-Streit . . . . . 289
Anlage 125. Hahnemann über die Kretzschmar-Fehde . . 289—291
Anlage 126. Ehrendiplom amerikanischer allopathischer Ärzte für Hahnemann . . . . . . . . . . . . . . . . 292
Anlage 127. Einladung nach Köthen . . . . . . . . . 293
    Vermittlungs-Versuche . . . . . . . . . . . . . . 293—294
    Gedanken über eine homöopathische Ärzte-Organisation 294—297
Anlage 128. Hahnemanns Versöhnungsversuch bei Kretzschmar . . . . . . . . . . . . . . . . . . . . . . 297
Anlage 129. Die Geschichte des Zwistes innerhalb der Homöopathie, von Hahnemann an Bönninghausen berichtet . 298—300
    Gedicht von Groß zur zweiten Vermählung Hahnemanns 300—301
Anlage 130. Die Isopathie . . . . . . . . . . . . . . 302
Anlage 131. Ankündigung der Hygea . . . . . . . . . 303
    Klagen über das Vorgehen von Grießelich . . . . . . 303—305
Anlage 132. Bruch mit Baron von Brunnow . . . . . . 305—306
Anlage 133. Achtzehn Thesen für Freunde und Feinde der Homöopathik . . . . . . . . . . . . . . . . . . 306—309

17. Kapitel: **Die Heil- und Lehranstalt Leipzig** . . . . . . . . . . 310—328
Anlage 134. Wunsch nach einem Krankenhaus . . . . . 310
Anlage 135. Eröffnung der Leipziger Heilanstalt . . . . . 311—312
Anlage 136. Hahnemann gegen das Leipziger Krankenhaus 312
Anlage 137. Anklagen gegen die Leipziger Krankenhausleitung . . . . . . . . . . . . . . . . . . . . . 313
Anlage 138. Hartmann als einstweiliger Anstaltsdirektor . . 313
Anlage 139. Einführung des Herrn Dr. Schweikert als Direktor in die Leipziger homöopathische Heil- und Lehranstalt . 314
    Herm. Hartlaub gegen Dr. Schweikert . . . . . . . 314—318
Anlage 140. Hahnemann nimmt sich der Heilanstalt an . 318—322
Anlage 141. Hahnemann sammelt Beiträge für die Heilanstalt . . . . . . . . . . . . . . . . . . . . . 322
Anlage 142. Besuch Hahnemanns in der homöopathischen Heil- und Lehranstalt zu Leipzig . . . . . . . . . . 323—324
Anlage 143. Dr. Schweikerts Bitte an Hahnemann in Gehaltsangelegenheiten . . . . . . . . . . . . . . . . . 324—325
    Hahnemanns Aufforderung an alle homöopathischen Ärzte . . . . . . . . . . . . . . . . . . . . . 325
Anlage 144. Wer und was war Fickel? . . . . . . . . 326—327
    Das Münchener homöopathische Krankenhaus . . . . . 327
Anlage 145. Das Ende des Krankenhauses . . . . . . . 328

18. Kapitel: **Wiederverheiratung Hahnemanns; Umzug nach Paris**. 329—369
Anlage 146. Vertrauliche Notizen über das Leben von Madame Hahnemann . . . . . . . . . . . . . . . . 329—337

Anlage 147. Zweite Verheiratung Hahnemanns . . . . . 337
Anlage 148. Freudige Kundgebungen zur Wiederverheiratung 337
    Verspottung Hahnemanns aus Anlaß seiner Wiederverheiratung . . . . . . . . . . . . . . . . . . . . . 338
Anlage 149. Öffentliche Erklärung der Wahrheit . . . . . 339
    Zur Charakteristik des Herausgebers der Dorfzeitung. . 340
Anlage 150. Hahnemanns Schenkungsurkunde . . . . . . 340—344
    Noch eine Spende Hahnemanns aus Anlaß seiner Hochzeit . . . . . . . . . . . . . . . . . . . . . 344
Anlage 151. Hahnemann im Glück der zweiten Ehe . . . 345
Anlage 152. Das Testament Hahnemanns . . . . . . . 345—348
Anlage 153. Die Verteilung der Fahrnis, der Bücher und Kleinodien Hahnemanns . . . . . . . . . . . . . 348—351
Anlage 154. Zum Abschied von Köthen . . . . . . . . 351
Anlage 155. Brief Hahnemanns an den Minister des französischen Unterrichtswesens in homöopathischen Angelegenheiten . . . . . . . . . . . . . . . . . . . . . 353
Anlage 156. Hahnemann in Paris seßhaft . . . . . . . 353
    Hahnemanns Wunsch, seine Praxis aufzugeben, vereitelt 353
Anlage 157. Das Ehrendiplom der gallicanischen homöopathischen Gesellschaft . . . . . . . . . . . . . . 354—355
    Begrüßungsrede Hahnemanns in Paris . . . . . . . . 356
    Hahnemanns erste Zeit in Paris . . . . . . . . . . 357
Anlage 158. Briefe Hahnemanns aus Paris an seine deutschen Freunde . . . . . . . . . . . . . . . . . 358—362
Anlage 159. Keine Rückkehr nach Deutschland . . . . . 362
Anlage 160. Dr. Detwillers Besuch bei Hahnemann zugunsten der Allentowner homöopathischen Akademie . . . . . . 362
Anlage 161. Hahnemann und die Allentown-Akademie für homöopathische Heilkunst . . . . . . . . . . . . . 363—364
Anlage 162. Brief Herings an Hahnemann (will nach London gehen) . . . . . . . . . . . . . . . . . . . . 365
Anlage 163. Hahnemann an Bönninghausen über die Widerstände auch in Frankreich . . . . . . . . . . . . 366
Anlage 164. Gegen die Feinde der Homöopathie und die Halbhomöopathen in Frankreich und Deutschland . . . . 367—369

19. Kapitel: **Hahnemanns Tätigkeit in Paris bis zu seinem Tod; Bestattung** . . . . . . . . . . . . . . . . . . . . . . . 370—396
    Anlage 165. Hahnemann in Paris . . . . . . . . . . . . 370
    Ein Besuch bei Hahnemann (A. C. Mowatt) . . . . . 371—375
    Heilung des Lord d'Anglesea . . . . . . . . . . . 375
    Weitere Heilungen . . . . . . . . . . . . . . . . 377
Anlage 166. Briefe Hahnemanns an seine Töchter . . . . 378—380
Anlage 167. Hahnemanns Geburtstagsfeier am 10. April 1838 . . . . . . . . . . . . . . . . . . . . . 380
Anlage 168. Fest zum 60. Doktorjubiläum Hahnemanns (1839) 381
    Feier des 85. Geburtstages 1840 . . . . . . . . . . 382
    Zum 86. Geburtstag . . . . . . . . . . . . . . . 383
Anlage 169. Weitere Briefe Hahnemanns aus Paris an seine Freunde in Deutschland von 1838—1843 . . . . . . . 384—387

Inhaltsübersicht. XIII

    Hahnemanns Geisteskräfte auch im hohen Alter erhalten 388—389
  Anlage 170. Brief von Frau Melanie und Hahnemann an Paul von Balogh . . . . . . . . . . . . . . . 390
  Anlage 171. Hahnemann über die zweite Auflage der Chronischen Krankheiten und die sechste Auflage des Organons 391—392
  Anlage 172. Zum Tode Hahnemanns . . . . . . . . . 392—393
    Todesurkunde Hahnemanns . . . . . . . . . . . . 393—394
    Dr. Rummels Gedicht zu Hahnemanns Tod . . . . . 394
  Anlage 173. Die Beerdigung Hahnemanns . . . . . . . 395
20. Kapitel: **Hahnemanns Persönlichkeit** . . . . . . . . . . . . . 397—402
  Anlage 174. Seine Physiognomik (Gesichtsdeutung). . . . 397—399
  Anlage 175. Graphologisches Urteil . . . . . . . . . . 399
    Benützung der Stahlschreibfeder durch Hahnemann . . 399
  Anlage 176. Hahnemanns Urteil über Kant und andere Philosophen . . . . . . . . . . . . . . . . . 400
  Anlage 177. Hahnemann über religiöse und allgemeine philosophische Fragen . . . . . . . . . . . . . . 400—402
  Anlage 178. Hahnemanns Auffassung von seiner Lebensaufgabe als einer gottgewollten . . . . . . . . . . 402
21. Kapitel: **Hahnemann als Arzt** . . . . . . . . . . . . . . . . 403—415
  Anlage 179. Die Heilkunde zur Zeit Hahnemanns . . . . 403—404
  Anlage 180. Hahnemann als Chemiker und Pharmazeut . . 404—406
  Anlage 181. Hahnemann und die Gesundheitspflege in der letzten Auflage des Organons . . . . . . . . . . . 406—407
  Anlage 182. Über den Mißbrauch abgezogener Geister, als Ursache böser Säfte und alter Geschwüre . . . . . . . 407
  Anlage 183. Hahnemann über die Tollwut . . . . . . . 408—409
  Anlage 184. Hahnemann und die Psycho-Therapie. . . . 410
  Anlage 185. Urteile über Hahnemann als Arzt aus seiner vorhomöopathischen Zeit . . . . . . . . . . . . 411
  Anlage 186. Hahnemanns Stellung zur Chirurgie. . . . . 411
  Anlage 187. Hahnemann als Orthopäde . . . . . . . 412
  Anlage 188. Über die erforderliche Sorgfalt in der Behandlung Kranker . . . . . . . . . . . . . . . . 412—413
  Anlage 189. Hahnemann fordert von seinen Kranken die Kenntnis des Organons . . . . . . . . . . . . 413
  Anlage 190. Nochmals die Honorarfrage . . . . . . . . 414—415
22. Kapitel: **Hahnemanns Stellung zur Naturheilkraft, zur Pathologie und zur Diagnose** . . . . . . . . . . . . . . . . 416—425
  Anlage 191. Aussprüche Hahnemanns über die Naturheilkraft, in seinen Schriften von 1796 bis 1809 . . . . . 416—417
  Anlage 192. Aussprüche Hahnemanns über die Naturheilkraft vom Erscheinen des Organons an . . . . . . . . . 417—418
  Anlage 193. Über das unzweckmäßige, blinde und unzureichende Walten der Lebenskraft . . . . . . . . . 419
  Anlage 194. Falsche Nachahmung der Natur durch die Allöopathie . . . . . . . . . . . . . . . . . . 420
  Anlage 195. Arzneiliche (homöopathische) Unterstützung der Naturheilkraft bei innerlichen Krankheiten . . . . . . 420—421
  Anlage 196. Urteile über das dynamische Prinzip . . . . 421—422

Anlage 197. Hahnemanns Stellungnahme zur Pathologie . 423
Anlage 198. Aufgaben der Diagnose. . . . . . . . . . 424
Anlage 199. Auskultation und Perkussion. . . . . . . . 424—425

23. Kapitel: **Hahnemanns Kampf gegen Aderlaß und Arzneigemische** 426—433
Anlage 200. Urteile von Zeitgenossen Hahnemanns über die Notwendigkeit des Aderlasses . . . . . . . . . . . 426
Anlage 201. Wirkung der Lehre Broussais' auf den Blutegelverbrauch in Frankreich. . . . . . . . . . . . 427
Anlage 202. Weitere Zeugnisse über den Aderlaß aus der zweiten Hälfte des neunzehnten Jahrhunderts. . . . . . 427—428
Anlage 203. Hahnemanns Urteil über das Blut als Träger der Lebenskraft . . . . . . . . . . . . . . . . . 428—429
Anlage 204. Hahnemanns Vorwürfe gegen Aderlaß und Fontanelle. . . . . . . . . . . . . . . . . . . . 429—430
Anlage 205. Hahnemann gegen die Blutentziehungen der »Halbhomöopathen« . . . . . . . . . . . . . . . 431
Anlage 206. Die Anhänger der Blutentziehungen gegen Hahnemann. . . . . . . . . . . . . . . . . . . 431
Anlage 207. Kampf gegen die Arzneigemische . . . . . 432—433

24. Kapitel: **Die homöopathische Gabenlehre; die Bereitungsweise der homöopathischen Arzneien** . . . . . . . . . . 434—452
Anlage 208. Hahnemanns Arzneigaben gegen das Ende des 18. Jahrhunderts . . . . . . . . . . . . . . . 434
Anlage 209. Vorschriften zur Herstellung der Belladonna als Vorbeugungsmittel gegen Scharlach. . . . . . . . . 435
Anlage 210. Belehrung für den Wahrheitssucher. . . . . 435—436
Anlage 211. Über das Riechenlassen an der Arznei . . . 436
Anlage 212. Hahnemanns Hausapotheken . . . . . . . . 437—440
Anlage 213. Über die Herstellung von Verreibungen . . . 440—442
Anlage 214. Urteil eines Sachverständigen über Hahnemanns Arzneibereitungslehre. . . . . . . . . . . . . . 442
Anlage 215. Amtliche Vorschrift zur Herstellung des Tuberkulins. . . . . . . . . . . . . . . . . . . . 443
Anlage 216. Urteile von Zeitgenossen Hahnemanns über die homöopathische Gabenlehre. . . . . . . . . . . . 444—446
Anlage 217. Urteile homöopathischer Ärzte der Gegenwart über die Gabenlehre. . . . . . . . . . . . . . . 446—447
Anlage 218. Die Wirkung hochverdünnter Stoffe im Lichte moderner Forschung . . . . . . . . . . . . . . 447—449
Anlage 219. Über den Nachweis hochverdünnter Stoffe in Verreibungen und Lösungen. . . . . . . . . . . . 450
Anlage 220. Über die Wirksamkeit kleinster Mengen . . . 451—452

25. Kapitel: **Frau Melanie Hahnemann**. . . . . . . . . . . 453—475
Anlage 221. Um Hahnemanns Erbe . . . . . . . . . . 453
Anlage 222. Leopold Süß, Hahnemanns Enkel, an Herrn von Bönninghausen. . . . . . . . . . . . . . . 454
Anlage 223. Tochter und Stiefmutter . . . . . . . . . 455—459
Anlage 224. Frau Melanie praktiziert selbständig . . . . 459
Anlage 225. Anklage und Verurteilung der Frau Melanie Hahnemann . . . . . . . . . . . . . . . . . . 460

Verurteilung der Witwe Hahnemanns wegen unerlaubter
Ausübung der Heilkunde . . . . . . . . . . . . . 461—464
Anlage 226. Frau Melanie Hahnemann und der Kongreß
homöopathischer Ärzte in Brüssel im Jahre 1856 . . . . 464—467
Anlage 227. Zur Vorgeschichte der Verheiratung von Frau
Hahnemanns Pflegetochter mit dem ältesten Sohne Bön-
ninghausens . . . . . . . . . . . . . . . . . . 467—468
Anlage 228. Frau Hahnemann über die Veröffentlichung von
Hahnemanns hinterlassenen Schriften usw. . . . . . . . 468—469
Anlage 229. Hahnemanns erste und zweite Frau in fran-
zösischer Beleuchtung . . . . . . . . . . . . . . 470
Anlage 230. Offener Brief an die verwitwete Frau Dr. Hahne-
mann in Paris . . . . . . . . . . . . . . . . . 470
Anlage 231. Aus einem Briefwechsel über Hahnemanns lite-
rarischen Nachlaß . . . . . . . . . . . . . . . . 471—473
Anlage 232. Zum Tod von Frau Melanie Hahnemann . . 473—475

26. Kapitel: **Überführung der Leiche Hahnemanns auf den Friedhof
Père Lachaise; Denkmäler und Reliquien** . . . . . . 476—490
Anlage 233. Die Ungewißheit über Hahnemanns Grab . . 476—477
Anlage 234. Die Entschuldigung der Franzosen . . . . . 477—478
Anlage 235. Dr. Cartier-Paris über die Echtheit des Hahne-
mann-Grabes . . . . . . . . . . . . . . . . . . 479—481
Anlage 236. Hahnemann-Büste und -Relief . . . . . . . 481—483
Anlage 237. Urkunde im Grundstein des Leipziger Hahne-
mann-Denkmals . . . . . . . . . . . . . . . . . 483
Anlage 238. Aus der Festrede Rummels vor der Einweihung
des Hahnemann-Denkmals . . . . . . . . . . . . . 484—487
Anlage 239. Hahnemann-Reliquien . . . . . . . . . . 487—490

27. Kapitel: **Schüler und Freunde Hahnemanns**. . . . . . . . 491—522
Anlage 240. Gerichtliches Vergraben homöopathischer Arzneien 491
Anlage 241. Schriften von Ernst Ferd. Rückert . . . . . 491
Anlage 242. Aus Dr. Aegidis Briefwechsel . . . . . . . 492—494
Anlage 243. Schriften Bönninghausens . . . . . . . . . 494
Bönninghausen als Förderer der Homöopathie . . . . 495—497
Anlage 244. Hahnemann an Freiherrn von Gersdorff . . . 497—499
Anlage 245. Zum Tode Dr. Grießelichs . . . . . . . . 499—500
Anlage 246. Die Schriften G. H. G. Jahrs . . . . . . . 500—501
Anlage 247. Schriften von Dr. G. A. B. Schweikert . . . 501—502
Anlage 248. Die hauptsächlichsten Werke Trinks' . . . . 502
Anlage 249. Dr. Joh. Jos. Roth-München bei Hahnemann
in Paris . . . . . . . . . . . . . . . . . . . . 502—504
Anlage 250. Briefe von Dr. Roth-München an Hahnemann 504—505
Anlage 251. Homöopathische Ärzte in Österreich-Ungarn . 505—511
Stabsarzt Dr. Math. Marenzeller . . . . . . . . . 505
Dr. Anton Schmit-Wien . . . . . . . . . . . . . 505
Dr. Wilhelm Fleischmann . . . . . . . . . . . . . 506
»Pater Veith« . . . . . . . . . . . . . . . . . 506
Joseph Attomyr . . . . . . . . . . . . . . . . . 508
Dr. H. Rosenberg . . . . . . . . . . . . . . . . 509
Dr. Gustav Adolph Schréter . . . . . . . . . . . . 509

|   |   |
|---|---|
| Dr. Joseph Bakody | 510 |
| Dr. Adolf Heinrich Gerstel | 510 |
| Anlage 252. Die Homöopathie in Polen und Rußland | 511—512 |
| Dr. Bigel-Warschau | 511—512 |
| Anlage 253. Die Homöopathie in der Schweiz | 512 |
| Dr. Charles Caspard Peschier | 512 |
| Anlage 254. Homöopathische Ärzte in Italien | 513—514 |
| Dr. Franz Romani | 513 |
| Johann Wilhelm Wahle | 513 |
| Anlage 255. Homöopathische Ärzte in Südfrankreich | 514—518 |
| Dr. Sebastian Gaëtan Salvador Maxime Graf Des Guidi | 514—515 |
| Dr. Dessaix in Lyon | 516 |
| Dr. Rapou der Ältere aus Lyon | 516 |
| Dr. Duplat in Marseille | 517 |
| Franz Arles aus Lyon | 517 |
| Anlage 256. Homöopathische Ärzte in Paris | 518—519 |
| Dr. med. Paul Curie | 518 |
| Dr. Foissac | 518 |
| Dr. Jean Paul Tessier | 518 |
| Dr. Croserio | 519 |
| Anlage 257. Anhänger der Homöopathie in England | 519—521 |
| F. H. F. Quin | 519 |
| William Leaf | 520 |
| Pfarrer Everest | 521 |
| Anlage 258. Constantin Hering, der Vater der Homöopathie in Amerika | 521—522 |
| **Verzeichnis der Abhandlungen und Werke Hahnemanns** | 523—527 |
| I. Übersetzungen und Bearbeitungen | 523—524 |
| II. Eigene Werke und Abhandlungen | 524—527 |

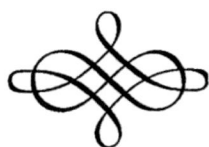

Ein ausführliches Sach- und Personenregister, sowie ein Verzeichnis der Abbildungen befindet sich am Schluß des ersten Bandes.

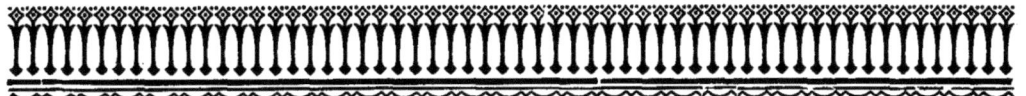

# 1. KAPITEL.

## Voreltern usw.

### Anlage 1.
### Auszüge aus dem Kirchenbuche Lauchstedt.

#### A) Kinder des Christian Hahnemann.

1. 1707, 8. Dezember: Gottfried Hahnemann geboren.
    Pater: Christian Hahnemann.
   get. 11. Dez. Comp.: Fr. Maria Regina, HE Gottfried Hahnemanns, Kauf- und Handelsmannes in Leipzig Eheweib. Meister Zacharias Fieke, der? Müller in Merseburg, und Meister Michael Francke, der Böttcher allhier in Lauchstädt.
2. 1712, 23. August: Adam Friedrich Hahnemann geboren.
    Pater: Christian Hahnemann.
   get.: 25. Aug. Comp.: Fräulein Friederika Magdalena, HE Just Heinrich Carius, des Stallmeisters in Merseburg Tochter.
    Herr Adam Samuel Jahck, Bürgermeister und Herr Theodorus Viman, Stadt-Richter allhier (gestorben 1712).

#### B) Kinder des Christoph Hahnemann, des Mahlers.

1. 1711, 24. Dezember: Christoph Hahnemann geboren.
    Pater: Christoph Hahnemann, der Mahler.
   get. 27. Dez. Comp.: Herr Christian Drechßler, Geheime Secretarius bey Ihrer hochfürstl. Durchl. in Weißenfelß etc., dessen Stelle aber vertratt HE Martin Stolle, Amt-Schultze und Gerichts-Schöppe HE Othmar Kunth, Hochbestallter Amtmann allhier in Lauchstädt und Fr. Dorothea Magdalena, Othmar Kunths Ihro Königl. Maj. ? und Churfürstl. Durchl. zu Sachsen, Hochbestallten Hoff-Raths und Commissarii Eheliebste.
2. 1714, 17. April: Johanna Christiana Hahnemann geboren.
    Pater: HE Christoph Hahnemann, der Mahler.
   get. 19. April Comp.: Fr. Dorothea Magdalena, HE Othmar Kunths gewesenen Königl. Hoff- und Commissions-Rath hinterbliebene Wittbe. HE Johann Christoph Kegler, Pastor in Clobicau und Cracau, und endlich Frau Anna Katharina, HE Bartholomäi Edelings, des Amtschößers allhier hinterbliebene Wittbe.

3. 1716, 3. Mai: Christiana Beata Hahnemann geboren.
Pater: HE Christoph Hahnemanns, des Mahlers Töchterlein.
get. 5. Mai Comp.: HE Gottfried Tümmel, Pastor in Großgräfendorf; Jgfr. Johanna Regina Sommerin, sich bei HE Keglern in Clobicau befindend; Fr. Christina Maria Marholdin, eines Lieutenants hinterbliebene Wittbe, bey der Frau Obrist Lieutenantin Von Kriegesheim etc.

4. 1718, 13. März: Theodora Elisabeth geboren, Christoph Hahnemanns, des Mahlers Töchterlein.
get. 15. März Comp.: Frau Johanna Theodora, HE M. Christian Gottfried Alberti, Pastoris und Senioris in Schaffstädt Eheliebste.
Frau Euphrosina Elisabeth, HE Adam Samuel Jahcks, Bürgermeister allhier in Lauchstädt Eheliebste, und HE George Neick, Pastor in Vesta und Klein Corbetha, dessen letztere Stelle der HE Adam Samuel Jahck, der Bürgermeister. vertratt. (Starb 1720.)

5. 1720, 24. Juli: Christian Gottfried, HE Christoph Hahnemanns, des Mahlers Söhnlein.
get. 26. Juli Comp.: Frl. von Wolfersdorf in Klein Lauchstädt. HE Johann Gottfried Frölich, Stadtschreiber hiesiges Orths und HE Michael Hennebergk, studiosus juris, sich bei HE Pachter Böhmen in Kriegstädt aufhaltend.

6. 1722, 15. Juni: Christian August, Christoph Hahnemanns, des Mahlers Söhnlein.
get. 18. Juni Comp.: HE Christian Gottfried Reinhardt Fürstl. Sächs. Merseburgischer Hoffrath und Erbh. auf Neu-Kirchen etc.: Frau Maria, HE Othmar Kunths Hochfürstl. Amtmanns allhier in Lauchstädt Eheliebste und Christian Gottfried Alberti, Pastor und Senior in Schaffstädt etc., dessen letzte Stelle aber vertratt HE Johann Hoffmann, Amtsschreiber allhier.

7. 1724, 30. Oktober: Dorethea Margaretha, HE Christoph Hahnemanns, des Mahlers Töchterlein.
get. 2. Nov. Comp.: Johann Leonhard Ernst Rasch, fürstl. Lehen Sekretarius in Merseburg; Frau Anna Margaretha, HE Martin Stollens, weiland Amt Schreiber allhier hinterlassene Wittbe, und Frau .... Brodtin, HE Raths Kämmerers und Hospital Vorstehers in Merseburg, HE Christian Brodtes Eheliebste. (Starb 1733.)

## Anlage 2.

### Auszüge aus dem Kirchenbuche des Evang. luth. Pfarramts der Frauenkirche in Meißen.

Christian Gottfried Hanemann (ohne »h«) Mahler bei der Königl. Pohl. und Kurf. Sächs. Porcellaine Fabrique allhier, Herrn Christoph Hanemanns Mahlers in Lauchstädt ehel. ältesten Sohn daß das unzutreffend ist, siehe Anlage 1, d. V.) mit
Jungfr. Johanne, Eleonore, Herrn Justi Jordan Deerens Kgl. Leib-Schneiders in Dresden nachgelassener ehel. einziger Tochter dritter Ehe.

Getraut hier am 27. November 1748.

Am 23. September 1749 wurden diesem Paare Zwillinge geboren; ein Kind Johanna, Eleonora lebte (gest. 13. Juli 1750).

Angefügt ist: Alteram gemellam d. 24. circa meridiem ope Chirurgi mortuam mater cuixa est; et altera Die ipsa obiit gest. 25. 9. 1749; alt 26 Jahre 1 Monat 8 Tage.

(Deutsch: den andern — weiblichen — Zwilling hat die Mutter am 24. gegen Mittag mit ärztlicher Hilfe tot geboren und ist am andern Tage selbst gestorben.)

---

Ein weiterer Eintrag besagt, daß

am 2. November 1750

Christian Gottfried Hanemann sich zum zweitenmal verheiratete mit

Johanna Christiane, Herrn Johann Carl Spießens,

Sr. Hochf. Durchlaucht zu Sachsen-Weimar und Eisenach hochbestallten Captains und Oberregiments-Quartier-Meisters einzigen Jungfer Tochter.
Die Trauung erfolgte auf Wunsch des Paares in der Kirche zu Kötzschenbroda (nordwestlicher Vorort von Dresden, elbeabwärts d. V.).

---

## Im Kirchenbuch zu Kötzschenbroda

findet sich dementsprechend folgender Eintrag am genannten Tag:

Christian Gottfried Hahnemann,

Maler bei der Kgl. Porzellan-Manufaktur in Meißen, ein Witwer u.

Johanna, Christiane, Johann Carl Spießens,

Sr. Hochfürstlichen Durchlaucht zu Sachsen-Weimar und Eisenach hochbestallten Kapitäns u. Oberregiments-Quartiermeisters einzige Tochter.

Anlage 3.

## Hahnemanns Geburtshaus.

Der Stadtrat von Meißen schrieb aus Anlaß des 100. Geburtstages an Dr. Hirschel (1855):
»Das Haus, in welchem unser Hahnemann geboren ist, ist das in hiesiger Vorstadt über dem Fleischstege und am Neumarkte gelegene Eckhaus sub Nr. 459 des neuen Brandkatasters katastriert, jetzt dem Schmiedemeister Johann Gottlieb Lohse gehörig. Es gehörte zur Zeit der Geburt Hahnemanns dessen Vater, welcher es am 6. April 1753 um 437 Thlr. gekauft hatte und bis zum Jahre 1782 besessen hat. Es ist auch noch dasselbe Gebäude, welches damals gewesen ist.«

---

## Eine Gedenktafel an Hahnemanns Geburtshaus.

Zwei begeisterte Anhänger der Homöopathie beschlossen, eine Gedenktafel an Hahnemanns Geburtshaus anbringen zu lassen. Hierüber liegt ein Originalbrief Hahnemanns in französischer Sprache vor, der in der Übersetzung lautet:

† Paris, 11. Dez. 1841.

Herr Doktor und Freund!

Ich habe all Ihre liebenswürdigen Briefe erhalten, für die ich Ihnen aufrichtig danke, wie auch für Ihre herzliche Freundschaft, die ich erwidere. Dr. Schubert in Leipzig schreibt mir, daß Herr Leaf und Herr Arles Du Four eine Tafel an meinem Geburtshaus in Meißen anbringen lassen wollen. Er schickt mir die Inschrift, um zu verbessern, was ich für ungeeignet halte. Wenn ich auch meinen persönlichen Wert bescheiden einschätze, so muß ich doch im Namen der Homöopathie verlangen, daß der ganz unpassende Ausdruck »emendatori« in »conditori« geändert werde, denn:

Man muß jeden Bund mit den Gottlosen brechen.

Herr Schubert schreibt mir, ich soll diesen Einspruch an Sie richten. Ich tue es, indem ich Sie umarme

S. Hahnemann.

Beste Grüße an Herrn Leaf.

---

Chr. Fr. Samueli Hahnemann
Conditori Medicinae verae celeberrimo,
Immortali artis medendi homoeopathicae auctori,
Ejusque primo professori,
Aegrorum praesidio firmissimo,
Summo Saxorum decori,
Hoc patria domo monumentum
Guilielmus Leaf, Londinensis, et
Franciscus Arles, Lugdunensis,
Grati, piique Cultores
Posuerunt.
anno MDCCCXLII.

---

Chr. Fr. Samuel Hahnemann,
dem berühmten Gründer der wahren Heilkunde,
dem unsterblichen Stifter und ersten Lehrer der homöopathischen Heilkunst,
dem sichersten Schutze der Kranken,
der höchsten Zierde Sachsens
haben an diesem Hause in seiner Vaterstadt
ein Andenken gesetzt
als dankbare und ergebene Verehrer
Wilhelm Leaf aus London
Franz Arles aus Lyon.
Im Jahre 1842.

Am »Hahnemann-Restaurant« ist diese Tafel nicht angebracht. Über dem Eingange dagegen befindet sich die Inschrift: »Hier ward geboren Christian Friedrich Samuel Hahnemann, der Begründer der Homöopathie, 10. April 1755.«

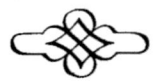

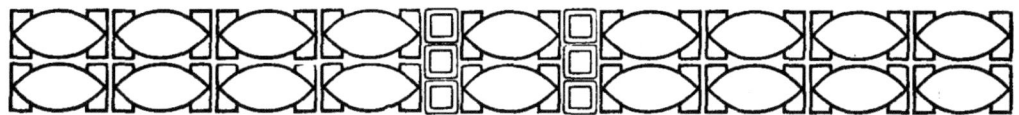

## 2. KAPITEL.

### Geburtsstadt und Jugendjahre.

Anlage 4.

### Einträge im Kirchenbuche der Frauenkirche zu Meißen.

1. Kind: Charlotta Gerharduna Hahnemann, geb. 29. Januar 1752
2. » : Carl Gerhard Hahnemann, geb. 8. Januar 1754
   gest. 17. Februar 1762
3. » : Christian Friedrich Samuel Hanemann (wieder ohne h), geboren ♀ den 11. April früh 1755, getauft den 13. April desselben Jahres von M. Junghanns.
   Vater: Christian Friedrich Hannemann, Maler,
   Mutter: Johanna Christiana geb. Spießin.
   (Die Taufpaten fehlen im Kirchenbuche, die Stelle dafür ist offen geblieben)
4. » : Samuel August Hannemann, geb. 30. Juli 1757.

(Die verschiedene Schreibweise des Namens Hahnemann entspricht dem Original.)

---

Anlage 5.

### Eingabe des Christian Gottfried Hahnemann um Aufnahme seines Sohnes in die Fürstenschule in Meißen.

Dem Durchlauchtigsten Fürsten und Herrn, Herrn Friederich August, Herzogen zu Sachsen, Jülich, Cleve, Berg, Engern und Westphalen, des heil. Römischen Reichs Erz-Marschalle und Churfürsten, Landgrafen in Thüringen, Marggrafen zu Meißen, auch Ober- und Nieder-Lausiz, Burggrafen zu Magdeburg, Gefürsteten Grafen zu Henneberg, Grafen zu der Marck, Ravensberg Barby und Hanau, Herrn zu Ravenstein,
   Meinem gnädigsten Churfürsten und Herrn,
     Durchlauchtigster Churfürst,
      Gnädigster Churfürst und Herr,

An Ew. Churfürstl. Durchl. gelanget hierdurch mein unterthänigst gehorsamstes Bitten, Höchst dieselben wollen nach dero huldreicher Fürsorge für das Wohl und die Erziehung der Jugend, gnädigst gestatten, daß mein Sohn, Christian Friedrich Samuel Hahnemann, nicht nur die öffentlichen Lehrstunden in hiesiger Landschule, als Extraneus, abwarten, sondern auch der besondern Unterweisung und Aufsicht des dritten Lehrers bey derselben, M. Johann August Müllers, anvertraut werden dürfe; auch deßhalben durch Höchst deroselben Kirchen-Rat und Ober-Consistorium an den Rectorem besagter Landschule das Nöthige zu rescribieren gnädigst geruhen; für welche höchste Gnade ich Zeit Lebens in tiefster Devotion verharren werde

        Ew. Churfürstl. Durchlauchten
      Meines gnädigsten Churfürsten und Herrn
        unterthänigst gehorsamster
       Christian Gottfried Hahnemann

Meißen am 16. Nov. 1770.

## Antwort des Kurfürsten.

  Unsern lieben, getreuen, M. Johann Gottfried Hören,
    Rectorn, Unserer Land Schule zu Meißen.

Von Gottes Gnaden, Friedrich August, Herzog zu Sachßen, Jülich, Cleve, Berg, Engern und Westphalen, Churfürst, Lieber getreuer; Nachdem Wir, auf Christian Gottfried Hahnemanns zu Meißen innliegende unterthänigste Supplices, in Gnaden geschehen lassen wollen, daß deßen Sohn Christian Friedrich Samuel Hahnemann, als Extraneus in Unserer Land-Schule zu Meißen unter der besondern Aufsicht des Collegae Tertii daselbst, M. Johann August Müllers, sich aufhalten und die Lectiones Publicas besuchen möge;

Als begehren wir hiermit, ihr wollet euch darnach gehorsamst achten, und das nöthige dieserhalb besorgen. Daran geschiehet unsere Meynung.

      Datum, Dreßden, am 21. November 1770.
       Hannß Gotthelff von Globig.

(Beide Schreiben in den »Receptions und Dimissions Befehlen der Alumnorum« Schularchiv Rep. II. nr. 57.)

Demgemäß erscheint denn auch Christian Friedrich Samuel Hahnemann erstmals in dem Catalogus Alumnorum et Extraneorum Ostern 1771 (»nach geendigten Examen vernale«) unter den »Extranei« aufgeführt »Beym Collega Tertio.« (Schularchiv: »Jahresrechnung« 1771.)

## Hahnemann als Schüler.

Im Schulregister des Franciscanei, der ehemaligen lateinischen Stadtschule in Meißen, findet sich Hahnemann folgendermaßen aufgenommen:

  20. Christian Friedrich Samuel Hahnemann, Porzellanmalers Sohn,
    alt 12 Jahre. Cl. 2, den 20. Juli 1767.

In der Fürstenschule St. Afra kommt sein Name zuerst vor in der Rechnung für Ostern 1771, was mit seinem Eintritt am 29. November 1770 übereinstimmt. Er wird hiebei sogar einmal »Famulus bei M. Müller« genannt.

Ferner zeigen die Rechnungen, daß Hahnemann Extraneer im Hause des 3. Kollegen, des M. Müller, gewesen. Dieser, früher am Franciscaneum, wurde (wahrscheinlich 1770) Tertius an der Fürstenschule.

Prof. Fügel erzählt aus dem Munde von ältern Mitgliedern der Porzellanfabrik:

Hahnemanns Vater habe, wenn er auf die Fabrik gegangen, seinen Sohn oft im Zimmer verschlossen, die Laden zugemacht und ihm einen schwierigen Satz zum Durchdenken gegeben, damit er nach des Vaters Rückkunft Rechenschaft darüber erteile. Dies habe dazu beigetragen, den Sohn zum Selbstdenker zu machen.

Anlage 6.

## Brief Hahnemanns über Geistesanstrengung und Körperbewegung während seiner Schulzeit.

Am 13. März 1813 schreibt Hahnemann an einen stud. philol. Kestner aus Gotha, der ihn wegen der Folgen geistiger Überanstrengung zu Rate gezogen hatte:

»Geistesanstrengung und Studieren ist an sich eine der unnatürlichsten Beschäftigungen für junge Personen, deren Körper noch nicht völlig ausgebildet ist, vorzüglich die mit feinem Gefühl begabten. Dies hätte mir selbst beinahe das Leben gekostet in meinem 15.—20. Jahre.«

(Original im Besitz des Herrn Dr. Aug. Korndörfer in Philadelphia.)

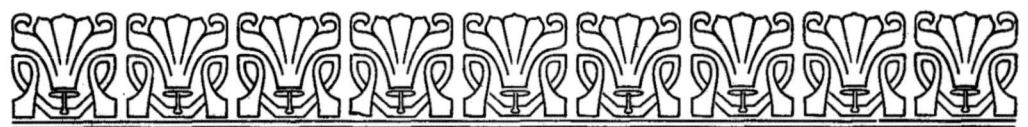

# 3. KAPITEL.

## Studienjahre.

### Anlage 7.

### Ein lateinisches Gedicht Hahnemanns vom Jahre 1775.

Eine Probe, wie meisterhaft Hahnemann die lateinische Sprache beherrschte, möge folgendes Gedicht des 20jährigen Studenten geben, der damit den hervorragenden Philologen Professor Zeune in Leipzig feierte:

M. Joanni Carolo Zeunio
Professori recens creato
Vota faciunt
tres ejus auditorum.
Mich. Christ. Justus Eschenbach.
Johannes Fridericus Eschenbach.
Christianus Fridericus Samuel Hahnemann, Autor.

---

Quid cessas hilari Pieridum choro
Misceri, Philyrae docta cohors? Age!
Celebrate modis hancce diem bonam,
    Digni Calliope diem.

Alumni, titulos pui debitos diu
Jam tandem senior (nobilis o pudor!)
Admittit. Capitum nostrae Academiae
    Non ignobilium Decus.

Penna Fama volans usque agit integra
Te Zeuni! Pietas cujus et ingeni
Dotes perpoliunt perpoliereque
    Nostrum nive animum rudem.

Tu recludens opes et Latiae bonus
Et Grajae, juvenum languida melleo
Minervae recreans munere pectora,
    Formas et Patriae et Deo.

A. d. XX. Septembris MDCCLXXV. Lipsiae,
Ex officina Büttneria.

Dem M. Johann, Karl Zeune, Professor
　Drei seiner Zuhörer: Mich. Christ. Justus Eschenbach,
　　　　Johannes Friedrich Eschenbach und Christian,
　　　　Friedrich Samuel Hahnemann, Verfasser.

---

　Was säumst du noch Philyras kluge Schar,
　dich in der Musen heitern Chor zu mischen?
　Auf! Feiert jubelnd diesen Feiertag,
　　ihr Zöglinge, Kalliopes würdig,

　Den Festtag dessen, der erst jetzt gewährt,
　(o, edles Zartgefühl!) das Lob zu künden,
　Das ihm, dem würdgen Greis, schon längst gehört,
　　welch bessere Zier konnt unsre Schule finden!

　Doch Zeune! wird der Ruhm in schnellem Flug
　mit kräftgem Fittig in die Weite tragen,
　durch dessen Frömmigkeit und Geisteskraft
　　die Eisesstarre in uns schmilzt und wankte.

　Die Schätze Roms und Hellas zu erschließen,
　verstehst du gut. Der Knaben schwache Brust
　durch süße Gabe der Minerva stärkend
　　bildest du, schaffst fürs Vaterland, für Gott.

　　　　　　(Deutsch nachgedichtet v. Fritz Drebenstedt.)

---

## Sappho-Ode.

　Auch in der griechischen Sprache hatte sich Hahnemann eine seltene Fertigkeit erworben.

　Drei Jahre später übersetzte er eine Sappho-Ode für seinen Gönner, den Statthalter von Siebenbürgen, Baron von Brukenthal, und dichtete die Ode in deutscher Sprache nach; die Übersetzung zeigt schon die Sprachgewandtheit und Feinsinnigkeit des 23 jährigen jungen Mannes. Wir geben die Übersetzung in Hahnemanns Handschrift wieder (der Anfangsbuchstabe, der Ähnlichkeit mit einem deutschen »B« hat, bedeutet, wie leicht zu finden ist, ein »G«, also in der Überschrift »Geliebte«; dann im Text: erstes Wort »Götter«; erste Zeile der letzten Strophe: »Glieder«; erstes Wort der nächsten Zeile: »Ganz.«)

|  |  |
|---|---|
| DEO·TVTELARI·<br>D·N·SAMVELIS·L B DE BRVCKENTHAL<br>SACRVM<br>C·F·S HAHNEMAN<br>V·S L M·<br>A. D·VII KAL. SEPT. | Deo tutelari<br>d(omini) n(ostri) Samuelis l(iberi)<br>b(aronis) de Bruckenthal<br>sacrum<br>C. F. S. Hahneman<br>v(otum) s(olvit) { l(aetus) m(erito)<br>oder<br>l(ibcus) }<br>a(nte d(iem) VII [= septimum] Kal(en-<br>das) Sept(embre) |

In deutscher Übersetzung:

Sein dem Schutzgott
unseres Herrn Samuel Freiherrn Baron von Bruckenthal
geheiligtes Gelübde (Versprechen)
hat F. S. Hahneman
hiemit froh (oder freudig) nach Gebühr gelöst
am 26. August.

*[Handwritten manuscript: "Ode der Sappho an ihre Geliebte"]*

---

Die durch Longinus überlieferte »Ode der Sappho« ist in dessen Schrift vom Erhabenen, Kapitel 10, enthalten. Die Dichterin beschreibt in diesem Liede den Zustand, in welchen sie beim Anblick des Geliebten versetzt wird. Longin führt die Dichtung als ein Beispiel des Erhabenen an, das durch Herausheben und Zusammenfassen der Hauptgesichtspunkte einer Sache entsteht. Als Anmerkung hiezu sagt er dann: »Ist es nicht bewundernswürdig, wie die Dichterin Seele, Leib, Ohr, Zunge, Auge und Farbe, alles, so verschieden es auch sein mag, zusammenfaßt und, das Entgegengesetzte vereinigend, erkaltet und glüht, die Sinne verliert und wieder zur Besinnung kommt, sie zittert und ist dem Tode nahe, so daß nicht eine einzelne Leidenschaft, sondern ein Konflikt von Leidenschaften zur Erscheinung kommt!«

Der Originaltext entspricht der Textforschung zu Hahnemanns Zeit. Beim Abschreiben sind einige unwesentliche Fehler mit unterlaufen, auch sind mehrere für Sappho nicht mehr angängige Wortformen darin enthalten. Außerdem ist die fürs Lesbische (überhaupt fürs Äolisch-Asiatische) bezeichnende Zurückziehung des Akzents nicht beachtet. Die deutsche Nachdichtung ist höchstwahrscheinlich Hahnemanns eigenes Werk. Sie ist, trotz anderer Zeichensetzung im Griechischen, auch heute noch richtig und zeugt von tiefer Nachempfindung, was ein feines Licht auf die menschliche Seite des Arztes Hahnemann wirft. Die Sprache mutet ganz neuzeitlich an, namentlich wenn man in Vers 4 statt des veralteten »erschüttert« etwa »erbebet« und in Vers 9 statt »erbebe ganz« etwa »erschaure tief« liest.

## Anlage 8.

### Baron Brukenthals Eintritt in den siebenbürgischen Staatsdienst und sein Verhältnis zur Kaiserin Maria Theresia.

Im März 1753 war Brukenthal als Abgesandter seines Volkes nach Wien gekommen. Die Siebenbürger erstrebten damals zwei Sekretariate im Gubernium, eines für die reformierten Ungarn, eines für die katholischen Szekler. Der Abgesandte Brukenthal hatte sofort einen günstigen Anknüpfungspunkt: Kaiser Franz I., der Gemahl der Kaiserin Maria Theresia, war gleich Brukenthal Freimaurer und dabei eifriger Münzsammler. Brukenthal hatte selbst schon eine schöne Münzsammlung angelegt, die er nun dem kaiserlichen »Bruder« verehrte. Durch einen andern Vorfall wurde Brukenthal aber auch mit der Kaiserin Maria Theresia persönlich bekannt. M. Csaki erzählt das in einem Vortrag (Hermannstadt, Druck und Verlag von Krafft, 1903) folgendermaßen:

»Maria Theresia hatte nämlich erfahren, daß auch in Wien eine Freimaurerloge existiere. Da sie keine richtige Vorstellung von dem Wesen dieser Gesellschaft hatte, vielmehr die schlimmsten Absichten bei derselben vermutete, so befahl sie einst, als sie erfahren hatte, daß die ganze Gesellschaft eben versammelt sei, und ohne zu ahnen, daß ihr eigener Gemahl der Gesellschaft angehöre, dem wachthabenden Offizier, die Versammelten zu verhaften. Der Offizier tat seine Schuldigkeit, indem er die Anwesenden, darunter Magnaten, Generäle, und unter anderen auch Brukenthal, verhaftete; er überwand auch den natürlichen Respekt vor dem Gemahl der Kaiserin und ersuchte auch diesen um seinen Degen; doch wurde er mit den nachher sprichwörtlich gewordenen Worten: ‚Gehen Sie mir drei Schritt vom Leib, ich werde mich der Kaiserin selbst stellen' zurückgewiesen. In diesem Zusammenhang erfuhr die Kaiserin zum ersten Male den Namen Brukenthals.«

Brukenthals Fürsprache zur Errichtung der beiden Sekretariate war nun nicht nur erfolgreich für das Land, sondern er selbst erhielt eine der Stellen, und von da an war er, obgleich Freimaurer und Protestant, geradezu ein in weiten Kreisen beneideter und darum auch heftig angefochtener Günstling der streng katholischen Kaiserin Maria Theresia, von der er für sein Land alles erreichte, was er wünschte, und die ihn selbst noch aufs reichste beschenkte.

Über die Art, wie Brukenthal mit der Kaiserin verkehrte, erzählt Csaki:

»Es waren schon Befehle für Siebenbürgen vorbereitet, daß die sächsischen Gemeinden — das war der nach altem Recht nur von Sachsen bewohnbare Königsboden — Fiskalhörige werden sollen, daß das Erträgnis des Allodialbesitzes dem Fiskus zufließen solle, und es sollte nur noch die Bestätigung von Wien erfolgen. Es war der Kaiserin auch ein Antrag auf Konfiskation des sächsischen Zehnten vorgelegt worden. Als Brukenthal auf Befehl der Kaiserin den Antrag geprüft hatte und nun der Monarchin Bericht erstatten sollte, so tat er dies, empört über die zutage liegende Ungerechtigkeit, mit der gewohnten Offenheit und schloß mit den im Hofzeremoniell unerhörten Worten: ‚Wenn Ew. Majestät das tun, was hier die Hofkammer verlangt, so tun Sie die größte Ungerechtigkeit, die Sie unter Ihrer ganzen Regierung getan haben.'«

Anlage 9.

## Hahnemanns Eintritt in die Freimaurerloge.

Das Bruderverzeichnis der Hermannstädter Freimaurerloge »St. Andreas zu den drei Seeblättern« enthält folgende Bemerkung:

> Christian Friedrich Samuel Hahnemann, Geburt: Meißen in Sachsen 1755; Charakter: Canditatus Med. u. Bibliothekarius bei S. E. dem Gouverneur, Religion evangelisch; aufgenommen im 1. Grad am 16. Oktober 1777.

Das Bruderverzeichnis ist als Anhang zu Ferd. v. Zieglauers Geschichte der Freimaurerloge »St. Andreas zu den drei Seeblättern« in Hermannstadt 1767—1790 im »Archiv des Vereins für siebenbürgische Landeskunde« N. F. Bd. XIII, S. 62 ff. veröffentlicht; Hahnemanns Name findet sich auf S. 66 unter Nr. 41.

Anlage 10.

## Die Doktordissertation S. Hahnemanns

trägt folgenden Titel:

Conspectus
adfectuum spasmodicorum
aetiologicus et therapeuticus.

---

Quem
dissertatione inaugurali medica
summi numinis auspicio
Almae Friderico-Alexandrinae
Rectore magnificentissimo
serenissimo principe ac domino
Domino
Christiano Friderico
Carolo Alexandro,
Marggravio Brandenburgico Borussiae Silesiaeque
duce rel. Burggravio Norimbergensi utriusque
principatus rel. rel.
ex decreto gratiosae facultatis medicae
pro gradu doctoris,
Legitime obtinendo
publico eruditorum examini
submittit
Samuel Hahnemann
Misena Saxo
D. X. Aug. cIɔ, IɔCCLXXVIIII.

---

Erlangae
Typis Ellrodtianis.

---

Deutsch:

Übersicht über die Krampfzustände nach Ursache und Heilung, unterbreitet als medizinische Inaugural Abhandlung mit allerhöchster Genehmigung der Friedrich-Alexander-Universität unter dem Rektorate Sr. Magnifizenz des Erlauchten Prinzen und Herrschers des Herrn

Christian Friedrich Karl Alexander Markgrafen von Brandenburg, Herzog von Preußen und Schlesien, Burggrafen zu Nürnberg, beider Fürstentümer usf.

nach Beschluß der geneigten medizinischen Fakultät zwecks rechtmäßiger Erwerbung des Doktorgrades in einer öffentlichen Prüfung durch Gelehrte

Samuel Hahnemann,
Meißen in Sachsen
10. August 1779.

Erlangen, Verlag von Ellrodt.

---

Auf 20 Seiten werden die Ursachen der Krampfzustände aufgeführt und eine lange Reihe von Mitteln aus dem Pflanzen- und Mineralreich als Heilmittel angefügt.

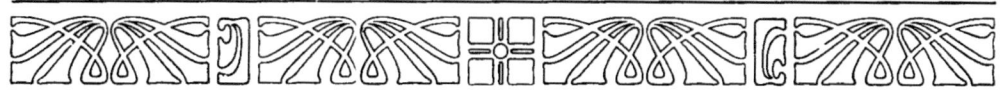

## 4. KAPITEL.

## Erste Wanderzeit.

Anlage 11.

### Einträge in den Kirchenbüchern von St. Johannis in Dessau.

#### Geburt.

1764. Den 5. January hat HE Gotthard Heinrich Küchler, Apotheker allhier, eine Tochter taufen lassen, welche ihm den 1.ten Ditto von seiner Ehefrau Marthen Sophien gebohren worden. Die Pathen sind:

1. HE Pfarrer Robbs
2. Mademoiselle Pauli,
3. Frau Bürgermeister Krahmerin u. ist ihr der Name

Johanna Leopoldine Henriette

beigelegt.

#### Sterbefall.

1769. Den 6. März ist HE Gotthard Heinrich Küchler, Bürger und Apotheker allhier, welcher den 3.ten dito gestorben, beygesetzt worden.
Alt: 65 Jahre, 5 Monate, 3 Tage.

#### Trauung.

1770. Den 21.ten May ist der Hochedle HE Joachim Heinrich Häseler, alt 30 Jahre, Bürger und Apotheker allhier, HE Joachim Ivan-Häselers, Bürgers und Bauherrn und Frau Susannen in Spandau jüngster ehelicher Sohn, mit der Hochedlen Frau Marthen Sophien Küchlerin, weyl. HE Gotthard Heinrich Küchlers gewesenen Bürgers und Apothekers allhier nachgelaßenen Wittwe zum 1. ten mahl aufgeboten und den 10. Juny im Hause nach dreymahlig ordentl. Aufgebot copulirt worden.

Die Mutter der Frau Hahnemann, Martha Sophie, ist am 19. März 1797, 66 Jahre 4 Monate 2 Wochen und 3 Tage alt, gestorben.

Der Stief-Vater und Schwieger-Vater, Joachim Heinrich Häseler, Besitzer der Mohrenapotheke in Dessau, Herz. Fürstl. Rat und Medizinal Assessor, starb

1812, den 5. Mai, früh 1 Uhr im Alter von 72 Jahren 3 Monaten und 4 Tagen an Entkräftung.

Trauung Hahnemanns mit Johanna Leopoldine Henriette Küchlerin.
Eintrag im Kirchenbuch von St. Johannis in Dessau.

1782. Den 17.ten November ist der Hoch Edelgeb. HE Samuel Hahnemann, Doctor Medicine und Chur-Fürstl. Sächs. Amts-Phisikus in Gommern, 28 Jahre alt, HE Christian Gottfried Hahnemanns, Kunstmahlers in der Porcellaine-Fabrique in Meißen, und Frau Johannen Christanen ältester ehel. Sohn, mit Jungfer Johanna Leopoldine Henriette Küchlerin,
19 Jahre alt, weil HE Gotthard Heinrich Küchlers, gewesenen Apothekers allhier, und Frau Martha Sophien nachgelassenen einzigen ehelichen Tochter zum 1.ten mahl aufgeboten und den 1. Dezember nach dreimalig ordentl. Aufgebot copuliert worden.

---

Die Bemerkung in der Selbstbiographie Hahnemanns, daß er gleich beim Antritt des Amtes in Gommern sich verheiratet habe, ist hiernach dahin richtig zu stellen, daß Hahnemann, der zu Ausgang des Jahres 1781 seine Stelle in Gommern angetreten hatte, etwas über ein Jahr als Junggeselle in der kleinen Amtsstadt gelebt hat.

## Anlage 12.

### Brautbrief Samuel Hahnemanns* (1. Dezember 1782).

»Empfindungen am Tage meiner Verbindung mit der Einzigen
Joh. Henr. Leop. Küchlerin, geboren zu Dessau.«

»Elise!«

Welch ernstliche Stille der Natur um mich her!

Ahndungen höhern Gefühls durchschweben leise alle Nerven meiner offenen Sinne! Feierlicher ging mir nie die Sonne auf, nie drang mein warmes Blut in gemessenern Sekunden durch die feinsten Adern hindurch, harmonischer und bedeutender schlug nie mein Herz kommenden Augenblicken entgegen, als heute, da es Dir entgegenschlägt, Elise! Dir!

Fühle her, wie warm, wie redlich! Einem Weichling schlägts nicht so, nicht so einem Fühllosen. Hier sollst Du ruhn, biedre Freundin, hier des kleinen durch meine Hand sanft auf Dich herabträufelnden Segens erwarten, hier dem dankbaren Theilnehmer Deiner Tugend lauschen, wenn er Dir die Welt erzählt, Deine Gutheit durch eine Menge geschehener Beispiele des Lohns versichert, der Guten zu Theil wird, hier Deine trüben Stunden erheitern, und die oft wankende Brust weislich befestigen, an der Du tröstend ruhst.

Da, nimm sie auf immer hin, die Hand, die Dir das Rauhe Deines Pilgerlebens mit Freuden hinweglesen wird, nimm sie hin, die nie die Unschuld verdarb, nie Trost versagte, und nicht selten — freue Dich! — Gutes wirkte; die endlich, Dich gewählt zu haben, stolz ist.

Hältst Du sie für etwas, nimm sie hin!

Ich rühme Dich nicht, ich kenne Dich blos, bewundre Dich nicht, liebe Dich nur, und, weißt Du? so ruhig, so überzeugend, daß ich gewiß bin, nach vielen Jahren, ists möglich, noch mehr für Dich fühlen zu können, wenn anders das engste aller glücklichen Bänder von der Vorsicht auch dauerhaft gewebt werden kann.

Laß uns also, Elise, umschlungen, glückliche Sekunden erhaschen, sie alle durchgenießen, sie alle, wie Perlen an unsern gemeinschaftlichen Lebensfaden reihen, furchtlos

---

*) Biographisches Denkmal, Albrecht, Seite 110.

ob ein unwiderstrebliches Etwas, was unsre göttliche Schnur zerreißen möchte, ahnend eines bessern Glücks, wenn dies dahin fällt, in froher Rückerinnerung des Genossenen. Liebe! Kämpfen des Lebens gehe ich entgegen, aufzunehmenden Lasten, aber auch Deinen erquickenden, schuldlosen Umarmungen, der Ermunterung Deines Vorganges, den Tröstungen Deines vollen, für mich klopfenden Herzens. Tausendfachere Kräfte wünscht ich mir, Dir's im Fleiße nachzuthun, dem Beispiele Deiner Tugend unverwandt zu folgen, und was Du für mich thust, und für mich fühlst mit voller Kraft erwidern zu können.

Freundin, sey zufrieden!

Der kraftvolle Schwung aller mit Lebensäther gefüllten Nerven meiner Jugend, so wie einst die allmählig erkühlende Wärme des bald erstarrenden Blutes in meinem dahinsterbenden Herzen gehört Dir! Elise Dir!«

---

So dieser Brautbrief, den Albrecht in seinem ersten Werkchen (1851): »Ein Biographisches Denkmal« mitteilt, während er in seinem zweiten »Dr. Sam. Hahnemanns Leben und Wirken« (1875), in dem — nach des Verfassers Worten — »Oberflächliches gestrichen oder gekürzt, Halbwahres berichtigt« wurde, völlig fehlt. Sollte der Brief unterdessen wohl als unecht sich herausgestellt haben, wofür neben der auffallenden Anrede »Elise«, der wir später nie mehr begegnen, auch die Überschwenglichkeiten der Ausdrucksweise wie manche stilistischen Seltsamkeiten und Unebenheiten, die bei dem sonstigen Meister der deutschen Sprache auffallend erscheinen, sprechen würden? Wir registrieren lediglich den Brief, ohne uns für seine Echtheit aussprechen zu können.

## Anlage 13.

### Eingabe Hahnemanns
### an den Fürsten Leopold Friedrich Franz von Anhalt-Dessau.

Durchlauchtigster Fürst!
Gnädigster Herr!

Ew. Hochfürstl. Durchlaucht Huld in Höchstdero Reskripte vom 2. Oktober d. J. würde ich miszukennen scheinen, wenn ich nicht meine unterthänigste Dankbarkeit hiedurch zu Tage legte. Solten aber Ew. Hochfürstl. Durchlaucht noch in hohe Erwägung zu ziehen geruhn, daß die geringen Früchte des Fleißes meines seel. Schwiegervaters durch die Unkosten bei dieser Untersuchung ohnehin gezehndet werden müssen, daß ferner ein privatisierender Gelehrter eben nichts übrig habe und des mühsamsten Kopfs Belohnung oft kaum zum kümmerlichen Broderwerbe zureiche, so hoffet Unterzeichneter noch die ganze volle Begünstigung von Jener Hohen Hand zu erhalten, die ihm schon die Hälfte huldreichst zuerkannte. Die mit meiner Frau erheiratheten 1500 RThl. und das Geräthe dazu sind ja überdem nur zum kleinsten Theile mein, meine heranwachsenden Kinder werden sie dereinst als Schuldigkeit von mir fordern — — mit welcher Freude würde ich ihnen dann erzählen, wieviel sie davon der freien Gnade des guten Fürsten von Dessau zu danken haben, deren sich indes, bis sie's selbst empfinden können, mit tiefster Ehrfurcht erinnern wird

Ew. Hochfürstl. Durchlaucht

unterthänigster

D. Samuel Hahnemann.

Dresden, den 8ten Oktober 1786.

(Aus dem Herzoglichen Haus- und Staatsarchiv von Dessau. Es handelt sich in dieser Eingabe also nicht um den noch lebenden Stiefvater der Frau Hahnemanns,

Häseler, sondern um eine Arbeit des schon 17 Jahre zuvor verstorbenen Gottfr. Heinr. Küchler. In was diese Arbeit [Untersuchung] bestanden und warum diese Angelegenheit sich so verschleppt hat, war nicht zu erheben, ist auch für unsere Zwecke belanglos. Von Bedeutung ist nur, daß Hahnemann als Mann der einzigen Tochter Küchlers noch glaubt, die Ansprüche für sich erheben zu können, wozu ihn auch die Entbehrungen der betreffenden Jahre getrieben haben mögen.)

## Anlage 14.

### Schriften Hahnemanns von 1777—1784.

#### a) Übersetzungen.

1777. Übersetzung von Nugent's Versuch über die Wasserscheu; Leipzig, J. G. Müller. Aus dem Engl. 150 S.

1777. Übersetzung von Stedtmann's physiolog. Versuchen und Beobachtungen mit Kupfern; Leipzig, J. G. Müller. Aus dem Engl. 134 S.

1777. Übersetzung von Falkoner's Versuch über die mineralischen Wasser und warmen Bäder. Leipzig bei Hilscher. Aus dem Engl. 2 Tle. 355 u. 439 S.

1777. Übersetzung von Ball's neuerer Heilkunst. Leipzig 1777 und 1780 mit Anmerkungen unter dem Namen Spohr. Aus dem Engl.

1784. Übersetzung von Demachy's Laborant im Großen oder Kunst, die chemischen Producte fabrikmäßig zu verfertigen. Leipzig bei Crusius. 2 Bde. 302 und 396 S. aus dem Französ. mit Zusätzen und Kupfertafeln. 2. Aufl. 1801.

#### b) Eigene Abhandlungen.

1779. Dissertatio inaugur. medic.: Conspectus adfectuum spasmodicorum aetiologicus et therapeuticus, Erlangae 1779. 4. 20 S.

1782. Die ersten kleinen medizinischen Abhandlungen erschienen in
Dr. Fr. Chr. Krebs'-Quedlinburg, »Medicinischen Beobachtungen« — Quedlinburg 1781—1784.

1784. Anleitung, alte Schäden und faule Geschwüre gründlich zu heilen. Leipzig, bei Crusius. 192 S.

---

Das erste Heft (1781) enthält die Widmung: »Dem Herrn D. Blödau und Herrn D. Hanemann. Seinen würdigsten Mitarbeitern und Freunden widmet diese wenige Bogen der Verfasser.« Ob und welche Beiträge im ersten Heft in Wirklichkeit von Hahnemann herrühren, ist nicht mehr festzustellen. In der »Vorrede« zum 2. Heft — 5. August 1782 — ist dagegen ausdrücklich vom Herausgeber gesagt:

»Die erstern, der in diesem Hefte enthaltenen Beobachtungen, haben den Herren D. Hahnemann in Dessau zum Verfasser, dem ich hiemit öffentlich für seine Beyträge verbindlichst danke.«

Die Hauptüberschrift der Hahnemannschen Abhandlung lautet:
»Über ein katarrhalisches Faulfieber, beobachtet vom August 1780 bis Anfang Februar 1781 von D. Samuel Hahnemann.«

Hahnemann schildert eine Faulfieberepidemie in Quenstädt im Mansfeldischen. Schon der 25jährige Arzt, der natürlich noch die Mittel der alten Schule anwandte, zeigt hierbei eigenes Nachdenken und ein tieferes Erfassen der Krankheitsursachen. Er schildert mit eindringlichen Worten die trostlosen hygienischen und sanitären Verhältnisse, in denen die Leute beieinander wohnen und schlafen, und sagt:

»Ich wage nicht zu viel, wenn ich behaupte: daß Epidemien in ihren Anfängen größtenteils leicht zu unterdrückende Krankheiten einzelner Personen sind, die nur durch Nachlässigkeit und Unwissenheit zu einem allgemeinen Würgengel ausarten.... Nehme ich eine anhaltende ungesunde Witterung, nehme ich Mangel und Armuth aus, so fällt die übrige Schuld fast allein auf Anstalten, Krankenwärter und Ärzte, die durch vereinigtes schlechtes Betragen allein schon im Stande sind, mittelmäßige Krankheiten zu bösartigen umzuschaffen.«

So beobachtete Hahnemann die Ansteckungsmöglichkeit schon nach den äußeren Verhältnissen:

»Wer die innere Haushaltung eines jeden genau kannte und die Mittel untersuchte, die jeder zu seiner Hilfe anwendete der konnte ... so ziemlich gewiß voraussagen, daß in diesem Hause wohl keiner, in jenem alle sterben würden, die mehrere oder mindere Ansteckung und die besondere Körperbeschaffenheit eines jeden mit in Anschlag gebracht.«

Dieser Auffassung entsprechend war auch die Behandlung Hahnemanns: frische Luft, verminderte Bettdecken, kaltes, kräftiges Getränke, Reinlichkeit. Vier Fälle schildert Hahnemann ausführlicher. Daran anschließend bespricht er auch zwei Fälle von Veitstanz, wobei ihm aber schon die Zweifel an die Zuverlässigkeit der Schulmedizin aufstoßen: Eine Frau rät, nachdem seine Behandlungsweise erfolglos war, das kranke Kind in ein warmes Halbbad täglich zweimal zu setzen. Hahnemann schreibt:

»Zusehends nahmen hier alle Zufälle ab und in wenig Tagen war sie völlig wieder hergestellt, welches sie auch noch jetzt (nach einem Jahre) ist. Wo bleibt nun unsere Theorie — —? Kaltes Bad würde ich im Veitstanz eher verordnet haben — hier weiß ich nichts zu sagen, als quanta sunt quae nescimus! (Wie vieles gibt es, was wir nicht wissen!)«

---

Dr. Ameke sagt in der »Entstehung und Bekämpfung der Homöopathie« (Zeitschrift des Berliner Vereins homöopathischer Ärzte, 1884, III. Bd. S. 145):

In der Sammlung der auserlesenen und neuesten Abhandlungen für Wundärzte, Leipzig, Weygand, sollen sich mehrere Abhandlungen von Hahnemann befinden (1783, 1784, 1787).

Das ist zum mindesten ungenau. Denn diese Abhandlungen sind — wie schon der Titel besagt — samt und sonders Übersetzungen aus verschiedenen Sprachen — aus dem Englischen und Lateinischen. Die Namen der Übersetzer sind nie angeführt oder durch Anfangsbuchstaben angedeutet. Auch die der Zahl nach spärlichen »Zusätze des Übersetzers« bei einigen Abhandlungen lassen — selbst wo sie von größerer Ausdehnung sind — in keiner Weise den Übersetzer oder Verfasser der Zusätze erkennen.

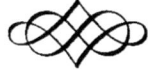

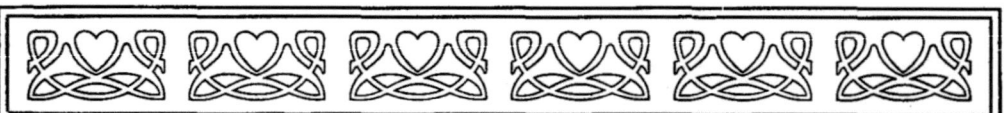

## 5. KAPITEL.

## Aufenthalt in Dresden und Leipzig 1785 bis 1792.

Anlage 15.

### Hahnemanns Schriften aus der Dresdener Zeit 1785 bis 1789.

#### Übersetzungen.

1785. Übersetzung von Demachys Liqueurfabrikant. Leipzig. Zwei Teile. Aus dem Französ. mit Zusätzen, 332 S. u. 284 S.

1787. Übersetzung von Demachys Kunst des Essigfabrikanten. Leipzig bei Crusius. Aus dem Französ. mit Zusätzen und einem Anhang, 176 S.

1787. Die Kennzeichen der Güte und Verfälschung der Arzneimittel von B. van den Sande, Apotheker in Brüssel und Hahnemann. Dresden bei Walther, 350 S.

1789. Übersetzung der Geschichte Abälards und der Heloise. Aus dem Englischen, Leipzig, 638 S.

#### Eigene Werke
#### chemischen und naturwissenschaftlichen Inhalts.

1787. Vorurtheile gegen die Steinkohlenfeuerung, die Verbesserungsarten dieses Brennstoffs etc. mit 2 Kupfertafeln, Dresden, Walther.

1787. Über die Schwierigkeit der Minerallaugensalzbereitung durch Potasche und Kochsalz. Crells chem. Annalen II, St. 11, S. 387—396.

1788. Einfluß einiger Luftarten auf die Gärung des Weins, eben das. I. St. 2. S. 141—142.

1788. Über die Weinprobe auf Eisen und Blei, eben das. I. St. 4. S. 291—306.

1788. Über Galle und Gallensteine. Crells chem. Annalen II. St. 10. S. 296—299.

1788. Ein ungemein kräftiges, die Fäulnis hemmendes Mittel, eben das. II. St. 12. S. 485—486, ins Französ. übersetzt von Cruet.

1789. Mißglückte Versuche bei einigen neu angegebenen Entdeckungen, eben das. I. St. 3. S. 202—207.

1789. Brief an Crell über den Schwerspath, eben das. II. St. 8. S. 143—144.

1789. Entdeckung eines neuen Bestandteils im Reißblei, eben das. II. St. 10. S. 291—298.

1789. Über das Principium adstringens der Pflanzen. Beiträge zu den chem. Annal. Bd. IV. St. 4. S. 419—420.

### Werke medizinischen Inhalts.

1786. Über Arsenikvergiftung, ihre Hilfe und gerichtliche Ausmittelung. Leipzig, Lebrecht Crusius 276 S.

1789. Unterricht für Wundärzte über die venerischen Krankheiten. Leipzig bei Crusius XIV und 292 S.

### Besprechungen.

»Der Liqueurfabrikant«. Aus dem Französischen der Herren Demachy und Dubuisson übersetzt und mit Zusätzen bereichert; Leipzig 1785. (Zwei Teile, 332 u. 284 S.)

Westrumb schrieb in Crells Annalen (1792, I. 490 u. f.):

»Wenige Fabrikanten haben meinen Vorschlägen Gehör gegeben, ihre Brennblasen so einzurichten, wie von Demachy und Hahnemann beschrieben. Diese vermehrten die Höhe des Destillierkessels, gaben den Helmen die Form eines Zuckerhutes, versahen ihn mit einem Gerinne und umgaben ihn mit einem Mohrenkopfe. Dadurch sparten sie die Hälfte an Zeit, ein Drittel an Feuermaterialien und gewannen obendrein ein beträchtliches an Branntwein. ... Alle Künstler, die Destillieranstalten bedürfen, sollten die alten Destillierapparate ganz verwerfen und sich der Französischen, von Hahnemann deutlich beschriebenen Anstalt bedienen.«

---

Demachys Kunst des Essigfabrikanten. Aus dem Französischen. Herausgegeben und mit Bemerkungen und einem Anhang mit 1 Kupfer; Leipzig 1787 (176 S.).

Die »Neue medizinische Litteratur« von Schlegel und Arnemann, Leipzig 1788, schreibt S. 56, 57, 59:

»Bey so manchen elenden Beschreibungen von der einzurichtenden Essigbrauerey verdient des Demachy Schrift mehreren Beyfall, und ist es wert, daß sie den Deutschen durch Übersetzung bekannt gemacht worden, um so mehr, da Herr Dr. Hahnemann seinen Autor in vielen Punkten zurecht gewiesen hat. ... Desto mehr hat Herr Hahnemann Gelegenheit gefunden, durch belehrende Anmerkungen das Irrige zu berichtigen. ... Der Anhang des Dr. Hahnemanns über die Brauerey des Essigs, besonders des aus Getrayde, ist so gründlich als deutlich.«

Selbstverständlich müssen auch diese Werke nach dem Stande der Wissenschaft und der Industrie am Ende des 18. Jahrhunderts beurteilt werden. Sie enthalten manche Irrtümer und manches Veraltete, über das der heutige Stand der Wissenschaft und der Industrie hinaus ist, waren aber für die damalige Zeit bahnbrechend.

---

Über die Arsenikvergiftung, ihre Hilfe und gerichtliche Ausmittelung; Leipzig, Lebrecht Crusius, 1786 (276 S.). »Der Majestät des guten Kaisers Joseph vom Verfasser dargebrachte Erstlinge.«

Crells »Annalen« kündigten das Buch wie folgt an:

»Da der Verfasser von chemischen Grundsätzen ausgeht und zu ihrer Feststellung auch eigene Erfahrungen angestellt hat, so verdient dieses mit ausnehmendem literarischem Fleiß abgefaßte Werk auch hier eine Anzeige.«

Die N. Litt. Nachr. für Ärzte 1787, S. 49 u. 51 schreiben:

»Diese letzteren Abhandlungen (des Buches, nämlich: gerichtliche Untersuchung — Pathologie — chemische Kennzeichen — Letalitätsurteil) geben der Schrift einen vorzüglichen Wert.«

Professor Henke schrieb noch 1817 in Horns Archiv für medicinische Erfahrungen (S. 181):

»Die für jene Zeit klassische Schrift Samuel Hahnemanns über den Arsenik hat die damals besten Arsenikanalysen in die gerichtliche Medizin eingeführt.«

---

Die Vorurtheile gegen die Steinkohlenfeuerung, die Verbesserungsarten dieses Brennstoffs und seine Anwendung zur Backofenheizung, nebst einem Anhange, Herrn Lanoix und Brüns. Preisschriften über letzteren Gegenstand, mit zwei Kupfertafeln, Dresden 1787. In der Waltherischen Hofbuchhandlung. Der Leipziger ökonomischen Sozietät Vaterlandsliebe aus Ehrerbietung gewidmet vom Verfasser.

Im ersten Kapitel der 72 Seiten umfassenden Schrift, wozu noch auf 39 Seiten die Übersetzungen der beiden Preisabhandlungen aus den Memoires sur les Fours de Boulangers, chauffés avec du charbon de terre) mit zwei Kupfertafeln kommen, wendet sich Hahnemann gegen die Vorurteile gegenüber der Steinkohlenfeuerung mit folgenden einleitenden Worten:

»Gegenden, wo die Erfahrung aus nahen ausgebreiteten Steinkohlenfeuerungen alle Vorurteile gegen diesen Brennstoff verscheucht haben sollten, liegen noch immer (ich nehme die Städte in Sachsen zum Beispiele) tief unter dem Wahne, die Steinkohle sei eine ekelhafte Feuerung, ihr ökonomischer Vorteil streitig, ihr Rauch für die Gesundheit wo nicht gefährlich, doch zweideutig, ihr Nachtheil für die Feuergeschirre so gut als erwiesen, ihr Gebrauch nur bei wenigen Arbeiten anwendbar und die Anzündung und Unterhaltung dieses Feuers sehr mühsam und beschwerlich.

Da ich, wo es schädliche Vorurtheile zu besiegen giebt, nicht gern der letzte sein möchte, so habe ich, wenn gleich hie und da schon etwas dergleichen geschrieben stünde, das Nöthige hierüber sagen wollen, da das Gute so oft ausgestreut zu werden verdient, bis es feste Wurzel schlägt.«

Hahnemann wendet sich zuerst gegen die ästhetischen Einwürfe, daß durch den Steinkohlen-Ruß und -Rauch alles durchräuchert und schmutzig werde und betont dabei, daß bei jeder Feuerungsart notwendigerweise Rauch und Ruß entstehen müsse. Das beweisen Paris, Wien, Berlin, wo noch keine Steinkohlen gebrannt werden und die wie in Nebel begraben erscheinen. »Giebt es etwas Nützliches ohne Unbequemlichkeiten?« Dagegen sei die Steinkohlenfeuerung ökonomisch-vorteilhaft, was Hahnemann durch genaue Preisberechnungen gegenüber den verschiedensten Holzarten nachweist. Ausführlich geht er dann ein auf die hygienischen Einwände, daß die Steinkohlenfeuerung der Gesundheit höchst nachteilig sei und weist das mit vielen Belegen zurück. Er kommt dabei vielmehr zu der Annahme, daß Steinkohlenrauch »eine wichtige Verbesserung der verdorbenen Luft großer Städte und morastiger Gegenden« sei. Holzkohlendampf im verschlossenen Raum sei ebenso gesundheitsschädlich, wie Steinkohlendampf. »Alle in verschlossenen Räumen brennende und glühende Körper verschlucken die zum Einatmen einzig taugliche Lebensluft und dampfen verdorbene phlogistisierte aus.« Ebenso unhaltbar, fährt Hahnemann dann fort, sei der Einwand, daß die metallenen Feuerungsgeräte beim Steinkohlenfeuer schneller abgenützt würden, was er mit Erfahrungsbeweisen widerlegt. Dem Einwurf, daß die Steinkohlen schwer in Glut zu setzen und in Glut zu erhalten sind, begegnet er mit Vorschlägen einer rationellen Feuerungstechnik. Dem nur der Gleichgültigkeit und Trägheit entsprossenen Vorurteil, daß Steinkohlenfeuer zu gewissen Arbeiten nicht zu brauchen wäre, stellt er die Aufzählung aller der Verwendungsarten von Steinkohlenfeuer gegenüber, zu denen man schon übergegangen sei bis zur Herstellung des »zärtlichen Kunstproduktes« und der Nahrungsmittel samt Backen des Brotes (wie denn ein besonderes drittes Kapitel samt dem Anhang und den Abbildungen die Heizung des Backofens mit Steinkohlen behandelt). Das zweite Kapitel befaßt sich sodann mit den »Verbesserungsarten der rohen Steinkohlen«. Hahnemann kommt darin auf die Herstellung von Coaks oder Cynders zu sprechen, natürlich noch ohne die Möglichkeit der Gasgewinnung zu kennen. Er empfiehlt nur die verschiedene Art der Coaksherstellung in Kohlenmeilern (ähnlich den Holzmeilern) und in besonderen Öfen, wobei auch schon die wertvollen Nebenprodukte, Öle, styptisches Wasser, Teer und Pech, erzeugt würden. Auch empfiehlt Hahnemann schon die Fertigung von Steinkohlenziegeln, Steinkohlenkuchen aus dem »Kohlenklein« und Kohlenstaub, auch dieses Verfahren durch Wort und Bild genau beschreibend.

Das ganze Büchlein mit den vielen einschlägigen Belegen und literarischen Nachweisen zeigt sowohl die ungemeine Belesenheit Hahnemanns auch in der Literatur, die außerhalb des Rahmens seiner Berufstätigkeit lag, als auch den praktischen Sinn und den elastischen Geist des 32 jährigen Arztes.

### Die Hahnemannsche Weinprobe

hat seiner Zeit viel von sich reden gemacht. Seit 1707 bestand die sog. »württembergische Weinprobe«, die zur Erkennung besonders der Bleiverfälschung in den meisten Staaten obrigkeitlich eingeführt worden war. Die Weinhändler hatten nicht so gar selten den Wein mit Bleizucker versüßt; der Genuß eines solchen Weines aber hatte, wie angenommen wurde, Kolik und »Kontrakturen«, ja sogar Auszehrung mit nachfolgendem Tode zur Folge. Die zur Untersuchung einer solchen Weinverfälschung angewandte »württembergische Weinprobe« benützte 2 Teile Operment (Schwefelarsen), 4 Teile ungelöschten Kalk und 12 Teile Wasser, die man kochte oder digerierte. Diese »arsenikalische Schwefelleber« wurde sodann dem Wein zugesetzt, in dem sich dann ein dunkler Niederschlag zeigte, wodurch die Schuld des Weinfälschers bewiesen werden sollte. Es wurde jedoch nachgewiesen, daß die Untersuchung ganz ähnliche Ergebnisse zeitigte, wenn Eisen in den Wein gefallen war. Hahnemann kam nun durch seine chemischen Untersuchungen zu einem neuen zuverlässigen und umfassenden Verfahren, indem er das saure Schwefelwasserstoffwasser, »das angesäuerte, mit Schwefelleberluft gesättigte Wasser«, verwandte, das auch bei Untersuchung anderer Flüssigkeiten benützt werden konnte.

Prof. Eschenbach in Leipzig schrieb über die Entdeckung:

»Unter den mancherlei neueren Bemerkungen und Versuchen im chemischen Fache hat mir die von Herrn Dr. Hahnemann angegebene Weinprobe besonders gefallen. Ich habe sie nachgemacht; sie hat meinen Erwartungen entsprochen.«
(Crells Annalen 1789, III., S. 516.)

Die Hahnemannsche Weinprobe wurde sodann in Preußen amtlich vorgeschrieben. Eine Verordnung vom 7. September 1791 besagt:

»Das Publikum empfängt hiemit auf höchsten Befehl die nöthige Nachricht von der Hahnemann'schen Weinprobe, welche bisher, außer den in der Chemie erfahrenen Personen, nur wenigen bekannt geworden; es dient selbige dazu, die tödtlichen Verletzungen der sauren oder sauer gewordenen Weine mit bleiischen Stoffen, als Bleizucker, Silberglätte auszuforschen, welche Materien der menschlichen Gesundheit äußerst nachteilig sind, indem sie eine gewöhnlich unheilbare Verstopfung oder Zusammenschnürung der innerlichen Gefäße, mit allen hieraus entspringenden traurigen Folgen verursachen, und sie sind um so gefährlicher, weil sich die Wirkung nur langsam und Anfangs unmerklich äußert.« ...

Nachdem dann die Anwendung des Hahnemannschen Liquors, der in allen Apotheken zu 4 guten Groschen zu erhalten sei, genau mitgeteilt ist, fährt die Verordnung fort:

»Ob nun gleich die Rechtschaffenheit der hiesigen Kaufmannschaft und Weinhändler sich bisher noch nie, der verschieden gemachten Proben ungeachtet, dergleichen tötende Weinversetzung mit Blei zu schulden kommen lassen, so wird gleichwohl zum Besten des Publici, auch selbst zum Besten der mit Wein handelnden Personen, hiemit zur Pflicht gemacht, alle ihre jetzigen Weinvorräte sofort und ihre künftige Weine gleich bei der Ankunft mit diesem Hahnemannschen Liquor zu probieren, und wenn sie Versetzungen mit Blei bemerken, solches dem Polizey-Direktorio zur weiteren Verfügung schleunigst anzuzeigen: widrigenfalls, wenn von Seiten des Ober-Collegii Sanitatis u. des Polyzei-Direktorii Weinkeller revidiert und unter den Weinen Bleivermischungen sich befinden, dergleichen Kaufleute oder Weinhändler sich selbst beizumessen haben, daß sie als vorsätzliche Betrüger auf das härteste, außer der Konfiskation gestraft werden.«

Unterzeichnet:

Berlin, den 7. September 1791.

Königl. Preuß. Polizey-Direktorium hiesiger Residenzien.

Kennzeichen der Güte und Verfälschung der Arzneymittel. Professor Baldinger schreibt im Medicinischen Journal 1789 über das Werk:

»Dieses Werk ist äußerst wichtig und jedem praktischen Arzte schon unentbehrlich, noch mehr aber jedem Physico, dessen Pflicht es ist, Apotheken zu untersuchen . . . Viel Gutes ist in diesem wichtigen und unentbehrlichen Buche gelehrt worden, das ich nicht genug empfehlen kann.«

Neue medicinische Litteratur von Schlegel und Arnemann, Leipzig 1788, Bd. I, S. 34:

»Besondere Empfehlung braucht diese Schrift nicht; aus dem, was davon angeführt ist, wird jeder Arzt und Apotheker die Wichtigkeit und Unentbehrlichkeit derselben von selbst anerkennen.«

»Etwas über Galle und Gallensteine.« Hahnemann untersuchte die frische Galle eines durchaus gesunden Mannes. der erschossen worden war, ließ verschiedene Salze auf die Galle einwirken, um dann dieselben Salze bei Lebererkrankungen und »Gallenstockungen« entsprechend zu benützen.

Ein ungemein kräftiges, die Fäulnis hemmendes Mittel; Crells Annalen 1788. XII. S. 485.

Dieses Mittel ist Silbersalpeter (Höllenstein). In sehr kleiner Menge 1:500 im Wasser aufgelöst, läßt es das Fleisch nie faulen. Starke Stücke beizt man in etwas stärkerer Auflösung 14 Tage ein, trocknet das Fleisch in der Wärme, wobei es keinen Geruch annimmt; Würmer berühren es nicht. Auch in fäulichter Bräune und bei Mundgeschwüren tut es als Gurgelwasser gute Dienste. Der faule Geruch und das üble Ansehen alter Schäden wird von einer verdünnten Auflösung (1:1000) in der kleinsten Zeit vertrieben. —

Das zeigt, daß schon damals Hahnemann von der Wirkung nicht unerheblicher Verdünnungen überzeugt war.

»Unterricht für Wundärzte über die venerischen Krankheiten.« Hahnemann bewegte sich hier noch im alten Fahrwasser. Er kuriert mit Quecksilber; doch wendet er, wie andere Ärzte sagen, »ein mildes vorzügliches Präparat an, dessen ausgezeichneter Nutzen sich bewährt hat« (Kurt Sprengel, Geschichte der Arzneikunst, Halle 1828; V. Abt. S. 591.) Das Werk wurde allerseits mit großem Lob aufgenommen.

Im »Med. u. phys. Journal« 1790, S. 76 schrieb Professor Fritze, Berlin:

»Auch dieses Buch enthält sehr viel Gutes . . . Beyde Verfasser (es war zuvor ein anderes Buch erwähnt) haben selbst gedacht und nicht nur gründlich, sondern auch faßlich und deutlich geschrieben.«

In den N. Litt. Nachr. für Ärzte, Halle 1789, S. 785 liest man:

»Unsere Leser sehen aus diesem Auszuge, daß diese Schrift keineswegs zu den alltäglichen gehört, sondern mit ungemein viel Sachkenntnis, Überlegung und eigenem Nachdenken geschrieben ist.«

Und in der »Med. chir. Ztg.« des Prof. Hartenkeil, Salzburg 1790, III., S. 345 ist gesagt:

»... Das Buch ist nicht nur die Arbeit eines Mannes von Kopf und Gelehrsamkeit, sondern auch in einer aphoristischen Kürze geschrieben ... Es ist ein Buch für akademische Vorlesungen, obgleich der Verfasser es nicht dafür bestimmt hat.«

## Anlage 16.

### Hahnemann in Stötteritz.

Briefe aus Stötteritz (Leipz. Pop. Ztschr. 1891, Bd. 22, Seite 159).

Stötteritz, 29. August 1790.

... Wäre ich ledig, oder hätte ich nur nicht fünf Kinder, so wäre es etwas anders. Aber an jedem anderen Orte müßte ich mehr Ausgaben machen. Überdem bin ich hier so sehr mein eigener Herr und von allem Kollegenneide so weit entfernt, als in keiner anderen Sphäre. Was ich jetzt verdiene (lassen Sie es gering sein) reicht hier überflüssig zu. Auf Einkünfte aus der Praxis kann ich nicht viel rechnen. Dies weiß ich aus 14jähriger Erfahrung. Gefühl von Schwäche verbietet mir, mich geltend und vor zu machen; Gewissenhaftigkeit, die Krankheiten zu verlängern oder gefährlicher und wichtiger anzugeben, als sie sind, aus Mitleid oder Liebe zum Frieden, etwas zu fordern, — so komme ich überall zu kurz und kann meine Praxis nie für etwas mehr, als für Nahrung fürs Herz ansehen.

Stötteritz, 29. August 1791.

Es ist unmöglich, noch einen Winter hieraußen auf dem Dorfe zu leben; Ich kann nicht hier mit der Literatur fortleben; auch zu chemischen Arbeiten habe ich keinen rechten Gelaß; alles muß ich durch Boten aus der Stadt kommen lassen, alles, das trockene Brod ausgenommen. Nun hätte ich mir längst eine Wohnung in Leipzig genommen, wenn ich gern daselbst wohnen wollte. Die Teuerung, ungesunde Luft, schwerer Mietzins vertrieben mich mit meinen kränkelnden Kindern heraus; sie sind nun fest und stark; soll ich sie wieder in die theure dumpfe Stadtluft von Leipzig einsperren? Das dasige Leben hat eine Menge fast unübersteiglicher Beschwerden, vorzüglich für eine Heerde von fünf kleinen Kindern. Ich risquiere die Nachrede, in die ich gerathen könnte, als zöge ich in der Welt umher; genug, daß ich nichts ohne wichtige Gründe unternehme und dem Strom nicht entgegenschwimme, wo ich im Nothfall Land erreichen kann. — Ich wünschte einen Aufenthaltsort, wo ich mit den Meinigen leidlich bequem, nicht allzuteuer und unter guten Menschen wohnen könnte. Nun weiß ich zwar mein Brod als Schriftsteller, so ziemlich gewiß auf mehrere Jahre hin, aber zum Wegwerfen habe ich nichts. Meine Praxis habe ich seit einem Jahre ganz aufgegeben, weil sie mir mehr Aufwand gekostet, als Einnahme gebracht und gewöhnlich mich mit Undank belohnt hat. Ich wünsche einen Ort, wo ich in der Stille privatisieren und doch als Gelehrter meine Kenntnisse erweitern, mit guten Menschen umgehen und meine Kinder gerade und vernünftig erziehen könnte. Meine besten Freunde in Leipzig wollen mich gerne wieder bei sich haben; sie sind aber teils zu reich, um sich in meine Lage denken zu können, teils sehen sie sie nicht mit medicinischen Augen an.

---

Am 7. September 1791 heißt es am Schlusse eines Briefes an Bergrat v. B.:

»Sind Dieselben mit dem guten Rathe schon zustande, den Sie mir über meine Wohnortsveränderung gütigst erteilen können? Ich sehne mich darnach«.

Über die Armut Hahnemanns in dieser Zeit berichtet Dr. Burnett in »Ecce Medicus« S. 43:

»Dort war er (Hahnemann) gekleidet wie die ärmsten Einwohner; er trug Holzschuhe, half seiner Frau in den schweren Hausarbeiten und knetete sein Brot selbst.«

Herr Everest, ein englischer Prediger und persönlicher Freund Hahnemanns, dem dieser manche Begebenheit aus seinen früheren Jahren erzählte, schreibt über die Dürftigkeit und Not im Hause Hahnemanns während dieser Zeit:

»Hahnemann machte sich an eine so hohe Aufgabe inmitten der Armut. Seine ganze Familie, von der er nur durch einen Vorhang getrennt war, wohnte in einem kleinen Zimmer; unter allen nur denkbaren Hindernissen hatte er eine hungrige Familie um sich, deren Unterhalt er mit harter Arbeit erkämpfen mußte. Man bekommt vielleicht einen besseren Begriff von dem Manne, wenn ich erwähne, daß er mir einst auf die Frage, warum er rauche, antwortete: ‚O! das ist noch eine leere Gewohnheit von früher her, als ich noch alle andere Nacht aufbleiben mußte, um für meine Kinder Brot zu verdienen, weil ich bei Tage meinen eigenen Forschungen nachging'. Ich erfuhr dann bei eingehender Erkundigung, daß er, nachdem er die ärztliche Praxis aufgegeben hatte, gezwungen war, mit Übersetzungen von Büchern, die er für Buchhändler besorgte, seinen Lebensunterhalt zu verdienen, und daß er alle andere Nacht aufbleiben mußte, damit es ihm bei Tage möglich war, seine Forschungen fortzusetzen.«

## Ein Hausmittel gegen kalten Brand.

Im »Anzeiger« (von Gotha) Nr. 136 vom 9. Juni 1791 veröffentlichte Hahnemann eine Anweisung:

»Das sicherste und gewisseste Hausmittel gegen den kalten Brand.«

12 Loth gute, mäßig grob gepulverte Eichenrinde mit 8 Pfund Flußwasser so eingekocht, daß die durch ein Tuch gedrückte Flüssigkeit nur noch 1 Pfund wiegt. In dies wird ein leinener, vierfach zusammengelegter Lappen getaucht, der größer als die kranke Stelle ist. Dieser Umschlag wird jede halbe Stunde erneuert, indem der Lappen jedesmal frisch gewaschen oder durch einen neuen ersetzt wird. Binnen einigen Stunden steht der Brand still und hört auf zu stinken, wenn er feucht war. Doch setzt man das Verfahren fort, bis das Brandstück sich abgelöst hat und zum Geschwür geworden ist. Um dieses vollends zu beseitigen, wird der Umschlag alle drei bis vier Stunden und zuletzt alle acht bis zwölf Stunden erneuert.

## Anlage 17.
## Hahnemanns Schriften aus der ersten Leipziger Zeit 1790 bis 1792.

### Übersetzungen.

1790 Ryan, Untersuchung der Natur und Kur der Lungenschwindsucht. Leipzig bei Weygand; aus dem Englischen. 164 S.

1790 Fabroni, Kunst, nach vernünftigen Grundsätzen Wein zu verfertigen, Leipzig 278 S. aus dem Italienischen mit Zusätzen.

1790 Arth. Young, Annalen des Ackerbaus; Leipzig bei Crusius, 2 Bde. aus dem Englischen 290 und 313 S.

1790 Cullen, Abhandlung über die Materia medica, Leipzig, Schwickert, 2 Bde. 468 und 672 S.; aus dem Englischen mit Anmerkungen.

1791 Monro, Arzneimittellehre, Leipzig bei Beer, 2 Bde., 480 und 472 S.; aus dem Englischen mit Anmerkungen; 1794 2. Aufl.

1791 Grigg, Vorsichtsmaßregeln für das weibliche Geschlecht, Leipzig, Weygand, aus dem Englischen 285 S.
1791 De la Metherie, Über die reine Luft und verwandte Luftarten, Leipzig bei Crusius; 2 Bde. 450 und 598 S.; aus dem Französischen.
1791 Rigby, Chemische Bemerkungen über den Zucker; Dresden bei C. C. Richter, 82 S. aus dem Englischen mit Anm.

### Eigene chemische Arbeiten.

1790 Kleinere Mitteilungen über verschiedene Gegenstände; Crells Annalen I. St. 3 S. 256—257.
1790 Vollständige Bereitungsart des auflöslichen Quecksilbers, eben daselbst II. St. 1 S. 22—28.
1791 Unauflöslichkeit einiger Metalle und ihrer Kalke in ätzendem Salmiakgeiste; eben daselbst II. St. 8 S. 117—123.
1792 Beiträge zur Weinprüfungslehre; Scherfs Beiträge zum Archiv der mediz. Polizei; Leipzig, Bd. 3.
1792 Über die Glaubersalzerzeugung nach Ballenscher Art; Crells Annalen I. St. 1 S. 22—33.

### Eigene medizinische Arbeiten.

1790 Mittel, dem Speichelfluß und den verwüstenden Wirkungen des Quecksilbers Einhalt zu tun. J. Fr. Blumenbachs medic. Bibliothek Bd. 3 S. 543—548.
1792 Freund der Gesundheit, Frankfurt, Fleischer, Heft 1; 100 S.

---

Von der Übersetzung des Cullenschen Werkes über die Materia medica urteilte die »Med. chir. Zeit.« (1791 I. S. 117 und 231):

»Herr Hahnemann hat diese Übersetzung der Dunkelheit des Vortrages im Original ungeachtet mit besonderem Fleiß verfertigt... Die Anmerkungen des Herrn Übersetzers sind größtenteils sehr lehrreich, und auch durch seine hin und wieder angebrachten Berichtigungen hat er den Wert dieses wichtigen Werkes erhöht.«

Dr. Cullen, geb. 1710, gestorben im Jahr 1790, galt als Autorität auf dem Gebiete der Arzneimittellehre. Er war ein guter Redner, ein tüchtiger Chemiker und darum ein erfahrener und beliebter Lehrer in Edinburg (Schottland). Die erste Ausgabe seines Werkes war im Jahre 1773 in London erschienen; die zweite folgte — in 2 Bänden — im Jahre 1789 unter dem Titel: »Treatise of the materia medica«. Sie benützte Hahnemann zu seiner Übersetzung. In Band II behandelt Cullen die Chinarinde (cortex peruvianus) auf etwa 20 Seiten. Die Darstellung Cullens veranlaßte Hahnemann, an sich selbst Versuche mit dem Arzneimittel anzustellen, um die Wirkungen kennen zu lernen, die es auf vollkommen gesunde Personen ausübe. Wir haben also hier den ersten Fall von selbstbeobachteter Arzneiwirkung und die erste Ahnung des Ähnlichkeitsgesetzes (Näheres hierüber siehe Kapitel 8).

### Die Fußnoten Hahnemanns zu Cullens Werk

zeigen schon eine große praktische Erfahrung, besonders als Diätetiker und Hygieniker, weshalb sie teilweise im Auszuge angeführt werden mögen. Im Übrigen siehe Kapitel 7 und Anlage 34.

»Trauben verlieren durchs Trocknen gewiß wesentliche Bestandteile, die dem Körper dienlich sein können«. S. 278. Klingt diese Auffassung Hahnemanns nicht wie eine Vorahnung dessen, was die heutige Wissenschaft als »Vitamine« bezeichnet?

»Die gemeinen Leute in Siebenbürgen und im Bannate sahe ich oft eine ungeheure Menge reifer **Gurken** (Samengurken) mit Salz und Pfeffer roh mit Waizenbrot zum größten Leckerbissen genießen; sie können den guten Geschmack und die Leichtverdaulichkeit derselben nicht genug rühmen.« S. 283.

»Eine reife **Melone** ist früh und mäßig genossen, eine mürbe und ungemein leichtverdauliche Frucht. Ich habe sogar Überladungen damit in warmen Ländern ohne sonderlichen Nachteil begehen sehen. Nur müssen sie nicht, wie im nördlichen Europa gewöhnlich, nur halb reif genossen werden. Dann nähern sie sich der Zähigkeit und Unverdaulichkeit unseres Gurkensalats.« S. 284.

»**Spinat, Melde, Blumenkohl** und andere ebenso zarte Gemüse von geringem Geschmack, sind nicht deswegen die leichtverdaulichsten, oft das Gegenteil, wenigstens für schlaffe Magen, welche eines Reizes bedürfen, ihre Pflicht zu thun; für sie müssen reizendere Gemüse oder Gewürze zugesetzt werden. Vor sich genossen, schwächen sie den Magen ungemein.« S. 287.

»Cullen irrt; **Weißkraut** verliert fast nichts von seiner blähenden Kraft durch langes Kochen, so wenig, als die Kohlrüben, die Erbsen, die trockenen Bohnen usw., da die Luftsäure gewiß noch nicht gebildet darin liegt (also auch nicht durch Kochen verjagt werden kann) und sich erst durch Gährung entwickelt.« S. 290.

»Unter dem Namen der **Teltower** oder **Märkischen Rüben** werden sie in verschiedenen Gegenden in Deutschland gezogen; sie verlangen aber sehr milden und eher allzu dürftigen und sandigen, als schweren Boden. Ihre Nahrhaftigkeit ist sehr groß; sie bestehen großenteils aus Stärkemehlstoffe, sind leicht verdaulich, blähen sehr wenig, und geben eine nicht allzu süße, aber dennoch sehr schmackhafte Speise.« S. 297.

»Daß **Mehl** als Brei usw. genossen weit mehr nähre, als eine gleiche Menge desselben Mehls durch Gährung zu Brote bereitet, hat man in der sog. teuren Zeit (1771—73) sehr wohl erfahren. Daß aber selbst schwächlichen Magen, denen fast alles Brot Blähung macht, Mehlbreie (vorausgesetzt, daß sie nicht vom schwärzesten Roggenmehl gemacht werden) mäßig genossen, weit besser bekommen, habe ich nicht selten wahrgenommen. Entkräfteten Kranken geben wir mit dem besten Erfolge Mehlbrei.« S. 316.

»Ich habe durch Idiosynkrasie kolikartige Beschwerden auf den Genuß der Heidemehlspeisen (**Buchweizen**) erfolgen sehen. Dies Mehl scheint nicht das nahrhafteste und geschmackvollste zu sein, nach zugesetztem Fermente aber in starke Gährung überzugehen und aus vielen Stärkemehlteilen zu bestehen.« S. 317.

»Das Überfüttern, eine der Hauptursachen der gewöhnlichen Kinderkrankheiten, hat den **Mehlbrei bei Kindern** in übeln Ruf gebracht, da allerdings eine öftere übermäßige Anfüllung damit weit schädlicher ist, als wenn der Brei aus Semmel usw. zubereitet war. Wie wohl aber auch die zartesten Kinder bei einem pünktlich mäßigen Genusse des Mehlbreis gedeihen, davon habe ich ungemein viele Beispiele gesehen.« S. 315.

»**Rahm und Milch** können viele Tage lang sogar bei heißer Witterung und bei Gewittern unversehrt aufbewahrt werden, wenn man sie **täglich einmal vom frischen absiedet**; wobei, wie mich däucht, allemal Gärungsluft verdampft.« (!) S. 382. Hier war Hahnemann auf dem besten Weg, das »Pasteurisieren« der Milch zu entdecken.

Auf Seite 385 gibt Hahnemann eine Erklärung, warum Schaf- und Ziegenkäse trotz ihres größeren Fettgehaltes leichter verdaulich und bekömmlicher sind, als der gewöhnlich aus saurer abgenommener Kuhmilch bereitete Käse.

»Diese pythagoräische Lehre — möglichste Einschränkung des Fleischgenusses — hat viel wahrscheinliches. Wenn man aber bedenkt, daß viele Völker fast bloß von tierischer Kost leben und dennoch wenigen Krankheiten ausgesetzt sind, auch keine kürzere Lebensdauer als die übrigen Nationen haben, welche fast allein Pflanzen geniesen, so dürfte die Allgemeinheit dieses Satzes viel verlieren. Auch muß man in dieser Rücksicht die Temperamente mit in Überlegung ziehen; cholerische Personen haben wenig Verlangen nach Fleisch, während der phlegmatische es kaum entbehren kann, ohne an seiner Gesundheit zu leiden.« S. 402.

»Ich erinnere hier, daß kein Fleisch sozusagen animalischer sei, oder einen unvermischtern oder der Fäulnis so nahen Tierstoff enthalte, als Schweinefleisch. Bei jeder entzündlichen Anlage des Bluts, bei intermittierenden und hektischen Fiebern, bei Eiterungen, Anlage zum Rothlauf und Gallverderbnis, bei Hautausschlägen usw. auch bei gewisser Art von Hysterie beweist es sich schädlich; es verschlimmert diese Beschwerden oft sichtlich, oder veranlaßt ihre Wiederkehr. Gesunden Personen beweist es sich, sehr mäßig genossen, höchst nahrhaft, und wenn gehörige Leibesbewegung damit verbunden wird, ganz unschädlich und sehr leicht verdaulich. Übermaß aber darin zieht auch für die Gesundesten schädliche Folgen nach sich und weit mehr, als Überladung mit jedem andern Fleische.« S. 407.

»Das Jagen der Hasen und Hirsche bringt die armen Tiere zu einer Art von hitzigem Fieber und ihr Fleisch ist dann der Fäulnis näher und so leichtverdaulicher, als das der unmittelbar erlegten Tiere. Daß diese Mürbheit des Wildprets aber auf eine menschlichere Art erlangt werden könne, durch Aufbewahren an der Luft, Einlegen in Essig usw. überlasse ich dem gefühlvollen Koche, seinem gnädigen Herrn zu insinuieren«. S. 409.

»Die große Animalität des Entenfleisches nähert es den Eigenschaften des Schweinefleisches ungemein. Daher seine große Schmackhaftigkeit und Nahrhaftigkeit, aber auch Schädlichkeit in den beim Schweinefleische angegebenen Fällen, wo der exaltierte, der Wiederzerstörung so nahe Tierstoff dem menschlichen Körper verderblich ist. Der Substanz der Ente nähert sich die Gans, doch nur in einiger Entfernung.« S. 415.

»Leute, welche stets wenig Fleischspeisen genießen, befinden sich während der Fastenzeit sehr wohl. Diejenigen aber, welche zu ihrer immerwährenden Kost sich des Rindfleisches usw. bedienen, werden durch den schnellen ungewohnten Übergang zu Fischen, Gemüsen und dgl. in der Fastenzeit allerdings matt und kränklich.« S. 424.

---

Die Übersetzung von Monro's Arzneimittellehre wurde in Crells chemischen Annalen (1792 II. S. 138) folgendermaßen angekündigt:

»Sehr wünschenswert war die Übersetzung dieses Werkes ... Herr Hahnemann hat viele berichtigende, bestätigende und ergänzende Anmerkungen hinzugesetzt, welche der Übersetzung große Vorzüge vor dem Original geben ... Durch gründliche Berichtigungen hat sich Herr Hahnemann bey der Klasse der Leser dieses Werkes neue Verdienste erworben.«

Auch bei diesem Werk machte Hahnemann wieder zahlreiche Anmerkungen auf Grund seiner eigenen Forschungen und Beobachtungen. So einmal S. 388—389 über die Wirksamkeit kleinerer Gaben bei Wechselfieber:

»Man überlastet seinen Kranken nicht, und erreicht doch eben so gut seinen Endzweck bei regelmäßigen Wechselfiebern, wenn man kurz vor dem erwarteten Anfalle eine oder zwei gute Gaben, das ist eine bis zwei Stunden vor dem Antritt des Paroxysms jedesmal anderthalb bis zwei Quentchen und mehr gute Rinde in Substanz nehmen läßt.«

---

Johann Griggs Vorsichtsmaßregeln für das weibliche Geschlecht, besonders in der Schwangerschaft und dem Kindbette, wurden von Hahnemann ohne Zusätze und Bemerkungen aus dem Englischen übersetzt. Den 21 Abschnitten, die 225 Seiten umfassen, ist noch ein Anhang beigefügt »über die Behandlung der Kinder in der ersten Zeit des Leben.« (59 Seiten.) Auch hier beschränkt sich Hahnemann lediglich auf die Übersetzung des Originals ohne eigene Zusätze und Bemerkungen.

---

Die »Beiträge« in Crells Annalen I 3. S. 256 betreffen die Herstellung von Hutzucker mit 0,02 Zuckersäure, die mit braunem Syrup erhitzt wird, dann einen »entbrennbaren Prozeß mit Kohlengestübe«; sodann luftsaures Quecksilber und Gebrauch des reinen Quecksilberkalks gegen Lustseuche; Bereitung des weingeistigen Salmiakgeistes.

Im II. T. 7. Stück S. 52 bespricht Hahnemann den dunkelschwarzgrauen Quecksilberkalk, seine Herstellung und seine Eigenschaften.

Die vollständige Bereitungsart des auflöslichen Quecksilbers stellt, wie Hahnemann selbst betont, eine Ergänzung, bzw. Berichtigung der in seinem Buche: »Unterricht für Wundärzte über die venerischen Krankheiten (1789)« mitgeteilten Herstellungsweise des besten Quecksilberpräparats dar. Es sei hier zur Auflösung des Quecksilbersalpeters Weingeist statt Wasser gesetzt worden; was ein Versehen sei, da sich dieses metallische Salz nicht nur nicht in Alkohol auflöse, sondern auch damit gerieben, seine Auflösbarkeit im Wasser fast ganz verliere. Hahnemann teilt dann ganz eingehend die beste Herstellungsart des Präparats »nach öfterer Wiederholung des Prozesses« mit.

---

Über die Übersetzung von Fabronis Kunst, nach vernünftigen Grundsätzen Wein zu verfertigen, wird in Crells Annalen I, 6. 562 geurteilt:

Die Übersetzung verdanken wir einem Manne, »der sich teils durch eigene Schriften, teils durch viele treffliche Übersetzungen wichtiger Werke den Naturkundigen sehr wert gemacht hat. Außerdem, daß diese Übersetzung treu und wohlgeraten ist, hat H. Hahnemann, wie er immer bei solchen ähnlichen Arbeiten tut, noch schätzbare Zusätze beigefügt, die teils HE. F.s Grundsätze noch erweitern und bestätigen, teils genauer bestimmen; er hat also derselben noch einen Wert mehr gegeben«.

## Anlage 18.

### Antrag zur Abfassung eines vollständigen medizinischen Wörterbuches.

Im Hahnemann-Zimmer in Leipzig ist ein Originalbrief Hahnemanns aus dem Jahre 1791 aufbewahrt, der folgenden Wortlaut hat:

»Wohlgeborener Herr Bergrath, Hochzuverehrender Gönner! Es ist mir dieser Tage der Antrag zu einer starken Entreprise von einem ansehnlichen Buchhändler in Leipzig gethan worden, nämlich die Ausarbeitung eines ziemlich vollständigen medizinischen Wörterbuchs. Da nun dies nichts gutes wird, wenn sich ein einziger Mann dessen unterzieht — der Verleger verlangte es anfangs ganz allein von mir — so behielt ich mir vor, ihm die Mitarbeiter nach und nach anzugeben, an die er schreiben und in Akkord mit ihnen treten kann, damit jeder derselben so viel möglich sein eignes Fach ausarbeite. Es fällt mir nicht ein, mir zuzutrauen, daß ich selbst eine gute Wahl darin treffen möchte, und bin daher so frei, Ew. Wohlgeboren zu ersuchen, mir Dero Gedanken hierüber gelegentlich mitzuteilen, und mir tüchtige Männer in einzelnen Fächern (Medizinische Geschichte, Anatomie usw., Pharmacie, Physiologie, Pathologie, allgemeine und besondere Therapie, Chirurgie, Accouchement, Diätetik usw.; Gerichtliche Arzneikunde, Staatsarzneikunde, Thieranatomie, Thierpathologie und -therapie) gütigst vorzuschlagen. Es ist auf 20 bis 24 Alphabet-Lexikonformat gerechnet worden, und ich habe den Preis auf zehn Thaler in Gold für den Bogen bestimmt, damit ein jeder mit Vergnügen seine Arbeit vollführe, und dies ist ohne Rückhalt präliminarisch akkordirt worden.

Sollte Ew. Wohlgeboren Zeit es erlauben, selbst großen oder kleinen Antheil an dieser Unternehmung zu nehmen, so haben Dieselben nur die Güte mir auch hierin Dero Meinung gütigst mitzutheilen. Ich unternehme nichts, bis ich Dero Vorschläge hierüber besitze. Die zur Ausarbeitung nöthige Zeit habe ich auch noch nicht festgesetzt wissen wollen, weil ich diesen Winter noch gar zu sehr selbst beschäftigt bin. Aber zu Ostern wünsche ich die Kontrakte doch in Richtigkeit gebracht zu sehen.«

Aus diesem groß angelegten Plane ist nichts geworden. Wahrscheinlich hat Hahnemann die nötigen Mitarbeiter hierzu nicht bekommen.

## Anlage 19.

### Die Ernennung zum Ehrenmitglied der Mainzer Akademie.

Hahnemann schreibt am 29. August 1791 an Bergrat von B.:

»Ihnen und dem unvergleichlichen Herrn Koadjutor (unleserlich) bin ich die unverdiente Distinktion schuldig, womit ich durch das Diplom der churfürstlich Mainzischen Akademie beehrt worden bin. Sagen Sie doch gütigst diesem erhabenen Mann meinen besten Dank und bezeugen Sie ihm meine Unterwürfigkeit.« (Original im homöopathischen Krankenhaus in Leipzig.)

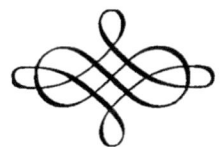

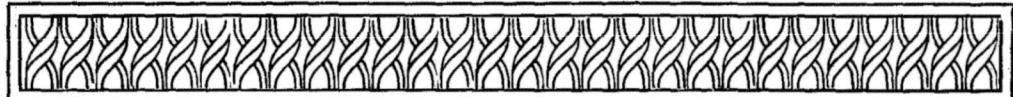

# 6. KAPITEL.

## Zweite Wanderperiode. Hahnemann als Psychiater.

### Anlage 20.

### Zur Vorgeschichte der Genesungsanstalt Georgenthal.

Im »Anzeiger«, einem Tageblatt »zum Behufe der Justiz, der Polizei und aller bürgerlichen Gewerbe, wie auch zur freien gegenseitigen Unterhaltung der Leser über gemeinnützige Gegenstände aller Art«, vom 8. März 1792 (Nr. 58) erschien ein vom Herausgeber des Blattes R. Z. Becker selbst unterzeichneter Aufruf folgenden Wortlauts:

Vorschlag einer noch mangelnden Hilfs-Anstalt für wahnsinnige Standes-Personen.

Eine ihrer Familie und der Welt oft höchst brauchbare, zuweilen fast unentbehrliche, oder sonst vortreffliche, von Seiten des Standes, des Vermögens, des Herzens und des Kopfes erhabene Person, sinkt durch nicht selten unbedeutende Veranlassung in jenen thierischen Stumpfsinn, heftet sich an einzelne starke ungereimte Ideen, oder ihr Geist hüllt sich in den undurchdringlichen Schleyer schwermüthiger Bedenklichkeiten, in melancholischen Tiefsinn ein, und moralische und physische Umstände vereinigen sich zur endlichen Zerrüttung ihres Nervensystems. Wenn dieser betrübte Fall eintritt, und wenn Verstandesverirrung unter allen Unglücksfällen der Sterblichen das schauderhafteste Unglück: so ist es höchst traurig, daß für diese bedauernswürdige Menschenklasse in Deutschland so äußerst wenig, ja fast gar nicht, gesorgt ist.

Die gewöhnlich mit Zuchthaus oder Armenversorgung verbundenen Irrenhäuser sind im Allgemeinen so eingerichtet, daß diese Elenden nur ernährt und überdies nur in einer solchen, oft schauderhaften Verwahrung erhalten werden, daß sie sich und andern kein Leid thun, und weiter nichts. Gemeiniglich werden sie durch Nebenumstände, durch rohe und verkehrte Behandlung von den Wärtern nur noch wahnsinniger und unheilbarer. Gewöhnlich ist nur ein Arzt einer sehr großen Anstalt dieser Art vorgesetzt, wozu wohl zwanzig erforderlich wären, um dem Endzwecke zu entsprechen, diese Menge Unglücklicher zu heilen.

Ein solcher Arzt hat oft nicht Muth, nicht Kenntnisse genug zu diesem ganz eigenen Fache und ermüdet doch bald unter der Last seiner Geschäfte und entschließt sich (wie fast allgemein geschieht), sich nicht zu überarbeiten, das ist, die Dutzende oder Hunderte solcher Kranken ganz gleichgültig ansehen zu lernen, und für sie im eigentlichen Verstande Nichts zu thun.

So verwahrt man sie, die zum erhabenen Gebrauche ihrer Vernunft bestimmten, edelsten aller erschaffenen Wesen, wie seltene Bestien aus Afrika zur Schau, oder hebt sie, wie leblose Inventarienstücke, 3, 4, 10, 30 und mehrere Jahre auf, zu dem eben nicht menschenfreundlichen Endzwecke, sie bald oder spät der Fäulnis im stummen Grabe zu überliefern — ohne zur Hebung ihrer Krankheiten, ohne zur Wiederherstellung ihrer Besinnkraft das mindeste beizutragen, ohne ihnen die Brauchbarkeit wieder zu geben, wodurch sie der Welt in ihren gesunden Tagen oft so verehrungswerth waren, man verwahrt sie, sag ich, mit einer Indolenz, die unserem Jahrhundert durchaus nicht zur Ehre gereicht. —

Dies wiederfährt der mittleren und geringen Klasse im Volke; sie muß mit den vorhandenen Anstalten vorlieb nehmen — spricht der kalte Zuschauer. —

Was sollen aber die zuweilen sehr angesehenen Anverwandten mit solchen Unglücklichen anfangen? Was soll der von Stand und Glück erhöhte, gefühlvolle Gatte mit seiner Gattin, die Mutter mit ihrem mit Würden bekleideten Sohne thun, wenn sie in diesen bedauernswürdigen Zustand herabsinken? Die aufrichtigste Theilnahme, Thränen, gerechter Kummer, Aufopferung der größten Summen — nichts kann in den meisten Fällen die Gesundheit, den Verstand der Ihrigen zurückrufen; ihre widermenschlichen Reden, ihre thörichten Handlungen revoltiren jeden Hinzutretenden, und machen den bedauernswürdigen Hülflosen zugleich zum Schandfleck der ganzen Familie. Was soll der Haus- und Leibarzt, von dem man nicht verlangen kann, daß er vielfältige eigene Erfahrungen in diesem besonderen Fache gemacht habe, was soll er dabey thun? Er versucht einige ihm bekannt gewordene Mittel, verläßt sie wieder, vertauscht sie mit andern, greift zu langwierigen, zuweilen zweckwidrigen Kuren, ermüdet und räth nun selbst den hohen Anverwandten, den Kranken aufzugeben und in eine Versorgung zu entfernen. Allein wohin? Etwa in jene Narrenhäuser, in welchen die schimpfliche Beymischung von Verbrechern, Verunglückten und Kranken aller Art, oder das Gewühl von Wahnsinnigen, Halbvernünftigen und Rasenden aller Grade und Stände jede ehrliebende Familie, geschweige denn ein vorzügliches Haus abschreckt, ihren Vater, ihre Mutter, den Gemahl, die Gattin usw. auf ewig einkerkern zu lassen, ohne den mindesten Strahl von Hoffnung in der Ferne zu erblicken, die Gesundheit, die Verstandeskräfte ihrer Lieben diesseits des Grabes je wieder hergestellt zu sehen? —

Kann man dies Standespersonen und begüterten Häusern zumuthen?

Ich brauche, dünkt mich, nichts mehr hinzuzusetzen, um fühlbar zu machen, wie wünschenswerth eine anständige Genesungsanstalt für diese Klasse wäre, und freue mich, den in diesem Geiste gefaßten Entschluß eines mir und der Welt von der besten Seite bekannten gelehrten und praktischen Arztes ankündigen zu können, welcher im Begriff ist, eine Genesungsanstalt für etwa 4 irrsinnige Personen aus vermögenden Häusern dergestalt einzurichten, daß er seine ganze Zeit und alle seine Kenntnisse bloß für sie verwendet, daß sie Tag und Nacht unter seiner Aufsicht bleiben, daß sie durch keine Schläge, keine Ketten, oder ähnliche harte Behandlungen zur Vernunft gebracht, und daß überhaupt alles, was reifes Nachdenken, gütliche Zuredungen und äußere und innere, ihm größtentheils eigene, vorzügliche Behandlungen von der ausgesuchtesten Art zu bewirken vermögen, in Bewegung versetzt werden, ihre völlige Gesundheit des Leibes und der Seele wieder herzustellen.

Da es aber der Delikatesse, welche Personen dieser Art aus angesehenen Familien verlangen können, angemessener zu sein scheint, daß sie selbst in einem so anständigen Institute unter einigem Inkognito ihre Genesung erlangen: so scheint dieselbe für sie besimmte Delikatesse es nöthig zu machen, daß auch der Nahme dieses menschenfreundlichen Arztes, und der Ort, wo er seine Genesungsanstalt errichten wird, dem großen Publikum verschwiegen bleibe. Er wird aber denen, welche in dem Falle sind, von einem Vorschlage für eine so unglückliche Person Gebrauch machen zu können, sogleich namentlich bekannt gemacht werden, nebst einer detaillierten Nachricht von dem Innern dieses Institutes und den über die Aufnahme in dasselbe einzugehenden Bedingungen. Sie dürfen die erste Anfrage nur an die Expedition der deutschen Zeitung in Gotha richten, und werden die erforderliche Auskunft sogleich erhalten.

Gotha, den 6. Februar 1792.

R. Z. Becker.

Rat Becker in Gotha war Ende 1791 oder anfangs 1792 Redakteur und Besitzer des Reichsanzeigers in Gotha. Zuerst nur »Der Anzeiger« betitelt, wurde die Zeitung künftig auch von Ärzten für Besprechungen, Diskussionen und zu Anzeigen benutzt. Vom Jahre 1806 an erschien das Blatt unter dem Titel »Der allgemeine Anzeiger der Deutschen«.

Mit Becker war Hahnemann, wie wir auch später sehen werden, eng befreundet. In einem seiner Briefe aus Königslutter vom 15. November 1798 fordert Hahnemann den Freund und Gönner geradezu auf, einen von ihm, Hahnemann, geschriebenen Artikel oder Aufruf mit seiner eigenen, Beckers, ehrwürdigen Unterschrift versehen zu wollen, da er sich hiervon einen größeren Erfolg verspreche. Mit Fug und Recht wird man daher annehmen dürfen, daß auch vorstehender Aufruf schon seinem ganzen Aufbau und seiner Ausdrucksweise nach von Hahnemann selbst stammt. Durch diesen Aufruf wird auch Herzog Ernst von Gotha auf die Sache aufmerksam geworden sein, der neben der persönlichen Hilfe für Hahnemann und Klockenbring zugleich einem höheren geistigen Zwecke dienen wollte, denn er war wie Hahnemann Mitglied des Freimaurerordens.

Schon in der Nummer 34 seines Anzeigers vom 11. August 1792 konnte Becker mitteilen:

Für Freunde der Leidenden.

Die Genesungsanstalt für wahnsinnige Personen aus den höheren Ständen, welche in Nr. 58 S. 478, Bd. I a. c. des Anzeigers dem Publikum vorläufig bekannt gemacht worden, ist seit einiger Zeit wirklich eröffnet. Ein wahrer deutscher Landesvater fand diesen Vorschlag zur Milderung des menschlichen Elends so wünschenswerth, daß er zur Ausführung desselben eines seiner Landhäuser bestimmte und es zweckmäßig einrichten ließ. Hier sind alle Vorbereitungen gemacht, daß diese Unglücklichsten unter allen Kranken Sicherheit und menschenfreundliche Behandlung finden, nebst allem, was die Heilkunst zu ihrer Wiederherstellung zu leisten vermag. Auch gibt der erste bereits gemachte Versuch die schönste Hoffnung eines glücklichen Erfolgs.

Der Ort, wo diese Hülfsanstalt, durch die großmüthige Unterstützung des Landesherrn zu Stande gekommen, ist Georgenthal, ein ansehnliches Dorf, mit einem Justiz- und Forstamte, in einer der schönsten Gegenden des Fürstenthums Gotha, am Fuße des Thüringer Waldes, 3 Stunden von der Residenzstadt Gotha. Der Unternehmer ist der genug bekannte Arzt Dr. Samuel Hahnemann, an welchen sich die Verwandten und Freunde dieser Hülfsbedürftigen, wegen der näheren Bedingungen, nunmehr selbst wenden können.

D. H.

## Die Psychiatrie am Ende des 18. Jahrhunderts.

Professor Emil Kräpelin sagt in seiner Schrift:

»Hundert Jahre Psychiatrie,

ein Beitrag zur Geschichte menschlicher Gesittung« (Berlin, Verlag von Julius Springer 1918), einer Schrift, die bei aller sonstigen Vortrefflichkeit die bahnbrechenden Verdienste Hahnemanns auf diesem Gebiete leider nicht erwähnt:

»Die eigentliche Fürsorge für die Kranken lag nahezu überall in den Händen der »Oberaufseher«, Hausväter, Irrenhausverwalter, während Ärzte lediglich bei körperlichen Leiden zugezogen wurden ... Nur in den großen Mittelpunkten der Wissenschaft fanden sich einzelne hervorragende Männer, die Erforschung und Behandlung der Geisteskrankheiten zu ihrer Lebensaufgabe gemacht haben .. Außerdem gab es wohl hier und da an Spitälern und Siechenhäusern Ärzte, die sich durch langjährige Beobachtung von Geisteskranken eine gewisse Kenntnis ihrer Leiden angeeignet hatten. Allein ihnen fehlte meist jede fachärztliche Ausbildung, und sie betrieben die Seelenheilkunde in der Regel nur im Nebenamte, so daß von einer gründlichen wissenschaftlichen Beschäftigung mit dem Gegenstande kaum die Rede sein konnte. Zudem war ihre Stellung vielfach unwürdig, und sie hatten nur sehr geringen Einfluß auf das Los der Kranken ... Gab doch noch Professor Autenrieth in Tübingen (um 1800) in seinen Vorlesungen über Geistesstörungen seinen Zuhörern ausdrücklich den Rat, sich nicht längere Zeit mit der Behandlung von Irren zu befassen, »weil man zu befürchten habe, selbst geisteskrank oder ein Narr zu werden.« Die Folge hiervon war eine furchtbare Behandlung der Kranken:

»Wir sperren diese unglücklichen Geschöpfe gleich Verbrechern in Tollkoben«, ruft Reil 1803 aus, »ausgestorbene Gefängnisse, neben den Schlupflöchern der Eulen, in öde Klüfte über den Stadttoren oder in die feuchten Kellergeschosse der Zuchthäuser ein, wohin nie ein mitleidiger Blick des Menschenfreundes dringt, und lassen sie daselbst, angeschmiedet an Ketten, in ihrem eigenen Unrat verfaulen.«

Neben den Ketten regierte die Peitsche. Müller erzählt, daß die Wärter und Wärterinnen im Juliusspital in Würzburg mit mancherlei Zwangs- und Strafinstrumenten, mit Ketten, Armbändern, Fußschellen, besonders aber mit tüchtigen, lederüberzogenen Ochsenriemen, reichlich versehen waren, und daß sie davon kräftigen Gebrauch machten, wenn sich ein Kranker verunreinigte, sich beklagte, schimpfte oder gar gewalttätig wurde; »die Prügelei war bereits an der Tagesordnung,« meinte er.

---

Pinel, ein französischer Arzt, erzählt, daß 1784 von 100 aufgenommenen Kranken 57, 1788 von 151 sogar 98 gestorben seien; auch späterhin starben immer noch ein Viertel bis ein Drittel.

Der Herzog Larochefoucault-Lianfourt, der in der konstituierenden Versammlung der französischen Republik über die Zustände in den Irrenanstalten berichtete, erklärte: »Das Irresein wird als unheilbar angesehen; die Irren erhalten keinerlei Behandlung; die für gefährlich gehaltenen werden angekettet wie wilde Tiere« ... »Eines der Menschheit schädlichsten Vorurteile, und welches vielleicht die beweinenswerte Ursache ist, daß man die Wahnsinnigen beinahe überall aufgibt, ist dies, daß man das Übel für unheilbar hält«, sagt Pinel.

## Anlage 21.

### Hahnemann in Georgenthal.

Am 6. Mai 1792 schreibt Hahnemann:

Gotha, den 6. Mai 1792.

Unser Herzog wird mir demnächst sein Jagdschloß in Georgenthal (zwei Stunden von Gotha) einräumen und einrichten lassen, worin ich ein kleines Heilungsinstitut für vier Wahnsinnige und melancholische Personen von Stande anlege. In etlichen Wochen sind die nöthigen Verwahrungsanstalten getroffen und meine schon bestimmten Kranken können antreten. Sobald alles im Gange ist, wollen wir es zusammen überlegen, auf welche Art wir es dem Publikum bekannt machen wollen.

Das Brieflein ist höchstwahrscheinlich an Rat Becker in Gotha selbst gerichtet gewesen und zwar vor weiteren Veröffentlichungen, die Hahnemann nach den Schlußworten des obigen Briefes für nötig hielt. Dies ist also wohl die erste Nachricht, die Hahnemann dem Freunde über den ihm bekannt gewordenen Erfolg der Veröffentlichungen in Beckers Zeitung gibt.

---

Anscheinend einer der ersten Briefe aus Georgenthal an den Freund Rat Becker in Gotha hat sodann folgenden Wortlaut:

Liebster Freund!

Der Fall mit der Fürstin ihrem Briefe ist ein wunderlicher Spas. Ich habe wieder an Winz geschrieben und 3./5. abgelassen, wie mich deucht, mit einer guten Art, ungefähr wie

Sie meinten. Ich sehe wohl, daß man die Bemühung einen Wahnsinnigen zu heilen, in unserer deutschen Welt nicht sehr zu schätzen weiß. Rath F. aus Hildburghausen hat sich auch mit der Kostbarkeit entschuldigt, — ich forderte 40 Thaler monatlich und 500 Thaler nach vollendeter Kur. Schmid aus Frankfurt scheint sich auch vor den 50 Thalern monatlich und den 1000 Thalern nach der Kur gefürchtet und deswegen nicht geantwortet zu haben. Wie kann man verlangen, daß das Risiko, welches ein Arzt von Ruf bei der Nichtheilung solcher Kranken leidet, daß die Lebensgefahr, der man sich bei solchen Kranken aussetzt, daß die mühseligen Vorkehrungen für die aktive und passive Sicherheit solcher Vernunftlosen, daß die Zeitverwendung, die theure Unterhaltung der Wärter, die ausgesuchte Kost und Arznei etc. für eine Kleinigkeit unternommen werden soll, — der Freudenlosigkeit eines solchen Amtes gar nicht zu gedenken. Will man dem Taucher nicht mehr vergüten, als dem der etliche Treppen für uns mit Sicherheit herabsteigt?

Außerdem ist es für eine etwas ansehnliche Wirtschaft theurer auf dem Lande als in Gotha zu leben. Es thäte Noth, daß ich einen beständigen eigenen Boten täglich hielt, da fast alle unsere Bedürfnisse (Fleisch, Zugemüse, Getreide, Kleider) aus Gotha geholt werden müssen. Und dann möchte ich doch auch nicht gern soviel umsonst übernehmen.

Doch ich glaube bei Ihnen ohnehin schon wegen eines so rechtmäßigen Erwerbs gerechtfertigt zu sein.

Besuchen Sie mich nur bald. Noch sind wir in großer Bauunruhe; ich bin aber für meine Person doch im Stande ein Paar Stunden mit einem einzelnen guten Freunde allein zuzubringen, und vor allen Dingen mit Ihnen.

Diesen Ausfall von Wien setzen Sie in Gottes Namen in Ihren Anzeiger, und wenn ich bitten darf, meine Replik gleich darunter. Adieu Theurer. D. H.


## Anlage 22.

### Die Heilung Klockenbrings durch Hahnemann in Georgenthal.

(Aus »Nekrolog« auf das Jahr 1795; enthaltend Nachrichten aus dem Leben merkwürdiger, in diesem Jahre verstorbener Deutschen, von Friedrich Schlichtegroll. Jahrgang 6. Bd. 1. S. 124—247, Gotha, Justus Perthes. 1797.)

Schlichtegroll erzählt in seinem Nekrolog, daß der auch als Schriftsteller bekannte Geh. Kanzleisekretär Klockenbring in Hannover, geb. 1742, der ein ebenso belesener, wie reizbarer Mann war und dessen geistiges Wohlbefinden in hohem Grade vom Urteil der Welt über ihn abhing, im Jahre 1790 durch ein berüchtigt gewordenes Pamphlet des Dichters August Kotzebue aus dem Geleise geworfen worden war. In dieser unter dem Namen Knigges erschienenen Schrift »Doktor Bahrdt mit der eisernen Stirn« wurde Klockenbring ohne jede Ursache in niederträchtiger Weise angegriffen.

Das erschütterte seinen Gesundheitszustand dergestalt, daß er in völlige Geisteskrankheit mit Tobsuchtsanfällen verfiel. Schlichtegroll berichtet nun wörtlich weiter:

»Während dessen war der verdienstvolle Leibmedicus Wichmann in Hannover, in Verbindung mit mehreren anderen, unablässig bemüht, alle Mittel der Heilkunde an dem Kranken zu versuchen; allein vergebens! Wenn es auch schien, daß zuweilen ein heller Zwischenraum stattfand, so zeigte sich bald darauf die Wuth der Krankheit nur verdoppelt.

Um diese Zeit machte der berühmte Doktor Hahnemann, der sich damals in Gotha aufhielt, durch den Reichs-Anzeiger bekannt, daß er entschlossen sei, seine ganze Zeit und alle seine Fähigkeiten solchen Kranken zu widmen, die von Gemütskrankheiten befallen wären; daß er schon öfter den glücklichen Erfolg seiner Methode gesehen habe; daß er aber, da die Behandlung der Kranken vorzüglich auf den Geist gerichtet sein müsse und vielen Zeitaufwand erfordere, nur sehr wenig auf einmal zur Cur übernehmen könne.

Nach mehreren Erkundigungen hierüber war über Hahnemann's Kenntnisse als Arzt nur Eine Stimme; nichts konnte also erwünschter sein, als daß ein so einsichtsvoller Arzt sich zu diesem traurigen Geschäfte erbot. Man wechselte Briefe mit ihm über die Sache, und er war bereit, den Kranken in die Cur zu nehmen. Madame Klockenbring kam selbst nach Gotha, um die näheren Bedingungen mit ihm abzuschließen. Hahnemann hatte die

Ankündigung seines Instituts in das Publikum geschickt, als einen Versuch, ob er Zutrauen fände und hatte also bis dahin, in Hinsicht auf das nöthige Local, noch keine bestimmten Anstalten getroffen. Es entstand daher eine Verlegenheit für beide Theile, als sich jetzt ein dringender Fall darbot, einen wichtigen Patienten bei ihm in die Cur zu geben. Die bekannte menschenfreundliche Denkungsart des regierenden Herzogs von Gotha trat hier in das Mittel; er ließ dem Doctor Hahnemann einen Flügel seines Jagdschlosses zu Georgenthal, drei Stunden von Gotha zu diesem Gebrauche einräumen, und ihm sonst noch in vielen Stücken die dazu nöthige Einrichtung erleichtern.

Im Junius 1792 ward also Klockenbring unter schicklicher Begleitung nach Georgenthal gebracht und dem Dr. Hahnemann anvertraut. Dieser gelehrte Arzt hat in einem eignen Aufsatze (»Striche zur Schilderung Klockenbring's während seines Trübsinns«, s. Deutsche Monatsschrift. Februar 1796) einiges von dem psychologisch so merkwürdigen Zustande erzählt, in welchem der Kranke war, und wie sich die Stärke der Krankheit allmählich verlor. Es soll hier nur das für die Seelenlehre Merkwürdigste davon herausgehoben werden, besonders dasjenige, was dem Leser eine Vorstellung von dem talentvollen, umfassenden Geiste geben kann, der jetzt von der Gewalt der Krankheit zerstört war, aber auch in seinen Ruinen noch Bewunderung erregte.

Die ersten Wochen beobachtete Hahnemann seinen Kranken blos, ohne ihn ärztlich zu behandeln. Dieser fiel Tag und Nacht aus einem Exceß in den andern; bald sprach er als Richter und dictirte Strafen; dann declamirte er als Agamemnon oder Hector die eignen Worte der Iliade, sang dazwischen eine Stanze aus Pergolese's Stabat Mater, sagte Stellen des Alten Testament mit den eigenen Worten des Hebräischen her, suchte zu einem Liede Anakreons oder der Anthologie die altgriechische Melodie, wechselte mit Stellen aus Milton's verlorenem Paradiese oder aus Dante's Hölle und schrieb dann wohl wieder algebraische Formeln; nichts kam gehörig zu Ende, sondern die neue Idee verdrängte eilig und mit Gewalt die erstere.

»Das Bewundernswürdigste (sagt Hr. Dr. Hahnemann) war die Richtigkeit in den Ausdrücken alles dessen, was ihm sein Gedächtniß aus Schriften in allerlei Zungen darreichen mußte, vorzüglich alles dessen, was er sich in seiner Jugend zu eigen gemacht hatte.« — Es zeugt dieses Gemisch von seinen außerordentlich mannichfaltigen Kenntnissen, vielleicht aber auch von einer Begierde, hierdurch zu glänzen, sowie dadurch, daß er sich vieler vertrauter Bekanntschaften mit sehr vornehmen Personen rühmte, von welcher er auch in gesunden Tagen nicht frei war. Er zerstückelte in jener Periode alles, was ihm vorkam, unter anderem auch sein Clavier, das er wieder sonderbar zusammensetzte, um, wie er sagte, jenen alten Ergänzungston, den Proslambanomenon, zu finden. Mitten in diesem Zustande schrieb er sich, so wenig er sonst von Körperkrankheit wissen wollte, einst ein gleich zu verfertigendes Recept, dessen seltene Ingredienzien, nach Hahnemann's Zeugniß, so ausgesucht zusammenpaßten und so schicklich zur Cur eines Wahnsinnigen dieser Art calculirt waren, daß er ihn in diesem Augenblicke fast für einen sehr unterrichteten Arzt gehalten hätte, wenn nicht die lächerliche Signatur des Receptes und die Verordnung, womit es einzunehmen sei, von Verwirrung gezeugt hätten. Aber auf welche Art, da er nichts von Büchern in seiner Gewalt hatte, so fährt Hahnemann fort, orientirte sich dieser mitten im Orkan der stürmendsten Phantasie umnebelte und maß- und steuerlose Geist für ein, so manchem Arzte unbekanntes, treffliches Heilmittel des Wahnsinnes; wie kam er auf den Gedanken, es sich zu verordnen in der schicklichsten Form und Gabe? Fast ebenso bedenklich war der Umstand, daß er in der höchsten Periode der Verstandesverwirrung auf Befragen, nicht nur den genauen Monatstag (das war, so wenig er einen Kalender hatte, noch wohl begreiflich) sondern auch immer die richtige Stunde bei Tag und Nacht mit erstaunenswürdiger Genauigkeit sagen konnte. So wie er sich zu bessern anfing, ward diese Divinationsgabe immer schwankender und trügender, bis er endlich bei vollkommener Rückkehr seines Verstandes nicht mehr, nicht weniger davon mit Gewißheit zu sagen wußte, als jeder andere Mensch. Da er völlig wieder hergestellt war, drang ich einmal freundschaftlich in ihn, mir doch dieses Räthsel zu lösen, oder wenigstens die Empfindung zu beschreiben, die ihn dieses jedesmal gelehrt habe. »Es schaudert mir,« antwortete er, »über den ganzen Leib und läuft mir kalt über, wenn ich daran denken will; ich bitte Sie, erinnern Sie mich nicht an diese Sache...«.

Daß er in der Zeit seiner anfangenden Genesung einen unmäßigen Hunger hatte (zehn Pfund Brod täglich, außer den andern Speisen, konnten ihn damals nicht sättigen), und daß er in eben jener Zeit eine Neigung zeigte, jedermann zu hintergehen oder zu beleidigen, da er doch nach wiedererlangter Gesundheit sehr mäßig aß und sich gegen jedermann gefällig betrug, — dies sind Bemerkungen, die man schon mehrmals bei ähnlichen Kranken gemacht hat...

Im Junius war also der Kranke nach Georgenthal gekommen, und schon im August gab Hahnemann einige Hoffnung zur Genesung desselben ... Seine (Klockenbring's) zu jeder Aufopferung bereite Gattin erbot sich also, den Winter in Georgenthal zuzubringen, um ihm in seinen lichten Zwischenräumen zur Gesellschaft zu dienen; aber der Arzt willigte nicht ein, und schrieb ihr noch im November, daß er nur in der gänzlichsten Einsamkeit dem Geiste des Kranken die Richtung geben könne, welche er haben müsse, und sie solle ruhig die Zeit erwarten, die er ihr bestimmen würde, um zu kommen.

Im Februar 1793 schrieb der Arzt ihr nun wirklich, Klockenbring sei gänzlich hergestellt, und sie möge also in einigen Wochen kommen, um ihn abzuholen. Klockenbring war jetzt genesen und gab den besten Beweis hiervon dadurch, daß er Arthur Young's Buch über die Staatswirthschaft Großbritanniens aus dem Englischen übersetzte und mit Anmerkungen begleitete, welches so, wie es aus seiner Feder kam, gedruckt wurde; auch ließ er eine Vergleichung der Größe, der Bevölkerung, der Auflagen und des Reichthums Englands und Frankreichs in den Reichsanzeiger einrücken ...

Klockenbring reiste nach Hannover (März oder April 1793), um wieder Besitz von seinen Ämtern und allem Seinigen zu nehmen. Man erkannte ihn für hergestellt, und sein Arzt erhielt die, außer dem Kostgelde, für die Cur bedungenen Tausend Thaler ...

Klockenbring's Geisteskräfte schienen in nichts gelitten zu haben, und er erwartete nichts anderes, als seinem sehnlichen Wunsche gemäß, wieder in seine vorige Stelle und Thätigkeit gesetzt zu werden.

Dieser Wunsch wurde nicht erfüllt, statt dessen erhielt er eine Pension und die Direction der Hannover'schen Landeslotterie. Diese Enttäuschung nagte an ihm und stimmte ihn nieder. Später wird berichtet:

Eine lange und sehr schmerzhafte Krankheit vollendete das Gefühl seines Elendes. Hämorrhoidalische Beschwerden, welche sich immer verschlimmerten, verursachten eine Entzündung, die den kalten Brand wirklich nach sich zog, und nur der sorgfältigsten Behandlung der Ärzte und Wundärzte und der außerordentlichen Kraft seines Körperbaues hatte er das Überstehen dieser schmerzhaften Zufälle zu danken. Oft glaubte er in dieser Krankheit sich dem Tode nahe und mit Sehnsucht erwartete er ihn ...

Klockenbring wurde völlig wieder hergestellt, und die wiederkehrenden Kräfte seines Körpers schienen ihm ein langes Leben zu versprechen.

Indeß versank er nach dieser Krankheit (also 2 Jahre nach der Entlassung aus Hahnemann's Behandlung; d. V.) in eine gänzliche Unthätigkeit; alles war ihm völlig gleichgültig; nur selten konnte er aus diesem Seelenschlummer geweckt werden, und geschah es, so ward eine Heftigkeit in ihm rege, welche deutlich wahrnehmen ließ, daß sein ganzer Zustand gewaltsam sei, und daß man sich hüten müsse, sein Gefühl aufzuregen, weil man die Grenzen desselben nicht kennen konnte. So lebte er noch einige Monate; sein Körper nahm zu, aber sein Geist schien völlig zu verdampfen. O, es erregte Mitleiden, zu sehen, wie dieser einst so kluge, so thätige, so viel umfassende Geist, jetzt kaum dem Faden einer einfachen Erzählung nachzugehen vermochte; wie er nichts anderes las, als die Bücher, welche ihm hingelegt wurden, nach keiner gelehrten Neuigkeit fragte, weil ihm alle Literatur ein Gräuel geworden war, und seine neuen Geschäfte einem Andern übertrug, weil sie ihm zuwider waren!

Am 12. Juni 1795 verschied er im 53. Jahre, ohne vorhergegangene merkliche Krankheit, an heftigen Krämpfen, welche ihm in die Brust getreten waren; bei der Öffnung seiner Leiche war auch keine andere Ursache seines Todes zu finden.«

---

Vor Übernahme der Heilung hatte Hahnemann als Honorar 1000 Taler sich ausbedungen; denn er hatte damals Frau und 4 Kinder zu ernähren, während Klockenbring in guten finanziellen Verhältnissen und seine Frau aus wohlhabender Familie war. Gegnerischerseits wurde Hahnemann wegen dieser Forderung schon heftig angegriffen. Mit wie wenig Recht, zeigen alle Umstände und geht vor allem daraus hervor, daß Klockenbring nach der den Ärzten der alten Schule nicht, wohl aber Hahnemann gelungenen Wiederherstellung seiner Gesundheit ein einträgliches Amt bekleiden konnte. Dreiviertel Jahre aber hatte Hahnemann seine ganze Kraft und Zeit diesem einen Kranken gewidmet.

---

## Anlage 23.

### Bitte um Belassung im Schloß Georgenthal.

Gotha, 17. April 1793.

Ew. Herzogliche Durchlaucht

geruhen sich in Unterthänigkeit vortragen zu lassen, Herzogliche Kammer, ließ mir vor ein Paar Tagen wissen, ich hätte nunmehr nach aufgegebener Anstalt das Herzogliche Jagdschloß zu räumen. Ich hatte schon längst Anstalten hierzu gemacht; es war mir aber nicht geglückt, eine für meine Familie (welche sehr stark ist) schickliche und nicht allzutheure Wohnung ausfindig zu machen, zumal bei noch anhaltender rauher Witterung. Ich bin daher so frei, Ew. Herzogliche Durchlaucht unterthänigst zu bitten, zu den vielen Gnadenbezeugungen noch die hinzuzufügen, mir zu erlauben, noch Einen oder ein Paar Monate in Höchstdero Schlosse zu verweilen, binnen welcher Zeit ich gewiß hoffe, anderswohin ziehen zu können. Ich ersterbe in tiefster Ehrfurcht Ew. Herzoglich Durchlaucht unterthänigster Diener

Samuel Hahnemann.

---

Die Rückseite des Briefes enthält folgenden Kanzleivermerk aus dem Herzoglichen Kabinet:

»Serenissimus lassen dieses der Herzoglichen Kammer allhier mit dem Vermelden zugehen, daß Höchstdieselben dem Supplicanten den erbetenen Aufenthalt bis den 1. July dieses Jahres gestatten wollen.

Sigl. Friedenstein in consilio secreto den 15. April 1793. No. 199. Dep. A.«

(Leipz. Pop. Ztschr. 1894, 25. Jahrg. S. 105.)

---

Kurz vor seinem Abzug aus Georgenthal (1. Juni) schreibt dann H. an seinen Freund Rat Becker in Gotha: (Dieser Brief und eine Reihe der folgenden befinden sich im Besitze des Herrn Dr. Schwabe in Leipzig. Sie wurden seinerzeit in der Leipziger Populären Zeitschrift, 31/32. Jahrgang, 1900/1901, veröffentlicht.):

Liebster Freund!

Heinze hat nun wohl die Fuhre des Schützenwirths (mit drittehalb Tagen, vier Pferden und dem breitesten Wagen) richtig machen können, und so kann er dann darin herauskommen, Montags früh um 8 Uhr, völlig fertig zum mitreisen.

Ich muß Sie doch bitten, mir einen tüchtigen dreispännigen Wagen, der 25 Zentner laden kann, Montag früh heraus zu besorgen, aber so, daß er um halb fünf Uhr schon hier ist, mit einem tüchtigen Mann zum Aufladen helfen und einer Schrotleiter.

Noch eine Bitte! Ich hätte gerne eine lederne Katze gehabt; sie braucht nicht sehr weit zu seyn, weil sie blos zu Golde dienen soll.

Auch würde ich Sie ersuchen, mir doch eine Flasche von Ihrem Weine gütigst für Geld und gute Worte abzulassen. Dafür, sowie für die Katze soll das Geld nebst dem gestrigen Laubthaler mit Dank erfolgen. Die Arbeit strömt nun mit Gewalt auf uns ein. Viel Komplimente an Mamselle Schwester von meiner Frau und Sie sowie von mir.     S. H.

Vergessen Sie ja den mir so wichtigen Brief an Ihren Hamburger Freund nicht.

Meine Frau bittet Mamselle Schwester, Heinzen seine Frau den Montag halb 5 Uhr mit dem Fuhrwagen, der unsere Fracht zu Ihnen bringen soll, heraus zu bestellen, so daß sie mit der Fuhre hineingeht. Wir wollen es ihr vergüten.

## Anlage 24.

### Reinhardt über Hahnemann.

Der Gotha'sche Minister und Vertraute des Herzogs Ernst H. A. O. Reinhardt schreibt in seiner von Hermann Uhde herausgegebenen Selbstbiographie (J. G. Cottasche Verlagsbuchhandlung Stuttgart):

Ferner wendete sich an ihn (Herzog Ernst) und fand Unterstützung bei ihm der bekannte Dr. Samuel Hahnemann, als er einen Platz zur Anlegung seiner Heilanstalt für Wahnsinnige suchte. Herzog Ernst ließ ihm 1792 das Schloß in Georgenthal zur Benützung einräumen. Nun erlangte in dieser Heilanstalt zwar der arme Klockenbring aus Hannover 1793 seine Vernunft wieder, um die ihn »Doktor Bahrdt mit der eisernen Stirn« gebracht hatte, allein die excentrischen Geniestreiche des Direktors der Anstalt selbst entzogen dieser bald den Schutz des Herzogs. Als ich einst den witzigen Amtmann zu Georgenthal fragte: »Wieviel Narren Hahnemann jetzt in seiner Anstalt habe?? lautete die trockene Antwort: »E i n e n , u n d d a s i s t e r s e l b s t !«

## Anlage 25.

### Weitere Behandlung Geisteskranker durch Hahnemann.

Ein Brief, der ohne Zeit- und Ortsangabe ist, hängt deutlich genug mit der Angelegenheit Klockenbrings zusammen und dürfte wohl in Mols'chleben geschrieben worden sein, wohin Hahnemann im Juni 1793 verzogen war. Eine von fremder Hand angebrachte Randbemerkung gibt auch diese Jahreszahl ausdrücklich an. Der Brief selbst lautet:

Liebster Freund! Vom 6ten Aug. habe ich eine recht dringende Versicherung von Kl-ngs, er wolle, wenn mit dem August die Gerichtsferien zu Ende gingen, mir mein Geld schicken; eher sei es nicht möglich, da die Originalobligationen von seinem außenstehenden Gelde auf der Justiz-Canzlei lägen. Was wollte ich thun? Ich muß es wohl glauben — Geduld haben. Wissen Sie mir einen Rat zu geben, so thun Sies doch!

Ungebührlicherweise haben Sie mich in Verdacht, als ob ich Sie an meinem Schicksale nicht wolle antheilnehmen lassen. Was soll ich Sie aber von der Menge seither gelegter Windeier unterhalten? Sie wissen so gut als ich, daß da wieder einmal ein Prinz sich hat sehen lassen, den ich klug machen sollte, daß man aber nur eine Lumperei für ihn zahlen wollte, und da ward nichts daraus. Wie das nicht ging, so wollte man mich zum Herrn Hofrath und Leibarzt alldorten machen, aber nur mit 100 Thaler Gehalt — ohne Reisekosten, besondere Vergütung für die Kur usw. und da blieb das Ding abermals und ich blieb mit gutem Willen schlichter Doktor, wie Sie sonst die Ehre gehabt haben, mich zu sehen. — Mit solchen und ähnlichen Seifenblasen wollte ich Ihre liebe Zeit nicht verderben — da in der That nichts wesentliches mit mir sich ereignet hat.

Ich bin nur äußerst selten in der Stadt gewesen und da habe ich Sie dann auch nicht sprechen können. Wie vielmahl soll ich's Ihnen aber wohl noch versichern, daß ich zeitlebens unverändert bin und bleibe

Ihr verpflichteter Freund S. H.

Haben Sie denn Ihr Geld? was sagt Muldner?

Ich habe gestern eine Klockenbring'sche Geschichte in einem alten Buche gelesen, die mich sehr frappiert hat. In Boneti medicina septentrionalis fol. Pars I$^{ma}$ S. 200 bis 204.

Wenn Sie können, lesen Sie sie doch! Es ist immer so in der Welt gewesen, auch vor 130 Jahren. —

In seinem Aufsatz: »Striche zur Schilderung Klockenbrings«, den Hahnemann Ende 1795 oder Anfangs 1796 in Braunschweig schrieb, heißt es sodann in einer Anmerkung:

»So äußerst mühsam auch, wenn sie mit glücklichem Erfolge begleitet sein soll, eine unmittelbare und ununterbrochene Beschäftigung mit dieser Art Kranken sein mag, so oft sie auch, wirksamer als alles sonst erdenkliche, die Freuden des Lebens tötet und die Seele des menschlich denkenden Arztes traurig erschüttert: so viel inneren Beruf fühle ich jedoch, diese Arbeit auch hier (in Braunschweig in meinem Garten) eifrig fortzusetzen.«

---

»Königslutter, den 15. November 1798.

Verehrungswürdigster Freund! (Rat Becker in Gotha.)

Erst neulich haben Sie mir noch einen Beweis Ihrer unerkalteten Liebe und Freundschaft gegeben, da Sie den jungen Hagenbuch aus Mühlhausen an mich empfohlen, wofür ich Ihnen meinen herzlichsten Dank erstatte. Was gut ist, bewährt sich!

Daß ich ihn aber nicht annehmen konnte, da er ganz ohne Vorbereitung von meiner Seite und ganz übereilt durch seines Bruders Hände hier abgesetzt ward — ist eine nicht hierher gehörige Sache. Sie wissen, wie vorsichtig ich auf diesem Punkte denke, und einer Menge kleiner, leicht zu beschädigender Kinder wegen, so denken muß.

Sonst habe ich wirklich ein hübsches, bequemes, auch sonst vortheilhaftes Haus, welches ich nächst dem Besitze einer mir lieben Familie für das einzige, hier zu rühmende Gut halte. Einigen Gebrauch habe ich von ersterem schon für Kranke gemacht und Sie theuerster Freund könnten nicht wenig fernerhin dazu beitragen, wenn Sie die Gewogenheit für mich hätten, diese oder eine ähnliche Anzeige etwa zweimahl Ihrem Götterboten, dem Reichsanzeiger, anzuhängen, dessen Allgegenwart anerkannt ist — aber ich bitte, mit Ihres ehrwürdigen Namens Unterschrift, denn die genannten Kranken können nun einmal keinem weniger diskreten Manne sich selbst in ihren Erkundigungen anvertrauen. Sie verstehen mich.

Übrigens steht Ihnen der Tenor dieser Anzeige ganz zur beliebigen Abänderung zur Verfügung.«

---

Altona, 9. November 1799.

Teuerster, mit dem Citoyen Becker nie zu verwechselnder Freund!

Ihr angenehmer Brief würde mir noch weit angenehmer gewesen seyn, wenn er sechs, sieben Wochen eher an mich abgegangen wäre, denn dann hätte er mich noch in Königslutter getroffen, und mich vielleicht bewogen, ein ungleich wohlfeileres Leben in Sondershausen zu beginnen und von da aus Ihren Wünschen desto leichter zu entsprechen.

So wenig ich Sie auch anzureizen suchen möchte, den unglücklichen Wezel*) hierher zu spedieren, so wenig kann ich es doch billigen, daß man seine Wiederherstellung außer seinen heimischen vier Pfählen für unmöglich halten und uns bereden will, daß er aus seiner Lage gerissen, Gott weiß, wie unbändig und unwiderherstellbar sein würde. Wenn man die Veranstaltung trifft, ihn durch Leute abholen zu lassen, die ganz stillschweigend und ohne ihm ein Wort von der Veranlassung oder der Absicht zu sagen, ihn de facto in einen Wagen heben, mit ihm fortfahren, in 24 Stunden kaum zwei Worte mit ihm reden, seine Bedürfnisse nur auf sein Verlangen und kärglich befriedigen, überhaupt ihm eben auf der Reise mit äußerst martialischen Minen begegnen, so wird er, die fürchterliche Übermacht fühlend und durch das fürchterliche Stillschweigen in die Enge getrieben, sich wohl auf der Reise verhalten und mit seinem gütigen Ärzte, wenn er anlangt, um desto zufriedener sein.

---

*) Johann Karl Wezel ist am 31. Oktober 1747 in Sondershausen geboren. Nach größeren Reisen wurde er Theaterdichter in Wien und stand in besonderer Gunst bei Kaiser Joseph II. Er verfiel bei der Übersiedlung von Leipzig in seine Geburtsstadt im Jahre 1786 in Wahnsinn, indem er sich für Gott hielt. Ein kleiner Kreis von literarischen Freunden nahm sich seiner an, so daß der Hof von Sondershausen seiner Wirtin ein Pflegegeld von 5 Groschen pro Tag bewilligte. Rat Becker suchte ihn sodann bei Hahnemann unterzubringen; doch blieb die Behandlung erfolglos. Er starb erst am 28. Jan. 1819 in Sondershausen.

Ich bin nun einmal hier, auf den Rath einiger angesehenen Freunde wohnhaft geworden, an einem Orte, wo man wenigstens dreimal theurer lebt als in Gotha. Für mein kleines Haus gebe ich 700 M. C. (cca. 840 Mark) Miethe, und in diesem Verhältnisse stehen alle übrigen Bedürfnisse. Wenn ich den merkwürdigen, armen Wezel nähme, (eine Stube für einen Kranken ist mir übrig), so könnte ich es monatlich mit genauer Noth für hiesige 120 Mark C., oder neun Stück Friedrichsdor (cca. 150 Mk.) nehmen. Ich nehme ihn aber um diesen Preis aus höheren Betrachtungen und werde für ihn sorgen hausväterlich und ärztlich, als wenn er mir viel Ausbeute gäbe, ich werde ihn mit einem Worte herzustellen eifrigst bemüht sein.

Daß er durch einen solchen Interimsaufenthalt seine jetzige freie Wohnung und Unterhaltung verlieren sollte, (gesetzt er käme auch im schlimmsten Falle unwiederhergestellt zurück), läßt sich kaum denken.

Ein Versuch von 4 Monaten wird zureichen, seine Heilbarkeit zu bestimmen.

Andere Vorschläge wüßte ich nicht zu thun. Herr Dr. Bledau in Sondershausen (bei dem ich vermuthlich etwas gelte) müßte ihn dann durch Thüröffnungen täglich etliche mahl beobachten, meine Verordnungen pünktlich ausführen und die von mir zu sendenden Arzneien jedesmal selbst seinen Getränken beimischen wollen, so daß er sich von der getrunkenen Menge überzeugte. Dies wäre freilich wohlfeiler, da ich für einen Brief mit oder ohne Arznei zwei Speciesthaler (cca. 8 Mark 40 Pfennig) verlange.

Urtheilen Sie selbst, was räthlicher oder thunlicher sei. Hier bin ich bloß als praktischer Arzt: Der Himmel gebe, daß die wenige Praxis, die ich seit meinem sechswöchentlichen Hiersein bekommen habe, sich ansehnlich mehren möchte. Ich bedarf es, wenn ich nicht aus der Tasche zuschießen soll...

Ich, meine Frau und meine acht gesund heranwachsenden Kinder grüßen und küssen Sie....

---

Weiteres aus Altona.

Beschwerde u. Entschluß.

Im Reichsanz. Nr. 272 vom 22. Novbr. 1799 lesen wir:

Liebes Publicum!

Man sollte es kaum glauben, daß es Menschen gäbe, die mich als einen bloß von guter Anwendung seiner Zeit lebenden Privatmann von Zeit zu Zeit mit Briefen beschweren könnten, in Briefen, die theils nicht frey gemacht sind und so meinem Beutel zur Last fallen, theils Ansuchen enthalten, deren Erfüllung meinen Kopf beschäftigt und meine kostbare Zeit zersplittert, ohne daß es einem dieser unbedachtsamen Korrespondenten einfiele, dem zu ihrem eigenen Nutzen kalkulierten Briefe eine verhältnismäßige Vergütigung meiner Zeit und meiner Mühe beizulegen. Ich sehe mich durch diese wachsende Zudringlichkeit genöthigt zu erklären:

1) daß ich fortan alle Briefe, die nicht möglichst weit frey gemacht sind, sie kommen, von wem sie wollen, unerbrochen zurücklaufen lassen,

2) selbst die freyen Briefe von auswärtigen Kranken u. andern Hülfesuchenden nach geschehener Durchlesung zurücksenden werde, wenn sie kein verhältnismäßiges Honorar meiner Bemühungen (**wenigstens einen Friedrichsd'or**) in Anweisung oder barem Gelde enthalten; das Elend u. die Armuth müßte denn so laut sprechen, daß man sich der Beyrathung ohne Verletzung der Menschlichkeit nicht entziehen kann.

3) Die zugeschickten Lotterieloose werden von mir ohne Ausnahme dergestalt remittirt, daß ich mir das Porto als Auslage von den hiesigen Postämtern wieder erstatten u. sie, so vertheuert in die Hände des Collecteurs zurückgehen lasse.

Altona bei Hamburg, den 9. November 1799.

Samuel Hahnemann, der Arzney Doktor.

---

Altona, den 9. December 1799.

Was der Fürst für Wetzeln thut, wünsche ich zu wissen, um zu seiner Zeit Gebrauch davon machen zu können. Und nun zur Beantwortung Ihrer Fragen.

D. 1. Wann er kommen kann? Je eher, je lieber.

D. 2. Wie er herzubringen? Von seinen plötzlich hereintretenden (womöglich etwas martialisch aussehenden) Führern wird ihm mit starker Stimme angekündigt: »Seiner Kränklichkeit halber habe der Fürst befohlen« (wenns auch unwahr wäre), »ihn zum Arzte zu führen«. Hiemit führt man ihn zugleich in den Wagen, und wenn er nicht gehörig angekleidet ist, so thut man dieses erst auf der Nacht- oder Mittagsstation.

Man redet sehr ernsthaft und äußerst wenig unterwegs mit ihm, befriedigt seine tierischen Bedürfnisse stillschweigend, aber reichlich und antwortet ihm, wenn er fragt wohin? zu Dr. Hahnemann in Altona, der ihn heilen soll. Weiter beantwortet man ihm der Art nichts, er mag auch noch so viel remonstriren, er sei nicht krank, so antwortet man weiter nichts, als »Ja, Sie sind krank.« Dies und nicht mehr sagt man, so oft es nöthig thut. Man lüge ihm über seine künftigen Tage unterwegs ja nichts vor. Unterwegs muß er visitiert werden, damit er kein schneidendes Werkzeug bei sich trägt und heimlich mit zu mir bringt.

D. 3. Die genaue Adresse, wo er abzuladen? Hier in Altona gleich bei mir, auf der kleinen Freiheit No. 65, in Weinhändler Rinks Hause bei Dr. Hahnemann.

D. 4. Was er mitzubringen? Wenigstens sechs Hemden, sechs Paar wollene, zwei Paar baumwollene Strümpfe, zwei Paar Beinkleider, zwei Westen, einen oder zwei Röcke, eine sehr warme, dickwollige Chenille (wenn er keinen Pelz hat) — ein Unterbett (wenn er aber den Unrath oder Urin unter sich läßt, an der Stelle eine pferdehaarne Matrazze), zwei Kopfkissen und ein Deckbett, womöglich zwei Bettücher und Überzüge, zwei Paar geräumige Stiefeln — ein Paar Schuhe, vier Nachtmützen — einen neuen (auch wohl einen alten) Hut, 8—12 Schnupftücher und altes leinenes Zeug aller Art zu Reinigungs- und Flickbehufen, seine Pfeife (wenn er einer bedarf), seine Tabakdose (wenn er eine braucht) — vier Handtücher — einige Tücher um den Hals, am liebsten ein paar schwarzseidene. Sowie er in den Wagen geführt wird, müssen schnell alle in seiner Stube, vorzüglich auf dem Tische umherliegenden, beschriebenen Papiere in einen Sack gesteckt und zu meiner Belehrung mit aufgebunden werden, sodaß sie ja nicht verloren gehen.

Ein gescheiter Mann in Sondershausen muß seine Wirtsleute, vorzüglich den oder die ihn bedient hat und am meisten um ihn herum ist, ausfragen, was er närrisches an sich habe? Ob er allein vor sich hin rede und was am meisten? Wie er seine Bedienung behandle? Ob er sich zu entleiben, zu entfliehen, oder ungereizt sich an Fremde oder Bekannte zu vergreifen sucht? Was sein größtes Verlangen sei an Speisen, Getränken oder anderen Lieblingsdingen? Worüber er von Zeit zu Zeit geklagt habe an körperlichen Beschwerden oder anderen Dingen und was er am meisten verabscheue? Wie sehr er dem Schmutz zugethan sei? Ob er wie andere Menschen seinen Urin und Excrementa am gehörigen Orte lasse? — oder — ob er zu lachen und zu pfeifen, oder zu schimpfen, fluchen und schreien, oder zu weinen pflege? Wie lange er zu schlafen, wenn er sich niederzulegen pflege, ob er ausgezogen oder in wollenen Kleidern? Ob er zu zerreißen und zu zerbrechen geneigt sei?

Dieses fragmentarische Protokoll soll mir sehr dienen. Womöglich wünsche ich durch einen vorläufigen Brief (wenn er auch nur einige Tage vorausläuft) benachrichtigt zu werden, ungefähr an welchem Tage er wohl eintreffen möchte oder welches einerlei: Wenn er abgefahren ist. Wenigstens muß ich gewiß wissen, ob er vormittags oder nachmittags eintreffen wird, damit ich ihn gewiß selbst empfangen und meinen Ausgang zu den hiesigen Kranken darnach einrichten kann.

Gott gebe sein Gedeihen.

Die Meinigen und ich empfehlen uns Ihnen und Ihrem werthen ganzen Hause angelegentlichst und freundschaftlichst

Ihr Dr. Hahnemann.

Mit Wetzeln zugleich erbitte ich mir eine zweimonatliche Pränumeration.

---

Am 10. Juli 1800 fordert Hahnemann von Hamburg aus einen monatlichen Pensionspreis für Wezel von 10 Friedrichsd'or, während man früher über 9 Friedrichsd'or mit ihm bei den Verhandlungen von Gotha aus einig geworden war. Er begründet seine Mehrforderung damit, daß Hamburg 15 °/₀ teurer sei als Altona.

Hamburg, den 24. July 1800.

Liebster Freund!

Unmöglich kann ich Wetzeln behalten. Ich nahm ihn auf, weil er einmahl hier war, noch mehr aber, weil mir Blödau geschrieben hatte, er sei wie ein Lamm und thue niemand etwas zu Leide. Ich glaubte es und ließ ihn 11 Tage ganz in seinem Wesen, wie er nur selbst wollte und ohne Arznei, um ihn nur erst zu beobachten. Er blieb ruhig. Als ich nun aber anfing, etwas für seine Gesundheit zu thun, ihn zu einem Spaziergange zu bewegen usw., da zeigte sich's, daß alle jene Versicherungen grundlos gewesen waren. Er wollte mich zur Thüre herauswerfen und mich schlagen, und als ich noch Leute dazu brachte, die ihn mit Güte oder Gewalt zu einem Spaziergange, oder wenigstens im Hofe zu gehen, vermögen sollten, da widersetzte er sich dreien, und biß und kratzte, und man war nicht im Stande, ihn von der Stelle zu bringen. Ich selbst kam dabei in Gefahr. Als ich nun die Sache durchsetzen und vier starke Männer dazu kommen lassen wollte, so entzog sich Jeder. Niemand wollte sich damit abgeben, und ich konnte für alles Geld niemand dazu bekommen. »Alle solche Leute kämen hier in's Tollhaus, in die tolle Kiste, es wäre unehrlich, sich mit Tollen abzugeben, mit diesen hätte hier niemand Mitleid — sie und niemand ihres Gleichen befasse sich damit.« Und so ward mir dies von 10 Orten her geantwortet. Nun setze ich den Fall, ich könnte noch zuverlässige worthaltende, starke Taglöhner zu dieser Absicht auftreiben, so muß ich dagegen aus Erfahrung sagen, daß sie nicht zu bezahlen sind. Wer von diesen Leuten brauchbar ist, kann hier weit mehr täglich verdienen, mit ruhiger Arbeit, als ich geben kann. Sie verdienen jeder täglich zwei bis drei Thaler schweres Geld. Ob sie sich für diesen unerhörten Lohn zu meinem Behufe engagieren ließen, ist höchlich zu zweifeln, da Vorurtheile, Mangel an Menschenliebe und Wortbrüchigkeit hier zu Hause sind. Ich stehe daher gern von der Cur ab und habe schon vor fünf Tagen an Rath Blödau meinen Entschluß und die dringende Bitte geschrieben, ihn wieder abholen zu lassen. Ich kann ihn nicht behalten, da er bei mir nicht gefüttert, sondern geheilt werden soll. In meiner hiesigen Lage ist dies unmöglich.

Noch nie hat er den geringsten Widerstand gefunden, wenigstens hat er immer gesiegt. Dadurch ist er unaussprechlich hartnäckig und widersetzlich geworden. Nur wenn eine Laune ihn zu etwas selbst treibt, nur dann kann er zu etwas bewogen werden, im Gegentheile widersetzt er sich mit Löwenkräften.

An einem Orte, wo Menschenliebe wohlfeil ist, halte ich es jedoch gar nicht für unmöglich, ihn herzustellen und ich werde, wenn man's von mir verlangt, hierzu all die nöthigen Verordnungen geben, nach meinen Erfahrungen über ihn. Die erste Bedingung ist, daß er seinen Wirth für nichts weniger als für einen Arzt halte.*)

Setzt man zu seinen Forderungen an ihn den Bewegungsgrund, daß es seiner Gesundheit vortheilhaft sei, daß ein Arzt dies rathe — so kann man sicher sein, daß er's nicht thut — ja was noch schlimmer ist, daß ihm dann das Zwangsmittel mehr Schaden an seiner Gesundheit thut als Vortheil.

Was übrigens zu thun sei, auch wie's mit Arzneien anzufangen sei, will ich gern rathen.

Vor der Hand bitte ich, daß man ihn zurücknehme, so bald als möglich. Seyn Sie so gütig und tragen Sie das Ihrige bei. Ich werde dann auch alles mögliche thun, um diesem unglücklichen Manne zu seiner Gesundheit zu helfen durch Rath und Arznei — beides auf Erfahrungen an ihm gegründet. Er ist ein ganz anderer Mann, als man ihn geschildert hat, von Vielem, was man von ihm geredet und geschrieben hat, ist gerade das Gegentheil.

Ich bitte um Erfüllung meiner Bitte und bin, wie ewig Ihr treuer Freund

Hahnemann.

Hamburg, den 24. July 1800.

---

Mölln, im Lauenburgischen, 20. Sept. 1800.

Theurer Freund!

Der unglückliche Wetzel war gerade 1¾ Monat bei mir, als er den 1. Sept. durch einen sondershausischen Wagen wieder von mir abgeholt ward, gerade noch glücklich vor Thorschluß — daß ich noch durch einen forcirten Marsch von dem jeden nicht kommercirenden

---

*) Es ist auch wirklich vortheilhafter, daß sein Wirth kein Arzt sei. Verstellung kann Wetzel leicht erraten. Wenn er nur ein mitleidiger, verständiger, folgsamer Mann ist.

Biedermann ruinirenden Hamburg aufbrechen und hierher zu wohnen kommen konnte, ohne dort ein kostbares und mühseeliges Wochenbett meiner Frau abwarten zu dürfen, dessen Folgen mich einen schlimmen Winter über daselbst hätten aufhalten müssen. Gott sei Dank, daß ich hier bin, wo ich nur die Hälfte zu verdienen brauche, um bequemer zu leben, als in Hamburg. Es ist ein kleines Örtchen von etwa 230 Häusern mit allen Arten von billigen Handwerksleuten angefüllt und den nothwendigen Bedürfnissen versehen in einer schönen Gegend.

Hier will ich wieder an das Ruder meines kleinen Schiffleins der Schriftstellerei treten und nur beizu kuriren, was der Himmel beschert. Beinahe hätten mich die unerbittlichen, nur mächtige Fahrzeuge hebenden, niedrige Boote aber stürzenden Wogen des großen Hamburgs verschlungen. Gott sei Dank, der mich noch so eben an's Land warf.

Wenn ich dann aber auch dem unglücklichen Manne, der ganz anderer Art ist, als man im Publikum verbreitet hat, nicht unmittelbar habe dienen können, so kann doch, wie ich wünsche, der Fall noch eintreten, wo ich ihm mittelbar werde dienen können, welches ich Ihnen und der Zeit überlasse. Ich kenne ihn nun so, daß ich allerdings gute Rathschläge geben kann — mehr als ein anderer, welches von mir gern und unentgeltlich geschehen wird...

Wenn wir nur erst dem Kriege, dem Grabe der Wissenschaften, entronnen wären ...

## Anlage 26.

### Briefliche Behandlung eines Kranken.

#### Von 1793—1805.

Dr. Bernhard Schuchardt, Geh. Regierungs- und Obermedizinalrat in Gotha, gab 1886 »Briefe Hahnemanns an einen Patienten aus den Jahren 1793—1805«, Tübingen, Verlag der Lauppschen Buchhandlung, heraus, die an einen »gebildeten Handwerksmeister Gothas« gerichtet sind. Der Patient, der von schwächlicher Konstitution gewesen zu sein scheint, hat trotzdem und vielleicht, weil er den Verhaltungsmaßregeln Hahnemanns gefolgt ist, das hohe Alter von 92 Jahren erreicht und ist erst 1851 gestorben. Die Briefe zeigen, wie Dr. Schuchardt mit Recht aus ihrem wiedergegebenen Wortlaut folgert, »wenig Anklänge an sein (Hahnemanns) System, wie es sich von seinen ersten Anfängen im Jahre 1790 bis zu seiner Vollendung im Jahre 1810 von Stufe zu Stufe weiter ausgebildet hat.« »Dagegen erfahren wir fast Zeile für Zeile seine große Aufmerksamkeit, welche er der Lebensweise (bis zu den intimsten Beziehungen möchten wir beifügen) und insbesondere der Diät in ihren Einflüssen auf den Organismus und dessen krankhafte Zustände widmete. Auf der anderen Seite bemerken wir, wie er es verstand, mit seinen im Ganzen so einfachen Mitteln und Vorschriften die Kranken auf so lange Jahre hin immer und immer an sich zu fesseln und ihnen die von ihm als richtig erkannten Lebensregeln in ihrer Einfachheit doch wieder so eindringlich und überzeugend einzuschärfen.«

Der Herr Obermedizinalrat von Gotha, der selbst kein Freund der Homöopathie ist, muß dann doch zum Schlusse die Bedeutung der Homöopathie für die Entwicklung der neuen Medizin, welche sie, »wenigstens negativ und indirekt, unleugbar gehabt« hat, hervorheben.

## Anlage 27.

### »Über den Ansprung« — crusta lactea —

#### (Milchkruste),

veröffentlichte Hahnemann im Jahre 1795 in J. Fr. Blumenbachs medizinischer Bibliothek (Bd. 3 St. 4) Göttingen, eine Abhandlung, in der er erzählt: In dem Dorfe, wo meine Kinder vollkommene Gesundheit genossen, waren viele Kinder mit der sogenannten Milchkruste behaftet und zwar in ungewöhnlichem Grade. Hahnemann, um eine befürchtete Übertragung zu verhüten, schloß seine Kinder von den übrigen ab. Ein kranker Knabe aber hatte trotzdem durch einen Kuß die Ansteckung vollzogen. Alle 4 Kinder wurden krank. »Ich übergoß trockene Schwefelleber — Austerschalenpulver mit gleichen Teilen Schwefel gemischt und 10 Minuten in Weißglühe erhalten — mit warmem Wasser. Es entsteht eine gelinde schwache Auflösung. Hiemit bepinselte ich das Gesicht der zwey, welche den Ausschlag am stärksten hatten, alle Stunden, zwey Tage nacheinander. Schon nach dem ersten Befeuchten merkte ichs, daß das Übel stillstand und allmählich heilte.« — Dasselbe Verfahren wandte er bei den andern Kindern mit Erfolg an.

Doch fügt Hahnemann selbst hinzu: »Ist der Ansprung nicht ein Hautübel bloß von Ansteckung? Hat die Ansteckung nicht etwa gar kleine Thierchen zum Miasm? Ich getraue mir in der Praxis keine Gelegenheit wieder zu finden, die mir die Bejahung dieser Frage so positiv an die Hand gäbe als diese, die ich so ganz in meiner Gewalt hatte.«

---

Daß unter dem »Dorf« nur Molschleben gemeint sein kann, geht daraus hervor, daß die Arbeiten des Bandes im Jahre 1793 verfaßt waren. Im Sommer dieses Jahres aber war Hahnemann in Molschleben, von wo er nach Pyrmont und Braunschweig, also in zwei Städte, zog.

## Anlage 28.

### Reiseunfall Hahnemanns.

Göttingen, den 1. Juny 1794.

Trauter Freund!

Ich bin hier in Göttingen hängen geblieben, und werde wahrscheinlich nicht weiter kommen, sondern hier bleiben. Der Wagensturz bei Mühlhausen, wovon Sie wohl werden gehört haben, und der uns sämtlich fast ums Leben brachte, (die Wunden an uns allen zu heilen, mußte ich acht Tage in Mühlhausen bleiben) hat eine solche Zerrüttung in der Gesundheit meiner Frau zurückgelassen, und die Kinder sind so ängstlich beim Fahren geworden, daß es mir unmöglich fällt, weiter zu kommen, wenigstens nicht ohne wahrscheinliche Gefahr für die Gesundheit der meinigen überhaupt und des säugenden Knaben insbesondere. Der Fuhrknecht, der uns umwarf, ist einer der unbehutsamsten und lebensgefährlichsten unter allen, die ich je gekannt habe. Ich wünsche nicht, daß jemand wieder durch ihn unglücklich werde.

---

In diesen Zusammenhang gehört wohl auch folgender Brief, der weder Zeit- noch Ortsangabe hat. Jedenfalls fällt er in diese Reiseperiode:

Es würde mir doch sehr lieb seyn, wenn ich vorher durch Ihre gütige Vermittlung erführe, was der Fuhrmann mit 4 Pferden und dem geräumlichsten Wagen auf den Tag, blos auf jeden einzelnen Tag verlangt, ohne daß mich das Futter etwas angeht. Kann ich mit dem Knecht und dem Wagen viele Tage gut auskommen, was ich im voraus nicht weiß, und ist die Forderung für den Tag billig, so kann ich ihn vielleicht (und wünsche ichs) bis hin brauchen. Aber auf eine gewisse Weite und bestimmte Tage kann ich nicht akkordieren. Versteht sichs, daß mir auf jeden Fall sein Rückweg nichts angeht. Im Durchschnitt fahre ich nicht über 4 bis 5 Meilen täglich, und blos deswegen akkordire ich auf den Tag, damit mirs freistehe, so eine kurze Tagereise täglich zu machen. —

## Anlage 29.

### Ein Brief aus Pyrmont.

Bester Freund!

Da ich eben heute nach Gotha zu schreiben hatte, so erfülle ich die Pflicht, Ihnen für Ihre Bemühungen mit den Auktionssachen etc. Dank zu sagen. Da mir die Sache mit dem Maschinenmodelle zu lange währte, so mußte ich mir eine nach meinem Sinne machen lassen, da ich sie damals nothwendig brauchte. Nun wäre eines überflüssig. Vielen herzlichen Dank für Ihre viele Mühe.

Da ich mit Herrn Zeiß noch in Abrechnung und Briefwechsel stehe, wären Sie wohl so gut, ihm die übrigen 3 Thl. 10 Gr. gegen Assignation gütigst auszuzahlen?

Heute zwingt mich die Post, abzubrechen mit einem gutgemeinten Vale.

Pyrmont, den 10. Jenner 1795.

Hahnemann.

Herrn Rath Becker
in Gotha.

## Anlage 30.

### Brief aus Braunschweig.

† Euer Wohlgeboren

zeige ich hierdurch gehorsamst an, daß ich mein Haus u. Garten nun (an Herrn v. Heym Söllingen) verkauft habe, und den Licitationstermin (Versteigerungs-Termin) aufzuheben bitte,

mit der vollkommensten Hochachtung
Euer Wohlgeboren
gehorsamster Dr. Sam.
Hahnemann.

Braunschweig, den 21. Juni 1796.

An Herrn Sekretär Wittmann, Wohlgeboren.

## Anlage 31.

### Brief aus Königslutter.

Liebster Freund! (An Rat Becker in Gotha.)

Ich schicke Ihnen ein kleines Inserat, dessen Kosten nebst dem Postgelde Ihnen Herr Schneidermeister Rüger in Gotha gern erstatten wird.

Durch Ihre Nationalzeitung haben Sie einem Bedürfnisse, auf Deutschlands Moralität zu wirken, so glücklich abgeholfen, daß Ihnen jeder Freund des Guten und Edlen danken, innig danken muß.

Meine zehn Seelen starke Familie empfiehlt sich Ihrem werthen Hause bestens und sehnt sich, gute Nachrichten von Ihnen zu erhalten,

sowie Ihr Verehrer und alter Freund

Sam. Hahnemann.

Herrn Dr. Hennicke und Freund Schlichtegroll meine Grüße.

K.-Lutter, d. 14. Okt. 1797.

Von Königslutter aus gibt er auch im »Reichsanzeiger« Nr. 249 vom 26. Oktober 1797 eine ärztliche Auskunft über eine vorausgegangene Anfrage:

Vorausgesetzt, daß der Kranke überzeugt ist, daß sein Schleimauswurf nicht mit Eiter vermischt u. kein schleichendes Abendfieber jedesmal dabei zugegen ist, muß zuerst die Lebensordnung geändert werden; zweitens haben dann Mittel einzugreifen, die den Husten und Auswurf beseitigen. Ölige, schleimige, süße Mittel sind nichts nutz: Mohnsaft wirkt nur palliativ. Durch diese Mittel wird die Disposition vermehrt, während sie durch eine anfängliche Linderung täuschen.

Diese Auskunft zeigt, daß Hahnemann schon damals seine eigenen Wege ging und sich auch nicht scheute, dies — im Gegensatz zu der Mehrzahl seiner Berufsgenossen — offen auszusprechen.

---

Und daß er auch im Kreise der Ärzteschaft schon ein weit verbreitetes Ansehen genoß, beweist folgender Brief an Hahnemann von dem K. B. Stadtgerichtsarzt Dr. Preu:

† Nürnberg, 1. Februar 1832.

Schon vor 34 Jahren, als Sie noch zu Königslutter lebten, (1796—1799 d. V.), konnte ich als junger Arzt auf Reisen es mir nicht versagen, Sie aufzusuchen, um den Mann kennen zu lernen, welcher damals schon auf mannigfachen Wegen sich um die Menschheit verdient gemacht hatte und nimmer habe ich die Worte vergessen, mit denen, hochverehrter Mann! Sie den Ihnen, wie ich zu meiner hohen Freude wenigstens zu bemerken glaubte, nicht gleichgültig gebliebenen Kunstjünger entließen. Es waren die goldnen Worte: »bleiben Sie der Kunst treu!« Ich versprach es damals, u. ich habe es bis jetzt gehalten! —

## Anlage 32.

### Versuch Hahnemanns, als Leibmedikus nach Gotha zu kommen.*)

Mein lieber X!

Ich mache Sie heute zu meinem Vertrauten. Seyn Sie doch so gütig, und geben diesen Brief eiligst an den Minister v. Frankenberg**) ab, wenn er noch lebt, sollte aber Zigesar***) an seiner Stelle seyn, an diesen ab, und schreiben vorher gütigst den Namen des ersten jetzigen Ministers mit lateinischen Buchstaben auf das Couvert an die leer gelassene Stelle. Ich wußte nicht gewiß, ob Frankenberg noch lebte, sonst hätte ich es selbst hingesetzt. Ich halte darin um Dr. Büchner's§) Stelle beim Herzog an, und wünschte wohl auf eine solche Art wieder nach Gotha zu kommen. Denn es hat mir immer noch besser gefallen, als im Braunschweigischen. Aber auf eine andere Art, als mit einer Stelle kann ich vor der großen Welt nicht wohl wieder meinen Wohnort verändern.

Aber von allem diesem darf keine Menschenseele ein Wort erfahren, damit keine Kabalen dagegen gespielt werden, wie es zu geschehen pflegt.

---

*) Aus: Dr. Bernhard Schuchardt, Geh. Regierungs- u. Obermedizinalrat in Gotha, »Briefe Hahnemanns an einen Patienten«; Tübingen 1886, Verlag der H. Lauppschen Buchhandlung.
**) Sylvius Friedrich Ludwig von Frankenberg, geboren 1728, gestorben 1815, Staatsminister in Gotha.
***) August Friedrich Karl von Zigesar, geboren 1746, gestorben 1813, Geheimerath und Kanzler in Gotha.
§) Friedrich Büchner zu Gotha, Hofrat und Leibmedicinalrat, starb im Februar 1799.

Wie machen Sie's aber, daß er gleich und gewiß in Frankenberg's Hände kommt? Es ist mir die Nachricht von diesem Tode ohnehin schon um 8 Tage später in die Hände gekommen, so daß ich nun möglichst zu eilen habe.

Nehmen Sie die Ungelegenheit nicht übel, die ich Ihnen verursache, und leben Sie recht glücklich und wohl.

Ihr ergebenster Diener

Dr. Hahnemann.

Den 14. März 1799.

## Anlage 32a.

### Brief an Rat Becker aus Eilenburg.

Eilenburg, den 18. Sept. 1801.

Fast hätte ich auch heute nicht schreiben können, weil ich in den wenigen Wochen, die ich in Eilenburg wohne, schon so mit Kunden gesegnet bin, daß ich oft nicht essen kann. Ich finde hier sehr viel Zuneigung zu mir, welches mir eine Menge Schwierigkeiten überwinden hilft, worunter der fast völlig neue Bau meines Hauses obenansteht.

Weisen Sie mir doch einen Käufer zu dem modernen, niedlichen und bequemen Wohnhause in Machern zu — wo aber die übrigen Bequemlichkeiten des Lebens freilich fast alle fehlen, welches mich von da vertrieb. So fehlte mirs auch da an naher und entfernter Landpraxis nicht. Aber hier ists doch weit ärger damit.

---

Mit diesen eigenen Angaben Hahnemanns stimmt eine etwas rührselige Schilderung Dr. Dudgeons in London wenig überein. Dieser erzählt nämlich in seiner »Biography of Hahnemann«*)

(Vom Original übersetzt):

Während seines Aufenthaltes in Machern half er nachts, nachdem er sich den ganzen Tag mit der Übersetzung von Werken abgemüht hatte, seiner wackeren Frau die Familienwäsche waschen, und da sie keine Seife kaufen konnten, verwendeten sie an deren Stelle rohe Kartoffeln. Seine literarischen Arbeiten warfen ihm nur einen sehr geringen Verdienst ab, so daß er jedem Kinde seiner zahlreichen Familie eine gleiche Portion Brot vorzuwägen pflegte, um Unzufriedenheit vorzubeugen. Während dieser Zeit erkrankte eine seiner jüngeren Töchter, und da sie das ihr zufallende Brot nicht mehr essen konnte, legte sie es sorgfältig in eine Schachtel, um es in kindlicher Weise aufzubewahren, bis sich ihr Appetit wieder einstellte. Allein ihre Krankheit verschlimmerte sich, so daß sie glaubte, nicht mehr zu genesen. Eines Tages rief sie ihre Lieblingsschwester zu sich und vermachte ihr die harten, ausgetrockneten Stücke Brot, von denen sie sich nach ihrer Genesung ein so großes Fest versprochen hatte.

---

Wenn Hahnemann, wie er in seinem Eilenburger Briefe schreibt, in Machern ein »niedliches und bequemes Wohnhaus« erwerben konnte, wenn es ihm möglich war, im selben Sommer und ehe er dieses Haus verkauft hatte, ein zweites »fast völlig neues Haus« in Eilenburg zu bauen, dann kann doch wahrlich von einer solchen Notlage in der Familie Hahnemanns nicht die Rede gewesen sein, daß er, der Arzt, nachts die Familienwäsche waschen und aus Ersparnisgründen hiezu rohe Kartoffeln anstatt der Seife verwenden mußte, und daß die Kinder mit kärglich zugemessenen Brotstückchen, die sie dazu noch alt werden ließen, abgefüttert werden mußten. Überdies spricht ja

---

*) Lectures on the Theory and Practice of Homoeopathy. 1854.

Hahnemann selbst von der »nahen und entfernten Landpraxis«, die ihm in Machern nicht fehlte. Daß er sich also nur mit schriftstellerischer Arbeit den »ganzen Tag« abgemüht hätte, ist wieder nicht zutreffend.

Es liegt hier wohl eine Verwechslung mit einer früheren Periode in Stötteritz vor, eine Verwechslung, die dem »Angehörigen der Familie Hahnemanns«, von der Dr. Dudgeon diese Erzählung erfahren haben wollte, zuzuschreiben ist.

## Anlage 33.

### Eigene Werke und Aufsätze Hahnemanns sowie Übersetzungen in den Jahren 1793—1804.

Eigene Werke und Aufsätze:

a) chemischen und pharmazeutischen Inhalts.

1793—1799 Apothekerlexikon in IV Teilen. 280, 244, 259 und 498 S. Leipzig bei Crusius.

1793 Etwas über die Württembergische und Hahnemannsche Weinprobe. Intelligenzblatt der Allg. Liter. Ztg. Nr. 79.

1793 Bereitung des Casseler Gelbs, Erfurt.

1794 Über die neuere Weinprobe und den neuen Liq. probat. fort. Crells Annalen I.St. 12. S. 104—111.

1797 Etwas über die Pulverung der Ignazbohnen. Trommsdorffs Journal der Pharmacie, Bd. 5, St. 1., S. 38—40.

b) medizinischen Inhalts.

1795 Über den Ansprung (crusta lactea) J. Fr. Blumenbachs medic. Bibliothek, Bd. 3, S. 701—705.

1795 Freund der Gesundheit, Leipzig bei Crusius. Heft 2, 6 Bogen.

1796 Handbuch für Mütter, Leipzig bei Fleischer.

1796 Striche zur Schilderung Klockenbrings während seines Trübsinns, Deutsche Monatschrift, Februarheft.

1796 Versuche über ein neues Prinzip zur Auffindung der Heilkräfte der Arzneisubstanzen nebst einigen Blicken auf die bisherigen, Hufelands Journal, Bd. 2, St. 3 und 4, S. 391—439 und S. 465—561.

1797 Eine plötzlich geheilte Kolikodynie. Hufelands Journal, Bd. 3, St. 1, S. 138—147.

1797 Sind die Hindernisse der Gewißheit und Einfachheit der prakt. Arzneikunde unübersteiglich? eben daselbst, Bd. 4, St. 4, S. 727—762.

1797 Gegenmittel einiger heroischer Gewächssubstanzen, eben daselbst, Bd. 5, St. 1, S. 3—21.

1797 Einige Arten anhaltender und nachlassender Fieber, eben daselbst, Bd. 5, St. 1, S. 22—51.

1797 Einige periodische Krankheiten und Septimanen, eben daselbst S. 52—59.

1801 Heilung und Verhütung des Scharlachfiebers, Gotha bei Becker, 40 S.

1801 Fragmentarische Bemerkungen zu Browns elements of medicine; Hufelands Journal, Bd. 13, St. 2, S. 52—76.

1801   Über die Kraft kleiner Gaben der Arzneien überhaupt und der Belladonna insbesondere, eben daselbst, Bd. 13, St. 2, S. 153—159.

1801   Monita über die drei gangbaren Kurarten vom Verfasser des Arzneischatzes, Hufelands Journal, Bd. 11, St. 4, S. 3—64.

1801   Ansicht der ärztlichen collegial. Humanität am Anfang des neuen Jahrhunderts, Reichsanzeiger Nr. 32.

1803   Der Kaffee in seinen Wirkungen, Leipzig bei Steinacker, 56 S.

1803   Gedanken bei Gelegenheit des im Reichsanzeiger 1803, Nr. 7 und Nr. 49, empfohlenen Mittels gegen die Folgen des Bisses toller Hunde — Reichsanzeiger Nr. 71.

Übersetzungen.

1797/98   Übersetzung von Taplins Stallmeister oder neuere Roßarzneikunde, Leipzig, I. Teil, 387 S.; II. Teil, 304 S.

1797/98   Übersetzung von »Neues Edinburger Dispensatorium«, Leipzig bei G. Fleischer d. Jüngeren, T. I, 583 S. mit Anmerkungen, T. II mit 628 S.

1800   Übersetzung von Arzneischatz oder Sammlung gewählter Rezepte, Leipzig, bei G. Fleischer d. Jüngeren. Aus dem Englischen 412 S. mit einer Vorrede vom Übersetzer und Anmerkungen.

1800   Übersetzung von Homes prakt. Bemerkungen über die Heilart der Harnröhrenverengerungen durch Ätzmittel, Leipzig, bei G. Fleischer d. Jüngeren, 147 S., aus dem Englischen mit Anmerkungen.

---

In dem Aufsatz »Gegenmittel einiger heroischer Gewächssubstanzen« führt Hahnemann aus:

In früheren Zeiten suchten die Ärzte nach einem Universalgegengift gegen alles, was sie Gift nannten. Zuerst waren es ungeheure Mischungen, dann kam das kraftlose Bezoar und darauf Edelsteinlatwerge. In rationelleren neueren Zeiten sucht man das Universal-Antidotum im Essig, obwohl er doch z. B. gegen Mohnsaft nichts und gegen Kampfer wenig oder nichts leistet. Andere sahen in der Milch und den fetten Substanzen ein angebliches Universalmittel gegen Gift aller Art. Wieder andere verließen sich auf Brechmittel, die aber doch bloß bei einer beträchtlichen Menge verschluckter schädlicher Dinge dienlich sind. So kam man zu dem Bestreben, für jedes einzelne Gift oder doch für besondere Arten von Giften ein eigentümliches Gegenmittel aufzusuchen.

Und nun führt Hahnemann eine Anzahl von Andidoten an: gegen Kampfer—Mohnsaft und umgekehrt; gegen Arnica—Essig; gegen Kockelskörner (cocculi indici)—Kampfer; gegen Gummigutte (und andere drastische Gummiharze)—Weinsteinlaugensalz; gegen Datura Stramonium—Weinessig (und Zitronensäure; gegen Ignazbohnen—Weinessig; gegen Veratrum album—Kaffee; gegen Mezereum—Kampfer: in jedem Falle mit Beispielen aus seiner Praxis belegt!

---

Im Anschluß an diesen Artikel veröffentlichte Hahnemann einen zweiten:

Einige Arten anhaltender und nachlassender Fieber.

Er sagt: Die großen Epidemien, deren Verschiedenheit sehr erheblich ist, seien häufiger beschrieben als die vielen kleinen sporadischen, die gerade wegen ihrer Häufigkeit und Unbekanntheit nicht viel weniger Menschen töten als die großen Epidemien. Auf 25 Seiten führt er dann verschiedene solche sporadischen Fieber und deren Behandlung — darunter auch die Influenza — auf, immer an einige Fälle seiner Praxis anknüpfend.

Ein dritter, sich anschließender Artikel behandelt

»Einige periodische Krankheiten und Septimanen.«

An einigen Beispielen zeigt Hahnemann auf 7 Seiten die Behandlung von Wechselfiebern — besonders von solchen mit periodisch siebentägigen Anfällen — durch Ignazbohnen.

---

Einige Urteile über die wichtigsten Werke.

Über das zweibändige Apotheker-Lexikon urteilt die »Medicinisch-chirurgische Ztg.« 1793 III, S. 171.

Der Verfasser liefert hier ein Werk, das sehr brauchbar für den praktischen Apotheker und selbst für den Arzt ist. Es zeichnet sich von anderen ähnlichen Schriften sehr vorteilhaft aus und macht das Fiedlersche Apotheker-Lexikon nun ganz entbehrlich... Übrigens ist dieses Buch nicht eine bloße Kompilation, sondern man findet manchen neuen Gedanken, manchen Fingerzeig und manche nicht unerhebliche Verbesserung darin. Verschiedene Artikel sind vorzüglich gut bearbeitet.

In derselben Zeitung 1799 II, S. 411 heißt es:

»Ein Werk dieser Art, welches von einem Manne, der sich als Scheidekünstler und als ausübender Arzt einen Nahmen in Deutschland erworben hat, abgefaßt worden ist... verdient die angelegentlichste Empfehlung... Überhaupt ist jeder Artikel mit sichtbarem Fleiß gearbeitet.«

Trommsdorff, Professor in Erfurt, schreibt in seinem Journal der Pharmacie (1794, II, St. 1, S. 185.):

Ein vortreffliches Werk, das sich jeder Apotheker anschaffen sollte. Kürze, höchste Deutlichkeit und Bestimmtheit und dennoch, soweit wir nach dieser ersten Abtheilung schließen können, Vollständigkeit zeichnen es von allen andern ähnlichen Werken vortheilhaft aus... Bey genauerer Durchsicht findet man äußerst viel Neues und Wichtiges und jede Seite bestätigt es, daß der mit Kenntnissen ausgerüstete Verfasser aus Erfahrung spricht... Dem Verfasser wünschen wir von Herzen Muße und fortdauernde Gesundheit zur Vollendung dieser wichtigen Schrift, wodurch er sich so verdient um die Pharmacie macht.

---

Noch in den achtziger Jahren des letzten Jahrhunderts sagte Hofrat Mayer in Tübingen, der an der dortigen Universität über Pharmakognosie las, zu dem homöopathischen Arzte Schlegel, daß das Apotheker-Lexikon Hahnemanns »ein noch immer sehr nützliches Buch sei, welches er öfter nachschlage.« (Allg. Hom. Zeitung Nr. 8, 1916.)

---

Die Übersetzung des »Neuen Edinburger Dispensatoriums« wird in Hufelands Journal (1798, Bd. 5, S. 469) wie folgt angekündigt:

Die Nützlichkeit dieses Werkes ist schon anerkannt, und es hat hier durch die Anmerkungen des Herrn Übersetzers noch mehr gewonnen.

Trommsdorffs Journal der Pharmacie (1799, Bd. 5, I. S. 227) urteilt:

»Obwohl Deutschland an Schriften dieser Art keinen Mangel hat, so kann doch gegenwärtige sehr gut dabei bestehen, zumal da die Übersetzung durch die Anmerkungen des gelehrten Dr. Hahnemanns viele Vorzüge vor dem englischen Originale erhalten hat.«

---

## Über die Heilart der Harnröhrenverengerungen durch Ätzmittel.

Im Jahre 1800 übersetzte Hahnemann unter obigem Titel eine kleine englische Schrift von Dr. E. Home. Wie fast bei allen seinen Übersetzungen fügte er auch hier in Form von Anmerkungen und Fußnoten seine persönlichen Ansichten und Erfahrungen hinzu. Home war ein Schüler des genialen Spezialarztes für Geschlechtskrankheiten, Hunter. Er hatte die schon von seinem Lehrer empfohlene Behandlungsweise, Harnröhrenverengerungen durch starkes Ätzen zu behandeln, in der Praxis durchgeführt. In der vorliegenden Schrift legte er dann seine Beobachtungen und Erfahrungen nieder. Wenn auch die damaligen Anschauungen eines Hunter und Home über Ursachen und Entstehungsweise der Harnröhrenstrikturen mit den heutigen Ansichten nicht mehr in Einklang zu bringen sind, hauptsächlich weil uns inzwischen das Mikroskop durch die genauere Kenntnis des Zellgewebeaufbaues viel bessere Einblicke in die krankhaften Vorgänge ermöglicht hat, die den Verengerungen zugrunde liegen, so zeugen die von Hunter und Home aufgestellten Hypothesen doch von einer so richtigen und feinen Beobachtung, daß wir ihnen auch heute noch unsere höchste Achtung nicht versagen können. Das von den beiden englischen Spezialärzten empfohlene Verfahren, gewisse Strikturen der Harnröhre durch starke Ätzmittel zu behandeln, wurde von zahlreichen Ärzten jener Zeit nicht nur abgelehnt, sondern teilweise sogar bekämpft und verworfen. Und doch hatte diese Behandlungsweise damals eine gewisse Berechtigung. Hunter und Home waren von der durchaus richtigen Erkenntnis ausgegangen, daß es Verengerungen der Harnröhre gibt, die keiner Rückbildung fähig sind und die daher nur durch Zerstörung der einengenden Gewebsfläche beseitigt werden können. Operative Eingriffe ohne Narkose und ohne Kenntnis der aseptischen Wundbehandlung, wie sie zu jener Zeit üblich waren, hatten neben den häufigen Mißerfolgen etwas Grausames an sich. Aus diesem Grunde verdiente die Ätzbehandlung Homes entschieden den Vorzug.

Diese Tatsachen hatte Hahnemann richtig erfaßt, und es war kein geringes Verdienst von ihm, die deutsche Ärzteschaft durch eine gediegene Übersetzung der Homeschen Schrift mit den fortschrittlichen Erfahrungen englischer Ärzte in der Behandlung von Harnröhrenverengerungen bekannt gemacht zu haben.

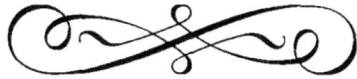

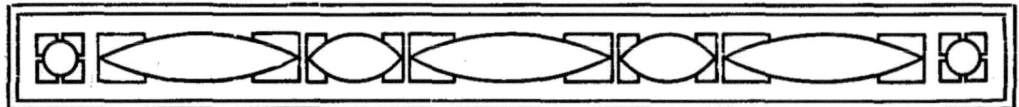

# 7. KAPITEL.

## Hahnemann als Hygieniker und Diätetiker; heftige Angriffe.

### Anlage 34.

#### Diätetische Vorschriften etc.

Aus: Bernhard Schuchardt,
Briefe Hahnemanns an einen Patienten aus dem Jahre 1793—1805.
Tübingen 1886. Verlag der H. Lauppschen Buchhandlung.
(Seite 61 ff.; der nachfolgende Brief ist ums Jahr 1800 geschrieben.)

Der Mensch (die so leicht zerstörbare Maschine des Menschen) ist auf dieser Welt nicht bestimmt, sich zu überarbeiten, seine Kräfte und den Gang seiner Thätigkeit zu übertreiben, thut er es entweder aus Ehrliebe als aus Gewinnsucht, oder aus anderen löblichen oder unlöblichen Absichten, so widerstrebt er der Ordnung der Natur und sein Körper leidet Abnahme, Zerstörung. Geschweige denn ein schon vorher geschwächter Körper; was Sie nicht fertig machen können in einer Woche, das kann in zwei Wochen fertig werden; wer nicht warten will, kann ohne Unbilligkeit nicht verlangen, daß Sie elend dadurch werden und sich an den Rand des Grabes seinetwegen hinarbeiten und Ihre Frau und Kinder verwaisen sollen. Nicht nur die schnellere oder stärkere Körperanstrengung schadet Ihnen, sondern auch noch weit mehr die dabei nöthige Anstrengung des Geistes, und der gejagte Geist zerstört hinwiederum den Körper. Wenn Sie sich nicht eine Portion kalter Gleichgültigkeit anschaffen — einen Grundsatz: Zuerst lebst du für dich — und nächstdem erst für andere, so kann aus Ihrer Besserung nicht viel werden. Wenn Sie begraben sind, werden die Menschen auch bekleidet werden, wo nicht so geschmackvoll, doch erträglich.

Sind Sie aber Philosoph, so können Sie gesund, so können Sie alt werden.

Was Sie ärgert, darauf hören Sie nicht, was Ihnen zuviel ist, weisen Sie von der Hand; wenn man Sie treibt, so gehen Sie langsam und lachen die thörichten Menschen aus, die Ihr Unglück wollen. Was Sie mit Bequemlichkeit fertig machen können, das machen Sie; was nicht fertig werden kann, kümmere Sie nicht.

Nicht das hitzige Arbeiten verbessert unsere zeitlichen Umstände. Sie dürfen dann nur ebensoviel in der Haushaltung brauchen, so bleibt doch nichts übrig. Sparsamkeit, Einschränkung des Überflüssigen (wovon der Angestrengte oft das wenigste zu genießen hat), dies setzt uns in den Stand, mit größerer Gemächlichkeit, das ist: vernünftiger, bedachtsamer, naturgemäßer, heiterer, ruhiger, gesunder zu leben. Das wird doch wohl lobenswerther, das wird doch wohl weiser und klüger gehandelt sein, als das athemlose Überjagen und Anspannen unserer Nerven über ihren gewöhnlichen Ton zur Zerrüttung des kostbarsten Schatzes unseres Lebens, des frohen ruhigen Muthes und der Gesundheit.

Seyn Sie klüger, denken Sie fein zuerst auf sich: alle andern Rücksichten müssen nur Nebendinge für Sie seyn. Und wenn man Sie sogar von der Seite der Ehre anpacken und zwingen wollte, über Ihre Geistes- und Körperkräfte zu gehen, auch dann lassen Sie sich nicht, um Gotteswillen nicht bewegen, wider Ihr eigenes Wohl zu handeln. Bleiben Sie taub bei solchen Bestechungen durch Lobeserhebungen, bleiben Sie kalt und gehen nur gemächlich und in guter Ruh Ihren Weg fort, wie ein echter weiser und vernünftiger Mann.

Zu genießen, durch Geist und Körper in Ruhe zu genießen, dazu ist der Mensch auf dieser Erde — und dabey nur soviel zu arbeiten (sich nicht zu schinden), daß jene Genüsse herbeygeschafft werden können.

Das ewige Drängen und Treiben der blinden Menschen, um so und so viel zu erwerben, um die und jene Ehre einzuerndten, dem und jenem zu Diensten zu seyn — ist der gewöhnliche Ruin unserer wahren Wohlfarth, ist die gewöhnliche Ursache, daß junge Leute vor der Zeit altern und sterben.

Der Ruhige, Kaltblütige, der's sachte angehen läßt, kommt auch zum Ziele, ruhiger und gesunder und wird alt. Und eben dieser Ruhige kann zuweilen durch einen einzigen glücklichen Einfall, durch einen ernsten, von selbst entstandenen Gedanken seinen zeitlichen Umständen einen weit besseren Schwung geben, als der übergeschäftige, nie zu sich selbst kommende.

Zum Laufen hilft nicht schnell seyn.

Schaffen Sie sich erst ein bischen Gleichgültigkeit, Kälte und sorglose Gelassenheit an, dann sind Sie erst mein Mann. Dann sollen Sie Wunder sehen, wie gesund Sie bey Ausübung der übrigen Vorschriften werden sollen. Dann lauft ihr Blut ohne Drang und Hitze allmählig und ruhig durch Ihre Adern, kein schrecklicher Traum stört den Schlaf eines ohne angespannte Nerven Eingeschlafenen. Der Sorgenfreyere erwacht nur am Morgen ohne Ängstlichkeit für die unendlichen Geschäfte des Tages. Was kümmert's ihn, das Glück des Lebens geht ihm vor, vor allem andern. Erquickt geht er an die mäßige Arbeit und bey Tische verhindert ihn nichts (nicht Blutwallung oder Sorgen oder tiefe Überlegungen), das recht zu schmecken, was der gütige Erhalter des Lebens ihm darreicht. So tritt mit ruhigem Gange ein Tag zu dem anderen, bis der letzte Tag des hohen Alters seiner wohlgenutzten Lebenszeit ein Ziel setzt und er ruhig entschlafen kann in jene Welt, so wie er hier ruhig lebte.

Ist das nicht gescheuter, Herr X.! ist das nicht vernünftiger? Lassen Sie die rastlosen, sich selbst zerstörenden Menschen unvernünftig, mörderisch gegen sich selbst handeln, wie sie wollen, lassen Sie sie Thoren seyn. Seyen Sie klüger! Lassen Sie sich diese einzige Lebensweisheit von mir nicht umsonst predigen. Ich meine es gut mit Ihnen.

Leben Sie wohl, folgen und denken Sie, auch wenn's Ihnen wohl geht, an

Dr. S. Hahnemann.

N.S. Und wenn Sie die letzten 2 Groschen in der Tasche haben, auch da seyn Sie froh und heiter. Es waltet eine Vorsicht über uns und ein guter Einfall bringt uns alles wieder. Wie viel brauchen wir Menschen denn, um zu leben, um unsere Kräfte durch Speise und Trank zu ersetzen und uns vor Frost und Hitze zu schützen?! Wenig mehr als guten Muth, dann findet sich das weniger nöthige ohne große Mühe. Der Weise bedarf wenig. Ersparte Kräfte brauchen nicht durch Arzneyen ersetzt zu werden.

Der Patient war ein gebildeter Handwerksmeister (Schneider) in Gotha, der, obgleich schwächlich, ein Alter von 92 Jahren erreichte und erst 1851 starb.

### Gesundheitsregeln Hahnemanns.

Aus einem Brief an Dr. Stapf vom 24. März 1828:

† Suchen Sie nun auch Ihre Gesundheit auf einen bessern Fuß zu setzen. Das hiezu dienliche, außerärztliche Verhalten, was ich anrathen kann, besteht darin: weder zuviel Arbeit über seine körperlichen Kräfte zu übernehmen, noch sie allzuschnell beendigen zu wollen. Vereinigen Sie zu Ihrem Besten die beiden Dikta: Expende, quid valeant humeri, quid ferre recusent. (Prüfe, was deine Schultern zu tragen vermögen, was nicht. D. V.)

Und: Festina lente — (Eile mit Weile. D. V.)

So kommen Sie besser zum Ziele. Auch muß Ärger und Gram aus der Brust eines Weisen verdrängt werden, er muß ihnen durchaus keinen Eingang verstatten: Aequam memento rebus in asperis servare mentem — moriture (Habe acht, in Schwierigkeiten Gleichmut zu bewahren — sonst wirst du sterben. D. V.).

Aus einem weitern Brief vom 16. Oktober 1830:

Ein Hauptgrundsatz zum Gesundwerden ist, was Confucius die goldene Mittelstraße nannte und in einem herrlichen Buche beschrieb — die aurea mediocritas, rien de trop! auf dieser goldenen Mittelstraße bitte ich Sie, sich einzig zu bewegen in Betreff aller erlaubten Dinge (verboten wurden zuvor möglichst Wein, Kaffee, Thee, Punsch, Säuren und Gewürze, vorzüglich Vanille, Zimt, Nelken und Parfüms. D. V.). Ich wünsche, daß Sie täglich, bei jeder Witterung, ins Freie gehen, nie laufen, aber auch nur zur Noth wenig fahren oder reiten mögen, sich mit dem Schlafenlegen an die Bürgerglocke 10 Uhr halten, sich nicht einlesen mit dem Buche im Bette, nach 8 Uhr abends kein nachdenkliches, geistiges Geschäft mehr vornehmen, früher abends als um 8 Uhr etwas, am besten recht wenig und nie Fleisch und Eier zu Abend essen ... sich mit keinem Thun über Kräfte anstrengen und allen Verdruß mit kaltem Blute wie ein weiser Mann bei Seite legen mögen.

An anderer Stelle empfiehlt Hahnemann dem Hilfesuchenden das Heiraten, auf das er auch sonst vom gesundheitlichen Standpunkt aus großen Wert legte.

† C. Wiesicke-Plauen, 29. November 1831 dankt Hahnemann:

Seit 4 Monaten sind alle Krankheitssymptome verschwunden, nachdem das letzte, die weißlich belegte Zunge, einer Gabe Sepia wich ...
Zugleich teilt er seine Verlobung mit einem braven Mädchen mit, »welches die Eigenschaften besitzt, die Sie mir anempfohlen haben«.

Auch in einem Brief an den jungen Ciseleur Adolph Straube-Weimar, empfiehlt Hahnemann das Heiraten.

Desgleichen schreibt er am 12. September 1829 an Dr. Schréter in Lemberg:

Lieber Herr College!

Ich wünsche Ihnen viel Glück zu Ihrer Verehelichung. Das haben Sie gut gemacht. Blos eine vernünftige, gute Ehe macht den Jüngling zum Manne und das Mädchen zu einer ehrenhaften Frau. Beide vervollkommnen sich miteinander und Liebe und gegenseitiger Beistand, Ermahnung und Rath hilft die Bürde des Lebens leicht tragen und verschafft uns den auf Erden möglichen Himmel ...

---

Hahnemann an Bönninghausen:

† Cöthen, den 16. März 1831 ... Die Anleitung über die Diät bedarf noch mancher Ventilation, da nicht allen alles schädlich, nicht allen alles zuträglich ist. Ich bin noch selbst mit mir nicht im Reinen, ob große Strenge hierin die gute Sache befördere oder nicht, ob sie überhaupt nöthig sei, weil, was noch nicht der Welt vor mir bekannt geworden ist, die ganz hoch, zu X, potenzierten Arzneien in unserer kleinen Gabe von $\frac{\cdots}{x}$ in ihrer unglaublichen Vollkommenheit, Kräftigkeit, Penetrabilität (Durchdringbarkeit) und Geistigkeit fast durch alle gewöhnlichen Genüsse (etwa vegetabilische Säuren, abgezogene Geister und Kaffe und Thee ausgenommen) unverkürzt in ihrer Kraft hindurchdringen und ausrichten, was sie sollen, da jene Genüsse (nicht die in Parenthese eingeschlossenen) doch nichts eigentlich Antidotisches enthalten, was ich daraus abnehme, daß der arme Drescher vom Lande von den schwersten chronischen Leiden (vorzüglich da er sich durch Allöopathie nicht verderben zu lassen, Vermögen besaß) in ganz kurzer Zeit geheilt wird, ohne daß ich ihm seine Zwiebel, seinen Speck, seine Wurst, sein schlechtes Brod, Märrettig u. s. w. verbiete — (Kaffee und Branntwein zu kaufen, ist er ohnehin zu arm). Durch alles dieß wirken unsere hochpotenzierten Arzneien ungehindert durch. Auch im Anzuge kann sich der Arme nicht an die Regel halten und dennoch wird er unglaublich schnell gesund! ... Auch die Parfüms der Reichen würden mich wenig hindern, wenn sie nicht alle, durch Gesundheit schmälig untergrabende allöopathische Parforce-Kuren schon unheilbar gemacht, in unsere Hände geriethen. Dieß letztere sind die oft unübersteiglichen Hindernisse für unsere milde Behandlung, die doch keine heftigen nutzlosen Arznei-Angriffe, wie billig, gestatten kann ...

## Briefe an von Villers.

Leipziger Populäre Zeitung, 11. Jahrg. 1880, S. 45 ff.:

»Teuerster!

Eben lese ich in dem Hamburger Correspondenten, daß Sie bettlägerig krank sind. Meine Hochachtung, meine Freundschaft, meine Liebe zu Ihnen befiehlt mir, es auf den Anschein einer mir freilich nicht zuzutrauenden Zudringlichkeit hin zu wagen, Sie zu bitten, Sie zu beschwören, wenn Sie's nur einigermaßen Umgang haben können, doch ja nicht Ihr theueres Leben der gewöhnlichen unsicheren Arzneikunst anzuvertrauen, und womöglich gar keine Arznei, kein Hausmittel, keinen Kräuterthee, kein Klystier, oder des etwas, zu gebrauchen. Unser Seume wäre noch unter den Lebendigen, wenn er sich den Ärzten, ut nunc sunt, nicht hingegeben hätte. Alle Arznei, die nicht genau paßt, schadet, und die genaue Anpassung der Arznei auf den jedesmaligen Krankheitsfall liegt nicht in der gewöhnlichen Arzneikunst; daß sie zuweilen von ungefähr ein hier und da dienliches Mittel trifft, ist ein bloßer Glückszufall.

Unendlich sicherer ist's, nichts von der Art zu brauchen, sondern unter Beobachtung der größten Mäßigkeit in Leibes- und Seelendiät seinem eigenen, zur Krankheitszeit instinktartig erwachten Verlangen nach Dem oder Jenem, mit Mäßigung zu folgen....

Machen Sie mit dieser aufrichtigen Herzens-Ergießung, was Sie wollen; nur überzeugen Sie Sich von der wärmsten Theilnahme und der uneigennützigsten Freundschaft

Torgau, d. 14. Jenner 1811.

Ihres Samuel Hahnemann.«

»Torgau, den 30. Jenner 1811.

...Schön! Wenn Ihnen der Tausch so gefällig ist, liebenswürdiger Freund! Sie beschenken mich mit Ihren französischen Briefen und erlauben, daß ich Sie mit meinen deutschen belästigen darf. Wollte Gott, Ihre Prophezeiung wäre indeß eingetroffen, und Sie wären ohne weiteres genesen, während mein Brief zu Ihnen läuft. Dann machen Sie ja von keiner arzneilichen Verordnung mehr Gebrauch, wenn ich bitten darf, selbst von der meinigen nicht, Ich will lieber nicht Arzt sein, wenn ich Sie nur gesund weiß. —

Überhaupt erwarten Sie von Ihrer Mäßigkeit und einer in anderen Stücken naturgemäßen Lebensordnung Wunder für Ihre gänzliche Herstellung. Im Genusse der freien Luft, vorzüglich wenn Sie von uns unter aktiver Bewegung des Körpers (nicht im Fahren) genossen wird, liegt ein so unentbehrliches Restaurationsmittel der Lebenskraft unseres Blutes und des Äthers, der in unseren Nerven wohnen mag — ein so unvergleichliches pabulum vitae — was durch kein Arzneimittel in der Welt ersetzt werden kann, daß man Spazierengehen (mit Recht prendre l'air genannt) nicht genug empfehlen kann, nicht nur allen Menschen und Allem, was Odem hat, sondern vorzüglich denen, deren Geist in großer Thätigkeit ist. Versäumen diese Letzteren das fleißige Spazierengehen, die öftere Bewegung in freier Luft, so entsteht gar bald ein Mißverhältniß zwischen den Organen, welche zur Exertion des Geistes dienen, und den zu unserem vegetativen Leben gehörenden Organen — unser thierisches Leben leidet durch diese Vernachlässigung außerordentlich, wir werden körperkrank, während wir blos mit unserer Seele leben wollen und dabei den Tribut, der dem Körper gebührt, Pflege und Bewegung des Körpers, vernachlässigen. Hat Sie also Gott soweit wieder hergestellt, daß Sie gehen können, so lassen Sie es doch nie an täglichen Spaziergängen in freier Luft fehlen. Der Körper und seine Muskeln müssen in Thätigkeit und Anstrengung erhalten werden (— dazu sind die Muskeln da —), wenn man seinen Geist, ohne Schaden an Gesundheit, zweckmäßig beschäftigen will. Blos in einem robusten Körper agirt die Seele frei und mit Energie und mit Ausdauer. Dies kann ein Stubenbewohner nicht. Auch Sie hätten der Welt nicht so verehrte Werke schenken können, wäre Ihr Körper nicht so robust gewesen. Aber der robusteste Körper muß zerrüttet werden durch die gewöhnliche Lebensart der Gelehrten, welche einseitig nur ihren Geist und die dazu gehörigen Organe in Bewegung setzen und die ganze übrige, zum vollen Leben uns anerschaffene Körpermaschine still stehen lassen. Et vitium capiunt, ni moveantur agnae (denn die Lämmer nehmen Schaden, wenn sie keine Bewegung haben. D. V.). Also! erhalten Sie wieder die Beweglichkeit Ihrer Glieder, so bedienen Sie Sich doch ihrer ja von nun an zum fleißigen täglichen Spazierengehen in aller Witterung. Wie herrlich die freie Luft mit Bewegung genossen den Geist erheitert und uns Gelassenheit bei Kummer und Muth in Noth verleiht, müssen Sie selbst schon in Ihrer eigenen Erfahrung wahrgenommen haben. Ein so weiches und zartes Herz als das Ihrige — das größte denkbare Kleinod, was nur ein Mensch besitzen kann — dieser kostbarste Edelstein muß in die stärkste festeste Kapsel gefasset werden; blos bei voller Gesundheit des übrigen Körpers kann ein edles gefühlvolles Herz recht wohlthätig für die Menschenbrüder werden! —

Nächstdem muß ich Sie vor einer bei Gelehrten sehr eingeführten Substanz warnen, deren sie sich zur Erheiterung bedienen, wenn sie der freien Luft entbehren und sich auf der Studierstube einkerkern. Es ist die Arzneisubstanz, die man Kaffee nennt. Wie sehr der tägliche Gebrauch dieses schmeichlerischen Getränkes die Festigkeit des Körpers untergräbt, wie krankhaft empfindlich und zu schmerzhaften Krankheiten und mehreren Übeln es uns geneigt macht, kann ich Ihnen hier mit wenigen Worten nicht sagen. Ich bitte, darüber das kleine Büchelchen von mir: Wirkungen des Kaffees, Leipzig bei Steinacker — nachzulesen. Der starke, lange Gebrauch dieser mächtigen Hausmittel-Arznei hat oft den Nerven ungeheuer geschadet. Pfeffel und Delisle würden ohne den Kaffee den Gebrauch ihres Gesichtes nicht verloren haben, und Musaeus wäre uns in so frühem Alter nicht entrissen worden. Tausend anderer Beispiele nicht zu gedenken. Hierüber bitte ich mir nächstens Ihre Entschließung aus. Er kann aber von dem sehr daran Gewöhnten nicht anders als sehr allmählig und sehr behutsam abgeschaffet werden, wozu Sie ebenfalls in erwähntem Büchelchen Anleitung finden.

Überhaupt scheinen alle solche Reizmittel sich weder mit Gesundheit noch mit langem Leben zu vertragen. Sie erregen in der ersten Wirkung, gleich als wären sie positive Stärkungsmittel; aber bei ihrem Fortgebrauche und ihrer täglichen Anwendung kommt allmählich (sic!) ihre wahre dauerhafte Nachwirkung — Erschöpfung, Erschlaffung und mancherlei Leiden — zum Vorscheine. Nun sieht man erst, daß sie positiv krankmachende Dinge sind und nur palliativ ermuntern, mit großem, bleibendem Nachtheil.

Ich kann also auch dem häufigen Gebrauche des Weines nicht das Wort reden: er müßte denn, wie bei den Griechen und Römern zur Zeit der Republik, mit Wasser gemischt sein.

---

Leipzig, den 28. Sept. 1811.

.... Noch eins! Ich hätte Sie gern möglichst glücklich gesehen. Verzeihen Sie daher meinen zudringlichen Rath! Verheirathen Sie Sich, wenn es Ihre Umstände erlauben, mit einer treuen, guten, reinen Seele, wenn auch ihr Körper nicht schön ist. Die himmlische Freundschaft, die Sie an einer solchen entbehren, kann Ihnen Nichts auf der Welt ersetzen. Wir sind nur halbe Menschen ohne eine solche edle Verbindung.

---

An einen jungen Gelehrten schrieb Hahnemann[*]):

Zuerst die Lebensordnung! Geistesanstrengung und Studiren ist an und für sich eine der unnatürlichsten Beschäftigungen für junge Personen, deren Körper noch nicht völlig ausgebildet ist, vorzüglich für die mit feinem Gefühl begabten. (Dies hätte mir beinahe selbst das Leben gekostet in meinem 15ten bis 20ten Jahre.) Strenges Studiren und tiefes Nachsinnen verbraucht ohnehin eine größere Portion Lebenskraft, als das Dreschen in der Scheune; dies ist Kleinigkeit gegen jenes. Wie soll nun der Körper, der zur Vollendung des Wachsthums so viel Kräfte herbeischaffen muß, (das ist das erste, nothwendigste und unverweigerlichste Streben des Organismus) diese Kräfte nicht nur durch Studiren sich entziehen lassen, sondern auch die zur Verdauung so nothwendigen, beim Studiren unterbleibenden Anstrengungen der Muskelkräfte, ohne gehörigen Genuß der freien Luft, entbehren können, ohne daß gewaltige Zerrüttungen der ganzen Existenz, oder doch krankhafte Affektionen der Theile erfolgen sollen, welche beim Studiren am meisten angegriffen werden — Gehirn, Nerven, Augen?

Hätte ich selbst dies in Ihren Jahren so deutlich eingesehen, als ich es jetzt weiß, so würde ich viel weiter in meinen Kenntnissen gekommen sein, als ich es bin, und der Welt weit größere Dienste haben leisten können, als ich es konnte.

---

*) Das Original ist im Besitze von Dr. Aug. Korndörfer-Philadelphia.

Die Ausbildung des Körpers und seiner Kräfte geht aller Ausbildung des Geistes weit vor. Nur soviel vermag der Geist, als die Organe des Organismus, deren er sich zur Thätigkeit bedienen soll, kräftig von der Integrität des Körpers unterstützt werden. Welches große Werk kann vollendet werden, wenn die Instrumente dazu schwächlich und unzureichend sind? Nur in einem starken, festen Körper kann der Geist erstarken und auf die Dauer wichtige Thaten unternehmen und ausführen, Conrad Geßner's unsterbliche naturhistorische Werke würden nicht erschienen sein, er würde nichts davon haben ausführen können, hätte er nicht noch zu rechter Zeit wahrgenommen, daß sein schwächlicher Körper das Studienleben mit Körperunthätigkeit und Sitzen auf der Stube verbunden, kaum noch kurze Zeit aushalten und dem Tode und der Auflösung widerstehen könnte. Sogleich ergriff er einen entgegengesetzten, Körper übenden und stärkenden Lebensplan und siehe! nun ward er robust und konnte die großen Werke ausführen, über die wir jetzt noch erstaunen. Er würde sogar alt geworden sein, wenn ihn die levantische Pest nicht weggerafft hätte.

Auf diese Thatsachen gründen sich diese folgenden Verordnungen, nach wenigen Worten Vorrede. Je munterer, kräftiger und fester das Körperbefinden ist, desto leichter und vollkommener gehen die Geistesarbeiten von statten, und alle die Zeit, die man auf Leibesübungen verwendet, wird reichlich eingebracht durch die nachfolgende Kräftigkeit und Aufgelegtheit des Geistes, wo man dann in einer halben Stunde mehr erreichen kann, als bei Stubensitzen in einem halben Tage. Dies bleibt mühsame Krüppelei, jenes ist freier, leichter Schwung der Seele.

Eine Stunde nach dem Mittagessen, und eher nicht, dürfen Sie ein Buch anrühren.

Abends um 8 Uhr sei alles Lesen und Schreiben vorbei; dann muß das Blut allmälig wieder in ruhigen Kreislauf durch alle Glieder kommen, und ablassen, (wozu es vorher beim Denken gezwungen ward) nach dem Kopfe im Übermaße zu dringen. Der Puls muß ruhig bleiben, bis Sie um 10 Uhr sich zu Bette legen. Diese zwei Stunden kann ein freundschaftliches Gespräch, was nicht anstrengt, ausfüllen. Abends müssen Sie kein Fleisch, bloß etwas und wenig Weißbrod essen, und lieber zu zeitig, nur nicht zu späte, etwa um 6, 7 Uhr. Die Mittagsmahlzeit sei kräftig und nahrhaft, fast ohne Gewürze, wenig gesalzen. Schweinefleisch darf nicht oft, Kalbfleisch muß sehr selten vorkommen. Kein Thee, kein Kaffee, kein Wein; aber Bier, das wenig Hopfen hat, oder Weißbier zum Getränke.

Sie müssen täglich eine volle Stunde ganz in's Freie hinausspazieren, das Wetter mag sein, welches es wolle. Sie wählen sich das beste Wetter des jedesmaligen Tages; und ist es gar nicht gut, so müssen Sie auch im schlechtesten gehen. Wechselung der Kleidung und der Stiefel oder Überschuhe verhüten allen Nachtheil. Haben Sie Gelegenheit fechten zu lernen, so müssen Sie noch überdies täglich eine halbe Stunde fechten, der Bewegung des oberen Körpers und der Stärkung der Arme wegen — denn Sie müssen mit beiden Armen fechten lernen. Ist dies nicht, so müssen Sie die trockne, uninteressante Beschäftigung wählen, täglich eine halbe Stunde Holz zu sägen.

---

Auch ein Briefwechsel*) mit dem Amtsverweser, späteren Gerichtsamtmann Koch in Zörbig von 1820—1828 zeigt eingehend, welche Bedeutung Hahnemann der Diät etc. zuweist. Er fordert von dem Patienten, daß er nicht zu lange in einem Streiche bei seinen Arbeiten bleiben, sondern mitunter aufstehen und in der Stube umhergehen soll. Er genehmigt ihm morgens 3 Tassen Ziegenmilch, »versteht sich abgekocht«; Wein und Punsch aber sind möglichst zu vermeiden; abends soll der Patient stets wenig genießen.

»Wenn sie keine solche starken und anhaltenden Kopfarbeiten hätten, könnten Sie dies und mehreres noch vertragen. Aber Sie müssen nun einmal von Amtswegen sich, sitzend, mit dem Kopfe anstrengen unter mancherlei Verdruß, und da ist's unmöglich so leben zu können wie ein fetter Pachtamtmann, der nichts im Kopfe hat, seine Drescher und seine Schreiber für sich arbeiten läßt und von früh bis abends im Freien herumwandelt. Je mehr Sie Amtsarbeit haben, desto spärlicher sei Ihre Kost, und desto häufiger das Spazieren.«

In einem andern Brief schreibt Hahnemann:

»Wein bitte ich nur wenig zur Kaltschale abends zu nehmen. Zum Frühgetränk wünsche ich, daß Sie Thee von Cacao-Masse (Schokolade ohne Gewürz) trinken mögen; sich nämlich

---

*) Die Originale befinden sich im Besitze von Dr. Boericke in San Francisco.

eine Haselnuß große von dieser Masse in 2, 3 Tassen Wasser kochen und beim Abnehmen vom Feuer ein Eidotter dreinrühren lassen, was Sie (mit Milch, wenn Sie wollen) mit Zucker trinken. Dies ist das angenehmste und unschuldigste Getränk.

Die Königskerzenblumen sind arzneilich und ich kann die nicht zugeben.«

---

Und dann folgt ein sehr energischer Brief:

»Lieber Herr Gerichtsamtmann!

Ich dächte, Sie müßten es aus vielen Unterredungen mit mir wissen, daß das Selbstquacksalbern der Patienten nichts taugt, sondern schadet, und dem guten Arzte die Sache dann weit schwieriger macht.

Wenn es andere thun, die mit meinen Grundsätzen nicht bekannt sind, da muß man freilich verzeihen, Sie aber haben keine Ausrede.

Wieviel Sie mit den Kamillensäckchen geschadet haben, können Sie nicht glauben. Die Erhitzung des Blutes, die von dieser starken Arznei mittels des Geruchs schon davon in den Kranken dringt, davon haben Sie keinen Begriff. — Sie brauchen ihn aber auch nicht zu haben; brauchtens blos zu unterlassen. Und was der Fliedertee für Veränderung im Befinden, als wahre Arznei macht, wissen Sie ja auch nicht. Auch was das Gurgeln mit einer Essig-Flüssigkeit im Halse verändert, wissen Sie ja auch nicht. Warum thun Sie denn so was, da Sie mich zu Ihrem Arzte haben? Wie können Sie mir Brechmittel und Schwitzmittel und Blutegel vorschlagen, ganz aus der alten Rumpelkammer der gemeinen Ärzte?

Wenns nach mir geht, soll Ihr Ferdinand nun nicht weiter verhunzt werden. Ich will suchen, das schon Verhunzte womöglich wieder gut zu machen, aber thun Sie mir so etwas nicht wieder, sonst verweise ich Sie an Ihre dortigen allöopathischen Ärzte.

Hausmittel dürfen von meinen Pflegebefohlenen nicht gebraucht werden. Ich wohne auch nicht so ewig weit von Ihnen. Lieber einen Kranken einen Tag ohne etwas zu brauchen liegen lassen, als das schädliche an ihm brauchen.

Der Knabe muß entweder aus der Stube gebettet werden, oder, was besser ist, **die Stube darf nur bis zu 12° geheizt seyn und doch muß er auch nur eine leichtere Decke haben, als er jetzt hat.** Wie heiß und unerträglich muß es dem armen Knaben nicht seyn, da er sich beständig lüftet! Daran sind Sie ja schuld, der Knabe nicht. Es muß ihm alles so kühl eingerichtet werden, daß ihm weder zu warm noch zu kalt sei.

Alles Kamillen- und Fliederwogen muß aus der Stube. Das Gurgeln mit Malven-Essig-Honig unterbleibt. Er soll verlangen, was er trinken will, und wie kalt oder warm ers trinken will. Wenn dann die Stube so kühl und die Decke so leicht ist, als ich da sagte, und alles medicinische Quacksalber-Zeug aus der Atmosphäre der Stube entfernt ist, dann können Sie ihm No. 1 von diesen Pülverchen in etwas Wasser eingeben, und so alle 12 Stunden eine Nummer. Und ist es alle, so schicken Sie wieder Bericht. In langer Zeit werde ich Ihnen diese Behandlung und die Vorschläge zu Brech- und Schweißmitteln und Blutegeln nicht vergessen.

Ergebenst<br>S. Hahnemann.«

K. den 17. November 1828.

---

Der also Zurechtgewiesene blieb Hahnemann treu. In einem Brief vom 15. August 1833 gibt letzterer für die Frau Gerichtsamtmann folgende Anweisungen:

»Ich wünsche, daß sie sich im Häuslichen nicht über die Gebühr anstrenge und dafür lieber täglich eine halbe bis ganze Stunde in's Freie spaziere gehe in gemächlichem Schritte, was sie so stärken wird, daß sie den ermüdenden Hauströdel weit leichter ertragen kann ... Wenn sie täglich so eine Stunde spazieren geht, dann wird sie sich auch weit weniger ärgern ...«

Und im letzten Brief gibt er der schwangern Frau folgende Verhaltungsmaßregeln:

»Weder vor, noch bei, noch nach der Niederkunft soll Ihre Frau Gemahlin Kamillenthee trinken, wenn sie nicht so krank ist, daß sie viel Hitze, große Ärgerlichkeit und ziehendreißende Schmerzen im Leibe bekäme. (Denn bloß dann könnte ihr ein Theelöffel voll Kamillenthee dienlich sein, außerdem aber muß er ihr schaden.) Sie soll vor, bei und nach der Niederkunft bloß trinken, wozu sie Verlangen hat: Bier (Köstritz), Zuckerwasser oder wenn sie Warmes verlangt, gemeinen Thee aus dem Kramladen mit Milch und Zucker, Hafergrütze, Warmbier, ohne Gewürz usw. Das zu erwartende Kind bedarf zur Abführung des Kindpechs keiner Arznei, blos der Muttermilch, sobald nur die Mutter einige Stunden geschlafen hat, muß es angelegt werden . . .«

»Meine gnädige Baronin!

Ihre Nervenkrankheit ist freilich schon sehr ausgebildet, indes traue ich Ihnen die Beharrlichkeit zu, welche nöthig ist, wenn Sie durch die angemessene Arznei allmälig davon befreit werden wollen, wozu ich wegen Ihrer Folgsamkeit gute Hoffnung habe.

Wenn Sie recht mäßig im Essen sind, auch gehörig in die freie Luft gehen, so können Sie die Woche ein paar mal auch ein klein wenig Salat essen, Gemüse wenig, die zu sehr blähenden aber lieber nicht (nicht: Erbsen, weiße Bohnen, Linsen), sonst wohl Spinat, Möhren, grüne Bohnen, und von trockenen: Hirse, Reis, Gräupchen, Sago. Mehlspeisen nicht oft. Doch bitte ich, sich am meisten an Rind- und Schöpsenfleisch zu halten, sowie an Tauben und Hühner. Geräucherten Schinken nur roh. Geräuchertes nicht gekocht. Abends ein paar Tassen warme Milch ist Ihnen erlaubt, sowie auch Mittags Milchspeisen, Obst aller Art nur wenig auf einmal, obwohl täglich.

Cöthen, den 23. Juni 1829.«

(Original im Besitz von Dr. Dudgeon-London.)

»Lieber Herr Hauptkassier!

. . . . . . . . . . . . . . . . . . . . . . . . . . . . . . . . . . . . . . . . . . . . .

Wenn ich Ihr letztes Schreiben recht verstehe, so haben Sie auch die 3 Gläser Wein Abends abgeschafft und ich billige dieß sehr, da Ihnen der pure Wein durchaus nicht dient. Wollen Sie aber, wenn kein gutes geringes Bier (denn Doppelbier und andere gekünstelte, theure Biere taugen Ihnen vollends nicht) einen Theil Wein mit 5 Theilen Wasser und etwas Zucker mischen, so giebt dieß ein für Sie ganz unschädliches Getränk, auch Abends, recht mäßig genossen. Die Abendmahlzeit wünsche ich etwas knapper eingerichtet und fast ohne Fleisch — was Sie vermeiden können, wenn Sie nur einige Bissen Brod zu halb Abend zu sich nehmen. Auch im Winter wäre es gut, daß Sie außer Ihrem Gange in die Expedition, täglich einen kleinen Spaziergang ins Freie thäten in gemächlichem Schritte, mit Ruhe, wobei der Genuß der freien Luft weit besser bekömmt, als die Geschäfts-Gänge. Scharfe (Senf), sehr salzige Dinge (Hering, Sardillen, Caviar) bitte ich Abends nicht zu sich zu nehmen, auch keine Säure weder von Essig (Sallate) noch Citronensaft (Limonade) zu keiner Tageszeit. Wenn Sie nun noch, wie Sie sagen, den Kaffee früh und nachmittags (doch auch den chinesischen Thee?) abgeschafft haben, so habe ich an Ihrer Diät nichts weiter zu erinnern.

. . . . . . . . . . . . . . . . . . . . . . . . . . . . . . . . . . . . . . . . . . . . .

Cöthen, den 4. Januar 1833.«

(Original im Hahnemannzimmer der Leipziger homöop. Poliklinik.)

## Hahnemanns Standpunkt zur Wasserheilkunde.

Der Wasserbehandlung (Hydrotherapie) hat Hahnemann von seinem ärztlichen Auftreten an weit größere Beachtung geschenkt als die Berufsgenossen seiner Zeit, und er hat ihren Wert sein ganzes Leben hindurch in der Behandlung zahlreicher Krankheiten zu schätzen gewußt.

In seinem Werkchen »Anleitung, alte Schäden und faule Geschwüre gründlich zu heilen« (1784 bei Crusius, Leipzig) handelt ein ganzer Abschnitt mit 19 Druckseiten von der Anwendung des Wassers, wobei er besonderes Gewicht auf die Dauer des Bades und auf den Kältegrad des Wassers legt. In der Einleitung schreibt er:

»Wenn man irgend eine allgemeine hülfreiche Arznei hätte, so würde es Wasser seyn. Meine Kranken mit alten Geschwüren kann ich ohne kaltes Bad nicht heilen, nicht dauerhaft heilen. Die Kälte an sich scheint nicht nur als stärkend-zusammenziehendes Mittel, sondern auch als ein fäulungswidriges hiebei zu wirken.«

Bei der Beschreibung der Bäder, die er gegen Fußgeschwüre anwenden läßt, kommt er mit folgenden Worten auf die Kältegrade des Wassers zu sprechen:

»Die Grade des kalten Bades und die steigende Bewegung des Körpers müssen mit der Zunahme der Kräfte in gleichen Schritten fortgehen. Es lassen sich bei so angestellter Badekur so viel Grade der Erhöhung anbringen, daß auch der schwächste Körper ohne die mindeste Erschütterung seines Gefühls nach und nach bis zur höchsten Staffel steigen kann, wenn genaue Vorschriften des Arztes und die pünktliche Folgsamkeit des Kranken verbunden werden.

Ich habe noch nie aufhören können mich zu verwundern, wie unsere größten Ärzte bei Vorschreibung der stärkenden Kur so nachlässig in Bestimmung des kalten Bades haben seyn können. Man brauche halbe oder ganze Bäder früh oder auch abends, das ist der Inbegriff ihrer Vorschriften. Von den Graden der Kälte, der genauen Dauer des Bades und den übrigen unentbehrlichen Bestimmungen kein Wort. Alle Verwunderung über den so häufigen durch kalte Bäder angerichteten Nachtheil auf die Gesundheit hört sogleich auf, wenn man bedenkt, wie viel zweckwidrige Anwendungen des kalten Wassers durch so verstümmelt hingeworfene, dreisilbigte Vorschriften haben können hervorgebracht werden.

Der entkräftete Siechling warf sich Stunden lang in Schneewasser, um durch heroische Befolgung unbestimmter Vorschriften jenen großen Männern Ehre zu machen, und man zog ihn ohnmächtig, durch Krampf erstarrt, vom Schlage gelähmt, oder bis zum Faulfieber verkältet wieder heraus, oft auch wohl tod.

Man kann bei Aufzeichnung der Gebrauchsregeln kräftiger Heilmittel nicht pünktlich und umständlich genug zu Werke gehen, an nachlässiger Befolgung wirds demungeachtet nie fehlen.

Diese Unbestimmtheit hat dem kalten Wasser so viel Feinde zugezogen, daß man eine ungeheure Anzahl Menschen antrifft, die kalte Bäder, als den äußersten Grad arzneilicher Karnifizin\*), ärger als den Tod scheuen. Aber die Hefe nachbetender Ärzte hatte auch durch sinnlose Anwendung dieser unbestimmten Vorschriften unserer Hippokraten die Schmach des kalten Bades aufs äußerste gebracht.«

Über die Wirkung des kalten Wassers äußert sich Hahnemann folgendermaßen:

»Ich bemerke nach meiner Verordnung keine Verkältung, vielmehr vermehrte oder doch ununterbrochene Ausdünstung und die Kräfte nehmen von Tag zu Tag bei meinen Kranken zu, da ich durchs kalte Bad nicht mehr Wärme aus dem Körper ziehen lasse, als er sehr bald durch eigne Blutwärme wieder ersetzen kann. Der Schwung des durch den Körper kreisenden Blutes verstärkt sich durch die von der Kälte gleichförmig veranstaltete Zusammenziehung der Muskelfasern und Gefäße, so wie die Kraft der Spiralfeder zunimmt, je dichter sie zusammengewunden wird, und alle Verrichtungen des Körpers bekommen ein neues Leben.«

Nachdem er dann einige Seiten der Wirkung des eisenhaltigen Wassers gewidmet, kommt er noch einmal auf die Verhaltungsmaßregeln, die bei der Anwendung kalter Bäder zu beachten sind, zurück und empfiehlt dabei insbesondere Bewegung vor und nach dem kalten Bade.

«Die Schwäche des Kranken, zuweilen auch rauhe Witterung machen es fast zur durchgängigen Nothwendigkeit, sich vor dem Eintritte ins kalte Bad und nach dem Ausgange aus demselben eine mäßige Bewegung zu machen, ein unvergleichliches Mittel, den Kreislauf hiebei in Ordnung zu halten.

---

\*) Karnifizin = Folterkammer.

Die erregte Wärme des Blutes kann dann der Kälte des Bades desto leichter widerstehen, und die Muskelfibern nebst den Blutgefäßen gleichförmig zusammenziehen. Eben hiedurch erhält man auch den Vortheil, daß das kalte Bad nie Erkältung verursacht, und daß man geschwindere Schritte in Erhöhung des kalten Bades thun kann, als wenn der in Ruhe gebliebene Kranke sich auf einmal und unvorbereitet der Kälte des Wassers anvertrauen soll. Die Bewegung vor dem Bade aber muß so gemäßigt seyn, daß sie nie bis zum Schweise ausartet, es wäre sehr undienlich, in solchem Zustande die Wanne zu besteigen. Die Bewegung nach dem Bade aber kann etwas kräftiger seyn, doch darf sie auch nie weder bis zum Schweise, noch zur Ermüdung führen.

Unter dieser Einschränkung kann man sich ungemeine und sonst durch nichts zu ersetzende Vortheile davon versprechen.«

Wie sehr Hahnemann von der Richtigkeit dieser seiner Ansichten durchdrungen war, zeigt ganz besonders der Schluß des Kapitels:

»Wenn ich das kalte Bad nächst der gehörigen Diät zum Hauptstücke der stärkenden Kur alter Geschwüre mache, so habe ich die ausgesuchtesten und zahlreichsten Erfahrungen vor mir, und verlange unumschränkten Glauben in diesem Stücke. Daß selbst der Ärmste sich dieses herrlichen Hülfsmittels leicht und ohne weitläufige Vorschriften, außer den oben angezeigten, bedienen kann, ist kein geringer Beweis seiner Vortrefflichkeit.«

---

Über den Gebrauch des Wassers zur Abhärtung und bei der Erziehung der Kinder spricht sich Hahnemann in seinem »Freund der Gesundheit« (1792) und in seinem »Handbuch für Mütter« (1796) aus. In jenem beklagt er die Verweichlichung nicht nur der oberen, sondern auch der niederen Stände, warnt aber gleichzeitig vor jähen Abhärtungsversuchen, indem er ausführt:

»Aber der menschenfreundliche Genius des letzten Viertels dieses Jahrhunderts sahe an alle diese Greuel und verderblichen Entartungen, es jammerte ihn. Er legte Bäder in kalten Flüssen an. Hierein tauchte man nun die zarten Sprossen vornehmer Herkunft, zwang sie, barfuß, barhaupt und mit entblößter Brust über bereiften Rainen zu traben, und unter leichten Decken auf hartem Lager wenige Stunden auszuruhen.

An deiner guten Absicht, lieber Genius, war nicht zu zweifeln, wenn gleich die armen Zöglinge bei diesen Versuchen Hände und Füße erfroren, an der Lungensucht und an Erkältungsfiebern starben, oder sonst wehmüthig zu erkennen gaben, daß eine Treibhauspflanze nicht im November versetzt werden dürfe, um sie ans nördliche Clima zu gewöhnen. . . . Die Natur thut nichts unvorbereitet, alle ihre Arbeiten geschehen allmählig, und je zusammengesetzter und künstlicher das Werk ist, das sie ausführt, um so bedachtsamer und allmähliger thut sie es. Sie macht nie Winter aus Sommer, ohne den Herbst zum Übergange einzuschieben. . . . Laßt uns ihr nachahmen, laßt uns nie den Jenner auf den Juni folgen, nie den Juli auf den Jenner, wenn unsere zarten Pflanzen nicht in beiden Fällen von einem beider Extremen einschrumpfen sollen.«

Dann empfiehlt er zur Abhärtung den Aufenthalt im Freien, wobei man sich langsam aller schweren Kleidungsstücke entledigt und an leichtere gewöhnt, denn:

»Zu allen diesen Übungen gehört Behutsamkeit bei der Angewöhnung, daß man bei dem Mindern anfange und zu dem Stärkern fortgehe, immer aber nur allmälig, abgebrochen und gradweise.«

Im »Handbuch für Mütter« fordert Hahnemann den Beginn der Abhärtung mit kaltem Wasser schon beim Säugling. Er wendet sich gegen die damalige Gewohnheit, das neugeborene Kind mit lauem Wasser und Wein zu waschen, indem er ausführt:

»Da die Natur nichts Gegohrenes hervorbringt, so ist nicht glaublich, daß der Gebrauch einer künstlichen Flüssigkeit dem Leben ihrer Geschöpfe dienlich sein sollte. Aus eben dem Grunde ist auch die Vorsicht, das Wasser erst lau zu machen, nicht schlechterdings nothwendig. Und in der That giebt es viele Völker, die ihre neugeborenen Kinder in den Flüssen oder in der See ohne Umstände waschen.

Indessen kann man mit lauem Wasser den Anfang machen, und nur nach und nach davon abgehen. Man wasche die Kinder oft, ihre Unsauberkeit beweist die Nothwendigkeit davon. Wenn man sie bloß abtrocknet, so scheuert man die Haut und thut ihnen Schaden. So wie sie aber stärker werden, so vermindert nach und nach die Lauigkeit des Wassers, bis ihr sie endlich im Sommer und im Winter mit kaltem, ja selbst mit eisigem Wasser waschen könnet. Und damit sie dabei keiner Gefahr ausgesetzt seyen, so wendet die größte Sorgfalt an, daß die Verminderung der Wärme langsam fortschreitend und unmerklich sey. Wenn dieses Baden einmal eingeführt ist, so muß es nicht ohne Noth wieder unterbrochen werden, da man dann endlich für gut finden wird, lebenslang dabei zu bleiben. Ich betrachte es nicht nur von Seiten der Reinlichkeit und Gesundheit, sondern als ein sehr diensames Mittel, sich zu gewöhnen, ohne Gefahr Kälte und Wärme zu vertragen.«

Im Jahre 1801 veröffentlichte sodann Hahnemann in Hufelands Journal der praktischen Heilkunde »Fragmentarische Bemerkungen zu Browns Elements of medicine«. Gegen eine Behauptung Browns, bei langwierigen Krankheiten, die mit Erscheinungen von Schwäche verbunden seien, müsse man von allen Anwendungen kalten Wassers etc. Abstand nehmen, weil das nur schaden könnte, bemerkte Hahnemann:

»Seinem (Brown's) übertriebenem Verbote der Kälte in asthenischen Krankheiten setze ich die mir mit vielen Andern gemeine Erfahrung entgegen, daß ich viele Jahre hindurch, als ich noch keine specifischen Mittel für alte chronische Krankheiten kannte, sie sehr oft glücklich allein mit kaltem Waschen, kalten Fußbädern, auch wohl mit minütlicher Eintauchung in Wasser von 50° bis 60° Fahrenh. bestritten habe. Ein Fall unter vielen ist aber allzu merkwürdig, als daß ich ihn nicht anführen sollte. Ein schon etwas bejahrter Mann noch von ziemlichen Kräften, hatte an seinem linken Arme seit 5 Jahren von unbekannter Ursache eine Paresis (Lähmung). Die Bewegungen waren sehr schwach und gering, die er damit vornehmen konnte, und auch das Gefühl war sehr vermindert. Einstmals, als er einen Anverwandten besucht und sich niemand findet, der zu einem kleinen Abendschmause Fische aus dem eingefrorenen Fischbehälter holen will, macht er sich stillschweigend auf, lüftet das Eis, legt sich darüber hin und bringt fast eine Stunde zu, ehe er mit beiden, in das eiskalte Wasser gesenkten Armen die nöthige Menge Fische herauslangen kann. Er kömmt und bringt sie zur heimlichen Freude seines Wirthes, beklagt sich aber sogleich über Schmerzen in seinem kranken Arme, welcher sich binnen wenig Stunden entzündet. Den andern Tag war Schmerz und Entzündung vergangen und sein Arm hatte gesunde Empfindung und alle Kräfte des gesunden. Die Lähmung war und blieb geheilt. Sollte er zur Aufrechterhaltung der Brownischen Fehlsätze ungeheilt bleiben?

Immer sah Brown nur, wie alle kurzsichtige, unpraktische Ärzte, auf die erste und anfängliche Wirkung der Mittel, nicht auf den nachfolgenden Effekt, der doch die Hauptsache ist.«

So Hahnemann in seiner allopathischen Periode! Aber auch als er schon durchaus seine neue Lehre aufgestellt und durchgebildet hatte, wandte er sich nicht gänzlich von der Kaltwasserbehandlung ab, obgleich er sie stark eindämmte und sehr vorsichtig anwandte. In seinen »Chronischen Krankheiten«, 2. Auflage, Band I, S. 176 erklärt er,

daß es ihn gereue, früher die Elektricität empfohlen zu haben, wodurch Mißbräuche und der entfernte Schein enantiopathischer Beihülfe hervorgerufen worden sei, während örtlich angebrachtes kaltes Wasser von 10° R. eine viel wirksamere homöopathische lokale Beihülfe sei, und zwar »mittels ein- zwei- bis dreiminutlichen Begießens empfindungsloser oder gelähmter Theile, theils mittels ebenso kühler (Wasser-)Staubbäder über den ganzen Körper von ein bis fünf Minuten Dauer, nach den Umständen seltener, öfter oder täglich ein oder mehrere Male angebracht, neben der zweckmäßigen inneren Kur, hinreichender Bewegung in freier Luft und zweckmäßiger Diät. Denn das kalte Wasser von dieser und tieferer Temperatur besitzt in der Erstwirkung die Kraft, die Theile des Körpers, auf die es applicirt wird, auf kurze Zeit theils gefühl- theils bewegungsloser zu machen und so hier lokale homöopathische Beihülfe zu leisten.

Das sind dieselben Vorschriften und Andeutungen, die später Pfarrer Kneipp in Wörishofen zu seiner Kaltwasserbehandlung weiter ausgebaut hat.

In der 6. Auflage des »Organon« endlich, die Hahnemann noch kurz vor seinem Tode fertiggestellt hat und die jetzt in Schwabe's Verlag erschienen ist, verwirft er in einer Fußnote zu § 285 die Mineralbäder zur Vertreibung von Hautausschlägen, weil das »innere, ungeheilte Übel sehr oft auf einer andern Stelle des Körpers zum Ausbruch komme, die weit wichtiger für Leben und Wohlsein sei«. Im Schlußparagraphen (§ 291) aber nennt er die Bäder von reinem Wasser teils palliative, teils homöopathisch dienliche Beihilfsmittel zur Herstellung der Gesundheit bei akuten Übeln, sowie bei der Rekonvaleszenz soeben geheilter chronisch Kranker. Laue Wasserbäder von 25—27° R. dienen zur Erweckung der Irritabilität (Reizbarkeit, Erregbarkeit) der Faser; kalte Wasserbäder von (sogar) 10° bis 6° R empfiehlt er bei der Rekonvaleszenz solcher chronisch kranker Personen, die Mangel an Lebenswärme haben. Die zuerst nur augenblicklichen, aber wiederholten Eintauchungen bei einer niedrigeren Temperatur dürfen nach und nach auf mehrere Minuten ausgedehnt werden.

In seinen Krankenbriefen aus der späteren Zeit wird Hahnemann in der Anwendung des Wassers womöglich noch vorsichtiger.

An die schon genannte nervenkranke Baronin (Anlage 34) schreibt er:

Cöthen 23. Juni 1829 (Original im Besitz von Dr. Dudgeon-London).

»Ein ganzes Bad kann ich nicht wohl zugeben — es ist von zu großer Bedeutung. Sie müßten denn nur zwei Minuten in dem lauen, reinen Wasser sich abwaschen. Länger ist Ihnen der Aufenthalt im Wasser schädlich.«

Und in einem Brief an Dr. Schréter-Lemberg (Neues Archiv 1848, 3. Band, 3. Heft, Seite 107) heißt es:

Paris, den 13. August 1840.

In allen Jahrhunderten hat es übertriebene Lobpreiser des kalten Wassers gegeben. — Die Ursachen, warum Prießnitz soviel Erfolg bei langjährigen Vielfressern, Weinsäufern, und durch Verweichlichung ruinierten Kranken gehabt, werden von der Welt und den Ärzten nicht gehörig erwogen, und das Gute seiner knappen Diät, seiner Entfernung von Kaffee, Thee, Gewürzen, seine tüchtigen, gezwungenen Spaziergänge in freier Luft nicht in Anschlag gebracht. Nur auf das kalte Wasser wird alles erlangte Wohl geschoben. — So führt Mangel an Beurteilung die Menschen irre. Sieht man denn nicht, wie die durch Bälle, Liederlichkeit und andere Laster von der Genesung abgehaltenen alten Sünder, mit ursprünglich guter Leibeskonstitution, dort zu einem naturgemäßen Verhalten gezwungen werden, zu ihrem Heil. Ist dieß nicht das Hauptmittel zu ihrer Herstellung? und wieviele, die nicht durch verderbliche Lebensart zu Grunde gerichtet und an langwierigen Krankheiten litten, hat Prießnitz nicht durch die übertriebene Anwendung des sehr kalten Wassers zu Grunde gerichtet, die sich dann blind oder taub davon geschlichen haben? Ein guter, vorzüglich homöopathischer Arzt hat von jeher zu rechter Zeit in gehörigen Fällen, herrlichen Gebrauch von kaltem Wasser gemacht, ohne Übertreibung, ohne Schaden damit anzurichten. — Jedes an seinem Orte! — Das kalte Wasser ist nur ein physisches Beihilfsmittel zur vollkommenen Herstellung durch die gehörige Arznei Geheilter, ehedem Verweichlichter.

---

Der Diätetiker Hahnemann wandte sich auch mit aller Bestimmtheit gegen den immer mehr um sich greifenden Kaffeegenuß. Er veröffentlichte 1803 sein Werkchen

## »Der Kaffee in seinen Wirkungen.

### Nach eigenen Beobachtungen.«

Hiebei führt er aus:

»Die neueren Zeiten haben weit mehr blos arzneiliche Getränke und Genüsse zur Diät hinzugefügt: das Schnupfen und den Rauch des Tabaks, das Kauen des Tabaks und der

Hanfblätter, die Opiumschluckerei, das Essen des Fliegenschwammes, den Branntwein, einige Arten reizender und arzneilicher Biere, den Thee und den Kaffeetrank.

Arzneiliche Dinge sind Substanzen, die nicht nähren, sondern den gesunden Zustand des Körpers verändern; alle Veränderung des gesunden Zustandes des Körpers aber ist eine Art unnatürlicher, krankhafter Verfassung.

Der Kaffee ist eine blos arzneiliche Substanz.«

Hahnemann unterscheidet, wie bei allen Arzneien, eine Anfangswirkung (Vorwirkung), die das gerade Gegenteil ist von ihrer Nachwirkung.

Beim Kaffee, sagt er, ist die Anfangswirkung im allgemeinen eine mehr oder minder angenehme Erhöhung der Lebenstätigkeit,

»die thierischen, die natürlichen und die Lebensverrichtungen werden durch ihn die ersten Stunden künstlich erhöht, und die nach mehreren Stunden allmählich entstehende Nachwirkung ist das Gegentheil — unangenehmes Gefühl unseres Daseins, ein niederer Grad von Leben, eine Art Lähmung der thierischen, natürlichen und vitalen Funktionen.«

Eingehend beschreibt dann Hahnemann die Folgen des Kaffeegenusses, früh nach dem Erwachen, wo häufig noch eine Trägheit und Ungefügigkeit in den Gliedern besteht, die schnelle Bewegung beschwerlich, das Nachdenken mühsam ist: »aber siehe, der Kaffee verscheucht das naturgemäß unangenehme Gefühl, diese Unbehaglichkeit des Geistes und Körpers fast augenblicklich; wir leben urplötzlich auf.« Am Abend sind wir ermüdet; die Körper- und Geisteskräfte verlangen nach Ruhe und Schlaf. Aber von dem arzneilichen Kaffeetrank verschwindet das alles; »eine Entschläferung, eine künstliche Munterkeit, ein der Natur abgetrotztes Wachen tritt ein«.

Wir haben Hunger, wir haben Durst. Wir trinken Kaffee, und siehe, wir fühlen nur wenig oder nichts mehr von den peinlichen Empfindungen des Hungers, noch von der ängstlichen, schmachtenden Empfindung des Durstes!

Nach der Sättigung mit Speisen entsteht eine Trägheit des Körpers und Geistes, die uns zwingen sollte, das wichtige Geschäft der Verdauung ungestört zu vollziehen. Die Lässigkeit des Geistes und Körpers und das lästige Gefühl im Unterleibe nach der Mahlzeit tötet der Kaffee.

Die Kaffeetrinker, die sofort nach der Mahlzeit ihren Kaffee trinken, werden heiter, und es ist ihnen so leicht, als hätten sie ihren Magen wenig oder gar nicht angefüllt. »Der Schwelger glaubt, ein köstliches Verdauungsmittel gefunden zu haben. Nun kann aber der flüssige, zur Nahrung dienende Saft des Speisebreies in dieser kurzen Zeit weder im Magen zweckmäßig verändert (verdaut) noch von den absorbierenden Gefäßen im Darmkanale hinlänglich aufgesogen werden. Die Masse geht daher nun durch die mehr als natürlich bewegten Gedärme, ohne die volle Hälfte seiner Nahrungstheile dem Körper zugute gehen zu lassen, noch halbflüssig bis zum Ausgange fort. Ein treffliches, die Natur meisterndes Verdauungsmittel! . . . Selbst den Geschlechtstrieb . . . macht die Anfangswirkung des Kaffees mehr, als jedes andere künstliche Mittel, rege . . . Zehn bis fünfzehn Jahre zu früh wird der Geschlechtstrieb schon im zartesten, unreifsten Alter bei beiden Geschlechtern durch Kaffee erregt —« und daraus entsteht dann eine frühere Impotenz.

Zusammenfassend sagt Hahnemann:

»Auf dem ganzen Erdenrunde hätte der raffinirteste Lebemann, der studirteste Lebensverschwender, außer dem Kaffee (in einer Fußnote setzt Hahnemann dazu: »und gewissermaßen dem Thee«) kein diätetisches Arzneimittel ausfindig machen können, was unsere gewöhnlichen Empfindungen auf einige Stunden in lauter angenehme umzuschaffen, auf einige Stunden in uns eine mehr joviliasche, selbst petulante (ausgelassene) Heiterkeit, einen lebhaftern Witz, eine über unser Temperament gehende lodernde Phantasie zu erzeugen, die Bewegung unserer Muskeln bis zum Zittern zu beschleunigen, den gewöhnlichen ruhigen

Gang unserer Verdauungs- und Ausscheidungsorgane in Doppelschritt zu setzen imstande gewesen wäre.... So übermeistern wir die weise Einrichtung unserer Natur, aber **nicht ohne Schaden!**...«

Je auffallender die Erstwirkung ist, desto merkbarer und unangenehmer ist die **Nachwirkung**, die allerdings nicht von allen gleichermaßen empfunden wird und die auch für diejenigen nicht allzu schädlich ist, die im übrigen eine naturgemäße Lebensart führen. Aber bei Menschen mit einer bloßen Beschäftigung im Hause, in der Stube und beim weiblichen Geschlecht äußern sich die Nachwirkungen um so stärker: auf die gesteigerte, künstliche Lebenstätigkeit folgt nach wenigen Stunden eine gähnende Schläfrigkeit und größere Untätigkeit, die Überheiterkeit geht in Stumpfsinn über; statt der beschleunigten Verdauung treten schmerzhafte Blähungen und Verstopfung ein. Die erkünstelte Wärme des Körpers verfliegt, Hände und Füße werden kalt; ein gewisser Heißhunger tritt ein, Essen und Trinken beschweren Magen und Kopf mehr als zuvor. Der Geschlechtstrieb wird kälter und schwächer; mit Mühe wird der Schlaf erhascht; er ist matter, und nach dem Erwachen ist man schläfriger, unmutiger und trübsinniger. Man greift zu einem stärkeren Trank Kaffee, um sich wieder künstlich zu beleben. So verstärken sich auch die Nachwirkungen immer mehr. Die Haut wird empfindlicher selbst gegen nicht kalte Luft; die Verdauung wird beschwerlicher; die Blähungen nehmen zu; Verstopfung wechselt mit Durchfall. Der Schlaf gewährt keine Erquickung mehr. Das Erwachen bringt eine Düsterheit des Kopfs, Langsamkeit des Besinnens etc. Schon geringe Anlässe erregen der Kaffeeschwester Migräne, ein öfteres, oft unerträgliches, vorzüglich nächtliches Zahnweh, wie überhaupt der Kaffeegenuß imstande ist, die Zähne in kurzer Zeit zu vernichten, oder doch schwarz und gelb zu machen. Der Verlust der vorderen (Schneide-)zähne ist hauptsächlich dem Kaffeemißbrauch eigen. Auch mancher Knochenfraß bei Kindern, wie tiefliegende Fleischgeschwüre mit enger Öffnung rühren vom Kaffee her. »Überhaupt wirkt der Kaffee am verderblichsten auf Kinder,« was Hahnemann im Einzelnen nachweist.

Er geht dann über auf die Frage der Entwöhnung vom Kaffee, die eine allmähliche sein muß, und wobei Spaziergänge eine Hauptrolle spielen. Dann aber bekennt Hahnemann: »Ich verehre die **medicinischen Kräfte des Kaffees**, wenn er am rechten Orte arzneilich angewendet wird, ebenso sehr als die jedes andern Medicaments.« Dabei aber verwirft er, wegen der schon angeführten Erstwirkungen, den palliativen Gebrauch des Kaffees mit Ausnahme von schnell entstandenen, schnelle Gefahr drohenden Krankheiten (z. B. Seekrankheit, Vergiftungen mit Mohnsaft oder Weißnieswurz, bei Scheintod Ertrunkener, Erstickter oder Erfrorener); ganz besonders aber empfiehlt Hahnemann die Anwendung als Heilmittel bei langwierigen Beschwerden, die mit seiner Anfangswirkung große Ähnlichkeit haben (widernatürliche Schlaflosigkeit, Überreiztheit und Agilität, Mangel an Hunger und Durst, öfterer, unschmerzhafter Abgang weicher Exkremente und bei einer gewissen Art von Geburtsnachwehen). »Dies — schließt Hahnemann seine Anklageschrift gegen den Mißbrauch des Kaffeetrinkens — ist der einzige rationelle und weise Gebrauch dieses, von hundert Millionen Menschen zu ihrem Schaden gemißbrauchten, von Wenigen gekannten, am rechten Orte äußerst heilsamen arzneilichen Tranks.«

Schon zuvor, in seiner Übersetzung von Cullens »Materia medica« (1790) beschäftigte sich Hahnemann in Fußnoten mit den **Kaffeewirkungen**:

»Es gibt gewiß — dies versichere ich nach vielfältiger Beobachtung — kein stärkeres Gegengift der narkotischen Dinge, als starken Kaffee, dessen Hauptwirkung Vermehrung der Reizbarkeit ist.« (S, 297.)

»Da die **Tugenden des Kaffees** gewöhnlich neben dem Thee abgehandelt werden, so ergreife ich hier die Gelegenheit, von einem von unserem Verfasser ausgelassenen Heilmittel zu sprechen, welches das einzige seiner Art und schon deshalb vortrefflich ist. Sein **Mißbrauch zum Hausgetränk** machte, daß man seine eigentlichen Kräfte übersah....«

Es folgt nun eine Schilderung des Kaffeemißbrauchs, in der es heißt:

»Dieser gelinde angenehme Reiz löscht gewöhnlich eine Menge unangenehmer Empfindungen aus, dergleichen Niedergeschlagenheit, Magenbeschwerden, Kopfschmerzen, Koliken usw. sind. Die Heiterkeit, welche auf einen gehörig starken Genuß des Kaffees erfolgt, ist eine besondere Art von Rausch, der dem von narkotischen Dingen gerade entgegengesetzt ist. Das Berauschtsein ist erhöht und der Schlaf entweicht. (S. 351.)
(Folgen Bemerkungen über treffliche Kaffeewirkung bei Vergiftungen mit narkotischen Arzneien, auch mit Branntwein).
Ich glaube Ursache zu haben, den Kaffee, als Arznei betrachtet, als das einzige und beste Antinarkotikum in der Materia medica aufstellen und ihn den Ärzten als ein solches nachdrücklich empfehlen zu können.... Aus diesen Erfolgen wird es einleuchtend, wie der häufige Genuß dieses Getränkes die unversiegbare Quelle von Unverdaulichkeiten, Nervenbeschwerden, Krämpfen, Unfruchtbarkeit, Weichlichkeit, Empfindelei, Unbeständigkeit und mehrere Anlagen zur Sittenverderbnis sein könne, die unser Jahrhundert (das 18te) als merkwürdige Ausartungen charakterisiren... Beschwerden von Atonie des Körpers und Reizbarkeit der Nerven vertragen sich mit seinem Genusse gar nicht!« (352.)

Auch im »Organon« (6. Auflage) erwähnt Hahnemann die medizinisch-homöopathische Wirkung des Kaffees, so in der Anmerkung zu § 26: »Der Nachtheil von einer allzu lebhaften Freude wird durch den Überfreudigkeit erzeugenden Kaffeetrunk gehoben«. Und in § 59 (S. 110): »Gegen langwierige Neigung zu Tagesschläfrigkeit verordnete man den in seiner Erstwirkung ermunternden Kaffee, und als er ausgewirkt hatte, nahm die Tagesschläfrigkeit zu.«

Der Weltkrieg hat das deutsche Volk von jeder überseeischen Einfuhr abgeschnürt. Der Mangel an Einfuhr und der dem Krieg folgende wirtschaftliche und politische Zusammenbruch hat u. a. auch die Entwöhnung des deutschen Volkes vom Kaffeemißbrauch gebracht. Jahrelang mußte es sich mit Ersatzmitteln behelfen (Malzkaffee, Zichorie) und es hat sich mit der Zeit an diesen Ersatz gewöhnt. Seit jetzt aber wieder mehr Bohnenkaffee eingeführt und infolgedessen wieder mehr genossen wird, machen sich auch alle die schlimmen Folgen des Kaffeegenusses, vor denen Hahnemann vor mehr als 100 Jahren gewarnt hat, weit deutlicher als je zuvor bemerkbar. So schreibt Geh. San.-Rat Prof. Dr. Kurt Brandenburg (Berlin) in der »Medizinischen Klinik« Nr. 50 vom 12. Dezember 1920:

»Da wir ohne weiteres annehmen dürfen, daß in der früheren reichen Zeit Deutschlands der Kaffee vielfach mißbräuchlich gewohnheitsmäßig und in schädlichen Mengen konsumiert worden ist, so dürfte diese erzwungene Kaffee-Abstinenz vielleicht in ähnlicher Weise, wenn auch in unvergleichlich geringerem Umfange, wie die erzwungene Alkoholenthaltung nur fördernd auf die allgemeinen Gesundheitsverhältnisse gewirkt haben. Aber es hat sich mit dieser Entwöhnung, wie es scheint, ein anderer Zustand entwickelt, der manchmal in recht überraschender Form in die Erscheinung tritt. Das ist Überempfindlichkeit gegen den Genuß von starkem Bohnenkaffee. Es ist sicher kein Zufall, daß in der ärztlichen Praxis gegenwärtig häufig akut einsetzende krankhafte Zustände zur Behandlung kommen, die sich vorwiegend an den Gefäßen und am Herzen äußern und als Kaffeevergiftung bei Leuten mit reizbarem Herzgefäßapparat aufzufassen sind....«

Hierauf berichtet Prof. Dr. Brandenburg von drei solchen Kaffeevergiftungsfällen, die bei ihm in wenigen Tagen anfielen.

## Anlage 35.

### Das Scharlachmittel.

An Rat Becker in Gotha.

*Theuerster Freund!*

Endlich einmal! Werden Sie denken und Sie haben recht. Hier sind die Ausziehzeiten auf Himmelfahrt u. Martini. Auch ich komme also erst in 5 Wochen aus diesem meinem gemietheten Hause, welches nun verkauft und mir also ohnehin nicht mehr zugänglich ist. Daß ich hier in der Stadt Altona oder Hamburg nicht bleibe, haben Sie schon aus vorigen Briefen ersehen. Das Nichtzahlen, der Betrug und die Theuerung sind hier aufs höchste gestiegen; ich müßte meinem Leben gram seyn, wenn ich hier bleiben wollte. Das Alles vorausgesetzt, muß ich Sie freundschaftlich bitten, Wetzeln für mich aufzuheben, bis ich Ihnen nach Verfluß von 5 Wochen schreibe: »Hier bin ich, bringt ihn.« Nicht wahr, so lange haben Sie Geduld? Thun Sie's!

Wie's mit dem Pränumerationswesen aussieht, wünsche ich wohl von Ihnen zu wissen. Meine kleine Abhandlung ist ins Reine geschrieben; aber ob das Publikum schon aufmerksam genug gewesen und erträglich auf Treu und Glauben (der so oft gemißbraucht wird) gezahlt hat, weiß ich nun noch nicht. Bei mir (16) u. Hemmrich (2) sind 18 Pränumerationen eingelaufen. Es soll mich wundern, ob es sich nur einigermaßen der Mühe lohnen wird, das Büchlein mit dem wohlthätigen Geheimnisse zum verkündigten Termine hinzugeben oder letztern noch zu verlängern, welches letztere ich nicht eben wünsche. Und doch! Wer könnte durch irgend ein Kunststück den Nachdruck verhindern, sobald die Exemplare ausgetheilt sind? Was ich mit eigener Hand dazu schreiben möchte, läßt der Nachdrucker abdrucken ohne weiteres Bedenken u. erreicht gewiß seine Absicht. Jeder will's nur wissen, u. je wohlfeiler er's erfahren kann, auch auf unpatriotische, gegen den Urheber unerkenntliche Weise, desto lieber ist es ihm.

Ich säe und bringe mühsam zur Reife, und Tausende schneiden die wohlfeile Frucht ab zu ihrem Vortheile.

Ungefähr 13, die sich bei mir meldeten, wollten das Geheimniß im voraus wissen auf Ehrenwort, weil das bei ihnen herrschende Scharlachfieber diesen Aufschub nicht leide. Ich schickte ihnen das Mittel, ohne es zu nennen, in natura mit der Gebrauchsart und erwarte nun, daß wenigstens Einige so viel Güte für die gute Sache haben und den gewiß erwünschten Erfolg in Ihrem Reichsanzeiger bekannt machen werden.

Der Erbprinz von Coburg hat mir in schmeichelhaften Ausdrücken den guten Erfolg an seinen Kindern und andern geschrieben; er ist aber jetzt nur noch der einzige, der mir's zu wissen gethan hat.

Ich wagte viel, da ich's ihnen schickte, denn brauchen sie's nicht genau nach Vorschrift, so können Fälle von Fehlschlagung sich ereignen, welches dem bei richtigem Gebrauche untrüglichen Mittel Schande zuzieht, ehe ich noch Entschädigung erhielt.

Glauben Sie mir, bester Freund, der Sie zugleich ein so warmer Freund des ganzen Menschengeschlechts sind, glauben Sie, daß es eine der wohlthätigsten arzneilichen Entdeckungen ist, die nur je gemacht worden, so untrüglich als wohl schwerlich irgend etwas Arzneiliches.

Weil dies Versprechen so groß ist, so glauben es nicht viele, man wartet, bis es kund geworden, und es seiner großen Absicht völlig entsprochen hat. Dann lobt und rühmt man den Urheber, aber niemand belohnt ihn; man nutzt dankbar eine Erfindung, aber man trägt nichts bei, sein irdisches Wohl zu bessern, sobald er den Seegen einmahl aus den Händen hat entwischen lassen.

Lukrativer hätte ich für mich gesorgt, wenn ich blos das Mittel immerdar als Geheimniß verkauft hätte; aber allgemein wohlthätig wäre es dann gar nicht geworden, wie ich doch wünsche, daß es werden möge, gesetzt ich würde auch nur mittelmäßig entschädigt.

Wie wäre es, wenn wir den unschuldigen Kniff brauchten und etwa die beiliegende Erinnerung oder etwas Ähnliches nach Ihrem Ermessen dem R. A. einsetzten?

Ich gründe mich auf die Erfahrung, daß man in der Bude am liebsten kauft, an der man schon Kaufleute stehen sieht — und daß, wo Tauben sind (vielleicht?) Tauben zufliegen.

Empfehlen Sie mich und die Meinigen Ihrem werthesten Hause und fahren Sie fort zu lieben

Ihren treuen Freund

Samuel Hahnemann.

Altona, den 16. April 1800.

---

(An Rat Becker in Gotha.)

† Altona, den 1. Mai 1800.

Theuerster Freund!

Ich glaube, durch beigehende Kundmachung in Ihrem Reichsanzeiger (die ich auf das schleunigste zum Wohle der Nothleidenden einzurücken bitte) einen Mittelweg eingeschlagen zu haben, daß der Welt gedient, aber auch ich nicht dabei vergessen werde. Warum sollen wir alles umsonst thun?

Ich bitte daher, wenn erst die Anzeige in Ihren Blättern erschienen ist, jedem Pränumerationsschein ein solches kleines Pülverchen gütigst beilegen zu lassen. Die Unentgeltlichkeit des letzteren erlaubt der Unternehmung keinen Anstrich von Arzneiverkauf und ich erreiche vielleicht meine Absicht. Durch die schläfrige bisherige Pränumeration würde nie der Zweck zustande kommen.

Ein solches Exemplar von dem Blatte des Reichsanzeigers bitte ich mit einem Pülverchen an Hartenkeil und an Struve baldmöglichst abzusenden.

Sollten auch bisherige Pränumeranten eines verlangen, so bitte ich es ihnen nicht zu verweigern. Mühe und Kosten bitte ich mir zu notieren.

Ehrlicher kann ich mit der Welt nicht verfahren, aber mich dabei zu vergessen, kann mir niemand zumuthen, mit meiner zahlreichen Familie und bei den vielen Opfern, die ich schon der Welt umsonst gebracht habe.

Meine Hamburger Bekanntschaft hat mich nun bewogen, hier in der Gegend zu bleiben.

Den Himmelfahrtstag bin ich völlig in einem hübschen Hause in St. Jürgen bei Hamburg (Alstertwiete N 126) zum Empfange Wezels, eingerichtet. Ich ziehe in einigen Tagen hin, etwa in 14 Tagen.

Leben Sie wohl u. gesund. Die besten Grüße von den Meinigen an Sie alle

Dr. Hahnemann.

---

Der — diesem Schreiben beigegebene — in Nr. 108 des Reichsanzeigers vom Jahre 1800, 12. May, erschienene Artikel hat folgenden Wortlaut:

Die Aufforderungen, mein Mittel gegen Scharlachfieber-Ansteckung möglichst bald bekannt zu geben, werden immer dringender. Man macht mir diese Beschleunigung zur Gewissenssache, weil das Scharlachfieber hier und da heftig wüthe und viele hundert Kinder wegraffe.

Kaum wird aber wohl ein billig denkender Mann diesen an sich gerechten Wunsch des Publikums von der Befriedigung meiner Ansprüche trennen und mir die Realisierung jenes zur Pflicht machen wollen, ohne auf Erfüllung der letzteren Rücksicht zu nehmen. Es ist allerdings etwas, daß sich schon 40 Pränumeranten eingefunden haben, aber von 300 Pränumeranten, die ich billig erwarten kann, ist jene Zahl doch noch ziemlich entfernt. Man zürne also nicht, wenn ich erkläre: daß ich, ohne mir zu nahe zu treten, mein Buch vor der Hand noch nicht erscheinen lassen kann. So lange ich den Schluß der Pränumeration nicht im Reichsanzeiger bekannt mache, bleibt sie offen.

Indessen giebt es für die jetzt leidende Menschheit einen Ausweg, der die Zartheit meines Gefühls für Menschenwohl rechtfertigen wird. Ich habe in der Expedition des Reichsanzeigers mein Mittel in kleinen Pulvern deponirt. Jeder nun, welcher daselbst einen Friedrichsd'or auf mein Buch über das Scharlachfieber postfrei pränumerirt, erhält neben dem Pränumerationsscheine ein solches Pülverchen unentgeltlich beigefügt, hinreichend, mehrere tausend Personen gegen Scharlachfieber unansteckbar zu machen.

(Hahnemann beschreibt hierauf ausführlich den Gebrauch seines Pulvers.)

Am 17. September desselben Jahres teilt Dr. Müller, praktischer Arzt in Plauen im Voigtland mit, »daß in hiesiger Gegend kein Kind und kein Erwachsenes das Scharlachfieber nach zwei- oder dreiwöchentlichem Gebrauch des Hahnemann'schen Verwahrungsmittels bekommen habe«. (Obgleich vorher von der häßlichen Krankheit manches Kind und mehrere Erwachsene in der dortigen Gegend weggenommen worden seien.)

Viele aber haben Angst, daß das jetzt wohltätige Mittel ein schleichendes Gift enthalte, das nach Jahren noch schaden könnte.

Am 15. Oktober berichtet er aber, daß in einem Falle das Mittel vollständig versagt habe.

Ebenfalls im Oktober schrieb sodann Dr. Christian Heinrich Jani, ausübender Arzt in Gera, im Reußischen Voigtlande, daß er 36 Kindern von zehn Familien das Hahnemannsche Verwahrungsmittel gegeben habe. Bei einer Familie mit sechs Kindern nützte das Mittel nichts, die älteste Tochter starb am Scharlach, und auch die übrigen Kinder erkrankten daran, konnten aber — auch ohne die Hahnemannschen Mittel — gerettet werden. »Von den 30 Kindern der übrigen neun Familien, die das Verwahrungsmittel unter der Aufsicht des Unterzeichneten genommen haben, ist wissentlich kein einziges der Gefahr der Ansteckung exponiert, noch bis jetzt vom Scharlachfieber befallen worden, obgleich man den Gebrauch des Mittels, als unzureichend, unterlassen habe.« Darum zieht er den Schluß, daß der Gebrauch des Mittels vor dem Scharlachfieber nicht unbedingt sichere. Ob aber das Mittel nicht seinen bedingten Wert in der Verhütung des Scharlachfiebers habe — das zu leugnen, wage er nicht. Und zum Schlusse bemerkt der Berichterstatter: ist es nicht denkbar, daß der verdiente Dr. Hahnemann seine Erfahrungen unter einem günstigeren Zusammenfluß von Umständen gemacht hat und dadurch zu einem Fehlschluß verleitet worden sei?

Im Reichsanzeiger vom 1. Dezember 1800 teilt dann Hahnemann mit:

Um verschiedenen ängstlichen Erkundigungen Genüge zu thun, erkläre ich, daß diese Arzney einzig aus dem Safte einer offizinellen Pflanze besteht, deren Wirkung etwa 6 Tage dauert und dann auf immer aus dem Körper verschwindet in der Gabe, die ich vorschrieb, ganz unschädlich.

Für gewisse Körper finde ich jedoch die anfänglichen Gaben etwas zu schwach. Dieser Schwäche wird dadurch abgeholfen, daß man die ersten vier Gaben so einrichtet, daß die zweyte 24 Stunden nach der ersten Gabe, die dritte 36 Stunden nach der zweyten, die vierte 48 Stunden nach der dritten Gabe gereicht, dann aber bis zum Ende der Kur alle 72 Stunden damit fortgefahren wird.

Dr. Sam. Hahnemann.

---

Die Streitigkeiten dauerten an. In Nr. 30 vom 5. Februar 1801 wandte sich in einem längeren Aufsatz Dr. F. G. Sulzer, H. S. Rat und Brunnenarzt in Ronneburg, gegen das Hahnemannsche Scharlachmittel:

»Dr. Hahnemann, welcher als ein großer Chemiker, als Pharmaceutiker u. als Arzt rühmlichst bekannt und geschätzt ist, kündigte, im zuversichtlichen Tone der eigenen Überzeugung, die von ihm gemachte Erfindung eines untrüglichen Vorbauungsmittels gegen das Scharlachfieber an. „Wer sollte einem so würdigen Manne nicht glauben?" Dann aber beklagt sich Sulzer, daß Hahnemann die Ärzte weder mit der Schicklichkeit noch mit der Offenheit behandle, die man doch hätte beanspruchen können. Dazu leiste das ausgeteilte Mittel nicht, was davon verheißen wurde. Ausführlich geht dann Sulzer auf die vorgeschriebene Anwendung des Pulvers ein. Er stößt sich vor allem an der starken Verdünnung: „Es wird also dieses Pülverchen, welches (wenigstens das, was ich erhielt) mehr nicht als $1^1/_5$ Gran oder $1/_{200}$ eines Loths wiegt, in 2 400 000, schreibe zwei Millionen viermal hunderttausend Tropfen Flüssigkeit vertheilt!" Das könne doch nimmer wirksam sein. Darum habe er auch Versuche angestellt mit drei Hunden, an sich selbst, wie mit vielen Personen (darunter mit 28 Angehörigen einer Fabrik, welche „für ein Paar Kannen Bier so viel von meinen

Tropfen nahmen, als ich ihnen geben wollte") — überall ohne irgend welche merkbare Folgen. Sulzer wendet sich auch gegen die Bereitungsart durch Tropfen, wobei er — sogar mit einer Tabelle — die verschiedene Größe der möglichen Tropfen nachweist.

Hahnemann gab (Nr. 48 vom 26. Febr. 1801) auf diese Angriffe Antwort. „Bei mir ist von Auflösung, von inniger Vermischung des Verdünnten die Rede. Will der Herr Doktor wohl selbst ein Sechzehntelgran Arsenik (von ihm hatte Sulzer selbst gesprochen) in destillirtem Wasser bis zur Auflösung gekocht und mit 8 Unzen Wasser eine Minute lang stark umgerührt einnehmen und dann aufrichtig im k. priv. Reichsanzeiger die schrecklichen Zufälle bekannt machen, die ihm diese Kleinigkeit verursachte? O thue er doch; er wird zeitlebens an den Hahnemann gedenken, der von der **unsäglich erhöheten Kraft der Arzneyen** in flüssiger Form und genauer Verdünnung besser unterrichtet war, als er."«

Bezüglich der Versuche an Hunden aber bemerkt Hahnemann:

»Hat er (Sulzer) noch nie gelesen, daß die Schlüsse von Wirkungen der Arzneyen auf Thiere wenig für den Menschen beweisen?« »Hunde vertragen ganze Unzen von Giftwütherich- und Belladonnenbeeren-Saft ohne Nachtheil, sterben aber von wenigen Granen Krähenaugen ohne Rettung.«

Er schließt:

»Übrigens hätten Sie, m. H. S., nicht nöthig gehabt, mir es zum Verbrechen zu machen, daß ich auf dem Wege des Nachdenkens zu meiner Erfindung gelangt sey — Ihr ganzer Aufsatz zeigt schon deutlich genug, wie sorgfältig Sie selbst das Nachdenken vermieden.«

Nachdem noch einmal Dr. Müller in Plauen gegen Hahnemanns Scharlach-Mittel, das inzwischen bekannt geworden war, polemisiert hat (6. April), nimmt Dr. Sulzer das Schlußwort zu meist persönlichen Angriffen auf Hahnemann. Damit war die Auseinandersetzung vorläufig abgeschlossen (siehe jedoch folgende Anlage).

---

Anlage 36.

## Briefe Hahnemanns aus Mölln und Machern.

An Rat Becker in Gotha. (Leipz. Pop. Zeitschr. 1900, 31. Jahrg., S. 182.)

Mölln im Lauenburgischen, den 19. November 1800.

### Theuerster Freund!

Ihr gänzliches Stillschweigen läßt mich einige Verminderung Ihrer Gewogenheit befürchten — wahrscheinlich wegen der **mißrathenen Unternehmung mit Wezel**. Das thuen Sie doch ums Himmels willen nicht. Bedenken Sie die Gründe, die in meinen Briefen (in Ihrer Abwesenheit von Gotha geschrieben) gehäuft sind. Es ging mit Macht über mein Leben her und ich hatte nicht die mindeste Aussicht, ihm dort helfen zu können. Gönnen Sie dem Vater von 9 Kindern noch einige Jahre das Leben, um sie etwas heranziehen zu können. Überzeugen Sie sich, daß ich in meiner Lage nichts mehr thun konnte und schenken Sie mir das volle Maß Ihrer Freundschaft wieder.

Wenn Sie **Wezels Kasse** revidiren, sind Sie wohl auch so gütig, mir den letzten $3/4$ **Monat Pension** (den ersten habe ich erhalten) gefälligst überschicken zu lassen. Ich erinnere hieran mit widrigem Gefühlen, als an sonst irgend etwas.

Ich will suchen, Sie und die Welt durch andere gute Bemühungen zu entschädigen.

Schon habe ich wieder einen kleinen Anfang dazu gemacht durch Erfindung eines wichtigen chemischen Produkts, eines **neuen Laugensalzes**, dessen medicinischen Nutzen ich fördersamst auszufinden und Ihrem Reichsanzeiger einzuverleiben suchen werde.

Indessen bitte beiliegende Anzeige auf meine Kosten einrücken zu lassen und indeß die Versicherung meiner unverbrüchlichen Freundschaft, Liebe und Hochachtung anzunehmen.

Dr. Sam. Hahnemann.

An Rat Becker-Gotha. (Leipz. Pop. Zeitschr. 1901, 32. Jahrg., S. 26.)

Mölln, den 22. Januar 1801.

Theuerster Freund!

Jeder hält zwar gewöhnlich gerade sein Inserandum für das des schnellsten Abdrucks würdigste, und so könnte es auch mir unterlaufen. Solches lesen Sie von den Einschickern täglich und es würde Ihnen auch bei mir nicht auffallen, wenn ich mit beigehendem Papier ein Gleiches thäte. Doch nein, Sie werden selbst sehen, daß die gute wichtige Sache sehr befördert werden würde, wenn dieses beiliegende Papier zeitig zur Kenntniß des Publikums gelangte. Dieses Compte rendu au public war ich aus vielen anderen Rücksichten abzulegen schuldig.

Wegen meines Büchleins benachrichtige ich Sie, daß mirs niemand abfordern könnte, wenn ich es der unzulänglichen Zahl Pränumeranten wegen im Pulte behalten wollte, da ich letztere durch Zutheilung der Arznei taliter qualiter befriedigt habe. Nicht so Samuel Hahnemann. Er hat das Büchlein fix und fertig. Hier ist's. Dieß wünscht er durch Ihre nie ermüdende Gütigkeit auf etliche Bogen, je weniger, je besser, doch salvo Ihres einsichtigen Ermessens auf etwas gutem Papier nur für die Pränumeranten abgedruckt — mit der Bitte den Betrag a conto zu stellen. Die Nahmen der im Norden eingekommenen Louisd'ormänner werden dabei liegen. Es sind ihrer aber bei weitem zu wenig, als daß sie ein ausschließliches Eigenthumsrecht an dieser gewiß unabsehlig wichtigen Erfindung verlangen könnten. Auch haben sie sich nicht so redlich (videatur beigehende Abhandlung) dabei benommen, daß durch sie die reine Wahrheit an den Tag kommen könnte — um die mirs doch vor allen Dingen zu thun ist.

Ich brauche zu Pathen der reinen Wahrheit auch die Nichtpränumeranten, die vielleicht hie und da noch verstreut unneidischeren, unpartheiischeren Aerzte und das große gebildete Publicum der Nichtärzte, unter denen sich viele finden, die an arzneilichen Einsichten und vorzüglich gesunder Beurtheilung es mit einem ganzen Schock Ärzte aufnehmen können ... Diese Absicht zu erreichen, wie wärs, wenn Sie die Güte hätten, die ganze kleine Schrift über das Scharlachfieber auch im Reichsanzeiger abdrucken zu lassen? In Ihrer Petitschrift würde sie nicht über einen Bogen füllen. So könnte sie wohl auch besonders für ein Kleines*) verkauft werden. Doch drucken Sie sie, wie Sie es am besten finden, wenn sie nur zur recht ausgebreiteten Kenntniß des Publikums gelangt! Nur dann kann ich mir erst eine recht unpartheiische Prüfung und den größten Nutzen für die Welt versprechen.

Leben Sie recht gesund und vergnügt, dieß wünscht mit den Seinen

Ihr getreuer Verehrer

Sam. Hahnemann.

Brief aus Machern zur Verteidigung gegen die Angriffe der Gegner.

Wieder an Rat Becker in Gotha. (Leipz. Pop. Zeitschr. 1901, 32. Jahrg., S. 56 u. 69.)

Machern, den 8. Juny 1801.

Siehe da! der im Raisonnement bisher unerschütterlich kalte, in der Freundschaft unerkaltlich warme Becker wird warm im Haupte und kalt im Herzen gegen einen der rechtschaffensten Männer, gegen mich! welche Erscheinung! Daß der alte Freund Becker so an mich schreibt, vernichtet fast meinen ohnehin schwachen Glauben an Menschen und drückt mich unendlich tiefer, als wenn die ganze Handwerkszunft gegen mich aufstünde. Wenn jetzt mehrere unvernünftige Eiferer Sache an mir suchen, und mich verunglimpfen, wollte sich da ein Mann an ihre Fischweiberaufstände anschließen, dem es auch oft nicht besser ging, der so oft schon öffentlich angefallen, oft nur, wie jetzt ich, im Bewußtsein einer guten Sache und dem reinsten Gewissen die einzige Freistätte fand? Das sogenannte Kali pneum war der einzige auffallende Irrthum, der meiner menschlichen Schwachheit entschlüpfte, daß ich selbst dem Coadjutor Dalberg davon zum Geschenk schickte, an dessen Achtung mir viel gelegen ist. Aber weit größere Nahmen, als

---

*) So daß der Überschuß des Betrages nach Abzug Ihrer Kosten den Armen zu Theil werde. Die Druckkosten für die Pränumerantenexemplare sind vor sich; die berechnen Sie mir gütigst besonders.

der meinige haben ähnliche Irrthümer begangen. Keinen einzigen bekannten großen Chemiker kann man nennen, der nicht einen großen chemischen Irrthum begangen hätte. Ich habe den meinigen öffentlich deduzirt, habe die einzig dafür eingenommenen 5 Reichsthaler nach Abzug der Verkaufskosten den Armen in Leipzig überlassen und — bin nun dem Publikum keine weitere Satisfaktion und selbst meinen Freunden keine Abbitte mehr schuldig. Ich kann leicht 30 Thaler Kosten dabei weggeworfen haben ...
Daß aber dieser Irrthum gerade mit der Hohnsprechung gegen mein Scharlachmittel in Eine Zeit zusammentraf, ist ein Unstern, der wohl das Pöbelvolk, durch eine blödsichtige combinatio idearum verleitet, indisponiren konnte, nicht aber einen Mann, der wohl mehr als ein Paar Facta in Gedanken zu trennen und jedes einzeln auf eine besondere Quelle zurückzuführen gelernt hat, wie Sie.

»Um meinen ganzen literarischen Ruf soll ich durch diese beiden Fällen gekommen seyn,« wie ist dies auch nur denkbar? Wer kann mir meine, obschon kleinen Verdienste um die Welt rauben? Ist es ein Philosoph, der mir diese Drohung macht? Soll ich aber durch diese Unglücksprophezeiung von Ihnen (an dem ich doch sonst nie Schadenfreude wahrnahm) blos gekränkt werden, so sage ich Ihnen, daß ich nie des öffentlichen Beifalls, das ist, der leidigen Ehre wegen, arbeitete, sondern gewisser höherer Absichten wegen — daß ich also in jener Rücksicht nichts verlieren, und nichts gekränkt werden kann.

Und wie können Sie sich von einem Manne, der sich so niedrige Ausdrücke wie Struve, erlaubt, in die Enge treiben lassen, da Sie sich der menschenfreundlichsten Absichten dabei bewußt sind? wie können Sie sich durch ihn, der wie ein Nachrichter das Halsgericht an uns beiden zu vollstrecken, drollige Miene macht, bis zur Verläugnung Ihres Freundes intimidiren lassen, »ich kenne des Menschen nicht«?

Es ist gar nichts Böses, sich durch Pränumeration für seine Erfindung, im voraus belohnen zu lassen, wenn man nach empfangenem Lohne sein Aequivalent entrichtet. Dieß Verfahren hat die besten Beispiele vor sich. Was wollen Sie sich schämen, eine so gerechte Absicht befördert zu haben? Daß meine Erfindung noch nicht allgemein anerkannt ist, fällt gar nicht auf Sie zurück. Auf mich allein, dessen Lebensthätigkeit in ein Zeitalter fiel, wo die (vorzüglich jungen, deutschen) Ärzte so neidisch, so vorlaut, so allweise und aufgeblasen von ihrer gebrechlichen Schulweisheit sind, daß ihnen alles neue, nicht von ihnen herrührende unerträglich wird und ihre pöbelhafte Galle reizt. Was kann ich dafür, daß sie die ganze pestilenzialische Epidemie, die gewiß nichts geringeres als Fothergill's bösartige Bräune war, für ein Scharlachfieber hielten, und mein Mittel darum mißbrauchten? (Beiliegendes Inserat wird die Sache etwas aufhellen, wenn taugliche Männer es beantworten.) Wie konnte mein Mittel in einer ganz verschiedenen Krankheit helfen? Wollen Sie kein Mitleid mit meinem unverschuldeten Unstern haben, so sollten Sie sich doch nicht der Sünde jener Idioten theilhaftig machen und mich zertreten helfen. Ist es Ihnen jetzt nicht möglich, sich von der Wahrheit meiner wohlthätigen Erfindung zu überzeugen — nicht möglich, mir auf mein Wort zu glauben — Gut! aber Ihr Urtheil suspendiren können Sie doch, ein Mann von Ihrer Menschenkenntniß, der vorzüglichste Lehrer ächter praktischer Humanität, welcher sich noch nie dergleichen Übereilung zu Schulden kommen ließ?

Welche Bewandtniß hat es aber mit der Dreigroschenpiece, die Nachrichter Struve uns zum Verbrechen macht? Ich verstehe das nicht. In meinem vorletzten Briefe (dem letzten aus Mölln) bat ich Sie, damit meine Sache fürs große Publikum käme, das Papier in Ihrem Reichsanzeiger als unentgeltliche Beilage gütigst abdrucken zu lassen. Ist denn aus Versehen etwas anderes erfolgt, was mich abermahls in einem gehäßigen Lichte darstellen könnte, ohne meine Schuld? Ich bitte mir Belehrung darüber aus und verbitte mir jeden Pfennig, der bei dem Verkaufe herauskommen könnte.

Warum ich Göttlinger nicht antworte? Wie kann ich? Da ich des guten Tropfes Aufsatz gar nicht gesehen habe. Hier in Machern bekomme ich keine neue Zeitschrift zu sehen. Ohne aber den nichtswürdigen Eigendünkel noch gelesen zu haben, könnte ich, wenn es Ihnen gefällig wäre, antworten:

Es sei eben nicht zu bedauern, daß die chemische Kunst noch nicht bis dahin gediehen sei, ein Zehntelgran eines Pflanzenextractes von zwei Gran Weinsteinrahm zu scheiden, da sich die Chemie überhaupt nicht mit Glück in das Gebiet der Aufsuchung der arzneilichen Bestandtheile der Pflanzen wagen könne. Ein solcher Mißgriff, wie dieses Leugnen eines Pflanzenextractes in meinen Pulvern, kleide jedoch noch am ehesten einen Mann, der nach hundert Widerlegungen den Phosphor noch immer im reinen Stickgas leuchten sehen will.

Ob es nun gleich undenkbar ist, daß ich in die Pulver kein Belladonnaextract gethan haben sollte, so können doch wenigstens Sie sich, ehe Sie eine solche Replique abdrucken, bei dieser Gelegenheit überzeugen, mit welcher schamlosen Zudringlichkeit man sich an mir zu versündigen bestrebt, wenn Sie die hier beigelegten Bestandtheile meiner damaligen Pulver in einem kleinen Mörsel eine Viertelstunde lang zusammenreiben, das Ganze dann in zwanzig gleiche Theile theilen und eins davon (völlig mit einem meiner damaligen Pulver aus $^1/_{10}$ Gran Belladonnaextract und zwei Gran Weinsteinrahm übereinstimmend) Göttlinger mit der Bitte überschicken, es doch nochmahls zu untersuchen, ob und wieviel Pflanzenkraft darin sei und, wenn er dann wieder Nein! sagt, sich überzeugen, daß er, was Sie selbst hineingethan, nicht heraus zu ziehen vermöge, und mich ungerecht angetastet habe. Besser kann ich Sie nicht überzeugen. Aber mehr als ein Pülverchen von den 20 dürfen Sie ihm nicht schicken, weil er vermuthlich auch nur ein einziges damahls in Untersuchung nahm, als er mir zu Leibe gehen wollte.

Die öfteren Veränderungen meines Wohnortes kann man mir mit gleichem Rechte zum Vorwurf machen, als irgend einem anderen Reisenden: »warum bleibt er nicht auf derselben Stelle, wie der Korallpolyp?« Über die äußeren Verhältnisse eines Gelehrten können sich nur Schwachsinnige aufhalten, ob der Mann eine runde Perücke oder einen Zopf, und nicht wie sonst, einen Schwedenkopf — ob er Stiefeln oder Schuhe trägt? Wen geht das an? Dem freien Mann fällt dabei immer ein, was Goldschmidts Junge gedacht hat, und lacht dazu. Gleich als wenn nicht die größten Verbrecher verdient hätten, an ihrem Geburtsorte wie angenagelt geblieben zu seyn. Wo blieb ich etwas schuldig, wenn ich von dannen weiter ging? er trete auf, den ich je um einen Heller betrog! Wer giebt mir das Geld zur Reise (die letzte kostete 700 Th.), daß er mich fragen dürfte, warum thust du das? Hier sehen Sie wieder den absichtlichen Beleidiger — und den Hungerleider, der auch gegen uns den Thaler Postgeld nicht verschmerzen kann, den er für Reichs-Fiebermittel ausgegeben haben will. Der Elende, was geht denn das uns an?

Ich bitte Sie, dem Armen seinen Louisd'or wieder zu schicken, und lege Ihnen einen hier bei, im Fall bei Ihnen nicht mehr so viel für mich übrig seyn sollte. Sobald er ihn erhalten, werde ich ihm selbst einmahl die Leviten lesen.

Wenn Sie wüßten, wie weit ich es seit meiner Abwesenheit von Ihnen in der Arzneikunde zur Gewißheit gebracht habe, Sie würden mit mir die Buben verlachen und kein so großes Gewicht auf ihr Pfeifen, Pochen und Trommeln setzen.

Ihr Dr. Sam. Hahnemann.

Erst heute habe ich Ihren Brief vom 4. Mai erhalten nach 5 Wochen.

Herrn
Rath Becker
Gotha.
frei
inl. 1 Louisdor.

## Anlage 37.

## Der Scharlachfieber-Streit.

In dem von Becker verlegten Schriftchen:

»Heilung und Verhütung des Scharlachfiebers«

teilt H. die Krankheitsfälle mit, die ihn zu der Entdeckung der Belladonna als Vorbeugungs- und Heilmittel bei dem Scharlachfieber geführt hatten, worauf er dann die ganz genaue Herstellungsweise der Arznei und die zu verordnenden Mengen angab.

Das führte natürlich — vom damaligen Ärztestandpunkt aus — zu weiteren Angriffen wegen der kleinen Gaben der Heilmittel. Hahnemann antwortete sofort mit dem Aufsatz in Hufelands Journal Bd. 12, 2. Teil, Januar 1801:

Über die Kraft kleiner Gaben der Arzneien überhaupt und der Belladonna insbesondere«.

Der Aufsatz führt aus:

»Sie fragen mich dringend: was kann denn $1/100000$ Gran Belladonna wirken? — ... Eine recht hart getrocknete Pille des Belladonna-Dicksaftes wirkt bei einem robusten, ganz gesunden Landmann oder Taglöhner gewöhnlich nichts ... Die harte Granpille findet im gesunden Körper sehr wenig Berührungspunkte, sie gleitet fast völlig unaufgelöst über die mit Schleim bekleidete Fläche des Speisekanals hinüber, bis sie (auf diesem Wege schon selbst mit Schleim überzogen) von Excrementen vollends eingehüllt ihren natürlichen baldigen Abgang findet. Unendlich anders ist es mit der Auflösung, und zwar der innigen Auflösung. Diese sey so dünn, als sie wolle, sie berührt bei ihrem Durchgange in den Magen doch weit mehr Punkte der lebendigen Faser und erregt, da die Arznei nicht atomisch (unteilbares Urteilchen) sondern bloß dynamisch (durch innere Kraft) wirkt, weit stärkere Zufälle als die millionmal mehr (unthätig bleibende) Arzneitheile enthaltende compacte Pille vermag ... Es ist Thatsache, daß in Krankheiten der Erhaltungstrieb nebst allen, ihm untergeordneten, noch namenloßen Kräften (ein Theil derselben gleicht fast dem Instinkte der Thiere) unendlich regbarer ist als in gesunden Tagen, wo der Verstand und die Vollkraft der unverletzten Maschine solcher ängstlichen Wächter nicht bedarf. Wie fein distinguiert der Kranke Getränke, die ihm wohlthun, von den ihm schädlichen! ... Welch ungeheure Portion frischer Fleischbrühe mag bei einem gesunden Magen wohl dazu gehören, um ihm gewaltsames Erbrechen zu erregen! Und siehe, der akute Fieberkranke bedarf keines Tropfens hiezu; der bloße Geruch derselben, vielleicht der millionste Theil eines Tropfens, der die Nasenhaut berührt, ist hiezu schon hinreichend ...

Andererseits begrüßt ein solcher Kranker die Zitronsäure, während sie ihm in gesunden Tagen völlig gleichgiltig war. Darum: »je mehr sich die Krankheit einer akuten nähert, desto geringere Gaben Arzneimittel (ich meine der bestgewählten) bedarf sie, um zu verschwinden.«

Doch auch diese Ausführungen, so treffend sie waren, beendeten den Streit nicht. Die Angriffe auf Hahnemann dauerten fort. Und darauf folgte der weitere Artikel Hahnemanns:

## Anlage 37a.

### Ansicht der ärztlich-kollegialischen Humanität am Anfange des neuen Jahrhunderts.

(Allgem. Anz. d. D., Nr. 32, 1801).

Hahnemann spricht darin von der Eifersucht der Ärzte in ihrem Beruf und führt Beispiele an, wie man in letzter Zeit über die Urheber von Erfindungen mit Beschimpfungen hergefallen sei, so über Wichman, Hufeland, Tode, Sömmering; dann kommt er auf die Angriffe zu sprechen, denen er nach der Entdeckung seines Quecksilberpräparates ausgesetzt war, sowie auf die fortgesetzten Schmähungen, mit denen man seinem neuen Heilprinzip begegnete.

»Noch jetzt,« sagt er, »am Schlusse des verflossenen Jahrhunderts, ließ ich mich durch meinen Eifer für Menschenrettung verleiten, ein Vorbauungsmittel gegen eine der verderblichsten Kinderpesten, das Scharlachfieber, anzukündigen. Es lief kaum der vierte Theil der zu erwartenden Pränumeranten ein. Bei diesem lauen Interesse für eine so wichtige Sache verminderte sich mein Muth und ich machte die Einrichtung, daß die Theilnehmer etwas von der Arznei selbst bekämen und befriedigt wären, im Fall mein Buch darüber nicht herauskommen sollte. Diese waren größtentheils Ärzte, welche um sich her Scharlachepidemien hatten. Wenigstens dreißig derselben, die ich schriftlich gebeten hatte, der Wahrheit das Zeugniß zu geben und den Erfolg (sey er, welcher er wolle) im Reichs-Anzeiger bekannt zu machen, haben geschwiegen.«

Hahnemann beschwert sich dann über das Vorgehen des Dr. Jani, der zuerst Artikel zu Gunsten und dann plötzlich zu Ungunsten der Belladonna schrieb, und erklärt, daß das gemeinsame Ziel, das die Ärzte erstreben müssen, nur durch brüderlich vereinte Kräfte und durch gemeinschaftliche, leidenschaftslose Bearbeitung allseitiger Kenntnisse, Ansichten, Erfindungen und Beobachtungen erreicht werden könne. Und endlich schließt er mit den Worten: »Ärzte Deutschlands, seyd Brüder, seyd billig, seyd gerecht!«

---

Die von der Redaktion des »Reichsanzeigers« beigefügte Mahnung; »Möchten doch Deutschlands Ärzte die Wahrheit des vortrefflichen Aufsatzes zu Herzen nehmen,« war völlig in den Wind gesprochen.

Anlage 37b.

## Scharlachfieber und Purpurfriesel,

zwei gänzlich verschiedene Krankheiten.

Verteidigung der Belladonna als Mittel gegen

Scharlachfieber.

Juli 21, 1806 im »Reichsanzeiger«

(Hufel. Journ. Bd. 23, St. 4, S. 27—47.)

»Rüge eines ungegründeten Gerüchts.«

Unter den deutschen, vorzüglich jüngern Ärzten ist seit mehr als fünf Jahren die böse Sage in Umlauf gekommen und in vielen Büchern und auf den meisten Cathedern erneuert worden: ich (Dr. Sam. Hahnemann) habe ein angebliches Verhütungsmittel des Scharlachfiebers bekannt gemacht, womit ich das Publikum getäuscht habe, da Erfahrungen bewiesen hätten, daß die Belladonna kein Verwahrungsmittel gegen das Scharlachfieber sei.

So empörend auch für mein Gefühl eine so dreiste (und wie sich zeigen wird, gänzlich ungegründete) Anschuldigung sein muß, weil mein Charakter auf einer dreißigjährigen Laufbahn meines literarischen und Privatlebens sich in jeder Rücksicht mackellos, ich will nicht sagen, weltbürgerlich und wohlthätig für die gesammte Menschheit bewährt hat, so dauerts mich doch, daß eine so große Zahl meiner deutschen Mitbürger einen Irrthum gegen mich verbreitet, der ihnen bei der Nachwelt leicht als bürgerliche Verleumdung meiner angerechnet werden könnte.

Noch will ich diese empörende Sage nur Irrthum, ich selbst will sie nicht Verleumdung nennen, weil ihr Unwissenheit zum Grunde liegt und nur eine injurierende Unwahrheit, von deren Grundlosigkeit der Verbreiter überzeugt ist, Verleumdung genannt werden kann.

Worauf aber diese böse Sage, dieser so weit verbreitete Irrthum beruhe, wird das partheilose Publikum, vor dessen achtungswerthem Angesichte ich nie wissentlich eine Unwahrheit ausgesprochen habe, aus folgender wahren Geschichtserzählung selbst entnehmen.

Zu der Zeit, als ich die Erfindung bekannt machte, das Scharlachfieber durch kleine Gaben Belladonna mit Gewißheit und spezifisch zu verhüten, war in großer Entfernung von mir (im J. 1800) im mittlern Deutschland die Epidemie einer neuen Krankheit ausgebrochen, das bösartige Friesel, gegen welches die Ärzte — gleich als wäre es das uralte, reine Scharlachfieber — mein Verhütungsmittel zu brauchen keinen Anstand nahmen, aber meistentheils mit vergeblichem Erfolge. Ganz natürlich, da sie es gegen eine gänzlich und wesentlich verschiedene Krankheit brauchten! Denn das alte, wahre Scharlachfieber mit heller, glatter Hautröthe hat in seinen wesentlichen Zeichen kaum eine entfernte Ähnlichkeit mit dieser neu entstandenen, aus Westen eingeschlichenen Frieselkrankheit.«

Hahnemann fährt dann fort, das epidemische Scharlachfieber näher zu beschreiben und die Richtigkeit seiner Ansicht über die vorbeugende Wirkung der Belladonna zu beweisen.

## Zeugnisse anderer Ärzte für Hahnemanns Scharlachmittel.

Hufeland schreibt in seinem Journal 1812, Bd. 34, St. 5, S. 120 in einer Anmerkung, die sich gegen einen Angriff auf Hahnemanns Forderung von der Einfachheit des ärztlichen Verfahrens wendet und wobei die Wirksamkeit der Belladonna gegen Scharlach anerkannt wird:

»Es verdient gewiß fortgesetzte und genaue Untersuchung. Denn durch die unendliche Kleinheit der Dosen sich abschrecken lassen, heißt vergessen, daß hier von einer dynamischen, d. h. lebendigen Wirkung die Rede ist, die sich bekanntlich nicht nach Pfunden und nach Granen abwiegen läßt . . .
Ist denn Verdünnung immer Schwächung? Ist sie nicht oft das Vehikel neuer Entwicklungen und Erhöhung der feineren Potenz?«

Und Hofrat U. Schenk aus Siegen veröffentlichte im selben Jahr an derselben Stelle (Hufelands Journal Bd. 34) eine Zuschrift Hahnemanns über den Gebrauch der Belladonna bei Scharlach sowie eine Vorschrift über die weitere Bereitung der Arznei. Hierbei betonte Hahnemann: »Der Empfänger möge der guten Sache wegen die etwaige Unglaublichkeit an die Kleinheit dieser Dosis (Hahnemann hatte 3 Gran Belladonna-Pulver mitgeschickt) ja unterdrücken«; denn welche Macht in kräftigen Arzneien läge, übersteige unsere bisherigen Begriffe.

Hofrat Schenk berichtet dann ausführlich über sehr günstige Erfolge, die er bei einer ausgedehnten Scharlachepidemie mit Belladonna erzielte, und er dankt Hahnemann ausdrücklich für Übersendung des Mittels wie für die Belehrung.

### Anlage 38.

## Hahnemanns neu entdecktes Laugensalz.

Im Intelligenzblatt der allgem. Literaturzeitung Nr. 1 vom Jahre 1801 wurde folgender Artikel veröffentlicht:

Herrn Dr. Hahnemanns angeblich neu entdecktes Laugensalz betreffend. Herr Dr. Hahnemann hat in den Intelligenzblättern der Allg. Lit. Zeit., in von Crells Chemischen Annalen und in Scherers Journal der Chemie ein von ihm entdecktes neues Laugensalz unter dem Titel: Alkali Pneum, und daß solches bei Herrn Hilscher in Leipzig, die Unze für einen wichtigen Friedrichs'or zu haben sey, angekündigt. — Die Gesellschaft naturforschender Freunde zu Berlin wünschte diese neue Substanz, »deren Einfluß auf die gesamte Scheidekunst unverkennbar sey,« näher kennen zu lernen. Sie verschrieb ein Glas — eine Unze enthaltend von dem genannten Commissionär in Leipzig, und übertrug die chemische Prüfung uns, ihren endesgenannten Mitgliedern. Das Glas war mit der Signatur Alkali Pneum bezeichnet, und mit des Herrn Dr. Hahnemanns Petschaft unversehrt versiegelt. Das Resultat der von uns angestellten, und durch Gegenversuche bestätigten Prüfungen, worüber der ausführliche Bericht zu den Akten der naturforschenden Gesellschaft gegeben ist, besteht darin: daß dieses sogenannte Pneum Laugensalz im Wesentlichen nichts mehr und nichts weniger, als ein aus Sedativsalz und vorwaltendem Natron bestehendes Neutralsalz, also gemeiner Borax ist. Hoffentlich wird Herr Dr. Hahnemann zu seiner Rechtfertigung anzeigen, durch welche Täuschung er veranlaßt worden, ein so gemein bekanntes Material, wie der Borax ist, unter dem Titel einer neu entdeckten Substanz anzukündigen und ein in jeder Apotheke für ein Paar Groschen zu kaufendes Quantum desselben für den Preis von einem Friedrichsd'or feil zu bieten.

Berlin, den 9. Dezember 1800.

| Klaproth | Karstein | Hermbstädt |
|---|---|---|
| Obermedizinalrath u. Professor. | Oberbergrath. | Obermedizinalrath u. Professor. |

---

Die auch im Briefe aus Machern vom 8. Juni erwähnten Angriffe wegen des Pneum-Laugensalzes waren so grob als möglich. Dr. Johann Bartholomä Trommsdorff, Professor der Chemie und Apotheker in Erfurt, schrieb in Nr. 18 des Reichsanzeigers Jahrgang 1801 unter der Überschrift: »Beispiellose Unverschämtheit des Dr. Samuel Hahnemann« u. a.:

Was sagt man dazu, wenn ich öffentlich behaupte, daß das neue Kali des D. Hahnemann durchaus kein neues Produkt, sondern der schon so lange als Handelsartikel bekannte Borax (boraxsaures Natrum, mit prädominierendem Natrum) ist . . . Daß dieses Salz (Pneumlaugensalz) nichts als Borax war, mußte Hahnemann wissen oder sich der größten chemischen Ignoranz beschuldigen lassen. — Was gehört aber für ein Grad von Unverschämtheit dazu, dem achtungswerten Publikum deutscher Chemiker eine Nase drehen und sie um ihr Geld bringen zu wollen; und ist es wohl erlaubt, das Pfund dieses Salzes uns für sechszehn Louisd'or zu verkaufen, da es doch im Handel nur achtzehn gute Groschen kostet? . . . Was werden die Ausländer zu dieser Geschichte sagen und wie sieht es nun mit der vormaligen und künftigen Glaubwürdigkeit des D. Hahnemanns aus?

---

Anlage 39.

## Hahnemanns Verteidigung in Sachen des neuen Laugensalzes.

In Prof. A. N. Scherers »Journal der Chemie« schrieb Hahnemann (1801 S. 665):

»Ich bin nicht fähig, willkürlich zu täuschen, wohl aber, wie andere Menschen, unwillkürlich zu irren, mein Fall ist der Klaproths mit seiner Diamantspaterde*) und Prousts mit seinem Perlsalze**). Ich hatte rohen (vermutlich chinesischen Borax (von J. Fr. Nahrmann in Hamburg) vor mir. In eine filtrierte, noch nicht krystallisationsfähige Lauge getröpfeltes Gewächslaugensalz schlug einen häufigen Salzsatz mehlartig nieder. Da nun die Schriftsteller versichern, daß reiner Borax durch Zusatz von Laugensalz unkrystallisierbarer werde, was Wunder, daß ich das niedergefallene Salz für eine neue sonderliche Substanz ansehen konnte. Die Reagenzen zeigten auch wirklich abweichende Erscheinungen von denen des gewöhnlichen Borax.«

---

*) Prof. Klaproth, einer der ersten Chemiker Deutschlands der damaligen Zeit, hatte geglaubt, einen neuen bisher unbekannten Stoff im Diamantspat (1798) entdeckt zu haben, was ein Irrtum war.
**) Proust, der berühmte Chemiker Frankreichs zur Zeit Hahnemanns, glaubte das Sal mirabile perlatum, das Perlsalz, im Harn gefunden zu haben. Und doch war es nur das bereits bekannte phosphorsaure Natron.

Weiter erzählt nun Hahnemann ausführlich den Gang und Grund seines Irrtums.

Prof. A. N. Scherer stand Hahnemann ritterlich bei, indem er seinerseits gegen den Apothekenbesitzer Prof. Trommsdorff, der die Angelegenheit im Reichsanzeiger sofort an die große Glocke gehängt hatte, bemerkte:

»Warum wartete Herr Prof. Trommsdorff in Erfurt nicht erst diese Verteidigung ab, ehe er in die äußerst inhumane und intolerante Anzeige gegen H. ausbrach? Daß Herr H. ein rechtschaffener, wahrheitsliebender Mann ist, wird jeder, der ihn kennt, wie ich selbst, bezeugen. Daß er also geradezu Borax für einen neuen Körper verkaufen sollte, das ließ sich doch wahrlich nicht erwarten! Eine solche Charlatanerie würde sich gewiß H. nicht zu Schulden kommen lassen... Unsere auswärtigen Kollegen werden an diesem Beispiele wieder eine neue Bestätigung ihrer Behauptung finden, daß nirgend die Gelehrten inhumaner gegeneinander handeln als in Deutschland. Hat etwa Herr Prof. Trommsdorff nie geirrt! Er denke doch an seine famose Nichtentbindung des Sauerstoffgases aus dem Quecksilberkalk. Immer fällt Hahnemanns Berichtigung seines Irrtums vorteilhafter aus als die damaligen letzten Erklärungen des Herrn Prof. Trommsdorff!«

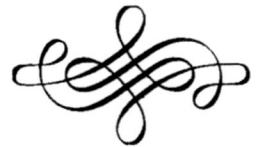

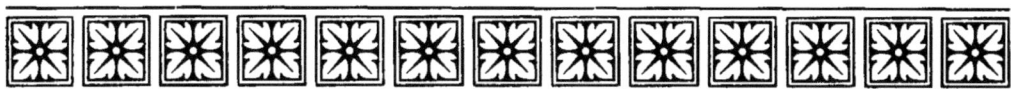

## 8. KAPITEL

Ohne Anlagen.

---

## 9. KAPITEL.

### Hahnemann in Torgau. Organon.

Anlage 40.

#### Angriffe auf Hahnemann.

(An Rat Becker.)

Torgau, 11. Juni 1806.

Es fehlt mir nicht an Verfolgern in meinem Stande, welche mir zur Läuterung meines Herzens von obenher beigesellet wurden; aber ich besiege sie durch Schweigen und durch öfteres und auffallendes Heilen mit Arzneien, welche ohne Geruch und Geschmack sind und gewöhnlich helfen, ohne Beschwerden und dauerhaft. Da sehe ich dann, daß mirs am Nothwendigsten nie fehlt, und habe die süße Beruhigung, unglückliche Menschen glücklich gemacht zu haben, zur Zugabe.

---

#### Der Fall »Brückmann«.

Am 17. März 1808 veröffentlichte U. F. B. Brückmann, med. Dr. und Leibarzt in Braunschweig, in Nr. 76 des »Allg. Anzeigers der Deutschen« einen schon mehr als zehn Jahre zurückliegenden Fall, um Hahnemann der Gewinnsucht zu beschuldigen. Es handelte sich um die Kur eines Fallsüchtigen, die Hahnemann nach andern Ärzten im Sommer 1796 in Braunschweig übernommen hatte. Obgleich der Kranke nicht geheilt gewesen sei, habe Hahnemann neben der laufenden Bezahlung mit 70—80 Rth. noch eine besondere Entschädigung — in dem mitgeteilten Brief Hahnemanns ist von 100 Louisd'or die Rede — verlangt mit der Bemerkung: daß man in Braunschweig zwar nicht gern viel bezahle, aber dagegen könne man auch von den Herren Braunschweiger Ärzten keine wichtigen Kuren erwarten. Wenn er, Hahnemann, aber ein Meisterstück mache, so wäre es nur billig, wenn er drei- oder viermal so viel Honorar erhalte. Brückmann, der Hahnemann weiter vorwarf, daß er die Patienten mißhandelt habe und ihnen »zum Teil auch moralisch übel begegnet« sei, bemerkt in seinem Aufsatz:

»Es sind nun 57 Jahre, daß ich in Braunschweig practischer Arzt bin, doch habe ich nie einen hiesigen Arzt gekannt, welcher die Gewinnsucht und Charlatanerie so meisterhaft getrieben, wie solches Dr. H. hierselbst u. hernach in Königslutter gethan hat. Weil nun diese Art zu practiciren hier im Lande nicht weiter glücken wollte, auch es in unserem Lande nicht erlaubt ist, daß die Ärzte selbst Arzneien dispensiren und mit sogenannten Arcanis oder Geheimmitteln den Kranken das Geld aus der Tasche spielen, setzte HE. H. seinen Stab weiter und ich weiß nicht, wohin er sich begab.«

Wie wenig Brückmanns Aufsatz wissenschaftlich ernst zu nehmen war, geht aus dem Schluß hervor, in dem im Anschluß an Hahnemanns Fragmenta de viribus medicamentorum und die darin mitgeteilten Arzneiprüfungen gesagt ist:

»Sollte Herr H. fortfahren, mehrere dergleichen Versuche an seinem eigenen Körper anzustellen, so fürchte ich eine Zerrüttung seines ganzen Körpers und vorzüglich seines Gehirns. Eigentlich sollten diese Versuche nur an Verbrechern angestellt werden, welche den Tod verdient haben. Wenn alle Ärzte dergleichen Versuche an sich selbst machen müßten oder wollten, so fürchte ich, daß sie sämtlich an Seele u. Leib verkrüppelt werden dürften«.

Die Veröffentlichung dieses ungemein heftigen, geradezu vom Zaun gebrochenen Angriffes, der nebenbei auch wieder auf das Pneum-Laugensalz und auf das Scharlachfieber-Mittel zurückgegriffen hatte, veranlaßte »einen einsichtsvollen und unparteiischen Arzt«, wie die Redaktion sagt, H. in W. aus der Gegend der Ocker, dem meuchlings Angefallenen zu Hilfe zu kommen. Er läßt in Nr. 94 des Allgemeinen Anzeigers vom 5. April 1808 Dr. Brückmann, den er persönlich kenne, zwar alle Ehre und Gerechtigkeit zu teil werden, weist aber den Angriff auf Hahnemann nach Form und Inhalt zurück. Er urteilt über diesen, den er nur aus »seinen wahrhaft gelehrten und wirklich brauchbaren Schriften kenne«:

»Einen solchen Mann, der mit einer bewunderungswürdigen Aufopferung aller Freuden des Lebens seine Gesundheit hintansetzt, um die Ärzte über die Wirkungsart der Arzneymittel auf den einzig wahren und richtigen Weg zu bringen, sollte man doch nicht so öffentlich an den Pranger stellen ... Man sollte an einem Manne, der schon so große Verdienste um die Medicin und um die leidende Menschheit hat, lieber das Gute und Verdienstliche aufsuchen, als an seinen etwaigen Schwächen herum zu klauben ... Es wäre sehr zu wünschen, daß man mit dergleichen Verhandlungen das große Publicum verschonen möchte; sie sind ihm ein Greuel. Die Gelehrten sollten ihre Streitigkeiten nur in einer gelehrten Sprache führen« ...

Natürlich konnte auch Hahnemann nicht schweigen. In Nr. 97 vom 8. April 1808 ging er auf die »Schmähschrift des mehr als achtzigjährigen Greises« ein:

»In Braunschweig kennt man seinen Charakter, u. sein Aufsatz deckt in jeder Zeile eine Seele auf, die den Schatten in einem Gemählde edler Menschheit abgeben kann. — Man denke! Zwölf Jahre lang kochte der edle Verfasser an dem Gifte, das er jetzt am Rande des Grabes ... an mir versprizt, zwölf Jahre lang hielt er listig seine Verläumdung zurück, bis die damahligen Zeugen, daß er unwahr rede, abgestorben waren, und bis der einsichtsvolle Herzog von Braunschweig verblichen war, der eine solche That gegen mich, den er liebte, nicht ungestraft gelassen haben würde.«

Wie der Feueranleger Herostrat durch sein berüchtigtes Bubenstück setze sich der ruhmlose Mann ein schaudervolles Monument seiner Denkart, wobei der Neid die Triebfeder gewesen sei, Neid über mehrere wohl gelungene Heilungen, wegen deren er ihn, Hahnemann, schon damals eifrig verfolgt habe; Neid, weil auch jetzt noch Kranke aus jener Gegend zu ihm — Hahnemann — kommen. So frische er »verjährte, von Schmähzungen vor Jahren aufgetischte, längst widerlegte Vorwürfe, mit Ignoranzen und Mißverständnissen durchwebt« wieder auf. »Das Übrige sind bare Unwahrheiten, die nur in seiner Seele empfangen und geboren werden konnten.« — — »Was will ich mit ihm

(Brückmann) hadern? in einem solchen Körper und Geisteszustande fällt alle Imputation weg; es dauert mich, daß nun sein greises Haupt mit dem Herzeleid eines bösen Gewissens und solcher öffentlichen Selbstbeschimpfung in die Grube sinken muß.« — —
Brückmann schwieg hierauf!

## Anlage 41.
## Aufsätze und Schriften Hahnemanns aus der Torgauer Periode (1805—1811).

### Eigene Aufsätze und Werke.
#### a) Chemisch-pharmazeutische:

1806. Über Chinasurrogate, Hufelands Journal Bd. 23, St. 4, S. 27—47.
1806. Was sind Gifte? Was sind Arzneien? Ebendas. Bd. 24, St. 3, S. 40—57.
1806. Bedenklichkeiten über das im Reichsanzeiger 1806 N. 12 angebotene China-Surrogat und Surrogate überhaupt, Reichsanzeiger Nr. 57.
1808. Über den jetzigen Mangel außereuropäischer Arzneien, Allgem. Anz. der Deutschen. Anonym Nr. 207.
1808. Über die Surrogate ausländischer Arzneien, anonym, ebendaselbst Nr. 327.

#### b) Medizinische:

1805. Äskulap auf der Wagschale, Leipzig bei Steinacker, 70 S.
1805. Fragmenta de viribus medicamentorum positivis sive in sano corpore observatis, Lipsiae sumtu Joan. Ambros. Barthii. 2 Theile VIII u. 269 S., VI u. 470 S.
1806. Scharlachfieber und Purpurfriesel, zwei gänzlich verschiedene Krankheiten, Hufelands Journal Bd. 44, St. 1, S. 139—146.
1806. Heilkunde der Erfahrung, ebendas. Bd. 22, St. 3, S. 5—99, Separatabdr. Berlin bei Wittich.
1807. Fingerzeige auf den homöopathischen Gebrauch der Arzneien in der bisherigen Praxis. Hufelands Journal Bd. 26, St. 2, S. 5—43, (später, teilweise abgeändert, den ersten drei Auflagen des Organons vorgedruckt.)
1808. Über den Wert der spekulativen Arzneisysteme, besonders im Gegenhalt der mit ihnen gepaarten gewöhnlichen Praxis, anonym, Hufelands Journal Nr. 263.
1808. Auszug eines Briefes an einen Arzt von hohem Range über die höchst nöthige Wiedergeburt der Heilkunde, ebendas. Nr. 343.
1808. Bemerkungen über das Scharlachfieber, ebendas., 160, anonym.
1808. Berichtigung der (im XXVII. Bd., 1. St. aufgestellten) Anfrage über das Präservativmittel gegen das Scharlachfieber, Hufelands Journal Bd. 27, St. 4, S. 153—156.
1809. An einen Doktorand der Medicin, anonym, Allg. Anz. der Deutschen Nr. 227.
1809. Belehrung über das herrschende Fieber, anonym, ebendas. Nr. 261.
1809. Zeichen der Zeit in der gewöhnlichen Arzneikunst, anonym, ebendas. Nr. 326.
1810. Organon der rationellen Heilkunde, Dresden bei Arnold, 222 S. (2. Auflage 1819, »Organon der Heilkunst«, 371 S., 3. Aufl., 1824, XXIV u. 281 S. — 4. Aufl., 1829, XVI u. 307 S. — 5. Aufl., 1833, XXV u. 304 S. — 6. Aufl., 1921, LXXVII u. 347 S.)
1811. Reine Arzneimittellehre, Theil I; Dresden, 248 S. (siehe Anlage 54).

c) **Übersetzungen**:

1806. Albrecht von Hallers Arzneimittellehre, Leipzig, bei Steinacker.

## Bemerkungen zu einigen der aufgezählten Werke.

### Zu »Fragmenta de viribus«.

Brief an den Verleger Barth:

† Wohlgeborener, Hochzuehrender Herr!

Die genaue Zahl der Bogen kann ich nicht bestimmen. Nach einem nähern Überschlage meiner Urschrift könnten es wohl 2 Alphabet werden; so ganz genau kann ich es nicht bestimmen.

Weil ich weniger nach Gewinn als zur Beförderung der guten Sache arbeitete, so acceptire ich Ihre Anerbietungen, doch unter der Voraussetzung, daß Sie die Hände zur möglichsten Vervollständigung dieses Werkes bieten.

Der Text ist einzig von mir, wie Sie wissen; dieser bedarf keiner fremden Beihülfe. Aber in meinen Noten sind noch die Citate zu kollationiren und, wo es nöthig, zu berichtigen. Hiezu bedarf ich eine kurze Ansicht mehrerer Bücher, die ich von Ihrer Güte durch den Eilenburger Botenwagen erwarte. Diese Transportkosten sind sehr mäßig und diese übernehmen Sie gütigst. Dabei verspreche ich, die zur Konferirung übersendeten Bücher, sie mögen roh oder gebunden seyn, in gleicher Güte Ihnen wieder zu überliefern, als ich sie erhielt und keins auch der voluminösesten Bücher länger als 8 Tage bei mir zu behalten.

Schreiben Sie mir mit nächstem Posttage, ob Sie dazu willig sind und ich werde indeß eine solche Ankündigung, wie Sie wünschen, für das Intelligenzblatt der A.L.Z. bereiten und Ihnen unverzüglich schicken.

Überhaupt: Was ich verspreche, das halte ich. Diese Pünktlichkeit macht einen großen Theil meines Glückes aus.

Sie sollen das Mspt. in einem oder (besser) in zwei Transporten erhalten. Zu einzeln thue ich es Ihnen nicht.

Das Honorar erwarte ich gleich nach dem Abdrucke.

Wird mit der Zeit eine deutsche Ausgabe nöthig, so bedinge ich mir, daß bloß ich sie verfertigen darf, was Sie auch der Sache angemessen und billig finden werden.

Mit der vorzüglichsten Hochachtung ergebenster

Dr. Samuel Hahnemann.

Eilenburg, den 30. Oktober 1803.

Herrn Buchhändler Joh. Ambr. Barth
Wohlgeboren
in Leipzig.

---

Der erste kleinere Teil des Buches enthält die Symptome sämtlicher bis dahin von Hahnemann geprüften Arzneimittel, soweit sie nicht aus anderen toxikologischen Beobachtungen zusammengestellt sind, während der zweite Teil das »Repertorium« bildet. Das Werk, die erste Sammlung von Arzneimitteln, die am gesunden Körper geprüft waren, behandelt die Mittel, die wir im folgenden nebst der Zahl ihrer Prüfungssymptome aufzählen:

|  | Symptome von Hahnemann | Beobachtung anderer |
|---|---|---|
| Aconitum napellus | 138 | 75 |
| Acris tinctura (Causticum) | 30 | 0 |
| Arnica montana | 117 | 33 |
| Belladonna | 101 | 304 |
| Camphora | 73 | 74 |

|  | Symptome von Hahnemann | Beobachtung anderer |
|---|---|---|
| Cantharides | 20 | 74 |
| Capsicum annuum | 174 | 3 |
| Chamomilla | 272 | 3 |
| Cinchona | 122 | 99 |
| Cocculus | 156 | 6 |
| Copaifera balsamum | 12 | 8 |
| Cuprum vitriolatum | 29 | 38 |
| Digitalis | 23 | 33 |
| Drosera | 36 | 4 |
| Hyoscyamus | 45 | 290 |
| Ignatia | 157 | 19 |
| Ipecacuanha | 70 | 13 |
| Ledum | 75 | 5 |
| Melampodium (Helleborus) | 32 | 25 |
| Mezereum | 62 | 34 |
| Nux vomica | 257 | 51 |
| Papaver somniferum (Opium) | 82 | 192 |
| Pulsatilla | 280 | 29 |
| Rheum | 39 | 13 |
| Stramonium | 59 | 157 |
| Valeriana | 25 | 10 |
| Veratrum album | 161 | 106 |

Obgleich Hahnemann selbst in der Vorrede zu dem Buche sagte: »Nemo me melius novit, quam manca sint et tenuia« (niemand weiß besser als ich, wie unvollständig und dürftig alles ist), zeigt es doch vielen Fleiß, eingehende Beobachtung und unerschrockene Wahrheitsliebe. In Hufelands Bibliothek, Bd. 16, S. 181, wird das Werk ein »ungemein interessantes und verdienstliches« genannt. In den wissenschaftlichen Übersetzungen der ges. med.-chir. Literatur des Jahres 1805 (S. 409) bezeichnet Augustin das Werk als »die Resultate trefflicher Versuche über die Einwirkung der Arzneien auf den menschlichen Organismus.« Doch ist und blieb das Werk, wie es Hahnemann bescheiden selbst genannt hatte, ein Fragment (Bruchstück). Eine sorgfältig vorbereitete zweite Auflage mit zahlreichen Zusätzen, deren Urschrift sich im Besitze von Dr. Rich. Haehl-Stuttgart befindet, ist wohl deshalb nicht im Druck erschienen, weil die gesamten Prüfungsergebnisse am Gesunden in der »Reinen Arzneimittellehre« später veröffentlicht wurden.

Von kulturhistorischem Werte ist aus dieser Zeit nachfolgender Brief, der sich in seinem zweiten Teil auf

Albrecht von Hallers Arzneimittellehre

bezieht.

† Torgau, den 28. Januar 1805.

Lieber Herr Steinacker!

Aus alter Bekanntschaft sollen Sie es doch für baar eingeschickte 25 rl.*) haben, doch mit Beding der strengen Anonymität und ein Freiexemplar auf Schreibpapier, auch muß ich mir noch einen Katalog von Baldingers zu verkaufender Bibliothek bedingen.

---

*) Betrifft wohl das Honorar für »Aesculap auf der Wagschaale.« Das 70 Seiten umfassende Büchlein ist im Jahre 1805 noch in dem Verlage Steinackers erschienen.

Der Buchhandel ist in seiner Krisis, die elende, verderbliche und ephemerische Modelektüre wird mit ihren Verbreitern zugrunde gehen und man wird wieder Geschmack und Verlangen nach nützlichen Künsten und Wissenschaft bekommen. Nur bei Büchern von ächtem, dauerndem Werthe kann der Buchhandel bestehen und wohlhabend werden. Die Zeiten sind nicht mehr fern. Die Beförderung der Gelehrsamkeit und die größeren Belohnungen der Lehrer in vielen angesehenen Ländern geben uns gegründete Aussicht dazu.

Ich habe eine Übersetzung unter den Händen von Albrecht von Hallers Arzneimittellehre mit Zusätzen von Vicat, eines in Deutschland fast gar nicht bekannten französischen Buchs. Ich richte es für deutsche Leser zu, so daß, was blos auf die Schweiz darin Bezug hat, abgekürzt wird. Es wird etwa 18 Bogen (etwas mehr oder weniger) betragen. Kann ich Ihnen damit dienen, so schreiben Sie mir, was Sie für den Bogen geben können.*) Der berühmte Nahme Hallers wird es nicht ungekauft lassen; es ist auch wirklich mit viel Nützlichem angefüllt.

Schlagen Sie mir doch gütigst in Leipzig einen jungen Gelehrten vor, den man zu Verschaffung neuer ausländischer Bücher und gelehrter Notizen gegen billige Vergütigung brauchen kann.

Dero gehorsamster Diener<br>Dr. Hahnemann.

Herrn Buchhändler Steinacker
   Hochedelgeboren
      in Leipzig.

---

Aus einem weiteren Brief an denselben Verleger wird ersichtlich, zu welchen

### Honorarsätzen

Hahnemann zu jener Zeit arbeitete. Der Brief ist wieder an den Verleger Steinacker gerichtet und am 11. August 1805 geschrieben worden. In demselben heißt es:

Ich acceptire Ihr Anerbieten, die Übersetzung der Haller'schen Materia medica erst zu Ostern zu liefern, nach Einsendung des Manuskriptes 36 rl zu zahlen und zu Ostern das Ganze (nach Abzug der 36 rl) mit 4 rl den Bogen zu honoriren.

Ich muß mir aber die Gefälligkeit von Ihnen ausbitten, mir von dem chirurgischen Instrumentenmacher in Leipzig, (seinen Nahmen habe ich vergessen) eine Starkische Geburtszange, eine Enthirnungsscheere und einen Haken gütigst (auf Avanzo meiner Arbeit) zu kaufen und mir baldigst einzusenden, den Betrag aber von den zu erwartenden 36 rl abzuziehen. Es würde mir viel Gefälligkeit damit geschehen, weil ichs nöthig brauche.«

Dieses Werk ist die letzte Übersetzung Hahnemanns.

---

Zu: »Bedenklichkeiten über das China-Surrogat«;
»Über den jetzigen Mangel außereuropäischer Arzneien«;
»Über die Surrogate ausländischer Arzneien« usw.

Napoleon hatte, um Englands Handel und Schiffahrt zu vernichten, die **Kontinentalsperre** verfügt, d. h., keine englische Ware sollte in einem festländischen Hafen Europas mehr gelandet werden dürfen. Die Folge davon war natürlich bald ein großer Mangel auch an außereuropäischen Arzneimitteln, besonders da damals große Arzneimengen verschrieben wurden. Namentlich Chinarinde fehlte fast gänzlich, so daß eine Menge von Ersatzmitteln empfohlen wurde. Da auch andere Arzneistoffe fehlten, suchte

---

*) Das Buch wurde dann im Jahre 1806 richtig von Steinacker verlegt.

die Wiener medizinische Fakultät damit Abhilfe zu schaffen, daß sie im »Allgem. Anz. der Deutschen« 1808 Nr. 305 eine ganze Anzahl ausländischer Arzneien einfach für ganz überflüssig erklärte.

Hahnemann nahm in den drei genannten Schriften Stellung zu dieser Frage. Er erklärte: »Surrogate« in dem Sinne der meisten Ärzte könne es überhaupt nicht geben; das beste Aushilfsmittel sei vielmehr, genau darauf zu achten, wo eine Arznei am Platze sei, dabei solle man keine so großen Gaben wie bisher geben.

»Völlig die Stelle ersetzende Surrogate der nicht chemisch sondern virtuell (scheinbar) wirkenden Arzneien gibt es nicht und kann es nicht geben, weil eine andere Arznei nicht dieselbe ist — und sie zum Theil u. halb u. halb ersetzende Surrogate können (wenn's ja nöthig wäre) nur erst dann erkannt werden, wenn die Arzneikräfte der einzelnen Droguen genau und ausführlich verzeichnet vor den Augen der Welt zur vollständigen Vergleichung daliegen werden.«

Gegen das Gutachten der Wiener Fakultät hatte sich auch der Berliner Professor und Hofrat Hecker gewandt, der behauptet hatte: »Die Cascarille sey der Chinarinde nicht nur an Heilkräften ganz gleich zu setzen, sondern ihr sogar vorzuziehen«. Hahnemann sagt hiezu: »Ich sage behauptet, denn er that mit 1000 Worten nichts, als was die Fakultät (Wien) mit zwei Worten that (indem sie dieses Mittel für ganz überflüssig erklärt hatte); er behauptete nur und bewies nichts, nicht einen einzigen Fall führt er an.« — Das nötigt Hahnemann den Anklagesatz ab:

Keine Wissenschaft, keine Kunst, ja selbst kein Handwerk ist so wenig mit dem Gange der Zeit fortgeschritten, keine Kunst ist so sehr in ihrer ursprünglichen Unvollkommenheit zurückgeblieben als die Arzneikunst. Unsere Arzneikunst ... braucht vom Haupte bis zum Fuße eine völlige Reformation. Immer curirte man nicht nach Überzeugungen sondern nach Meinungen, wovon jede um so künstlicher und gelehrter war, je weniger sie taugte.... Alle die oft gänzlich entgegengesetzten Verfahrungsarten haben jede ihre Autoritäten und berühmte Gewährsmänner; nirgends aber findet sich eine allgültige in allen Jahrhunderten bewährte, hilfreiche Norm.«

So kam dann Hahnemann wiederum zu der Forderung, das Wesen der einzelnen Arzneien zu prüfen, die Gott schuf und so eingerichtet habe, »daß unwandelbar jede derselben ihren bestimmten Nutzen, ihre bestimmte, festgesetzte Heilkraft habe, mit der sie in ganz kleiner Gabe Vieles und Großes zum Heil der Menschheit ausrichten könne.«

---

Anlage 42.

## Brief Hahnemanns an den Verleger Schaub in Düsseldorf wegen der 6. Auflage des Organons.

† Lieber Herr Schaub!

Soeben habe ich, nach 18 monatlicher Arbeit, die sechste Edition meines Organons vollendet, welches nun die möglichst vollkommene geworden ist. Sie wird nach dem bisherigen Druck des Organons 20 bis 22 Bogen betragen, jetzt aber nach liberalerem Drucke, wie ich wünsche, wenigstens 24. Das weißeste Papier und die neuesten Lettern wünsche ich zu ihrer Ausstattung, da sie wahrscheinlichst meine letzte sein wird.

Ist es Ihnen gefällig, eine solche schöne Herausgabe zu übernehmen, so bestimmen Sie selbst das Honorar entweder überhaupt oder nach Bogenzahl — wie Sie wollen — nur daß wir Ehre damit einlegen. Da Hr. Arnold ein Bild von mir jeder Ausgabe vorsetzen ließ, was wenig oder keine Ähnlichkeit von mir hatte, so werde ich dafür sorgen, daß Sie wenigstens eine genaue Zeichnung von meinem Gesichte erhalten sollen, die Sie in Düsseldorf gravieren lassen, damit die Nachwelt sich doch einigen Begriff von meinen Gesichtszügen machen könne. Ich bitte mir nur 10 Freiexemplare aus. Ist Ihnen dies gefällig, so schreiben Sie mit umgehender Post

Ihrem ergebensten Sam. Hahnemann.

Paris, Rue de Milan No. 1.
Den 20. Febr. 1842.

## Anlage 43.

### Anmerkung Dr. A. Lutzes zu § 274b der unechten 6. Organon-Ausgabe:

»Dies ist der von unserm Meister für die 5. Auflage des Organons verheißene, durch Unverstand Anderer aber geraubte Paragraph, den ich das Glück hatte aufzufinden, und es für meine Schuldigkeit halte, ihn der Welt an diesem Orte wiederzugeben, nachdem ich das Kapitel über die Doppelmittel bereits in meinem »Lehrbuch der Homöopathie« veröffentlicht habe. Dr. Julius Aegidi nämlich, damaliger Leibarzt der Prinzessin Friederich von Preußen in Düsseldorf, übersandte 233 durch Doppelmittel vollendete Heilungen an Hahnemann, und das Antwortschreiben dieses großen Denkers, de dato Cöthen, den 15. Juni, 1833, welches ich im Original besitze, lautet wörtlich so:

»»Lieber Freund und College!

Glauben Sie ja nicht, daß ich etwas Gutes verschmähe aus Vorurtheil, oder weil es Aenderungen in meiner Lehre zuwege bringen könnte. Mir ist es bloß um Wahrheit zu thun, und ich glaube, auch Ihnen. Ich freue mich daher, daß Sie auf einen so glücklichen Gedanken gekommen sind, ihn aber in der nothwendigen Einschränkung gehalten haben: ‚daß nur in dem Falle zwei Arzneisubstanzen (in feinster Gabe, oder zum Riechen) zugleich eingegeben werden sollten, wenn beide gleich homöopathisch dem Fall angemessen scheinen, nur jede von einer anderen Seite.‘ Dann ist das Verfahren so vollkommen unserer Kunst gemäß, daß nichts dagegen einzuwenden ist, vielmehr, daß man der Homöopathie zu Ihrem Funde Glück wünschen muß. Ich selbst werde die erste Gelegenheit benutzen, ihn anzuwenden, und zweifle am guten Erfolg keinen Augenblick. Auch freut es mich, daß unser von Bönninghausen einstimmig mit uns hierin denkt und handelt. Ich glaube auch, daß beide Mittel zu gleicher Zeit gegeben werden sollten — sowie ich zu gleicher Zeit Sulphur und Calcarea gebe, wenn ich Hepar sulph. eingebe oder riechen lasse — — oder Schwefel und Quecksilber, wenn ich Zinnober eingebe oder riechen lasse. Erlauben Sie also, daß ich Ihren Fund in der nächstens erscheinenden 5ten Ausgabe des Organons der Welt gehörig mittheile. Bis dahin aber bitte ich Alles bei sich zu behalten und auch Herrn Jahr, auf den ich viel halte, dazu zu vermögen. Zugleich werde ich dabei gegen allen Mißbrauch, nach leichtsinniger Wahl zweier zu verbindender Arzneien daselbst protestiren und davor ernstlich warnen.

Bleiben Sie gewogen

Ihrem Samuel Hahnemann.««

Dr. Lutze fährt dann fort: »Nachdem nun Regierungsrat Dr. von Bönninghausen und unser Meister selbst dies Verfahren geprüft und für gut befunden hatte, schrieb er unterm 19. Juli 1833 Folgendes in einem Briefe an Dr. Aegidi, welchen ich gleichfalls im Original besitze:

»— — — Ihrem Funde vom Geben einer Doppelarznei habe ich einen eigenen Paragraphen in der 5ten Ausgabe des Organons gewidmet, wovon ich gestern Abend das Manuskript an Arnold abgesendet, und dabei bedungen habe, daß er es bald drucken und meinen Stahlstich vorsetzen lasse. — — — Die Wettjagd um Priorität ist eine ängstliche Jagd. Vor 30 Jahren war ich auch noch so schwach, darum zu buhlen. Aber schon lange ist mir's nur darum zu thun, daß die Welt die beste, nutzbarste Wahrheit erlange, sei's durch mich oder einen Anderen — — —«.

Dr. Lutze bemerkt dann weiter:

»Durch diese Worte des nunmehr verklärten Geistes ist der vorstehende Paragraph sanktioniert worden. — In der bald darauf stattfindenden Versammlung homöopathischer Ärzte, am 10. August 1833, trug der Meister diesen neuen Fund seinen Schülern vor, aber statt willige Ohren zu finden, fand er Widerstand. Die Borniertheit und der Unverstand dieser Menschen ging so weit, daß sie diese ächt homöopathische Entdeckung mit der Vielmischerei der Allöopathie verglichen, und dem ergrauten Meister in grellen Farben vormalten, wie er dadurch seiner Lehre schade, so daß er sich dazu bewegen ließ, den schon abgesandten Paragraphen zurückzunehmen, was ein dienstfertiger Schüler, gerade keiner von den reinsten, in Person übernahm, und so die Welt um diese wichtige Entdeckung auf viele Jahre bestahl.«

## Anlage 44.

## Proteste gegen das Lutzesche Organon.

### Einsprachen der Redakteure der homöopathischen Zeitschriften.
(Allg. hom. Ztg. vom 10. April 1865.)

Nach eingehender fachwissenschaftlicher Zurückweisung der Lutzeschen Absicht schließt der Protest:

»In Anbetracht dieser Thatsachen protestiren wir, die Vertreter der wissenschaftlichen homöopathischen Presse ganz Deutschlands, hiermit feierlichst gegen diese angebliche 6. Auflage des Hahnemannschen Organon und erklären dieselbe für untergeschoben und apokryph, indem wir zugleich jede Gemeinschaft mit solchem Treiben und dessen Urhebern abweisen und in Abrede stellen. Der vollen Beistimmung aller wahrhaften Vertreter der Homöopathie gewiß, erwarten wir zuvörderst aus allen Theilen Deutschlands und außerhalb desselben, von den Einzelnen und den Vereinen, den formellen Beistand zu diesem Protest und erwarten insbesonders zuversichtlich von dem Centralverein der homöopathischen Ärzte Deutschlands, daß er in seiner nächsten Versammlung mit weiteren positiven Maßregeln gegen solche Beeinträchtigung der Homöopathie und gegen alle Verderber unserer Sache energisch vorgehen werde.«

Aachen, Dresden, Leipzig.

| | |
|---|---|
| Dr. Bolle | Dr. Hirschel |
| Redakteur der Popul. hom. Zeitung. | Redakteur d. Zeitschr. f. hom. Klinik. |
| Dr. Meyer | Dr. Cl. Müller |
| Redakteur der Allgem. hom. Zeitung. | Redakteur d. hom. Vierteljahrsschrift. |

---

### Dr. Aegidis Erklärung.

»Da der in der Allgem. homöopathischen Zeitung vom 10. April 1865, dem Geburtstag Hahnemanns, veröffentlichte Protest der geehrten Vertreter der homöopathischen Presse Deutschlands gegen die angeblich 6. Auflage des »Organon der Heilkunst« meinen Namen erwähnt, jedoch unerwähnt läßt, daß ich selbst die Überzeugung theile, welche die Unterzeichner des Protestes verfechten, daß ich seit Jahren gegen die Anwendung sogenannter Doppelmittel als gegen einen Mißbrauch und Unfug laut und öffentlich meine entschiedene Mißbilligung zu erkennen gegeben habe, so sehe ich mich veranlaßt, meine — wie es scheint in Vergessenheit gerathene — Erklärung wieder abdrucken zu lassen, welche in der Allgem. homöopath. Zeitung Band 54, Nr. 12 vom 18. Mai 1857 und in der Neuen Zeitschrift für homöopathische Klinik, Band II, Nr. 12 am 15. Juni 1857, also vor 12 Jahren[*]) erschienen ist und folgendermaßen lautet:

»»Der Unterzeichnete findet sich um so mehr veranlaßt, in den Vorwurf mit einzustimmen, den man, besonders in neuester Zeit, gegen die homöopathische Anwendung sogenannter Doppelmittel erhoben hat, als man gerade ihn beschuldigt, in dieser verpönten Angelegenheit die Initiative ergriffen zu haben. Mit allen dagegen von kompetenter Seite erhobenen Gründen, deren Widerlegung gänzlich fehlschlagen müßte, vollkommen übereinstimmend, muß der Unterzeichnete einem solchen Mißbrauch unsrer trefflichen und so Großes leistenden Heilmittel, wie er neuerdings in scheinbar systematischer Weise als Norm empfohlen worden, laut und öffentlich seine entschiedene Mißbilligung zu erkennen geben, damit man aufhöre, seine vermeintliche Autorität zum Vorschub für ein Verfahren zu nehmen, das, selbst als er (in Stapfs Archiv, 1834, Band 14), eine Modifikation desselben für sehr seltene Ausnahmefälle empfehlen zu können glaubte, weit von dem Unfug abstand, den man jetzt damit treibt und zu treiben anspornt.««

»Ich füge hinzu, daß ich mit dem Inhalt des erwähnten Protestes vom 10. April d. J. durchaus einverstanden bin und daß meines Erachtens das darin gerügte Treiben im Interesse der Wissenschaft nicht stark genug gerügt werden kann.

Freienwalde a. O., den 12. April 1865.

Dr. Aegidi.«

## Dr. von Bönninghausens Erklärung.

(Schreiben an Dr. Carroll Dunham in New York.)

Münster, den 25. März 1865.

»Es ist richtig, daß ich während der Jahre 1832 und 1833 auf Veranlassung Dr. Aegidis einige Versuche mit Doppelmitteln machte und daß die Erfolge manchmal überraschend gute waren. Ebenso ist es zutreffend, daß ich mit Hahnemann über die Angelegenheit sprach, und daß derselbe, nachdem er selbst einige Versuche vornahm, eine zeitlang im Sinne hatte, die Sache in der 5ten Auflage seines Organons, die er gerade damals (im Jahre 1833) für den Druck vorbereitete, aufzunehmen. Allein wir gewannen bald die Überzeugung, daß eine derartige Neuerung der Homöopathie zum Nachteil gereichen würde. Ich selbst war es, der Hahnemann veranlaßte, in einer Anmerkung zu § 272 in der 5ten Auflage seines Organons vor der Anwendung von Doppelmitteln zu warnen. Seit dieser Zeit haben weder Hahnemann noch ich Arzneimittel in Mischungen verordnet. Auch Dr. Aegidi hat diese Methode bald wieder aufgegeben, da sie zu sehr an die Arzneimischungen der Allopathen erinnerte und allzuleicht geeignet war, vom Wege der Einfachheit unserer Arzneimittel abzuführen. Außerdem ist die Anwendung von Doppelmitteln bei dem zunehmenden Reichtum unserer Arzneimittel mehr und mehr überflüssig geworden.

Wenn demzufolge heutigen Tags ein Anhänger der Homöopathie glaubt, an Experimenten festhalten zu müssen, die vor 30 Jahren angestellt wurden, als unsere Wissenschaft noch in ihren Kinderjahren stand, und die nachher einstimmig verworfen wurden, so geht er einen Krebsgang und beweist zugleich, daß er mit der Wissenschaft nicht gleichen Schritt gehalten und ihre Fortschritte nicht beachtet hat.«

---

[*]) In der Angabe des Zeitabstandes scheint sich Dr. Aegidi geirrt zu haben.

Anlage 45.

## Ankündigung einer weiteren 6. Auflage des Organons und Einschreiten der Witwe Hahnemanns.

»Unter der Presse befindet sich:

Organon der Heilkunst von Samuel Hahnemann. Sechste verbesserte und vermehrte Auflage. Mit dem Bildnisse des Verfassers. Herausgegeben von Dr. L. Süß-Hahnemann in London. Berlin 1865. Reichardt und Zander. Preis 1 Thaler. In 4 Lieferungen à 7½ Sgr.«

---

Sofort erfolgte

der Einspruch der Witwe Hahnemanns.

»Geehrteste Herren Reichardt und Zander!

Aus der Nummer 14 der Allg. homöopath. Zeitung vom 3. April d. J. erfahre ich, daß sich in Ihrem Verlage eine von Dr. Süß aus London vermehrte und verbesserte Auflage des Organon von Hahnemann unter der Presse befindet. Ich benachrichtige Sie hiermit davon, daß nur ich einzig und allein das von der eigenen Hand meines Mannes geschriebene Manuskript besitze und daß somit von einer echten, durch Herrn Dr. Süß herausgegebenen sechsten, verbesserten und vermehrten Auflage des Organon gar keine Rede sein kann. — Da Sie als Buchhändler gewiß die in Deutschland giltigen strengen Gesetze gegen unerlaubten Nachdruck von Werken kennen, so wird hoffentlich diese Benachrichtigung hinreichend sein, daß Sie jeden etwaigen Verkauf von Exemplaren dieser von Dr. Süß beabsichtigten Herausgabe obigen Werkes unterlassen.

Paris, 25. April 1865. Rue du Faubourg St. Honoré N. 54.

Achtungsvoll ergebenst gez.

Melanie Hahnemann.«

---

Etwa zur selben Zeit richtete sie auch eine Zuschrift an den Redakteur der Allgemeinen homöopathischen Zeitung, die folgenden Wortlaut hatte:

»Paris, den 21. April 1865.

Geehrtester Herr Doctor!

Zu meiner größten Verwunderung ersehe ich aus der Nr. 14 der Allgem. homöopath. Zeitung vom 3. April d. J., daß die Herren Dr. Lutze und Dr. Süß in London die Herausgabe einer sechsten, bedeutend verbesserten und vermehrten Auflage des Organon von Hahnemann ankündigen.

Nur ich habe das Recht zur Herausgabe der sechsten Auflage des Organon; nur ich allein besitze das von der eigenen Hand meines Mannes geschriebene Manuskript dieses wichtigen Werks; nur mir einzig und allein sind die Verbesserungen anvertraut worden, die der Verfasser im Organon gemacht hat. Herr Dr. Lutze hat Hahnemann weder jemals gesehen, noch auch jemals mit ihm in Verbindung gestanden. Herr Dr. Süß in London hat Hahnemann zweimal gesehen; zuerst als Kind von 6 Jahren und später als Student in Leipzig am Vorabend des Todes meines Mannes; es ist deshalb unmöglich, daß er in Bezug auf die Homöopathie Neues von ihm hat erfahren können.

Jetzt, wo man Neues zu wissen vorgibt, wo man von unserem heiligen Organon gleichsam einen Roman machen möchte, jetzt ist es Zeit, das ächte und wahre Organon herauszugeben und ich werde es dem Druck übergeben. So wie man weder am h. Evangelium, noch auch an den übrigen h. Schriften irgend etwas verbessern, auslassen oder hinzufügen darf, ebensowenig darf man am Organon, dem Kodex der menschlichen Gesundheit, irgend eine Veränderung vornehmen. Es muß bleiben, wie sein Verfasser es geschaffen hat und nur in seiner reinen, unverfälschten Wahrheit und Ächtheit darf es erscheinen.

Euer Wohlgeboren ersuche ich ergebenst, diesen Brief, so wie er da ist, ohne irgend eine Veränderung in der nächsten Nummer der Allg. homöopath. Zeitung erscheinen lassen zu wollen.

Ihre Anhänglichkeit an die wahren Grundsätze unserer wohlthuenden Lehre und Ihr Gerechtigkeitssinn werden mir gewiß diese Gunst bewilligen, wofür ich Ihnen in meinem und der wahren Schüler Hahnemanns Namen schon im Voraus danke.

Empfangen Sie, verehrtester Herr Doctor, die Versicherung meiner ausgezeichneten Hochachtung.

M. Hahnemann, 54 Faubourg saint Honoré.«

## Die Antwort von Hahnemanns Enkel.

Dr. Süß-Hahnemann in London, der Enkel Hahnemanns, erwiderte auf die Briefe der Madame Hahnemann, seiner Stief-Großmutter, in dem in London erschienenen »British Journal of Homoeopathy« (1865, 23. Bd., S. 422):

»Meine Herren! Es dürfte Ihnen nicht unbekannt sein, daß ich es sowohl aus Verehrung für meinen verstorbenen Großvater, als auch im Interesse der Homöopathie, für meine Pflicht gehalten habe, die im Buchhandel völlig vergriffenen Werke Hahnemanns neu herauszugeben, und zwar beabsichtigte ich mit dem wichtigsten derselben, dem Organon, zu beginnen. Die Arbeiten waren bereits so weit gediehen, daß meine Verlagsfirma das baldige Erscheinen des Buches ankündigen konnte.

Madame Hahnemann scheint nun mein Vorhaben sehr übel aufgenommen zu haben, denn sie hat nicht allein versucht, die Verlagsfirma durch leere Androhungen mit gerichtlicher Verfolgung einzuschüchtern, sondern sie hat außerdem in der Allgemeinen homöopathischen Zeitung vom 1. Mai ein selbstverfaßtes Schreiben veröffentlicht, in dem sie es sich zur ganz besonderen Aufgabe machte, mich herabzuwürdigen und das im Erscheinen begriffene Buch in den Augen meiner ärztlichen Kollegen herabzusetzen. Würden nun die von ihr behaupteten Tatsachen wirklich der Wahrheit entsprochen haben, so hätte ich einfach geschwiegen, denn ich glaube, daß weder mein Alter, noch die persönliche Bekanntschaft mit meinem seligen Großvater irgend einen nachteiligen Einfluß auf den Wert des Organon hätten haben können, zumal ich den Text getreu von einer früheren Auflage — die übrigens nach Aussage meiner verstorbenen Mutter von Hahnemann selbst für die vollständigste Ausgabe gehalten wurde — abdrucken ließ.

Schon aus Billigkeitsgründen hätte Madame Hahnemann ihr Urteil solange zurückhalten müssen, bis das Werk der Öffentlichkeit übergeben worden wäre. Dann wäre es Zeit genug gewesen, an dessen Zuverlässigkeit Kritik zu üben. Meine noch lebende Tante, Hahnemanns jüngste Tochter, ist im Besitze von mindestens ebenso wertvollen Manuskripten, als dies Madame Hahnemann von sich behauptet, und da ich mit dieser nahen Verwandten auf bestem Fuße stehe, so habe ich von ihr stets gerne jede Unterstützung in meiner literarischen Betätigung erhalten.

Es scheint Madame Hahnemann besonders viel daran gelegen zu sein, unter den Anhängern der Homöopathie bekannt zu machen, daß ich meinen Großvater nur zweimal in meinem Leben gesehen habe, nämlich einmal im Alter von 6 Jahren und ein zweitesmal am Vorabend seines Todes, und daß man sich aus diesem Grunde auf eine von mir besorgte Herausgabe des Organons nicht verlassen könne.

Da Madame Hahnemann mit den Angehörigen ihres verstorbenen Mannes nur wenig Berührung hatte, so kann ich kaum erwarten, daß sie über meine Wenigkeit genauer unterrichtet ist. Wenn sie es aber unternimmt, die Welt über meine Vergangenheit zu unterrichten, dann darf ich doch wohl erwarten, daß sie mit ihren Angaben korrekt ist und bei der Wahrheit bleibt. — Bis zum plötzlichen Auftreten von Mademoiselle d'Hervilly in Cöthen hatte ich im Hause meines Großvaters gewohnt, der meine Erziehung persönlich überwachte. Dann wurde ich nach Halle auf die Schule geschickt, und als Madame Hahnemann mit meinem Großvater nach Paris reiste, stand ich gerade im 8ten Lebensjahr. Ich war damals Zeuge jenes traurigen Augenblicks, in dem sich mein Großvater in Halle von seinen Angehörigen, die ihn von Cöthen bis Halle begleitet hatten, verabschiedete.

Unglückseligerweise sah ich meinen Großvater erst wieder, als er bereits in den letzten Zügen lag; also nicht einmal am Vorabend seines Todes, obgleich meine Mutter und ich schon eine ganze Woche vorher in Paris angekommen waren. Diesen Umstand scheint Madame Hahnemann ganz vergessen zu haben, wenigstens erwähnt sie nichts davon in ihrem Schreiben. Trotz unserer innigsten Bitten und Vorstellungen und trotz Hahnemanns eigenem Wunsche, seine Lieblingstochter noch einmal zu sehen, verweigerte uns Madame Hahnemann ebenso hartherzig als entschieden eine Unterredung mit unserem sterbenden Ahnen, zu einer Zeit, in der er noch in der Lage gewesen wäre, mit uns zu reden und uns zu segnen.

In ihrer Begierde, das Erscheinen jeder Neuauflage von Hahnemanns Werken zu verhindern, hat Madame Hahnemann ein wertvolles Geheimnis preisgegeben, indem sie bekannte, daß sie ein Manuskript der 6ten Auflage des Organons besitze. So kann zuweilen aus einem Übel Gutes entstehen. Ich bin stolz darauf, auf diese Weise der Sache der Homöopathie wenigstens indirekt einen Dienst erwiesen zu haben, denn Madame Hahnemann hat ja nun nach 22 jährigem Stillschweigen selbst erklärt, daß sie jetzt bereit sei, das in ihrem Besitze befindliche Manuskript der Öffentlichkeit zu übergeben. Ich hoffe, daß sie ihr Versprechen bald einlösen wird; besser spät als nie, obgleich ein derartiges Verhalten fast einer Mißachtung der gesamten homöopathischen Ärzteschaft gleichkommt.

Mit gewohnter Hochachtung zeichnet

Dr. L. Süß-Hahnemann.«

London, den 30. Mai 1865.

---

### Ausweichender Bescheid der Witwe Hahnemanns

an das homöopathische College in Philadelphia.

Im Sommer 1865 wandte sich auch die Fakultät des homöopathischen College von Pennsylvanien an Madame Hahnemann in Paris, worauf folgende Antwort erging:

»Herrn Dr. Constantin Hering in Philadelphia.

Sehr verehrter Herr Doktor, teuerster Freund!

Ich habe den von Ihnen und den übrigen Herren unterzeichneten Brief erhalten, in dem Sie mich um Überlassung des in meinem Besitze befindlichen Manuskriptes zur sechsten Auflage des Organon, zum Zweck einer Übersetzung in die englische Sprache ersuchen.

Ich bin sehr froh, daß Sie selbst gesonnen sind, diese Übersetzung zu besorgen, denn dann bin ich sicher, daß dies mit größter Treue und Genauigkeit geschieht. Es ist sicher keine Gleichgiltigkeit, daß ich Ihnen heute erst mittheile, wie sehr ich mit Ihrem Vorschlag einverstanden bin. Die Verzögerung in meinem Schreiben wurde veranlaßt, weil ich Ihnen gerne hätte mittheilen mögen, daß mit dem Druck des Buches nunmehr begonnen worden sei, und daß ich Ihnen sofort ein Exemplar davon übersenden werde.

Eine Abschrift vom Original erwies sich leider als derart fehlerhaft und unzuverläßig — obwohl sie in meinem Hause gemacht wurde — daß es einfach unmöglich war, irgend etwas damit anzufangen. Sowenig wie Sie würde ich gestatten, daß auch nur ein einziges Wort im ursprünglichen Texte geändert würde. Ich war infolgedessen gezwungen, eine neue Abschrift anfertigen zu lassen und zwar diesmal in meiner Gegenwart und unter meiner Aufsicht. Diese Arbeit wird in den Stunden, in denen ich Zeit zur Beaufsichtigung habe, besorgt, und dadurch wird die Beendigung derselben etwas in die Länge gezogen. Sobald die Abschrift beendigt ist und der Druck begonnen hat, werde ich Ihnen die Druckbogen einzeln zugehen lassen, wie sie aus der Presse kommen. Mein Freund, Mr. Bigelow, Ihr Gesandter in Paris, wird die Zusendung übernehmen ...

Ich bedaure, daß Sie meine früheren Briefe nicht erhalten haben, dieselben enthielten einige Mitteilungen über bisher nicht veröffentlichte Arzneimittel, die Sie gewiß interessiert hätten.

Seien Sie so freundlich und grüßen Sie die Herren, die mit Ihnen unterzeichnet haben, und sagen Sie ihnen, daß ich sie hochschätze und verehre, weil sie als treue Schüler die wahren Lehren ihres Meisters so verbreiten und vertreten, wie er sie begründet und ausgebaut hat.

Ihre ergebene M. Hahnemann.«

Und zuletzt erfolgte noch der weitere

### Brief an die Verleger:

† Paris, den 3. August 1865.

Geehrteste Herren Reichardt und Zander!

Wegen meiner Abwesenheit von Paris war es mir unmöglich, Ihren letzten Brief eher zu beantworten, aus dem ich übrigens mit Vergnügen eine baldige und leichte Vereinbarung zwischen uns ersehen habe.

In Folgendem gebe ich Ihnen nochmals meine Ansicht über die Bedingungen, in denen wir nicht übereinstimmen.

1. Das Verlagsrecht würden Sie auf vier Jahre erhalten; aber zu einer Verlängerung desselben über diese Zeit hinaus kann ich mich unmöglich schon jetzt verpflichten, da ich hiedurch den Besitz meines freien Eigenthums illusorisch machen würde; wie ich schon in meinem letzten Briefe gesagt habe, sehe ich gar keinen Grund, warum ich Ihnen nicht nach Verlauf dieser vier Jahre bei gegenseitiger Zufriedenheit von Neuem das Verlagsrecht auf eine bestimmte Anzahl von Jahren verlängern sollte; aber ich will frei sein, es zu thun, so wie Sie frei wären, es anzunehmen.

2. Wegen des an sich schon geringen Umfanges des Organon's wünsche ich nicht, daß es so gedruckt wird, wie Sie mir damals ein Muster zugeschickt haben; die Form, Größe etc. der fünften Auflage scheinen mir auch für diese sechste die paßen ste zu sein. Unter keiner Bedingung kann ich meine Zustimmung dazu geben, daß es mit dem Süß'schen Organon amalgamirt wird, da sich auf jeder Seite meines Organon's wichtige, theils längere, theils kürzere Veränderungen finden.

3. In jeder möglichen Weise, die Sie mir nur irgend anzeigen können, werde ich Sie zur Verhinderung des Verkaufs des Lutze'schen Organon's ermächtigen; den Minister des Innern in Deßau habe ich selbst schriftlich schon ersucht, dem Hr. Lutze den Verkauf seines Organon's zu verbieten, worauf ich vor kurzem die Antwort erhielt, daß diese Angelegenheit der Polizei übergeben sei; das Weitere muß ich abwarten.

4. In der Leipziger Zeitung kündigte damals Hr. Lutze sein Organon zu dem Preise von einem Thaler an, auch mein Organon wünsche ich zu diesem Preise verkauft zu sehen. Da es gewiß nicht in meiner Absicht liegt, mit dieser sechsten Auflage des Organon's ein Geschäft zu machen, so würde ich mich lieber mit dem Preise von 800 Francs begnügen, vorausgesetzt, daß jedes Exemplar des Organon's nur zu einem Thaler verkauft wird.

5. Was die amerikanische Ausgabe dieser sechsten Auflage des Organon's anbetrifft, so habe ich vor einiger Zeit von den Herren Dr. Constantin Hering etc. etc. aus Philadelphia ein Kollektivschreiben erhalten, worin ich ersucht werde, ihnen die Übersetzung ins Englische zu übertragen, was ich natürlich in Anbetracht meiner hohen Achtung für diese Herren Ärzte und wegen der großen Wichtigkeit einer schönen und durchaus getreuen Übersetzung thun werde; jedoch würde der Verkauf dieser in Amerika besorgten Übersetzung nur für Amerika gültig sein; den Verlag für England und für die übrigen englisch redenden Länder werde ich mir vorbehalten; sobald deshalb die Übersetzung fertig ist, steht es Ihnen frei, mit mir über diese englische Übersetzung für England etc. in Unterhandlung zu treten. Diese neue englische Ausgabe wird von umso größerer Wichtigkeit sein, theils weil sie von Ärzten besorgt wird, die der deutschen und englischen Sprache gleich mächtig sind, theils weil alle früheren Auflagen des Organon's ohne Ausnahme höchst schlecht und unvollständig in's Englische übersetzt sind.

Es ist mir unmöglich, Ihnen den Zeitpunkt anzugeben, wann mit dem Drucke dieser sechsten Auflage begonnen werden kann; ich kann Ihnen nur versichern, daß unter meiner Aufsicht fleißig an der Abschrift gearbeitet wird.

Achtungsvoll

M. Hahnemann
54, rue du Faub. St. Honoré.

Anlage 46.

## »Nachricht von einem jetzt erschienenen Buche, betitelt: Organon der rationellen Heilkunde von Samuel Hahnemann.«

(Nr. 152 des Reichsanzeigers, 7. Juni 1810)*).

»Der Verf. dieses Werkes läßt sich nicht über die bisherige mangelhafte Arzneykunst aus. Er scheint vorauszusetzen, daß Jedermann wisse, wie sehr im Dunkeln diese Kunst bisher gelegen, wie wenig Probehaltiges und Sicheres ihre Ausübung dargeboten und wie naturwidrig und verkünstelt die Systeme derselben waren, von Muthmaßungen, Wagesätzen und scholastischer Dialectik erbaut.« (Hier zieht H. nun alle Nummern an, in welchen Aufsätze von ihm enthalten sind — eine Arbeit, die ein anderer nicht leicht gemacht haben würde, weil sie zu mühsam gewesen wäre. D. V.)

»Ohne sich daher durch die Satzungen und Proceduren der bisherigen Arzneyschule irre machen zu lassen, welche im Argen liegt, geht der Verf. einen ganz eignen, neuen, von allen bisher gelehrten völlig abweichenden Weg, um die Kunst, Menschen von Krankheiten zu heilen, auf ihre Echtheit, Reinheit, Wahrheit und höchste Gewißheit zurückzuführen. Er hat eine 20jährige Erfahrung auf seiner Seite. Folgendes ist ein Abriß seines Buchs:

Der Zweck der vollkommenen Heilkunst besteht nicht in der bisherigen vorwitzigen Ergrübelung des (schlechterdings unmöglich erforschbaren) innern Wesens der Dinge und ihrer uns weislich verborgnen Natur in abstracto, nicht in unerweislichen Vermuthungen darüber, in dreisten Behauptungen oder überkünstlichen, unnatürlichen, nutzlosen Erklärungsversuchen, welche dunkler als die zu erklärende Sache selbst sind (§ 13. Anm.), sondern in schneller, sanfter, dauerhafter Wiederherstellung der Gesundheit nach deutlich einzusehenden Gründen; dieß nennt der Verfasser rationelle Heilkunde (§ 1. 2.) Sieht der Arzt deutlich ein, was an jeder Krankheit zu heilen und hinwegzunehmen ist (Krankheitskenntniß und Indication), sieht er deutlich ein, was jede Arzney insbesondere Krankheit vertreibendes besitzt (Kenntniß der speziellen Arzneykräfte) und weiß er das Heilende jeder Arzney an das, was an der jedesmahligen Krankheit zu heilen ist, nach deutlich einzusehenden Gründen anzupassen, also die in jeder Rücksicht dienlichste Hülfe (Indicat), das ist, die angemessenste Arzney anzubringen in der erforderlichen Menge und in gehöriger Wiederholungszeit, und kennt er die Hindernisse der Genesung und weiß sie hinwegzuräumen, damit die Genesung von Dauer sey, so handelt er nach zureichenden Gründen, und nur ein solcher Arzt ist ein rationeller Heilkünstler. (§ 3.)

Alles Gerede und Geschreibe über prima causa der Krankheit ist nichtig und bleibt eitel prahlendes, irreführendes Spiel der Phantasie (§ 6. Anm., § 13. Anm.)

Bloß die äußern Krankheitszeichen verrathen, daß das innere Unsichtbare im Körper bey Krankheiten verändert sein mag; wie es aber verändert sey, weiß und erräth kein Sterblicher und braucht es nicht zu errathen, da sich die ganze Krankheit zur Heilabsicht hinreichend und vollkommen schon durch die äußern Zeichen (Symptome) ausspricht, die der Arzt bloß durch die angemessenste Arzney völlig hinwegzunehmen hat, um die Krankheit selbst völlig zu heilen (§ 12. 13. 14.). Es läßt sich nicht denken, und man kann kein Beyspiel aufweisen, daß die geahnte innere, krankhafte Veränderung nicht gehoben und vernichtet seyn sollte, wenn alle Krankheitszeichen verschwunden und nichts als Zeichen der

---

*) Dr. Fr. Hartmann teilt in der Allg. Homöopath. Ztg. 1844, 26. Bd., N. 11 in einer längeren Reihe von Aufsätzen »Aus Hahnemanns Leben« mit:
Um die Aufmerksamkeit des Publikums
mehr auf das im Jahre 1810 herausgegebene »Organon der rationellen Heilkunst, Dresden, bei Arnold« zu lenken, scheint es mir nicht unwahrscheinlich, daß er, Hahnemann, folgenden Aufsatz unter dem 7. Juni 1810 selbst in den Reichs-Anzeiger (Nr. 152) einrücken ließ. Die Hahnemann eigenen Ausdrücke und Redensarten in demselben bestätigen meine Vermuthung nur noch mehr, da ich selbige als mehrjähriger Hörer und Schüler von ihm genau kennen gelernt habe.

Gesundheit zurückgekehrt sind (§ 11. 12). Da nun der Menschenschöpfer die Hebung der inneren Veränderung des Körpers in Krankheiten an die Hebung der Krankheitszeichen gebunden hat, so brauchen nur letztere in ihrem ganzen Umfange durch eine zweckmäßige Veranstaltung gehoben zu werden, und dadurch ist die ganze Krankheit vollständig und dauerhaft geheilt (von § 5—14 umständlich erläutert und erwiesen). Indem nun ferner auch das heilende Wesen, was die Arzneyen besitzen, an sich und a priori nie unserer Beobachtung dargestellt werden kann und sich nur durch Erregung krankhafter Symptome an gesunden Menschen ausspricht (§ 15), so sind diese von Arzneyen erregbaren Krankheitszustände als das einzig Heilende anzusehen, was die Arzneyen besitzen (§ 16), und die durchgängige Erfahrung lehrt auch unwidersprechlich, daß eine jede Krankheit als eine Gruppe gewisser Symptome immer durch eine Arzney schnell, leicht und dauerhaft geheilt wird, welche alle diese Symptome, oder doch die meisten und auffallendsten, die die Krankheit zeigt, selbst erregen kann in gesunden Körpern. Dieses untrügliche Naturgesetz, worauf sich alle wahre Heilung gründen muß, lehrt die Natur auch selbst bey Ereignissen, wo eine ältere Krankheit durch Hinzukunft einer ihr ähnlichen neuen, schnell aufgehoben und geheilt wird, wie vielfältige Erfahrung lehrt (§ 28. 30). Es wird nämlich jene Verstimmung des Befindens, die man Krankheit nennt, durch eine ähnlich, aber stärker wirkende Kraft (durch eine neu hinzugekommene ähnliche Krankheit, oder durch die, eine ähnliche Krankheit hervorzubringen geeignete Arzney) überstimmt und vernichtet. Keine zu einer älteren Krankheit hinzutretende, anders geartete Krankheit thut dergleichen (§ 22—27). Eben so läßt sich durch unzählige Fälle (m. s. die dem Buche vorgesetzte Einleitung) beweisen, daß von jeher bloß dann schnelle dauerhafte Curen entstanden, wo eine Arzney gebraucht wird, welche die Fähigkeit besitzt, einen sehr ähnlichen Krankheitszustand für sich zu erzeugen, als die durch sie geheilte Krankheit war —, obgleich die Ärzte, die solche Heilungen machten, sie nur so aufs Gerathewohl und von ungefähr angewendet hatten, und nicht einsahen, warum sie half.

Um also mit Zuverläßigkeit und nach bestimmten Gründen (rationell) zu heilen (was man bis hieher nicht konnte), bedarf man die gezwungenen und naturwidrigen gewöhnlichen Eintheilungen der Krankheiten (§ 39—46) eben so wenig, als die uneigentlichen Namen derselben (§ 51—56), zumahl da die Krankheiten fast durchgängig (etwa Pocken, Masern und sonst einige wenige ausgenommen) äußerst abweichende und fast nie auf gleiche Art wiederkommende Erscheinungen im Befinden des Menschen sind, die sich nie auf gleiche Art wieder so ereignen können, sondern immer anders und vielfach abgeändert sind (§ 58—61).

Der Verf. lehrt nun (§ 63 u. f.), auf welche Art man den ganzen Inbegriff der Symptome jeder zu heilen uns übertragnen Krankheit zu erkundigen, und auf der andern Seite (§ 83 u. f.), wie man die eigenthümlichen Wirkungen der Arzneyen (an die bisher niemand dachte) auszuspähen habe, welche sie nach ihrer individuellen Natur zu erregen vermögen, und wodurch sie ähnliche Krankheiten aufzuheben fähig sind.

Man hat daher bei der echt rationellen Heilkunde bloß jeden zu heilenden Krankheitsfall zu nehmen, wie er an sich selbst ist, die Zeichen und Zufälle dieser jedesmahligen Krankheit genau in allen Rücksichten zu erkundigen (ohne ihr einen muthmaßlichen Systemnamen anzudichten, der unfehlbar zu einer Verwechselung verführt) und dem ganzen Inbegriffe ihrer Symptome (welcher das nach außen reflectirte innere Wesen der Krankheit bestimmt ausdrückt) eins von den so geprüften Arzneymitteln entgegen zu setzen, welches für sich ähnliche Krankheitszustände zu erregen die Tendenz hat; so wird die jedesmahlige Krankheit schnell und dauerhaft ausgelöscht. Wie nun dieses einfache, einzig hülfreiche und rationelle Heilverfahren (ohne die verderblichen Vielgemische von Arzneyen, die man Recepte nennt, anzuwenden) durch bloß einfache Arzneystoffe (§ 234—236) in den kleinsten Gaben (§ 237—253), und unter welchen Cautelen und naturgemäßen Rücksichten auf die besondern Formen und Fälle von Krankheiten es auszuüben sey, wird weiterhin (§ 254—271) bis zu Ende dieses Buches gelehrt, welches durch seine Deutlichkeit und Wahrheit auch jedem Nichtarzte so leicht verständlich als nützlich ist.«

## Anlage 47.

## Hahnemann an seinen Verleger Arnold wegen der Heckerschen Schmähschrift.

(Nach dem Original im Besitze des Herrn Dr. Dudgeon in London)*).

»Mein lieber Herr Arnold!

Ich wünschte, Sie hätten Heckers Schmähschrift auf mich gelesen, so würden Sie die Widerlegung nur mehr als zu gemäßigt finden. Sie können nicht verlangen, daß auf jene Schändlichkeiten gar nichts erwidert werden solle von meinem Sohne. Jeder Autor muß in solchen Fällen am besten wissen, was er zu antworten hat. Sie schickten damals das Manuskript wieder, um einiges abändern zu lassen. (Wer hatte denn diese Stellen angestrichen? Waren es nur Sie, oder war's Röber? In letzterem Falle mußte er das Manuskript ja schon gelesen und das übrige untadelhaft gefunden haben!). Sehen Sie — was der Autor nicht nöthig hatte, that er dennoch Ihnen zu liebe und änderte und milderte diese Stellen. Mehr können Sie nicht wünschen, mehr verlangten Sie auch nicht. Und da dies nun geschehen, und Ihr Censor das Manuskript doch nun nicht passiren läßt, so liegt es nicht am Autor, daß es nicht gedruckt wird und Sie hätten keine Vorkehrungen zum Drucke machen sollen, wenn die Censur nicht berechtigt war.

Überhaupt kann kein Censor den Druck einer Vertheidigungsschrift verweigern, worin der Angreifer auch mit wahren Injurien (die doch in diesem Manuskript nicht stehen) zurückgetrieben wird, denn die Injurien gegen Privatpersonen gehen nicht den Censor an, sondern den Verfasser. Stehen Privatinjurien in dem Buche, so kann nicht der Censor, nicht der Verleger, sondern blos der Verfasser gerichtlich belanget werden. Also ist es eine bloße Finte von Herrn Röber, was er unter den Titel geschrieben hat — der wahre Grund seiner Weigerung kann kein andrer als die derbe Wahrheit seyn, die die Arzneikunde überhaupt darin gesagt bekömmt.

Wenn Injurien den Druck eines Buches hindern könnten, so hätte ja Heckers Schmähschrift am wenigsten die Censur passiren können. Doch kömmt hier auch das auf „Zehen"-Gehen, das Heimlichreden, und die Leißtreterei in Betracht, wodurch sich Dresden auszeichnet.

Die allgemeinnützigen Wahrheiten nun, die über die Arzneikunde überhaupt in diesem Buche vorkommen, und welche einen großen Theil seines Werthes ausmachen, würden ebensowohl in Leipzig bei den Professoren Anstoß finden, zumal wenn sie aus den Umständen hören, daß man schon in Dresden den Druck verweigert habe. Die derben Wahrheiten darin würden nur meinem Sohn Unannehmlichkeiten bei seinen Lehrern zuziehen, unter denen er noch kurze Zeit steht und von denen er bald promovirt werden soll. Jetzt hat noch keiner von den Professoren das Manuskript in seine Hände bekommen, wiewohl sie davon hören werden.

Es gäbe daher keinen bessern Rath (und dieß wäre gleich das Beste gewesen), als das Manuskript an einem kleinern Orte drucken zu lassen, wo man keinen so großen Stolz auf das allein seelig machende, bisherige Observanzarzneiwesen besitzt, solche (wahre) Widersprüche nicht so hoch aufnimmt, oder der Herr Physikus, wenn einer da ist, und er sich muckt, mit ein Paar Thalern zur Ruhe zu bringen ist.

Wenn Sie diesen Weg einschlagen wollen und nur versichern, daß die Exemplare nicht eher ausgegeben werden sollen, bis mein Sohn promovirt ist, welches sobald als möglich geschehen wird, so steht Ihnen das Widerlegungsmanuskript noch zu Dienste und dann sollen Sie auch die Arzneimittellehre erhalten.

---

*) Dr. Dudgeon-London sagt als Einleitung zu diesem Brief:

»Eine Widerlegung wurde dem Namen nach von seinem Sohn verfaßt; allein diejenigen, welche die Schriften des Vaters kennen, werden leicht sehen, wer die Hand des jüngeren Hahnemann führte. — — — — — Da Friedrich Hahnemann noch sehr jung war, als die meisterhafte Widerlegung von Hecker's Angriffen geschrieben wurde, und da er noch nicht einmal promoviert war, so ist es äußerst zweifelhaft, ob er mehr mit dieser gelehrten Gegenkritik zu thun hatte, als daß er den Namen dazu hergab und sie möglicherweise nachschrieb, während sie ihm von seinem Vater diktiert wurde.«

Wäre es in der Stille in Dresden gedruckt worden, ohne das Veto der heiligen Inquisition, so wäre mein Sohn schon promovirt gewesen, ehe man in Leipzig davon sonderliche Notiz genommen hätte. Nun aber in Leipzig die Sache so wichtig gemacht worden ist, so gehts nun auf keine andre Weise, als auf die gedachte. Auch kann ferner kein einziges Wort mehr im Manuskript geändert werden.

Man sollte nicht glauben, daß die Verketzerungssucht und der Verfolgungsgeist selbst in wissenschaftliche Dinge sich einschleichen und seine Despotie äußern könne; aber es ist doch so, wie man hier sieht.

Sollen aber eines solchen elenden Verketzers wegen die heilsamsten Wahrheiten ungesagt und ungedruckt bleiben? Freimüthigkeit und Preßfreiheit muß vorwalten, wo große neue Wahrheiten der Welt zu Theil werden sollen. Was hätte wohl Luther mit seinen herrlichen Ideen anfangen können, wenn er sie nicht durch den Druck hätte realisiren können, wenn er seine freimüthigen, derben Wahrheiten nicht brühwarm aus seinem Herzen in die Presse seines geliebten, freimüthigen Freundes des Buchdruckers und Verlegers Hans Luft hätte schicken können, mit allen Derbheiten und Schimpfreden, die er zum Zwecke dienlich fand. Da ward alles gedruckt, was nöthig war, und nur so und auf keine andere Art konnte die heilsame Reformation zu Stande kommen. Ich habe nun zwar nicht nöthig, wie Luther den Papst einen Esel in meinen Schriften zu schimpfen, aber heilsame Wahrheiten müssen von mir und meinem Sohne gesagt werden können, wenn die nöthigen Umänderungen erfolgen sollen. Hans Luft war ein fast ebenso unentbehrliches Werkzeug der Reformation als Luther selbst.

Auch ich bedarf eines für die gute Sache so warmen, so herzhaften Freundes der Wahrheit zum Verleger, als Luft für Luthern war. Wo ich aber so großen Widerstand finde, da kann ich keinen Schritt weiter thun.

So ist es auch mit der Arzneimittellehre. Wenn die Feinde der Wahrheit durch die Widerlegungsschrift nicht theils zu Boden gedrückt, theils überzeugt und belehrt worden sind, so kann die Arzneimittellehre keinen Eingang finden. Das Publikum kann nicht einmal Gebrauch davon machen, wann die hämischen Einwürfe der Hecker und Konsorten nicht zum klaren Gegentheile gebracht worden sind. Ist Hecker und sein Geläster nicht widerlegt, so kann ich mit meinen ferneren Lehrschriften gar nicht mit Ehren auftreten, und auch das Organon wird nicht mehr geachtet. Man glaubt gar nicht, was solche lügenhafte Vorspiegelungen beim Publikum thun. Ohne eine solche Widerlegung würde man glauben, jene Schmähungen meiner und meines Organons wären unwiderleglich — und so bleibe ich gleichsam im Banne. Da würde mir niemand weiter zuhören, wenn ich ihm auch die heilsamsten Dinge sagte. Die Vorurtheile und elenden Einwendungen jenes mehr als hämischen Mannes müssen erst zertrümmert werden, ehe ich weiter fortbauen kann.

Dies ist die Lage der Dinge. Sehen Sie nun zu, ob Sie sich für die Wahrheit und die gute Sache so interessiren können, daß Sie mein Verleger bleiben. Sehen Sie zu, wie Sie diese meine heutigen Wünsche realisiren können.

Hochachtungsvoll Ihr

Dr. Hahnemann.

Den 24. April (1811).

P. S. Eben höre ich aus Leipzig, daß mein Sohn der Zurücknahme wegen belästigt werden soll. Ich bitte Herrn Voigten sogleich zu schreiben, daß er dem Magister Schubart sagen läßt, die Sache mit dem Manuskript wäre schon abgethan, er solle meinen Sohn in Frieden lassen.

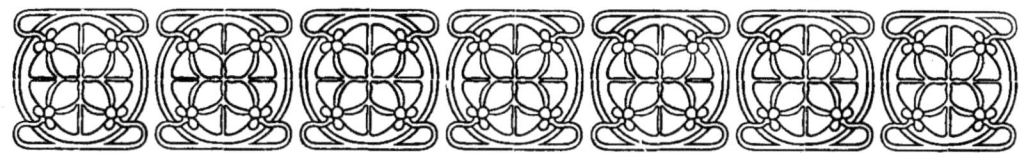

# 10. KAPITEL.

## Hahnemann an der Leipziger Universität.

### Anlage 48.

### Hahnemann muß Torgau verlassen.

An Herrn von Villers schrieb Hahnemann (Leipz. Pop. Zeitschr. f. Hom. 1880, 11. Jahrg., S. 47):

Torgau, 30. Jenner 1811.

Und noch zwei Worte von mir. Ich lebe (fast 56 Jahre alt) im Zirkel einer mir theuern Familie — einer Frau von seltener Güte und sieben fast erwachsener, froher, unterrichteter, folgsamer, unschuldvoller Töchter, die mich auf Händen tragen und mir mein Leben (auch schon durch Musik) versüßen — zudem kann ich, was sich mir an Kranken anvertraut, fast ohne Ausnahme schnell, leicht und auf Dauer heilen und so eine Menge Menschen glücklich machen — durch den, der die wunderbaren Mittel schuf und in meine Hand legte. Bin ich nicht fast zu beneiden? Aber, siehe, schon macht man alle Anstalten, um Torgau zu einer großen, fürchterlichen Festung umzugestalten, in welcher die Meinigen sich nicht getrauen, in Ruhe zu leben. **Ich muß mein liebes bequemes Freihaus verkaufen — und von dannen ziehen — unentschlossen — wohin?** Sehen Sie, liebster Freund! So legt die allweise Vorsehung Kummer in die andere Wagschale, wenn die eine ein so großes Übergewicht erhalten will.

---

### Anlage 49.

### Die Dissertation zur Venia legendi

hat folgenden Titel:

Dissertatio
historico-medica
de
Helleborismo
Veterum

Quam
gratiosi medicorum ordinis
auctoritate
in auditorio maiori
D. XXVI. Junii MDCCCXII.
defendet
auctor
Samuel Hahnemann

Medicinae et chirurgiae Doctor
acad. Moguntinae scientiar. utilium
societatis phys. med. Erlang. et societ.
regiae oeconom. quae Lipsiae floret
sodalis honorarius —
Respondente
Frederico Hahnemann
filio
art. lib. Mag. etc. med. bacc.

Lipsiae
impressit Carolus Tauchnitz.

---

Deutsch:

Historisch-medizinische Abhandlung über die Heilbehandlung durch die Nieswurz (Helleborus) bei den Alten.

Sie wird mit Genehmigung der geneigten ärztlichen Fakultät im großen Hörsaal am 26. Juni 1812 der Verfasser Samuel Hahnemann, Doktor der Medizin und Chirurgie, Ehrenmitglied der Mainzer Gesellschaft für angewandte Wissenschaften, der physikalisch med. Gesellschaft zu Erlangen und der kgl. ökonomischen Gesellschaft, die in Leipzig blüht, verteidigen; erwidern wird sein Sohn Friedrich Hahnemann, Magister der freien Künste und Baccalaureus der Medizin (Student, der vor der Erlangung des Doktortitels steht, d. V.), Leipzig, Druck von Karl Tauchnitz.

---

Die Abhandlung umfaßt 86 Seiten. Nach einer kürzeren Einleitung wird Helleborus zunächst als Heilmittel gegen Wahnsinn und als Brechmittel geschildert; »helleborosus« ist, wer viel Nieswurz nötig hat, nicht bei Verstande ist.

Sodann werden im einzelnen betrachtet: die Uranfänge des Helleborus als Arzneimittel; Helleborus als ältestes Heilmittel, besonders als Abführmittel, erwiesen durch Zeugnisse der alten Schriftsteller.

Es folgt eine Untersuchung darüber, ob Helleborus albus dieselbe Pflanze sei wie unser Veratrum album. Hahnemann bejaht dies; denn die Heilkräfte beider sind nicht nur ähnlich, sondern ganz und gar dieselben (Beweis: das Zeugnis zahlreicher älterer und jüngerer Ärzte).

Dann werden die Orte aufgezählt, wo der Helleborus in Griechenland am besten wachse, und die Kennzeichen besonderer Güte angegeben. Die Schilderung des vielfachen ärztlichen Gebrauchs, besonders bei langwierigen Krankheiten, wird mit Beispielen wichtigerer Heilungen bewiesen.

Hierauf wird gezeigt, wann Helleborus zuerst angewandt und wie weit bei seinem Gebrauch gegangen worden ist, ferner in welchen Jahreszeiten, gegen welche Krankheiten und bei welchen Menschen die Alten Helleborus anzuwenden für zu- oder abträglich hielten; Vorbereitung der Kranken für seine Anwendung; die Art, wie Veratrum album anzuwenden ist; was die Alten dem Arzneimittel Veratrum beimischten; Verfahren beim Erbrechen, das auf die Anwendung regelmäßig folgte; die Heilung der ungünstigen und schweren Symptome während der Wirkung von Veratrum. Zum Schlusse folgt noch eine Bemerkung über Helleborus niger.

---

In der fachwissenschaftlichen Kritik fand die Schrift beifällige Aufnahme, ohne daß sie — begreiflicherweise — allzuviel Beachtung gefunden hätte. Sie ist eben keine Streitschrift und hat deshalb alle Teile in ihren Erwartungen enttäuscht, sowohl diejenigen, die auf neue grundlegende Lehrsätze im homöopathischen Sinne gehofft hatten, als auch diejenigen, die weitere heftige Angriffe auf die ganze alte Heilwissenschaft erwartet hatten. Da aber weder das eine noch das andere vorlag, so ging man rasch über die tiefgründige gelehrte Arbeit hinweg. Doch schrieb ein Rezensent in der »Med. chir. Ztg.«, Ergänzungsband 19, S. 234:

»Wenngleich die Wirkung des Veratrum nicht so hilfreich sein mag, als Verfasser glaubt, so bleibt doch ein anderes Verdienst, nämlich, das der historischen Zusammenstellung aller über diese Curmethode vorhandenen Daten und somit der vollständigen historischen Darstellung derselben dem Verfasser unbenommen und es gewährt eine solche Bearbeitung wie die vorliegende ein um so größeres Interesse, als ähnliche Arbeiten zu den seltenen gehören. Die ersten Spuren des Gebrauchs des Veratr. alb. können wir zurückverfolgen bis 1500 vor Chr. Geb.«

Und in den Allgem. med. Annalen des 19. Jahrhunderts 1812, S. 1053, sagt ein anderer Rezensent, die Dissertation sei ein »interessanter Beitrag zur Geschichte der Heilkunst, mit Fleiß gesammelt und kritischem Geiste gewürdigt«. Und ein Dritter nennt sie (in Augustin, Wissensch. Übersetz. der ges. med.-chir. Literatur, 1812, S. 337) »eine sehr gründliche Abhandlung.«

Das wird man auch heute noch gelten lassen müssen, wenn man die Autoren und Quellenwerke in Betracht zieht, die Hahnemann in seiner Abhandlung erwähnt. Von Hippokrates, dem berühmtesten Asklepiaden des Altertums (460—377 v. Chr.), geht da die Kette über Antyllus (griechischer Chirurg am Ende des 3. oder Anfang des 4. Jahrhunderts, überliefert durch Oribasius) zu Aretaeus (griechischer Arzt in Kappadocien am Ende des 1. oder im 2. Jahrhundert, der als bester Beobachter der Krankheiten nach Hippokrates gilt), weiter zu Claudius Galenus, dem berühmtesten Arzte des Altertums nach Hippokrates (gest. 31 n. Chr.), um dann überzugreifen zu dem Orientalen Mesue, von dem Hahnemann selbst in einer Anmerkung sagt, er — unter der Regierung des Kalifen Harun Al-Raschid, um das Jahr 800 lebend — sei ein Mann von solcher Bedeutung gewesen, daß er der Evangelist der Ärzte genannt wurde. Ihm ist dann beigesellt Avicenna Ibn Sina, geb. 980 bei Buchara, gest. 1037 in Hamadan, der für den größten orientalischen Mediziner gilt. Und dann geht die Reihe weiter über Theophrastus Paracelsus (geb. 1493, gest. 1541) bis auf die anerkannten Fachgrößen der eigenen Zeit, wie Haller und andere mehr. Dann werden noch weitere Naturforscher und Historiker herbeigezogen, so Herodot (500 v. Chr.), Ktesias (400 v. Chr.), Plinius (79 n. Chr.), Pausanias (160 n. Chr.); eine umfangreiche Sammelliste aller möglichen Gelehrten aus allen Zeiten und allen Völkern!

## Anlage 50.

### Brief über Hahnemanns Habilitationsrede.

Dr. Huck schreibt an einen Freund (Albrecht, Hahnemanns Leben und Wirken, Seite 30):

»Lützen, den 9. August 1812.

Lieber Freund!

Wenn ich mit Niemandem gerne über einen der größten Denker aller Jahrtausende spreche, so unterhalte ich mich doch so gerne mit Ihnen über den Mann, der in sehr kurzer Zeit den unbefangenen Theil der denkenden ärztlichen und nichtärztlichen Gelehrten Leipzigs durch die einleuchtendsten Beweise ganz für sich gewonnen hat. Hahnemann, den kühnsten Forscher der Natur, ein Meisterstück seines Geistes und Fleißes vertheidigen zu hören, das war ein wahrhaft himmlischer Genuß für mich! Wie im Traume bin ich zurückgefahren nach meinem Wohnort, und Öde war um mich, als ich mir gestehen mußte: »Du bist nicht werth, ihm die Schuhriemen aufzulösen.« — Zu Michaelis, heißt es, wird er privatissime lesen. Dann bin ich, wenn nicht ein außerordentlicher Zufall mich abhält, künftigen Winter wiederum Student und will sehen, was ich aus dieser unbegreiflichen Quelle schöpfen kann. Wäre Hahnemann im Stande, seinen großen Charakter zu verleugnen und, wie so manche andere scheinbar große Männer, den Heuchler zu spielen, Leipzigs Ärzte, selbst die berühmtesten, würden die Segel streichen müssen. Seine meisten **Opponenten waren so artig, daß sie es gestanden, sie wären in ärztlicher Beziehung ganz eines Sinnes mit ihm und sie glaubten nur in philologischer Hinsicht Einiges erörtern zu dürfen**, um wenigstens etwas sagen zu können. — **Er bedeckte sich mit Ruhm — er blieb Sieger!**

Wäre es nur im entferntesten Grade schicklich gewesen, an diesem Tage ihn aufzusuchen, ich wäre zu ihm gegangen und hätte mich freiwillig und unbedingt unter seine Fahne begeben.«

## Anlage 51.

### Hahnemann in den Vorlesungen.

Dr. Franz Hartmann, ein Schüler und Freund Hahnemanns aus der Leipziger Zeit, erzählt über die Vorlesungen Hahnemanns an der Leipziger Universität (Allg. Hom. Ztg. 1844, 26. Bd., S. 182):

Ich mag nicht bergen, daß Hahnemann von seinem Eintritt bis zu seinem Weggange aus der Vorlesung eine so eigenthümliche Erscheinung bot, daß wohl nur ihm an Gesinnung und Alter gleiche Männer dazu gehörten, ernsthaft ihm in die Augen zu sehen; von jugendlichen Gemüthern und vorzüglich fröhlichen Studenten, die, ohne große Veranlassung, gar bald zum Lachen gereizt werden, auch wohl den Stoff dazu leicht finden und herbeiziehen, war ein ernsthaftes Wesen nicht zu verlangen.

So imponirend und Achtung gebietend Hahnemanns Äußere mit seiner straffen Haltung, seinem festen Gange, seiner einfachen Tracht auch in seinem gewöhnlichen Arbeitszimmer war, so burlesk war seine Erscheinung für diese eine Stunde: ja er selbst schien sich darin zu gefallen, auf eine geniale Art imponiren zu wollen. Man denke sich die Spannung der Zuhörer vorher, die den enthusiastischen Reformator noch nicht kannten, oder, war dies der Fall, sich schon vor Freude die Hände rieben, in Erwartung der vulkanischen Ausbrüche — und man wird wenigstens dem Lächeln Verzeihung angedeihen lassen, wenn man die zweite Thüre gehen und seinen Schritt in der Nebenstube hört, wo er, noch einmal an der Thür stehen bleibend, sich räuspert und dann, den Schlüssel im Schlosse zweimal umdrehend, die jedesmal verschlossene Thüre sich öffnen sieht, aus der eine nur mittelmäßig große, aber kräftige Statur hervortritt, die wenigen Haare des gedankenvollen Kopfes fein frisirt und gepudert, Ehrfurcht erweckend durch sein hohes Alter, das sich durch einen kahlen Scheitel, und, auch ungepudert, weißes Haar documentirt; dazu die feine schöne weiße Wäsche um

Hals und Brust, die schwarze Weste und die kurzen schwarzen Beinkleider, an deren letztem Knopfe die Strippe der blankgewichsten Stolpenstiefeln befestigt war, über denen die feinsten weißen Strümpfe hervorglänzten; man denke sich diese Figur, wie sie nach 3 wohlabgemessenen Schritten ein kaum merkliches Kopfnicken als Zeichen des Grußes macht, dann nach wieder drei Schritten, an seinem Stuhle, vor dem ein kleiner Tisch steht, angekommen, sich mit Pathos niedersetzt, nachdem sie vorsichtig die Schöße des glänzend gesäuberten Leibrocks auseinandergeschlagen hat, das Buch öffnet, die Uhr herauszieht und vor sich auf den Tisch legt, dann sich räuspert, den betreffenden Paragraph mit gewöhnlicher Stimme vorliest, bei seiner Erklärung aber immer mehr in Extase geräth, bei funkelnden, blitzenden Augen und hoher Röthe der Stirn und des Gesichts! — ich frage, wem wäre es möglich, bei einer solchen jedesmal sich gleichbleibenden spanischen Grandezza eine ernsthafte Miene zu behalten, in so jungen Jahren, wo man so leicht geneigt ist, alles ins Ridicule zu ziehen und dabei selbst das Alter nicht zu verschonen? —

Anlage 52.

## Hahnemann und seine Schüler.

Dr. Fr. Hartmann erzählt auf Grund seiner eigenen Erfahrungen über die Familienabende bei Hahnemann (Allg. Hom. Ztg. 1844, 26. Bd., S. 183):

Oft bot sich uns die Gelegenheit dar, seine Liebenswürdigkeit, mit der er uns alle bezauberte, zu bewundern, wenn wir mit ihm und den Seinen nur eine Familie bildeten. Da saß der silbergelockte Greis mit seiner hohen, gewölbten, gedankenvollen Stirn, mit seinen feurigen, geistreichen Augen und seinem ruhigen, forschenden Gesichte mitten unter uns im traulichen Kreise und bewies durch die That, daß sein ernstes Äußere, was er im gewöhnlichen Leben zur Schau trug, nur dem tiefen und anhaltenden Forschen nach dem sich selbst vorgesteckten Ziele angehöre, keineswegs aber der Spiegel seines Innern sei, dessen Glanzseite sich eben so leicht, wie bei jedem Andern, in seinem schönsten Lichte zeigte und der Freude, dem feinen Humor, der Vertraulichkeit, der Offenheit, dem Witze etc. zugänglich war. Wie behaglich fühlte sich da der Meister im Kreise seiner Lieben und Freunde, zu denen er nicht nur seine Schüler, sondern auch Gelehrte anderer Facultäten, die seiner Lehre huldigten, zählte; wie wohlthuend war ihm, nach vollbrachter Arbeit, die Erholung, der er sich dann von 8 Uhr Abends an in seinem Sorgenstuhle, angethan mit seinem Sammetkäppchen, Schlafrock und der Stiefeln entledigt, bei einem Glase leichten (Leipziger) Weißbiers und einer Pfeife Tabak überließ. Höchst interessant war es dann, ihn zu sehen, wenn er in Feuer gerieth, was am leichtesten bei Erzählung der Verfahrungsarten älterer Ärzte am Krankenbette geschah, wobei er sein Käppchen wegen der ausbrechenden Gluth im Gesichte hin und her schob und eine Tabakswolke von sich blies, daß man ihn oft kaum sitzen sah; kam er auf sein tiefbewegtes Leben und erzählte aus demselben einige Scenen, so verlosch die Pfeife oft und eine seiner Töchter war dann, unaufgefordert, schnell bei der Hand, selbige wieder in Brand zu setzen. Außer seiner Wissenschaft waren es besonders naturwissenschaftliche Gegenstände, Zustände fremder Länder und Völker, über die er sich am liebsten verbreitete; ungern aber sah er in diesen Stunden, wenn man ihn über bestimmte Krankheitsformen, Krankengeschichten, consultiren wollte — entweder war er dann wortkarg, oder ein freundliches »Morgen über dieß« rief er dem Fragenden zu, nicht etwa, um diese Angelegenheit niederzuschlagen, sondern weil er über ernste Gegenstände zu berathen sich zu angegriffen fühlte, denn oft hob er am nächsten Tage in seinen Sprechstunden die angeregte Sache von selbst auf, stand freundlich mit seinem Rathe zur Seite und sah es gern, wenn man seine Ansicht offen äußerte, ja ihm widersprach, und nicht selten unterordnete er seine Meinung der des Gegners.

Und nach Schilderung des einfachen Lebens in der Familie Hahnemanns, worüber später noch besonders geredet werden muß, fährt Dr. Hartmann fort:

Vielleicht waren die Soupers geeignet, eine kleine Veränderung in diese monotone Lebensweise zu bringen, die alljährlich 1 oder 2 Mal seinen Schülern von Hahnemann gegeben wurden, zu denen er aber nur diejenigen einlud, die sich durch Fleiß, Intelligenz und strenge Sittlichkeit auszeichneten. Bei diesen Soupers ging es nicht rein homöopathisch zu, denn, wenn ich auch den aufgetragenen Speisen die größte Einfachheit sichern will, so wurde doch, statt des Weißbiers, ein guter Wein kredenzt, der aber doch, aus Achtung für den Meister, sehr mäßig genossen wurde. Bei diesen Gastmahlen schloß Hahnemann auf der einen und seine Gemahlin auf der andern Seite die Gäste von seiner Familie (5 Töchtern; sein Sohn und 2 verheirathete Töchter waren nicht mehr im Hause) ab. Hier herrschte frohe Laune und Witz vor und der Lachreiz nahm kein Ende, denn gewöhnlich waren noch andere höchst geistreiche Männer mit eingeladen. Hier war Hahnemann der heiterste Mensch, sogar in die muthwilligsten Launen der Übrigen mit eingehend, jedoch ohne den Anstand zu verletzen, oder irgend wen zur Zielscheibe seines Witzes zu machen. Nach aufgehobener Tafel wurde gewöhnlich noch ein Pfeifchen geraucht und in der 11. Stunde ging die Gesellschaft auseinander.

## Anlage 53.

### Die Hahnemannsche Arbeitsgemeinschaft für Arzneimittelprüfungen.

Dr. Franz Hartmann, ein Mitglied dieser Arbeitsgemeinschaft, die von Anfang an aus Stapf, Groß, Hornburg, Franz, Wislicenus, Teuthorn, Herrmann, Rückert, Langhammer und Hartmann bestand, erzählt in der Allg. hom. Ztg. (38. Band, Nr. 19 und 20, Jahrgang 1850) von diesen Arzneiprüfungen:

Ich bezog mit meinem 18. Jahr (1814) die Universität Leipzig und wurde durch Hornburg, meinen ältesten Jugendfreund, schon nach einem Vierteljahre in Hahnemanns engern Schülerkreis eingeführt... Unbekannt noch in der Medizin, noch weit unbekannter aber mit der Art und Weise, wie Arzneien an Gesunden zu prüfen wären, blieb ihm — Hahnemann — nichts übrig, als uns erst darüber zu belehren und uns genaue Auskunft zu geben, welches Verhalten in jeder Beziehung wir dabei zu befolgen hätten, und er that dies mit wenigen Worten, aber auf die klarste und anschaulichste Weise folgendermaßen:

Der menschliche Körper ist in den Jahren, wo er fast seine vollständige Ausbildung erlangt hat, am wenigsten geneigt, durch vorübergehende Einflüsse und Entziehung gewohnter Genüsse sich krank machen zu lassen, weil die in ihrer vollen Integrität noch bestehende Lebensthätigkeit die daraus etwa hervorgehenden Nachtheile, ohne sie laut werden zu lassen, verwischt; deshalb meinte er, sind bei jungen Leuten lange Vorbereitungen für das Arzneiprüfungs-Geschäft nicht nöthig, sondern nur der ernste Wille, Alles zu meiden, was eine Störung in diesem Geschäfte hervorbringen könnte. Streng verbot er, während einer solchen Prüfung, Kaffee, Thee, Wein, Branntwein und alle andern erhitzenden Getränke eben so scharfe Gewürze, wie Pfeffer, Ingwer, selbst stark gesalzene Speisen und Säuren. Vor anhaltendem, angestrengtem Studiren und Romanlesen warnte er, eben so vor vielen Spielen, die nicht blos die Phantasie, sondern auch den Geist sehr in Anspruch nehmen, als Hazard-, Karten-, Schach-, Billard-Spiel, wodurch die Beobachtung getrübt und unsicher gemacht werde. Er verlangte darum keineswegs müßiges Nichtsthun, sondern rieth, nur die leichteren Arbeiten, leichtere Unterhaltung und zum Spazierengehen in freier Luft, zum mäßigen Genuß im Essen und Trinken und nicht zu langem Schlafen, wo möglich auf Matratze unter einem leichten Deckbett.

Die Arzneien, die geprüft werden sollten, gab er uns selbst, die vegetabilischen als Essenz oder Tinktur, die andern in erster oder zweiter Verreibung. Nie verheimlichte er uns den Namen der zu prüfenden Arznei und sein Wunsch, alle Arzneien für die Zukunft uns selbst zu fertigen, den wir ersten Schüler gewissenhaft erfüllten, überzeugte uns hinreichend, daß er uns in dieser Hinsicht, vielleicht eines besonderen Zweckes wegen, nie getäuscht hat. Da er die Arzneien meistens schon an sich und den Seinen geprüft hatte, so kannte er ihre Kraft und Stärke schon hinreichend, um für jeden von uns die Zahl der Tropfen oder Grane der jedesmaligen Individualität angemessen, bestimmt anzugeben, mit denen er anfangen müsse, um keinen Nachtheil daraus für sich erwachsen zu sehen. Diese Gabe nun wurde mit einer möglichst großen Menge Wasser gemischt, um der Berührungspunkte mehr zu geben, als es mit der unverdünnten Arznei geschehen könnte, und früh nüchtern genommen, unter einer Stunde aber nichts genossen. Zeigten sich nach 3—4 Stunden gar keine Befindensveränderungen, so mußten wir einige Tropfen mehr, auch wohl die doppelte Gabe nehmen und die Zeitrechnung wurde von dieser letzten Gabe angefangen, eben so wenn das Mittel zum dritten Mal wiederholt wurde. Brachte es nach dreimaliger Wiederholung gar keine erheblichen Veränderungen hervor, so nahm Hahnemann an, der Organismus sei für dieses Mittel nicht empfänglich und ließ deshalb dem Subjekte keine weitern Versuche damit machen, sondern nach mehrern Tagen von derselben Person ein anderes Mittel prüfen. Um genau alle auftretenden Beschwerden sogleich aufzeichnen zu können, rieth er, stets eine Schreibtafel und Bleistift mit sich zu führen, wobei zugleich der Vortheil sich herausstellte, daß man sich der gehabten Empfindung (Schmerz) genau bewußt war und sie bestimmt zu bezeichnen vermochte, was man nicht immer konnte, wenn man erst nach einiger Zeit die Beschwerden niederschrieb. Jedes Symptom, was sich offenbarte, mußte im Zusammenhange verzeichnet werden, selbst wenn sich die heterogensten Empfindungen darin gepaart hatten. Vorschrift war ferner: hinter jedem Symptom, eingeklammert, die Zeit zu bemerken, in welcher es sich kund gab, die von der zuletzt genommenen Arzneigabe bestimmt wurde. Nur dann erst, wenn 1—2 Tage lang gar kein Arzneisymptom mehr auftrat, nahm Hahnemann an, daß die Wirkung der Arznei vorüber sei und er ließ dem Körper noch einige Zeit Ruhe, bevor er ein neues Mittel prüfen ließ. — Er nahm die Symptome, die wir ihm übergaben, nie auf Treu und Glauben an, sondern ging sie jederzeit noch einmal mit uns durch, um gewiß zu sein, daß wir auch die richtigen Ausdrücke und Bezeichnungen gebraucht, und weder zu viel noch zu wenig gesagt hätten. Anfangs ergaben sich da oft genug Unrichtigkeiten, die nach jeder neuen Prüfung immer seltener wurden und endlich ganz wegfielen, wenigstens bei denen, die die Wichtigkeit der Sache einsahen und denen es auch rechter Ernst mit diesen Arzneiprüfungen war, dessen ich mich stets habe rühmen können und darum auch jetzt noch auf meine eigenen Symptome fest baue.

Es ist übrigens eine eigne Sache mit solchen Arzneiprüfungen, sie sind nicht so leicht, wie sie aussehen, denn es gehört eine besondere Aufmerksamkeit dazu, die nur leise sich andeutenden Symptome gehörig aufzufassen, die oft gerade die wichtigsten, die eigenheitlichen, die charakteristischesten sind, von weit höherer Bedeutung, als die tumultuarisch auftretenden. Jene treten meistens nur nach geringeren, zarteren Arzneigaben hervor, während diese den stärkeren Dosen ihr Entstehen verdanken ... Eine andere Erfahrung, die ich an mir machte, war die, daß ich selten nach einer zweiten, dritten stärkeren Arzneigabe auf Symptome zu rechnen hatte, wenn die erste geringere spurlos vorübergegangen war; zeigten sich dagegen schon nach der ersten Gabe, wenn auch nur schwache Symptomen-Andeutungen, so konnte ich mit Sicherheit darauf rechnen, daß sie mit jeder Stunde entwickelter hervortraten und charakteristischer wurden. Mehrmals glaubte ich durch Einnahme einer zweiten stärkeren Arzneigabe ihre Deutlichkeit zu erhöhen, doch täuschte ich mich fast jedesmal und oft mußte ich zu meinem innigen Bedauern die Erfahrung machen, daß sich von da an gar kein Symptom mehr zeigte.

Mehrere Schüler Hahnemanns fuhren auch später während ihrer Praxis mit ihren Arzneimittelprüfungen fort, wodurch sie in steter Verbindung mit dem Meister blieben.

## Zwei Briefe Hahnemanns an Dr. Stapf über Arzneiprüfungen.

Stapf, Arzt in Naumburg, war einer der ersten Jünger Hahnemanns.

† Leipzig, den 3. September 1813.*)

»Sie haben Recht, daß die von einer Arznei bewirkte Erhöhung vorher schon gegenwärtig gewesener Symptome höchst wahrscheinlich anzeigt, daß die gegebene Arznei dergleichen auch für sich erregen könne. Wir dürfen aber solche Symptome dennoch nicht in der Reihe der reinen, positiven Wirkungen derselben, wenigstens nicht in Schriften, aufführen. Wir können sie blos uns im Sinne merken, um die gehörige Aufmerksamkeit auf sie richten zu können, wenn sie einmal rein (das ist, vorher nicht dagewesen) uns vorkommen beim Gebrauche derselben Arznei.

---

*) Stapfs Archiv Band 21, erstes Heft, S. 156.

„Wenn ich etwas zum Selbstversuche vorschlagen werde, so solls nichts Gesundheit Ruinirendes seyn, und so beschaffen, daß Sie's nicht sehr angreift — dergleichen dürfen wir uns auch nie zu Leide thun. Ich schicke Ihnen hier etwas Tinktur vom wahren Helleborus niger. Ich habe ihn selbst gesammelt. Jeder Tropfen enthält nur 1/20 eines Grans der Wurzel. Wenn Sie nun einen Tag wohl auf und ohne dringende Geschäfte sind, auch nichts Arzneiliches (Petersilie, Märettig und dgl.), Mittags zu essen haben, so nehmen Sie einen Tropfen zu acht Unzen Wasser und ein Quentchen Weingeist (damit es in der Zeit des Verbrauchs nicht verderben kann), schütteln es stark um, und nehmen gleich nüchtern eine Unze davon und so aller 1 1/2 oder 2 Stunden eine solche Unze — so lange Sie von dem Eingenommenen nicht zu stark angegriffen werden. Sollten aber ja, was ich nicht fürchte, beschwerliche Symptome eintreten, so nehmen Sie etliche Tropfen Kampfertinktur in einer Unze Wasser geschüttelt, oder wo nöthig mehr davon, so wird sichs legen.

Wenn alle Wirkung der Schwarz-Christwurzel (Helleb. niger) vergangen ist, so wünschte ich, daß Sie einmal die Kräfte des Kampfers allein versuchten. (Er ist ein göttliches Mittel). Etwa zwei Gran in einem Quentchen Weingeist aufgelöst und mit 8 Unzen Wasser geschüttelt auf 4, 6 mal des Tages eingenommen, unter gleicher Vorsicht angegebener Art."

---

In einem weiteren Briefe an Dr. Stapf heißt es:

Leipzig, den 17. Dezember 1816*):

»Ich danke Ihnen für die überschickten Arzneisymptomen. Es ist manches Wichtige darunter. Bestreben Sie sich immer mehr, die genauen Ausdrücke für die entstandenen Empfindungen und Veränderungen in Ihrem Befinden aufzusuchen und die Bedingungen, unter denen sie erschienen. Meine hiesigen Schüler habens hierin leichter. Ich gehe jedesmal, wenn sie mir einen Aufsatz dieser Art einreichen, die Symptome mit ihnen durch und frage rechts und links, um aus ihrem Gedächtnisse ergänzen zu lassen, was noch bestimmter auszudrücken wäre, die Zeit des Ereignisses, die Bedingungen, unter denen sich die Veränderungen ereigneten, usw. Sie aber müssen das alles selbst thun, selbst mit sich die schon niedergeschriebenen Beobachtungen durchgehen, um zu sehen, wo noch eine Lücke zu finden, was noch zu berichten sei. Darin haben Sie es schwerer.

Aus dieser meiner für die Zutage-Förderung der Wahrheit so nothwendigen Strenge werden Sie aber auch entnehmen, daß Ihr Plan**) zwar sehr gut gemeint, aber unausführbar ist. Belächelt würden wir mit unsrer Bitte werden, wohl gar gehöhnet. Wer würde sich wohl von unsern Alltags-Kollegen zu so mühsamen Versuchen entschließen? wenn er auf seinen gefüllten Recept-Kasten pochen kann:

»»Du bist mein Trost! Nie bin ich in Verlegenheit, etwas zu verschreiben, wenn ich dich habe. Mags denn mit dem Kranken gehen wie es will, ich bin gedeckt; es sind Recepte von großen Gelehrten; ich verschreibe das, niemand kann mir was anhaben.«« In Ewigkeit werden sich diese Leute nicht zu einer reinen Ansicht erheben, nie werden sie sich zu diesen sorgfältigen Beobachtungen entschließen, da das gewöhnliche Arztwesen eben im Nichtbeobachten sich behaglich fühlt, im bequemen Nachäffen Andrer, im Alles »beim Alten« Lassen, im Vermuthen, in der Willkühr! Nein! lassen Sie diese Hoffnung rein dahin schwinden. An solche Entschließungen ist bei diesen Leuten nicht zu denken. Und die Ausführung, welche würde es sein, wenn sie sich ja [etwa aus Neugier] dazu entschlössen? Täuschung, Fantasiekram würde es seyn, oder lautre Unwahrheit, bei ihrer ungeregelten Lebensart, ihrer Flüchtigkeit, ihrem Mangel an Beobachtungsgeist und Rechtschaffenheit. Gott behüte die reine Lehre vor solchen Schlacken.

Nein, blos die jungen, noch nicht mit dem Wuste der Alltagsdogmen überschwemmten und angefüllten Köpfe, denen noch nicht Millionen Medicin-Vorurtheile in allen Adern rinnen, blos solche junge unbefangene Leute, denen Wahrheit und Menschenbeglückung noch etwas gilt, blos diese sind offen für unsere einfache Lehre des Heils, blos diese bestreben sich aus freiem Triebe, wie ich an meinen Schülern zu bemerken das Vergnügen habe, jene Schätze der Arzneiwirkungen, jene seit Anbeginn vom Aberwitze und der Selbstgenügsamkeit

---

*) Stapfs Archiv Band 21, erstes Heft, S. 160.
**) Stapf hatte Hahnemann den Vorschlag gemacht, an alle Ärzte einen Aufruf zu erlassen, und sie zur Teilnahme an Arzneiprüfungen aufzufordern.

in der Nacht der Unwissenheit liegen gelassenen unermeßlichen Schätze mit Selbstaufopferung zu Tage zu fördern, und ich glaube Einige von ihnen schon ziemlich weit in dieser Beobachtungs-Übung gebracht zu haben — und so wird das Gute sich bestocken — aber nur auf tauglichem Grund und Boden.

Noch eins! Machen Sie mir so wenig als möglich Lobeserhebungen. Ich liebe sie durchaus nicht; ich fühle mich blos als einen schlichten, geraden Menschen, der nichts thut als seine Pflicht. Lassen Sie uns die Achtung, die wir einander schuldig sind, nur in leisen Worten und in Achtung bezeigenden Handlungen ausdrücken.«

---

### Wie Hahnemann seine Arzneiprüfungen angestellt habe?

Auf diese Anfrage eines unbekannten D. G. im »Allgem. Anzeiger der Deutschen« Nr. 24 vom 25. Januar 1839 gibt Hahnemann nachstehende Antwort, die tiefere Einblicke in die Vornahme der Prüfungen und alle dabei in Betracht kommenden Einzelheiten gibt, als alle Schilderungen seiner an den Prüfungen teilnehmenden Schüler und Freunde.

Diese Frage würde der mir unbekannte D. G. im Allgem. Anzeiger d. Deutschen (Nr. 24, 25. Jan. 1839) nicht aufgeworfen haben, wenn er, was ich (Organon, 5te Ausgabe § 121 bis 142) gelehrt habe, gewürdigt und dabei vorausgesetzt hätte (wie von mir wohl vorauszusetzen war), daß ich nichts gelehrt, wovon ich nicht vorher durch eignes Thun mich überzeugt gehabt hätte. Er kann es unmöglich gelesen haben.

Die von mir selbst bereiteten Arzneien gab ich zu dieser Absicht in höhern und niedrern Dynamisationen, in größern und geringern Gaben, wie es eine jede Person vertragen konnte, ohne zu sehr davon angegriffen zu werden. Die meisten Symptome, wie man finden wird, wo kein Namen einer Versuchsperson beigesetzt ist, sind von mir selbst beobachtet oder von Gliedern meiner Familie, denen ich das Mittel selbst eingab. Meist aufgelöst in mehr oder weniger Wasser wurden die Arzneien eingenommen, täglich ein oder mehre Male oder seltener, um die Wirkung der Arzneien in aller Hinsicht kennen zu lernen. Die Hauptsache dabei blieb immer, daß die Versuchspersonen frei von fehlerhafter Diät und Lebensordnung, möglichst gesund und eifrig für Erforschung der hohen zu erwartenden Wahrheiten und im strengsten Sinne gewissenhaft und redlich waren, ohne die mindeste Erwartung eines weltlichen Vortheils, ja nicht einmal im voraus der Ehre, als Prüfer öffentlich genannt zu werden. Es waren mir genau bekannte Freunde und meist Hörer meiner Vorlesungen. Jeder ward über die erfahrnen Symptome täglich, oder alle 2, 3 Tage von mir vernommen, theils um zu erkundigen, ob er etwas dergleichen schon ehedem an sich gespürt habe (um es beim Drucke in Klammern einschließen zu können, als nicht völlig von der Arznei abhängig), theils um die genaue Beschaffenheit seiner Empfindungen und Wahrnehmungen mit dem niedergeschriebenen Ausdrucke zu vergleichen und hienach vielleicht bestimmtere Ausdrücke mit seiner unbefangnen Genehmigung wählen zu können. Alle bei den Symptomen befindlichen, erheblichen Nebenumstände wurden zugleich mit angeführt; ich hatte einen Jeden vorher auf dergleichen aufmerksam gemacht.

Alle waren zu beobachten fähige Personen von der lautersten Wahrhaftigkeit, so daß ich für sie bürgen kann und bürge; jeder war nur beflissen, für den heiligen Zweck der Erforschung jener neuen, für das Heil der leidenden Menschheit so unentbehrlichen Erkenntnisse auf einige Zeit selbst seine Gesundheit aufzuopfern und so aus reinem Eifer für die gute Sache sein Möglichstes zu thun. So fahre ich auch jetzt noch fort, die wahre Heilkunst zu vervollkommnen.

Wen diese zur Erreichung des gewünschten Ziels allgenügende, einfache Sorgfältigkeit nicht befriedigt, wem dieser reine Eifer für die heilige Wahrheit und die strenge Gewissenhaftigkeit bei diesen meinen unerkauften Arzneiversuchen unnöthig scheint, der wende sich an den großen Schwätzer in Carlsruhe (gemeint ist Dr. Grießelich d. V.), der es gar nicht so genau nimmt mit der eigensten Wahrheit, mit der Gewissenhaftigkeit und dem Eifer für das Heil der leidenden Menschheit*), der die seit Jahrtausenden betrogene Welt in diesen Täuschungen fortzugängeln sich bestrebt, indem er in Nr. 10 des achten Bandes der allgem. homöopathischen Zeitung, 1836 für neue, wie seine Weisheit träumt, vollkommnere Arznei-

---

*) Er führt selbst sein Militärhospital ungescheut allöopathisch fort.

Prüfungen Preise von 12 Dukaten aussetzt und die beste (?) Abhandlung damit krönen sollende Schiedsrichter ernennt*).

Was alles darin angeführt werden soll, ist von solchem Umfange unwissenswürdigen Geschreibsels, daß ein dickes Heft von jeder einzelnen Arzneisubstanz erwartet werden muß. Jeder Auswärtige, Unbekannte, quisquis sit, kann da konkurriren, und, was man nur mühsam im unmittelbaren, genauen Umgange mit dem Arznei-Versucher entdecken kann (»1) ob er fähig sei, sich selbst genau zu beobachten und das, bei Befolgung richtiger Diät und Lebensweise Leibes und der Seele Beobachtete in den eigensten, angemessensten Worten und Ausdrücken schriftlich an den Tag zu legen und 2), ob er von dem reinsten uneigennützigsten Triebe so warm durchdrungen und beseelt sei, um für die Erkenntniß der Wahrheit seine Zeit aufzuopfern und sogar seine Gesundheit in den Selbstversuchen aufs Spiel zu setzen«).

Davon will der Preis-Richter schon aus Lesung des Geschreibsels des unbekannten Quidem sich haben überzeugen können und weiß machen, während ihm doch nichts übrig blieb, als bloß die dickste, weitläufigste Abhandlung des Unbekannten zu krönen, von welchem er mit Recht voraussetzen kann, daß er geldbedürftig genug sei, um schon für 12 Dukaten soviel zusammenzuschreiben! Unmöglich kann der Preisrichter mehr aus dem Hefte wahrnehmen, unmöglich kann er so unverschämt seyn, vorauszusetzen, daß dies Geschreibsel reine Wahrheit sei; er kann nicht daraus sehen, ob es (im besten Falle) nicht wenigstens zum Theil unrichtig oder die Angaben und Symptome ganz erlogen sind, wie vor ein paar Jahren Fickel (dem von seinen Herren Collegen in Leipzig die Arztstelle am homöopathischen Krankenhause übertragen worden war), welcher in einem sogenannten Selbstversuche des von ihm nie gesehenen chemischen Präparats, Osmium, alle da gedruckte Symptome rein erdichtet hatte, bloß um ein Buchhändler-Honorar zu erschnappen.

Daß von Aussetzung elender Geld-Preise für Erforschung unbekannter Erfahrungs-Erkenntnisse, die nur durch uneigennütziges, gewissenhaftes, mühsames Streben nach Wahrheit und reinen sich selbst aufopfernden Eifer für das Wohl der leidenden Menschheit errungen werden können, aus der Feder unbekannter Concurrenten nichts Besseres als Mystification und Unwahrheiten erwartet werden können — dieß sahe der in seiner Einbildung hochweise Schwätzer in Carlsruhe nicht ein und hintergeht so die Welt.

Ihm ahmen, seine Weisheit als das non plus ultra verehrend, die Herren Collegen Fickel's in Leipzig nach, lassen da das homöopathische Spital eingehen, um von dem Erlös des (kleinen) Lokals Geld zu erlangen zu ähnlichen, auszusetzenden Preisen für dergleichen (erdichtete) Selbstversuche.

Liebe, nur reiner Wahrheit für die Heilkunst bedürftige Menschheit, laß dich nicht ferner täuschen!

Paris, den 5. Mai 1839.

Samuel Hahnemann.

## Die Homöopathie ohne Protektion.

An Stapf schrieb Hahnemann**):

Daß sich ein Heros finden sollte, der auf unsere Seite träte, ist der Natur der Sache nach unmöglich. Ist er schon von Bedeutung vor der Welt, wie Sie sich ihn vorstellen, so ist er es doch durch nichts geworden, als durch die gewöhnliche Schlendrianskunst, die er recht neumodisch aufzustutzen wußte, durch Zusammenschreibung des schon tausendmal wiedergekäuten Unsinns gemeiner Medicin in einer Menge Handbüchern oder durch Ausheckung eines undurchdenklichen, unverständlichen, fein ausgesponnenen Systems, kurz durch Proceduren und Alfanzereien gewöhnlichen Schlags, die er nur weiter trieb, als seine Collegen, also mehr und dreister log, als die übrigen, um sich so empor schwingen zu können. Ein solcher hat seine Acten längst geschlossen, der betet nur die Lügenkunst und Sophistereien an, die ihm zu seiner Ehrenstelle verhalf. Nie wird er vermögend sein, vor dem Wuste

*) Worunter auch er selbst genannt ist, der ebenfalls seine Unerfahrenheit in der Homöopathik schon allein durch die Behauptung zu erkennen gibt: »Hahnemanns Causticum besteht nicht« (existiert nicht, ist nichts). Wie? Diese so wichtige, so äußerst kräftige, wohlthätige, ja unentbehrliche Arzneisubstanz — diese kennt er nicht einmal!

**) Stapfs Archiv Bd. 21, zweites Heft, S. 128.

seines Vielwissens die Würde der einfachen, demüthigen Wahrheit wahrzunehmen, und würde sich wohl hüten, falls ihre Strahlen ihm auch auffielen, sie auch nur im mindesten in Schutz zu nehmen, da sie alle sein bisheriges Wissen, alles, wodurch er sich so groß und breit machte, geradezu Lügen straft, nichts an ihm heil und ganz läßt, und ihn und sein Wissen vernichtet. Er müßte seinen Flitterstaat vorher mit Füßen treten, ehe er nur anfangen könnte, unser Schüler zu werden; und wo bliebe dann der große Mann, der uns mit seinem Ansehn emporheben könnte, wenn seine bisherige Infallibilität ihm zu Füßen fällt, und er den Glanz seiner bisherigen Allweisheit, der er seine Standeserhöhung einzig verdankte, beim Studium der neuen Wahrheit erst völlig erlöschen sehen muß, ehe er nur unser würdiger Schüler werden könnte? Wie könnte er unser Protektor werden, ohne vorher die Wahrheit gefaßt zu haben, das ist, ohne vorher in unsere Schule gegangen zu sein? und dann fiele über den Haufen, was ihn bisher in den Augen der Welt groß machte und er bedürfte, um nur etwas mäßiges in unsrer Kunst zu leisten, wohl unsrer Protection, wir aber nicht seiner.

Unsere Kunst braucht keinen politischen Hebel, keine weltlichen Ordensbänder, um etwas zu werden. Sie wächst nun so allmälig unter dem vielen Unkraute, was um sie her dicht und hoch wuchert, anfangs unerkannt, aus einer unscheinbaren Eichel zum Stämmchen heran; schon sieht man den mäßigen Wipfel auch über das hohe Unkraut etwas herausragen; nur still! es wurzelt in der Tiefe, erstarkt unmerklich, aber desto gewisser, und wird zu seiner Zeit heranwachsen zu einer Eiche Gottes, die dann ihre von keinem Sturm mehr bewegbaren Arme, nach allen Zonen ausstreckt, damit die bisher geplagte Menschheit sich erquicke unter ihrem wohltätigen Schatten.

Die Meinigen nebst mir empfehlen sich Ihnen auf's Beste.

Leipzig, den 19. September 1815.

Samuel Hahnemann.

## Anlage 54.

### Werke und Aufsätze Hahnemanns aus seiner Leipziger Zeit.

1811—1821: Reine Arzneimittellehre, Dresden; Arnold.

1. Teil 1811. 248 S. 2. verm. Aufl. 1823; 3. verm. Aufl. 1830.
2. » 1816. 396 S. 2. » » 1824; 3. Aufl. 1833.
3. » 1816. 288 S. 2. » » 1825.
4. » 1818. 284 S. 2. » » 1825.
5. » 1819. 306 S. 2. » » 1826.
6. » 1821. 255 S. 2. » » 1826.

1812: Seine Dissertation über Helleborismus veterum.

1813: Geist der neuen Heillehre. Allg. Anz. d. Deutschen, März, S. 626 (später vervollständigt und dem zweiten Teil der R. A. M. L. vorgedruckt).

1814: Heilart des jetzt herrschenden Nerven- und Spitalfiebers (Allg. Anz. der Deutschen Nr. 6).

1816: Belehrung über die venerischen Krankheiten und ihre gewöhnliche unrechte Behandlung (eben daselbst Nr. 211).

1816: Über Heilung der Verbrennungen (eben daselbst Nr. 156 u. 204).

1819: Über die Lieblosigkeit gegen Selbstmörder (eben daselbst Nr. 144).

1820: Über das Selbstbereiten und Selbstdarreichen der Arzneien von seiten der homöopathischen Ärzte, Antwort auf die Anklage der Leipziger Apotheker (Stapf, Kleine medizinische Schriften).

1821: Ärztlicher Rat im rothen Friesel, Allg. Anz. d. Deutschen Nr. 26.

Die einzelnen Bände der Arzneimittellehre enthalten ein oft sehr ausführliches und eingehendes Symptomen-Verzeichnis der einzelnen Arzneien (siehe S. 112).

Vorausgehen stets eine Belehrung über die Bereitung der Arznei zum homöopathischen Gebrauch und Hinweise auf geschichtliche Angaben über die Verwendung der betreffenden Arznei und die hauptsächlichsten Krankheitssymptome, bei denen die Arznei anzuwenden ist. Ausdrücklich ist auch auf die Mitarbeit seiner Schüler bei der Feststellung der Arzneiwirkungen hingewiesen.

Von der dritten Auflage der »Reinen Arzneimittellehre« erschienen nur die zwei ersten Bände; die übrigen vier sind nicht mehr erschienen. C. Hering schreibt hiezu im »North American Journal of Homoeopathy« (Bd. XXII S. 102): »Wir haben die letzten Bände der dritten Auflage der »Reinen Arzneimittellehre« nicht bekommen, weil die »Anti-Hahnemannianer« durch ihr Prahlen und Schreien das Werk in solch schlechten Ruf brachten, daß sowohl die reine Arzneimittellehre als auch der größte Teil der zweiten Auflage der »Chronischen Krankheiten« (1837—1839) zu Makulatur wurden.«

Eine lateinische Übersetzung unter dem Titel »Materia medica pura« ist von Dr. Stapf, Dr. Wilh. Groß und Ernst Georg von Brunnow besorgt worden. (Es sind aber nur die zwei ersten Bände erschienen. Leipzig 1826—1828 bei Arnold.)

Die Reine Arzneimittellehre wurde von Dr. Romani (Neapel) ins Italienische übersetzt und 1825—1828 veröffentlicht. Eine zweite italienische Übersetzung von Dr. Dadea erschien 1873 in Turin. Dr. Bigel-Warschau besorgte 1828 eine französische Übersetzung. Eine zweite französische Übersetzung ließ Dr. Jourdan in Paris 1834 erscheinen, und noch im Jahre 1877 folgte eine dritte französische Übersetzung von Léon Simon. Dr. Hempel gab 1846 eine englische Übersetzung heraus, die bei Radde in New York erschien. Im Jahre 1880 gab Dr. Dudgeon in London eine zweibändige englische Übersetzung heraus und zwar im Verlag der Homoeopathic Publishing Company.

## »Eine Erinnerung.«

Der zweiten vermehrten Auflage der »Reinen Arzneimittellehre« (4. Bd. 1825) schickte Hahnemann »eine Erinnerung« voraus. In ihr wendet er sich scharf gegen den »bisherigen Kurschlendrian«, die »Pathologie«, die erkünstelte Gebilde, angedichtete Krankheitstrugbilder in allgemeinen fabrizierten Krankheitsformen schuf, und hiefür dann in der Therapie besondere Kurpläne feststellte, wozu man noch Rezepttaschenbücher hatte. »Fand der Arzt die Krankheit bei seinem Patienten einer der pathologischen Krankheitsformen allzuwenig entsprechend, als daß er ihr einen solchen bestimmten Namen hätte beilegen können, so stand es ihm frei, nach seinen Büchern, dem Übel einen fernern und verborgnen Ursprung zu ertheilen, um hierauf (auf diese Erdichtung hin) eine Cur einzurichten«, (wofür dann Hahnemann verschiedene Beispiele angab. D. V.). »Soll etwa«, fragt dann Hahnemann, »nach 2300 jähriger Dauer dieses verbrecherischen Verfahrens auch jetzt noch nicht... der Tag der Erlösung für die leidende Menschheit anbrechen?... Sollen die Bitten des Kranken, die Erzählung seiner Leiden anzuhören, ohne ein Menschenherz zweckmäßig auf sich aufmerksam zu machen, ungehört von Menschenbrüdern, in der Luft verhallen?«

So fordert Hahnemann auch hier, die so auffallend verschiedenen Klagen und Beschwerden jedes einzelnen Kranken anzuhören, da sie »seine eigenthümliche Krankheit bedeuten«. Es sei daher Pflicht des Arztes, »die feinsten Abweichungen dieses Krankheitsfalles von jedem andern vornehmlich zu unterscheiden« — also in jedem Falle zu spezialisieren und zu individualisieren, statt nach Krankheitsgruppen darauf loszukurieren.

Und dann wendet er sich gegen die großen Gaben der Arzneien:

»Diese an sich schädlichen, oft sehr schädlichen (bloß im geeigneten Falle dienlichen), nach ihrer eigenthümlichen wahren Wirkung ungekannten Substanzen werden so blindhin ergriffen oder nach Geheiß des Lügenbuchs, Materia medica genannt, das ist mißgekannt, und nach ihrer wahren, eigenthümlichen Wirkung ungekannt, wie aus dem Glücks- oder Unglücksrade gezogen, untereinander gemischt, (wenn man das Gemisch nicht schon fertig aus dem Rezepttaschenbuch abschrieb), um den schon an sich leidenden Kranken mit diesem barbarischen Mischmasche voll ekelhaften Geruchs und Geschmacks (alle Stunden einen Eßlöffel voll) noch ärger zu martern«.

Der redliche Arzt aber wird anders verfahren. Er »wird den Kranken genau mit allen Sinnen beobachten, sich alle seine Leiden und Zufälle vom Kranken selbst und den Angehörigen vollständig erzählen lassen und es schriftlich verzeichnen, ohne etwas weder dazu, noch davon zu thun.« Dann hat er eine wahre Kenntnis von der Krankheit, von dem zu Heilenden und Hinwegzunehmenden. Zuvor aber muß sich der Arzt, ehe er überhaupt das Arztgeschäft beginnt, darüber genau unterrichtet haben, »welche besondre Befindensveränderungen im Menschen die einzelnen Arzneien bewirken, um in jedem Krankheitsfalle die zur Heilung angemessenste Befindensveränderung erzeugende Arznei wählen zu können.« Das führt zur Förderung der Arzneiprüfungen an gesunden Menschen und der Verwerfung der gemischten Arzneien.

---

In einer zweiten »Der ärztliche Beobachter« überschriebenen Vorrede, die ausdrücklich aber nur als »Bruchstück« bezeichnet ist, fordert Hahnemann vom Heilkünstler die Fähigkeit und Übung, »die Erscheinungen bei den natürlichen Krankheiten sowohl, als bei den durch Arzneien in ihrer Prüfung am gesunden Körper künstlich erregten Krankheitszuständen genau und treffend wahrzunehmen und mit den passendsten, natürlichen Ausdrücken zu bezeichnen.« Das erfordert, daß man sich sozusagen an den Gegenstand mit aller Fassungskraft anhefte, damit einem nichts entgehe, was wirklich da ist und zur Sache gehöre. Die dichterische Einbildungskraft, der gaukelnde Witz und jede Vermutung, alles Vernünfteln, Deuteln und Erklärenwollen habe zurückzutreten. Dann fährt Hahnemann fort:

»Die Fähigkeit, genau zu beobachten, ist wohl nie ganz angeerbt; sie muß größtenteils durch Übung erlangt, durch Läuterung und Berichtigung der Sinne, das ist, durch strenge Kritik unsrer schnell gefaßten Ansichten der Außendinge vervollkommnet, und die dabei nöthige Kälte, Ruhe und Festigkeit im Urtheile muß unter steter Aufsicht eines Mißtrauens in unsre Fassungskraft gehalten werden.

Die hohe Wichtigkeit dieses unsers Gegenstandes muß Leib und Seele auf die Beobachtung hinrichten und eine vielfach geübte Geduld, von Kraft des Willens gestützt, muß uns in dieser Richtung bis zur Vollendung der Beobachtung erhalten.«

Die Vertrautheit mit den besten Schriften der Alten, der Griechen und Römer, die Zeichenkunst wie die Mathematik unterstützen den ärztlichen Beobachter. Dann heißt es weiter:

»Die beste Gelegenheit, unsern Beobachtungssinn zu üben und zu vervollkommnen, ist bei Versuchen mit Arzneien an uns selbst. Unter Vermeidung aller fremdartig arzneilichen Einflüsse und störender Gemüthseindrücke bei diesem wichtigen Geschäfte ist der Prüfer nach Einnahme der Arznei mit aller seiner Aufmerksamkeit auf alle an und in ihm vorgehenden Befindensveränderungen gespannt, um sie mit stets wachendem Gefühle und offenen Sinnen wahrzunehmen und treulich aufzuzeichnen.

Bei Fortsetzung dieser sorgfältigen Aufspürung aller in und an sich hervorgehenden Veränderungen erlangt der Beobachter die Fähigkeit, alle, auch noch so zusammengesetzte Empfindungen, die er von der Versuchsarznei erfahren, und alle, auch die feinsten, Abänderungen seines Befindens wahrzunehmen, und den in ihm deutlich gewordenen Begriff davon in angemessenen, erschöpfenden Ausdrücken niederzuschreiben.

Hier allein ist es für den Anfänger möglich, rein, richtig und ungestört beobachten zu können, da er weiß, daß er sich selbst nicht täuschen wird, niemand ihm etwas Unwahres vorsagt, und er von sich selbst fühlet, siehet und merkt, was an und in ihm vorgehet. So genau wird er dann auch an Andern zu beobachten hierdurch geübt.«

Der bisherigen Symptomatologie der gemeinen Arzneikunst wirft der Mann, der solche Forderungen aufstellt, dann wieder oberflächliches Wesen vor. Ein einzelnes Wort oder ein allgemeiner Ausdruck zur Bezeichnung der oft so sehr zusammengesetzten krankhaften Gefühle und Symptome (wie Schweiß, Hitze, Fieber, Kopfschmerz, Halsweh, Husten, Bauchweh, Mangel an Appetit usw.) sei durchaus unzureichend bei den unzählig verschiedenen Leiden der Kranken. Da müsse der gewissenhafte Arzt unendlich gewissenhafter in der Unterscheidung des Wahrzunehmenden zu Werke gehen, die Sprache reiche ihm kaum aus, um die zahllosen Abweichungen der Symptome im kranken Menschenbefinden durch angemessene Worte auszudrücken. »So wahr ist es«, schließt Hahnemann, »daß nur der sorgfältige Beobachter ein echter Heilkünstler wird«.

---

## Tabellarische Übersicht
### über die Arzneimittel und die Zahl ihrer Prüfungssymptome in der Reinen Arzneimittellehre.

| Arzneimittel. | 1. Auflage. Hahnemann. | Andere. | 2. Auflage. Hahnemann. | Andere. |
|---|---|---|---|---|
| Acidum muriaticum | 57 | 217 | 61 | 218 |
| Acidum phosphoricum | 160 | 411 | 268 | 411 |
| Aconitum | 206 | 108 | 246 | 183 |
| Ambra | — | — | 141 | 349 |
| Angustura | 93 | 209 | 96 | 203 |
| Argentum | 48 | 152 | 64 | 175 |
| Arnica | 175 | 55 | 278 | 314 |
| Arsenicum | 294 | 368 | 431 | 517 |
| Asarum | 14 | 254 | 16 | 254 |
| Aurum | 110 | 203 | 173 | 205 |
| Belladonna | 176 | 474 | 380 | 1042 |
| Bismuth | 4 | 97 | 11 | 97 |
| Bryonia | 408 | 102 | 537 | 244 |
| Calcarea acetica | 0 | 255 | 34 | 236 |
| Camphora | 104 | 240 | 105 | 240 |
| Cannabis | 15 | 54 | 42 | 266 |
| Capsicum | 277 | 69 | 275 | 69 |
| Carbo animalis | — | — | 159 | 32 |
| Carbo vegetabilis | — | — | 276 | 447 |
| Causticum | 99 | 176 | 106 | 201 |
| Chamomilla | 448 | 33 | 461 | 33 |
| Chelidonium | 23 | 128 | 28 | 128 |

|  | 1. Auflage. | | 2. Auflage. | |
|---|---|---|---|---|
| Arzneimittel. | Hahnemann. | Andere. | Hahnemann. | Andere. |
| Cicuta | 36 | 205 | 36 | 205 |
| Cina | 33 | 15 | 40 | 247 |
| Cinchona | 391 | 691 | 427 | 716 |
| Cocculus | 224 | 6 | 330 | 224 |
| Colocynthis | 17 | 210 | 26 | 224 |
| Conium | 87 | 286 | 89 | 286 |
| Cyclamen | 3 | 197 | 5 | 197 |
| Digitalis | 63 | 355 | 73 | 355 |
| Drosera | 124 | 155 | 132 | 155 |
| Dulcamara | 31 | 92 | 52 | 297 |
| Euphrasia | 25 | 90 | 37 | 90 |
| Ferrum | 228 | 36 | 249 | 41 |
| Guajacum | 26 | 116 | 29 | 116 |
| Helleborus | 90 | 108 | 92 | 196 |
| Hepar sulphuris | 182 | 24 | 282 | 24 |
| Hyoscyamus | 103 | 436 | 104 | 478 |
| Ignatia | 570 | 54 | 620 | 54 |
| Ipecacuanha | 144 | 87 | 146 | 87 |
| Ledum | 182 | 130 | 186 | 152 |
| Magnet -Süd und -Nord | 716 | 113 | 861 | 372 |
| Manganum | 89 | 242 | 89 | 242 |
| Menyanthes | 28 | 269 | 28 | 267 |
| Mercurius | 232 | 110 | 663 | 761 |
| Moschus | 0 | 39 | 2 | 150 |
| Nux vomica | 908 | 53 | 1198 | 69 |
| Oleander | 10 | 18 | 16 | 336 |
| Opium | 114 | 464 | 119 | 519 |
| Pulsatilla | 971 | 102 | 1046 | 117 |
| Rheum | 79 | 115 | 94 | 115 |
| Rhus | 409 | 334 | 575 | 361 |
| Ruta | 23 | 201 | 26 | 262 |
| Sambucus | 19 | 97 | 20 | 99 |
| Sarsaparilla | 34 | 111 | 34 | 111 |
| Scilla | 85 | 201 | 86 | 202 |
| Spigelia | 95 | 543 | 130 | 542 |
| Spongia | 89 | 227 | 156 | 235 |
| Stannum | 95 | 457 | 204 | 456 |
| Staphisagria | 210 | 398 | 283 | 438 |
| Stramonium | 83 | 463 | 96 | 473 |
| Sulphur | 112 | 49 | 755 | 62 |
| Taraxacum | 0 | 209 | 0 | 264 |
| Thuja | 222 | 287 | 334 | 300 |
| Veratrum | 307 | 404 | 315 | 401 |
| Verbascum | 32 | 143 | 32 | 141 |

## Verzeichnis von Hahnemanns Mitprüfern.

| | | |
|---|---|---|
| Ahner | Hartmann | Mossdorf |
| Anton | Hartung | Rosazewsky |
| Baehr | Haynel | Rückert (zwei) |
| Becher | Hempel | Stapf |
| Clauß | Herrmann | Teuthorn |
| Cubitz | Hornburg | Urban |
| Franz | Kummer | Wagner |
| Groß | Langhammer | Wahle |
| Günther | Lehmann (zwei) | Walther |
| Gutmann | Meyer | Wenzel |
| Friedr. Hahnemann | Michler | Wislicenus |
| Harnisch | Möckel | |

## Zahl der von anderen Schriftstellern entlehnten Symptome.

| | | | |
|---|---|---|---|
| Acidum muriaticum | 22 | Helleborus | 34 |
| Aconitum | 110 | Hepar sulphuris | 10 |
| Argentum nitricum | 8 | Hyoscyamus | 355 |
| Arnica | 47 | Ignatia | 15 |
| Arsenicum | 382 | Ipecacuanha | 41 |
| Asarum | 6 | Ledum | 4 |
| Aurum | 6 | Magnes | 195 |
| Belladonna | 475 | Manganum | 1 |
| Camphora | 93 | Menyanthes | 3 |
| Cannabis | 47 | Mercurius | 139 |
| Capsicum | 4 | Moschus | 39 |
| Carbo animalis | 3 | Nux vomica | 48 |
| Chamomilla | 3 | Oleander | 10 |
| Chelidonium | 6 | Opium | 518 |
| Cicuta | 37 | Pulsatilla | 25 |
| Cina | 11 | Rheum | 11 |
| Cinchona | 141 | Rhus | 49 |
| Cocculus | 6 | Ruta | 3 |
| Colocynthis | 29 | Sambucus | 1 |
| Conium | 155 | Sarsaparilla | 4 |
| Cyclamen | 1 | Scilla | 30 |
| Digitalis | 131 | Spigelia | 17 |
| Drosera | 3 | Stannum | 5 |
| Dulcamara | 83 | Stramonium | 383 |
| Euphrasia | 2 | Sulphur | 10 |
| Ferrum | 37 | Veratrum | 247 |
| Guajacum | 3 | | |

## Über die Wirkung des Arseniks an der Leiche

schreibt Freiherr von Gersdorff an seinen Freund Hahnemann:

† Eisenach, Juni 1835.

... Ein ehemaliger Schüler des Dr. Guiseppe Mauro in Neapel, Dr. Guiseppe Tranchina, Prosektor der Anatomie in Palermo, ein Mann von einigen 30 Jahren, den ich im Sommer 1832 persönlich dort kennen lernte und ausgezeichnet geschickt in seinem Fache, besonders in der Kunst zu injizieren und alle Arten von anatomischen Präparaten zu verfertigen fand, hat eine Manipulation und ein Mittel ausgefunden, die menschlichen Leichname mit allen ihren innern und äußern Theilen, auf lange Zeit, wohl auf 4—7 Jahre so vollkommen vor der Verwesung zu schützen, daß alle Glieder in demselben geschmeidigen Zustande bleiben, ja denselben, wenn sie ihn schon verloren hatten, wiedererlangen wie im Leben, daß die schon eingetretene Totenfarbe mit etwaigen brandigen oder fauligen Flecken verschwindet und einem lebendigen Kolorit Platz macht, die Haare und alle kleinen Nerven ihre Festigkeit und Zähigkeit behalten und nicht leicht ausgerissen oder gebrochen werden können, jeder üble Geruch, selbst bei einer lange nach der Präparation des Leichnams vorzunehmenden Sektion entfernt bleibt und man einen so zubereiteten Todten, die Wärme abgerechnet, nicht von einem lebendigen Schlafenden unterscheiden kann. Diese für die Anatomie und Pathologie sowie für Manchen, der Gefallen daran hat, seine verstorbenen Lieben noch lange in seiner Nähe zu haben und sich erst nach und nach an den Verlust zu gewöhnen, wichtige Erfindung hat Tranchina nächst seinem Scharfsinn und seiner Geschicklichkeit doch auch wieder der Homöopathie, und zwar Ihrer Arzneimittellehre, verehrtester Freund, zu verdanken. Er las nämlich das letzte Symptom des Arseniks: »Leichnam war nach 16 Tagen noch frisch und unverweset« und dachte auf eine Behandlungsweise, um eine Auflösung von Arsenik allen, auch den kleinsten innern und äußern Theilen eines Cadavers mittheilen zu können. Da er vorzüglich geschickt im Injizieren ist, so gelang es ihm endlich nach vielen Proben so vollkommen, daß dadurch obiges Resultat erzielt wurde. Er löst ein Pfund oder zuweilen etwas mehr Arsenik in 24 Pfund spirit. vini oder ebenso gut in einer gleichen Menge Wasser auf, thut dazu anderthalb Unzen Mennige oder Zinnober, um der Auflösung eine rothe Farbe zu geben und injizirt dies durch eine Öffnung in der linken Carotis (Kopfschlagader). Anfangs war es ihm schwer, die Klappen (Valvulae) des Herzens zu überwinden; dann gelang es aber, und er injizirt so den ganzen Körper und die feinsten Gefäße mit dem arsenicalischen Fluidum. Vermuthet er, daß die Därme in schlechtem Zustand sind, so macht er eine Öffnung im Unterleib und bringt durch das Instrument, womit man die Wassersüchtigen abzapft (strumento per la Paracentasi) ebenfalls Arsenik hinein; dann werden beide Öffnungen zugenäht und man kann nun den Cadaver überall, selbst in der freien Luft, aufbewahren, ohne sein Verderben befürchten zu dürfen. Anfangs fand seine Erfindung wenig Glauben und Beifall, erregte aber den Neid und Haß der Ärzte in Palermo und er konnte für das Anerbieten, das Geheimniß enthüllen zu wollen, nicht einmal einen höheren Grad als Arzt erlangen. Später machte es Aufsehen, daß ein von ihm so präparierter todter Principe noch nach 3 Monaten unversehrt war; dies veranlaßte den Pabst, seinen Freund, den in Palermo diesen Winter verstorbenen Cardinal Zuola von Tranchina conserviren zu lassen, um ihn nach Rom zu schaffen. 66 Tage dauerte es, der ungünstigen Witterung wegen, ehe der Leichnam in Tranchinas Begleitung nach Rom kam und Jedermann in Palermo konnte ihn sehen. Tranchina erhielt dort vom Statthalter eine Prämie von 400 Ducati, wurde vom Pabst, der seinen Freund so unversehrt fand wie im Leben und 3 Monate in seiner Nähe behielt, ohne die mindeste Beschwerde, sehr geehrt, zum Ritter gemacht und er gab ihm 4 goldene Medaillen und 100 Scudi. In Neapel mußte er

nun auch öffentliche Proben machen, die wie die Übersetzung des Menach'schen (?) Briefs vom 14. May d. J., der in Kurzem im Anzeiger erscheint, wohin ich sie heute absandte, ausführlich ergiebt, zu vollkommener Befriedigung ausfielen. Tranchina erhielt — da die Engländer auf ihn speculirten, und er wäre sehr klug gewesen, wenn er drauf eingegangen — vom König 3000 Ducati, den Orden Franz des Ersten und die Stelle eines 2. Arztes im Militärspital in Neapel nebst einem ausschließlichen Privilegium auf 10 Jahre, doch mit der Bedingung, sein Geheimnis und die Manipulation der medicinischen Facultät zeigen zu müssen. Dies ist am 11. April d. J. geschehen und er hat 2 Cadaver, einen mit Weingeist und einen mit Wasser vor Aller Augen präpariert, die in ein versiegeltes Zimmer geschlossen worden sind, welches erst nach 40 Tagen eröffnet werden darf. Die Prosektoren auf den deutschen Universitäten werden, wenn sie es lesen, es wohl nachzumachen versuchen; es dürfte wohl aber nur den Geschicktesten vollkommen gelingen...
Ihr treuer Freund und Gevatter
A. Freih. v. Gersdorff, Geh. Reg. Rath.

### Heilart des jetzt herrschenden Nerven- und Spitalfiebers.

Dr. Stapf teilt diesen Aufsatz in den »Kleinen medicinischen Schriften von S. Hahnemann« mit folgender Fußnote mit:

Nachdem im Jahre 1812 durch die aus Rußland zurückkehrenden französischen Truppen und die mit dem Kriege verbundenen Drangsaale, eine eigenthümliche Kriegsepidemie, ein Typhus contagiosus eigner Art, sich über Deutschland verbreitet hatte, in dessen verschiedenen Stadien Nux vomica und Pulsatilla als hauptsächlichste specifische Heilmittel sich vielfach bewährten, entwickelte sich nach der Schlacht von Leipzig im Herbst 1813 ein, von jenem ganz verschieden gearteter, aber nicht minder verheerender Typhus, zu dessen Bekämpfung ebenfalls die verschiedenartigsten Heilpläne entworfen und mit mehr oder weniger Glück ausgeführt wurden. Große Erfolge krönten jedoch keine dieser verschiedenen Methoden. Durchaus abweichend von allen diesen Verfahrungsarten, machte S. Hahnemann in obigem Aufsatze eine Methode, diesen eigengearteten Typhus wahrhaft zu heilen bekannt, nachdem er in seiner eigenen Praxis die entschieden-glücklichsten Erfolge davon erfahren hatte, denn von 180 in und um Leipzig am Typhus daniederliegenden, von Hahnemann behandelten Kranken starb nur eine alte Person; ein Glück, dessen sich wohl wenige Ärzte zu rühmen haben dürften. Wie wenig aber auch diese so sehr für die Wahrheit seiner Heilart sprechende Erscheinung zu Würdigung und Anerkennung derselben erweckt, selbst zu einer Zeit, wo sich die gewöhnliche Heilkunst im Ganzen so hülflos bewieß, ist eine bekannte und für gewisse Leute nicht eben rühmliche Thatsache.
Der Herausgeber (des Allg. Anz. der Deutschen, F. G. Becker, Nr. 6, Jahrg. 1814).

### Über den Inhalt der Schrift

ist nur kurz zu sagen:

Nachdem Hahnemann die Nutzlosigkeit aller bisherigen Heilmittel in dieser Krankheit angeführt hat, zeigt er die Symptome des neuen Fiebers in seinen zwei Hauptstadien und empfiehlt für das erste Stadium Zaunrebe (Bryonia alba) und Gift-Sumach (Rhus toxicodendron), für das zweite aber Bilsenkraut (Hyoscyamus niger). Tritt hie und da noch ein dritter Zustand halber Lähmung der Geistesorgane ein, so wende man versüßten Salpetergeist — einen Tropfen unter eine Unze Wasser — teelöffelweise an.

---

Die »Belehrung über die venerischen Krankheiten« enthält für keinen Homöopathen, schon nach Hartmanns Zeugnis, etwas Neues. Natürlich wendet er sich energisch gegen die nur örtliche Vertreibung des Übels und die allopathischen (zu starken) Quecksilberkuren.

Die »Heilung der Verbrennungen« — zwei Aufsätze im Allgem. Anz. der Deutschen Nr. 156 und 204 des Jahrgangs 1816, veranlaßt durch Prof. Dr. Dzondis Anpreisung des »einzig sichern Heilmittels« gegen Verbrennungen, bestehend in kaltem Wasser; Hahnemann empfiehlt dagegen erwärmten Weingeist (siehe den literarischen Streit mit Dzondi, Kapitel 11).

---

»Über die Lieblosigkeit gegen Selbstmörder«

spricht sich ein ganz kleiner Aufsatz aus, der von dem Grundsatz ausgeht: »Dem Selbstmorde liegt fast stets eine Krankheit zu Grunde«, die oft epidemisch sein kann und »gerade die ärgsten Bösewichter gar nicht, sondern oft sonst rechtliche, nicht unsittliche Menschen befällt«. Diese Gemütskrankheit, die Folge einer von Anverwandten und Ärzten vielfach übersehenen Körperkrankheit, rät Hahnemann zu bekämpfen mit einer kleinen »Gabe billionfach verdünnten Goldpulvers«, Aurum metallicum, das man, dem Kranken unbewußt, ins Getränk mischen kann.

---

Reine Arzneimittellehre und 2. Auflage des Organons.

†Lieber Herr Arnold!

Ich bitte Sie, mir die 25 r mit nächster Post zu überschicken*) und in Ihrem Briefe zugleich die für die zweite Auflage des Organons**) mit mir abgeredeten Bedingungen schriftlich, um leben und sterben willen, gütigst hinzuzufügen, damit ich dann sogleich mit der Arbeit, die viel Zeit braucht, anfangen könne.

Mich wundert, daß Sie bei Anführung Ihrer Verlagsartikel in öffentlichen Blättern nicht auch meiner Arzneimittellehre gedenken. Einer meiner Korrespondenten hat sich gegen mich darüber beschwert, daß dieß nicht geschehe.

Was machen, wie befinden Sie sich noch? Geht das Leben noch frisch?

Ihr erg. Freund
Dr. Sam. Hahnemann.

L(Leipzig) den 27. Juni 1817.

Herrn Buchhändler Ch. Arnold
Wohlgeboren
in Dresden.

---

*) Wohl Honorar für einen der sechs Teile der »Arzneimittellehre«, die bei Arnold von 1811—1821 erschien.

**) Die zweite, viel verbesserte Auflage des Organons erschien dann bei Arnold 1819.

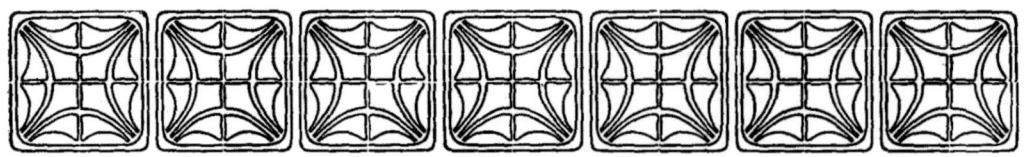

# 11. KAPITEL.
## Angriffe während der Leipziger Zeit.

### Anlage 55.
### Briefwechsel Hahnemanns mit Professor Dzondi.

(Nach einer Veröffentlichung Professor Dzondis im Allg. Anz. der Deutschen, N. 19, vom 20. Januar 1817.)

Hochzuehrender Herr Professor!

Wie kann es Ihnen einfallen, mich zu einem Versuche dieser Art einzuladen? Ich bedarf der Überzeugung hiervon nicht, wohl aber Sie. Stellen Sie den Versuch mit Muße und Kaltblütigkeit, ganz ohne vorgefaßte Meinung an, an andern oder an sich, selbst ohne Zeugen, wenn Sie bloß sich selbst überzeugen wollen, welches von beyden die Wahrheit sey? Wären Sie auch, wie Ihre Schrift, wofür ich Ihnen ergebenst danke, zeigt, anderer Meinung bisher gewesen (als Sie kaltes Wasser gegen Verbrennung das beßte, das einzige Heilmittel nannten) was thut es, wenn Sie sich des Bessern durch einen reinen vergleichenden Versuch an zwey gleichen Gliedern desselben Körpers zu gleicher Zeit überzeugen, was thut es in solchem Falle, seine Meinung zurück zu nehmen! Glauben Sie ja nicht, daß Verbesserung seiner Meinung und Grundsätze einem Manne zur Unehre gereicht, nein, zur Ehre, zur größten Ehre! denn seine Meinungen der Wahrheit zum Opfer bringen, zeigt heldenmäßige Besiegung seiner Eigenliebe und wahre, seltene Größe des Geistes an! Ich bin mit besonderer Hochachtung

Dero gehorsamer Diener

Dr. Sam. Hahnemann.

Leipzig, den 13. Juli 1816.

---

Prof. Dr. Dzondi wurde darauf grob. Er schrieb zurück:

Hochzuehrender Herr Doctor!

Sie suchen auszuweichen, allein vergebens. Wie kann es Ihnen einfallen, — nach der öffentlichen Aufforderung, die Sie an mich haben ergehen lassen — die Anerbietung auszuschlagen, welche ich Ihnen mache, und nicht vielmehr die Welt von der Richtigkeit Ihrer Behauptung zu überzeugen, und noch außerdem 500 Thlr. zu gewinnen, wenn Sie Ihrer Sache so gewiß sind! Damit Sie aber sehen, wie gewiß ich der meinigen bin, und daß nicht Gewinnsucht mich leitet, so will ich 500 Thaler von meiner Seite gegen 50 Thaler von Ihrer setzen; diese 50 Thaler dem hiesigen Institute für Blinde und Augenkranke schenken, und Ihnen — wenn Sie für Ihre heile Haut fürchten — die Probe mit dem glühenden Eisen erlassen. —

Schlagen Sie auch diese Anerbietung aus, so geben Sie dadurch zu erkennen, daß Sie ein böses Gewissen haben, und daß Ihre Behauptungen die Feuerprobe nicht aushalten. Denn da Sie gerade das Gegentheil von dem behaupten, was ich behauptet habe, und öffentlich versichert haben: daß das kalte Wasser bey Verbrennungen schädlich sey; ich aber: daß es bey den heftigsten Verbrennungen das einzige ausreichende Mittel sey, und dieß durch Beweise in Ihrer und mehrerer Zeugen Gegenwart darzuthun bereit bin: so müssen Sie diese Anerbietung, welche Ihrer Aufforderung entspricht, entweder annehmen, oder im entgegengesetzten Fall öffentlich eingestehen, daß Sie durch unwahre Behauptungen das Publicum absichtlich hintergangen haben, und mithin einen Namen verdienen, den Sie kennen werden, welchen ich aber nur dann erst öffentlich aussprechen werde, wenn Sie sich weigern, meine Anerbietung anzunehmen.

Halle, den 16. Juli 1816.

Dero

Professor Dzondi.

## Anlage 56.
## Verteidigung Hahnemanns gegen die Klage der Leipziger Apotheker wegen des Selbstbereitens und Selbstdarreichens der Arzneien.

Der folgenden Veröffentlichung legen wir den von Dr. Franz Hartmann in Nr. 13 der Allg. Homöop. Ztg. (26. Band) vom 13. Mai 1844 mitgeteilten Wortlaut zugrunde, der in manchen Punkten nicht unerheblich von dem in den »Kleinen medicinischen Schriften von Samuel Hahnemann« (1829, II. Bd., S. 192) veröffentlichten Text abweicht. Dr. Franz Hartmann, der ein unmittelbarer Schüler Hahnemanns und persönlicher Freund Stapfs war, leitet die Wiedergabe des Schriftstücks mit der Bemerkung ein: »Ich will das Aktenstück, das mir der Zufall in die Hand spielte, wörtlich wiedergeben.« Dr. Fr. Hartmann kannte jedenfalls den Wortlaut der in Stapfs Ausgabe niedergelegten Urkunde; denn er war auch zugegen, als Hahnemann das Werk an seinem Jubelfest eingehändigt wurde. Es liegt daher der Schluß nahe, daß Stapf das ihm von Hahnemann übergebene Konzept der Klagebeantwortung zu seiner Veröffentlichung benützte, während Hartmann 15 Jahre später auf irgend eine Weise das Aktenstück selbst mit dem endgültigen Wortlaut in die Hand bekommen und es mit voller Absicht in dieser Form veröffentlicht hat. Hiernach ist auch die Angabe Dr. Amekes im III. Band der Zeitschrift des Berliner Vereins homöopathischer Ärzte vom Jahre 1884, samt dem Sonderdruck mit der verdienstlichen Arbeit über Samuel Hahnemann, richtig zu stellen, insofern es hier (S. 150) bei der Aufzählung der Hahnemannschen Schriften heißt: »Über das Selbstbereiten und Selbstdarreichen der Arzneien von seiten der hom. Ärzte; Stapf, Kleine med. Schriften Hahnemanns, II., S. 192—204; sonst nicht gedruckt.«

Ergebenste Vorstellung.

Non debet cui plus licet, quod minus est non licere.     Ulpian, lib. 27 ad Sabinum.
(Was weniger ist, ist wohl dem gestattet, dem mehr erlaubt ist.)

Die Rüge der Leipziger Herren Apotheker,

»daß ich durch Arznei-Dispensation ihre Privilegien beeinträchtige«, ist aus folgenden Gründen unstatthaft.

Meine Heilart hat nichts mit der gewöhnlichen Arzneikunst gemein, sondern ist dieser vielmehr geradezu entgegengesetzt. Sie ist ein Novum quid, auf welches der bisherige Maßstab des Arzneigebens durchaus nicht anwendbar ist.

Die alte Heilart bedarf zusammengesetzter Arneigemische, **jedes von mehrern Ingredienzen in ansehnlichen Gewichten.** Die Zusammensetzung dieser in der Regel aus mehrern Arzneien bestehenden Recepte erfordert künstliche, oft mühsame Verfertigung und Zeitaufwand; beides kann der gewöhnliche Arzt nicht aufwenden, da er mit Krankenbesuchen beschäftigt ist und in der Regel die Geschicklichkeit, die mehrern, oft heterogenen Arzneien in Verbindung zu bringen, nicht besitzt und daher froh sein muß, einen Kunstgehülfen, den Apotheker, bei der Hand zu haben, der die mühsame, zeitraubende Zubereitung dieser Arzneigemische von jeder, oft täglich mehrfältigen Arztverordnung, das ist, die Verfertigung der Recepte, die Dispension an seiner Statt übernimmt. Denn wo die Medizinalgesetze vom **Dispensiren** sprechen, da verstehen sie ohne Ausnahme und jederzeit darunter: ex diversis pensis componere (dispensare), und können nichts anderes darunter verstehen, da bisher alle Verordnungen der **Ärzte komponirte,** das ist, aus mehrern Arznei-Ingredienzen zusammengesetzte Recepte waren; wie denn auch noch bis auf den heutigen Tag auf den Universitäten sowohl in den therapeutischen Kollegien, als auch in den klinischen Hospitälern und den Polikliniken jede Krankheitsheilung nicht anders als in Recepte zu verfassen gelehrt wird, das ist, **in Anweisungen an den Apotheker, welche verschiedene Arzneien er zusammen in eine einzige Form zu verbinden habe.** Auch muß jeder sich zur Prüfung stellende junge Arzt vor der Promotion sich ausweisen, das **Kollegium von der Receptirkunst,** das ist, die Kunst, mehrere Arzneien für den Kranken in ein Recept zu bilden, gehört und sich zu eigen gemacht zu haben, indem jedes Recept für einen Kranken nach der bisherigen Arzneikunst durchaus mehr als eine Arznei und mehrere Arzneien in einer gewissen Ordnung untereinander aufgeschrieben enthalten mußte und sogestaltet ausschließlich dem Apotheker zur Zusammensetzung und Untereinanderverbindung nach Apothekerkunst zu überlassen war.

Dieses Recht, komponirte Arzneiformeln für den Arzt kunstmäßig zu verfertigen, d. i. zu **dispensiren,** ist ausschließlich dem privilegirten Apotheker von den Medicinalgesetzen vorbehalten worden, damit kein dieser Arbeit Unkundiger oder mit untauglichen Arzneien Versehener das Recept verpfusche, weil doch der Arzt, der mit seinen Kranken beschäftigt ist, oft weder die Geschicklichkeit, solche Mischungen selbst zu machen, noch auch die Zeit dazu haben würde.

Alle Königliche Medicinal-Mandate weisen auf diese den privilegirten Apothekern ausschließlich zukommende Dispensation und Verfertigung komponirter Arzneiformeln hin. Dieß ist das Recht der Apotheker und zwar **das einzige, was ihnen exklusiv,** landesherrlich **vorbehalten ist.**

Die der gewöhnlichen bisherigen Arzneikunst aber ganz entgegengesetzte, neue Heilart, Homöopathie genannt, hat keine Recepte, die sie dem Apotheker übertragen könnte, hat keine zusammengesetzten Arzneimittel sondern für jeden Krankheitsfall nur ein einziges, einfaches.

Auf sie paßt also der Ausdruck Dispensare nicht und die Königlichen Gesetze können, wo sie das **Dispensiren** (Arzneigemische in kunstgemäße Verbindung und Vereinigung bringen) ausschließlich dem Apotheker vorbehalten, keinesweges auf die neue, homöopathische Heilart bezogen werden.

Da nämlich jede Kunst im Laufe der Jahrhunderte Verbesserungen zuläßt, die jedem civilisirten Staate willkommen sein müssen, so kann auch die Heilkunst und muß zur Vollkommenheit weiter vorrücken.

Entsteht nun durch die Fügung der allweisen Vorsehung die Kunst, ohne komponirte Mittel die Krankheiten (leichter, sicherer und dauerhafter) zu heilen und giebt es Ärzte, welche jede Krankheit bloß und einzig mit einem einfachen Mittel hülfreich zu behandeln wissen, so kann dieß kein, bloß auf Verfertigung komponirter Recepte lautendes Privilegium hindern, es kann die sich weiter zur Vollkommenheit entwickelte, neue Heilkunst, nicht in ihren wohlthätigen Schritten hemmen, es kann den Arzt, dem alle Kräfte der Natur zur Hülfe für die leidende Menschheit offen stehen müssen, nicht hindern, durch irgend eine Kraft Menschen gesund zu machen, die sich am meisten zu dieser Absicht bewährt, durch Selbstanwendnng jeder Art von Naturkräften, durch eigenhändige Anwendung des Mesmerismus, der Galvanischen Säule, der Elektrizität, der Magnet-Anlegung und so auch durch Selbstanwendung jeder einfachen Arzneisubstanz, als worin er noch von keinem Medicinalgesetze beschränkt worden ist, noch beschränkt werden konnte.

Denn wo findet man auch nur eine klare Sylbe in allen königlichen Medicinalgesetzen von einem Verbote für die Ärzte, keine Simplicia ihren Kranken geben zu dürfen?

Und so lange kein solches klares Verbot für den Arzt in den Gesetzen vorhanden ist, so lange ferner kein Apothekerprivilegium auf ausschließliche Reichung der Simplicium an Kranke lautet, so lange sogar den unwissenden Wurzelleuten und Kräuter-Weibern auf den Wochenmärkten die Erlaubniß zusteht, den Hülfesuchenden Simplicia, Arzneiwurzeln nnd Arzneikräuter für baares Geld zu verkaufen, so lange wird dem mit der Kenntnis der Natur, der Kräfte ihrer Erzeugnisse und der menschlichen Krankheiten vertrauten, wissenschaftlichen Arzte wohl nicht unerlaubt bleiben dürfen, seinem Kranken das einfache Mittel zur Hülfe unverkäuflich selbst reichen zu dürfen, was er für dessen Krankheit am dienlichsten erachtet hat.

Dieß genau ist bei der von mir ausgehenden, neuen Heilart, welche ganz etwas Andres als das bisherige Curiren ist, der Fall. In meinem Lehrbuche der homöopathischen Kunst sind durchaus alle Recepte, alle komponirte Arzneimischungen von dieser neuen Kunst ausgeschlossen und bloß und jedesmal nur eine einzige, einfache Arzneisubstanz anzuwenden gelehrt. (M. s. Organon der Heilkunst, 2. Auflage 1819. § 297, 298 u. 299.).

Ich habe nach dieser vervollkommneteren Heilart zur Heilung selbst der großen, bisher für unheilbar geachteten Krankheiten nur möglichst feine Gaben von einfachen Substanzen theils von Auflösungen einiger Minerale und mehrerer Metalle in bloßem Weingeiste ohne Beihülfe irgend einer Säure (Bereitungen, die nur mir, aber keiner Chemie, folglich auch keinem Apotheker bekannt sind), theils eben so feine Gaben von vegetabilischen und animalischen Substanzen nöthig (stets nur eine Gabe von einer einzigen einfachen Arznei in jeder Verordnung), Gaben, welche so klein sind, daß sie in dem gewöhnlichen Vehikel (Milchzucker und gewässertem Weingeiste) durchaus unerkennbar mittels der Sinne und aller erdenkbaren Analysen und Reagentien der Chemie sind.

Diese unnennbare Kleinheit der Gaben einfacher Arzneisubstanzen in dieser neuen Heilkunst entfernt allen möglichen Verdacht einer schädlichen Größe der dem Kranken gereichten Gabe einfacher Arznei.

Unfähig, sich zu belehren, daß die in wohlthätigen Erfolgen sich zeigende, große Heilkraft so kleiner Gaben einfacher Arznei auf einer bisher unbekannten, der homöopathischen Kunst eigenthümlichen Wahl der für sie passenden Krankheitsfälle beruhet, wovon in der gewöhnlichen Arzneikunst nichts geahnet wird, lächelt der Apotheker über das Nichts so kleiner Gaben, da er durch alle Sinne, sowie durch die beste Analyse der Chemie nichts von der Arznei im Vehikel (Milchzucker und gewässertem Weingeiste) antreffen kann.

Wenn nun selbst der auf die neue Heilkunst so eifersüchtige Apotheker nichts von Arznei oder Giften in den Mitteln des ächten, homöopathischen Arztes finden kann, auch sogar nichts, was nur arzneikräftig, geschweige allzukräftig oder schädlich scheinen könnte; um wieviel beruhigter noch kann die für das Wohl und die Gesundheit der Bürger besorgte Staatsaufsicht bei den im Erfolge so heilbringenden Mitteln in so kleiner unbedenklicher Gabe sein, das die Homöopathie ihren Kranken giebt! unendlich beruhigter kann sie sein, als bei dem Handverkaufe der Apotheker, wo eben diese Arzneien, deren sich der homöopathische Arzt in so unnennbar kleiner Gabe bedient, vom Apotheker in mehr als millionmal größerm Gewichte an Jedermann (Bürger und Bauer), an Leute, die nicht wissen, welchen Schaden diese Dinge im unrechten Anwendungsfalle stiften können, unbedenklich verkauft werden, bloß unter der Einschränkung, nicht Arsenik, Sublimat, Opium und so noch einige wenige andere, an Unbekannte zu verabreichen.

Ich mache die hohe Landes-Medicinal-Polizei hierauf aufmerksam.

Auch zum Gehülfen kann der homöopathische Arzt in der Ausübung seiner neuen Kunst den Apotheker nicht brauchen. Eines solchen Arztes Arzneigaben sind so fein, so unerkennbar, daß wenn der Apotheker sie in das gedachte Vehikel nach des Arztes Vorschrift hätte thun sollen (was der Arzt in einer Minute, folglich ohne Zeitaufwand selbst thun kann), der homöopathische Arzt, wenn es nicht unter seinen eigenen Augen geschehen wäre, selbst nicht einmal weder durch die Sinne, noch durch die Chemie entdecken könnte, ob der Apotheker dasselbe Heilmittel, oder ein anderes, oder gar nichts hineingethan habe.

Diese Unmöglichkeit für den homöopathischen Arzt, Controle über eine solche Verrichtung des Apothekers zu führen, macht es dem Arzte der neuen Schule unmöglich, sich bei dieser Heilart eines Gehülfen, sei er auch wer er sei, zu bedienen. Er kann sich hier bloß auf sich selbst verlassen; nur er kann wissen, was er selbst gethan hat.

Und doch ist diese ungemeine Kleinheit der Gabe aller dynamisch wirkenden Arzneien unumgänglich nöthig bei dieser neuen, für die Heilung aller Krankheiten vorzüglichen, für die Heilung der großen, bisher als unheilbar verlassenen, chronischen Krankheiten aber unentbehrlichen Kunst und zwar so unumgänglich nöthig, daß diese ohne jene unmöglich wird. Ist nun wirklich der Geist der Medicinalgesetze hauptsächlich auf Salus publica gerichtet und können wirklich die erbarmungswürdigsten, bisher als unheilbar verlassenen Krankheiten bloß mit dieser neuen Heilart in Gesundheit umgewandelt werden, wie z. B. schon die von mir geheilten Fälle bezeugen, welche den Neid vieler der gewöhnlichen Ärzte bis zur Erbitterung bisher aufgeregt haben, so möchte es wohl keinen Zweifel leiden, daß die Gesundheitspolizeien die Wohlfahrt des leidenden Publikums jedem ungegründeten Privatansprüche vorziehen, und die neue, so wohlthätige Heilart ihres Schutzes würdigen, dagegen aber die, für die gewöhnliche Arzneikunst Recepte von mehrern starken Ingredienzien zu verfertigen ursprünglich bestimmte Apothekerkunst nicht der neuen Heilkunst zur Gehülfin aufdringen werden, die ihr nur hinderlich, nie förderlich sein kann.

Ich sage mit Recht: »ungegründete Privatansprüche« und setze hinzu: »unerhebliche«, »nichts bedeutende«. Denn wie viel könnte wohl ein Apotheker verdienen, wenn er (wie der homöopathische Arzt selbst ohne Zeitverlust thut) zu dem Vehikel von drei Gran Milchzucker z. B. einen Tropfen von einer mehr als millionfach verdünnten, geistigen Auflösung eines Granes Zinn, Rhabarber oder Chinarinde zutröpfelte? Er verdient hier nach allen bisherigen Apothekertaxen, die sämmtlich bloß auf das Gewicht der Ingredienzien gewöhnlicher Receptformeln und auf die Mühe der (bei der neuen Heilart nicht vorkommenden) Ingredienzen-Mischung berechnet sind, er verdient, sage ich, bei Verfertigung einer solchen homöopathischen Verordnung durchgängig so viel als nichts.

Und wenn er nichts als soviel bei Verfertigung homöopathischer Arznei verdient, so wäre zu fürchten, daß, wenn die Leipziger Herren Apotheker noch ferner auf ihrem unstatthaften Antrage beständen, wohl andere geheime Triebfedern im Spiele sein möchten, die sie, wider ihren Vortheil, bestimmen könnten, sich dem homöopathischen Arzte zu Gehülfen aufzudringen. Ich will nicht hoffen, daß es in der Absicht geschehen möchte, um der eben aufgekeimten, höchst wichtigen, durch nichts zu ersetzenden, neuen Heilart ein unübersteigliches Hinderniß in den Weg legen zu wollen, wie wenigstens mehrere über die guten Erfolge derselben neidischen Ärzte sehr zu wünschen scheinen.

Auch dem Apotheker, als Arzneihändler, tritt der ächte, homöopathische Arzt auf keine Weise in den Weg, denn die unnennbar kleine Gabe der einfachen Arznei, die keine Chemie im Vehikel entdeckt, kann ein solcher Arzt dem Kranken nie anrechnen; er kann sich bloß für seine, bei dieser neuen wohlthätigeren Heilart freilich größere Mühe bei Erforschung des Krankheitszustandes und Wählung des hülfreichsten Heilmittels, wie billig bezahlen lassen.

Da nun mit dem bisher eingeführt gewesenen Curiren mittels zusammengesetzter Recepte, als zu deren Verfertigung die Apotheker einzig privilegirt sind, die neue Heilart nichts gemein hat, nichts ihm Ähnliches ist, indem sie nie mit Gemischen gewichtiger, massiver Arzneiportionen curirt, sondern mit, auf eine von den Apothekern zum Theil nicht zu erreichende Weise verfertigten, unnennbar kleinen Gaben einer jedesmal einfachen Arznei, worauf folglich, als auf ein ganz neues, noch nie dagewesenes Heilgeschäft die sechshundertjährige Apothekerkunst noch nicht privilegirt sein konnte, so trage ich mit so gutem Grunde, als ergebenst an:

»Die Leipziger Herren Apotheker auf die Schranken ihres Privilegiums zurückzuweisen und sie zu bedeuten, daß sich ihre Befugnisse nicht auf eine neue, noch nie dagewesene Heilkunst erstrecken, welche, weit entfernt, Recepte bisheriger Art aus gewichtigen, mehrern Arzneien componirt (deren Verfertigung der Apotheke zusteht) zu Heilungen zu bedürfen, im Gegentheile nur der (vom Apotheker verlachten) unnennbar kleinsten Gaben einfacher Arznei nöthig hat, also bloß Simplicia, die noch nie ein Landesfürst wissenschaftlichen Ärzten verbot, ihren Kranken zu reichen, die ihnen daher in allen Medicinalgesetzen, wie natürlich, unverboten geblieben sind.«

Dieser Gewährung sehe ich um so zuversichtlicher und ruhiger entgegen, da diese neue Heilkunst ihrer unersetzlichen Wichtigkeit wegen schon einen öffentlichen Charakter erhalten hat und schon in allen Ländern deutscher Zunge Männer sich erheben, die sie als eine große Wohlthat für die leidende Menschheit zu schätzen wissen.

Was schließlich meine Schüler betrifft, so stehe ich auf keine Weise mit ihnen in Verbindung, und da sie von ungleichem Gehalte sind, so vertrete ich sie nicht. Ich halte keinen für meinen Nachfolger, der nicht, nächst einem ganz untadelhaften und ächt moralischen Lebenswandel, die neue Kunst wenigstens so ausübt, daß sein dem Kranken gegebenes Mittel in einem unmedicinischen Vehikel (Milchzucker und gewässertem Weingeiste) die Arznei in so kleiner Gabe enthalte, daß weder die Sinne, noch chemische Analyse das mindeste, absolut schädliche Arzneimittel, ja nicht einmal das mindeste, eigentlich Arzneiliche darin darlegen, was eine Kleinheit von Gaben Arznei voraussetzt, welche unwidersprechlich alle Besorgniß jeder medicinischen Staats-Aufsicht verschwinden macht.

Leipzig, den 14. Februar 1820.

Dr. Samuel Hahnemann
einiger gelehrten Gesellschaften Mitglied.

## Anlage 56a.
## Über das Selbstdispensieren.

Offenes Sendschreiben an das hohe Ministerium der geistlichen, Unterrichts- und Medicinalanstalten in Berlin.
(Zeitung der homöopathischen Heilkunst von Schweikert, 1832, Nr. 50 und Allgem. Anzeiger d. D. Nr. 154.)

Excellenz!

Ihr Reskript vom 31. März 1832, nach dem Wunsche der im Staate herrschenden Ärzte alter Schule, den Heilkünstlern neuer Schule alle Möglichkeit abzuschneiden, ferner Kranke herzustellen, welche von Ärzten alter Schule, aus Mangel an Kenntniß, allgewöhnlich schon verdorben und fast unheilbar gemacht worden, beruht auf der wichtigen Verwechselung des in allen bisherigen Medicinalgesetzen angenommenen Begriffs von Medicament (Arznei) und dem Ausgeben einfacher Mittel, die noch in keinem Medicinalgesetze (vor dem wüthigen Beginnen der alten Schule), die allein heilsame, sie verdunkelnde Homöopathik quovis modo zu stürzen, erhört worden ist.

Einfache Mittel (Simplicia) giebt auch ungestört der nicht zum Kuriren befugte Apotheker in den preußischen Staaten, wie in allen Ländern, aus, an Kranke für baares Geld, und reibt z. B. die Chinarinde in der Reibeschale vorher, ehe er sie dem Kranken giebt, und kein Medicinalgesetz hat bisher dieses Ausgeben der fein geriebenen Chinarinde oder der geschüttelten Auflösung von zwei Gran Brechweinstein, als Brechtrank für Kranke, dem Apotheker als Selbstdispensation von Arznei zum Verbrechen gemacht, ungeachtet es täglich von ihm geschieht.

Warum? Weil in der Sprache der Medicinalgesetze kein einfaches Mittel (Simplex), es sey zu Pulver gerieben oder aufgelöst und geschüttelt, jemals für eine Arznei (Medicamentum) gehalten worden ist, die in der Sprache dieser Gesetze bloß: ein Gemisch von mehrern einfachen Mitteln, zuweilen sehr künstlich in eine einzige Masse vereinigt, bedeutet, nach einem Recepte des Arztes aus einer Basis, einigen Adjuvantibus, auch wohl Corrigentibus, und einem Constituens zusammengesetzt. Nichts als eine solche Mischung nach Recepten der Ärzte alter Schule ward jemals von den Medicinalgesetzen aller deutschen Länder Arznei (Medicamen, Medicamentum) genannt, und bloß auf die Verfertigung dieser Mischungen und Zusammensetzungen aus Simplicibus war der deutsche Apotheker privilegirt, das ist, Niemand im Staate außer dem Apotheker durfte sich anmaßen, solche Mischungen und Vereinigungen mehrerer einfachen Ingredienzien — damit sie zu einer Arznei (Medicamentum) würden — vorzunehmen. Kein Arzt durfte, nach der Observanz der alten Schule, etwas für Kranke verordnen, außer eine Arznei, das ist eine Mischung aus mehrern Simplicibus, aus einer Basis, aus Adjuvantibus, Corrigentibus und einem Vehikel oder Constituens zusammengesetzt, und von Niemand durfte er diese Mischungen verfertigen lassen, als von einem dazu privilegirten Apotheker.

Ob der Arzt diese Mischungen einfacher Dinge zu Arznei nicht selbst verfertigen dürfe, darüber schweigen alle bis zum Aufkommen der Homöopathik vorhandene Gesetze.

Während nun der Apotheker im Handverkaufe, obgleich zum Kuriren unbefugt, sein einfaches, fein zerriebenes Chinapulver und seine geschüttelte Auflösung von ein paar Granen einfachen Brechweinsteins, an Kranke auf eigene Hand verkauft, und dabei in allen Staaten, (bloß weil er kein zweites oder drittes Ingredienz dazumischt, also nach dem Sinn der

Medicinalgesetze keine Arznei [Medicamentum] den Kranken dispensirt) einzig nur als Verkäufer und Ausgeber von Simplicibus angesehen wird, so wird es zur schreienden Ungerechtigkeit, wenn der gesetzlich von einer Facultät promovirte, und vom Staate zur Ausübung der Heilkunst bevorrechtete, im Heilen mehr als jeder Andere unterrichtete homöopathische Arzt, bloß weil er der alten Schule ein Dorn im Auge ist, nicht ebenfalls an seine Kranken ein in der Reibeschale geriebenes oder aufgelöst geschütteltes Simplex, — also keine Arznei im Sinne der bisherigen Medicinalgesetze — (unentgeldlich) reichen dürfen soll, in den feinsten Gaben. Mit welcher Ungerechtigkeit setzt man ihn, wenn man ihm dieß verwehren wollte, und wie tief, unter den nicht zum Kuriren befugten, in der Arzneiwissenschaft unwissenden Apotheker herab, der an Kranke die Simplicia, durch Reiben oder Schütteln zubereitet, in großen, am unrechten Orte sehr schädlichen Gaben verabreicht, für baares Geld im allgemein gestatteten Handverkaufe?

Trefflich war daher die Arglist der Macht habenden Ärzte alter Schule, um die Homöopathik zu erdrücken, den uralten Ausdruck der Medicinalgesetze: Arznei (Medicamentum) umzuprägen, und um auch das Simplex in feinster Gabe, nach Regel der neuen Kunst, homöopathischen Kranken gereicht, mit diesem Namen (Arznei) zu beehren, einzig um das Geben desselben den Richtern als verbrecherisch zu denunciren, nämlich als verbotenes Dispensiren von Arznei, die nie etwas Anderes bedeutete, als ein Gemisch mehrerer Ingredienzen.

Nur das Mischen mehrerer einfachen Ingredienzen, damit es Arznei (Medicamentum) werde, ist dem Apotheker (dem Gehülfen der Ärzte alter Schule, welche Mischungen lege artis in ihren Recepten verschreiben müssen) ausschließlich von den Gesetzen zugeeignet, damit kein andrer, als ein gelernter Apotheker, sich diese Verrichtung anmaße.

Aber den homöopathischen Arzt, bei Strafe von 50 Thaler, zwingen wollen, seine Simplicia vom Apotheker bereiten zu lassen, einem Manne, der bloß auf Arzneimischungen und auf sonst nichts privilegirt ist, heißt die Gesetze verdrehen vor aller Welt Augen, damit die bessere, neue Heilkunst, die Homöopathik, quovis modo gestürzt werde, und das alte, verderbliche Receptschreibewesen auf ihren Trümmern triumphiren könne. Denn kein gewöhnlicher Apotheker versteht die homöopathischen Mittel gehörig auf diese neue Weise zuzubereiten, und keiner, da sie der Homöopathik alle, weil sie ihnen uneinträglich ist, von Herzen feind sind, kein Apotheker, sage ich, würde, wenn er's auch verstünde, die Mittel, nach aller moralischen Wahrscheinlichkeit, so ohne Trug zubereiten, daß sich der Homöopathiker so sicher darauf verlassen könnte, als hätte er sie selbst gewissenhaft zubereitet und dem Kranken selbst in die Hände gegeben.

Der homöopathische Arzt giebt sein zubereitetes Simplex umsonst, damit auch der Ärmste im Volke sich der Herstellung seiner Gesundheit erfreuen könne — salus publica summa lex esto — der Apotheker dagegen ist auf Bezahlung angewiesen, auch vom Ärmsten, und sollte er sein letztes Bett verkaufen.

Der homöopathische Arzt hat, um zu heilen, keiner Mischung von Simplicibus, keiner Arznei (Medicamentum) im Sinne der bisherigen, unverfälschten, unverdreheten Medicinalgesetze, nöthig; wie sollte er zu dem Gehülfen für Recepte schreibende Ärzte, zu dem gesetzlichen Arzneimischer mit dem unentgeltlichen Geben seines einfachen Mittels gezwungen werden können, da nur von einem Geben des einfachen Mittels an Kranke, von keinem Mischen mehrerer kräftigen Hülfssubstanzen in der Homöopathik die Rede ist, wozu allein, und zu nichts weiter, der Apotheker privilegirt ist? Denn zum Handverkaufe, zum Verkauf massiver Simplicia an Kranke, ohne erlernte Heilkunst, ist der Apotheker doch wahrlich nicht privilegirt, also auch nicht privilegirt zum Geben der Simplicia des homöopathischen Arztes.

Des vom Staate zur Hülfe und Zeitersparniß für den, Mischarzneien verordnenden, Arzt alter Schule verliehenen Gehülfen bedarf der Homöopathiker nicht, beim Geben seiner einfachen Substanz, die nie im unverfälschten Medicinalgesetze Arznei genannt worden ist; er hat vom Apotheker keine Zusammenmischung mehrerer Ingredienzen zu Arznei nöthig, als worauf einzig der Apotheker privilegirt ist — er bedarf seiner Hülfe nicht; und siehe, officia obtrudi non possunt (Verpflichtungen können nicht aufgedrängt werden. D. V.) nach altbekannter Rechtsregel.

Die Ärzte alter Schule kennen zwar die neue Heillehre nur oberflächlich, aber so viel wissen sie doch davon zu ihrem Troste, daß jene neue Heilkunst (deren gewisse Hülfleistung in Krankheiten zunächst auf dem Selbstgeben des gewissenhaft gewählten, einfachen Mittels beruht, damit der Kranke sicher ist, das rechte Mittel gewiß bekommen zu haben, was durch keinen dritten so gewiß geschehen kann) unausführbar, also ohne Barmherzigkeit werde ausgerottet werden, wenn man dem homöopathischen Arzte dieses Selbstgeben quovis modo unmöglich mache. Von dieser alten Zunft, die als Medicinalbehörde und Hausarzt der Gesetzgeber im Staate die Oberhand hat, und als feindliche Gegenparthei den Richter in eigner Sache spielt, werden die gerechtesten Justizkollegia irre geleitet und genöthigt, das Bessere schmählich zu verdrängen — indem sie sich für allein beamtet, für die alleinigen artis periti (Sachverständigen. D. V.), ja, was das meiste Erstaunen erregt, für eine gewissenhafte Menschenfreundin ausgiebt.

Videant Consules, ne res publica detrimentum capiat. (Die Konsuln mögen zusehen, daß der Staat keinen Schaden nehme. D. V.). Auch in Hinsicht des Apothekergewinns für Gebung des homöopathischen einfachen Mittels ist das hohe Ministerium übel berichtet worden, wenn es demselben einen ansehnlichen Gewinn dabei zugedacht hat.

Ich bitte demnach das hohe Ministerium der geistlichen, Unterrichts- und Medicinalanstalten, ihr dem klaren Wortverstande der bisherigen, unverdrehten Medicinalgesetze zuwiderlaufendes Verbot vom 31. März 1832 zurück zu nehmen, um vor dem schlichten Sinne der Mit- und Nachwelt sich als gerecht zu zeigen, ohne, zum Nachtheile leidender Kranken und deren echter Helfer, jener zwar uralten, aber verderblichen Arztgilde zu fröhnen.

Schriebs ein in echt homöopathisch-ärztlicher Freiheit lebender Freund der leidenden Menschheit.

Cöthen, den 31. Mai 1832.

Sam. Hahnemann.

---

»Nachschrift zu dem offenen Sendschreiben.«

(Zeitung der homöopathischen Heilkunst von Dr. Schweikert, 5. Band, 1832, S. 126/128 und Allg. Anz. d. Deutschen, N. 173, vom 28. Juni 1832.)

Es ist offenbar, daß dem hohen Ministerium alle Einsicht in das Wesen der homöopathischen Heilkunst vorenthalten seyn mußte, sonst würde es wohl nicht den homöopathischen Ärzten ihr unveräußerliches, in der Natur der Sache gegründetes Recht, dem Hülfe, das ist (das einfache) Heilmittel von ihm erflehenden Kranken es selbst zu reichen (damit er des ächten Mittels versichert sey), durch eine solche Verordnung genommen und dem bloß zur Fertigung der Mischrezepte der alten Schule privilegirten Apotheker zugesprochen haben, dem ein solcher Auftrag nicht einmahl Gewinn bringend ist.

Man höre!

Die anfängliche Verfertigung eines vollständigen Vorraths der etwa hundert homöopathischen Mittel kann nicht höher als 100 Thaler zu stehen kommen dem, der die gehörige Kenntniß davon hat, die aber kein gewöhnlicher Apotheker hat. Die Bereitung jedes einzelnen dieser Mittel bedarf nämlich für einen Arbeiter kaum fünf Stunden, wobey für Weingeist, Streukügelchen, Gläser, Stöpsel und Utensilien nur sechs Silbergroschen in Anschlag zu bringen sind, so daß jedes Mittels Bereitung nur höchstens einen Thaler kostet. Ein solcher unverderblicher Vorrath ist für mehr als eine fünfzigjährige Versorgung der ganzen preußischen Armee und aller Krankenhäuser, sowie für die größte Praxis mehrerer tausend homöopathische Ärzte unerschöpflich. Gäbe nun der Apotheker dem Kranken auf des homöopathischen Arztes schriftliche Angabe des nöthigen einfachen Mittels (denn es ist keine Dispensation auf ein Recept, da der Apotheker dann keine Mischarzney ex diversis pensis dazu verfertigte), gäbe er dann, sage ich, das feine Streukügelchen in einem zweygranigen Milchzuckerpülverchen, was ihm noch keinen halben Pfennig zu stehen kömmt, was kann er (da die Streukügelchen und ihre Tingirung schon bei den 100 Thalern der ursprünglichen Anlage mit in Anschlag gebracht sind), wohl für diese Mühe verlangen?

Doch wohl nicht mehr als einen halben Silbergroschen für jedes Pülverchen, was für einen chronischen Kranken auf eine und mehrere Wochen als Arzney hinlänglich ist! Und sollte er dann auch die Interessen des Anlagecapitals von 100 Thalern zu 100 Prozenten in Anschlag bringen dürfen, so könnte er doch höchstens nur einen Silbergroschen dafür verlangen, und darum steht ein preußischer Apotheker kaum vom Stuhle auf.

Überhaupt (was dem hohen Ministerium bisher gänzlich unbekannt blieb) haben die einfachen Mittel des homöopathischen Arztes, so zu sagen, gar keinen Geldwerth, daher letzterer sie stets dem Kranken umsonst reicht. Wie sollte ihnen denn nun auf einmahl ein hoher Preis angedichtet, und sie so der Armuth nun auf einmal theuer angeschlagen werden, weil man jetzt für gut fand, sie durch die Hände des hierzu unnöthigen Apothekers gehen zu lassen, der viel Geld einzunehmen gewohnt ist?

Cöthen.

Samuel Hahnemann.

## Anlage 56b.

### Zur Beschwichtigung der Apotheker.

An seinen Schüler Dr. Wislicenus in Eisenach, den er auf den dortigen Regierungsrat von Gersdorff, diesen »Ihnen und der Kunst erschienenen Schutzengel, diesen echten Kenner und Verehrer unserer Kunst«, verwies, schrieb er:

† Cöthen, den 25. Dezember 1823.

Um Ihnen meine Gedanken über das Ihnen dort noch fehlende, das selbsteigene Verfertigen und Ausgeben der Arzneien mitzutheilen, würde ich wünschen, daß Sie etwa eine ähnliche Einrichtung damit vor der Hand träfen wie Schubert u. a. in Leipzig, dem es an Muthe bisher nicht gefehlt hat. Könnten Sie ganz nahe bei einem Apotheker wohnen und an einem abgesonderten Orte bei ihm Ihr Arzneischränkchen 'unter Ihrem Schlusse haben, in welchem Sie mehrere Schubfächer mit verschiednen Buchstaben verzeichnet hätten, in deren jedem leere Milchzuckerpulver, von Ihnen selbst zu Hause verfertigt, lägen, die aber der Apotheker für verschiedne, vielleicht gar für einige besondere, verschiedne Arznei enthaltend, der abweichenden Buchstaben der Kästchen wegen, zu halten nicht umhin könnte, so würden Sie dadurch den Vortheil erreichen, daß nach Bereitung des die Arznei enthaltenden Pulvers vor seinem Auge die übrigen mit Nummern zu bezeichnenden Nullpulver (welche die Tage ausfüllen sollen, während denen Sie die Arznei ungestört auswirken lassen wollen) von Ihnen aus allen den verschiednen Kästchen genommen und anscheinend gewählt werden könnten, gleich als wären sie an Inhalt verschieden, weil die Kästchen verschiedne Bezeichnung an der Stirne tragen, — wodurch der zusehende Apotheker außer Stand gesetzt wird, Sie bei dem Publikum auszuschreien, als wären die übrigen Pulver alle nichts, wären alle Einerlei, wären nichts als gleiche nichts enthaltende Milchzuckerpulver, wodurch der Patient betrogen werde. So wäre der mislichste Punkt — das Geben der leeren Pulver, um eine einzige Gabe 6, 8, 10 Tage rein auswirken lassen zu können, wie ich glaube, am sichersten beseitigt. Es müßten wenigstens 12 solche, verschieden bezeichnete Kästchen in Ihrem Schränkchen seyn. Diese Einrichtung haben die Leipziger und die übrigen, bei Apothekern ihre Arznei verfertigen müssenden Homöopathen noch nicht; ich wünschte aber sie hätten sie, denn dann wären sie nicht mehr genöthigt, den Patienten täglich etwas andres zu geben, oder die Kranken mehre Tage ohne Einnahme lassen zu müssen.

Haben Sie dann Ihre Arznei vor des Apothekers Augen verfertigt, mehr kann er nicht verlangen, so packen Sie die Pulver in Papier und lassen sich die Mühe nicht verdrießen, das Päckchen zu versiegeln (u. zu überschreiben, wobei Sie den mäßigen Preis selbst drauf notiren). Dann wissen Sie gewiß, daß kein Unterschleif und keine Verfälschung des Inhalts geschehen kann. Sie übergeben's so dem Apotheker, der sich die Paar Groschen von den Abholenden geben läßt, was Sie ihm überlassen und keinen Theil dran verlangen. So kann und darf der Apotheker sich nicht beschweren, denn so ist sein Interesse taliter qualiter befriedigt und Sie können im Grunde die Kunst ganz im ächten Sinne des Worts ausüben, obgleich von Ihrer Seite noch ziemlich mühsam. . . .

Zu solchen Mittelchen wurden die Homöopathen, die ihrer Überzeugung und ihren Einsichten gemäß heilen wollten, durch das Verbot des Selbstdispensierens und durch die hieraus sich ergebende Gegnerschaft der Apotheker veranlaßt!

## Anlage 57.

### Beisatz zum Sektionsbefund des verstorbenen Fürsten Schwarzenberg.

Hofrat Clarus fügte dem Sektionsbericht in Hufelands Journal Bd. 51 St. 4 folgenden Absatz an:

»Was die Mitwirkung des Dr. Hahnemann bei der Behandlung des verewigten Fürsten anlangt, so versichere ich aus dem lautersten Herzen, das ich ihm seine dadurch erlangte

Celebrität nicht im Mindesten beneide, und die Prüfung seiner Überzeugungen ruhig der Zeit und den Bemühungen Anderer überlasse, da mir mein vielseitiger Beruf und der Weg, den ich mir bei meinen literarischen Arbeiten vorgezeichnet habe, weder Muse noch Lust verstatten, an den Verhandlungen darüber Antheil zu nehmen. — Inzwischen machen meine öffentlichen Verhältnisse mir zur Pflicht, mich, was seine Ansichten im Allgemeinen anlangt, bei dieser Gelegenheit eben so offenherzig als einen entschiedenen Gegner derselben zu bekennen, als ich im Geiste unserer weisen und milden Regierung zu handeln geglaubt habe, wenn ich meinen jüngern Collegen den Rath gab, sich jeder leidenschaftlichen Polemik zu enthalten, und bei jeder Veranlassung den Grundsatz geltend zu machen suchte, daß Meinungen, welche gegen irgend eine von der Mehrzahl angenommene Überzeugung verstoßen, weit sicherer und würdiger der freien ruhigen Prüfung eines Jeden überlassen, als durch Machtsprüche und obrigkeitliches Einschreiten bekämpft werden, ein Verfahren, welches, der Wahrheit gegenüber, die sich überall siegreich den Weg bahnt, eitel und vergeblich ist, Irrthümern und Träumereien aber eine ganz unverdiente Märtyrerkrone aufsetzt, deren Anblick den großen Haufen, der überall mit schreit, ohne zu wissen, von was die Rede ist, erst recht zur blinden Partheilichkeit fortreißt. So sehr ich also auch für mich und mit der überwiegendsten Mehrzahl der Ärzte überzeugt bin, und solches mit Beweisen belegen kann, daß die Hahnemannsche Heilmethode in einzelnen, besonders akuten Fällen, durch Versäumniß kräftiger Maßregeln, großen Schaden stiftet; so glaube ich dennoch, daß dieser Schade, aus einem höhern Gesichtspuncte betrachtet, in gar keinen Vergleich kommt mit demjenigen, den das Beispiel einer, auch nur versuchten, Hemmung freier Geistesentwickelung und Forschung auf einer deutschen Universität stiften müßte, so lange und so weit ein solches Streben, die Wahrheit auf einem andern, als dem gewöhnlichen Wege zu finden, mit den bestehenden Gesetzen und Einrichtungen nicht in Widerspruch steht. — Giebt es unter ihnen (den Studierenden) eine kleine Anzahl, die aus Mangel an gründlichen Vorkenntnissen, in irgend einer einseitigen Theorie ihr Heil zu finden glauben, oder sie zum Behuf eines unrechtmäßigen, und in jedem Sinne niedrigen, Gewinnes benutzen; so antworte ich, daß es wohl zu keiner Zeit an dergleichen unreifen Halbärzten gefehlt hat, und bemerke zugleich, daß bei gleicher Seichtigkeit, die Hahnemannsche Methode in ihren Händen weit weniger Schaden stiften wird, als jede andere.« — —

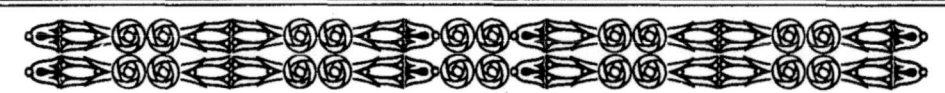

## 12. KAPITEL.

## Hahnemanns Umzug nach Köthen, Praxis, Familienleben usw.

### Anlage 58.
### Brief Hahnemanns an Dr. Billig in Altenburg (Sachsen).

(Hirschel, Zeitschr. f. hom. Klinik, 1855, Bd. IV, S. 198.)

Leipzig, den 5. Februar 1821.

Sehr ehrwürdiger OBr.*) Verehrtester Freund!

Sie werden in den öffentlichen Äußerungen der sächsischen Ärzte über mich (ich weiß gewiß, mit Bedauern) wahrgenommen haben, wie sehr von diesem Lande aus meine Heilart sammt ihrem Urheber verfolgt wird.

Jetzt ist es mit dieser Verfolgung auf den höchsten Grad gestiegen und ich müßte der wohlthätigen Kunst und meinem eignen Leben gram sein, wenn ich mich länger hier verweilen und nicht Schutz im Auslande suchen wollte.

Zwar sind mir von Preußen entgegenkommende Schritte dieser Art gethan worden, aber ich würde es dennoch vorziehen, im Altenburgischen Lande die schützende Aufnahme zu finden, die ich (als 66 jähriger Greis) für meine noch übrigen, wenigen Lebenstage bedarf. In einem so mild regierten Lande, wie das Altenburgische ist, wo ich überdem noch echte Maurer (Freimaurer. D. V.) antreffe, glaubte ich am besten aufgehoben zu sein, zumal da ich schon vor 24 Jahren bei dem alten, lieben Herzog Ernst in Gotha und Georgenthal als Arzt so viel Auszeichnung genoß.

Nach der Stadt Altenburg selbst geht mein Verlangen deshalb nicht, um Ihnen, theuerster Freund, und Ihren Kollegen auf keine Weise durch meine Gegenwart in den Weg zu treten.

Ich wünschte bloß in einem Landstädtchen oder Marktflecken mich niederlassen zu können, wo eine Post meine Verbindung mit fernen Gegenden erleichtert, und wo ich durch keine Anmaßungen eines Apothekers belästigt würde, da, wie Ihnen bekannt ist, die reine Ausübung dieser Kunst nur so kleine Werkzeuge, so kleine Gaben Arznei anwenden kann, daß kein Apotheker dabei seine Rechnung findet, und nach dem, wie er sein Geschäft gelernt hat und zu treiben bis dahin gewohnt war, nicht umhin kann, die Sache lächerlich zu finden und so auch dem Publikum und den Kranken lächerlich zu machen, so daß es aus diesen und anderen Gründen unmöglich wird, zur Ausübung der Homöopathie am Apotheker einen Gehülfen zu finden.

Um eine solche Aufnahme in Ihrem Lande und unter Ihrem liebevollen Schutze bitte ich Sie, verehrtester Freund! hiermit angelegentlichst, sowie auch ich Alles, was in meinen Kräften steht, anwenden werde, um Ihnen meine Dankbarkeit und Hochschätzung thätig zu beweisen. Dem Herrn Hofrath Dr. Pierer, unserem würdigen OBr., bitte ich mich gütigst zu empfehlen.

---

*) OBr. = Ordensbruder = Mitglied der Freimaurer-Loge.

Wollten Sie die Güte haben, deshalb auch mit dem Herrn Regierungspräsidenten von Trütschler gefälligst zu sprechen, an den ich mich ebenfalls gewendet habe, so würden Sie mich sehr verbinden.

Nehmen Sie indeß meinen dreifachen Kuß von meiner Hochachtung und Liebe an, als von Ihrem treuen Freunde und Obr.

Dr. S. Hahnemann.

## Anlage 59.

### Schilderung Köthens.

Dr. Peschier aus Genf, der Hahnemann im Jahre 1832 aufsuchte, beschreibt Köthen folgendermaßen*):

»Der Weg von Leipzig nach Cöthen ist weder interessant noch angenehm, und der Kutscher muß ihn, um nicht irre zu gehen, genau kennen. Mein Freund, der Baron von Brunnow, machte mit seiner Schwester dieselbe Reise, verlor an einer Kreuzung den richtigen Weg und irrte volle drei Stunden umher, ehe er sich wieder zurechtfinden konnte. Cöthen ist ein kleines, hübsches Städtchen. Es liegt in einem Thal, durch welches sich ein Flüßchen schlängelt, das der Umgebung Frische und Schönheit verleiht. Große und schön angelegte Straßen und das Schloß des regierenden Herzogs zieren die Stadt. Das Schloß selbst ist von einem Garten umgeben, der auch dem Publikum geöffnet ist, und in dem viele seltene Pflanzen mit großer Sorgfalt kultiviert werden.

Die Herzogin-Witwe Julie — ihr Gemahl war der zur Zeit Hahnemanns regierende und 1830 verstorbene Herzog Ferdinand — wohnt in einem hübschen Haus, das sich in der Mitte des Gartens befindet; letzteren ziert ein See mit Schwänen darin. Das Haus liegt in nächster Nähe der Stadttore und ist von den letzteren nur durch eine Promenade und etwas Gebüsch getrennt. Die Stadttore samt der alten Stadtmauer sind noch Überbleibsel der einst befestigten Stadt. Unmittelbar an das Schloß stößt eine katholische Kirche mit hohem Portal und schönen Säulen an; diese wurde unter dem verstorbenen Herzog, einem Katholiken, zur Abhaltung von katholischen Gottesdiensten erbaut.«

## Anlage 60.

### Herzog Ferdinand von Anhalt-Köthen an Hahnemann.

† An den
        D. Hahnemann
                in Leiptzig.

Ich habe Ihre Medicin fortwährend gebraucht und wenn ich mich auch noch nicht als gantz hergestellt betrachten kann, so scheint mir doch, daß die Schwindel etwas nachgelassen haben.

Ich habe Medicin bis zum 27ten d. M. und frage Sie daher an, was nach diesem Tag geschehen soll, ob Sie mir eine frische Portion senden wollen oder nicht.

Übrigens freue ich mich recht sehr, Sie bald hier zu sehen.

Köthen, den 21. May 1821.

Ferdinand.

---

*) Bibliothèque Homoeopathique, Band I, Seite 378.

Auch folgender Brief bildet einen weiteren Beleg für das Verhältnis des Herzogs zu Hahnemann, schon vor dessen Umzug nach Köthen:

† Cöthen, den 29. Januar 1823.

Mein lieber Hofrath Hahnemann!

Indem ich Ihnen meinen Dank für die diesjährige als vor zwei Jahren bei mir angewandte ärztliche Hilfe sage und Ihnen meine vollkommene Zufriedenheit versichere, wünsche ich, daß Sie beikommende Kleinigkeit für Ihre mir gereichte und sich so bewährt gefundene Medizin und für Ihre Bemühungen annehmen mögen. Der Himmel erhalte Sie zum Wohle der leidenden Menschheit noch lange Jahre bei stetem Wohlsein.

Ferdinand, Herzog.

---

### Bitte Dr. Hahnemanns um Genehmigung der Niederlassung in Köthen.

† Durchl. Gnäd.*)!

Bei Ew. Herz. D(urchlaucht) nehme ich mir die Freyheit unterthänigst um die Erlaubniß anzusuchen, in Höchstdero Landen meine Wohnung nehmen und, was mir hier versagt ist, meine heilende Kunst daselbst unbeschränkt ausüben und die dazu erforderlichen Heilmittel mit eigner Hand bereiten und meinen Kranken reichen zu dürfen. Ew. H. D. erhabne Gesinnung, die Wissenschaften möglichst zu befördern und den Künsten freien Spielraum zu ihrer Vervollkommnung zu gestatten, diese so unschätzbare als seltne Gesinnung regirender Häupter, welche einen unverwelklichen Lorbeer in den Kranz Höchstdero übrigen erhabnen Tugenden flicht, eröffnet mir die Hoffnung der gnädigsten Gewährung meiner Bitte, mit der ich in tiefster Submission ersterbe

E. H. D.

Unterschrift.

den 21. März.

---

### Hahnemanns Bestätigungs-Urkunde zur Niederlassung in Köthen.

Nachstehende Urkunde und eine Anzahl weiterer urkundlicher Schriftstücke befinden sich im herzoglich-anhaltischen Privatarchiv zu Zerbst. Auf Dr. Haehls unmittelbares Gesuch an den Herzog von Anhalt wurden ihm alle Hahnemann betreffenden Urkunden durch die gütige Vermittlung des Geh. Archivrats Dr. Wäschke in Zerbst zur Einsicht und Abschrift überlassen.

Wir machen Unserer Landes-Administrations-Commission hiermit bekannt, daß wir dem Dr. Hahnemann zu Leipzig auf sein unterthänigstes Ansuchen die Erlaubniß gnädigst ertheilt haben, sich hierselbst als ausübender Arzt niederzulassen, sowie daß derselbe die zu seinen Kuren nöthigen Heilmittel sich eigens zubereiten kann; und daher die §§ 15. 17 u. 18 der Medizinalordnung vom Jahre 1811 auf denselben keine Anwendung finden können. Übrigens hat sich der Dr. Hahnemann allen Landes- und Polizei-Gesetzen und Maßregeln auch allen Anordnungen Unserer Medizinal-Direktion zu unterwerfen; und wird unsere Landes-Administrations-Commission das deshalb Nöthige besonders an die Medizinal-Direktion verfügen.

Cöthen, den 2. April 1821.

(gez.) Ferdinand.

---

Dr. Arthur Lutze schreibt in seinen »Fliegenden Blättern«, Nr. 7 vom 10. April 1859:

Am ersten Pfingstfeiertage 1821 zog Hahnemann mit seiner Familie in Cöthen ein, u. zufällig war es wieder der erste Pfingstfeiertag, an welchem er nach 14 Jahren Cöthen verließ, und mit seiner 2ten Gemahlin Melanie, geborenen d'Hervilly-Gohier nach Paris abreiste.

---

*) Konzept von Hahnemanns Hand, in seinem Nachlaß aufgefunden.

Während Hahnemann mit seiner Familie die ersten Wochen in Cöthen im großen Gasthofe wohnte, richtete er sich das Haus, damals Nr. 270, jetzt Nr. 47, an der stumpfen Ecke der Wallstraße ein, welches er von Dr. Heinrich gekauft hatte.

---

Im Köthener »Eidbuch von 1729« steht verzeichnet:

Actum Köthen den 13. Juny 1821:

»Nachdem Sr. Herzogl. Durchlaucht laut Reskripts Herz. Regierung vom 4. April d. J. dem Herrn Sam. Hahnemann Doctor medicinae, geb. in Meißen und zuletzt wohnhaft in Leipzig die Niederlassung hierselbst, gnädigst gestattet und solcher das Haus des Herrn Doctor Heinrich auf der Wallstraße Nr. 270 hat käuflich an sich gebracht, so ist derselbe Behufs des Kaufvertrags bei Herzogl. Stadtgericht heute in die Zahl der hiesigen Bürger gegen Erlegung von 9 Rl. 10 gr. Cour. Geld gewöhnlicher Maaßen aufgenommen worden.«

---

### Die Berufung Hahnemanns nach Köthen.

(Aus dem herzoglichen Haus- und Staatsarchiv in Zerbst.)

Verehrtester Freund!

In dem am gestrigen Tage (Freitags) hier eingelaufenen, in aller andern Rücksicht so gnädigen Bescheide Sr. Durchlaucht an den Doktor Hahnemann sind, durch Zufall, grade die Worte weggeblieben, auf denen die unabhängige Ausübung seiner Kunst beruht. Hahnemann bat um die Erlaubniß: »Die zu seinen Curen erforderlichen Heilmittel selbst mit eigner Hand bereiten, und seinen Kranken reichen zu dürfen.« Die unterstrichenen Worte sind in dem höchsten Bescheide weggeblieben, und grade um diese Bewilligung, die ihm in Leipzig auf Andringen der Apothekerzunft verweigert worden, handelt es sich. Die Selbstbereitung der Medicamente ist ihm erlaubt, falls er nur die so bereitete Medicin einem Apotheker übergeben und in deßen Schachteln und Flaschen an den Kranken gelangen laßen will. In einer Methode, wo die Einwirkung auf den Patienten von einem unendlich kleinen Theil eines Arzneymittels abhängt, und welche außerdem die Apotheker durch ihr eignes Interesse mit Ungunst zu betrachten angetrieben sind, kommt allerdings alles darauf an, daß der Arzt unbedingt freie Hand habe. Da nun Hahnemann einer der berühmtesten von ganz Deutschland anerkannten Chemiker und Pharmaceuten selbst ist, da zwanzig Jahre hindurch die meisten Ärzte und Apotheker die Bereitung der Arzneyen nach seinem Apothekerlexikon eingerichtet haben, so hat auch wohl die ihm persönlich ertheilte Erlaubniß kein Bedenken.

Gestern Nachmittag eilte Hahnemann in höchster Bestürzung mit dem eben eingelaufenen Dekrete zu mir; er sey, sagt er, gedrängt sich zu entscheiden, da der Sommer heran nahe: ob nicht eine nähere Bestimmung über den Hauptpunkt möglich sey?

Ich erklärte ihm: ich habe in dieser Sache alles gethan, was ich konnte; unmöglich könnte ich ein anderweites Dekret von Sr. Durchlaucht erbitten.

In meiner, Freygangs und meines Sohnes Gegenwart traten dem alten, vielgereizten und vielgekränkten Manne die Thränen in die Augen; er erklärte verwirrt, er könne nicht sprechen wie gewöhnlich, seyn Gemüth sey affizirt. Ich gestehe, daß uns der Kummer des Mannes tief ergriff; mich zumal, bey meiner Überzeugung, daß einer der größten Ärzte des Jahrhunderts, dessen Entdeckung erst die Nachwelt in ihrem ganzen Umfange zu würdigen wissen wird, vor uns saß.

Ich versprach demnach das Mögliche zu thun, und die Bitte einzulegen, daß Sr. Durchlaucht geruhen möchten, etwan in einem gnädigen Kabinetsschreiben an mich folgendes zu eröffnen:

Auf das von Ihnen Mir vorgetragene weitere Gesuch des Dr. Hahnemann will ich demselben gern die Versicherung ertheilen, daß die ihm ertheilte Erlaubniß der eignen Dispensation der Medikamente in Meinen Landen so zu verstehen ist, daß er die zu seinen Curen erforderlichen Heilmittel ohne Intervention der Apotheken mit eigner Hand zu bereiten und seinen Kranken zu reichen, befugt seyn soll.

Hahnemann erklärte freudig, dieses von Sr. Durchlaucht ertheilte Versprechen würde ihn vollständig beruhigen, und so muß ich Sie, mein hochverehrtester Freund schon bitten, Sr. Durchlaucht diesen Stand der Sache vorzutragen.

Ich habe Ihnen meine Gründe vorgelegt, warum ich es grade im gegenwärtigen Augenblicke höchst zweckmäßig finden würde, wenn die Nachricht verbreitet werden könnte, daß der in den Preußischen Staaten täglich berühmter werdende Dr. Hahnemann, eine Freistatt in der Liberalität Sr. Durchlaucht gefunden hätte. Es ist gut, daß die Leute in Berlin etwas zu reden haben; Ich bitte Sie also, ohne alle persönliche Rücksicht auf mich, und meine tiefbegründete Hochachtung vor den einzelnen Entdeckungen des Dr. Hahnemann in Betreff des Vortrags über denselben an Sr. Durchlaucht nach Ihrem Gutdünken zu verfahren.

Auch die heutige Staatszeitung vertheidigt wieder den Dr. Hahnemann. Ich bitte Sie demnach dringend um eine baldige gefällige Erwiederung. Entschuldigen Sie, mein hochverehrter Freund, die Form des gegenwärtigen Schreibens, mit der Eile und dem Gedränge von Beschäftigungen, unter denen ich es abgefaßt. Sie halten sich gewiß von der unbegrenzten Ergebenheit und Treue überzeugt, womit ich verharre

Ihr dankbarster
und gehorsamster
A. Müller.

Leipzig, d. 9. April 1821.

(An Oberhofmeister von Sternegg.)

---

Durchlauchtigster Herzog!
Gnädigster Herr!
etc. etc.

Dr. Hahnemann ist, wie ich höre, am gestrigen Tage nach Köthen abgereist, um dort ein Haus zu kaufen. Die Insertion in dem Nürnberger Correspondenten, worin die Lobeserhebungen der Köthenschen Medicinalbehörde in Betreff ihres Betragens gegen Hahnemann enthalten sind, hat am vorgestrigen Tage bey ihrer Ankunft hierselbst große Sensation gemacht. Ich bedaure, daß das für mich bestimmte Exemplar noch nicht eingelangt ist, um solches Euer Durchlaucht vorlegen zu können!
etc. etc.

Ich verharre in tiefster Ehrfurcht und Submission

Euer Durchlaucht
unterthänigster
Adam Müller

Leipzig d. 26. April 1821.

(An Herzog Ferdinand von Anhalt-Cöthen.)

---

### Adam Müller als Anhänger der Homöopathie.

Aus »Briefwechsel zwischen Friedrich Gentz und Adam Heinrich Müller« (1800—1829); Stuttgart, J. G. Cottascher Verlag, 1857 (Seite 354):

22. Oktober 1821.

In Cöthen hat Hahnemann kürzlich den Triumph gehabt, eine vollendete Lungenentzündung ohne Aderlassen durch ein homöopathisches Minimum aus dem Grunde zu heilen, was man bis jetzt für unmöglich gehalten hätte. Ich beschwöre Sie, in dem Entschlusse, sich Hahnemann hinzugeben, solange es irgend Ihre Kräfte gestatten, auszudauern, und sich durch kein Raisonnement der Welt irre machen zu lassen. Die ganze allöopathische Methode, die sich bisher an Ihnen versucht hat, ist eine einzige große Palliative, deren Folgen man theuer bezahlen muß. Gedenken Sie des Senfkörnleins im Evangelium, und wieviel Großes die Natur aus den kleinsten Keimen entwickelt. Ein Samenkorn geht auf, eine Masse von Samenkörnern zusammengeschüttet, zerstören sich untereinander; so ist es mit den Massen von Droguen, mit denen die gewöhnliche Medicin den Organismus überschwemmt. Ein Tropfen Chinaextrakt oder Valeriana thut Wunder, welche Flaschen und Seidel dieser göttlichen Gaben wieder vernichten. — Hätte Hahnemann nichts gethan, als daß er, einer der größten Chemiker des Jahrhunderts, das Koch- und Mischprincip aus der Pharmacie verbannt, die Simplicien in ihre Rechte hergestellt und am gesunden Körper (nicht an dem lügenhaften Kranken) über ihre wahre Wirkung befragt, und die Lehre von dem Minimum der Dosis aufgestellt, so wäre er schon dadurch unsterblich. Die eigentliche Medicin ist in dem Materialismus der neuen Zeit verloren gegangen; er hat sie wieder gefunden, wieder erfunden.

Hören Sie in diesem einzigen Stücke auf mich, und ich will dagegen als ihr treuer Knappe und Amanuensis in der Politik nichts thun, schreiben oder unternehmen, als was Ihnen recht ist.

Adam Müller.

---

Wien, 17. Dezember 1821.

— — — — — — — Sie erinnern sich, daß mir Hahnemann selbst gerathen hat, seine Pulver in meinem gegenwärtigen Zustande nicht zu nehmen. So ist es geblieben; und ich darf wohl sagen, daß ich seit der Mitte des Oktobers ein Gefühl von Wohlbefinden habe, wie es mir seit dem Monat Mai 1818 nicht zu theil ward. Wenn ich so, und ohne neuen Anstoß, den künftigen Frühling erreiche, so schöpfe ich für eine ganze Zeit Muth; erfolgt ein Rückfall, so schreite ich gleich zu den Hahnemannschen Pulvern. Die (relative) Leichtigkeit und Lust, mit welcher ich jetzt an jedes Geschäft gehe, ist mir die beste Bürgschaft einer bedeutenden körperlichen Genesung etc.

Gentz.

Friedrich von Gentz, geb. 2. Mai 1764, gest. 9. Juni 1832, war einer der berühmtesten Publizisten Deutschlands, der Napoleon aufs heftigste bekämpfte. Später wurde er das Werkzeug und der Gehilfe Metternichs in seinen reaktionären Bestrebungen.

Ad. Müller, geb. 30. Juni 1779 zu Berlin, hatte protestantische Theologie und Rechtswissenschaft zu Göttingen studiert, war aber 1805 in Wien zur römisch-katholischen Kirche übergetreten, worauf ihm von 1806—9 die staatswissenschaftliche Ausbildung des Prinzen Bernhard von Sachsen-Weimar übertragen worden war. Mit Heinrich von Kleist zusammen gab er den »Phöbus« heraus (1808). Nachdem er vom Jahre 1813 an beim Aufstand in Tirol organisatorisch beteiligt war, zog ihn Kaiser Franz in seine Umgebung, worauf er mit ihm im April 1818 nach Paris reiste. Vom darauffolgenden Jahre an war er dann österreichischer Generalkonsul in Sachsen, mit dem Sitz in Leipzig. Auch den Konferenzen in Wien (1815) und in Karlsbad (Sommer 1819) mit ihren reaktionären Beschlüssen zur Unterdrückung der sogen. »demagogischen Bestrebungen« gegenüber angeblichen weitverzweigten antimonarchischen Verschwörungen in den deutschen Landen wohnte er bei: ein Reaktionär durch und durch, was er auch in einem seiner Werke von der Notwendigkeit einer theologischen Grundlage der gesamten Staatswissenschaften bewies. In nationalökonomischer und volkswirtschaftlicher Beziehung war er der entschiedenste Gegner Adam Smiths mit seiner Lehre der freien Konkurrenz der Wirtschaftskräfte und der zweckmäßigsten Arbeitsentwicklung durch die Teilung der Arbeit. Ad. Müller glückte es, den Herzog Ferdinand mit seiner Frau, einer Tochter des Königs Friedrich Wilhelm II. von Preußen, zum Übertritt in die katholische Kirche (1825) zu bewegen. Am 17. Januar 1829 starb Müller in Wien.

† Antwort des Herzogs Ferdinand.

Dem Herrn Dr. Hahnemann zu Leipzig wird auf dessen uns am 21ten d. M. eingereichtes Gesuch erwiedert: wie Wir demselben sehr gern die Bewilligung ertheilen wollen Sich in Unserer Residenzstadt Köthen, als ausübender Arzt etabliren zu dürfen. Auch wollen Wir in Anbetracht, daß denen wissenschaftlichen Forschungen in Unserem Lande stets freier Lauf gelassen werde, als Ausnahme von der Regel demselben die Erlaubniß ertheilen, die zu dessen Kuren erforderlichen Heilmittel mit eigener Hand bereiten und denen in seiner Kur befindlichen Kranken reichen zu dürfen. Jedoch bemerken Wir, daß Herr Dr. Hahnemann sich übrigens denen Landes- u. Polizei-Gesetzen und Maaßregeln zu unterwerfen haben, und daher die Anweisungen Unserer Medizinaldirection befolgen wird, von welcher jedoch demselben, sowie allen Unseren Unterthanen der Recurs an Unsere höchste Person zusteht.

Wir fügen schließlich den Wunsch hinzu, daß die glücklichsten Erfolge aller Kuren des Herrn Dr. Hahnemann dessen bisherigen so ausgebreiteten großen Ruf immer mehr erhöhen und Uns Gelegenheit geben mögen, Demselben Beweise Unserer besonderen Achtung und Unseres Wohlwollens zu geben.

Köthen, am 2. April 1821.

Ferdinand, Hz. zu Anhalt.

Herrn Dr. Samuel Hahnemann zu Leipzig.

Bezüglich des Datums am Schluß des Bescheids »2. April« (im Text selbst ist ein Schreibfehler mit unterlaufen, da es natürlich 21. v. Mts. nicht d. Mts. heißen muß), ist im Vergleich mit dem späteren Datum des Generalkonsuls (9. April) anzunehmen, daß von der herzoglichen Kanzlei wohl absichtlich ein Vordatieren vorgenommen wurde. Es sollte beim Empfänger des Schreibens die Meinung erweckt werden, als ob die günstigere und weitherzigere Auslegung des Kabinettschreibens gegenüber dem knapperen Regierungsbescheid sofort nach oder noch vor Ausstellung des letzteren aus eigenster Entschließung des Herzogs hervorgegangen und also nicht erst durch die Vorstellung Hahnemanns und eine Vermittlung von Leipzig veranlaßt worden sei. Inhalt wie Wortlaut der Schriftstücke zeigen aber unwidersprechlich, daß erst der Vorstellung des Generalkonsuls die entgegenkommendere und weitherzigere Auslegung des Niederlassungspatents durch das Herzogliche Kabinett gefolgt ist.

---

## Anlage 61.

### Die Hahnemannschen Vorlesungen an der Universität Leipzig

sind im amtlichen »Catalogus Lectionum« der Universität, wie folgt, verzeichnet:

W. S. 1812/13. (Winter-Semester) D. Sam. Hahnemann, bin. dieb. h. III. historiam medicinae enarrabit secundum schedas suas, gratis; quat. dieb. h. III. institutiones artis morbos hominum sanandi duce libro: Organon der rationellen Heilkunde tradet.

S. S. 1813. (Sommer-Semester) D. Sam. Hahnemann, bin. dieb. h. II. Institutiones praxeos medicae gratis tradet, sequuturus librum suum (Organon der rationellen Heilkunde); quatern. dieb. h. II. historiam medicinae docebit gratis.

W. S. 1813/14. D. Sam. Hahnemann, quat. dieb. h. II. Institutiones medicinae; bin. dieb. h. ead. historiam medicinae gratis tradere perget.

S. S. 1814. D. Sam. Hahnemann, horis constituend. artem sanandi docebit, et bin. dieb. h. II. historiam medicinae tradere perget.

| | |
|---|---|
| W. S. 1814/15. | D. Sam. Hahnemann, dieb. Lun. et Mart. Institutiones medicinae, dieb. Jov. et Ven. historiam medicinae pragmaticam, utramque gratis tradere perget. |
| S. S. 1815. | D. Sam. Hahnemann, quat. dieb. h. II. Institutiones medicinae homoeopathicae secundum Organon der rationellen Heilkunde, tradet. |
| W. S. 1815/16. | D. Sam. Hahnemann, bin. dieb. h. II. Institutiones medicinae homoeopathicae, secundum ejus Organon der rationellen Heilkunde tradet gratis. |
| S. S. 1816. | D. Sam. Hahnemann, bin. dieb. h. II. Institutiones medicinae homoeopathicae, secundum suum Organon der rationellen Heilkunde tradet gratis. |
| W. S. 1816/17. | D. Sam. Hahnemann, bin. dieb. h. II. Institutiones medicinae homoeopathicae, secundum suum Organon der rationellen Heilkunde tradet gratis. |
| S. S. 1817. | D. Sam. Hahnemann, bin. dieb. h. II. Institutiones medicinae verae secundum suum Organon der rationellen Heilkunde tradet gratis. |
| W. S. 1817/18. | D. Sam. Hahnemann, bin. dieb. h. II. Institutiones medicinae verae secundum suum Organon der rationellen Heilkunde tradet privatissime. |
| S. S. 1818. | do. do. |
| W. S. 1818/19. | do. do. |
| S. S. 1819. | D. Sam. Hahnemann, bin. dieb. h. II. Institutiones medicinae verae secundum suum Organon der Heilkunst, edit. secund. 1819. tradet privatissime. |
| W. S. 1819/20. | do. do. |
| S. S. 1820. | D. Sam. Hahnemann, bin. dieb. h. II. artem morbos sanandi secundum suum Organon der Heilkunst (edit. secund. 1819) tradet privatissime. |
| W. S. 1820/21. | do. do. |

Anlage 62.

## Akademisches Abgangs-Zeugnis für Dr. Hahnemann.

† Wir Rektor Magistri und Doctores der Universität Leipzig urkunden und bekennen hiermit,

daß Herr Doctor Samuel Hahnemann, Medicinae Pract. sich mit seiner Familie seit dem Jahre 1812 allhier aufgehalten und während der ganzen Zeit seines Hierseyns bis dato nie eine Klage oder Anzeige bey dem academischen Gericht wider ihn oder die Seinigen vorgekommen ist, er auch die von ihm zu entrichtenden Abgaben stets pünktlich und vollständig abgeführt hat.

Urkundlich haben Wir darüber dieses der Wahrheit getreue Zeugniß ausstellen, mit Unserm, der Universität, Insiegel bedrucken und von dem geschwornen Actuario eigenhändig unterschreiben lassen.

So geschehen Leipzig, den 5. Juny 1821.

Siegel.

Christian Ernst Mirius
Academiae Actuarius.

## Anlage 63.

### Patent für den Hofrath Dr. Hahnemann.

† Von Gottes Gnaden,
Wir, Friedrich Ferdinand,

Herzog zu Anhalt, Herzog zu Sachsen, Engern und Westphalen, Graf zu Askanien, Herr zu Bernburg und Zerbst etc. etc.

Urkunden und Bekennen hiermit, daß Wir gnädigst beschlossen haben, den Doktor Hahnemann alhier zu Unsern Hofrath zu ernennen, ernennen und bestätigen Denselben auch dazu hierdurch in dem festen Vertrauen, Er werde diese Ernennung als eine besondere Gnade von Uns zu schätzen wissen.

Urkundlich ist hierüber gegenwärtiges Patent unter Unser herzogl. Insiegel ausgefertigt, und eigenhändig von Uns unterschrieben worden.

So geschehen Köthen am 14. Mai 1822.

Siegel.                                                              Ferdinand Herz. z. Anhalt.

---

Auf ausdrücklichen besondern Befehl des Herzogs hat die Landes-Administrationskommission hiervon den Herrn Dr. Hahnemann sofort benachrichtigen müssen, und in der Cöthener Zeitung war die Bekanntmachung zu veröffentlichen:

»S. Regirende Hoch. D. haben unterm 13. d. M. huldreichst geruht, den Dr. Hahnemann zu Höchst Ihrem Hofrath in Gnaden zu ernennen.«

## Anlage 64.

### Niederlassungspatent für Dr. Moßdorf.

(Nach dem Original im herzogl. Privatarchiv zu Zerbst.)

(Eingegang. den 4. Juni 1822).

Nachdem bereits seit Jahresfrist der Hofrath Dr. Hahnemann die homöopathische Heilmethode in hiesigen Landen practisch ausübt, ohne daß Mir ein durch diese Kurart herbeigeführter Todes- oder anderweiter Unglücksfall bekannt geworden, Ich im Gegentheil vernommen, daß sich mehrere Patienten erleichtert, oder wohl gar gäntzlich hergestellt finden, so hat sich für Mich hieraus die Überzeugung ergeben, daß, wenn die Homöopathie auch nicht vortheilhafter als die Allöopathie seyn sollte, sie doch auf jeden Fall neben derselben ihren Platz behauptet. Ich halte es daher für Regentenpflicht sie der leidenden Menschheit, besonders aber meinen Unterthanen zu erhalten, und da keiner der Ärzte des Herzogthums sich bisher die homöopathische Heilmethode hat aneignen wollen, und bei dem hohen Alter des Hofraths Dr. Hahnemann zu befürchten steht, daß seine Kräfte nicht mehr lange ausreichen werden, so habe ich beschlossen, einem seiner vorzüglichsten Schüler, dem aus Dresden gebürtigen Dr. Theodor Moßdorf die Erlaubniß zu ertheilen, sich als ausübenden practischen homöopathischen Arzt in hiesigen Landen niederzulassen, und als solcher die zu seinen Kuren erforderlichen Heilmittel zu bereiten, und sie denen in seiner Kur sich befindenden Kranken reichen zu dürfen.

Unter der Voraussetzung, daß der Dr. Moßdorf zu des Hofraths Dr. Hahnemann Unterstützung alles willfährig beitragen werde, wird demselben nicht allein ein Nationalisirungspatent ertheilt, sondern derselbe auch hierdurch zum hiesigen Unterthan an- und aufgenommen.

Auch soll der Dr. Moßdorf von dem hier erforderlichen Examen befreit bleiben, indem die Homöopathie auf ganz anderen Grundsätzen als die Allöopathie beruhet, und es daher ebenso zweckwidrig seyn würde, wenn man den Schüler der Homöopathie einem allöopathischen

Examen unterwerfen wollte, als es zwecklos seyn würde, um die Brauchbarkeit eines protestantischen Candidaten zu prüfen, solchen durch einen katholischen Bischof examiniren zu lassen.

Übrigens versteht es sich von selbst, daß der Dr. Moßdorf allen übrigen Landes- und polizeilichen Gesetzen und Maßregeln sich zu unterwerfen habe, und daher auch die Befehle Meiner Medizinal-Direction zu befolgen hat, von welcher jedoch wie allen Meinen Unterthanen der Recours an Mich freistehet.

Die Landesadministrations-Commission hat das Weitererforderliche zur Ausführung dieser Meiner Beschlüsse zu veranlassen, auch diejenigen, die es angehet, davon in Kenntniß zu setzen.

Köthen, den 1. Juni 1822.

gez. Ferdinand.

An meine Landesadministrations-Commission.

---

Das Patent für die Niederlassung und Naturalisierung des Dr. Moßdorf aus Dresden wurde bereits am 11. Juni 1822 von den Regierungsbehörden unterzeichnet und am 17. Juni die Medizinaldirektion, die Polizeibehörde, der Stadtrat und die beiden beteiligten Ärzte Hahnemann und Moßdorf durch eine Abschrift davon in Kenntnis gesetzt.

## Anlage 65.
## Öffentliche Anerkennung Hahnemanns.

Im »Korrespondenten von und für Deutschland« (Nr. 109 vom 19. April 1821) heißt es:

»Der Erfinder des homöopathischen Systems, Dr. Sam. Hahnemann, verläßt in diesen Tagen die Stadt Leipzig und wird sich als ausübender Arzt in Köthen etabliren. S. Durchlaucht, der Herzog von Anhalt-Cöthen haben ihm hierzu nicht nur die Erlaubniß zu ertheilen, sondern auch zu gestatten geruht, daß er die zu seinen Kuren erforderlichen Arzneien mit eigener Hand zubereiten und ohne Intervention der Apotheken seinen Patienten reichen dürfe. Die Medicinalbehörde des Herzogthums Cöthen giebt hierdurch ein preiswürdiges Beispiel hoher Unpartheilichkeit und wahrer Berücksichtigung der Fortschritte der Wissenschaft. Sie hat sich nicht für berechtigt gehalten, dem vieljährigen treuen Forscher eine Zuflucht, einem der berühmtesten Chemiker und Lehrer der Pharmacie das Recht der eigenen Dispensation der Arzneimittel streitig zu machen. Dem Dr. Hahnemann, aus dessen Apothekerlexikon sich 20 Jahre hindurch die Apotheker Deutschlands in zweifelhaften Fällen Raths erholten, konnte nicht wohl verweigert werden, was er gelehrt hatte. Es durfte ihm nicht verweigert werden, weil das Hahnemann'sche Heilverfahren, unter den dermaligen Verhältnissen, nicht ohne eigene Dispensation der Medicamente von Seiten des Arztes anzuwenden ist. Eine große Anzahl von Patienten, deren Kur durch die gegen Dr. Hahnemann in Leipzig eingetretene Verfolgung seit einigen Monaten unterbrochen worden war, werden nunmehr ihrer Neigung und Überzeugung ungestört folgen können, und unser freisinniges (!) Jahrhundert ist vor dem Vorwurfe geschützt, eine der merkwürdigsten Entdeckungen zum Heile der Menschheit unterdrückt und eine der trostreichsten Aussichten für das leidende Menschengeschlecht absichtlich verschlossen zu haben.«

In einer Korrespondenz aus Köthen (9. März) heißt es in der Staats- und gelehrten Zeit. des Hamb. unparth. Korrespond. 1824, Nr. 44:

»Unser allverehrter Herzog, welcher von einer gefährlichen Nervenkrankheit befallen worden war, ist durch die Bemühungen des durch seine Heilmethode berühmten Hofraths Dr. Hahnemann jetzt außer aller Gefahr. Als der Erfinder der homöopathischen Heilart Schutz und freundliche Aufnahme in dem Lande eines Fürsten fand, wo jedes Bestreben nach Vervollkommnung menschlichen Wissens Unterstützung findet, hatte er nicht geahnt, daß er durch seine Kunst seinem erhabenen Beschützer das Leben retten werde. Ebenso wenig hatte unser theurer Herzog, der nur die gute und bedrängte Sache dieses großen Arztes für eine unpartheiische Zukunft in Sicherheit zu bringen wünschte, dabei an sich gedacht. Im schönsten Einklange steht nun gegenseitige zartgefühlte Erkenntlichkeit.«

## Anlage 66.

### Brief der Herzogin Julie an Hahnemann.

† Cöthen, 4. May 1825.

Es wäre mir unmöglich bester Hofrath, eine so weite Reise als die mir vorliegende anzutreten, ohne Ihnen zuvor meinen Dank nochmals auszusprechen für jeden theilnehmenden Beweis, welchen Sie mir gegeben. Sein Sie fest überzeugt, daß mein Herz in solcher Rechnung streng ist. Meine Cur bei Ihnen, sehe ich nur fortwährend als unterbrochen an; ich hoffe, nach meiner Rückkunft sollen Sie einen empfänglicheren Boden für Ihre Mittel finden.

Haben Sie die Güte mir noch ein Wort über den Gesundheitszustand des Herzogs zu sagen und erhalten Sie mir Ihr Andenken.

Julie Hz. zu Anhalt.

## Anlage 67.

### Bestellung Dr. Moßdorfs zum Arzt für die herzogliche Dienerschaft.

An die hiesige H. Landes-Regierung.*)

Um meiner geringeren Dienerschaft, welche sich bisher des freien Artzt und Heilerlohns zu erfreuen gehabt, die Wohlthaten der homöopathischen Heilmethode nicht länger vorzuenthalten, habe ich beschlossen, dem Dr. Moßdorf a. l. April c. einen jährlichen Gehalt von 60 fl. auszusetzen, wogegen derselbe verpflichtet ist, alle diejenigen meiner geringeren Dienerschaft, die bisher freie Medizin hatten, und sich seiner Hilfe und der homöopathischen Heilmethode bedienen wollen, unentgeltlich mit Medizin zu versehen, und zu heilen. Das L. D. Collegium wird das weiter erforderliche an den Dr. Moßdorf veranlassen und dafür sorgen, daß die geringere Dienerschaft von dieser zu ihren Gunsten getroffenen Veranstaltung in Kenntniß gesetzt werde.

Köthen, am 28. Apr. 1824.

gez. Ferdinand.

## Anlage 68.

### Bitte Hahnemanns um die Erlaubnis zur Niederlassung für einen jungen Arzt.

Durchlauchtigster Herzog! Gnädigster Herr!*)

Ein junger Arzt in Zerbst, Dr. Ludwig Meyer, bittet Ew. Herzogliche Durchlaucht unterthänigst durch mich, wie Inlage zeigt, um die Gnädigste Erlaubniß, sich als Arzt in Lindau niederlassen zu dürfen. Ich würde nicht für ihn bitten, wenn ich ihn nicht persönlich kennte. Er scheint mir nicht wenig Anlage zu haben, ein brauchbarer homöopathischer Arzt zu

---

*) Nach den Originalen im herzogl. Privatarchiv zu Zerbst.

werden und guter Art zu sein, was so selten bei jüngeren Ärzten ist. Da ich wohl zu thun für meine Hauptpflicht in diesem Erdenleben halte und Ew. Herzogliche Durchlaucht was gut ist in Ihren gnädigsten Schutz zu nehmen pflegen, so hoffe ich keine Fehlbitte zu thun als

Ew. Herzoglichen Durchlaucht
Cöthen, den 31. Aug. 1829.    unterthänigster
Samuel Hahnemann.

Die Antwort des Herzogs:

An Meinen Hofrath Dr. Hahnemann. (Exped. 4. Sept. 1829.)*)

Auf Ihre Eingabe vom 31. v. Mts. worin Sie Mir den Dr. Ludwig Meyer aus Zerbst zur Aufnahme als homöopathischen Arzt in Lindau anempfehlen, will Ich Ihnen hierdurch erwiedern, daß der Dr. Meyer sich Mir früher persönlich vorgestellt und dasselbe Gesuch angebracht hat. Ich habe es jedoch für sachgemäß gehalten, denselben abschlägig zu bescheiden, und zwar aus dem Grunde, weil in Lindau gegenwärtig schon ein Arzt in der Person des Amts-Chirurgus Kretschmann stationirt ist, und ich nicht glaube, daß dort zwei Ärzte ihr Auskommen finden können. Außerdem genügt mir nicht, daß sich jemand den Namen eines homöopathischen Arztes beilegt, da die Erfahrung in der letzten Zeit leider schon den Beweis geliefert hat, daß unter dieser Firma andere Zwecke als die Ausbreitung der Homöopathie verfolgt werden. Der Dr. Meyer soll auch, wie man sagt, ein Israelit sein, welchen Umstand ich bei seiner Bescheidung ebenfalls einer Berücksichtigung werth gefunden habe. Es thut Mir leid, Ihren Wunsch nicht erfüllen zu können, und bleibe Ihnen übrigens in Gnaden wohl gewogen.

gez. Ferdinand.
Cöthen, den 3. September 1829.

## Anlage 69.

## Hahnemann gegen seine Widersacher.

Im Jahre 1817 versah Hahnemann den 3. Teil seiner »Reinen Arzneimittellehre« mit einem Vorwort: »Nota bene für meine Recensenten«. Diese Abwehr setzte er auch im Jahre 1825 der zweiten vermehrten Ausgabe mit der Bemerkung voran, daß »es auch in den letzten 7 Jahren, bis jetzt, an öffentlichen Verleumdungen der Wahrheit und ihres Begründers« seitens der allopathischen Ärzte wie vor 1817 nicht gefehlt habe. Hahnemann fährt dann wörtlich fort:

»Ich habe mehre schiefe Bekrittelungen über den zweiten Theil meiner reinen Arzneimittellehre, besonders über die voran stehende Abhandlung: »Geist der homöopathischen Heillehre«, gelesen.

Nun könnte ich wohl nach herkömmlicher Schriftstellerart sie gerade hier abfertigen und in ihrer Blöße darstellen. Ich werde es aber nicht thun. Ich mag die Sünde nicht auf mich laden, diese Thorheiten und ihre Urheber zu verewigen, und möchte der gewiß einsichtsvollern Nachwelt die Schwächen meiner Mitwelt lieber nicht aufdecken.

Nur so viel im Allgemeinen!

Wort- und Sinnverdrehungen, unverständiges Geschwätz, was gelehrt aussehen soll, Schmähungen und theoretisch zweifelsüchtiges Kopfschütteln, wo factische Beweise des Gegentheils stehen sollten, deuchten mir allzu alberne Kniffe gegen ein Wesen, wie die Homöopathie ist; sie mahnen mich an die Peter-Männchen, welche die leichtfertigen Knaben, aus Pulver geknetet, abbrennen, um die Leute zu necken — aber die Dinger können nur zischen und sprützeln, machen aber keinen sonderlichen Effect und nehmen sich schlecht aus.

---

*) Nach dem Original im herzogl. Privatarchiv zu Zerbst.

Mit solchen Possen, deren Elendigkeit bloß auf ihre Urheber zurückfällt, läßt sich die Homöopathie nicht sprengen....

Nein! Es giebt eine andre Methode, diese Lehre, wo möglich, zu stürzen, eine unfehlbare. Diese Lehre beruft sich nämlich nicht nur hauptsächlich, sondern einzig auf den Ausspruch der Erfahrung — »machts nach!« ruft sie laut, »aber machts genau und sorgfältig nach, und ihr werdet sie auf jedem Schritte bestätigt finden« — und (was keine Arzneilehre, kein medicinisches System, keine sogenannte Therapie bisher that oder thun konnte) sie dringt darauf, »nach dem Erfolge beurtheilt seyn zu wollen.«

Hieran anschließend verlangt Hahnemann von seinen Gegnern, daß sie genau so verfahren, wie er, indem sie einen Krankheitsfall nach den einzelnen Symptomen gründlich aufzeichnen, die dafür vorgeschriebenen Mittel gewissenhaft anwenden und alle anderen arzneilichen Einflüsse von den Kranken fernhalten:

»Wenn dann«, schließt Hahnemann, »nach Ihrem gewissenhaften Vorgange jeder andre, ebenfalls gewissenhafte und sorgfältige, ärztliche Nachversucher denselben Erfolg findet — wenn das Alles nicht zutrifft, was die homöopathische Lehre nach ihrer treuen Befolgung verheißt — dann ist die Homöopathie schon so gut als verloren; sie ist verloren, wenn sie nicht hülfreich, ja selbst wenn sie nicht ausgezeichnet hülfreich ist ...«

Wollen die Gegner das nicht, so mögen sie in Rezensionen und Büchern ruhig fortfahren, die Homöopathie zu schmähen. Der Erfolg wird bei der Homöopathie sein. Diese wird »weit mehr Kranke und an den schlimmsten, langwierigsten Übeln Leidende mit ganz weniger, milder, nicht übelschmeckender Arznei unbeschwerlich und dauerhaft herstellen ... Wollt Ihrs ebenso gut haben, so machts verständig und redlich nach!« ... »Wollt Ihrs nicht, so wißt, daß Neid vergeblich an felsenfester Wahrheit nagt, nur dem Neider selbst das Mark aus den Knochen frißt.«

## Aus Briefen Hahnemanns an Dr. Stapf-Naumburg u. a. über literarisch-medizinische Angriffe.

Dr. Rich. Haehl-Stuttgart besitzt eine größere Anzahl von Briefen Hahnemanns, die er von Dr. Dudgeon aus London erhalten hat.

Die meisten dieser 51 Briefe sind nie in deutscher Sprache gedruckt worden. Verschiedene Originale, die Dr. R. E. Dudgeon in der Homoeopathic World (1889) veröffentlicht hat, waren im Besitze dieses inzwischen verstorbenen homöopathischen Arztes in London. An ihn hat Dr. Rich. Haehl die Frage gerichtet, wo sich diese Hahnemannbriefe befinden und wie er für einige Zeit in deren Besitz gelangen könnte. Daraufhin schrieb Dr. Dudgeon (in deutscher Übersetzung) folgendes:

Mein lieber Dr. Haehl!

Ich will Ihnen die Geschichte der Hahnemann-Briefe, die ich für die »Homoeopathic World« übersetzte, erzählen, und wenn Sie dann dieselben zu sehen wünschen, so dürfen Sie es mich nur wissen lassen.

Ein alter Londoner Kollege, Dr. Dunsford, der schon lange tot ist, war ein sehr intimer Freund des Dr. Stapf in Naumburg. Er besuchte einst Dr. Stapf in Deutschland, und letzterer gab ihm Kopien von vielen Briefen, die er von Hahnemann erhalten hatte, sowie Kopien von Briefen, die Hahnemann an andere Personen geschrieben hatte, und die sich damals in seinem Besitz befanden. Dann erhielt Dr. Dunsford zwei Originalbriefe Hahnemanns, einen an Arnold, den andern an eine Baronin. Alle diese Briefe sind in meinem Besitz, mit Ausnahme von zwei oder drei der Kopien, die mein Diener unglückseligerweise als Abfallpapier ansah und zum Feueranzünden benützte.

Ich könnte Ihnen auf Wunsch sämtliche Originale und Kopien per Post zuschicken, nur möchte ich Sie bitten, mir dieselben später wieder zukommen zu lassen.

Mit kolleg. Gruß

Ihr Dr. Dudgeon.«

London, 6. November 1899.

Dr. Dudgeon sandte dann auf Haehls Bitte sämtliche Briefe und Kopien; letztere, über 40 an der Zahl, sind jetzt im Besitze Dr. Haehls, der auch von den weiteren Originalbriefen Abschriften fertigen ließ.

Die Originale dieser Briefe haben ein eigenartiges Schicksal gehabt. Fräulein Ottilie Reil aus Weimar, eine Großnichte des verstorbenen Hofrats Dr. Stapf, schrieb an Dr. Haehl am 23. Nov. 1899 unter anderem:

Es interessiert meine Schwester und mich sehr, zu hören, daß Sie im Besitze einer Anzahl von Briefen Hahnemanns an meinen Großonkel sind. Wie gerne würden wir dieselben vermehren, aber leider sind wir nicht im Besitz eines einzigen Briefes. Nach dem Tode meines Großonkels (10. Juli 1860) wollte Dr. Constantin Hering eine Lebensgeschichte von Stapf schreiben, und erbat sich zu diesem Zwecke die Briefe Hahnemanns und alles sonstige, ihm nötige Material an Schriften und Aufzeichnungen. Das Schiff, das diese wertvollen Papiere nach Philadelphia bringen sollte, scheiterte auf dem Weg nach Amerika, und nie ist wieder ein Blatt zum Vorschein gekommen.

---

Und nun mögen die hierhergehörenden Briefe auszugsweise und in zeitlicher Ordnung, einfach aneinandergefügt, folgen:

5. November 1821: Hier erhalten Sie den sauberen Brief von Dr. Stemler wieder zurück, woraus man den edlen Mann erkennt: didicisse fideliter artes emollit mores nec sinit esse feros. (Die Künste gewissenhaft gelernt zu haben, mildert die Sitten. D. V.) Ein begieriger Leser hat mir durch Dinte Stemlers Schmähschrift verdorben; sollten Sie noch ein Exemplar davon übrig haben, so bitte ich mir es gelegentlich aus. Ich sammle solche Undinge gegen mich ganz in Gelassenheit ...

Eine Anmerkung von fremder Hand lautet: »vergl. Stemlers Brief vom 25. Sept. 21 und dessen Aufsatz in Nr. 153, 154 und 182 im Anzeiger der Deutschen.«

Hierzu ist erläuternd mitzuteilen:

In Nr. 119 und 120 des Allg. Anz. der Deutschen vom 3. und 4. Mai 1821 hatte ein Laie es unternommen, für Hahnemanns System zu werben:

»Der Verfasser dieses Aufsatzes, welcher bei seinen Studien bisweilen über die ihm gesteckten wissenschaftlichen Grenzen hinausschweift und den jede neue Entdeckung der Wissenschaften anzieht, wurde durch ein glückliches Heilverfahren, wodurch Hahnemann ihm einen geliebten Bruder in 14 Tagen gerettet hatte, nachdem er Jahrelang bey andern Ärzten vergebliche Hülfe gesucht, zum Lesen von Hahnemanns Schriften aufgefordert, und er gesteht, daß er deßwegen die Wahrheit der Homöopathie bestätigen wünscht, weil er an der Wahrheit der andern Systeme zu zweifeln anfängt, und er glaubt, auf den Anspruch eines bescheidenen Urtheils deßwegen Ansprüche machen zu dürfen, weil er zwar weder Arzt noch Ärztler ist, aber sich mit den medicinischen Wissenschaften in theoretischer Rücksicht so weit bekannt gemacht hat, als nöthig ist, sich an die große Frage nosce te ipsum (lerne dich selbst erkennen) wagen zu dürfen.«

Zum Schlusse sagt der Verfasser:

Der Redakteur dieser Blätter wird mir bezeugen, daß ich von Hahnemann in einer Entfernung von mehreren Tagereisen lebe, und ich kann versichern, daß ich auch nicht in der geringsten Verbindung mit ihm stehe.

Die Bestätigung des Redakteurs lautet:

Ohne den Verf. des obigen Aufsatzes von Angesicht zu kennen, weiß ich, daß er in einem ansehnlichen Amte und in einem vielumfassenden Wirkungskreise als wissenschaftlich gebildeter Mann steht.

Diese Hinweise deuten mit größter Wahrscheinlichkeit auf Freiherrn von Gersdorff, Präsident der Geschworenen-Gerichte in Weimar, der erst 1824 oder 1825 persönlich mit Hahnemann bekannt wurde, obgleich er schon zuvor für die Homöopathie gewonnen worden war (siehe seinen Lebenslauf in Kapitel 25).

Der Aufsatz verteidigt Hahnemann gegenüber den Vorwürfen, die gegen ihn persönlich wie gegen sein ganzes System erhoben wurden, indem er betont, er möchte den Kämpfen der Hahnemannianer und Gegenhahnemannianer ein größeres Feld durch die Besprechung im Allg. Anz. verschaffen und mehr Teilnehmer des Kampfes sammeln, »weil durch einen wissenschaftlichen Streit, wenn er ehrlich geführt wird, die Wissenschaft nur gewinnen kann.«

Hierauf antwortete nun in einer größeren Entgegnung, die die Nr. 153 und 154 des Allg. Anz. vom 7. und 8. Juni 1821 füllte, Dr. Stemler, Stadt- und Landphysikus und praktischer Arzt in Zeulenroda, unter dem Wort:

»Was glänzt, ist für den Augenblick geboren,
    das Echte bleibt der Nachwelt unverloren.« (Goethe.)

Er meint: Der Verfasser des ersten Artikels werde wohl seinen Zweck nicht erreichen, »weil eigentliche gelehrte, wahrhaft wissenschaftlich gebildete und erfahrne Ärzte ... sich nicht herablassen werden, vor einem größtentheils unkundigen Publicum in eine solche Untersuchung, die in dazu geeignete gelehrte und medicinische Zeitschriften gehört oder auch wohl nur füglich in besondern Werken hinlänglich geführt werden kann, einzugehen.« Doch wolle er, Stemler, einiges erwidern, »da überhaupt neuerer Zeit mehrere Laien sich einen ziemlich beleidigenden Ton gegen Ärzte erlaubt haben.« Aber der Zweck des Verfassers des ersten Artikels würde wohl »füglicher dadurch erreicht werden, wenn H. oder seine Schüler ein noch faßlicheres Lehrbuch der Homoiopathie, als bis jetzt sein Organon, seine reine Arzneymittellehre und der darin gegebene Geist der homoiopathischen Heilart ist, zu allgemeinem Gebrauch herausgäben, das dann etwa in Jedermanns Händen wäre, wie z. B. jetzt Rohlwes's Vieharzneybuch in den Händen der Landwirthe.«

Stemler behauptet sodann, Hahnemanns neue Lehre habe — gleich dem Brown'schen System — »den Beyfall vorzüglich der Laien und nur solcher Ärzte gewonnen, die jedem tiefern Studium abhold das Leichtere natürlich dem Schwereren vorziehen« (u. doch hatte Stemler kurz vorher ein »faßlicheres Lehrbuch« gefordert! D. Verf.). Und noch an weiteren Stellen spricht sich Stemler sehr abfällig über die Anhänger Hahnemanns und seine Lehre aus.

»Die Kuren der Schüler Hahnemanns, meistens Studenten und gerade solche, welche einem gründlicheren Studium abhold bloß dem Leichtern (siehe jedoch oben) nachliefen und denen noch gar kein Ausspruch zusteht, beweisen ... nichts.«

»Die Hahnemannsche Lehre ist eine offene Pforte für seichte Köpfe und grobe Empiriker und die Medicin würde eben dadurch wohl nur eigentlichen Handwerkern zufallen...; denn zum Verständniß der Hahnemannschen Lehre ist weder Anatomie noch Physiologie, weder Physik noch gründliche Chemie erforderlich... Sie ist nicht einmal eine neue Lehre und entbehrt, was sie eben den Laien so empfiehlt, fast aller wissenschaftlichen Grundlagen« (sogar die Redaktion des Allg. Anz. brachte von sich aus hier ein Fragezeichen an. D. Verf.). Ferner:

»Daß aber H.'s Lehre unter den Ärzten bis jetzt nur wenige (und diese wenigen wohl nur unter den minder gebildeten) Anhänger gefunden, kommt ... wohl daher, ... weil bei der gründlichen und unpartheiischen Prüfung des Hahnemannschen Systems die ergrauten Ärzte sowohl wie diejenigen, denen nur einige Erfahrung und Kenntniß des Feldes medicinischen Wissens zusteht, eben noch nicht die Vorzüge desselben vor dem bisherigen Wissen haben erkennen können.«

»Hahnemann im Allgemeinen kommt mir (Dr. Stemler) wie ein zweiter Theophrastus Bombastus Paracelsus vor, der, alles vor ihm dagewesene Wissen geringschätzend und wegwerfend, obgleich oft benutzend, ... nur seine Persönlichkeit strahlend leuchten lassen wollte, indem er ausrief: »Weg du Hippocrates, Galenus, Rhazes, Avicenna usw. Mir nach müsset ihr, ich nicht euch; mein ist die Monarchey.«

Nur das wollte Stemler gelten lassen, daß Hahnemann einige gute metallische Mittel, Mercurialia, erfunden, daß er manche vergessenen Mittel wieder zu Ehren gebracht, manche neuen dem übrigens schon reichen Arzneischatze hinzugefügt und die Anwendung mancher in bis jetzt nicht berücksichtigten Fällen aufgestellt habe. Ein neues System aber bedeute sein Similia similibus nicht; denn man habe es bisher schon häufig angewendet. Die behaupteten glücklichen Kuren aber rühren meist von der »vis medicatrix naturae (Naturheilkraft) her, die gerade jetzt ihre Zeit erreichte, um eine heilsame Crisis zu bewirken«, denn die Ärzte seien und sollen sein »blos Diener (ministri naturae) nicht Herrn der Natur.«

Im übrigen setzte sich Stemler noch über einige weitere Meinungsverschiedenheiten mit dem Verfasser des ersten Aufsatzes eingehender auseinander.

Kraftvoll und eingehend erwiderte dann durch drei Nummern (Nr. 256, 257 und 258 vom 20., 21. und 22. September 1821 Dr. G. W. Groß, ausübender Arzt und Wundarzt in Jüterbogk (siehe dessen Lebenslauf in Kapitel 25), so daß Stemler von da an vorzog zu schweigen.

Am 18. Dezember 1821 trat ein weiterer Laie, C. G. Flemming, Prediger in Ziegelrode in Thüringen, offen für die Homöopathie ein, durch die er nach 1³/₄jähriger Krankheit, die kein allöopathischer Arzt zu heilen vermocht habe, mit Hilfe von Dr. Stapf in Naumburg völlig hergestellt worden sei.

---

Kehren wir nach dieser kurzen Abschweifung zu Hahnemanns Originalbriefen zurück.

In einem Briefe an Dr. Wislicenus in Eisenach schreibt Hahnemann:

† Köthen, 25. Dez. 1823.

.... Casparis Aufsatz im 6. Heft scheint eine Art Widerruf seines fatalen vorgängigen Pamphlets sein zu sollen. Wenn er sich nur bekehrt, so verzeihe ich ihm wie allen meinen Verleumdern, die mich nicht kannten, sondern nur mit in das gemeinsame Horn des Teufels, des Vaters der Verleumdung und der Lügen bließen. Indeß freue ich mich auf Ihre Abfertigung dieses Pamphlets, die gewiß gut gerathen seyn wird, da es aus einem guten Herzen kömmt. Diese seine Schrift habe ich nicht gelesen, da meine Freunde sie mir in guter Absicht nicht zuschicken wollten, und so will ich sie auch auf jeden Fall nicht lesen.

Schon öfter habe ich solche Invektiven erlebt. Wenn sie auch der Kunst mehr oder weniger Gerechtigkeit widerfahren ließen, so entschädigten sie sich doch gewöhnlich für den Zwang, in die sie das nothwendige Loben der Sache versetzte, durch hämische Herabsetzung und Verleumdung des Urhebers derselben, was dann immer ein neidisches, der hohen Kunst unwürdiges Gemüth verrieth. Statt ihm zu danken, daß er ihnen dieß Geschenk machte (denn durch Bezahlung eines Exemplars dieser Schriften wird der Inhalt doch nie bezahlt — dem Verleger allenfalls, aber dem Verfasser doch nie), ließen sie ihm ihr neidisches, undankbares Gemüth fühlen. Habeant sibi (sie sollen ihren Willen haben. D. V.). Sie haben mir dadurch dennoch einen guten Dienst geleistet, da sie in mir die Demuth erhielten, die mir geziemte, mir die Nichtigkeit des Lobes sowie des Tadels der Welt lehrten und mich bloß auf mein gutes Bewußtseyn beschränkten.

Die Convertiten sind nur Zwittergeschöpfe, Amphibien, die meistens noch im Schlamme des allopathischen Sumpfes kriechen und nur selten das Haupt frei nach der ätherischen Wahrheit zu erheben wagen....

Die Bemerkung Hahnemanns im vorstehenden Briefe bezieht sich auf den Versuch Dr. Casparis, die Homöopathie und die Allopathie miteinander zu verschmelzen. Dieser hat sich übrigens tatsächlich ganz zur Homöopathie bekehrt und ist auch offen für sie eingetreten. In einem Artikel vom 9. Dezember 1824, veröffentlicht am 3. Januar 1825 in Nr. 2 des Allg. Anz., wies er ausführlich den Wert der Homöopathie nach. Die Abhandlung mit der Überschrift: »Einige Bemerkungen über das Verhältnis der Homöopathie zum Staate« schloß:

»Ist es bei einer so glücklichen Vereinigung der glänzendsten Eigenschaften nicht unbesonnen und schändlich, wenn Ärzte, welche von der neuen Heilmethode gar keine Kenntniß haben, sagen: »Wir haben weder Zeit noch Lust, uns mit der Homöopathie bekannt zu machen, erklären uns aber für entschiedene Feinde derselben«, und wenn sie sich bemühen, die Regierungen zu Unterdrückung derselben zu bewegen? Dies wird ihnen übrigens nicht gelingen; denn wir leben nicht mehr in Galileis Zeiten, wo man Wissenschaften, in die sich nicht jeder Schwache finden konnte, abschwören ließ.«

---

1. September 1825. (An Dr. Stapf.)

Kurt Sprengels Programm habe ich nicht. D. Balogh gab mir's bloß zu lesen und schien es nicht gern missen zu wollen. Ich schreibe aber morgen nach Halle und will's zu erhalten suchen und dann sollen Sie es bekommen. Das Ding ist aber nicht der Mühe werth; auf einen einzigen Bogen sind die schon hundertmal widerlegten gewöhnlichen theoretischen Einwürfe zusammen gedrängt. Überdies wissen Sie, daß so ein Programm gar kein Publikum hat. Der Promotus (der Kandidat der Doktorwürde. D. V.) läßt's mit seiner Dissertation zusammenheften und sieht's dann weiter nicht an; dann werden die übrigen mit der Dissertation an medicinische Studenten vertheilt, die, wenn sie's auch verstünden, was drin steht, doch gar keinen Einfluß auf die gelehrte Welt haben. In einem halben Jahre, ja noch eher, ist's auf die Seite gelegt und niemand sieht's mehr an. Es ist so gut als nicht da; ich glaubte, wollte man's widerlegen, man würde dem Ding zu viel Ehre anthun und es bekannter machen, als es ist und zu sein verdient. Er hatte aber, was das Infamste war, gleich von vorneherein (ohne daß er mich persönlich oder sonst kennt und ohne daß ich je mit ihm in Berührung kam) meinen tadellosen Charakter gelästert, worüber ich ihm aber einen Brief geschrieben habe, den er nicht hinter den Spiegel stecken wird, und der sein Lebens-Ende beschleunigen kann. Er hat natürlich nicht darauf geantwortet.

Überhaupt, wenn die Widersacher der Lehre zugleich dem Urheber, welcher an Menschenwürde über tausend andere seinesgleichen erhaben zu sein sich bewußt ist, die von elenden Wichten ersonnenen Verleumdungen aufbürden, dann haben sie schon in den Augen rechtschaffener Leser verloren. Denn wer jene herkulische Arbeit (von der ich schon im voraus die bitterste Verfolgung immer verhieß) übernimmt und durchsetzt mit unerschütterlicher Standhaftigkeit bloß zum Wohle der Menschheit — denn ein elender Buchhändlerlohn ist kein Ersatz für solche Aufopferung des Lebens — der muß ein grundguter Mensch sein: das sieht der unpartheiische Leser ein und verachtet den feindseligen Buchschreiber und schenkt ihm auch im übrigen keinen Glauben, alle sein Geschreibsel macht dann keinen Eindruck mehr.

Seien Sie überhaupt nicht so bänglich, daß jetzt so viele große Kugeln gegen uns geworfen werden, sie treffen nicht und sind federleicht und können uns, wenn wir rechtschaffen sind, keinen Schaden thun, der guten Sache aber vollends gar nicht; denn was gut ist, bleibt gut. Alle dies Geschreibsel ist in einem halben oder ganzen Jahre rein vergessen. Der Homöopath wirfts unwillig bei Seite, wenn er's gelesen hat und bedauert die blinden Eiferer; die Allopathen laben sich vergeblich daran; ihre Sache wird dadurch nicht besser und die Laien lesen es nicht, weil sie das unverständliche Zeug nicht verstehen können; bloß die Schimpfwörter darin verstehen sie und ·die sind keine Widerlegung.

Ich weiß also nicht, was man so sehr sich darüber grämen oder ärgern sollte. Was wahr ist, kann nicht zur Unwahrheit gestempelt werden, es mag ein geheimer Rath, oder ein berühmter alter Professor dagegen schreiben. In des jungen Heckers Annalen hat Kieser in Jena seine Galle ausgelassen; ob der junge Hecker selbst auch dawider geschrieben hat, weiß ich nicht. Die Giftspeiereien in der Kirchenzeitung werden durch ihre Übertreibungen bloß lächerlich; aber ich traue es dem Herrn von G..ff (Gersdorff, d. V.) zu, daß er den Menschen gut heimleuchten wird. Heinroths Schwindeleien sind Buchhändler-Speculation. Hartmann wollte bei der viel bestrittenen Sache 'was verdienen und hat Heinrothen halb genöthigt dagegen zu schreiben; dies hat Hartmann Baumgärtnern selbst gestanden — was mag das für Zeug sein? ich mag's nicht lesen. Ich lache zu dem Allen. In kurzer Zeit weiß niemand mehr etwas davon, und unsere Sache geht vorwärts unaufhaltbar. Alle die vielen Gegenschriften sind in der Luft verhallende letzte Nothschüsse, gethan, ehe noch das Fahrzeug ganz untersank.

**5. September 1825.** Nach einigen Bemühungen habe ich mir das Programm (Sprengels) verschafft u. überschicke es Ihnen hier, bitte jedoch die ersten 10 Seiten, wovon er von der Homöopathie räsonnirt oder vielmehr deraisonnirt gefälligst sich abzuschreiben und mir das Programm selbst wieder zuzustellen, weil ich es nicht wieder zu bekommen weiß.

Die ganze Homöopathie fertigt er, wie Sie sehen, in diesen 10 Seiten ... ab ... Wie leichtfertig! ... (Hahnemann weist das an verschiedenen Stellen der Schrift nach und gibt zugleich Fingerzeige für die Widerlegung. Dann heißt es:) Doch ist das Lustigste in dem Wische — daß ihn, es zu schreiben, der Neid über den großen Ruf, worin die Homöopathie jetzt stehe, bewogen habe — was sehr tröstlich ist.

**23. September 1825:** Das Gewebe von theoretischen Spitzfindigkeiten, das sich in Heinroths »Antiorganon« finden wird (denn ich lese, Gott sei Dank, solch Zeug gar nicht) stiftet wenig Schaden; die Leser werden nicht klug daraus und legen's beiseite. Aber widerlegen läßt es sich schlecht — da der Widerleger den Unsinn dem Leser erst verständlich machen muß, ehe er ihn widerlegen kann, was nicht der Mühe werth ist.

Wedekinds Giftbuch enthält zu viel Heftigkeit und übertriebene Behauptungen; die Leser sehen gleich, daß es im wüthendsten Zorn geschrieben ist und deshalb machts keinen Eindruck, außer bei ähnlich Gesinnten, an denen wieder nichts gelegen ist. Überhaupt macht man sich von den Folgen dieser Scharteken eine zu furchtbare Idee. Sie verschießen bloß die letzte Munition und die Wahrheit wird ungestört bleiben und immer mehr Eingang an unparteiische Gemüther finden. Und bloß an letzteren kann uns etwas gelegen sein. Ohne heftige Reaktion konnte die so sehr dem alten Wust entgegengesetzte Wahrheit nicht bleiben. Sie gewahren die wohl angelegte Mine, die ihr ganzes altes Gebäude in die Luft sprengen wird, und sind außer sich wie natürlich. Ihr Schnauben und ihr ohnmächtiges Zähneknirschen kann man weit und breit vernehmen; aber es hilft ihnen nichts. Ich bleibe sehr kaltblütig dabei.

---

**Prof. Dr. Heinroth, Anti-Organon, Leipzig 1825:**

Verfasser würde das Ähnlichkeitsprincip zugestehen bei Brechmitteln und Magenüberladung, reichlichem Aderlaß, bei Kopfschmerzen, Herzklopfen etc., wenn die Naturhilfe, das Nasenbluten, ausgeblieben.

Man kann sagen: das große Heilgesetz der Natur heißt Contraria contrariis.

Doch ließ Hahnemann Heinroth auch wieder Gerechtigkeit widerfahren und dankte ihm später in einem besonderen Brief (siehe Seite 149).

**Freiherr v. Wedekind, »Prüfung des homöopathischen Systems«, Darmstadt 1825:**

Ich bin vielleicht unter den lebenden Schriftstellern der Einzige, der sich als reiner Materialist Hahnemann gegenüberstellt.

So bekämpft er Hahnemanns Dynamismus und hält an Brechmitteln, Aderlässen und anderen Blutausleerungen usw. fest, weil das schon seit 3000 Jahren so geübt worden sei.

---

Angefügt soll noch werden:

**Dr. Fr. Groß, Großherzogl. Badischer Hofmedicus. »Über das homöopathische Heilprincip« Heidelberg 1825.**

Hält ebenfalls am Aderlaß, an den Brech- und Purgiermitteln fest, meint aber doch: »der Satz contraria contrariis wie der Satz similia similibus haben ihre unbedingte Anwendung, jeder in den ihm entsprechenden Fällen, wo sie auf radikale Heilung führen ... Die Homöopathie wird ein höchst schätzbarer integrirender Theil der Heilkunde werden und bleibt ein Schatz herrlicher, origineller Ideen.

Hahnemanns Briefwechsel mit Stapf fährt dann fort:

17. Oktober 1825:

Nun komme ich zu dem schrecklichsten Ereignisse, das, wie Herr Dr. Fitzler mit Recht sieht, dem guten Rufe der Homöopathie begegnen konnte.

Köchy schreibt unterm 27. September sehr artig an mich, daß er sichs zu vorzüglicher Ehre rechne, den Auftrag seines Freundes, des Herrn Dr. Ewers hierdurch auszurichten und mir ein Exemplar seiner soeben erschienenen Schrift, als ein Beweis seiner innigsten Hochachtung pp. mir zu übersenden. Ich dankte ihm hierauf, fragte bei ihm an, wer und wo der Herr Dr. Ewers denn eigentlich sei, er hat aber nicht geantwortet.

Nun bin ich bei Berichtigung des wahren Vorgangs durch Herrn Dr. Fitzler ... wie aus den Wolken gefallen. Ein so großes Ungewitter aber auch über die schuldlose Homöopathie dadurch herein brechen könnte, wenn das »Archiv« (Stapf. D. V.) und überhaupt die Stimme der Homöopathen darüber schwiege -- so muß ich doch rathen, mit diesem — behutsam umzugehen. Entlarven können wir ihn im Publikum nicht so, wie ihn Dr. Fitzler gegen uns privatim in seiner Blöße darstellt. Wir würden ihn reitzen, uns dagegen den möglichsten Schaden zufügen, würden auch den guten Dr. F(itzler) sehr kompromittiren und ihm dort böses Spiel machen; denn ein gereizter B(ruder) ist fürchterlich in seiner Rache.

Ich gebe daher den Rath, zuerst (weil's da am schnellsten geht) im Anzeiger der Deutschen und dann sobald das 13. Stück erscheint, gleich auch in diesem den Herrn Buchhändler B. F. Voigt in Ilmenau dringend aufzufordern, anzugeben, wer der angebliche Verfasser der Vorrede zu dem unnützen Büchelchen »Zauberkraft der Homöopathie« F. W. Ewers sei, welcher solche höchst unwahrscheinliche, vermuthlich rein erdichtete Sagen, ohne den mindesten Beleg, von der Begünstigung der Homöopathie durch Napoleon, sowie in Frankreich und England darin zu Tage fördert. Alle nahen und fernen Verehrer der Homöopathie protestiren gegen solche wahrscheinlich bloß aus der Luft gegriffenen Vorspiegelungen, da der innere Werth dieser Heilkunst keiner falschen Schminke und keiner Lügen zu ihrer Verherrlichung bedürfe. Voigt müsse in bestimmter Frist angeben, woher er diese lügenhaften Angaben in dieser Vorrede habe, wenn man ihn nicht selbst für den Erfinder solcher Lügen halten solle.

Den Köchy können wir vor der Hand nicht mit hereinziehen, weil er sich doch auf dem Titel nicht genannt hat. Voigt muß das öffentlich selbst sagen, wo er's her hat, dann erst können wir Köchy ebenso herausfordern. Es könnte unterschrieben seyn: »Der Verein der homöopathischen Ärzte«. — Dies wäre meine unmasgebliche Meinung. Übrigens kann ich mich mit der Sache nicht bemengen. Aber wahr ist's, daß uns kein verfluchterer Streich gespielt werden konnte. Wir müssen fest und doch umsichtig auftreten, damit das Publicum unsern Ernst sehe und wir doch keinen andern als den richtigen Weg einschlagen, den Betrüger zu entlarven, welcher unsere Feinde zu einem lauten Hohngelächter bewegen würde.

14. November 1825:

Glauben Sie denn, daß die elenden Menschen der guten Sache schaden? Da irren Sie. Die Machwerke sind zu schlecht und tragen ihre Verwerflichkeit schon an der Stirne. Deshalb hatte ich schon an Dr. Groß geschrieben: er möge es dahin zu bringen suchen, daß kein Homöopath sich die Mühe nehme, es widerlegen oder beantworten zu wollen.

Aber daß man dem Publicum ein Paar Worte darüber sage, ist nicht Unrecht. Ich wünsche, daß Sie das auf dem zweiten Blatte gütigst abschreiben und an die Redaktion des »Anzeigers« zum Einrücken einsenden. Dadurch geschieht selbst dem Redakteur ein Gefallen, wie ich weiß, welcher noch über 12 solche feindselige Wische über die gute Sache von Allopathen in Händen hat, und nicht weiß, wie er sie abweisen soll. Er wird sie aber größtenteils vernichten auf meinen Rath.

Ich ärgere mich nicht über das Zeug. Es ist soweit damit gekommen, daß es nun sein Ende nehmen muß. Sie schreien sich heiser und verlieren die Sprache. Die Lesewelt weiß dies Schreien zu deuten und verachtet die Buben, welche sich in ihrer Gegend als Engel des Lichts anstellen, als Menschenfreunde und sanfte Lämmer, aber in solchen Invektiven als reißende Wölfe sich zeigen und dann offenbar in ihrer Umgebung tief sinken müssen.

Daß die Tausende solcher Buben, welchen allen durch die neue Lehre auf das Hühnerauge getreten worden ist, sich in größten Nöthen befinden und malitiös schreien, ist natürlich; aber jeder Vernünftige merkt aus diesem Schreien, wie wichtig die Angelegenheit sei, über die sie sich so unbändig anstellen, und daß sie schreien, weil sie das Bessere verschreien wollen, was sie selbst zu befolgen zu träge und zu stolz sind.

Auch ist das Zeug viel zu leidenschaftlich und voll Fehler und Lügen, als daß das Publicum solche Stümper zum Richter über diese wichtige Sache annehmen sollte.

Die Wahrheit hat ihre Strahlen schon zu weit verbreitet und scheint schon zu hell, als daß sie je verdunkelt werden könnte.

Ich danke Ihnen, daß Sie die Sache mit Voigt so ausgeführt haben. Wo man Böses verhüten kann, muß man's redlich thun.

Der beigehende Aufsatz wird schon einige Wirkung thun. Ich bitte ihn schleunig nach Gotha zu schicken . . .

22. Dezember 1825:

Müllers Widerlegung Wedekind's mag wohl in der Folge noch interessanter werden. So viel Mühe, als sich ersterer gegeben, ist Wedekind's Scharteke wohl nicht werth u. vermuthlich Wedekind selbst nicht.

Die medicinischen Schmiereien unter dem falschen Namen Bergmann — ich habe auch eins von der Krätze liegen — die der edle Herr Hartmann verlegt — forschen Sie doch, ob sie einen andern Verfasser haben als Caspari? . . .

Es ist gut, daß des Vereins homöopathischer Ärzte Eingabe gegen die wackern Herrn Schnaubert und Mombert noch eben vor Thorschluß im Anz. d. D. aufgenommen worden.

Indes hatte mir der Redakteur einen diese Vorfälle bedauernden und mich gleichsam um Verzeihung bittenden seinem Herzen viel Ehre machenden Brief geschrieben*); ich habe ihm aber geantwortet, daß mir soche Lästerungen sehr gleichgültig wären, und meine Ruhe nicht einen Augenblick gestört hätten; also meinetwegen möge er sich nicht geniren, sondern alles und jedes einrücken, es sei auch so toll, es wolle — aber sein Blatt werde nur, was ich sehr bedaure, dadurch ungemein besudelt — es müsse dadurch so ekelhaft werden, daß das honette Publicum es nicht ferner möge lesen wollen. Dafür, nicht für mich sei Sorge!

Dies machte Eindruck bei ihm, so daß er auch jene zwei Aufsätze gegen Homöopathie nicht mehr abdrucken ließ, sondern sich alles der Art für die Zukunft verbat, was nicht neue wissenschaftliche Ansichten und erwiesene Thatsachen enthalte. — Lesen Sie nur Nr. 323. — So war auf immer dieß Theater für solche giftige Ungezogenheiten zugeschlossen. Wieder einmal ein Sieg über die schwarzen Dämonen!

Daher lassen Sie nur ihre Zaghaftigkeit fahren! Solche Dinge können der guten Sache durchaus nichts schaden. Personen, die als Kranke sich dadurch irre machen lassen, sind zu bedauern; aber wenn davon einer uns den Rücken wendet, so kommen drei andere, Vernünftigere an seiner Stelle zu uns, welche so klug sind, sich an die Erfahrung zu halten. . . . Ich bin sehr gleichgültig gegen so etwas; mich kann dergleichen auch nicht im Mindesten erschüttern. Es liegt ja auch in der Natur der Sache und muß so kommen, je mehr die Homöopathie hervorragt.

Bedenken Sie nur! Wie Jenners Schutzpocke sich schon weit und breit bewährt hatte, erschienen doch so viel schändliche Invektiven im Drucke in England, daß ich einmal 20 zählen konnte — die sind schon alle nicht mehr zu finden — vermuthlich ist im Kramladen Käse in solch Papier gewickelt worden. Und siehe wie Wenigen that Jenners Erfindung in ihren Einkünften Eintrag, gegen das was die Homöopathie thut. Sie beschämt viele tausende der Allopathen-Zunft, wovon die meisten fühlen, daß sie nun schon allzu versessen und unfähig sind, den neuen Weg mit Glück zu betreten.

Dieß macht die vielen tausende malitiös im höchsten Grade. Sie sprudeln Gift und Galle und versetzen sie mit Sophismen, Verdrehungen und Verläumdungen. Was schadet es aber? Ihnen schadet's, nicht uns. Die Wahrheit geht ihren Weg im Stillen; und der Vernünftige denkt doch: wer schimpft, hat unrecht . . . Nur ruhig und gleichmüthig den guten Weg fortgegangen! Es belohnt sich!

---

*) Er werde zu seinem Leidwesen von der Menge solcher, bei ihm liegenden bösen Aufsätze wohl noch zwei aufnehmen müssen, Unpartheilichkeits wegen.

### 13. März 1826:

Da ich wohl jetzt noch über andere Wissenschaften etwas lese, aber **nichts Medicinisches** (in einem vorausgehenden Briefe freut sich Hahnemann über die Zusendung einer Konfucius-Übersetzung. D. V.) außer Ihr »Archiv«, so blieb auch Hufelands »Journal« seit Jahren von mir entfernt und ich wüßte, bei meiner hiesigen Beschränktheit und Abgeschiedenheit von lesenden Ärzten, nicht, wo ich das von Ihnen angedeutete Hufelandische Heft geborgt bekommen sollte, so viel Freude mir auch die wichtige Erscheinung gemacht hat, daß der **Anführer aller Schreiber komplicirter Recepte und der eingefleischtesten Pathologie** gewöhnlicher Art sein Antlitz wieder freundlich auf seinen Antipoden richtet, der ihn doch namentlich als den Fortführer des uralten medicinischen Unsinns in seinen Schriften ausgestellt, ihn unter Allen allein mit Namen bloß gestellt hat (in den Quellen der gewöhnlichen Materia medica vor dem 3. Band der 1. Arzneimittellehre).

Sie würden mich daher verbinden, wenn Sie mir einen kurzen Auszug aus diesem seinem günstigen Urtheile mittheilen wollten, bei Gelegenheit. — Auf Groß's Widerlegung des Anti-Organons freue ich mich. Groß wird nach meiner Ansicht immer wackrer. Ich bedaure ihn aber, daß er so viel Zeit und Kopf auf diese Sophisterei hat verwenden müssen.

### 19. Juli 1827:

Wenn der beiliegende Aufsatz aus der Geraischen Zeitung von dem alten Doktor Jany ist, so erlebe ich wieder eine Genugthuung. Er war in ältern Zeiten zu Anfange der neuen Kunst mein geschworner Feind und suchte auch, als ich die Bellad. gegen das glatte Scharlachfieber etablirte, unter Allen am meisten es niederzuhauen, im »Allgem. Anzeiger.« —

Des erbärmlichen Dinges in der »Biene« werden Sie doch wohl nicht im »Archiv« gedenken! Es ist über allen Ausdruck schändlich, aber deßhalb ganz unschädlich. »Transeat cum ceteris.« (Weg damit, wie mit dem Übrigen. D. V.)

Vielleicht ließe sich aber in einer fragenden Note bei Gelegenheit im Archiv anbringen, was da Seite 92 steht: ob dieß wohl so in der allopathischen Praxis hergehe, wie da stehe? —

### 6. Sept. 1827:

Caspari hat Kopf; das müssen wir gestehen. Es ist doch viel Gutes in seiner Pathologie. Ich wünschte wohl, daß man ihm Gelegenheit gäbe, sich uns zu nähern. Was er gegen mich geschrieben hat, verzeihe ich ihm von Herzen. Es wäre gut, wenn wir ihn nicht so isolirt handeln ließen. Wäre er einer der Unsern geworden, so würde er auch freundschaftlichen Rath über seine Unternehmungen annehmen und aller vielleicht in der Folge der guten Sache schädlichen Einseitigkeit würde dadurch vorgebeugt. Sehen Sie doch zu, wie er unter uns eingeführt werden könne (siehe dessen Lebenslauf, 25. Kapitel).

### 29. November 1827:

Ich glaubte gehört zu haben, Voigt hätte das Lausebüchlein ohne Vorrede in die Welt geschickt (siehe Brief vom 17. Okt. 1825). Sollte er es denn nach der Hand wieder mit der schrecklichen Lügenvorrede ausgegeben haben? Da sollte man in einem weit und breit gelesenen Blatte den ganzen Vorgang zu seiner Schande haarklein erzählen. Ein niederträchtiger Schuft ist er, wenn er das gethan hat.

### 24. März 1828:

Fast ist es zu viel Ehre, die man solchen Wirrköpfen, wie Anton Fröhlig und Konsorten, anthut, wenn man ihr unsinniges Zeug in unverständlichen Ausdrücken hingekleckst, noch einer Widerlegung würdigt. Ich weiß nicht, ob's nicht besser wäre, wenn man solch elendes Wesen mit Stillschweigen überginge. Es sinkt ja ohnehin, da es so unverständlich und nichts bedeutend ist, in sein verdientes Nichts zurück und wird vergessen. Das Beste ist noch, wenn die Buben gestehen (S. 142): »Die Homöopathie sei zu einer unerklärbaren Ausbreitung gelangt.« Dieß Geständniß ist viel werth. Wir haben gar nicht mehr nöthig ängstlich zu sein um das gute Fortkommen des lieben Kindes in der weiten Welt. Das Meiste ist schon zu seiner tüchtigen Ausstattung geschehen, und die braven Männer Stapf, Groß und einige Andere haben das gute Kind fein tüchtig und brauchbar erziehen helfen, was auch von unsern Nachkommen gerühmt zu werden nicht unterbleiben wird.

Ich habe jetzt Muse gehabt, Ihr Archiv mit größerer Aufmerksamkeit zu lesen und kann Ihnen beiden das rühmlichste Zeugnis geben: Sie haben sich um die wohlthätige Kunst große Verdienste erworben.

20. Februar 1829:

Ich danke Ihnen für das gütig überschickte 3. Heft des 7. Bandes und kann Ihnen meinen Beifall darüber bezeigen. Groß's Lesefrüchte sind, was ich lange schon gewünscht habe, furchtlose kleine Plänkereien, siegreiche Angriffe auf allopathische Unthaten und Mißgriffe, wogegen die stolzen Herren gar nichts einwenden können. So muß mans anfangen, um sie zu demüthigen; auf ihrem eignen Boden muß man sie schlagen. Ich wünschte aber, daß es nicht dabei stehen bleibe, sondern daß dieser Artikel ein stehender in Ihrem »Archiv« bleibe; nur müssen die Angriffe immer ernstlicher und schonungsloser werden, worum ich unsern Groß durch Sie bitten lasse. Dieser Artikel würde Ihr Archiv künftig schon allein sehr gangbar erhalten, da diese Herren es nun auch kaufen müssen, um sich der Furcht zu entledigen: ob auch sie nun an den Pranger gestellt worden seien? Diese lieben Leute haben ja so viel Werg am Rocken und geben uns solche Blößen, daß der Stoff, sie zu kritisiren, gar nie fehlen kann.

Ebenso schätze ich unseres Rummel's Kritiken Wedekinds und Hentschels; treffend, freimüthig, auch empfindlich kneipend, worüber ich meine herzliche Freude gehabt habe. Rummel und Groß sind schon die Männer, welche im Gefühl ihres Werthes ein gewichtiges Wort sprechen dürfen, was diese Satzungs-Nachbeter zu erschüttern vermag; zumal da die gute Sache auf ihrer Seite ist.

5. März 1831:

Was sagen Sie zu der in Berlin erschienenen (u. in der »Vossischen Zeitung« Nr. 92 ausführlich angezeigten) homöobiotischen Medicin des Theophrastus Paracelsus vom Professor Schultz? Hienach soll ich meine Sache aus dieses Mannes (unverständlichem Kauderwelsch) Schriften entlehnt, die Sache aber nicht recht verstanden, sondern verpfuscht haben, der Th. Paracelsus habe sie besser gefaßt.

Von dieser Seite hat auch noch niemand die Homöopathik zu attakiren unternommen; dies fehlte noch.

12. May 1831:

Ich habe dem Dr. Attomyr durch Schmit (in Wien) den dringenden Auftrag gegeben, das neueste Machwerk Hufelands: »die Homöopathie« 1831 bei Reimer in Berlin (46 Seiten) (Sie meinen doch diese Scharteke?) tüchtig zu geißeln.

1. März 1831 (an Dr. Trinks):

Erst in letztern Tagen konnte ich Ihr Sendschreiben an Hufeland lesen, habe aber viel Vergnügen davon gehabt und gestehe Ihnen, daß ich Ihre Erwiderung auf jene Osann-Hufelandische Mißschrift sehr treffend gefunden habe, was ich Ihnen hiedurch an den Tag zu legen mich gedrungen fühle. Sollten Sie je wieder die Feder zu gleichem Zwecke ergreifen, so bitte ich ferner, mit Unterlassung aller Sanftmuth, streng, möglichst streng und schonungslos zu Werke zu gehen, damit jenes ungeheure Complott, was alle milde Zurechtweisungen verächtlich ungelesen läßt und so das zehnmal Widerlegte, unverschämt genug, immer wieder auftischt, genöthigt werde, aus seinem vornehmen und bequemen Schlummer zu erwachen und eine Schlacht anzunehmen — denn bisher war ihr Thun ein bloßes Harseliren aus dem Walde heraus, ohne ins offene Feld zu kommen und ohne bei der Klinge zu bleiben, wenn wir ihnen zu Leibe gingen.

Daß aber Hahnemann auch wieder in echter Versöhnlichkeit einem Gegner Gerechtigkeit widerfahren lassen konnte, beweist sein Brief an Dr. Heinroth. (Allg. hom. Ztg. Band 47, Seite 152.):

Wohlgeborner Herr,
Hochzuehrender Herr Doktor!

Es ist nichts Verdienstliches von mir, wenn ich das Lobwürdige anerkenne; die Gerechtigkeit gebeut dies jedem unverdorbnen Gemüthe. Die Wahrheit, die Sie zu Tage gefördert haben, läßt sich in der Erfahrung unzweideutig (selbst von mir) nachweisen und sie ist folgereich für das Wohl der leidenden Menschheit. Wollte Gott! man könnte den Satzungen der gewöhnlichen Arzneikunst auch nur eine ähnliche Gewißheit, eine ähnliche Wohlthätigkeit nachrühmen; wahrlich ich wollte der erste sein, der es laut anerkennte und nach Würden prieße!

»Erkenne deutlich was gut ist und wolle es mit frommem, starkem Willen, so wirst du über die Leiber und Geister der Menschen wohlthätig herrschen mit einer dir bisher unbekannt gebliebenen Gotteskraft«, ist eine Wahrheit, deren segensreicher Erfolg sich nach seiner Größe nicht berechnen läßt. Übrigens treffe ich in Ihrer Abhandlung eine so lautere, so kräftige Gesinnung an, welche empfänglicher und fähiger, als die jedes Andern ist, sich von den Fesseln der tausendjährigen Vorurtheile in der Medicin gänzlich frei zu machen und — wenn es eine wahre, ächte Lehre gibt, die Leiden der gebrechlichen Menschheit zu stillen — sie genau zu prüfen, nach unausbleiblich erfolgender Überzeugung aber, ohne Menschenfurcht, ohne Scheu vor einer Welt willenloser Alltagsmenschen sich den großen Fund zu eigen zu machen.

In dieser Gesinnung bin ich mit der vollkommsten Hochachtung Dero ergebenster

Dr. Samuel Hahnemann.

Leipzig, den 13. November 1827.

Das Auffällige an diesem Briefe ist das Datum. Hahnemann war damals nicht in Leipzig, auch nicht vorübergehend. Da aber der ganze Brief nach Form und Inhalt durchaus Hahnemannsches Wesen verrät, da weiter der Besitzer des Briefes ein unmittelbarer Schüler Hahnemanns war — Haubold —, der zur Zeit der Veröffentlichung des Briefes noch lebte, ist an eine Fälschung nicht zu denken. Dagegen dürfte wohl angenommen werden, daß der Empfänger, wie das auch Hahnemann häufig tat, in Ermanglung des Datums den Eingangstag auf den Brief geschrieben hat.

---

Anlage 70.

## Hahnemann im Kreise seiner Familie.

Seminardirektor Albrecht in Köthen schreibt in seinem Buche »Dr. Sam. Hahnemanns ... Leben und Wirken«:

Hahnemann fühlte sich im Kreise seiner Familie immer am wohlsten, zeigte hier wie nirgends die liebenswürdigste Neigung zu Frohsinn und Heiterkeit. Mit seinen Kindern scherzte er in der Zeit, die er ihnen widmen konnte, sang den Kleinen Wiegenlieder vor, dichtete ihnen Liederchen auf die herablassendste Vaterweise, wenn er zuvor Bedacht genommen hatte, sie zu belehren, ihnen über die mannichfachsten Dinge von Wichtigkeit Aufschluß zu geben und sie durch Beispiele zur Pflicht, Tugend und Beharrlichkeit zu ermuntern. In letzterer Beziehung verwies er sie vorzugsweise auf ihre Mutter, — auf sie, deren rastloses Leben nur der Gatten- und Mutterpflicht geweiht ist. Oft las er den Seinen vorzügliche Stellen aus den Werken vor, die er eben selbst las, und machte sie aufmerksam auf die Werke in seiner reichhaltigen Bibliothek, welche denselben oder einen ähnlichen Gegenstand in ausgezeichneter Weise behandeln. — Von Romanen war er, so wie seine Frau, ein abgesagter Feind, weil er nur mit der Wirklichkeit verkehren mochte.

## Anlage 71.
## Über Hahnemanns Tages- und Arbeitsordnung

schreibt Dr. Franz Hartmann (Allg. hom. Ztg. 1844, 26. Bd. Seite 184):

Seine Sprechstunden waren früh von 9—12 Uhr, Nachmittags von 2—4 Uhr. Schon der Einlaß in seine Wohnung hatte etwas Eigenthümliches. In der Zeit, wo ich Umgang mit Hahnemann hatte, hatte er nach einander zwei Wohnungen, in denen neben der äußern Thür ein kleines Klappfensterchen sich befand, das bei jedesmaligem Klingeln mit einem Mädchenkopfe sich füllte, der wie ein Thurmwarth herauslugte, um den Ankömmling erst die Revüe passiren zu lassen; dieses Amt hatten seine Töchter über, die wöchentlich mit einander wechselten. Trat man dann in seine Stube, so saßen schon eine Menge Kranker da, deren jedem er gleiche Aufmerksamkeit schenkte. Ein viereckiger Tisch mittlerer Größe nahe am Fenster war mit seinen Schreibereien versehen, an diesem expedirte er seine Kranken, examinirte genau und schrieb selbst die unbedeutendst scheinende Kleinigkeit des Kranken in ein länglich Quart-Buch ein, das er jedesmal zuschlug, sobald er in ein anderes Zimmer ging, um die nöthige Arznei zu holen. War ihm sein Gedächtniß nicht ganz treu geblieben, oder war er in der Wahl der Arznei schwankend, so ging er, vor Besorgung der Arznei, zu dem in der Mitte der Stube stehenden großen viereckigen Tische, um in den auf demselben liegenden zwei großen dicken Folio-Bänden, worin die Symptome aller von ihm und seinen Schülern geprüften Arzneien in alphabetischer Ordnung eingeklebt waren, sich Raths zu erholen. (Eine glanzvolle Arbeit — die Zusammenstellung der Symptome nach dem Alphabet, die gewöhnlich sein Famulus mit einer seiner Töchter zu besorgen hatte!) Übergab alsdann Hahnemann die Arznei dem Kranken, so zog er die zum Geben wie zum Empfangen bereite Hand nicht eher zurück, als bis das schon früher stipulirte Honorar sich in selbiger befand, dann erst zog sie sich vorsichtig zurück und versenkte den Mammon zu dem in der rechten Hosentasche schon befindlichen ... Mit dem Schlage Zwölf und dem Schlage Vier wurde kein Kranker mehr angenommen, denn mit der Minute zu Mittag wurde er zu Tisch gerufen und dann hielt ihn nicht leicht noch etwas anderes auf; war er ja im Eifer des Gesprächs, wie ich es einige Mal mit ihm erlebt, uneingedenk der Mahnung gewesen und hatte er auch der zweiten Aufforderung nicht gleich Genüge geleistet, so erfolgte die dritte um so schneller und dann bemerkte er lächelnd: dießmal bekomme ich ein finsteres Gesicht!

Albrecht führt folgende genaue Tagesordnung an:

Hahnemann's Tagesordnung war eine streng geregelte. Der große Gelehrte stand im Sommer um 6 Uhr, im Winter um 7 Uhr des Morgens auf, trank einige Tassen Kuhmilch (warm), zündete seine Pfeife an und ging in seinem Gärtchen spazieren. Hierauf besorgte er entweder sogleich seine Patienten, oder er schrieb Briefe an seine auswärtigen Freunde. So weit es die Jahreszeit vergönnte, aß er gegen 10 Uhr Vormittags etwas Obst. Um 12 Uhr ging er zum Mittagstische, aß gewöhnlich sehr kräftige Rindfleischbrühsuppe, sehr mürben Rinder-, Schöpsen- oder Wildpretbraten jeder Art, gebratene Lerchen, Hühner, Tauben und dergleichen. Am wenigsten liebte er Kalbs- und Schweinebraten; das Compot, das ihm munden sollte, mußte sehr süß sein. Außer grünen Bohnen, Blumenkohl und Spinat mochte er von keinen Gemüsen wissen; statt des Brodes bediente er sich gern des Kuchens. Bei Tische trank er etwas guten Wein, wenn er Gäste hatte; sein tägliches Getränk war gezuckerte Gose. Nach Tische schlief er eine Stunde auf dem Sopha, besorgte dann wieder seine Kranken bis 7 Uhr, um welche Zeit er zu Abend aß, im Winter warme Milch, im Sommer Gosenkaltschale. Nach dem Abendessen ging er im Sommer und Winter eine Weile im Garten spazieren. Sein Begleiter auf diesen Spaziergängen war eine Zeit lang gewöhnlich ein kleiner Lieblingshund, der auch bei Tische neben ihm seinen Platz behauptete. Nachdem er ein Stündchen im Familienzimmer zugebracht, ging er in sein Arbeitscabinet, wo er bis 11, 12 und 1 Uhr an seinen Büchern schrieb, oder Anderes ausarbeitete.

## Anlage 72.

## Zur Honorarfrage.

Dr. Franz Hartmann schreibt (Allg. hom. Ztg. 1844, Bd. 26. S. 185):

Das Honorar für 6 Pulver, die numerirt waren, von denen nur eins Arznei enthielt und theils täglich 3, theils auch nur 2 Stück verbraucht wurden, betrug im niedrigsten Preise 16 gute Gr., bei Reichern 1 Thlr., 1 Thlr. 8 gGr. bis 2 Thlr., oder aber er ließ sich von solchen eine bestimmte Summe von 10—12 Louisd'or pränumerando zahlen, die er ad libitum nach einiger Zeit von Neuem verlangte. Dieß letzte Verfahren hat ihm viel üble Nachrede zugezogen, ihn in den Ruf der Unersättlichkeit, der Geldgier etc. gebracht und nicht ohne Grund. Einmal war ich genöthigt, als ich eine Zeitlang bei ihm famulirte, einem Auftritte der Art in seiner Stube beizuwohnen, als ein auswärtiger Kranker, der an Lues secundaria cum hydrargyrosi litt, seine Hülfe in Anspruch genommen und von dem er sich bei seinem nächsten Besuche 10—12 Louisd'or erbeten hatte, die dieser ihm nicht zahlen wollte, sondern 20 Louisd'or nach Beendigung der Cur versprach. Etwas exaltirt schlug er sein Journal zu und verlangte nun bestimmt 12 Louisd'or, bevor er wieder die Hand rühre, denn — meinte er — »bei solchen Krankheiten poche ich auf den Beutel!« So sehr mich auch damals ein solches Verfahren entrüstete, so gern war ich bereit, ihn zu entschuldigen, als er mir nachher ruhig versicherte, daß ihn nur erst der so oft ihm widerfahrene Undank und der Betrug der Menschen zu dieser scheinbaren Hartherzigkeit getrieben hätten, denn nachlaufen könne er entfernt wohnenden Kranken nicht.

Dagegen müssen wir lobend aber auch anerkennen, daß er Jahr aus Jahr ein zwölf arme Kranke unentgeldlich behandelte, die zu denselben Ordinationsstunden zu ihm kamen und gleiche Rechte mit den Reichen genossen, denn der Reihe nach, wie sie gekommen, wurden sie vorgenommen und kein Reicher, wes Standes er auch war, konnte sich rühmen, jenen vorgezogen worden zu sein.

---

## Briefe Hahnemanns über Titel und Honorar.

An Dr. Rummel schreibt Hahnemann:

Cöthen, den 19. Mai 1831.

Allerdings hat so ein Titel, wie der eines »Medicinalrathes«, nun den Vortheil, dem Arzte bessere Preise zu verschaffen und für den Homöopathen insbesondere den, die Feinde der Kunst etwas zu demüthigen; aber wäre es auch nicht, so ist doch auch dem bloßen homöopathischen Doktor zu rathen, so viel Werth auf seine unendlich bessere Heilkunst zu setzen, daß er sich auch in diesem Zustande bessere Preise verschaffe, wenigstens die chronischen Kranken auf ein monatliches (am besten vorauszubezahlendes) Honorar setze und von dem kleineren Manne doch bei jeder Berathung (und Mittheilung der Arznei) einige Bezahlung (und wären es auch nur einige Groschen) sich jedesmal geben lasse — accipe dum dolet. (Nimm, solange es schmerzt. D. V.) So nur kann der Arzt nie leer ausgehen und behält Muth, wenn er blankes Geld für seine Mühe sieht. Dieß wenige selbst, wenn es nur jedesmal richtig und unnachlässig bezahlt wird, sammelt sich unvermerkt zu einer Summe und der jedesmal zahlende Kranke merkt es kaum in dem Beutel, weil er's nach und nach entrichtet, und wenn er dann gesund wird oder vor der Zeit abgeht, so sind wir mit ihm fertig; er hat nichts an uns zu fordern, und wir nichts an ihm; er trennt sich von uns wo nicht mit Zufriedenheit und Dank, doch nie mit Unwillen — was er nach und nach gegeben hat, ist ihm aus dem Sinne gekommen und der Arzt hat, was ihm billig gebührte und es sammelt sich ohne Verdruß von Seiten des Kranken in des Arztes Beutel. Dagegen, welchen täglichen Verdruß hat nicht der Arzt, der erst hinterdrein — wenn der Kranke die allmählige Besserung und die viele Mühe des Arztes, ut fieri solet (wie es gewöhnlich geschieht. D. V.), rein vergessen hat, mit einer Rechnung angezogen kommt. Seit ich das wohlthätige Heilgeschäft führe, habe ich nie eine Forderung hinten drein gemacht, sondern es gehalten, wie oben steht. Wenn so die jedesmalige Bezahlung der kleineren Leute, und die monatliche pränumerirte der wohlhabenden Classe einmal eingeführt ist und es die Kranken nicht anders wissen, so bringt jeder (unerinnert) sein Geld mit oder schickt's monatlich im Briefe mit und die Sache geht ohne Murren seinen Fortgang. Wirtschaftet nun auch der Arzt selbst gut, so kann er, ist er hülfreicher Homöopath, schon etwas erwerben und zurücklegen.

Rummel antwortet Hahnemann:

Merseburg, den 15. 6. 31. . . . Bei Leuten, die mich besuchen und bei entfernten Kranken habe ich Ähnliches schon eingeführt, und da geht die Sache gut. Aber bei den vielen Kranken, die ich in meinem Wirkungskreis besuchen muß, läßt sich diese Einrichtung nicht gut treffen. Doch habe ich da bei mehreren Familien bestimmtes Honorar von 4—6 u. 8, ja bei einem von 20 Friedrichsd'or u. befinde mich also pecuniär nicht schlecht. Wenn meine auswärtige Praxis noch mehr steigt, so hoffe ich Ihren Vorschlag immer mehr in Ausübung bringen zu können. . .

---

An Dr. Ehrhardt in Merseburg schrieb Hahnemann am 24. August 1829:

Sie sind viel zu zaghaft, lassen sich von Ihren Patienten allzuviel gefallen — nach Art der Allöopathen, die froh sind, wenn sie den Kranken nur zum Kunden behalten können. So darf's nicht sein. Wenn Sie Ihrer Kunst gewachsen sind, so müssen Sie befehlen — nicht der Kranke sich dies oder jenes ausbedingen. Er muß Ihnen nachgeben, nicht Sie ihm. Zu dieser Absicht, um ein freier Mann zu werden, müssen Sie Ihre Bedürfnisse möglichst (Anfangs) einschränken, damit Sie keine Noth haben, wenn auch wenige Kranke Sie nur brauchen. Diese wenigen Kranken können Sie dann desto besser und gewisser herstellen, wenn Sie zu ihrer Berathung sich die gehörige Zeit nehmen und dabei studieren können. Denn wir Homöopathiker können nicht tief genug in unsere Kunst eindringen. Wenn wir aber eingedrungen und Meister sind, dann können, dann müssen wir trotzen. Um unsere edle Zeit zu sparen und unserer Würde nichts zu vergeben, dürfen wir bei keinem chronisch Kranken, und wäre er ein Fürst, wenn er noch zu uns ins Haus kommen kann, Besuche machen. Nur einen akuten, bettlägerigen Kranken müssen wir besuchen. Wer von denen, die umher gehen können, nicht Rath bei Ihnen im Hause suchen will, kann weg bleiben — anders geht's nicht. Alles Nachlaufen auf Allopothenart erniedrigt. Sie kommen, den Herren Kranken zu besuchen, das Stubenmädchen weist Sie ab; der Herr ist im Theater, ist ausgefahren etc. Pfui! Sie müssen weiter zu einem zweiten, dritten wie ein Allöopath oder Bettler. Pfui!

Sie müssen sich auch, wenn der Kranke zu Ihnen ins Haus kommt, jedesmal gleich Ihr Honorar für Bemühung auszahlen lassen, es mögen nun von Armen 6, 8 Groschen, von Reichen Thaler sein. Ist das eingerichtet und man weiß es nicht anders, so hat er das Geld schon immer bei sich, und wenn er dann nicht wieder kommen will, so bleibe er weg. Hat er's dennoch nicht bei sich, so bescheide Sie ihn in 1, 2 Stunden wieder, daß er sichs abhole und den Lohn Ihrer Mühe mitbringe.

Geld macht Muth und sei es nur wenig; wenn ich's nur im Säckel habe, was mir gebührte, so arbeitete ich doch nicht umsonst, nicht auf Gnade hin, zaghaft, ob er mich bezahlen werde oder nicht. Was haben Sie denn schon für Bezahlung von Herrn Reg.-Rath? Ich wette, das meiste steht auf Conto und wenn Sie dann ihn an die Bezahlung hintendrein erinnern, so bekommen Sie schiefe Gesichter und Vorwürfe und dann noch wohl wenig oder nichts. Dabei kann froher Muth nicht bestehen. Hintendrein hat er's vergessen, was Sie für Mühe sich mit ihm gegeben. Die Welt ist undankbar. Auch der Reiche muß jede Verordnung gleich oder monatweise bezahlen. Sonst kann er hingehen, wohin er will. Richten Sie sich nicht so ein, so sind Sie elender dran als der elendeste Schuft!

Ich nannte Sie zaghaft. Beim Besuche laufen verliert man den Mut und muß zaghaft werden. . . .

Alle meine vornehmen chronischen Kranken müssen das Organon, Bönninghausens Homöopathik gelesen haben, sonst gebe ich mich mit Ihrer Kur nicht ab.«

---

Auch an Dr. Schréter-Lemberg schrieb Hahnemann (N. Archiv III. Bd. 1846):

Cöthen, am 28. Februar 1829.

Sie hätten, da Sie keine Brodnoth in der Eltern Hause haben konnten, sich bei den Patienten rarer machen, und sich überhaupt auf's hohe Pferd setzen sollen, öfters den nicht gehöriges Vertrauen zeigenden Kranken den Stuhl vor die Thüre setzen und sie stracks verlassen sollen, wenn sie nicht mehr Respekt gegen Sie und Ihre Kunst gezeigt hätten. Nie hätten Sie sich sollen abdanken lassen, sondern allemal, wo man sich nicht nach Ihrem Sinne richtete, und Ihnen nicht gute Worte zu geben fortfuhr, vorher selbst abdanken: »ihr folgt nicht, ihr verfahrt so und so, wie ich's nicht haben will, — braucht, wen ihr wollt — ich mag euch nicht,« und so einen nach dem andern, der auch nur zweideutige Worte gegen die Homöopathie vorbrachte oder was anders ungebührliches beging, frisch weg abgedankt! dies würde Ihnen anfangs einige Kranke geraubt haben, an denen nichts gelegen war, aber mit der Zeit, wenn Sie bei Ihrem herrischen Tone geblieben wären, würde man Sie respektirt, man würde Sie gesucht, und sich keine Unanständigkeiten ferner gegen Sie erlaubt haben. Lieber ohne Patienten geblieben, und sich mit Studieren und dergl. abgegeben, ganz stolz für sich geblieben, als in solchen Verhältnissen mit Patienten stehen. — Letztere müßten Gott danken, wenn Sie sie annahmen und sie würdigten, sie nach der herrlichen Lehre zu behandeln, und dann müßten sie noch Vorwürfe genug von Ihnen vernehmen, wie unverständig sie sich bisher von den Allöopathen hätten verhunzen lassen, so daß Sie kaum glaubten, das so Verdorbene je wieder gut machen zu können. Wer da von den Kranken nicht zu Kreuze kroch, den schicken Sie ohne Widerrede fort, selbst wenn Sie nur zwei, nur einen, selbst wenn Sie bei einer solchen Stellung auch gar keinen Kranken hätten behalten sollen. — Dann wären Sie mit mehr Anstande, Folgsamkeit, Bescheidenheit und mehrer Geneigtheit gut zu zahlen, allmählig wieder gekomen. — Und lassen Sie denn die langwierigen Kranken, die gehen können, nicht zu sich ins Haus kommen? Wer wollte sich so erniedrigen, den Herrn Patienten zu besuchen, der indeß ausgegangen war, und Sie vergeblich kommen ließ! Zu Ihnen müssen die langwierigen, auch die vornehmsten Patienten kommen, und wer nicht kommt, bleibe weg. — Sie müssen sich einen höhern Sinn zulegen. — Lieber darben (was Sie doch nicht nöthig haben), als sich seine Würde und die Würde der Kunst vergeben!

Zur Honorarfrage nimmt auch C. E. Wahrhold in seinen »Volksblättern für homöopathisches Heilverfahren« (1837 S. 64) Stellung gegenüber einem Angriffe in Nr. 126 des »Eremiten«.

Er schreibt:

Zum Schluß kann ich nicht unterlassen, mein großes Mißfallen über die unwürdige Art und Weise zu bezeigen, auf welche der ehrenwerthe Dr. Hahnemann zum Öftern, und namentlich in Nr. 126 des Eremiten, verunglimpft wird, hinsichtlich des von ihm verlangten Honorars für seine ärztlichen Bemühungen. Zehn Louisd'or für seine ärztliche Consultation mag zwar dem Verfasser jenes unziemlichen Aufsatzes sehr hoch erscheinen; kann es jedoch einem Manne, welcher sein ganzes Leben der Ausbildung und Vervollkommnung einer so höchst wichtigen Sache gewidmet hat, wohl irgend verdacht oder übel gedeutet werden, wenn er sich in seinem vorgerückten Alter für die Störung und Unterbrechung in seinen Ruhestunden einigermaßen entschädigen läßt? Und dann, würde man es wohl angemessen finden, wenn in Paris ein Marschall, Pair oder sonst vermögender Mann bei Dr. Hahnemann vorführe, daß dieser vielleicht 1 Franken liquidire? Lassen sich etwa allöopathische Ärzte von großem Ruf, ohne Gründer eines neuen Systems zu sein, nicht auch, und zwar oft recht anständig bezahlen? Dr. Hahnemann hat bereits vielfache Opfer gebracht, um die Homöopathie zu befördern, und aus seinen eigenen Mitteln ansehnliche Zuschüsse geleistet, wo die pecuniären Hülfsquellen zu schwach waren, um Arme unentgeldlich zu heilen.

## Anlage 73.

### Hahnemanns Wohnhaus in Köthen.

Seminardirektor Albrecht in Köthen beschreibt noch im Jahre 1875 das Hahnemannsche Wohnhaus im einzelnen wie folgt:

Das Haus, welches Hahnemann in Cöthen von 1821 bis 1835 bewohnte, ja selbst das Studirzimmer, in welchem er seine weltaufregenden Werke schrieb, erhielt die Pietät seiner jüngsten Tochter, Frau Dr. Luise Moßdorf, unverändert. Es steht in der Wallstraße (die breiteste und schönste) da, wo diese nach Westen einen schrägen, nach Osten einen stumpfen Winkel bildet. Rechts von der eichenen Hausthür befinden sich drei große Fenster mit dunkeln grünen Läden, links auf der andern Seite nur 2 Fenster. Das erste Stock, zu dem eine Treppe mit schwarzem Geländer führt*), enthält großscheibige Fenster, den geräumigen gedielten Flur, erhellt durch ein großes Treppenfenster und eine Corridorthür, die in den Hof führt. Das Wohnzimmer rechts und die Studirstube links enthalten kostbare Andenken an den Verstorbenen. Im Fenster des Wohnzimmers steht auf hoher Estrade, in den Nischen und Fensterbretern blühende Topfgewächse, gegenüber das lebensgroße Brustbild Hahnemanns von dem Berliner Künstler Schopenhauer**) in Öl gemacht. Auf dem Secretair sieht man unter hoher Glasglocke den vergoldeten Aesculapstab, welchen die Verehrer des großen Mannes demselben zur Feier seines Doctor-Jubiläums darbrachten und die Portrait-Büste, modellirt von Steinhäuser. — Die Hauptwand zieren Miniaturgemälde§) von verschiedenen Mitgliedern der Hahnemann'schen Familie, denen sich in neuester Zeit noch einige Photographien zugesellt haben. — Am Fenster steht der altmodische Flügel, um welchen sich Hahnemann Abends gern mit seiner Familie versammelte. Hinter diesem Wohnzimmer befindet sich ein kleines Schlafcabinet, von wo aus man in ein Gartenzimmer gelangt, dem die Küche gegenüber liegt. Das Studirzimmer ist so erhalten, wie es bei Hahnemann's Abreise nach Paris aussah. Da steht noch sein Schreibpult mit Schreibzeug, Feder etc. mehrere Stutzuhren (für die er eine besondere Vorliebe hatte und sie täglich mit eigner Hand aufzog und regulirte); — und die andern Möbel unverändert. Hier sieht man auch den Fächer von weißem Elfenbein, das Hochzeitsgeschenk von Hahnemann's Vater an die Braut seines Sohnes von ihm selbst gemalt. Der Meister ist darauf abgebildet, wie er, seine erste Patientin behandelnd an deren Bette sitzt und ihr einen Löffel voll Arznei eingiebt; die andere Seite zeigt die bereits genesene Frau in ihrem Familienkreise. Es ist ein fesselndes Genre-Bildchen mit feiner Malerei und schlagender Portrait-Ähnlichkeit.

Hahnemann's Lieblings-Aufenthalt war der kleine Garten hinter dem mit Steinplatten gepflasterten von einer Laube umkränzten Gitterthür geschlossenen Hofe (?D. V.). Er war gut gepflegt, Kieswege scheiden die mit Buchsbaum umkränzten schmalen Beete; am äußersten Ende steht die niedrige Laube, die im Sommer mit schweren Draperien verhangen und von Epheu umzogen war und wo die obenerwähnte Steinhäuser'sche Büste gegossen wurde und wo der sinnende Meister während der bessern Jahreszeit gern und viel arbeitete, sich Morgens oft stundenlang aufhielt, Krankenbesuche empfing, sein Frühstück einnahm usw.

---

Dr. Arthur Lutze beschreibt in seinen »Fliegenden Blättern« (Nr. 7 vom 10. April 1859) das Hahnemannsche Wohnhaus auf Grund eigenen Augenscheins:

Gleich nach dem Eintritte die Stube links benutzte er zu seinem Studier- und Konsultations-Zimmer, während das rechts und noch ein Hinterzimmer zum Warten der Patienten bestimmt war. In dem ersteren findet man noch jetzt seine Möbel und Andenken, welche er von Freunden und Schülern erhalten hatte, in dem Zimmer rechts hängt das schöne Ölgemälde Hahnemann's von Schoppe, welches seine Schüler ihm zu seinem Doktor-Jubiläum am 10. August 1829 verehrten. Dort findet man auch die Büste von Steinhäuser in Rom, welche gleichfalls zu jenem Tag modelliert war.

Das 2. Stockwerk des Hauses wurde zu Hahnemann's Zeit von der Familie bewohnt.

Über einen sehr reinlichen Hof, dessen ganze Fläche mit Steinplatten belegt ist, kommt man in den kleinen, aber zierlichen Garten, 30 Schritte lang und 12 Schritt breit, dessen Hintergrund eine bedeckte Laube schmückt, welche Epheu umrankt.

In diesem Garten wandelte er (der Meister) am Arme seiner Töchter oft noch bis gegen Mitternacht in schönen Sommernächten, um sich nach des Tages Last und Mühe zu erholen.

---

*) Diese Beschreibung ist durchaus unklar. Geschildert wird das Erdgeschoß; die erwähnte Treppe führt vom Erdgeschoß in das nächste Stockwerk. D. V.
**) Muß Schoppe heißen. Das Bild wurde auf Veranlassung seiner Freunde 1829 gemalt und Hahnemann zur Erinnerung an sein 50jähriges Doktorjubiläum überreicht. D. V.
§) Ebenfalls von Schoppe-Berlin.

Dr. Rapou reiste im Jahre 1832 nach Cöthen ... emann. Wir entnehmen seiner Beschreibung folgendes *):

Vor 4 Jahren (1832) reiste ich, in Begleitung meines V... einem jener geflochtenen,
preußischen Postwagen dorthin. Über einen miserablen, ...en und stolperigen Weg
gieng es der bescheidenen Behausung Hahnemanns zu. ...n ruhigen Landstädtchen
hatte der Reformator die sehnsüchtig gewünschte Ruhe ... die man ihm seit seiner
Entdeckung geraubt hatte. Dort widmete er sich jetzt ...er Kunst. Er unterhielt
einen lebhaften Briefwechsel mit seinen Anhängern, erw... re Einwürfe, weckte die
Gleichgültigen unter ihnen auf, ermahnte seine Schüler u... mte diejenigen, die seine
Vorschriften nicht genau befolgten.

*) »Histoire de la Doctrine Homoeopathique«. Par... Band 2, Seite 287.

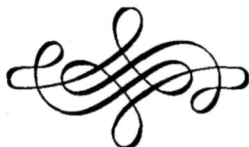

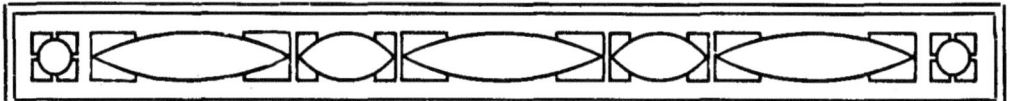

## 13. KAPITEL.
## Die chronischen Krankheiten; die Psoralehre.

### Anlage 74.
#### Zur Vorgeschichte der ›Chronischen Krankheiten‹.

Ein Brief Hahnemanns an den Königl. Preuß. Generalkonsul Dr. Friedrich Gotthelf Baumgärtner. (Allg. hom. Ztg., Band 32, Seite 42.)

> Hochwohlgeborner Herr Doktor und Generalkonsul!
> Theuerster Gönner!
>
> Ich sehe es für ein Werk der göttlichen Fürsehung an, daß Sie, ein Mann von Ansehen in der Welt, mit Einsicht und Muth einer Heilkunst zu Ehren zu helfen sich bestreben, die ihrer Einfachheit, ihrer Wahrheit, und ihres unglaublich guten Erfolgs wegen so tausendfältig angefeindet und oft unterdrückt und geschmäht worden ist von der großen Zunft der auf ihren bequemen Schlendrian stolzen Ärzte.
>
> Ich habe Ihren Bericht nach Berlin gelesen, und bezeuge Ihnen für diese Großthat meine ganze Verehrung. Gott gebe seinen Segen.
>
> Auch für das Gastmahl, das Sie dieser meiner Kunst zu Ehren gegeben haben, danke ich Ihnen und nehme viel Theil an dieser Ihrer öffentlichen Anerkennung des Werthes unserer Homöopathie. Es mag doch eine eigene Empfindung im Gemüthe Ihrer Freunde dabei aufgestiegen sein.
>
> Wollte Gott, die Sächsische Regierung hätte sich billiger gegen mich finden lassen — denn ein ächter, homöopathischer Arzt, der seine Kunst in Vollkommenheit und mit der nöthigen Gewissenhaftigkeit ausüben will, kann keinen Gehülfen in dieser hochwichtigen Sache, als die Bereitung der Arznei ist, kann keinen Apotheker brauchen, und wenn dieser selbst ein heiliger Engel wäre — dann würde ich nicht aus dem mir so lieben Leipzig haben gehen dürfen und mich hier ansiedeln müssen, mit Aufopferung von mehr als 2000 Thalern.
>
> Ich freue mich, daß Sie so weit hergestellt sind. Ich rathe Ihnen aber nicht, daß Sie darauf bestehen, auch die letzten Beschwerden, die nächtliche Trockenheit des Mundes und die Taubheit der großen Zehen von der bis jetzt in Schriften vorhandenen Homöopathie getilgt zu sehen. Es hat Nachtheile, wenn man dieß durch sie erzwungen haben will und man erreicht seinen Zweck doch nicht.
>
> Es werden noch immer einige Beschwerden von ihr ungeheilt bleiben, Reste eines innern chronischen Siechthums. Zur vollkommenen Heilung einer großen Sippschaft von chronischen Übeln reicht alles von mir über homöopathische Heilkunst Erschienene nicht hin. Es wird zwar unglaublich mehr dadurch in diesen alten Übeln ausgerichtet als durch die in Recepten verfaßten, unrechten Arzneien der Allöopathen, aber es fehlt dennoch bei

der in Druck erschienenen Lehre noch der große Schlußstein, der das Vorhandene verbindet, so daß die Heilung chronischer Krankheiten nicht bloß befördert, sondern auch zur vollkommenen Genesung gebracht werde.

Dieß noch Fehlende zu erfinden und so die Kunst, die alten **chronischen Krankheiten** vollkommen auszutilgen, vollends auf's Reine zu bringen, habe ich mich die letzten vier Jahre meines Lebens Tag und Nacht bestrebt, und bin durch 1000 Versuche und Erfahrungen, so wie durch ununterbrochenes Nachdenken endlich zu meinem Zwecke gelangt. Von diesem unschätzbaren Funde, dessen Werth für die Menschheit alles übertrifft, was je von mir erfunden worden, und ohne welchen alle bisherige Homöopathie nur mangelhaft und unvollkommen bleibt, weiß natürlich noch keiner meiner Schüler etwas. Es ist noch ganz mein Eigenthum, was mich noch im Stande erhält, die schlimmsten chronischen Krankheiten, die nicht nur die Ärzte alten Schlendrians, wie natürlich, ungeheilt lassen müssen, sondern auch die besten unter den homöopathischen Schülern (da, wie gesagt, die bisher von mir erschienene homöopathische Heilkunst, so ungemein viel sie auch leisten kann, doch noch lange nicht so weit reicht, zur Vollendung der Heilungen der meisten chronischen Krankheiten, was nur durch diesen neuen, mit unsäglicher Anstrengung endlich gewonnenen Fund möglich geworden ist). Diese nun endlich erreichten Kenntnisse sind aber von der Art, daß sie jungen Ärzten von mir **blos in einer klinischen Anstalt am Krankenbette practisch mitgetheilt werden können** durch eigene Anschauung. Und damit ich dieß vor meinem Tode noch vermöchte, ging ich unsern Herzog an, ein Krankenhaus zu diesem Behufe zu etabliren. Es schien ihm angenehm, aber ungeachtet aller anscheinenden Lust dazu, **sehe ich doch deutlich, daß nie etwas draus werden wird.** Man hat überhaupt in Köthen noch kein Krankenhaus.

Soll es überhaupt, wie ich sehe, hier nichts werden, so würde mir eine solche Anstalt an einem größern Orte allerdings viel angenehmer sein.

So werde ich wohl, da diese Kenntnisse nicht schriftlich mitgetheilt werden können — man muß es hören, sehen und sich selbst überzeugen — so werde ich diesen Schatz wohl noch mit in's Grab nehmen müssen, und mich seiner blos noch bei Lebzeiten zu Nutzen bedienen können, um die Kranken zu heilen, die Niemand heilen kann — ein kleiner Vorzug, der mir zu gönnen ist, da ich, alles vordem Erfundene so gutwillig der Welt mitgetheilt habe, und dafür von meinen Schülern wenig Dank (eher noch Abspenstigmachung meiner Kranken u. s. w.) und von altgläubigen Schlendriansärzten, so wie von dem blos für den Vortheil der Apotheker sorgenden Obrigkeiten Verfolgung eingeerntet habe.

Dieses wichtige Geständniß lege ich in Ihren Schooß, Sie werden es keinen in Leipzig mittheilen, wie ich bitte, Theuerster Gönner! wohl überzeugt, daß Sie, der für das Wohl der Menschheit glüht, den besten Gebrauch davon machen werden.

Mit großer Hochachtung Ihr Verehrer

Samuel Hahnemann.

Köthen, den 10. Januar 1823.

Ganz ähnliche Gedankengänge finden sich dann auch im **Vorwort zur ersten Auflage der »chronischen Krankheiten«**, das Hahnemann auch der zweiten vermehrten Auflage (1835, Dresden und Leipzig, Arnoldsche Buchhandlung) voransetzte und worin er schrieb:

Wüßte ich nicht, zu welcher Absicht ich hier auf Erden war — »selbst möglichst gut zu werden und umher besser zu machen, was nur in meinen Kräften stand« — ich müßte mich für sehr weltunklug halten, eine Kunst vor meinem Tode zum gemeinen Besten hinzugeben, in deren Besitz ich allein war und welche daher, bei ihrer Verheimlichung, mir fort und fort möglichst erträglich zu machen, bei mir stand.

Indem ich aber der Welt diese großen Funde mittheile, bedaure ich, zweifeln zu müssen, ob meine Zeitgenossen die Folgerichtigkeit dieser meiner Lehren einsehn, sie sorgfältig nachahmen und den unendlichen daraus für die leidende Menschheit zu ziehenden Gewinn, welcher aus der treuen, pünktlichen Befolgung derselben unausbleiblich hervorgehen muß, erlangen werden — oder ob sie, durch das Unerhörte mancher dieser Eröffnungen zurückgeschreckt, sie lieber ungeprüft und unnachgeahmt, also ungenutzt lassen werden.

In einer Fußnote zu § 80 schreibt Hahnemann in der 6. Auflage seines Organons:

Zwölf Jahre brachte ich darüber zu, um die Quelle jener unglaublich zahlreichen Menge langwieriger Leiden aufzufinden, diese der ganzen Vor- und Mitwelt unbekannt gebliebene, große Wahrheit zu erforschen, zur Gewißheit zu bringen und zugleich die vorzüglichsten (antipsorischen) Heilmittel zu entdecken, welche diesem tausendköpfigen Ungeheuer von Krankheit in seinen so sehr verschiedenen Aeußerungen und Formen zumeist gewachsen wären.

---

### Brief Hahnemans an Dr. Stapf über die Psora.

Köthen, den 6. Sept. 1827.

Lieber Herr Doctor!

Ihre ungeduldige Heftigkeit hat vielleicht einen guten Grund in einer löblichen Wißbegierde, ist aber doch von dem, wen sie betrifft, für einen kleinen Fehler an Ihnen zu achten. Die Symptome von den Antipsoricis habe ich nur einmal rein abgeschrieben und brauche sie täglich; es ist also nicht möglich, sie Ihnen mitzutheilen, mir selbst aber pathologische Namen vorzulegen, um danach eine Cur Ihnen anzugeben, kann unmöglich Ihr Ernst sein. Legen Sie mir zuweilen Krankheits-Symptome vor und ich kann dann, so fern es meine knappe Zeit und meine noch übrigen Lebenskräfte erlauben, Ihnen einigen Rath geben, so soll es gerne geschehen. Sie haben Ursache, vor der Hand sich zu freuen, daß Sie nicht mehr die chronischen Krankheiten für paradoxe, nicht zu enträthselnde Erscheinungen anzusehen nöthig haben, ihrer Natur nach in eine undurchdringliche Finsterniß gehüllt. Sie haben nun das Räthsel aufgelöst vor sich, warum weder Nux, noch Puls., noch Ign. u. s. w. helfen will und helfen kann, während doch das homöopathische Prinzip fest steht. Sie wissen selbst die verehrungswerthen Mittel und haben sie, und können sie wenigstens empirisch anwenden, da Ihnen auch die Gaben bekannt sind. Bedenken Sie, wie sauer es mir geworden ist, mich zu dieser Erforschung für Sie und die ganze Arztwelt aufzuopfern. Mehr kann ich aber nun nicht, bis mein Buch herauskömmt, was noch manche, fast meine Lebenskraft übersteigende Arbeit verlangt. Seyn Sie also billig und thun Sie mit Ihren Antipsoricis, was Sie können. Ich hab's ja auch vorher nicht gewußt, was sie wirkten, als ich sie schon hatte.

Sie können dabei herrliche Beobachtungen über ihre eigenthümlichen Wirkungen machen — und gewinnen schon hiedurch, so wie durch manche schöne, damit zu machende Curen, da Sie doch nur unter 6, 8 Mitteln zu wählen haben und nicht aus dem ganzen Reiche der Arzneimittel.

Sie und Groß sind die einzigen, denen ich dieß offenbare. Bedenken Sie, welchen Vorsprung Sie vor allen übrigen Ärzten der Welt haben! Ehe die übrigen mein Buch kriegen, geht wohl noch ein Jahr ins Land, dann brauchen sie mehr als ein halbes Jahr, ehe sie sich vom Schreck und von der Verwunderung über die ungeheure, unerhörte Sache erhohlen, vielleicht noch ein halbes Jahr, ehe sie dran glauben, wenigstens sich die Mittel dazu anschaffen — und bekommen sie doch wohl nicht richtig, wenn sie sich nicht selbst zubereiten — Dann stehts noch dahin, ob sie in der Kleinheit der Gaben und der langen Zeit folgen, die sie jeder Gabe zu wirken verstatten sollen. Da dauert's wohl von jetzt an 3 Jahre, ehe sie was Gescheites damit ausrichten können.

Also haben Sie Geduld mit mir, der ich Ihnen in diesem Augenblicke noch nicht mein Buch in die Hände geben kann und wirken Sie mit dem, was Sie wissen und haben, so viel Gutes, als Sie können.

---

Schon in einem vorausgegangenen Briefe vom 18. Dezember 1826 hatte Hahnemann bei der Behandlung der Tochter Stapfs geschrieben:

Die oft, obgleich in kleinen Gaben wiederholte Spongia, ward eben seiner öfteren Wiederholung wegen bei Ihrer l. Tochter zum unrechten und daher angreifenden Arzneimittel.

(Es thut mir leid, daß ich sie nochmals ihr gegeben habe), vorzüglich aber mag die eingeriebne Jodine-Salbe sie angegriffen haben, nun entwickelt sich aber die Ps(ora) durch alle die Nerven widrig angreifende Dinge, physische und psychische — es ist also kein Wunder, daß es auch bei Ihrer l. Tochter geschah.

Die jetzt erfolgten neuen Symptome sind deßhalb von der Calcarea, weil sie noch in deren Wirkungsdauer fallen. Ganz unrecht hat sie nicht gewirkt, nicht auffallend unvortheilhaft. Sie thun wohl, sie 36 Tage wirken zu lassen und den 37. Tag ihr beiliegendes Pulver (2 Kügelchen IV. Lycopod.) einnehmen zu lassen, wieder angefeuchtet mit 2, 3 Tropfen Wasser.

Und am 19. Juli 1827, unmittelbar vor dem zuerst mitgeteilten Brief schrieb Hahnemann an Dr. Stapf:

In Drüsengeschwülsten ist Silicea wohl das Hauptmittel, aber in großer Verdünnung, VI. zum wenigsten. Nächstdem Calcarea, in einigen Fällen mit +⊙ (Zeichen für Acidum nitricum. D. V.) abgewechselt; nächstdem kommt gleich Lycopodium als ein großes antiskrophulöses Mittel.

In Mutterblutflüssen ist ein minimum Calcarea das Hauptmittel. Wenn man genau auf die Symptome beim Gebrauche eines antipsorischen Mittels achtet, so sieht man schon in den ersten 12 bis 18 Tagen, wo es hinaus will. Macht's beträchtliche neue Beschwerden, so hat man ebenso wohl Fug, es durch ein anderes antipsorisches Mittel zu ersetzen, als wenn es die zu heilenden Symptome homöopathisch — aber über die Maaßen erhöhet, dann lag's an der zu starken Gabe, was man auch binnen 12 bis 18 Tagen sieht. Ein anderes antipsorisches Mittel muß dann an seine Stelle und man wundre sich nicht, wenn auch bei letzterm das Übel noch einige Zeit fortwährt.

Die übermäßige homöopathische Erhöhung der Symptome ist bei Silicea am meisten zu befürchten.

Ich habe noch kein Antidotum (Gegenmittel. D. V.) für Silicea weder gesucht noch gefunden.

In diesen beiden letzteren Briefen hat also Hahnemann die im erstangeführten Brief angedeuteten Mittel für chronische Krankheiten (antipsorische) mitgeteilt und zugleich auch auf ihre langfristige Wirksamkeit hingewiesen, aber die stets anzuwendende hohe Verdünnung als erste Voraussetzung angegeben.

---

Auch in einem Brief an Herrn von Gersdorff vom 4. September 1828 (Allg. hom. Ztg., Band 134, Seite 187) behandelt Hahnemann die Psora-Frage und die Zweifel in seine Lehre sogar von seiten seiner Anhänger:

In Ihrem anderen Patienten haben Sie einen sehr wichtigen, meines Erachtens durch unpassende Dinge in Berlin verhunzten Kranken. Sie werden ihn, wenn Sie langsam und bedächtig zu Werke gehen, doch gewiß bessern. Außer was die Berliner Verhunzung zu seinem Übel zugefügt hat, ist's nichts anders als Psora, auf mein Wort. Glauben Sie nur ja nicht, daß Sie bei jedem solchen Kranken den psorischen Ursprung historisch nachweisen zu können im Stande seyn werden.

Unter 10 chronischen, unvenerischen Kranken bleiben immer etwa 2 übrig, bei denen man das psorische Miasm nicht geschichtlich eruiren kann, ob sie gleich offenbar die Kennzeichen der Psora an sich tragen und blos durch antipsorische Mittel zu heilen sind. Hätte Ihr Patient nichts Verkehrtes in Berlin gebraucht, und noch mehr, hätte man ihn beim Anfange seiner Heiserkeit in die Cur bekommen, so würde man freilich weit mehr haben ausrichten, ihn wohl völlig haben heilen können. Aber, nun freilich läßt sich bei ihm nicht durch Leichtigkeit der Cur mittels antipsorischer Mittel der psorische Ursprung, selbst in Ermangelung geschichtlicher Data, erweisen, wiewohl bei unverdorbenen Kranken dieser Art oft überzeugend geschehen kann. Ich weiß wohl, daß man noch viel Jahre Zweifel in mein Axiom setzen wird, daß die chronischen Krankheiten, die nicht venerisch sind, blos von Psora resultiren. — (Die Gelegenheit zu beobachten, wie ich, wird auch keiner nach mir haben.) Wenn es aber Ärzte geben wird, die daran zweifeln, so mögen sie nur einen andern Ursprung derselben, ein anderes Miasm dafür nachweisen — negantis est, probare (wer leugnet, muß beweisen. D. V.) — mögen mit allen nicht-antipsorischen Arzneien solche chronische, unvenerische Leiden heilen lehren. Ich werde der erste seyn, es ihnen nachzuthun, wenn sie mir Gewißheit bringen — sonst nicht! Si tu novisti rectius illis, candidus imperti; si non, bis utere mecum (Wenn du es besser weißt als jene, so teile es offen und ehrlich mit; wenn nicht, so halte dich erst recht an mich. D. V.). Was risquiren denn aber meine Nachahmer, wenn sie nach meinen Vorschriften das ausrichten können, was sie auf irgend eine andere Weise in der Welt nicht konnten? — Meine treuen Befolger werden immer ein besseres Loos haben, als die kopfschüttelnden Nichttheiler chronischer Kranken. Diesen erlaube ich, solche Krankheiten ungeheilt zu lassen.

Ich verlange auch bei meinen Lebzeiten keine Anerkennung der wohlthätigen Wahrheit, die ich uneigennützig mittheilte; ich habe, was ich that, aus höheren Gründen für die Welt gethan.

Ich glaube recht zu vermuthen, daß selbst unter meinen Schülern welche dergleichen Zweifler abgeben werden. Ob aus Neid? Aus Überzeugung vom Gegentheil gewiß nicht.

## Anlage 75.
## Hahnemann und die Krätze.

Adolf Kußmaul (1822—1902), Professor der inneren Medizin in Erlangen, Freiburg und Straßburg, schreibt in seinen »Jugenderinnerungen« über die Krätze:

Man kannte noch nicht einmal die Lebensgeschichte und Lebensbedingungen der parasitischen Insekten und Eingeweidewürmer, die dem unbewaffneten Auge sichtbar sind, geschweige die der noch kaum erschlossenen Welt der mikroskopischen Geschöpfe. Den Generationswechsel und die Ammenzeugung beschrieb der Däne Steenstrup erst 1842. — Der Ursprung der noch damals in heute unbegreiflicher Weise äußerst gefürchteten Krätzekrankheit aus eigenartigen parasitischen Milben war zwar schon lange behauptet, aber erst in den dreißiger Jahren festgestellt worden. Die Mehrzahl der Ärzte, selbst gefeierte klinische Lehrer, hingen noch fest an dem Glauben, es liege der Krankheit nicht die Milbe, sondern eine Schärfe der Säfte zugrunde. Hahnemann und der Tübinger Kliniker Autenrieth fabelten von einer im Leibe versteckten, unsichtbaren Psora, die auf der Haut den Ausschlag und in den inneren Organen Entartungen, Schwindsucht und Wassersucht verursache. Wir Praktikanten lachten über die mystische »Psora« und fingen sie in Gestalt einer Milbe, des Acarus scabiei, mit spitzigen Nadeln; wir führten diese durch die Haut in die Gänge, die sich die Milbe darin bis zu der leicht erkennbaren Stelle frißt, wo sie in der Kälte ruhig sitzt, in der Wärme aber zu geschäftiger, ihrem Wirte äußerst lästiger Tätigkeit erwacht. Wir kurierten nicht selten die Krankheit, die seit Monaten und Jahren homöopathischen und allopathischen inneren Mitteln getrotzt hatte, in wenigen Tagen ohne allen Schaden, mit Schmierseife und Bädern. Keine Krankheit ist heute in jeder Hinsicht besser aufgeklärt als diese, die Naturgeschichte der Milbe hat sie aufgeschlossen.

---

Von der allgemeinen Verbreitung der Krätze zur Zeit Hahnemanns, hauptsächlich infolge der vielen Kriege, zeugt auch die Tatsache, daß selbst Napoleon I. sich in Toulon eine förmliche Scabies (Krätze) zugezogen hatte.

Daß übrigens Napoleon ein Freund der Homöopathie war, geht aus Dr. Baumanns Schrift: »Das alte und neue Heilverfahren« (Memmingen 1857, Oskar Besenfelder) hervor:

Als Napoleon von Dr. Maragnot auf der Insel Elba an einer gefahrvollen Pityriasis (Flechtenform) homöopathisch behandelt wurde und der Kaiser seine Gesundheit wieder erhielt, ließ sich dieser von seinem Arzte mit dem Geiste und den Vorzügen der neuen Heillehre bekannt machen und nannte sie »die wohlthätigste Entdeckung seit der Erfindung der Buchdruckerkunst«.

Sein Vorsatz, »die Homöopathie in allen medicinischen Schulen seiner Staaten lehren zu lassen«, blieb freilich unerfüllt; auf Elba folgte noch im selben Jahre (1815) Helena.

### Hahnemanns Kenntnis der Krätze.

Daß Hahnemann das Wesen der Krätze sehr wohl kannte und schon in der Zeit seiner allopathischen Tätigkeit ganz vernünftige Gedanken bei ihrer Bekämpfung befolgte, geht aus einer Anmerkung (II. 49) in der Übersetzung von Monro's Arzneimittellehre (1791) hervor. Er schrieb dort:

> Läßt man einen kürzlich angesteckten Krätzigen mit wohlgesättigtem, schwefelleberlufthaltigem Wasser täglich etliche Male waschen, auch wohl das leinene Zeug hineintauchen, so ist das Übel binnen etlichen Tagen verschwunden, und kommt ohne eine neue Ansteckung nicht wieder. Müßte sie aber nicht wieder kommen, wenn eine Schärfe der Säfte zum Grunde läge? Diese Erfahrung habe ich sehr oft gemacht und vermuthe nebst Andern einen lebendigen Stoff als Krankheitsursache. Alle Insekten und Würmer werden durch Schwefelleberluft getödtet.

Und ebenda, Band II, S. 441, sagt Hahnemann noch einmal in einer Anmerkung, daß Krätze ein »lebendiger Ausschlag« sei.

Noch deutlicher und eingehender spricht er sich im Gothaer »Anzeiger«, Jahrgang 1792, 2. Band, aus. Hier wird in Nr. 23 und 24 vom Montag und Dienstag, den 30. und 31. Juli in der ersten Nummer von einem »B.« geschrieben:

> Die Krätze selbst besteht nicht in Dünsten, oder in angeborner oder erlangter Schärfe, in einer salzigen oder sauren Beschaffenheit des Gebluts: sondern sie kömmt von kleinen lebenden Insecten oder Milben her, welche sich in unserm Körper zwischen der Oberhaut einnisten, daselbst anwachsen, und sich häufig vermehren, und durch ihren Reiz, oder ihr Kriechen ein Jucken verursachen, und vermittelst des darauf folgenden Zuflusses der Feuchtigkeiten, eine Menge Blätterchen erzeugen, welche, wenn sie gerieben werden, oder nachdem ihr dünnes Wasser ausgedünstet hat, einen Schurf bekommen. Dieses ist nicht eine aus Kurzweil angenommene Meynung, sondern gründet sich auf Erfahrung.

Das wird weiter nachgewiesen, worauf sich die Bekanntgabe des »geschwindesten und allerbewährtesten Mittels wider diese Plage« anschließt. Dann aber folgt auf S. 190 wörtlich folgender »Zusatz«:

> Diese angegebene Ursache der Krätze ist die einzig richtige, einzig auf Erfahrung gegründete. Diese äußerst kleinen Thierchen sind eine Art Milben, Wichmann hat sie abgebildet, Dover, Legazi und Andere haben sie beobachtet. Linné aber nimmt noch für trockne Krätze eine andere Abart Milben, als für die feuchte an.
>
> Am gewissesten und schlimmsten befällt die Krätze Personen, deren Hautausdünstung gering oder geschwächt ist, welche eine sitzende Lebensart führen, schwächliche, von anderen Krankheiten, Fiebern und dergl. ausgemergelte, in dumpfiger Luft wohnende Personen.
>
> Die angegebene Heilmethode ist ebenfalls richtig wirksam, außer daß der fortgesetzte Gebrauch der Schwefelblumen Stuhlzwang und Hämorrhoiden zu erregen pflegt. Man bedarf bloß äußerlicher krätzwidriger Mittel, und bei sehr Geschwächten innerer Stärkungsmittel, China, Wein, Eisenfeile.
>
> Die Schwefelsalbe hat den zwar ungegründeten, doch allgemein verbreiteten Ruf wider sich, daß sie die Krätze in den Körper zurückzutreiben pflege. Dieses Vorurtheil fällt weg, wenn man sich keiner Salbe, sondern nur eines Waschwassers bedient, welches die Krätze noch weit kräftiger tilgt und die kleinen Insekten in der Haut binnen wenigen Tagen tödtet. Man nimmt ein halbes Loth von (Hahnemann's) kalkartiger gepulverter Schwefelleber (jeder Apotheker weiß sie aus gleichen Theilen Austerschaalen und Schwefel durch Glühen zu bereiten) und ebensoviel Cremor tartari, schüttet beides in eine gläserne Flasche, gießt 2 Pfund kaltes Wasser dazu und schüttelt es etliche Mal um. Mit dem hellen Wasser, was sich gesetzt hat, wäscht man sich täglich dreimal an allen Stellen, welche mit der Krätze behaftet sind. Eine anfangende Krätze weicht hierdurch ohne die mindesten Folgen binnen 6, 7 Tagen, eine stärkere binnen 14 Tagen und die hartnäckigste in 3 Wochen. Dies Mittel hat den Vorzug, daß es durch den starken Geruch auch die Krätzmilben in der Wäsche und den Kleidern durch den bloßen Dunst, welcher von der gewaschenen Stelle aufsteigt, tödtet und so alle Wiederansteckung unmöglich macht. In Waisenhäusern ist kein Mittel vortheil-

hafter, als dieses, weil es Betten, Zimmer und Geräthe durch seinen weit verbreiteten Geruch vor der Annahme der Krätzmilbe sichert, und hier die sonst so schwierig auszurottende Seuche solcher Häuser in kurzer Zeit ausrottet, welches von der Krätzsalbe nicht leicht geschieht. Reinlichkeit, frische Luft und gesunde Diät ist den Genesenen unnachsichtlich zu empfehlen.

Dr. Samuel Hahnemann.

Auch daraus geht deutlich hervor, daß Hahnemann mit seiner »Psora« etwas ganz anderes gemeint hat, als die gewöhnliche Krätze, die ihm seit lange wohl bekannt war.

## Anlage 75a.
### Äußerliche Anwendung von Thuja beim Feigwarzenübel.

An Dr. Wislicenus in Eisenach schrieb Hahnemann:

† Köthen, den 13. November 1821.

Als spezifisches Mittel (gegen das Feigwarzenübel. D. V.) habe ich den Lebensbaum (lesen Sie ihn in der Arzneimittellehre und studieren Sie ihn) gefunden; nur bin ich noch nicht dahin gelangt, die Gabe davon schwach genug zu machen; noch oft wirkt die Thuja mir noch zu stark.... Neuerlich habe ich meine Absicht dadurch am besten erreicht, daß ich einen Abend um den andern den ganzen starken Saft auf die Warzen selbst streichen ließ, wodurch sie in Eiterung gingen und das Uebel war durchaus geheilt. Da schien das äußere starke Mittel doch hinreichend durch die empfindliche Faser auf den ganzen Organismus eingewirkt zu haben, daß die ganze innere Krankheit dadurch ausgelöscht ward. Sie können sich vielleicht jetzt noch Thuja frisch verschaffen und mit Weingeist zerstampft (sonst ist's zu trocken) sich einen guten Saft auspressen zu diesem Behufe.

## Anlage 76.
### Die antipsorischen Arzneimittel.

Tabellarische Übersicht über die antipsorischen Arzneimittel und die Zahl ihrer Prüfungssymptome in den »Chronischen Krankheiten«.

| Name. | Reine Arzneimittellehre. | Chron. Krankheiten. 1. Auflage. | 2. Auflage. |
|---|---|---|---|
| Agaricus | — | — | 715 |
| Alumina | — | — | 1161 |
| Ammonium carbonicum | — | 159 | 789 |
| Ammonium muriaticum | — | — | 397 |
| Anacardium | — | — | 622 |
| Antimonium crudum | — | — | 471 |
| Arsenicum | 1079 | — | 1231 |
| Aurum | 376 | — | 461 |
| Baryta carbonica | — | 286 | 794 |
| Borax | — | — | 460 |
| Calcarea | 269 | 1090 | 1631 |
| Carbo vegetabilis | 720 | 930 | 1189 |
| Carbo animalis | 191 | 191 | 728 |

| Name. | Reine Arznei-mittellehre. | Chron. Krankheiten. 1. Auflage. | 2. Auflage. |
|---|---|---|---|
| Causticum | 307 | 1014 | 1505 |
| Clematis | — | — | 150 |
| Colocynthis | 250 | — | 283 |
| Conium | 375 | 700 | 912 |
| Cuprum | — | — | 397 |
| Digitalis | 428 | — | 702 |
| Dulcamara | 401 | — | 409 |
| Euphorbium | — | — | 281 |
| Graphites | — | 590 | 1144 |
| Guajacum | 145 | — | 160 |
| Hepar Sulphuris | 307 | — | 661 |
| Jodium | — | 133 | 624 |
| Kali carbonicum | — | 938 | 1650 |
| Lycopodium | — | 891 | 1608 |
| Magnesia carbonica | — | 128 | 890 |
| Magnesia muriatica | — | 69 | 749 |
| Manganum | 331 | — | 469 |
| Mezereum | — | — | 610 |
| Muriatis acidum | 279 | — | 574 |
| Natrum carbonicum | — | 306 | 1082 |
| Natrum muriaticum | — | 897 | 1349 |
| Nitri acidum | — | 803 | 1424 |
| Nitrum | — | — | 710 |
| Petroleum | 623 | — | 776 |
| Phosphorus | — | 1025 | 1915 |
| Phosphori acidum | 679 | — | 818 |
| Platina | — | — | 527 |
| Sarsaparilla | 145 | — | 561 |
| Sepia | — | 1242 | 1655 |
| Silicea | — | 567 | 1193 |
| Stannum | 660 | — | 648 |
| Sulphur | 815 | 1041 | 1969 |
| Sulphuris acidum | — | — | 521 |
| Zincum | — | 723 | 1375 |

## Namen der Mitprüfer.

| | | |
|---|---|---|
| Adam | Hartlaub | Rummel |
| Apelt | Haubold | Schönke |
| Bethmann | Hering | Schréter |
| Brunner | Jahr | Schweikert |
| Bute | Lesquereur | Seidel |
| Caspari | Kretschmar | Tietze |
| Foissac | Nenning | Trinks |
| von Gersdorff | Piepors | Wahle |
| Goullon | Röhl | Woost. |

Zahl der von anderen Schriftstellern entlehnten Symptome:

| Name. | Zahl der Gesamtsymptome. | Zahl der entlehnten Symptome. |
|---|---|---|
| Agaricus | 715 | 21 |
| Anacardium | 622 | 3 |
| Antimonium crudum | 471 | 71 |
| Arsenicum | 1231 | 382 |
| Aurum | 461 | 6 |
| Baryta | 799 | 4 |
| Clematis | 150 | 6 |
| Colocynthis | 283 | 29 |
| Conium | 912 | 155 |
| Cuprum | 397 | 154 |
| Digitalis | 702 | 131 |
| Dulcamara | 409 | 83 |
| Euphorbium | 281 | 22 |
| Guajacum | 160 | 3 |
| Hepar Sulphuris | 661 | 11 |
| Jodium | 624 | 348 |
| Mezereum | 610 | 34 |
| Muriatis acidum | 574 | 16 |
| Nitri acidum | 1424 | 30 |
| Nitrum | 710 | 122 |
| Phosphorus | 1915 | 84 |
| Sarsaparilla | 561 | 4 |
| Stannum | 648 | 5 |
| Sulphur | 1969 | 10 |
| Sulphuris acidum | 521 | 8 |

Anlage 77.

## Urteile über die Psoralehre.

### 1. Zeitgenossen Hahnemanns.

Nach Stapf geben die »Chronischen Krankheiten« »die überraschendsten Aufschlüsse über das Wesen und die Heilung chronischer Siechtümer«. Die Homöopathie werde dadurch ihrer Vollendung um viele Schritte näher gebracht. Ja, Stapf möchte von diesem Werk an eine neue und höchst erfreuliche Zeitrechnung in der Geschichte der Homöopathie schreiben. Erste Bedingung für Erfolge sei allerdings strenges Festhalten an Hahnemanns Vorschriften, jede Abweichung strafe sich »aufs Gewisseste«; denn was Hahnemann hier lehre, sei »genau erkanntes und ausgesprochenes Naturgesetz«.

Daß Bönninghausen mit voller Begeisterung die Lehre des Meisters aufnahm und seine Anschauungen vertrat, bedarf wohl keines weiteren Wortes. Ihm gegenüber hat sich Hahnemann in der Folgezeit ja auch am offenherzigsten über alles ausgesprochen, was ihn bewegte, und Bönninghausen hat einige Jahre später ein besonderes Repertorium ausschließlich für die antipsorischen Mittel herausgegeben.

Zu den wärmsten Verfechtern der Psoralehre gehört ferner Constantin Hering. Schon kurze Zeit nach Erscheinen der ersten Auflage der »Chronischen Krankheiten« schreibt er im Mai 1829 an Hahnemann aus Paramaribo in Niederl. Guyana (Südamerika) aus Anlaß seines Doktorjubiläums:

> Der Aussatz wird nun überwunden; ich sehe thatsächlich die auffallendsten Beweise davon. Die antipsorischen Mittel in den kleinsten Gaben besiegen auch ihn, das unüberwindlich gewesene Ungeheuer. Seit vier Monaten bin ich erst imstande, dieselben dagegen anzuwenden, und schon habe ich bei allen Kranken die glänzenden Beweise davon gesehen. Kein einziger Aussätziger, der nicht gebessert wäre, viele, die der Heilung ganz nahe sind.

Hering ging der neuen Lehre überhaupt weiter selbständig nach. Er versuchte z. B. den geheilten psorisch Kranken vor neuer Ansteckung oder nach wahrscheinlich erfolgter vor weiterer Ausbildung der (inneren) Psora zu schützen; er betrachtete alle epidemischen Fieber, auch sehr viele akute, contagiöse Krankheiten als »psorisch«, ja er nahm geradezu an, daß zwischen psorischen und nichtpsorischen Krankheiten überhaupt keine Scheidewand bestehe.

Der Zentralvereinsversammlung in Magdeburg im Jahre 1836 hatte Dr. Paul Wolf 18 Thesen vorgelegt, in denen die Anschauungen der damaligen homöopathischen Ärzte sowohl gegenüber der Schulmedizin als auch gegenüber den extremen Anschauungen Hahnemanns festgelegt wurden. In These 12 beschäftigte er sich mit der Psoralehre und führte etwa folgendes aus:

> Hahnemanns Psoralehre verdanke ihre Entstehung der unbestreitbaren Tatsache, daß eine beträchtliche Zahl chronischer Krankheiten nicht vollkommen zu heilen sei; daß der Grund hierfür in allen Fällen aber in einer Krätze-Erkrankung liege, könne man nicht annehmen. Auf die Praxis sei übrigens die Psoralehre »fast ohne Einfluß«.

Rau-Gießen anerkennt die Wahrheit, daß eine Menge chronischer Krankheiten die Folge von schlecht geheilter Krätze sein kann und tatsächlich ist. Er sieht (nach einem Vortrag, den er auf der Zentralvereinsversammlung im Jahre 1837 in Frankfurt a. M. hielt) in der Psoralehre das Bestreben Hahnemanns, eine fühlbare Lücke in der homöopathischen Heilbehandlung auszufüllen; in ihr bekenne sich Hahnemann zu der Notwendigkeit, auf den krankhaften Zustand des Organismus zurückzugehen, um die Bedeutung der äußeren Erscheinungen zu erkennen. Nach Rau besteht die »Quintessenz« der Lehre darin, »daß man innere, verborgene Qualitäten und namentlich vorzugsweise latente Dyskrasien berücksichtigen müsse«. Aber in der Auffassung und Darstellung Hahnemanns bezeichnet er sie als unhaltbar.

Unter dem Eindruck seines Vortrags wurde von der Versammlung die Psoralehre verworfen, aber die starke Wirksamkeit der antipsorischen Mittel bei chronischen Krankheiten vollauf anerkannt.

Jahr, einer der eifrigsten Schüler und Verehrer Hahnemanns, hält es, obwohl er von der äußeren Vertreibung der Krätze sehr langwierige und üble Folgen gesehen zu haben berichtet, für sehr fraglich, ob darum nun auch sämtliche chronischen, nicht syphilitischen Krankheiten der Krätze ihren Ursprung verdanken und nicht auch andere Quellen haben könnten.

Daß Trinks mit den in den »Chronischen Krankheiten« aufgestellten Lehren Hahnemanns ganz und gar nicht einverstanden war, hat die Kluft zwischen ihm und Hahnemann noch mehr vertieft. Wenn es hierfür noch eines besonderen Beweises bedürfte, so darf man sich nur seine Äußerungen über die Psoralehre vergegenwärtigen aus Anlaß des Streites über die 6. Auflage des Organons in der Allg. hom. Ztg. Er wollte die Psoralehre als weder durch die Wissenschaft noch durch die Erfahrung fest bewiesen aus dem Organon ausgeschieden wissen.

Schrön findet die Wirkung homöopathischer Heilmittel in chronischen Krankheiten nicht in ihren Beziehungen zur Psora, sondern in der Wahrheit des Ähnlichkeitsgesetzes begründet. Man habe schon vor der Psoralehre homöopathisch geheilt; von den im Jahre 1828 als antipsorisch genannten 50 Mitteln seien schon vorher 22 in unsern Arzneischatz aufgenommen gewesen und haben wohl auch ohne ihren »Adelsstand« geheilt; chronische Übel heilen auch durch Mittel, die nicht zu den »antipsorischen« gehören.

Ernst von Brunnow schreibt in seinem Werkchen »Ein Blick auf Hahnemann und die Homöopathik«:

Hahnemann ersann die sogenannten Verdünnungen, indem er die flüssigen Arzneistoffe durch inniges Mischen mit Weingeist und die trocknen Substanzen durch sorgfältiges Verreiben mit Milchzucker vereinigte. Das Mischungsverhältniß war das Centesimale, nämlich ein Tropfen oder Gran Arzneigehalt auf hundert Tropfen oder Gran des Vehikels giebt die erste Verdünnung, ein Tropfen oder ein Gran dieser ersten Verdünnung mit hundert Tropfen oder Gran des Vehikels auf's Neue gemischt oder verrieben giebt die zweite Verdünnung, usw. Hätte sich Hahnemann der Bezeichnung Tropfen oder Grane der ersten, zweiten, dritten Verdünnung usw. bedient, so würde die Sache weniger Gelegenheit zum Spott gegeben haben. Unglücklicherweise aber nannte er sie recht absichtlich nach den arithmetischen Progressionen und sprach daher von Hunderttheilen, Zehntausendtheilen, Milliontheilen usw. Jetzt erschöpfte sich der Witz der Gegner in Berechnungen, zufolge deren man herausbrachte, daß man Wasserkugeln von der Größe des Erd-, ja des Sonnendiameters nöthig habe, um die Hahnemann'schen Billion- und Trilliontheilchen zu fabriciren. Und doch waren nur dreitausend Tropfen im Ganzen erforderlich, um bis zum dreißigsten Verdünnungsgrade, dem höchsten der Hahnemann'schen Scala, zu gelangen. In seiner ersten und zweiten Ausgabe der Arzneimittellehre war er nur bei sehr wenigen heroischen Mitteln, wie z. B. beim Arsenik, bis zu jener letzten Stufe gestiegen; die mildesten Mittel ließ er sogar noch in ganz unverdünntem Zustande nehmen. Im Werke über die chronischen Krankheiten aber ward plötzlich die dreißigste Verdünnung (die decillionfache, wie er sich ausdrückte) zur allgemeinen Regel für alle Mittel erhoben.

Jetzt erhielt auch die sogenannte Potenzirtheorie ihre vollständige Ausbildung. Hahnemann behauptete nämlich jetzt, daß die Mischungen der flüssigen Arzneistoffe mit Wasser oder Weingeist durch starkes Schütteln, und der trocknen durch inniges Verreiben mit Milchzucker keine gewöhnlichen Verdünnungen, d. h. keine Schwächungen, sondern vielmehr Potenzirungen, d. h. höhere Entwickelungen der verborgenen Arzneikräfte seien. Auch hier ging Hahnemann zunächst von einem richtigen Factum aus.

Er hatte nämlich beobachtet, daß gewisse Stoffe, die im rohen Zustande keine oder nur sehr geringe Einwirkung auf den menschlichen Organismus äußern, wie z. B. Blattgold, Kalkerde, Kieselerde usw., durch mehrstündiges sorgsames Verreiben mit einer andern indifferenten Substanz einen bedeutenden Grad von Arzneikraft erlangen. Er bemerkte aber nicht, daß diese Entwickelung bloß bis zu demjenigen Grade von Zertheilung gehe, welche erforderlich ist, damit diese Stoffe vom sensiblen Nervensystem percipirt werden können und daß jede spätere Verreibung daher ganz gewiß eine Schwächung ist. Bei den meisten andern trocknen Substanzen ist ohne Zweifel gleich die erste Verreibung eine gewöhnliche Verdünnung und bei den flüssigen findet sie durchgängig statt ...

Gleichwohl war Hahnemann fest überzeugt, daß ein solches Potenziren bei der Verdünnung jedes Arzneistoffes stattfinde. Es schien ihm deßhalb ein ganzer Tropfen noch immer eine zu starke Gabe, und er gab daher die Vorschrift, daß man mit einem Tropfen dreihundert feine, mohnsamengroße Streukügelchen von Zucker befeuchten und von diesen eins bis drei auf die Gabe reichen solle. Zu dieser äußersten Kleinheit der Dosis fügte er nun noch die andere Übertreibung der langen Wirkungsdauer hinzu, indem er behauptete, daß man die Mittel nach Befinden vier bis zehn Wochen fortwirken lassen müsse, bevor man eine neue Gabe reiche.

Bei sehr reizbaren Kranken hielt Hahnemann sogar die Streukügelchen noch für eine gefahrvolle Arzneigabe. Hier empfahl er das bloße Riechenlassen in ein Gläschen, worin man ein senfsamengroßes, mit der decillionfachen Verdünnung des Mittels befeuchtetes Streukügelchen legen solle!

Mit dieser Extravaganz hatte Hahnemann's Homöopathik ihren höchsten Gipfelpunkt erreicht und wäre unfehlbar völlig untergegangen, wenn sich nicht verständige Ärzte ihrer angenommen und die große Entdeckung, die einst der geniale Mann gemacht, jetzt gegen ihn selbst in Schutz genommen und zum Wohle der Menschheit gerettet hätten. Es liegt in der That etwas Tragisches darin, wenn man erwägt, wie Hahnemann selbst aus Haß gegen die ältere Medicin seine eigene Schöpfung immer einseitiger ausgebildet, immer auf eine gefährlichere Spitze getrieben, bis er sie endlich dem Untergange nahe gebracht.

Über den weiteren Verlauf des Zerwürfnisses mit Baron von Brunnow berichtet dann dieser an einer späteren Stelle:

Hahnemann blieb trotz aller dieser Schriften seinen strengen Dogmen getreu und sprach sich auch auf das Heftigste gegen das Treiben der gemäßigten homöopathischen Schule aus. Gegen Viele schleuderte er förmlich den Bannstrahl hin, mit Andern brach er wenigstens das alte freundschaftliche Vernehmen. Letzteres war auch mit mir der Fall, als ich meine Hinneigung zur Emancipation vom alten starren Dogmatismus offen erklärt hatte. Auf den Wunsch des Verlegers meiner französischen Übersetzung von Hahnemann's Organon hatte ich nämlich eine Bearbeitung derselben nach der neuesten vierten Auflage des Originals gefertigt. Dieser zweiten Übersetzung, die 1832 ans Licht trat, hatte ich eine neue ausführliche Einleitung vorausgeschickt, in welcher ich mich, mit möglichster Schonung Hahnemann's, als Anhänger der neuen gemäßigten Ansichten bekannte. Jener war darüber so erzürnt, daß er von mir den öffentlichen Widerruf der ihm mißfälligen ketzerischen Stellen in irgend einer homöopathischen Zeitschrift verlangte. Als ich mich mit Festigkeit gegen diese Zumuthung ausgesprochen hatte, brach er sogleich allen brieflichen Verkehr mit mir ab. Erst drei Jahre vor seinem Tode erhielt ich unerwartet von ihm aus Paris einen sehr liebevollen Brief, worin er das Vorgefallene gänzlich ignorirte und ganz den alten Freundschaftston anstimmte. Es versteht sich, daß ich dieses Schreiben des bedeutenden Mannes, dessen Andenken ich stets dankbar ehren werde, auf das Herzlichste beantwortete, ohne der wissenschaftlichen Streitpunkte zu erwähnen.

Puffer-Wien beschäftigt sich in der Österr. Zeitschr. für Homöopathie eingehend mit der Psoralehre und der entgegengesetzten Auffassung Hebras (hierüber unten mehr). Er weist auf die Wechselbeziehungen zwischen äußerer Haut und dem Gesamtorganismus hin, erwähnt aus eigner und fremder Erfahrung »die Folgen des Verschwindens von Hautausschlägen und des Eintretens von Hydrocephalus, Apoplexie usw. nach Flechten und Fußgeschwüren«; er gibt zu, daß der Hahnemannschen Psoratheorie eine große Wahrheit »zum Grunde liege«. Er ist mit Hahnemann einig in der Ansteckungsfähigkeit (»Contagiosität«) der Krätze und hält die Hautausschläge für wesentlich. Das »Contagium« ist ihm nicht Ursache, sondern Erscheinung der Krätzekrankheit; entsprechend allen andern ansteckenden Krankheiten finde auch bei der Krätze »ein inneres und äußeres Moment« statt, als Krätzedisposition dort, als Schmutz, schlechte Nahrung usw. hier. Da werde dann »ein animalisirtes Krankheitsprodukt zu Tage gefördert, das, selbst ein Erzeugniß, wieder zeugend zu andern Organismen sich verhält«. (Mit dieser Auffassung ist Puffer allein geblieben. D. V.)

Die äußerliche Krätzebehandlung lehnt er wie Hahnemann ab und ist durchaus für die innerliche Behandlung mit Schwefel (Sulphur), allerdings nicht in den von Hahnemann angegebenen hohen Verdünnungen und seltenen Gaben.

Unter den Zeitgenossen Hahnemanns hat sich namentlich Grießelich eingehend mit der Psoralehre befaßt, erst schroff ablehnend, später mit bemerkenswerten Zugeständnissen.

Er schreibt an Hahnemann:

† Karlsruhe, den 20. Mai 1834.

Was die Psora betrifft, so gestehe ich Ihnen offen, ehrlich und treu meiner innersten Überzeugung, daß diese der Homöopathie mehr Feinde machte, als alle Gegenschriften. Dies hat Ihnen noch Niemand geschrieben — wohlan denn — ich schreibe es Ihnen, auf die Gefahr hin, von Ihnen mißkannt zu werden. — Alles das, was ich nicht unterschreiben kann, schmälert in nichts meine eben so große Überzeugung, daß Sie 1000mal mehr geleistet haben, als alle vor Ihnen und daß Ihr Prinzip eine Milliarde alberner Hufeländchen aufwiege ...

Im Jahre 1836 faßte er das Urteil zeitgenössischer Homöopathen über die Psoralehre in dem Satz zusammen:

Ich habe mich bei allen Homöopathen darnach erkundigt, ob sie die Psora als ein solches Urübel anerkannten, und muß gestehen, daß ich mich nicht eines einzigen erinnere, welcher darin beistimmte.

Wesentlich anders lautet seine Ansicht 12 Jahre später. In seinem Werke: »Handbuch zur Kenntnis der homöopathischen oder specifischen Heilkunst« (1848) hat er sich eingehend mit der Psoralehre beschäftigt. Wir geben die Hauptgedanken im folgenden wieder:

»Die Psoralehre ist in ihren Wahrheiten eine Ergänzung mehrer Mängel der Hahnemannschen Homöopathie«; auch er sieht in der Annahme des Krätzmiasmas als Urübel eine Einseitigkeit und Uebertreibung Hahnemanns. Dieser spreche zwar von einer »Erbanlage«, die bis zu einem gewissen Grad die Form der chronisch-psorischen Krankheiten bedinge, aber nirgends von einer Erblichkeit der chronischen Krankheiten, sondern führe alles auf wirkliche Krätze zurück, mache keinen Unterschied zwischen den Hautkrankheiten. Er bestreite, daß Hautleiden selbständig auftreten können, für ihn sei stets der Gesamtorganismus krank; dieses Kranksein heiße er Psora, andere nennen es »Schärfen, Dyskrasien und Kachexien«. Ererbte Hautübel seien, wie Hahnemann treffend sage, »Blitzableiter«, beschwichtigend für die schlummernde Psora; ihre Vertreibung, das wisse jeder, löse innere Erkrankungen verschiedenster Art aus, je »nach der individuellen Disposition«.

»Ob wir das Allgemeinleiden Psora nennen, ob Dyskrasie, Kachexie oder Schärfe, ist im Ganzen einerlei; wir erkennen in einer großen Zahl von Hautleiden den Widerschein eines Allgemeinleidens des Organismus, zugleich ein Beschwichtigungsmittel, welches von den Aerzten durch Fontanelle und Haarseile u.s.w. nachgeahmt wird, wodurch aber der Kranke nicht geheilt, sondern dem Allgemeinzustand nur eine andere Richtung gegeben wird.« Kurz: »Das Wahre an der Psoralehre liegt in der unläugbaren Thatsache sogenannter Säftekrankheiten und in der Wechselbeziehung zwischen Haut und inneren Organen«. Im engeren Sinne als bloße Krätzelehre betrachtet, ist sie schlechthin einseitig (indem sich eine früher überstandene Krätze lange nicht überall nachweisen läßt).

---

Über die Aufnahme des Werkes und der Psoralehre bei den Gegnern der Homöopathie mögen nachstehende Aussprüche einiger hervorragender Vertreter genügend aufklären. Entweder wurde sie als etwas schon Bekanntes, z. B. bezüglich der Psoratheorie, der »inneren Krätze«, bezeichnet oder als Gipfel der sonst schon sattsam verspotteten Widersinnigkeiten des homöopathischen Systems rundweg abgelehnt.

Unter denen, die sich zu einer halbwegs gerechten Beurteilung verstanden, sei an erster Stelle Nathan genannt.

Er stellt die Psoralehre Hahnemanns der Dyskrasien-Theorie der alten Medizin gleich und sagt: »Man setze statt Psora Blutkrankheit, Blutentmischung und vice versa, dann stimmt diese Theorie mit den übrigen«, und in diesem Sinne ist er mit Hahnemann einverstanden; setzt man statt Psora allgemeine Kachexie, »so erlangt man eine Einsicht in die Gesammtheit dieser pathologischen Zustände, wie sie keine andere Darstellung zu gewähren vermag.«

Riecke, der schon wiederholt genannte Tübinger Professor, sagt:

Unter den pathologischen Ansichten der Homöopathik verdient Anerkennung: die Verbreitung der Krätztheorie. Mit weniger Uebertreibung sind ähnliche Ansichten von der hiesigen Schule längst vorgetragen worden, ohne daß sie die verdiente Anerkennung in der ärztlichen Welt gefunden hätten. Seit Hahnemanns Uebertreibungen nimmt der Glaube an die Krätznachkrankheiten wunderbar schnell zu.

Wedekind-Darmstadt gibt zu: »Daß Lungensucht und Engbrüstigkeit von Krätze herrühren können, will ich Herrn Hahnemann glauben«.

Hufeland: »Endlich entdeckt der Arzt, daß eine verborgene Scabies oder Syphilis zum Grunde liegt.«

In Schmidts Jahrbüchern lesen wir: »Hat nicht lange vor Hahnemann schon Autenrieth (Tübingen) an eine freilich geläuterte Lehre von der Psora gedacht?«

Lesser: »Das Wahre an der Sache ist, daß eine inveterirte und unvorsichtig unterdrückte Krätze zu allen Zeiten Nachkrankheiten, ja nicht selten den Tod herbeigeführt hat. Das ist indeß etwas, was jeder vernünftige Arzt längst gewußt.«

Die niedrige Kampfweise anderer Gegner zeigt sich in Urteilen wie den folgenden:

Hahnemann hätte um dieses (chronische Krankheiten als Folge unterdrückter Krätze D. V.) zu beweisen, nicht 13 Blätter mit Citaten aus älteren Schriften zu füllen gebraucht . . . indeß seine Geldgier, das Honorar zu vermehren, trieb ihn dazu. (Aus »Wunder der Homöopathie«, 1833).

Und:

Ein berühmter deutscher Arzt hat lange zuvor, ehe Hahnemann die Krätzetheorie von demselben geschnurrt hat, die Behauptung aufgestellt, daß sehr viele chronische Krankheiten — aber nicht $^7/_8$ derselben, wie Hahnemann faselt — durch schlecht behandelte und zurückgetretene Krätze erzeugt seyen.

Hebra, Vorstand der großen Abteilung für Hautkranke am Wiener allgemeinen Krankenhause und Begründer der örtlichen Behandlung der Hautkrankheiten, ein entschiedener Gegner der Homöopathie von jeher, lehnt aufs entschiedenste »die alte Mythe von Krätzmetastasen und psorischen Schärfen« ab;

aus der Natur, nicht aus Büchern solle man ihm solche Metastasen nachweisen; »die Milbe allein ist der pathologische Gott«, ihn von seinem Throne, der Haut, zu vertreiben, Aufgabe der nicht mythologischen Therapie. Natürlich bestreitet Hebra auch die Wirksamkeit des Schwefels als Heilmittel: er mache nur Abweichen, Milben könne er nicht erzeugen; folglich sei das ganze Grundgesetz der Homöopathie nichts. Doch muß auch er in einem besonderen Falle von Ekzem, den er schildert, zugeben, daß gewisse Zusammenhänge zwischen Hautausschlag und Allgemeinzustand des Körpers bestehen.

2. Urteile aus der Zeit nach Hahnemann.

Hirschel-Dresden urteilt:

Diese Theorie, jedenfalls eine extreme, deren Quintessenz nach Rau der Begriff der 'inneren, verborgenen Qualitäten' und der 'latenten Dyskrasien' ist, hat die Consequenz der dynamischen Ansichten Hahnemanns durchlöchert, indem sie materielle, humoral-pathologische Abnormitäten setzte. Es ging hier Hahnemann ganz ähnlich wie Kant mit seiner Kritik der reinen und praktischen Vernunft. Was er in der einen bekämpft hatte, stellte er in der andern selbst auf. Aber die Nachfolger Hahnemanns verwarfen jene Theorie', indem sie nur das wahrhaft Begründete, was theilweise schon Eigenthum der älteren Medicin war, übrig ließen und das Brauchbare für die Behandlung der chronischen Krankheiten herausnahmen, insbesondere aber der neu gewonnenen mächtigen Heilmittel nach dem Aehnlichkeitsgesetz sich bedienten.

Altschul-Prag behandelt Hahnemanns Psoralehre in seinem »Systematischen Lehrbuch der theoretischen und praktischen Homöopathie« in ihrem Gegensatz zu der von Hebra-Wien und Karsch-Münster vertretenen »Milbentheorie«, nach der, wie schon ausgeführt, ohne Milbe keine Krätze denkbar sei. Altschul kommt zu nachstehenden Folgerungen:

Fassen wir den Geist beider Theorien, der Psoralehre und der Milbentheorie, scharf ins Auge, so resultirt, daß es nur ein rein terminologischer Streit sei, insofern es sich mehr um Worte, als um Begriffe handelt; denn setzen wir statt Psora den Ausdruck Blutentmischung, Dyskrasie, so finden wir zwischen der Hahnemannschen Psoratheorie und den Krasenlehren der neuen Schule (Ende der fünfziger Jahre. D. V.) viel Uebereinstimmendes. . . . Es thut der Homöopathie gar keinen Eintrag, wenn wir statt Psora Dyskrasie und statt Antipsorica Antidyskrasica setzen. . . . Die Krätze (im Sinn der Auffassung zur Zeit Hahnemanns. D. V.) besteht daher theils von selbst, bedingt durch ein inneres dyskrasisches Leiden, welches Hahnemann durch Psoradyskrasie bezeichnet, und eben so einen Erklärungsgrund für mannichfache Krankheitsformen bieten kann, als die Skrophel- und Tuberkeldyskrasie der neuen physiologischen Schule. . . . In jenen Fällen aber . . . läßt der homöopathische Arzt auch innere Mittel in Anwendung kommen, besonders wo die Krankheit einen chronischen Charakter annimmt, und unerwartete Krankheitserscheinungen hervortreten. . . . Wir sind daher der Ansicht, daß die Hahnemannsche Psoratheorie keinen geringeren Werth habe, als die gangbarsten medicinischen Theorien, zumal die Hahnemannsche Doktrin von der Psora zur bessern Kenntnis mehrerer Heilmittel führt; doch steht sie gewiß höher, als die damalige Lehre von den Schärfen der Humoralpathologie und steht mit der Krasenlehre und Blutentmischungstheorie der Neuzeit auf gleicher Höhe, mit der heutigen Krasenlehre, die 'nur eine Metamorphose der ältern Theorie de Acrimoniis ist, aus deren verglommener Asche sie mit kräftigen Schwingen zu neuem Leben entstanden ist'. . . .

Und gegen Karsch, den Hauptgegner gewendet, schließt er:

Mögen die Gegner doch wohl erwägen, daß die pathologischen Ansichten Hahnemanns über die chronischen Krankheiten nicht das Geringste zur Bestätigung oder Erschütterung der von ihm aufgestellten reinen Erfahrungssätze beitragen. Die Psoratheorie kann stehen oder fallen, das Similia similibus bleibt dessen ungeachtet die Hauptregel alles ärztlichen Verfahrens zur Erzielung einer schnellen, sichern und dauerhaften Heilung. Wir müssen beim Studieren der Hahnemannschen Schriften ebenso wie bei der unbefangenen Beurtheilung anderer medicinischer Systeme das Hypothetische von dem Unantastbaren und Feststehenden so scharf als möglich sondern und diejenigen Lehrsätze hervorzuheben suchen, welche, als wahrhaft praktische, Einfluß auf unser Verfahren bei rationeller Behandlung der Krankheiten haben können. . . .

von Grauvogl, einer der geistvollsten, hervorragendsten und erfolgreichsten homöopathischen Ärzte der Zeit nach Hahnemann, nimmt ungefähr folgende Stellung zur Psoralehre ein:

Es läßt sich nicht entschuldigen, daß die heutige Homöopathie (vom Jahre 1866) die Hahnemannsche Psora, Sykosis und Syphilis fast vergessen zu haben scheint, weil jede Beobachtung eines großen Mannes niemals außer Acht gelassen werden darf. . . . Die Psoratheorie Hahnemanns ist auf das Gesetz zurückzuführen: stoffliche Ursachen und Bedingungen wie das Krätzegift, Sykosis, Syphilis, animalische Stoffe, die sich unter günstigen Umständen auch gegenwärtig noch neu erzeugen und von den Eltern auf Kinder und Kindeskinder forterben, können Krankheiten hervorrufen, die durch Schwefel und in ihrer Grundwirkung dem Schwefel ähnliche Mittel geheilt werden können. . . . Nur bilden die Hahnemannschen Schemata: Sykosis, Syphilis, Psora zu sehr ein Chaos; es fehlt ihnen jede Bestimmtheit der Formen, welche auf das ihnen zu Grunde liegende Gesetz schließen lassen. Daß aber »die

Erscheinungen von einem naturgesetzlichen Ablauf der Ereignisse aus gegebenen Elementen beherrscht werden, unterliegt keinem Zweifel«. ...

Die chronischen Krankheiten, welche aus einer solchen Körperconstitution hervorgehen, bestehen in Retentionsprozessen; in einer übermäßigen Zurückhaltung von Stoffen, aus denen der Organismus selbst zusammengesetzt sei. ... Dazu gehören nicht nur die Atmosphärilien, sondern auch die Ursachen, denen man Sykosis, Syphilis, Skrophulosis und Tuberkulosis zuschreibe. Grauvogl heißt sie auf Grund ihrer stofflichen Ursachen und Bedingungen »Carbonitrogene«, bis eine allgemeine Verständigung über einen allen passenden Namen gefunden sei, andere mögen andere Namen dafür wählen. ... Uebersehen dürfe man aber niemals, daß weder die im Organismus selbst liegenden Bedingungen Stoffe) für sich allein, noch die von außen kommenden Ursachen für sich allein, sondern erst das vereinigte Resultat beider den Zustand erzeugen, den wir chronische Krankheit nennen. Immer sei darin ein unbekanntes Etwas, das man bis heute nicht restlos kenne.

Pettenkofer nennt es das X, Hahnemann hat es Psora genannt; Grauvogl versteht darunter krankhaft veränderte Stoffwechselverhältnisse.

---

Den Boden für das allmähliche Verständnis von Hahnemanns Psoragedanken ebneten in gewissem Sinne und bis zu einem gewissen Grade die Forschungsergebnisse Liebigs und Pettenkofers und die Erfahrungstatsachen Rademachers.

Justus von Liebig wies nach, wie das Gedeihen der Pflanzen abhängig sei von der chemischen Zusammensetzung des Bodens, auf dem sie wachsen; Pettenkofer lehrte, daß die Krankheitserreger im menschlichen Körper, die Bakterien, die zum Pflanzenreiche gehören, ebenfalls abhängig seien von ihrem Nährboden, dem menschlichen Körper und dessen einzelnen Teilen, sowie von der Einwirkung der umgebenden Atmosphäre; Rademacher stellte den Erfahrungssatz auf, daß die Atmosphärilien fördernd oder hemmend auf den menschlichen Organismus einwirken und ihn so für Wohlbefinden oder Erkrankungen bereit machen: so geht eine gerade zusammenhängende Entwicklungslinie von Hahnemanns Psora über Grauvogls Konstitutionslehre bis zu den Anschauungen der Neuzeit, die von »Arthritismus«, von »exsudativer« (Czerny), »lymphatischer« (Escherich, »harnsaurer« (Haig) »Diathese« reden, die eine allgemeine Disposition zu dieser oder jener Krankheit annehmen, von günstigem oder fehlendem »Nährboden« für gewisse parasitäre Erkrankungen sprechen.

### 3. Stimmen aus der Gegenwart.

Hören wir nun noch einige neuere Vertreter der Homöopathie! Wir finden bei ihnen dasselbe Bild wie bei Hahnemanns Zeitgenossen, von schroffer Ablehnung bis zu mehr oder weniger bedingter Zustimmung zum Kerngedanken.

Windelband-Berlin sagt:

Daß der Gründer der Homöopathie sich in seiner Spekulation geirrt hat — »Hahnemanns Auffassung ist ein grober Irrtum« — ist ihm wohl zu verzeihen, und er steht nicht allein mit seinem Irrtum unter seinen gelehrten Zeitgenossen, die häufig viel größere Irrtümer begangen haben. Dieser Irrtum Hahnemanns ist um so mehr zu verzeihen, als seiner Auffassung ein tiefer, geistreicher Gedanke zugrunde liegt, nämlich der, daß es gewisse Konstitutionsanomalien gibt, welche den Grund zu schweren Siechtümern bilden, möge man sie nun Disposition, Zellschwäche oder sonstwie heißen, und daß er gegen diese Anomalie Mittel gefunden hat, vermöge des Aehnlichkeitsgesetzes. ... Die sogenannten antipsorischen Mittel sind weiter nichts als solche, die nach dem Aehnlichkeitsgesetz gewählt, gewisse chronische Krankheiten heilen.

Zwingenberg-Berlin:

Hahnemanns unsterbliches Verdienst ist, daß er herausfand, daß die Krankheit Vorgänge sind, die wechseln, daß er eine Aetiologie der Krankheit aufgestellt hat, im Gegensatz zu den schematischen Krankheitsbildern seiner Zeitgenossen. ... Was Hahnemann unter Psora verstand, können wir nur dann noch aufrecht erhalten, wenn wir darunter die Bedingungen verstehen, welche bewirken, daß manche Krankheiten nicht heilen, sondern immer rezidivieren. ... Hat denn Hahnemann so sehr das Ziel verfehlt, wenn er lehrte: Tripper, Schanker, Krätze sind nur Aushängeschilder? Will man sie heilen, heilen im strengen Sinne des Wortes, so darf man sie örtlich nicht anfassen, sondern muß sie bestehen lassen, um an ihnen den Stand der Veränderungen im Innern des Organismus zu erkennen. Erlischt bei innerer Behandlung das äußere Zeichen, so ist der Schluß erlaubt: Es liegt Heilung vor.

Müller-Kypke-Berlin:

Nach meiner Meinung hat Hahnemann mit dem Wort Psora jene große Gruppe von Krankheiten bezeichnet, resp. im Sinne gehabt, welche die modernen Aerzte als sogenannte Autointoxikationskrankheiten ansehen, d. h. als solche, die durch Anhäufung von Schlackenstoffen im Organismus entstehen. Hahnemanns therapeutische Maßnahmen gegen die Psora stimmen mit dieser Anschauung überein. ... Das Unglückliche an Hahnemanns Psoralehre — die sonst als genial und weit vorausschend bezeichnet werden muß — ist aber das Wort »Psora« selbst. ...

Müller-Elberfeld:

Hahnemann verstand unter chronischen Krankheiten solche Krankheiten, die lebenslang andauern, nach außenhin die verschiedensten Krankheitsbilder zeigen können, die aber einen gemeinsamen Boden, dieses unbekannte X der Psoralehre haben. ... Den Begriff der Disposition »kann ich nicht als dem Psorabegriff gleichwertig anerkennen«. ... »Ich für meine Person fasse deshalb unter dem Begriffe der psorischen Krankheiten alle diejenigen Krankheiten, welche bedingt werden nicht durch bakterielle oder in ihren Ursachen erkennbare organische Störungen, sondern die ihre Entstehung finden in einer durch ein unbekanntes X gesetzten, nicht genau definirbaren Unstimmigkeit unseres den Gesamtorganismus bildenden Zellstaates. Diese Krankheiten tragen durchweg chronischen Charakter, zeigen nach außen sehr variable Krankheitsbilder, Remissionen und Exacerbationen, fügen sich also dem Hahnemannschen System vollständig ein. ...

Bastanier-Berlin:

Hahnemann meinte (mit Psora. D. V.) alle die Krankheiten, die man dann als Dyskrasien und Metastasen auffaßte und heute als Diathese bezeichnet. ... Die Psora ist also ein mit den Zeitläufen wechselndes (Impfung, Syphilis) Gemisch von Säfteverschlechterung, das sich wahrscheinlich unter allen möglichen äußeren Einflüssen (wie Jahreszeit, Witterung, Alter, Ernährung, Infektionen und Influenza) fortdauernd verändert, in dem sich die einzelnen Elemente wahrscheinlich auch gegenseitig abschwächen, verstärken oder aufheben. ...

Stauffer-München faßt seine Auffassung von Hahnemanns Psoralehre in den Worten zusammen (Handbuch der homöopathischen Heillehre, II. Band, S. 232):

Der Begriff Konstitution ist also in dem gewöhnlichen allopathischen Sinne gefaßt, nicht in dem tieferen von Martius, nicht in dem uns Homöopathen weit geläufigeren Sinne v. Grauvogl's (hydrogenoide, oxygenoide, carbo-nitrogene Konstitution), auch nicht im Sinne Hahnemanns (Psora, Sykosis, Syphilis). Festzuhalten ist jedoch, daß sich auf dem Boden dieser drei Grundkrankheiten, vorzüglich aber der Psora, jedes chronische Siechtum entwickelt. Denn durch die Einwirkung der betreffenden Giftstoffe auf den Organismus wird die Zellentätigkeit und die allgemeine Körperbeschaffenheit derart modifiziert und speciell geschwächt, daß Schädlichkeiten, denen früher kein Angriffspunkt geboten war, jetzt nicht mehr ein normaler, natürlicher Widerstand entgegengesetzt wird. Es ist also eine neue Krankheitsanlage entstanden. Die Anschauungen neuerer Forscher (Möbius: »metasyphilitische Erkrankungen des Nervensystems«, Martius: »Syphilismus«) decken sich im Grunde genommen mit den Ansichten Hahnemanns. Für uns Homöopathen steht es fest, daß die

Sykosis und Psora dieses genialen Beobachters ebenfalls unbestreitbare Tatsachen sind, wenn wir — was die Psora anbelangt — uns auch nicht auf den Acarus scabiei festlegen lassen; aber um eine spezifische Umänderung der Körperkonstitution handelt es sich — mag nun die Krätzmilbe oder der Tuberkelbazillus oder ein ähnliches Gift den Boden durchseucht haben, auf dem sich eine Konstitutionsanomalie entwickelt hat, die wir »Psora« weiter nennen werden. Und das eine steht fest: Will man therapeutisch gegen eine chronische Krankheit angehen, die sich auf dem Boden einer dieser Konstitutionen entwickelt hat, so muß man die passenden Konstitutionsmittel Hahnemanns verabreichen, wenn man ihrer dauernd und wahrhaftig Herr werden will, mag die Erkrankung eine Form angenommen haben, welche nur immer — nach bis jetzt unergründeten Gesetzen — ihr anzuweisen, der Natur beliebt hat.

### Fr. Gisevius-Berlin:

Die Beibehaltung des Begriffs Psora halte ich für sehr wichtig, da derselbe, richtig verstanden, erst, wie Hahnemann mit Recht sagt, die Möglichkeit gibt, chronische Krankheiten mit Erfolg zu behandeln. Natürlich ist die frühere Deutung als von verschmierter Krätze herrührend, längst aufgegeben und damit eigentlich die Einheit des Begriffs. ... Aber in höherem Sinne besteht sie (die Einheit. D. V.) doch. Sie erfaßt die zum Teil erworbene, zum Teil ererbte Zellschädigung durch all die verschiedenen Reize, die teils von außen her in das Individuum eingedrungen sind, zum Teil ihm angeboren. Die größte Tat Hahnemanns bestand darin, daß er, seiner Zeit weit voraus, die Disposition, das Erblichkeitsprinzip nicht nur betonte, sondern sogar die Heilung der krankhaften Konstitution lehrte. Und so haben sowohl die modernen Vertreter der Schulmedizin (Martius) wie die der Naturheilkunde (Lahmann) teils aus seinen und seiner Schüler Werken geschöpft, teils dieselben Gedanken in anderer Form ausgesprochen. Auch das X Pettenkofers gehört hierher; im Kampf gegen die einseitige Bakteriologie ist die Psora das entscheidende Moment. ...

Mit Absicht beschränken wir uns auf die Wiedergabe der Anschauungen deutscher homöopathischer Ärzte. Es wäre gewiß reizvoll, würde aber weit über den Rahmen unseres Werkes hinausgehen, wenn wir auch Stimmen aus dem Ausland, aus Amerika, England, Frankreich usw. zum Worte kommen ließen: Kent und Dearborn von den Amerikanern, die Engländer Dudgeon, Burnett, Clarke und Hughes, unter den Franzosen Imbert-Gourbeyre, Jousset Vater und Sohn, Sieffert u. a. hätten gewiß noch manches Wertvolle zu der vielumstrittenen Psorafrage zu sagen.

Dagegen sollen noch einige deutsche Stimmen aus den letzten Jahren Platz finden, weil wir aus diesen Äußerungen ganz besonders beurteilen können, wie unverkennbar die modernsten Anschauungen über Krankheitsentstehung, Konstitution, Disposition sich der Psoralehre Hahnemanns, im weiteren Sinne gefaßt, genähert haben und wie so — spät, aber sicher — dem Meister unserer Heillehre die Gerechtigkeit zuteil wird, die ihm die Kurzsichtigkeit seiner Zeitgenossen versagt hat.

Ansteckungen kommen nicht ohne gewisse Voraussetzungen zustande. Nicht nur die Reinlichkeitsfrage, sondern auch eine gewisse Krankheitsbereitschaft, die Disposition oder erhöhte Empfänglichkeit spielen eine nicht unwesentliche Rolle dabei. Diese Tatsache wird heute, soweit es sich um Infektionskrankheiten handelt, von keiner Seite mehr bestritten. Daß sie auch bei der Entstehung von parasitären Erkrankungen nicht ohne Einfluß ist, wird von zahlreichen Ärzten bestätigt.

Obermedizinalrat Landenberger-Stuttgart, ein Kliniker von bedeutendem Ruf, hat einmal bei der Vorstellung von Krätzekranken geäußert:

Es ist doch merkwürdig, wie verschieden die Ansteckungsfähigkeit ist, da kann jemand lange mit Krätzekranken verkehren und bekommt nichts, ein anderes hat es im Augenblick!

Ganz dieselben Gedanken spricht ein anderer Schulmediziner, Bulkley, in »Über die Beziehungen von Krankheiten der Haut zu inneren Störungen« (Urban und Schwarzenberg, 1907, Seite 5) aus, wenn er von »offenbar konstitutionellen Eigentümlichkeiten«

spricht, die selbst zu den pflanzlichen, banalen, parasitären Affektionen prädisponieren, und fortfährt:

> Es ist ferner bereits beobachtet worden, daß selbst animale parasitäre Affektionen durch konstitutionelle Momente beeinflußt werden. Verlauf und Charakter der Skabieserkrankung (Krätze) schwanken außerordentlich bei den verschiedenen Individuen und hängen keineswegs lediglich von deren jeweiligem Reinlichkeitsgrade ab; ebenso wird oft genug beobachtet, daß Läuse und Flöhe gewisse Individuen befallen und daß Eruptionen (Ausschläge) durch die Parasiten bei verschiedenen Individuen sehr verschieden verlaufen.

Ähnliche Beobachtungen konnte man ja auch während des Weltkrieges häufig machen.

Der bekannte Berliner Dermatologe Professor M. Joseph schrieb im Aprilheft (1916) der »Jahreskurse für ärztliche Fortbildung« auf Grund von interessanten Untersuchungen Blochs über Dermato-Mykosen (Hauterkrankungen, die durch Kleinlebewesen verursacht werden. D. V.):

> Es ergab sich, daß dieselben nicht, wie man früher allgemein annahm, rein lokale Hautaffektionen sind, sondern sie ziehen, selbst wenn sie nur einen sehr beschränkten Bezirk der Hautoberfläche ergreifen, den ganzen Körperhaushalt, vor allem seinen immunisierenden Apparat in Mitleidenschaft.

Vor allem sind es auch die Kinderärzte, die die Beziehungen der Hautkrankheiten zu inneren Erkrankungen anerkennen. So der Kinderkliniker Professor Dr. Feer, der in der »Münchener mediz. Wochenschrift« Nr. 3, 1909, über die Behandlung der Kopfekzeme und den Ekzemtod u. a. schreibt:

> Die äußere und medicamentöse Behandlung tritt an Wert gegenüber der diätetischen Behandlung besonders beim Kopfekzem sehr in den Hintergrund und versagt häufig total, sofern nicht gleichzeitig eine Ernährungstherapie vorgenommen wird.... Den wirklichen Einfluß auf das Ekzem gewinnen wir durch die Ernährungstherapie, welche allein häufig schon zur Heilung genügt und bei beginnendem Ekzem oft eine starke Entwicklung verhindert.

Bazin, ein französischer Kliniker von Ruf, Chefarzt am Hôpital St. Louis (nach Jousset, L'art médical, Febr. 1906):

> Das Zurücktreten von Flechten (auf innere Organe) stellt eine Tatsache dar, die man nicht mehr leugnen kann, ohne sich dem Vorwurf mangelhafter Erfahrung auszusetzen.... Wir würden mit unsern Ausführungen nicht zu Ende kommen, wollten wir alle die phthisischen Prozesse, alle chronischen Gelenkentzündungen erwähnen, die wir im Gefolge von Hautaffektionen haben entstehen sehen.

Hübotter, Privatdozent der Medizin an der Universität Berlin, Facharzt für Chirurgie, bezeichnet in seinem Werk: »3000 Jahre Medizin« Hahnemanns Auffassung von der Einheit der Krankheiten als »eine Tatsache von eminenter Bedeutung«, deren Richtigkeit sich vielleicht noch eines Tages bestätigen könne. »Wir werden schwindelig bei diesem Gedanken; die Idee ist aber jedenfalls grandios; vorläufig wird sie noch für falsch gehalten.«

## Anlage 78.

### Das Schicksal des Werkes über die »Chronischen Krankheiten«.

Brief und Vollmacht Hahnemanns an seinen Schwiegersohn Dr. Wolff in Leipzig, die »Chronischen Krankheiten« betreffend.

† Cöthen, den 3. Decbr. 1834.

Lieber Herr Sohn!

Sie können mir einen großen Dienst erzeigen. Buchhändler Arnold wollte schon voriges Jahr die 4 Theile der chronischen Krankheiten in zweiter Auflage herausgeben, daher ich mich Anfang dieses Jahres dazu entschloß und er akkordirte mir auch alle meine Bedingungen wörtlich und ohne Widerrede in einem Briefe vom 4. Febr. dieses Jahres. Bald drauf muß sein Hausarzt Dr. Trinks, einer meiner ärgsten Neider und bittersten Feinde, sich drein gelegt haben (wie er mir schon vor 4 Jahren einen solchen schlimmen Streich bei Arnolden mit dem Buche, die Allöopathie, gespielt hatte), um ihn von der Herausgabe der zweiten Edition der chronischen Krankheiten abzuhalten, mich dabei immer zu vexiren, und womöglich durch stete Kränkung meinen Tod zu befördern. So mußte der sonst (unaufgehetzt) so gutmüthige, mir sonst immer seit 24 Jahren freundschaftliche Arnold, als ich ihn, einige Wochen nach seinem Akkord-Briefe schriftlich bat, den Druck des Buchs eben so wie bei der ersten Auflage einzurichten, einen unartigen, beleidigenden Brief, wie vom Zaun abgebrochen, an mich schreiben (vermuthlich, damit ich böse werden, mit ihm brechen und von der Fertigung des Buchs nach Trinks Willen, abstehen möchte). Ich gab aber nach, stellte alles in seinen Willen und fragte bloß, wann ich die ersten beiden Theile Manuskript zum Drucke abzusenden hätte? Keine Antwort! Ich schrieb wieder nach einigen Wochen um Antwort. Ich erhielt aber in einem Vierteljahre keine Antwort. Und so ging es fort, bis ich meinem hiesigen Rechts-Beistand, Herrn Justiz-Amtmann Isensee, an ihn derb schreiben ließ. Da schrieb er, eingeschüchtert, aus Teplitz, wo Trinks nicht war, ihn also auch nicht wieder aufhetzen konnte: Er wolle das Buch ja gern verlegen und drucken laßen. Da er aber nicht dabei gemeldet, wann ich das Manuskript schicken müßte, so schrieb der Herr Justizamtmann wieder an ihn (wo er aber schon wieder in Dresden und unter Trinks Pantoffel war), und bat ihn, die Zeit zur Ablieferung zu bestimmen. Da erhielt er aber auf mehrere Briefe und Anfragen keine Antwort. Endlich als er mit Verklagen drohte, kam die Antwort: ich möchte das Manuskript so bald wie möglich schicken. Ich schickte es den 12. August an ihn. Seitdem hat er aber auf alle Briefe wieder nie geantwortet und keinen Probe-Bogen, zum Zeichen, daß das Buch gedruckt werde, oder schon gedruckt sei, an mich abgeschickt. Vor mehr als 3 Wochen schrieb ich ihm wieder: sobald er mir Probebogen vom Drucke des ersten Theils einsenden würde, wolle ich ihm gleich den zweiten Theil des Manuskripts schicken. Ich erhielt aber wieder keine Antwort, weiß also auch garnicht, was aus dem Manuskripte meines ersten Theils geworden ist, kann es also auch keinem andern Verleger geben.

Vor 8 Tagen schrieb nun nochmals Herr Justizamtmann Isensee darum, aber auch dieser bekömmt keine Antwort. Er weiß, daß, wenn ich ihn gerichtlich darum belangen würde, der Prozeß so lange hingezogen werden könnte, daß ich den Ausgang nicht erlebte. Sie werden mich daher sehr verpflichten, wenn Sie mit beiliegender meiner Vollmacht zu ihm gehen, ihn allein zu sprechen verlangen, und ihm nicht von der Seite weichen, bis er Ihnen mein Manuskript vom ersten Theil meiner chronischen Krankheiten wieder einhändigt. Ich bitte Sie inständig, ihn unablässig und so lange zu turbiren, bis er Ihnen dieses mein Eigenthum übergiebt, welches Sie mir dann sogleich gefällig überschicken und mich aus dieser meiner großen Verlegenheit reißen. Je schneller Sie ihn überraschen, je ärger Sie auf ihn eindringen, desto gewisser können Sie Ihren Zweck erreichen. Da er mir keine Vorausbezahlung draufgegeben, da dieß mein unbestreitbares Eigenthum ist, er seine versprochene Schuldigkeit damit nicht gethan hat und er mich (nach Trinks boshaftem Befehl) nur zu Tode damit vexiren will, so verdient er keine Schonung. Zehn Monate bin ich nun schon damit bei der Nase herumgeführt worden. Daß Trinks dahinter steckt, brauchen wir nicht zum Vorwande der Zurücknahme anzuführen, auch den Trinks nicht zu nennen. Will er eine Quittung von Ihnen darüber haben, so geben Sie ihm eine! Kann er Ihnen keine Probebogen vom schon geschehenen Drucke dieses ersten Theils übergeben, so ist es noch ungedruckt, und er darf nicht geschont werden mit der Herausgabe an Sie.

Wenn Sie mit ihm fertig sind, so bitte ich zum Herrn Raths-Aktuarius Albrecht zu gehen und ihm, bei dem besten Empfehle von mir, seinem Freunde, die ganze Expedition zu erzählen, der Sie sehr gut aufnehmen wird. Ich bin ihm den Verlauf zu melden schuldig. Sie werden mich durch brave Ausführung meines Begehrens sehr verpflichten.

Ihren gequälten, treuen Vater

S. Hahnemann.

Alle Kinder grüßen Euch beide herzlich!

---

† Meinem Schwiegersohne, Herrn Dr. J. H. Wolff.

Lieber Herr Sohn!

Ich bevollmächtige Sie hiemit, in meinem Namen von Herrn Buchhändler Arnold in Dresden mein Manuskript vom ersten Theile der chronischen Krankheiten abzuverlangen, wenn er Ihnen nicht durch Einhändigung der gedruckten Probebogen darthut, daß dieser erste Theil schon oder doch beinahe schon abgedruckt ist.

Cöthen, den 3. December 1834.

Ihr treuer Vater
Samuel Hahnemann.

---

† Brief an Dr. von Bönninghausen.

Cöthen, den 30. Juny 1834.

Unser Arzneischatz ist schon groß, sehr groß und wir haben nicht nöthig, sehr nach neuen Mitteln zu geizen. Dieß sehe ich schon jetzt bei der zweiten Ausgabe der chronischen Krankheiten, an der mir eben Jahr hilft. Sie wird wohl doppelt so reichhaltig werden als die erste. Nur sitze ich jetzt zwischen zwei Stühlen mit dem Verleger Arnold, der, vermuthlich von dem neidischen Trinks aufgehetzt, mich schikanirt und indem ich ihn jetzt auf seinen schriftlichen Contrakt provocire und ihm das Mspt. von den ersten Theilen schicken will, mir nicht antwortet. Ich arbeite also jetzt mit Jahr bloß aufs Ungewisse hin, da ich mit Arnold nicht gern einen Prozeß anfangen möchte. Diese theure Kränkung hat mir auch noch gefehlt.

---

† Bönninghausen antwortet:

Höchst ärgerlich ist das Benehmen des Verlegers Arnold und doppelt zu beklagen, wenn dadurch außer dem Nachtheile für das Publikum, Ihnen eine Kränkung zugefügt wird. Alles, was Verleger heißt, hat das miteinander gemein, daß sie darauf ausgehen, sich selbst auf Kosten der Gelehrten zu bereichern, und es mag wohl sehr wenige geben, die dabei ehrlich zu Werke gehen. Wenn daher der schriftliche Kontrakt mit Arnold es gestattet, so würde ich an Ihrer Stelle von ihm abgehen und nicht aus Mitleid mit dem Undankbaren ein schweres Opfer bringen, wofür überdem die Welt nichts weniger als dankbar sein würde. Alle Ihre treuen Schüler und Anhänger können nichts sehnlicher wünschen, als die Vervollkommnung kennen zu lernen, die die Heilkunst Ihnen verdankt und wie manches Menschenleben kann darüber verloren gehen, wenn es damit noch länger währt, als nöthig ist. Darum, verehrter Herr Hofrath, lassen Sie in diesem Fall nicht Ihr gutes Herz die Oberhand behalten und nicht Gnade für Recht ergehen.

Münster, 9. Juli 1834.

C. von Bönninghausen.

## Hahnemann an Bönninghausen.

† Cöthen, den 26. Dez. 1834.

Ich lebte in einer mehr als zehnmonatlichen Bekümmerniß. Der zusagende Contrakt-Brief von Arnold, die zweite Ausgabe meiner chronischen Krankheiten schnell drucken lassen zu wollen, damit sie dieses Jahr zeitig erscheinen könnte, wird, vermuthlich durch Aufhetzung von Trinks, der ganz über Arnold herrscht, so verzögert, (ja, es gab eine Zeit, wo sie ganz rückgängig gemacht schien), daß ich erst vor 14 Tagen 7 Probebogen vom ersten Theile erhielt aus den Händen eines Mannes, (seines Schwiegersohnes Dr. Wolff. D. V.), den ich von Leipzig aus nach Dresden hatte schicken müssen, ihm im Guten oder Bösen entweder das Mspt. wieder abzudringen oder wenn schon etwas gedruckt wäre, die Probebogen ihm abzufordern — denn wenigstens 12 Briefe von mir und meinem juristischen Beistande waren unbeantwortet geblieben, auch die Intercession eines Freundes in Dresden selbst war mit ausweichender Antwort abgefertigt worden: ich möchte das Werk (u. doch schickte er mir das Mskpt. nicht wieder) bei einem andern verlegen lassen, der ihm seine übrigen Exemplare mit 5000 Rt. vorher vergüten müsse.

So saß ich in Unruhe und Verdruß zwischen Thür und Angel und habe meine Tage traurig zugebracht. Nun da ich ihm den Mann, wie gesagt, zur Exekution auf den Hals geschickt, mag er bange geworden seyn und er hat seitdem mir die ferneren 2 Probebogen vom ersten Theile geschickt mit der schriftlichen Zusage, alles nun nacheinander drucken lassen zu wollen, wozu ich ihm den zweiten Theil auf sein Verlangen gestern überschickte. Jahr hatte bloß die Materialien, gehörig geordnet, abzuschreiben und die weitschweifigen Symptome von N—Z u. a. abzukürzen, und da ich alles selbst mit ihm kollationirte, Wort für Wort, so konnte seine Ruschelei und Faselei mir keinen Schaden thun; wie er sich denn auch sehr zusammen genommen hat.

---

Dr. J. Fr. Hennicke, der Redakteur des Allg. Anz. der D., schreibt zu derselben Angelegenheit an Hahnemann:

† Verehrter Freund!

Wie sehr bedaure ich es, daß Sie von neuem in verdrießliche öffentliche Händel zu gerathen scheinen, wodurch die Ruhe Ihres Lebens empfindlich gestört und tiefer Kummer verursacht werden wird. Sollte sich denn die Sache nicht im Stillen abmachen lassen? Mir scheint dieser Weg der sicherste, kürzeste und ehrenvollste.

Ihr Verleger Arnold kann und muß zu Erfüllung des Contracts, den Sie doch mit ihm abgeschlossen haben werden, gerichtlich angewiesen werden können. Er wird sich dazu um so eher verstehen, da er von Vollendung des Geschäfts einen bedeutenden und sichern Gewinn zu erwarten hat.

Daß Dr. Trinks im Hinterhalt stecken und böses Spiel machen sollte, ist wol nur eine ungegründete Vermuthung und es kann nicht ohne üble Folgen bleiben, ihn deßhalb in Verdacht zu ziehen, gesetzt auch, daß eine solche Beschuldigung nur auf eine versteckte Weise vorgebracht würde. Wie leicht täuscht man sich im Argwohn. Am gerathensten ist es gewiß, Dr. Tr. ganz aus dem Spiele zu lassen. Ist er ein Undankbarer, so verdient er stille Verachtung; wird er der Undankbarkeit bezüchtiget, und ist er von Charakter ein wirklich böswilliger Ränkeweiser, so wird er, gereizt, nur noch bösartiger handeln und Ihnen umso mehr allen möglichen Tort und Dampf anthun. Ist Tr. unschuldig an Arnold's Verzögerung, dann kann ich nur die traurigen, bittern Folgen, die daraus für Sie erwachsen, beklagen und bedauern.

Mit einem innern Widerstreben habe ich Ihre Anzeige drucken lassen, weil ich wegen der Folgen besorgt war, doch konnte ich Ihren dringenden Wunsch nicht unerfüllt lassen. Um zum Beßten mitzuwirken, schrieb ich den Aufsatz in Nr. 258 und berührte da absichtlich die zu erwartende neue Auflage Ihrer chronischen Krankheiten.

Ich schließe mit dem innigen Wunsche, daß die Mißverhältnisse schon zu Ihrer vollen Zufriedenheit ausgeglichen seyn mögen und empfehle mich Ihrem ferneren freundschaftlichen Wohlwollen, mit Hochachtung und Ergebenheit

J. Fr. Hennicke.

Gotha, 26. Sept. 34.

Noch im dritten Teil der »Chronischen Krankheiten«, 2. vermehrte und verbesserte Auflage (1837) schrieb Hahnemann in einer Fußnote:

Zu Anfange des Jahres 1834 schrieb ich die ersten beiden Theile dieses Buches, und ob sie gleich zusammen nur 36 Bogen enthalten, so brachte doch mein voriger Verleger, Hr. Arnold in Dresden, zwei ganze Jahre zu mit der Herausgabe dieser 36 Bogen; durch wen zurückgehalten? Dieß können meine Bekannten errathen.

---

### Buchhändler Schaub über die zweite Auflage der »Chronischen Krankheiten«.

† Herrn Hofrath, Dr. Hahnemann in Paris,
(rue de Milan Nr. 1)

Düsseldorf, den 28. November 1837.

Euer Hochwohlgeboren

bin so frei, um gefällige Einsendung des Manuskripts zum 4ten Band der chronischen Krankheiten höflichst zu ersuchen. Können Sie die Vorrede gleich mitschicken, damit das Manuskript vollständig wäre, so könnte der Druck mit dem Titelbogen angefangen werden.

Noch immer ist der 3te Band nicht viel nachverlangt worden, was mich befremdet und sehr wünschen läßt, daß beim Erscheinen der folgenden Bände die Nachfrage stärker werde.

---

† Düsseldorf, den 18. Juli 1838.

Euer Hochwohlgeboren

sandte ich unterm 9ten dieses die Aushängebogen 22 bis Ende des 4. Bandes der chronischen Krankheiten. Dieser Band ist $33^1/_4$ Bogen stark geworden; das Honorar würde also Th. 698.— betragen, welches ich Ihnen bezahlen muß, wenn Ew. Hochwohlgeboren darauf bestehen und nicht der Billigkeit Gehör geben, indem ich, nach allen Anzeichen, bei dem Verlage dieser beiden Bände den bittersten Schaden habe, wie sie aus folgendem selbst ersehen werden.

Vom 3ten Bande versandte ich nicht mehr als 384 Exemplare und erhielt in der jetzt verflossenen Leipziger Oster-Messe, zu meinem nicht geringen Schrecken, davon 296, sage zweihundert sechs und neunzig, zurück; es wurden also nur 88 Exemplare behalten. Vom 1. Januar bis Ende Mai d. J. sind 30 Exemplare nachverlangt, also im Ganzen 110 Exempl. abgesetzt worden. Der Preis eines Exempl. ist Th. 2. 44 ggr. ordinaris, ich bekomme dafür Th. 1. 12 ggr. netto, also für die 110 Expl. 165 Th., die Kosten des 3.ten Bandes betragen aber Th. 980 und die des 4ten Th. 1262. 12 gr. (der Ladenpreis von Letzterem ist Th. 2. 20 ggr.) die Auflage ist 1500 Exempl., indem ich voraussetzen mußte, daß die Werke des Meisters besser abgehen würden als die seiner Schüler; leider bin ich in dieser meiner Erwartung sehr getäuscht worden. Was ist nun die Ursache der geringen Theilnahme der Homöopathen an dieser neuen Auflage? Ew. Hochwohlgeboren werden es nicht übelnehmen, wenn ich gerade heraussage, was ich gehört habe. Man sagt nämlich: der Hauptgrund läge im Fortschreiten des homöopathischen Systems selbst, was manche Ihrer früheren Schüler verbessert hätten, während Ew. Hochwohlgeboren am alten Systeme festhielten u. s. w. Ich, als Laie, kann das nicht beurtheilen, als Buchhändler kann ich nur sagen, dieser Artikel geht nicht.

Vom hiesigen Kreisphysikus Dr. Ebermaier verlege ich jetzt ein Handbuch der medizinischen Klinik, wofür ich pro Bogen 10 Thl. preuß. Honorar gebe und Ew. Hochwohlgeboren nehmen für eine neue Auflage mehr als noch einmal so viel und sind ein reicher Herr, welcher nicht nöthig hat, sich noch auf Kosten eines eben nicht bemittelten Buchhändlers zu bereichern. Hätte ich ein so ungünstiges Resultat nur im Entferntesten ahnen können, würde ich den Verlag der neuen Auflage des 3.ten und 4. Bandes nicht übernommen haben. Nach Herrn Jahrs Brief mußte ich aber einen bedeutenden Gewinn von diesem Unternehmen erwarten.

Es würde mir nun angenehm sein, wenn Ew. Hochwohlgeboren Vorstehendes berücksichtigend, mit der Hälfte des Honorars, also mit Th. 350.— zufrieden wären, indem ich dann doch immer noch in großem Verlust bliebe.

Über die Ihnen zukommenden Frei-Exemplare belieben Sie gefälligst zu verfügen.

Einer geneigten Antwort entgegensehend, habe die Ehre mit vorzüglicher Hochachtung zu sein

Euer Hochwohlgeboren

ergebenster

J. E. Schaub.

Eine Antwort auf diesen Brief ist im Nachlaß Hahnemanns leider nicht enthalten.

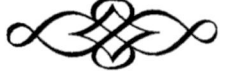

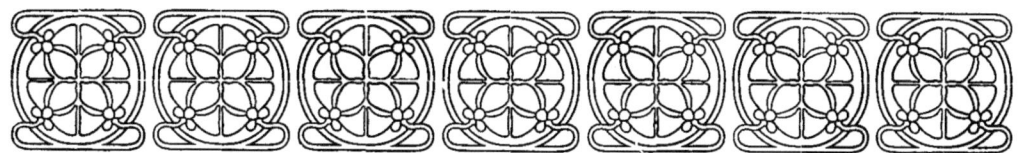

# 14. KAPITEL.

## Das Doktorjubiläum Hahnemanns. Tod der Frau Hofrat; ihr Charakterbild und ihre Kinder.

Anlage 79.

### Hahnemanns fünfzigstes Doktorjubiläum,

gefeiert zu Köthen am 10. August 1829.

Dem Bericht Dr. E. Stapfs in seinem Archiv (8. Bd., 2. Heft 1829) entnehmen wir folgende Schilderungen:

Schon am Vorabende des festlichen Tages eilten von allen Seiten theilnehmende Freunde herbei; aus Berlin, Braunschweig, Dresden, Eisenach, Leipzig, Merseburg, Naumburg und vielen anderen Orten: — selbst aus dem mehr als hundert Meilen entfernten schweizerischen Basel hatte sich einer der eifrigsten und redlichsten Freunde der Homöopathie, Dr. Siegrist, zu diesem Zwecke eingefunden. Es war ein gar erfreuliches Zusammentreffen so Vieler nach Einem Ziele Strebender. Viele, die sich bisher nur dem Namen nach kannten und achteten, fanden sich nun einander persönlich genähert, ältere Freunde sahen sich wieder, manches herzliche und ersprießliche Verhältniß wurde angeknüpft und befestiget. — Den 10ten August früh 6 Uhr wurde dem Jubelgreis eine Morgenmusik gebracht, um 9 Uhr versammelten sich die Anwesenden in einem besonders dazu eingerichteten Zimmer seines Hauses, in welchem, auf einem altarartigen, mit Blumen- und Eichenlaub-Gewinden behangenen Tische, die, auf Veranlassung des Vereins verfertigte, höchst ähnliche Büste Hahnemann's aufgestellt war. Daneben befand sich auf einem Seitentische das herrliche, von Schoppe in Berlin trefflich ausgeführte, große Ölgemälde Hahnemanns in goldenem Rahmen, nebst mehreren Exemplaren der danach verfertigten Lithographieen. — Nachdem sich die zahlreiche Versammlung, welcher sich auch die würdige Familie des Gefeierten anschloß, gruppirt hatte, trat der verehrte Jubelgreis an der Hand des Dr. Stapf in den Kreis, worauf ihm Herr Regierungsrath Freiherr von Gersdorff in einer kurzen Anrede Gruß und Glückwunsch zum festlichen Tage in Aller Namen darbrachte und die Büste mit einem frischen Lorbeerkranz bekränzte. — Dr. Rummel überreichte ihm sodann mit einigen herzlichen Worten ein Prachtexemplar des Festprogramms, Stapf die, in einem rothsammetnen Etuis befindlichen, goldenen und silbernen Medaillen, Hofrath Dr. Mühlenbein die lateinisch abgefaßte und von allen Anwesenden unterzeichnete Urkunde über die Verwendung der überschüssigen Summe zu einstiger Errichtung eines Instituts für Homöopathie, Dr. Rummel das von der medic. Fakultät in Erlangen eingegangene Gratulationsdiplom, Stapf ein Prachtexemplar der, von ihm gesammelten und herausgegebenen kleinen medic. Schriften Hahnemanns und Herr Dr. jur. Albrecht aus Dresden, der würdige Vertheidiger der Homöopathie in rechtlicher Hinsicht, ein werthvolles Gedicht.

Tiefbewegt von allem, was ihm in dieser festlichen Stunde Freundliches begegnet, sprach hierauf der verehrte Jubelgreis die Gefühle seines Herzens in, von Freude und Dank erfüllten, gehaltvollen Worten aus, und empfing sodann die persönlichen Glückwünsche der Anwesenden.

} Überdieß erhielt der Gefeierte von nah und fern die vielfachsten und erfreulichsten Beweise hoher Anerkennung und herzlichster Theilnahme. Wir gedenken hierbei vor allem der werthvollen, von huldreichsten Handschreiben begleiteten Festgeschenke, einer goldenen Tabatière mit brilliantener Namenschiffer (den Wert der Dose setzte Hahnemann bei der Erbtheilung auf 80—100 Taler an. D. Verf.) und eines antiken Pokals, womit des Herrn Herzogs von Anhalt-Cöthen und der Frau Herzogin Durchlauchten ihn überraschten; ferner des von der naturforschenden Gesellschaft des Osterlandes zu Altenburg ihm zugesendeten Ehrenmitglieddiploms, so wie einer Menge Briefe, in welchen seine Freunde und Verehrer ihre, diesem Tage geweiheten Gefühle, glückwünschend und dankend, aussprachen...

Nach diesen ersten festlichen Begrüßungen, versammelten sich die Anwesenden auf erhaltene Einladung in dem Garten des verehrten Jubelgreises und verlebten in freundlichem und lehrreichem Gespräche mit ihm einige der glücklichsten, vielen gewiß unvergeßlichen Stunden. Gegen Ein Uhr Mittags verfügten sich alle in einen Saal des Hotels, in welchem das Festmahl gehalten werden sollte, und berathschlagten daselbst über die zweckmäßigste Art und Weise, die vorräthige Summe von 950 Thlr., welche durch unerwartet in den letzten Tagen hinzugekommene Beiträge bis zur Höhe von 1200 Thlr. gestiegen war, zur Förderung der Homöopathie zu verwenden.

Nach mehrfachen Erörterungen wurde beschlossen, das vorliegende Kapital, unter der ferneren Verwaltung des Herrn Hofrath Dr. Mühlenbein und des Herrn Dr. Rummel, auf Zinsen zu geben und dadurch, sowie durch Verkauf noch vorräthiger lithographischer Abdrücke von Hahnemann's Bild und des Festprogramm's, und durch fortgesetzte Sammlungen es zu vermehren, und erst dann, wenn es so ansehnlich geworden, daß etwas Tüchtiges damit anzufangen, das Nähere zu bestimmen; wobei jedoch die Errichtung eines homöopathischen Klinikums an einem, in der Folge zu bestimmenden Orte, als höchster Zweck festgesetzt wurde.

Sämmtliche Anwesende machten sich anheischig, weitere freundliche Beiträge zu diesem, so höchst wohlthätigen Zwecke anzunehmen und selbige den genannten Verwaltern des Kapitals zuzustellen; wogegen die Namen der Beitragenden von Zeit zu Zeit in dem Archive f. d. hom. Heilkunst, oder in nachträglichen Namensverzeichnissen genannt und über die Verwaltung des Kapitals öffentlich Rechenschaft abgelegt werden soll. Hieran schloß sich die Gründung einer Gesellschaft homöopathischer Ärzte, deren natürliches Mitglied jeder, als ächter Homöopath sich ausweisende Arzt ist. Diese Gesellschaft wird sich jährlich am 10. August versammeln und zwar jedesmal an einem selbstgewählten Orte...

Nach Beendigung dieser Berathung vereinigte ein frohes Festmahl die Anwesenden, denen sich mehrere angesehene Fremde anschlossen, welche sich soeben, um unter Hahnemanns Augen durch homöopathische Behandlung ihre Gesundheit wieder zu erlangen, in Cöthen befanden. Er selbst, dem das Fest galt, hatte die Bitte, das Mahl durch seine Gegenwart zu verherrlichen, aus triftigen Gründen abgelehnt; der Ehrenplatz wurde aber für den Unersetzlichen unbesetzt gelassen.

Freude und Heiterkeit belebte die Tafel. Manichfache Toasts wurden ausgebracht...

Auf erhaltene Einladung des Jubelgreises verfügten sich sämmtliche Anwesende Abends gegen sechs Uhr wieder zu ihm und genossen, bei frohem Mahle und freundlichen, inhaltreichen Gesprächen, in seiner Nähe die Stunden des Abends, und erst spät schieden sie unter den herzlichsten Wünschen für sein, Allen theures Leben, dem auch im zweiten halben Jahrhundert seiner unermüdlichen Thätigkeit, die Kunst und Menschheit noch viel des Großen und Heilsamen zu verdanken haben wird.

So endigte dieser, von treuester Liebe und Verehrung still vorbereitete und hochgefeierte Festtag...

## Das Festprogramm

in glänzendem Latein geschrieben und bei Stapf 34 Druckseiten umfassend, enthält u. a. folgende Ausführungen:

Mit Hahnemann beginnt eine neue Periode der Medizin. Er hat die alten und neuen Systeme nicht einfach einer Kritik unterworfen, sondern etwas ganz Neues entdeckt, die

Homöopathie, die von allen früheren Systemen gänzlich abweicht, die nur wenige vor Hahnemann geahnt haben, die niemand vor ihm folgerichtig durchgedacht hat.

Keine Heilkunst stimmt mehr mit den Naturgesetzen überein, keine heilt Krankheiten so gut, aber auch keine weicht so weit vom gewohnten Pfad ab wie die Homöopathie.

Darum kein Wunder, daß sie so viele Freunde und Feinde hat. Alle bisherigen Systeme, die sich nur auf Tagesmeinungen stützten, sind zu Grunde gegangen, aber die Gesetze der Natur sind ewig. Alle bisherigen Systeme verdanken ihre Entstehung der Spekulation, die Homöopathie allein der Erfahrung und den Naturgesetzen, daher wird sie auch immer mehr wachsen und ans Licht kommen. —

Nach der ausführlichen Schilderung von Hahnemanns Lebenslauf wirft der Verfasser die Frage auf, was denn das Außergewöhnliche sei, das Hahnemann der Medizin mit seiner Entdeckung geschenkt habe.

Hahnemann hat schon früh an der Richtigkeit der allgemein üblichen Lehren der Heilkunst gezweifelt und die traurigen Zustände in der Medizin erkannt. Er konnte sich aber nicht dazu verstehen, eine Heilkunst auszuüben, deren Mängel und Gefahren er kennen gelernt hatte; er gab die ärztliche Tätigkeit auf, weil er ehrenvolle Armut einem schlechten Gewissen vorzog. Längere Jahre schlug er sich mit seiner Familie, gestützt auf seine reichen Kenntnisse in Chemie und fremden Sprachen, mit Übersetzungsarbeiten durch. Doch trieb es ihn immer wieder zur Heilkunde zurück, um die Fehler aufzufinden, die die besten Ärzte stets vom richtigen Wege abgebracht hatten.

So erkannte er den allgemeinen Irrtum, in dem fast alle Ärzte befangen waren: sie üben ihre Kunst aus, nicht auf Beobachtung und Erfahrung gestützt, sondern von eitlen Meinungen und Vermutungen geleitet, und suchen vergebens, die unserem Geist immer verborgen bleibende innerste Ursache der Krankheiten zu erfassen.

Allmählich setzte sich in ihm die Überzeugung fest, daß man andere Wege gehen müsse, um der Heilkunst aufzuhelfen, und er kam zu dem Schluß, daß man allein der wirklichen Erfahrung vertrauen dürfe und daß nur die Beobachtung der Arzneiwirkungen am Gesunden zum Ziele führe. —

Im Jahre 1790 kam Hahnemann bei der Übersetzung von Cullens Materia medica dazu, die Wirkung der Chinarinde an sich selbst zu versuchen: der Grundgedanke der Homöopathie war entdeckt. Er blieb nicht bei dieser einzigen Tatsache stehen, sondern schloß weitere Versuche mit Arzneimitteln an und fand so das wahre Heilgesetz, das der ewigen Naturordnung entspricht, das von manchem früheren Forscher schon geahnt, aber von keinem ans Licht gezogen worden war.

Hahnemann ging mit äußerster Vorsicht zu Werke, als es galt, die neue Heilweise an Kranken zu erproben. Es gelang ihm, die Krankheit vollständiger, leichter und sicherer zu heilen, als es je einem früheren Arzt möglich gewesen war.

Hundertmal wiederholte Versuche und sorgfältig beobachtete Erfahrungen gaben ihm die Gewißheit, das wahre, naturgemäße Heilgesetz entdeckt zu haben, nach dem jedes Mittel jede Krankheit schnell, milde, sicher und angenehm heilen könne, wenn nur die Erscheinungen, die es am gesunden Körper hervorgebracht habe, den Symptomen der Krankheit möglichst entsprechen. Auch sah er leicht ein, daß frühere Heilerfolge auf demselben Grundsatz beruht haben müssen. —

Schon die ersten kurzen Veröffentlichungen über das von ihm gefundene neue Heilgesetz riefen stürmischen Widerspruch hervor. Hahnemann ließ sich nicht beirren, und da gerade eine schwere Scharlachepidemie herrschte, suchte er auch dieser Krankheit nach seinem Heilgesetz beizukommen. Der Erfolg war durchschlagend, indem er nach dem Ähnlichkeitsgesetz Belladonna als Heilmittel wählte. Er sah darin die Bestätigung dafür, daß das Gesetz »similia similibus« von allgemeiner Gültigkeit sei und daß das Heilmittel, das irgend eine Krankheit spezifisch heile, dieselbe nicht minder sicher zu verhüten imstande sei. Bald wurde es ihm auch klar, daß die Gaben richtig gewählter Arzneien zu groß seien; so fing er an, die Arzneien zu verdünnen und entdeckte damit ein weiteres Heilgesetz, das der kleinen Gaben.

Nachdem er die Kräfte zahlreicher Arzneien am Gesunden geprüft und die Ergebnisse in Buchform veröffentlicht hatte (Fragmenta de viribus), ging er dazu über, seine Heillehre wissenschaftlich zu begründen. Es entstand das »Organon der rationellen Heilkunde«. Seinem Erscheinen folgten heftige Angriffe, die Hahnemann standhaft ertragen hat. Unbeirrt von allen Anfeindungen ist er seinen Weg gegangen, er hat die größten Unbequemlichkeiten auf sich genommen, die die Arzneiprüfungen am eigenen Körper mit sich brachten. Wer seinen Beobachtungen folgt, kann daraus mehr Nutzen ziehen als aus allen Büchern der Materia medica, die in 20 Jahrhunderten zusammen geschrieben worden sind.

Später durfte er sich bei seinen Forschungen der Mitarbeit einer stetig sich steigernden Zahl von Schülern erfreuen. Das Ergebnis dieser gemeinsamen Arbeit war die »Reine Arzneimittellehre«. Während auf der einen Seite die Angriffe der Gegner immer heftiger und immer bösartiger wurden, wuchs auf der andern Seite der Zustrom von Kranken. Die bedeutendsten Persönlichkeiten, darunter Kaiser Franz von Österreich, Zar Nikolaus von Rußland, der russische Großfürst Konstantin, der König von Neapel u. a. wurden auf die Homöopathie aufmerksam und schickten ihre Leibärzte zu Hahnemann, um sie im homöopathischen Heilverfahren unterrichten zu lassen.

Es folgt nun eine Zusammenstellung der Grundlagen, auf denen das homöopathische Heilgebäude ruht. Das Ganze schließt mit einer feierlichen, schwungvollen Verherrlichung Hahnemanns und einer Aufforderung zur würdigen Nachfolge.

---

### Schenkungsurkunde.

Ihrem vielgeliebten und hochverehrten Meister,
dem genialen Entdecker der Homöopathie,
Samuel Hahnemann.

Zum ewigen Gedenken an den Tag, an dem er vor 50 Jahren zu Erlangen feierlich mit dem Doktorhut geschmückt wurde, haben Freunde und homöopathische Ärzte zur persönlichen Ehrung des hochverdienten Entdeckers, zugleich auch zu Nutz und Frommen der homöopathischen Heilkunst für eine würdige Feier dieses Festtages gesorgt und einstimmig beschlossen, als Grundstock zur Schaffung einer Schule, darin die Heilkunst für Studenten der Homöopathie in exakter Wissenschaftlichkeit von geeigneten Männern gelehrt werden soll, den Betrag von 1250 Thalern zu stiften. Dieses Gedenkblatt soll dem vielgeliebten und hochverehrten Meister den Plan seiner dankbaren Jünger in der Homöopathie und seiner sonstigen Freunde verkünden.

Gebe es der Allmächtige, daß bald der Tag erscheine, an dem dieser Grundstock durch weitere Stiftungen und Schenkungen zu solcher Höhe angewachsen sei, daß unsere Schule erstehe und von Jahr zu Jahr mehr und mehr aufblühe, zu reichem Nutzen und zum Ruhm der homöopathischen Heilkunst.

Cöthen, 10. August 1829.

---

### Glückwunschschreiben des Herzogspaares.

Mein lieber Hofrath Hahnemann!

Es gereicht Mir zu einem ganz besondern Vergnügen, Ihnen zu Ihrem 50jährigen Doctor-Jubiläum Glück wünschen zu können. — Sie haben durch die Auffindung und Begründung der nunmehr schon nach allen Weltheilen ausgebreiteten homöopathischen Heilkunst ein so großes und dauerndes Verdienst um die Menschheit sich erworben, daß Ich Mich gern an die Zahl derjenigen Ihrer Verehrer anschließe, welche an dem heutigen Tage sich vereiniget haben, um Ihnen den Zoll ihrer Dankbarkeit darzubringen. Als Landesherr fühle Ich Mich aber doppelt berufen, auch Ihrem persönlichen ärztlichen Wirken, wodurch Sie Mir Selbst und Meinem Lande so viel Gutes erwiesen haben, wiederholentlich die gebührende Anerkenntniß zu geben. Empfangen Sie daher meine aufrichtigsten Glückwünsche. Ich übersende Ihnen zugleich die beifolgende Tabatière mit Meiner Namenschiffer in Brillianten, welche Sie als ein Andenken an Ihren heutigen Festtag und als ein geringes Zeichen Meines Landesherrlichen Wohlwollens und der Würdigung Ihrer Verdienste annehmen wollen etc.

Cöthen den 10ten August 1829.

Ferdinand, Herzog z. Anhalt.

Sehr geehrter Herr Hofrath!

An dem heutigen, für Sie so festlichen Tage, wo so viele Verehrer Ihrer Verdienste das Anerkenntniß derselben erneuern, will auch ich nicht unterlassen, Ihnen Meine aufrichtigsten Glückwünsche zu Ihrem 50jährigen Doctor-Jubiläum darzubringen. Sie haben jetzt das schöne Ziel erreicht, wo Sie auf eine Reihe thätig und nützlich vollbrachter Jahre zurückblicken, und in der großen Verbreitung Ihrer, für das Wohl der Menschheit so sehr ersprießlichen Lehre, der Homöopathie, die schönsten Früchte Ihrer vielen Anstrengungen reifen sehen. Möchten Sie noch recht lange und ungestört diese hohe Freude genießen, und überzeugt seyn, daß Ich daran stets den größten Antheil nehmen werde. Empfangen Sie zugleich das beifolgende Andenken, als ein Zeichen Meiner Anerkenntniß, und dabei die wiederholte Versicherung Meiner besonderen Hochachtung und gnädigen Wohlmeinung.

Cöthen, den 10ten August 1829.

Julie, Herzogin z. Anhalt.

Glückwunschschreiben von Dr. Constantin Hering aus Paramaribo in Surinam vom 18. Mai 1829.

(Stapfs Archiv, 8. Band, 2. Heft, Seite 142.)

Hochgeehrtester Herr Hofrath!

Ich eile Ihnen einen flüchtigen Gruß zuzusenden, damit meine Stimme nicht fehle unter den vielen Stimmen Ihrer Schüler und Freunde, die alle werden laut werden an dem hohen Festtage Ihres Lebens. Meine freudige Huldigung muß auch bei denen der andern gehört werden, darum weil ich der glückliche bin unter Ihren Schülern, der berufen worden ist, der erste in die weiteste Ferne zu kommen, und der neuen Lehre die Fahne des Sieges in dem Lande der Palmen aufzupflanzen.

Mit diesem ersten abgehenden Schiffe fliege nun mein Freudenruf zu Ihnen, und alle die vielblättrigen Beweise mögen ihm erst folgen . . .

Selig fühle ich mich, daß ich nun Ihre Lehre auch hier verbreiten und befestigen kann, und nun in Ihrem Namen das süße Geschenk, was die Erde zum Himmel macht, die Gesundheit, auch austeilen mag an die unglücklichsten aller Kranken, an die verachteten, verabscheuten, aus aller Menschen Gesellschaft verbannten.

Möge ich recht bald auch Ihnen vollständige Heilungen der Psora in dieser ihrer ältesten Gestalt mittheilen können; und dann, wenn es gelungen ist, und Ihre Fahne für alle Zeiten hier wehen wird, meinen Platz an einen andern Ihrer Schüler abtreten dürfen, und endlich dann in das geliebte Vaterland zurückkehren können, um Ihnen, dem jugendlichen Greise, von allem was ich gesehen und was ich gethan, Rechenschaft abzulegen; das würde mich aber am innigsten und tiefsten erfreuen, wenn Sie dann mit der Arbeit Ihres Schülers zufrieden wären. Mit unvergänglicher Hochachtung Ihr

Dr. Constantin Hering.

Anlage 80.

## Danksagungsbriefe Hahnemanns.

An Dr. Stapf:

† Lieber Herr College!

Ich kann doch viel Freud und Leid vertragen, aber fast hielt ich die Überraschung von so vielen und starken Beweisen der Güte und Liebe meiner Schüler und Freunde nicht aus, womit ich am 10. August überschüttet ward. Jetzt da ich allmählig wieder zur Besinnung komme und einzeln durchgehe und erwäge, was mir mit so vieler Herzensgüte verehrt ward, erstaune ich immer mehr über die vielen Geschenke in großem Stile, mit Geschmack und Eleganz veranstaltet, und im besten Sinne und anhaltender Mühe ausgeführt. Verdient habe ichs nicht; es sind Geschenke der Großmuth, der Zärtlichkeit und überschwenglichen Dankbarkeit, deren Werth ich zu schätzen weiß. Die Urheber dieser mir bescheerten Freuden mögen leben und gedeihen!

Diese meine schwache Äußerung bitte ich diesen Urhebern gütigst mitzutheilen und einen großen Theil davon für sich zurückzubehalten. . . .

Ich bitte unsern Rummel, Groß, Franz, Gerstorff dankbar von mir zu grüßen und ich bleibe ihr ergebenster

S. Hahnemann.

Cöthen, den 18ten August 1829.

An Dr. Stapf:

⁂ Liebster Freund!

Sie haben sich durch die zweckmäßig eingerichtete und mit den sehr nothwendigen Anmerkungen von Ihnen ausgestattete Herausgabe meiner kleinen medicinischen Schriften ungemein um mich verdient gemacht, vielleicht auch, wenn ich so eitel sein darf, dergleichen anzunehmen, auch um die Welt verdient gemacht; fast halten Sie mich aber in Ihrer schönen Vorrede zu hoch! Mit einem Worte, ich habe Ihnen viel zu verdanken. Wollen Sie wohl glauben — erst in diesen letztern Tagen bin ich wegen überhäufter Arbeit dazu gelangt, diese Ihre gütige, so wohl gemeinte und sehr gut ausgefallene Bemühung gehörig durchzusehen.

Ich weiß nicht, wie ich noch die viele Arbeit aushalte. Was man aber so gerne thut, ermüdet blos bis zum Schlafengehn. Früh ist, Gott sei Dank, alle Kraft wieder ersetzt . . .

Heute muß ich schließen unter den besten Grüßen der Meinigen an Sie, Frau Gemahlin und werthe Familie und auch von mir

Ihrem Freunde
S. Hahnemann.

Cöthen, den 28ten September 1829.

---

Einige Tage später schreibt Hahnemann an Dr. Rummel*):

Lieber Herr College!

Sie sind mir zuvorgekommen, da ich doch zuerst Ihnen danken wollte für die unsägliche Mühe, Arbeit und Aufopferung, die Sie mit Stapf u. s. w. für mein Fest angewendet haben müssen, um es so großartig zu feiern. Vorzüglich Sie habe ich dabei so thätig und eifrig gesehen, daß ich es Ihnen nie vergessen werde. Es war auch ein köstliches Fest, was mich überraschte und vielseitig ergriff.

Und auch der Verwaltung des schon hübsch angewachsenen Stiftungs-Capitälchens unterziehen Sie sich mit Dulce decus columenque rerum. Die gütige Fürsehung scheint diesen ehrwürdigen Fond sichtbar zu segnen.

Ein reicher privatisirender Kaufmann in L. . . ., Herr C. B. Sch. . . ., mein Patient, erbot sich, da er davon hörte, auch einen Beitrag dazu zu liefern. Hat er es schon gethan? Wo nicht, so bitte ich unsern Dr. Franz eine Quittung von Ihnen in blanco (ohne die Summen auszufüllen) zu schicken, der zu ihm gehen und ihn an sein Versprechen erinnern und wenn er (gewiß honnet) geopfert hat, die Summe in Ihrer Quittung ausfüllen und ihm überreichen wird. Überhaupt möchten Sie sich wohl auf solche (am besten wohl gedruckte) Recipisse's befleißigen, um den Gebern dieses kleine Denkmal unserer Erkenntlichkeit darreichen zu können.

Wenn Sie auf ein Paar Tausend Thaler gekommen sind, werden Sie wohl, mit Zustimmung Mühlenbeins, preußische Staatsschuldscheine ankaufen, die dann auch im Jahre 80 Thlr. Interessen bringen. Übereilen Sie sich mit Ihren Arbeiten nicht wegen des Repertoriums; ich muß ja auch auf andere warten, die weit mehr Zeit übrig hätten, und alles muß ich doch erst beisammen haben, ehe ich zu ordnen anfangen kann.

---

*) Allg. Hom. Ztg. 1852, Bd. 44, S. 18.

Mir geht es fast so, wie Ihnen. Außer den stets fortlaufenden Geschäften, habe ich eine solche Menge Danksagungs-Briefe zu schreiben, außer denen, die ich schon geschrieben habe, daß ich nicht weiß, wo ich die Zeit hernehmen soll.

Bald aber werde ich damit auf Reinem sein, da ich munter bin und dann erwarte ich Sie (und wenn's in 14 Tagen, von heute an gerechnet, wäre) und unsern Stapf und, wollte Gott, auch Groß (und Franz?) zu einem ausführlichen Besuche; denn wir haben viel mit einander zu sprechen.

Wenn Sie an Stapf schreiben, so melden Sie ihm doch auch mit, da er etwas Ausführliches vom 10. August zu schreiben gedenkt, daß mir zu diesem Tage die naturforschende Gesellschaft des Osterlandes (Pierer mit unterschrieben!) ein Ehrenmitglieds-Diplom, mit einem niedlichen Briefe zugeschickt hat ...

Heute muß ich schließen als

Ihr ergebener

Samuel Hahnemann.

Cöthen, den 24. Aug. 1829.

## Anlage 81.

## Zum Tod der Frau Hofrat Hahnemann.

Brief Hahnemanns an Dr. Stapf:

† Lieber Freund und College!

Recht herzlichen Dank für Ihre herzlichen Wünsche zum Antritt meines 76ten Lebensjahres und Gegenwünsche in Menge für Ihr und der geschätzten Ihrigen Wohlergehen zu dem, von welchem alles Gute unsichtbarer Weise uns zuströmt, so daß uns in den, vom geschäftvollen Leben uns übrigen Augenblicken kein anderer Gedanke an ihn, den Seegen ausströmenden großen Geist, erfüllen kann, als ihm unabläßig zu danken, mit unsrem Herzen und mit all' unserm seiner würdigen Beginnen zu danken, ob wir gleich in aller Ewigkeit seine Güte ihm nicht verdanken können.

Ihr angenehmer Brief traf mich in der sonderbarsten Lage von der Welt an.

Meine gute, seit mehren Jahren sehr kränkelnde Gattin, die schon vor 3 Jahren ein sich durch die Lunge öffnendes Leber-Geschwür mit genauer Noth überstanden hatte, und immer abgeneigt vor aller Arznei blieb, sich auf ihre ungeheure Lebenskraft verlaßend, erkrankte Anfangs Maerz, nach einer Erkältung mit Verdruß, wie es schien, an einem ungeheueren Katarrh und Husten mit großen Schmerzen hie und da — Husten mit schwierigem Auswurfe, nahm bei einem deutlicher remittirenden Fieber zu, und sie fing an, Eiter auszuhusten, der anfangs blutig, nachgehends mit reiner Galle vermischt war, dann übelriechend zuletzt unerträglich stinkend, wie ein in kalten Brand übergehendes Geschwür, wobei sie nach großem Leiden, Fieber und Schmerzen in unser aller Armen, zuletzt sehr sanft, den 31sten Maerz nach Mitternacht zum Übergange in die Ewigkeit einschlief, mit der heitersten Miene von der Welt. Ihr war diese Erlösung zu gönnen*).

Mehrere Tage vor ihrem Absterben war ich über Rummels Brief erkrankt und zwar sehr heftig und schwer, so daß ich niemand sprechen und keine Zeile lesen oder schreiben konnte; mit Mühe schlich ich des Tages ein Paar Mal von meinem Lager zu der todtkranken Mutter 'nüber (weil sie mich vermißt hatte), ohne ihr etwas von mir merken zu lassen. Staph. und Arsenik, abwechselnd mehremal genommen, retteten mich, so daß ich in der Erhohlung war, als sie verblich.

Die Störung meiner durch das (hier nothwendige) ansehnliche Begräbniß, die Herbeiholung meiner zwei entfernten Töchter, die Theilung der mütterlichen (ansehnlichen) Ver-

---

*) Siehe auch Brief von C. H. Reclam-Leipzig vom 6. Nov. 1832, in dem ohne jede weitere Unterlage behauptet ist, Hahnemann habe in der größten Not bei seiner sterbenden Frau zum sonst verpönten Aderlaß gegriffen (Anlage 120).

lassenschaft, dazwischen ein nochmaliger Rückfall in jene Art Nervenfieber, was mir wieder auf 3, 4 Tage die Kräfte raubte, und dann die Anhäufung von indeß unbeantworteten Krankenbriefen, Bestürmung täglich von hiesigen Kranken usw. — sehen Sie! in dieser Lage, doch, Gott sei Dank wieder hergestellt, erhielt ich Ihren lieben Brief, nebst mehren andern Glückwünschungs-Briefen. War es Wunder, daß ich Ihnen nicht eher, als heute, antworten konnte? — Sie werden indeß Ihre gute Marie Eylert erhalten haben, freilich nicht bei der besten Witterung. Wenn Sie mir bald wieder schreiben und mir ihr jetziges Befinden mittheilen, so werde ich sehen, ob ich Ihnen freundschaftlich ärztlich rathen kann.

Will aber Yxkull zu mir reisen, so bitte ich, daß Sie mitkommen. Sie werden mich vielleicht noch mit meiner Hülle Gott ergebener Philosophie wie sonst antreffen.

Ihr treuer Freund<br>Samuel Hahnemann.

Cöthen, den 24ten April 1830.

Die besten Empfehle von mir und den Meinigen an Ihr werthes Haus!

---

An demselben Morgen, an dem Frau Dr. Hahnemann starb, bekundete Herzogin Julie ihrem Leibarzt in folgenden Worten ihr Beileid*)

Mit größtem Bedauern, mein lieber Hofrath, habe ich den traurigen Fall erfahren, der Sie in dieser Nacht so hart betroffen hat; diese Nachricht bestürzte mich um so mehr, als ich keine Ahnung von dem Unwohlsein der Hingeschiedenen hatte. Ich bitte, daß Sie sich meiner herzlichsten Theilnahme versichert halten und daß Sie meiner Bitte eingedenk sein mögen, Ihr dem Wohle der Menschheit so nützliches Wohlsein bei dieser starken Erschütterung möglichst zu schonen.

Julie, Herzogin zu Anhalt.

Cöthen, den 31. März 1830.

## Anlage 82.

### Frau Luise Moßdorff über ihre Mutter.

(Brief der Tochter an den Vater.)

Innig geliebter Vater, höre mich an!

Nach Rückerinnerung an die Selige und ihre unvergleichlichen Charakterzüge und Tugenden bricht mir jetzt das Herz! — Alle Tugend des Geistes und des Herzens wird sie Dir ewig unvergeßlich machen. Daß die Selige bald acht und vierzig Jahre hindurch mit unwandelbarer Treue an Dir hing, zehn Kinder mit Dir erzog und zwar unter den drückendsten Verhältnissen, einen großen Theil der Welt mit Dir durchzog und zwar unter den schrecklichsten Verfolgungen von den Gegnern der Homöopathie aller Arten und unter tausendfacher Noth, Sorge und Kummer; daß sie stets gerne und willig bis zum letzten Groschen ihr Vermögen, sowie alle ihre werthvollsten Schmucksachen, Wäsche, Betten, Kleidungsstücke usw. opferte, um nur jedem Mangel für Dich und die Kinder abzuhelfen, Hunger und Kummer zu tilgen; daß sie Dir in jeder Lage treuen Beistand leistete, Dich tröstete, zahllose Leiden und Schmerzen Dir tragen half, in den tödtlichsten Krankheiten Dir und den Kindern unerschütterlichen Beistand leistete und die schrecklichsten Verfolgungen mit Würde trug, den Kindern stets die größte, Dir gebührende Achtung einflößte und ihnen an's Herz legte, welche Liebe und welchen Dank sie Dir schuldeten; wie sie die Kinder stets ermahnte zu Allem Rechten und Guten, zu jeder Tugend usw.

---

*) Albrecht, S. 112, sowie Ameke, S. 157.

Ihr schulden wir endlosen Dank! und sprechen es hiermit nochmals laut aus! unendlichen Dank ihr! alle Ehre ihr! die innigste Liebe, Anhänglichkeit und wahre Hochachtung der theuern Verewigten! Der, wollte Gott, alle Frauen und Mütter treu nachfolgen möchten!

Phantasterei und Romane lagen ihr fern! sie lebte nur der Wirklichkeit, bis daß sie unter den liebevollsten mütterlichen Ermahnungen noch ganz kurz zuvor die theure Hand uns reichte, sowie sie Dich noch mehrmals an ihre treue Hand nahm, die Dich durch Dein tausendfach sturmbewegtes Leben glücklich führen half, Dir nochmals unter Thränen ihre liebevollen, segnenden Blicke spendete und in Folge ihrer beispiellosen Treue so unendlich schwer von Dir sich trennen konnte! Welche rührende Scene! So lange wir noch auf Erden wandeln und unser völliges Bewußtsein haben, muß jeder Gedanke daran uns tief erschüttern und wahrhaft ergreifen und kann in unsern dankbaren Herzen nie, nie erlöschen! so wir Gott angehören und in seine väterlichen Arme Aufnahme zu erlangen gedenken. —

Geschrieben unter'm 10. November 1834 zur Rückerinnerung an die theure Verewigte.

Louise.

## Anlage 83.

## Zur Charakteristik der Frau Johanne Henriette Leopoldine Hahnemann.

In »Albrecht, Hahnemanns Leben und Wirken« schreibt der Verfasser, der von 1821—1835 viel im Hause Hahnemanns verkehrte:

Seine Töchter ließ Hahnemann sorgfältig erziehen und bilden. Zu häuslichen und allen sogenannten weiblichen Arbeiten, sowie zur Hauswirthschaft waren sie von der Mutter hinlänglich angeleitet worden. Die Mutter war überhaupt von größerem Einfluß als der Vater, so lange die Kinder im Elternhause waren. Sie war eine bedeutende Frau, von energischem Character, auch von einer für die damalige Zeit ungewöhnlichen Bildung, sowie von großer persönlicher Liebenswürdigkeit; sie war eine sorgende, herzliche und höchst achtenswerthe Gattin, eine echte Mutter, welche den lärmenden Freuden entsagend, einzig den Ihrigen lebte ... und wurde von ihrem Gatten und ihren Kindern innig geliebt und verehrt. Sie besaß eine bedeutende musikalische Bildung, und hat vieles, was sie selbst gedichtet hatte, selbst komponirt.

In dem Büchlein »Treue Bilder aus dem Leben der verewigten Frau Hofrath Johanne Henriette Leopoldine Hahnemann, geb. Küchler« (Berlin, Ferd. Rob. Reichardt, 1865) heißt es:

Johanne Henriette Leopoldine opferte ihm (Hahnemann) ihr ganzes Vermögen, als er den hochherzigen Plan faßte, sich ganz in das Heiligthum seines schaffenden Geistes zurückzuziehen, um der Menschheit Rath und Hilfe für ihre körperlichen Leiden zu schaffen, nachdem er das bestehende, tausendjährige Verfahren nicht nur als unzulänglich, sondern selbst als neues Verderben endlos erzeugend erkannt hatte.

Daß es der sorgenden Hausfrau, der treuen Mutter dabei oft schwer auf das Herz fallen mochte, wenn sie bedachte, was aus der zahlreichen Familie werden mußte, wenn Hahnemann das große schwierige Problem nicht genügend löste, — wen sollte das Wunder nehmen? Wen sollte es vielmehr nicht Wunder nehmen, wenn die deutsche Frau unter solchen Verhältnissen nicht oft bangend in die Zukunft ausgeschaut?

Johanne Henriette Leopoldine wachte mit zärtlicher Sorgfalt über das häusliche Glück, über den stillen Frieden des großen Meisters, so daß er sich nur in seinem Hause, in seiner Familie wohl fühlte und sie nur selten verließ — eine Sorge, eine liebende Thätigkeit, welche nach ihrem Tode die treuen edlen Töchter in rühmlicher Weise übernahmen und übten.

---

Franz Hartmann berichtet in seinem eingehenden Aufsatz »Aus Hahnemanns Leben« (Allg. Hom. Ztg. 1844, Bd. 26, S. 187/188), wie Hahnemann Punkt 12 Uhr zu Tische gerufen wurde (Anlage 71) und wie er dann, wenn es zum drittenmal geschehen mußte, bemerkte: »Dießmal bekomme ich ein finsteres Gesicht.« Hartmann fährt dann fort:

> Aus dieser und ähnlichen Äußerungen, die ich aus seinem eigenen Munde gehört, läßt sich entnehmen, wie sehr der große Mann in seinem eigenen Hause bevormundet wurde, doch ertrug er dieß gern und glaubte dem weiblichen Theile diesen Tribut zollen zu müssen, da dieser mit der größten Aufmerksamkeit und Pünktlichkeit über alle seine Eigenheiten wachte, selbige zu befriedigen suchte, es ihm an nichts fehlen ließ und außerdem, was er sehr hoch anschlug, einzig und allein die Erziehung seiner Kinder leitete, um die er sich bei seinen vielen Arbeiten nicht kümmern konnte.

Ernst von Brunnow aber schrieb in seinem Werkchen »Ein Blick auf Hahnemann und die Homöopathik«:

> So streng Hahnemann auf kindlichen Gehorsam hielt, so wenig hatte er das Regiment als Ehemann in den Händen. Seine große, wohlbeleibte Gattin, die ihm, wie einst Agnes Frei dem edlen Maler Albrecht Dürer, manche bittere Stunde machte, übte den nachtheiligsten Einfluß auf ihn aus. Sie war es, die ihn vornehmlich von der Welt abschloß und gegen seine ärztlichen Collegen aufhetzte. Sie war es, die ihn selbst oft mit seinen treusten Schülern in Zwiespalt setzte, sobald diese der Frau Doctorin nicht mit dem tiefsten Respect begegneten. Demungeachtet pflegte Hahnemann diese keifende Xanthippe, die ihre Freude daran fand, wenn sie plötzlich ein rechtes Donnerwetter im Hause erregen konnte, die edle Gefährtin seines Künstlerlebens zu nennen.

## Anlage 84.

### Brief Hahnemanns über die Niederkunft seiner Frau.

... Ich, meines Theils, habe jede Vermehrung meiner Familie und jede Niederkunft meiner Frau für eine der wichtigsten Begebenheiten meines Lebens angesehen. Ein von mir und der innigst mit mir Verbundenen zu gleichen Theilen zusammengesetzter Sprößling, ein neuer Mensch aus unserem Blute entquollen, tritt an das Tageslicht, die Freuden und (heilsamen) Leiden seiner Eltern zu vermehren, erwartet eine wundervolle Führung und Bestimmung im Leben und seine Ausbildung zum höhern Zwecke seines Daseyns für alle Ewigkeit. Ein feierlicher Anblick, zu ernsthaften Betrachtungen auch für uns selbst einladend!

Aber, siehe! unter welchen großen, feierlichen Anstalten kommt der neue Bürger in die Welt! Unter Ringen zwischen Leben und nahem Tode seiner Mutter! unentschieden ob sie selbst ihr irdisches Daseyn darüber aufgeben, ihre übrigen Kinder verwaisen und dem bangen Gatten absterben werde. Schon sehe ich das Grab der lebensfähigen, jetzt bis zum Sterben angegriffenen Gattin, des hienieden nicht wieder zu ersetzenden Glückes für Gatten und Kinder, sich öffnen und die Pforte der Ewigkeit sich ihr aufthun — und allen diesen furchtbaren Anstalten dennoch nahe ein ersehntes neugebornes Leben für Mutter und Kind, ein nah zu erwartender Triumph-Einzug ins Daseyn für ein junges Wesen göttlicher Abkunft —; beide liegen in diesen Ehrfurcht gebietenden bangen Augenblicken zur Entscheidung in der noch ungeöffneten Hand Gottes; welch bang entzückendes Erwarten!

Ich wenigstens habe jede Niederkunft meiner Frau, jedes dieser fast überirdischen Ereignisse in mein inneres Leben tief eingreifen lassen, jedes für einen Läuterungs-Prozeß meiner Sittlichkeit vom großen Principe des Guten, vom Vater der vollendeten Geister angenommen —, und habe mich bestrebt, diese schauerlichen, offenbar für die Ewigkeit berechneten Momente zur Säuberung und Reinigung meines Charakters anzuwenden — und wo ich noch Flecken an mir, Neid gegen meine Mitbrüder, irgend eine verdächtige, heuchlerische Falte in meinem Herzen, irgend eine Spur von Lüge oder Falschheit, irgend eine Neigung anders zu scheinen und zu reden, als mit meiner wahren Überzeugung übereinstimmte, entdeckte — habe ich es ausgefegt. In diesen Stunden habe ich unverbrüchlich geschworen, blos Einfalt, redlichen Sinn und Wahrheit in mir zu nähren, und theils in steter innerer Vervollkommnung, wie es einem Bürger der Ewigkeit gebührt, theils in der Beglückung der

Menschen neben mir meine Zufriedenheit, mein Glück zu finden vor den Augen des Allvaters alles Lebendigen, des Gottes der Wahrheit, dessen Allgegenwart uns umfließt, vor dem wir auch den innersten Gedanken unsrer Seele nicht verbergen können, und vor dessen Heiligkeit sich auch der Heiligste nicht rechtfertigen kann. So habe ich mir in jenen herzerschütternden Stunden ein inneres Leben geschaffen, wie wir zu unserer ewigen Fortdauer nöthig haben und zu unserm dereinstigen Übertritte in das Land der Vollendung. Vergeblich verbergen wir es uns in jüngern Jahren, daß wir blos zu diesem Zwecke existiren; unaufhaltbar werden wir diesem erhabenen Ziele entgegen getragen. Wie schnell entschwanden Ihnen nicht die etwa 30 Jahre Ihres Lebens? Wo sind sie hin? Glauben Sie, daß die nun folgenden 30 Jahre nicht eben so schnell dahin eilen werden? Dann sind Sie dem Ausgange aus der irdischen Vorbereitungs-Schule so nahe, als der Mann, welcher Ihnen dies schreibt, der nur wenige und kurze Jahre noch zu zählen hat unter den Sterblichen, bis er seine der Verwesung angehörige Hülle von sich streift, um ruhig und heiter einzugehen in das Reich des Allliebenden, in das Reich der Wahrheit, der Erkenntniß, des Friedens. Verrechnen wir uns ja nicht! Nur 12 Monden hat das Jahr. Nur eine geringe Zahl ist noch übrig zu unserm Ziele. Schon steht die letzte Stunde, die letzte Minute des Überganges zum Vater der reinsten Sittlichkeit und Tugend lebhaft vor meinen Augen, wo ich kaum merkbar noch mit kalter Hand nach oben hin werde zeigen können — und eben jetzt auch der letzte Augenblick —. Leicht, freudig und willkommen ist dieser Augenblick dem, der sich seiner würdig zu machen strebte.

Leipzig, den 17. Decbr. 1816.

(Abgedruckt in Stapfs »Archiv« 1844, Band 21, I. Teil, Seite 157.)

## Anlage 85.
## Ein Besuch bei den Töchtern Hahnemanns in Köthen.

Dr. Puhlmann aus Leipzig schildert in der »Leipz. Popul. Zeitschr. für Homöopathie«, 1893, Band XXIV, Seite 127, einen Besuch im Hahnemann-Haus in Köthen. Frau Dr. Luise Moßdorf, geb. Hahnemann, und Fräulein Charlotte Hahnemann hatten dem befreundeten Nachbar des Hauses, Seminardirektor Albrecht, weiteren Stoff zu einer neuen Auflage seiner Biographie Hahnemanns geliefert, durch das die zweite damals noch lebende Witwe Hahnemanns, Melanie, sich angegriffen fühlen mußte. Dabei waren auch Briefe benutzt, die nicht für die Öffentlichkeit bestimmt waren, so daß man mit einer Beschlagnahme des Buches und mit einer Beleidigungsklage auf Antrag der Witwe Hahnemanns sicher rechnen mußte. Um diesen öffentlichen Skandal zu vermeiden, suchte nun Puhlmann die noch lebende Tochter Hahnemanns, Frau Dr. Moßdorf, persönlich in Köthen auf. Er schreibt hierüber:

Ich war noch zu Lebzeiten ihrer Schwester (vor 1863) im Hahnemann'schen Hause gewesen und bei dieser Angelegenheit ungemein feierlich empfangen und ebenso entlassen worden. Es wurde mir damals mit der größten Bereitwilligkeit Alles gezeigt, was an Reliquien, die an den seligen Vater erinnerten, noch vorhanden war. Zum Abschiede erhielt ich sogar noch ein von ihm herrührendes Cylindergläschen mit Streukügelchen, ferner Blätter von der Laube in dem kleinen Hausgärtchen, in dem er oft verweilt, sowie einen alten Gänsefederkiel, mit dem er dereinst geschrieben hatte. Diese Gänsefeder hatte eine Spitze ohne Spalt, und so wurde mir auch begreiflich, warum Hahnemann auf dem früher gebräuchlichen rauhen Papier, auf welchem man mit Stahlfedern gar nicht schreiben kann, so klein und deutlich hatte schreiben können. Hätte ich noch gute Worte gegeben, so würde man mir sicher noch eine von Hahnemann gebrauchte Tabakspfeife eingehändigt haben. Das wagte ich aber nicht; denn angesichts so vieler Liebenswürdigkeiten überkam mich zuguterletzt eine gewisse Scham.

Nachdem nämlich meinerseits der erste Eindruck der mir von den beiden Damen erwiesenen Höflichkeitsbezeigungen mit ernsthaftester Miene überwunden war, plagte mich in meinem jugendlichen Übermuth der Teufel, dergleichen durch tiefe Verbeugungen und hochachtungsvolle Bemerkungen zu provociren, worauf allemal zu meiner geheimen Freude a tempo drei bis vier so tiefe Knixe erfolgten, daß man hätte denken können, die Damen würden in die Erde sinken. Die beiden alten Damen, welche in tiefe Trauer gekleidet waren, wiederholten bei jeder Höflichkeitsphrase und bei jeder Verbeugung meinerseits, wie auf Commando gemeinsam diese tiefen Knixe, was mich, weil ich meinen Ernst dabei bewahren mußte und nicht lachen durfte, schließlich in Verlegenheit setzte.

Charlotte Hahnemann war 1875 längst verstorben, und so empfing mich denn Frau Dr. Moßdorf in Cöthen in Gegenwart ihres Dienstmädchens. Dem Letzteren hatte ich, bevor ich eingelassen wurde, den Zweck meines Besuches auseinandersetzen und mich legitimiren müssen. Nachdem die Begrüßungsfeierlichkeit unter tiefen Verbeugungen von meiner und noch tieferen Knixen von Seiten der Frau Doktorin vorüber war, suchte ich ihr begreiflich zu machen, daß so etwas schlechterdings nicht gedruckt werden könnte, auch wenn sie im Rechte zu sein glaube und selbst wenn das Alles wahr sei, was in dem Albrecht'schen Manuscripte stände, und ich sagte ihr, daß für den Verfasser und Verleger des Buches die größten Unannehmlichkeiten aus der Veröffentlichung solcher Dinge entstehen könnten.

Sie war aber nicht zu belehren und brachte alle nur denkbaren Gründe vor, um ihren Willen durchzusetzen. Ich bekam noch viel Schlimmeres zu hören, als das, was Herr Albrecht zu Papier gebracht hatte. Unverrichteter Sache mußte ich deshalb mich wieder entfernen, nachdem meine Abschiedsverbeugung nicht einmal durch einen Knix erwidert worden war. Die bereits abgesetzten Bogen des Manuscriptes mit diesen Ausbrüchen Jahre lang verhaltenen weiblichen Grolls wurden abgelegt und aus dem Buche weggelassen. Dieserhalb verzichtete diese Dame aber auch mit den schärfsten Ausdrücken ihres Unmuthes über die Nichterfüllung ihrer offenbar ein Menschenalter hindurch gehegten Wünsche, in einem an Direktor Albrecht gerichteten Briefe, auf Entnahme auch nur eines Exemplars des fertigen, überflüssiger Weise auch noch mit einer langathmigen Widmung für sie versehenen Buches.

---

Dr. Haehl hat sich in Köthen bei einem Besuche von alten Mitbewohnern der Straße und einem früheren Dienstmädchen der Tochter von der ungemeinen Ängstlichkeit der Bewohnerinnen des Hahnemannschen Hauses erzählen lassen. Es wurde ihm berichtet: die Schwestern gingen während des Tages nur wenige Stunden zu Bett, während sie die Nächte angekleidet im Lehnstuhl verbrachten, aus lauter Furcht, es könnte ihnen etwas Übles zustoßen. Niemand wurde in das von den beiden Schwestern und später, nach Charlottens Tod, von Frau Dr. Luise Moßdorf allein bewohnte Hahnemannsche Wohnhaus eingelassen, ehe er sich legitimirt und den Zweck seines Kommens genau auseinandergesetzt hatte.

Im früheren Sprechzimmer Hahnemanns war ein Glockenzug mit faustgroßer Quaste angebracht. Und — nächtlicherweile — läuteten die Töchter abwechslungsweise alle halben Stunden die große schrille Glocke im Flur, um anzuzeigen, daß sie noch wach seien.

## Anlage 86.

### Friedrich Hahnemann im Erzgebirge.

Franz Hartmann erzählt in der Allg. hom. Ztg., 1850, 38. Bd., Nr. 24:

Seinem großen Geistesreichthum, der ihm selbst von seinen Gegnern zugestanden wurde, bemühte er sich einen größern Nimbus noch dadurch zu verleihen, daß er einer eigenthümlichen Charlatanerie huldigte, die er mit dem Deckmantel der Studenten-Renommisterei behing, wodurch er einen um so größeren Anhang sich verschaffte. Auch Zschopau und Umgegend brachte ihm reichen Gewinn und belagert wurden die Häuser, in denen er wöchentlich ein Paar Male den hohen Berg im offenen vierspännigen Wagen herabstürmend, sein Arztes-Comtoir aufzuschlagen pflegte. Nicht ewig begnügten sich die andersdenkenden Ärzte mit bloßen scheelsüchtigen Blicken, man verband sich zu einem allgemeinen Angriff, wozu ein Hohes Königl. S. Sanitäts-Collegium bereitwillig die Hand bot und die Anklage entgegennahm, worauf eigentlich nichts zu entgegnen gewesen wäre, da Hahnemann jun. inländischer Promotus und Besitzer einer Apotheke war und mit Fug und Recht also auch keine Dispensirklage erhoben werden konnte. Indessen das Recht des Stärkern behielt die Oberhand; jener wurde zu einer Vertheidigung aufgefordert, die er aus vorbenannten Gründen nicht geben wollte und so zog er es lieber vor, um mit einem Male allen Unziemlich- und Widerrechtlichkeiten aus dem Wege zu gehen, Weib, Kinder, Vaterland zu verlassen und nach einem andern Welttheile überzusiedeln.

Und an anderer Stelle (Allg. hom. Ztg., 1844, Band 26, S. 196) bemerkt Hartmann in einer Fußnote:

> Als Anmerkung sei mir gestattet, dieses geistreichen jungen Mannes zu gedenken, der wohl nur seiner Renommisterei seinen Untergang zu danken hatte. Nachdem er in Leipzig die Doctorwürde sich erworben hatte, wendete er sich in das erzgebirgische Städtchen Wolkenstein, wo er die dortige Apotheke gekauft hatte und einige Jahre lang ein ungeheurer Andrang von Kranken zu ihm gewesen war, so daß letztere oft Tage lang hatten warten müssen, ehe die Reihe an sie kam. In Zschopau, wo ich später lebte, hatte er sehr viel zu thun, und er kam wöchentlich 1 und 2 Mal dahin in einem vierspännigen Wagen gefahren, die Pferde, den hohen Berg herab, im Wagen stehend mit fliegendem langem Haar und burleskem Anzuge selbst leitend im völligen Carriere. Die durch ihn bei andern Ärzten der dortigen Gegend herbeigeführte Ebbe zog ihm von diesen eine Anklage bei dem Sanitätskollegio zu, gegen die er sich nicht vertheidigen wollte, und lieber vorzog, Frau, Kinder, Vaterland zu verlassen.

---

In Nr. 23 des Allg. Anz. der Deutschen vom 24. Januar 1817 findet sich folgende

Bitte.

Würde Dr. Hahnemann in Wolkenstein sich um die Menschheit nicht weit mehr verdient machen, wenn er sein Heilsystem dem medicinischen Publicum mitzutheilen die Güte hätte? Denn je mehr man über seine Curart nachforscht, desto mehr scheint sie der, welche dessen Vater im Organon der rationellen Heilkunde aufstellt, entgegen zu seyn und dennoch keiner andern bisher gekannten ähnlich.

Ob nun schon mehrere Ansuchen um geneigte Erörterung seines practischen Verfahrens von ihm mit der Bedeutung, daß er nicht für einen Theoretiker und Lehrer angesehen seyn wolle, zurückgewiesen wurden, so ist doch die Gewährung des Gebetenen deßhalb nicht unmöglich, weil Jedem, der eine Kunst zur Ehre des menschlichen Geistes ausübt, auch die Fähigkeit zu Diensten steht, sich darüber verständlich zu machen.   Cz...y.

---

Erwiderung.

(Allgem. Anz. d. D. Nr. 39 vom 1. März 1817.)

Nur vorläufige Antwort auf den in Nr. 23 dieser Zeitschrift meine Curmethode erwähnenden Aufsatz kann hier gesucht werden. Denn in wie fern die Grundlagen eines medicinisch-praktischen Verfahrens diesem oder jenem Heilsysteme ähnlich oder unähnlich sind, gehört in eine für Ärzte bestimmte Schrift. Das Verlangte soll daher ehestens um so lieber an einem passenden Orte besprochen werden, da es wider den Anstand ist, mit Männern vom Fache etwas Specielles in Gegenwart eines oder mehrerer Laien abzuhandeln.

Dr. Friedrich Hahnemann,<br>in Wolkenstein, im sächsischen Erzgebirge.

Statt einer weiteren Auskunft folgte die Flucht.

---

## Anlage 87.

### Die Kinder Hahnemanns aus erster Ehe:

1. **Henriette**, geb. 1783 in Gommern, verheiratete Förster, gestorben in Dresdorf bei Sangerhausen.
2. **Friedrich**, geb. 30. Nov. 1786 in Dresden, verheiratet; nach seiner Auswanderung verschollen.
3. **Wilhelmine**, geb. etwa 1788 in Dresden, verheiratet an Musikdirektor Richter in Gera, gestorben 1818.
4. **Amalie**, geb. 1789 in Leipzig, verheiratet in erster Ehe mit Dr. Süß, in zweiter Ehe mit Mühleninspektor Liebe. Zweite Ehe geschieden. — Gestorben am 7. Dezember 1857 in Köthen.
5. **Karoline**, unverheiratet, gestorben vor 1831 in Köthen.
6. **Ernst**, geb. 27. Febr. 1794 in Molschleben, gestorben in demselben Jahre auf der Fahrt nach Mühlhausen.
7. **Friederike**, geb. 1795 während der Wanderzeit, verheiratet in erster Ehe mit Hofpostsekretär Andrä, in zweiter Ehe mit Inspektor Dellbrück, gestorben nach 1835 in Stötteritz.
8. **Zwillingsschwester** von Friederike, tot geboren.
9. **Eleonore**, geb. 1803, verheiratet in erster Ehe mit Klemmen (oder Clemmen); nach dessen Tod wieder verheiratet mit Dr. Wolff, Ehe geschieden, gestorben in den vierziger Jahren in Köthen.
10. **Charlotte**, geb. 1805 in Torgau, unverheiratet; gestorben am 13. April 1863 in Köthen.
11. **Luise**, geb. 1806 in Torgau, verheiratet mit Dr. Moßdorf, Ehe geschieden; gestorben Juli 1878 in Köthen.

---

Der einzige von den Enkeln Hahnemanns, der ebenfalls Arzt wurde, war

Dr. Leopold Süß-Hahnemann,

geboren am 24. Oktober 1826 in Wittenberg als Sohn der Frau Amalie Süß-Hahnemann, gestorben im Herbst 1914 in Ventnor-England.

---

## Erbverzicht.

Ein Jahr nach dem Tode der Mutter unterschrieben die 6 volljährigen und noch am Leben befindlichen Töchter Hahnemanns folgenden Erbverzicht:

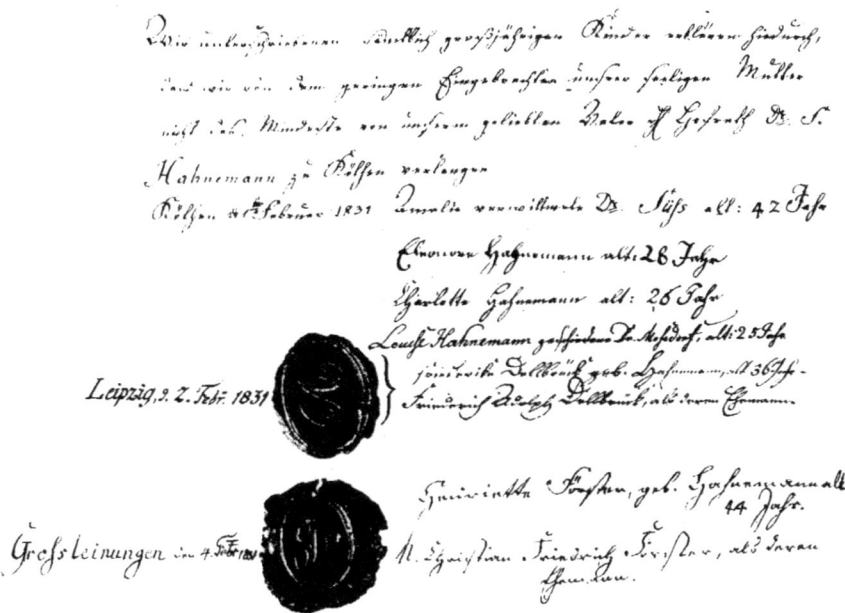

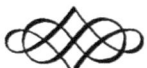

Der Erbteil eines Kindes betrug — nach dem oben mitgeteilten Brief an den Enkel-Schwiegersohn — 162½ Rthlr.

Auch hieraus geht hervor, daß die Ehe mit der Apothekerstochter von Dessau für Hahnemann keine Spekulationsheirat gewesen ist.

Von den elf Kindern Hahnemanns waren im Jahre 1831 vier gestorben, Wilhelmine, Karoline, Ernst und die Zwillingsschwester der Friederike; der einzige Sohn Friedrich war verschollen.

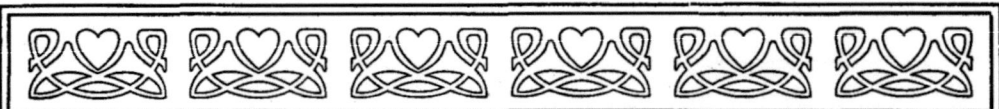

# 15. KAPITEL.

## Hahnemanns vielseitige Arbeit in Köthen. Cholerazeit.

### Anlage 88.

#### Anfragen homöopathischer Ärzte.

Von den überaus zahlreichen Anfragen homöopathischer Ärzte an Hahnemann um Rat und Auskunft in besonderen Krankheitsfällen wie über mehr allgemeine Krankheitsangelegenheiten können wir des großen Umfangs wegen nur einige Auszüge wiedergeben:

Dr. Rummel schreibt an Hahnemann:

† Merseburg, den 15. 6. 31: Offenherzig gestanden, ich werde nicht immer fertig damit (mit dem Wechselfieber. D.V.), selbst mit antipsorischen Mitteln, obgleich manche auf Bryonia u. a. Mittel ziemlich schnell weichen. Woher mag das kommen? Chinin. sulph. hilft in allen Fällen dann schnell, so daß jedoch darauf mindestens noch ein Anfall kommt. Es fehlt uns noch ein Spezificum gegen das Wechselfieber, wie wir eines gegen den entzündlichen Zustand im Aconit haben. . . .

Auf die Antwort von Hahnemann schreibt weiterhin Rummel:

† Merseburg, den 15. 7. 31: Ihren sehr lehrreichen Brief habe ich beherzigt und seitdem mehrere Wechselfieber, besonders Recidive, mit Bryonia und Tart. stib. geheilt. Daß ich die China oder vielmehr das Chinin noch nicht in allen Fällen entbehren kann, liegt vielleicht in meiner noch zu unvollkommenen Kenntniß der geprüften Arzneien und ich denke nach und nach darin immer weiter zu kommen. Dies hat allerdings bei mir große Schwierigkeiten, da ich mich nicht durch die Erfahrungen eines gereiften Homöopathen bilden kann, sondern alles aus Büchern und der Natur habe lernen müssen. , . .

---

† Dr. Franz-Leipzig läßt sich selbst, da er kränklich ist, regelmäßig durch Hahnemann beraten.

---

† Auch Dr. Stapf-Naumburg wendet sich, da er in der Behandlung seiner Tochter keinen Rat mehr weiß, wiederholt an Hahnemann.

---

† Dr. H. Fränkel in Sondersleben schreibt am 29. November 1833:

Die große Hochachtung, die ich gegen Sie hege, habe ich öffentlich bekannt, und ich hoffe, daß eine nächstens erscheinende Schrift (eine Parallele der antiken und der homöopathisch empirischen Schule Sie mehr davon überzeugen wird. Wenn ich Sie richtig beurtheile, so tadeln Sie es nicht, wenn ich einem großen Manne blindlings in allen Stücken zu folgen nicht gesonnen bin.

---

Ferner liegen Briefe vor von:

† Dr. Fleischmann-Wien (mit ausführlichen Krankenberichten über sich selbst):

† Anton Fischer, Wund- und Geburtsarzt auf Raigern bei Brünn (Mähren), der mit einigen merkwürdigen Heilberichten zugleich für das Leipziger Krankenhaus 40 Rth. vom Grafen Joseph Schafgotsche und 5 Rth. von sich schickt;

† Gregor Capdebo von und zu Bazaczhaza im Temesvarer Banat;

† Bernardin Czervinka, bürgerlichem Wundarzt in Neusatz bei Peterwardein.

† Dr. Kurtz in Biebrich hat schon wiederholt Arzneimittel für sich selbst von H. erhalten und schreibt mit dem Wunsche um weitere Behandlung am 24. Juni 1836:

Jetzt füge ich eine Bitte hinzu, deren Erfüllung Sie mir in Ihrem ersten verehrten Schreiben zusagten und deren Sie bis jetzt nicht weiter erwähnt haben — es ist die Bitte um gütige Gewährung, mir die Medicamente nennen zu wollen, die Sie mir gereicht haben von Anfange bis jetzt und in welchen Verdünnungen. Es ist nicht Neugierde von mir, sondern es ist im Interesse der Wissenschaft, daß ich Sie auf das inständigste um dieses Geständniß bitte, indem Sie mich wahrscheinlich auf diese Weise am ehesten los werden, da es die rechten Mittel waren zur Austilgung der Psora in mir ... Sie haben für das Menschenwohl den Grundstein gelegt, lassen Sie andre weiter darauf fortbauen und unterstützen Sie mit Offenbarungen wie die sind, worum ich bitte ...

(Hahnemann notiert auf dem Briefe eine ganze Reihe von Mitteln (8), die er von Paris aus dem Briefschreiber dann wohl mitgeteilt hat.)

---

† Dr. Luther sen., Ragusa, 20. April 1833, bittet um Rat und Hilfe für seine 3¼ Jahre alte Tochter.

---

† Dr. Mosthoff, praktischer Arzt in Dirmstein in Rheinbayern bei Frankenthal, ersucht in einem 18 Groß-Quartseiten umfassenden Bericht um Rat bei einer 30jährigen, durch ihn falsch behandelten Kranken.

---

† Hofrath Dr. Mühlenbein in Braunschweig unterbreitet Hahnemann wiederholt November 30, Februar 33, Juni 33, Juli 33 — Krankheitsfälle zur Begutachtung.

---

† Dr. Schwarze in Dresden, seit 25 Jahren praktischer Arzt, fragt am 8. August 1833 wegen seines eigenen Übelbefindens an. Es handelt sich um Magenbeschwerden, die er genau beschreibt; er bedauert zugleich, die Reise zum 10. August nach Köthen nicht selbst machen zu können.

Ich will hoffen, daß Gott durch Ihren Beistand, den ich heute wieder in Anspruch zu nehmen mir erlaube, mir so viel helfen werde, daß ich mich des Glücks, Sie, unsterblicher Mann! kennen zu lernen, noch zu erfreuen haben möge, um Ihnen dann so recht aus voller Seele meine innigste Verehrung, treueste Anhänglichkeit und größte Dankbarkeit versichern zu können! Gott gebe es! — Ungemein hat es mich schon oft geärgert, daß mehrere sogenannte Homöopathen auf nicht zu entschuldigende Abwege, Irrwege gerathen sind, und gern glaube ich es, daß es für Sie kränkend sein müsse, eine solche Erfahrung an Ihren Schülern zu machen. Doch sind dies deren nur wenige! Sie werden ja sehen, wie weit sie in ihrer Verblendung kommen. Diese ihre Ansicht aber noch öffentlich zu beurkunden, sie noch vertheidigen zu wollen, will ich mindestens und auf das allermildeste nur den größtmöglichen Undank gegen den unsterblichen Stifter der Homöopathie, gegen ihren großen Lehrmeister nennen!

---

† Dr. H. Bethmann in Burgk bei Schleiz schreibt am 23. Aug. 1831:

Heute, Gott sei Dank, führt mir nur Liebe und Freude die Feder. Meine gute Frau ist seit dem 15. d. Mt. die glückliche Mutter einer gesunden und wohlgebildeten Tochter. — Wie unendlich viel habe ich Ihnen, mein theuerster väterlicher Lehrer und Freund, bei diesen erhabenen Freuden zu verdanken! Nehmen Sie den wärmsten, den herzlichsten Dank, welchen nur ein fühlendes Menschenherz geben kann!

Gott, welch ein feierlicher Akt ist der Eintritt eines Menschen in die Welt! Welch ein Übergang von Sorge, Schmerz und Angst, von banger, schwermüthiger Erwartung, zum beglückendsten Bewußtsein, zur süßesten Freude im Menschenleben! Neue Freuden, neue Sorgen! — Tief eindringend wirkt dieß Ereigniß auf mein Gemüth. Tief und lang soll es fortwirken, und mich stärken zum Guten, mich stärken in meiner Selbstkenntniß, in meiner Selbstbeherrschung. — Und was könnte ich diesem Kinde, diesem theuern geliebten Wesen, diesem heiligen Unterpfand einer Jahre lang getrennten Liebe gleichfühlender Herzen, wohl besseres geben, als — eine gute Erziehung! Eine Erziehung, welche es befähigt, sein Glück in sich selbst zu suchen, und im Wohlthun und Besserwerden zu finden!

So sei es, mit Gottes Beistand! ...

Mit innigster Verehrung und Dankbarkeit

H. Bethmann
(Dr. med., chir. et art. obstetr.)

(Siehe auch Hahnemanns Brief an Stapf, Anlage 84.)

---

† Dr. Schréter-Leutschau, später Lemberg, teilt 24. Mai 1831 mit, daß er aus Freude und Dank darüber, daß er durch die antipsorische Behandlung seiner Frau während der ganzen Schwangerschaft ein kerngesundes Kind, Mädchen, erhalten, Hahnemanns Namen als Taufpathen habe einschreiben lassen. Zugleich ersucht er um Auskunft in einigen Krankheitsfällen.

---

† Aus Lemberg, den 2. August 1832, schreibt Dr. Schréter:

Meine aufrichtigsten herzlichsten Glückwünsche zu Ihrem wieder glücklich und froh erlebten 10. August, welcher Tag allen Ihren Schülern und Verehrern so wichtig ist; mögen Sie ihn doch noch viele viele Jahre mit derselben Stärke und Geisteskraft wie jetzt feiern — denn jeder Monat Ihres Lebens ist ja unendlicher Gewinn für die ganze überall verbreitete Wahrheit.

---

† Dr. med. Franz Xaver Kinzel in Wien schreibt am 29. Juli 1833:

Mein verdienstvoller Freund, ich kann sagen Wohlthäter, Dr. Schmit macht mir Muth, meinen lang gefühlten Drang, mich E. W. schriftlich vorzustellen, zu befriedigen. Der 10. August würde mir Gelegenheit geben, meinen Hahnemann, den ich unter allen Weltgebornen am meisten kindlich verehre, von Angesicht zu sehen; allein durch die eiserne

Nothwendigkeit an Wien festgehalten, kann ich leider bei diesem Jubelfeste unsers verehrten Vaters der Homöopathie nicht gegenwärtig seyn. Möchte doch Gott dero uns so kostbares Leben noch so lange fristen, bis E. W. den vollen Triumph und die allgemeine Anerkennung und Würdigung der für das Menschengeschlecht so wohlthätigen Lehre erleben mögen ... 19 Jahre lang tappte ich im Nebel herum, ohne einen sichern Haltungspunkt zum Wohle meiner Kranken zu finden; bis ich endlich, Dank sey es der Homöopathie und ihrem Stifter, Licht und Weg fand. Seit dieser Zeit freut es mich erst Arzt zu seyn ... Zugleich bitte ich, daß mich der Herr Hofrath würdigen in die Reihe dero Schüler zu zählen; mein restloses Bestreben wird seyn, mich dieses Titels verdient zu machen.

---

Auszug eines Schreibens aus Paris vom 10. Dezember 1833.

Der weit berühmte Dr. Broussais macht, mit vier anderen Aerzten um die Wette, öffentliche Versuche mit homöopathischen Heilungen in seinem Hospitale Val de Grace zu Paris, angeregt vorzüglich und dazu ermuthigt von seinem Freunde, dem Militär-Arzte Dr. Jourdan, welcher seit einem halben Jahre die Homöopathik im Elsaß mit großem Erfolge ausübt. —

Ueberhaupt macht die Homöopathie reißende Fortschritte in Frankreich. Die reine Arzneimittellehre nebst v. Bönninghausens Repertorium werden in ein paar Monaten, übersetzt von einer Gesellschaft französischer Aerzte, im Buchhandel erscheinen. Von der französischen Übersetzung des Organons und der »Chronischen Krankheiten« ist kein Exemplar mehr bei den Buchhändlern vorhanden, so eifrig legen sich die jungen Aerzte in Frankreich auf die neue Heilkunst. In einem Monat erscheint die französische Übersetzung der fünften Ausgabe des Organons von Hr. Thayer.

So erscheint nun auch in Paris ein Journal homœopathique, welches, von wohl unterrichteten und gewissenhaften Männern besorgt, wohl gedeihen wird. Es sind zwei verdienstvolle Straßburger Aerzte, welche französisch und deutsch gleich fertig sprechen.

Auch hat sich seit ein Paar Wochen eine homöopathische Gesellschaft zu Paris vereinigt, welche schon aus mehr als 30 Aerzten besteht. Prof. Mabit in Bordeaux behandelt im großen Krankenhause fortwährend 150 Kranke einzig homöopathisch.

An Dr. Samuel Hahnemann, Cöthen 1834
(Absender unbekannt.)

Anlage 89.

## Anfragen allopathischer Ärzte, die die Homöopathie studieren wollen.

† Dr. Erhardt schreibt aus Merseburg, 3. Juli 1834:

Mehrere meiner chronisch Kranken, die bei Jahre langem Mediciniren nicht genesen wollten und öfter von den glücklichen Kuren der Homöopathen sprechen hörten, verlangten nun auch homöopathisch behandelt zu sein. Dies veranlaßte mich aus Liebe zur Wahrheit und aus dem eifrigen Verlangen, Kranke nach dem jetzigen Stande der bei weitem vervollkommnetern Homöopathie behandeln zu sehen, die Mittelsperson und den Correspondenten zwischen diesen Kranken und den auswärts wohnenden homöopathischen Ärzten abzugeben. Dabei studirte ich nach und nach selbst mehr die Quellen, vervollständigte meine Apotheke, zu der mir Dr. Wislicenus vor seinem Abgange nach Eisenach den Grund gelegt hatte und schaffte mir die mittlerweile erschienenen, die Praxis sehr erleichternden Schriften von Rückert, Weber, von Bönninghausen an, so wie mich namentlich das Studium Ihres klassischen Werkes über die chronischen Krankheiten sehr beschäftigte. Am mächtigsten aber spornten mich die weltberühmten glänzenden Resultate der homöopathischen Heilungen der Cholera, die jedem allöopathischen Verfahren trotzbot und die Ohnmacht und Unsicherheit der alten Schule so recht blosstellte, an, die mir früher unübersteiglich geschienenen Hindernisse muthig zu bekämpfen. Und so bin ich denn unter unseligen Mühseligkeiten und Kämpfen mit Gottes Hülfe seit 3 Jahren nach und nach völlig zur neuen Lehre übergetreten, feierte gleichsam am 10. August vor zwei Jahren mein Einweihungs- und Reformationsfest und freue mich des nun endlich errungenen Sieges.... Kommen auch mitunter schwerere und hartnäckigere Fälle vor, so wende ich mich an die Erfahreneren unserer hohen Kunst. Ich habe aus Bescheidenheit bis jetzt nicht gewagt, Sie Hochwürdigster Meister, in dergleichen Fällen, die ja dem Anfänger so häufig aufstoßen, zu belästigen und Ihre gewiß sehr beschränkte Zeit in Anspruch zu nehmen. Allein ein Fall ist mir zu wichtig, als daß ich nicht Ihren Rath und Ihre Erfahrung darüber hören sollte. ...

(Es folgt auf vier eng beschriebenen Seiten der Krankheitsbericht.)

---

† Dr. C. L. Braun, Bezirksarzt, Schlitz bei Fulda im Großherzogtum Hessen, wendet sich am 28. Februar 1832 mit folgender Angelegenheit an Hahnemann:

Es sind mehrere Familien gesonnen, sich künftig homöopathisch behandeln zu lassen, wozu sie sich vorzüglich durch die glückliche Behandlung eines österreichischen Arztes bewogen fühlen, welcher bey der Cholera Wunder gethan haben soll! Da ich nun seither die homöopathischen Werke durchaus nicht studirt habe, so wollte ich Ew. Wohlgeboren ergebenst bitten, mir gütigst

1. Das Buch (oder auch die Bücher) zu nennen, worin ich am gründlichsten über die Heilart der akuten Krankheiten belehrt würde;

2. Das Buch (oder die Bücher), worin ich am gründlichsten die Heilart der chronischen Krankheiten lernen könnte;

3. Die Arzneymittellehre, worin ich am gründlichsten über die Wirkung der Arzneymittellehre belehrt werden könnte, zu nennen, da ich mich gern und gründlich mit der Homöopathie vertraut machen möchte. ...

Sollte mich die Erfahrung lehren, daß die Homöopathie die Allopathie übertreffe, dann werde ich nicht ermangeln, Sie davon in Kenntniß zu setzen. ...

Sodann:

† Schlitz bei Fulda, 29. November 1832.

Ich habe nun zeither Ihre Lehre gründlich studirt, habe mir nun die nöthigen Arzneyen in Neudietendorf bestellt, und hoffe somit in der Kürze nach Ihrer Lehre heilen zu können! ... Das hiesige Publikum und namentlich der gebildete Theil freut sich sehr über mein gründliches Studium, und setzt sein ganzes Zutrauen in die neue Heilart! Eine Hauptschwierigkeit, bey den Ärzten mit Ihrer Lehre Eingang zu finden, mag die seyn, daß es den Herrn an Fleiß zum neuen Studium fehlt. — Dieses sieht man in Fulda. Mancher, der von Ihrer Lehre Vortrefflichkeit überzeugt ist, darf es nicht merken lassen, weil er sonst von seinen Collegen gesteinigt würde. ... Wenn Sie es mir gütigst erlauben, werde ich Sie später von Zeit zu Zeit von meinem Wirken, als homöopathischer Arzt, benachrichtigen und nach Umständen mir Ihren gütigen Rath erbitten. ...

Ihr Sie hochverehrender Schüler

Dr. E. L. Braun
Bezirksarzt.

---

† I. F. P. Schönfeld, praktizierender Arzt, schreibt aus Winschoten, Provinz Groningen, Königreich der Niederlande, den 27. September 1832:

Seitdem ich mir die Werke von Ew. Wohlgeb. angeschafft, sie gelesen und so viel meine Geschäfte es erlaubten, sie auch bestudirt habe, bin ich überzeugt worden, daß die Lehre in denselben aufgestellt die einzige wahre Methode enthalte. Ich wunderte mich beim Durchlesen Ihrer Schriften sehr, wie die Wahrheit so lange konnte verborgen bleiben und jetzt da sie ans Licht gestellt ist, so mißkannt wird. Dieß ist leider auch in meinem Vaterland der Fall! Da ich nun als eifriger Vertheidiger Ihrer Lehre bei meinen Kunstgenossen keinen Beifall finde, und in wichtigen Fällen mich mit ihnen nicht kann berathen, so wage ich es, mich freimüthig an Ew. Wohlgeb. selbst zu wenden mit der Bitte, auf ein paar Fragen mich gütigst mit einer Antwort zu beehren. . . .

(Die erste Frage betrifft Arsenik-Vergiftungen mit tödlichem Ausgang, wobei der Anfragende aus den Leichenbefunden schließt, daß am Ende Arsenik auch ein Gegenmittel gegen Cholera sei, die dieselben Krankheitserscheinungen zeige. D. V.)

---

† Dr. Kiesel, Bataillonsarzt, Wiesbaden, 14. Oktober 1834:

Ich erlaube mir mich als Arzt wie als Patient an Sie zu wenden, da Sie durch Ihre Methode zu heilen, die theils schon gesiegt hat, theils noch siegen wird, der Beglücker der Menschheit geworden und es Ihnen von der Gottheit zugewiesen war, eine so lange versteckte Wahrheit zu enthüllen, deren gerade unsere Zeit, welche von Krankheiten wie von Ärzten überschwemmt ist und noch stets mehr wird, am meisten bedurfte. . . . In meinem 19. Jahre besuchte ich die Universität Heidelberg. Hier studirte ich Naturwissenschaften, Medicin, Chirurgie und Geburtshülfe. . . . Ich sah Heilungen — denn seit 1825 treibe ich mich schon am Krankenbette herum — mit und ohne Arzney, wo ohne Medicamente nach meinen Beobachtungen die Krankheiten noch besser als mit Medicamenten verliefen. Dies machte mich schon zweifeln und irre, wiewohl ich mit Glück auf Universität, wie seit 28, als ich angestellt bin, als Arzt behandelte, wenn ich mein Handeln auf Entfernung von schädlichen Einwirkungen beschränkte. . . . Pfingsten 31 wurde ich aus meinem mir verhaßten Aufenthalte zur Behandlung eines ansteckenden nervösen Fiebers von unserer Regierung nach der Wetterau nach dem Amte Reichelsheim . . . gesendet . . . Ich behandelte die daran Erkrankten mit Glück, wurde selbst angesteckt, lag 6 Wochen, gab und gebrauchte wenig Medicamente und hier hörte ich von dem Publicum von günstigen Resultaten der Homöopathie erzählen. Neugierig und mir undenkbar, wie mir die Sache auf Universität war vordocirt worden . . ., reiste ich, nachdem ich mich von meinem Fieber bis zur Reise erholt hatte, nach Gießen zu Herrn Hofrath Rau, um dessen Ideen über die Homöopathie zu vernehmen. Ich gewann Vertrauen zu dessen Aussagen, aber klar war mir die Sache immer noch nicht. Ich fieng an, homöopathische Werke und die Ihrigen zu studiren; so zu heilen, durfte ich noch nicht wagen, ob ich gleich jetzt überall den Schaden sah, den die Allöopathen, roh hineinfahrend, stifteten . . . Ich bin vorigen Jahres zum Bataillonsarzt avancirt und habe . . . seit dem Jahre 31 mich für die Homöopathie gestimmt und bestimmt; denn die Studien wie die Beobachtungen am Krankenbette mit Heilmitteln nach homöopathischer Art bereitet, überzeugten mich seit einem Jahre vollkommen. . . .

(Folgen die eigenen Krankheits-Darstellungen.)

---

† Dr. Wenzel-Nordhausen war von 1815 bis 1819 »Famulus« an der medizinischen Fakultät in Leipzig. Er schreibt am 15. Oktober 1831, er

»hege immer mehr Vertrauen zu der Homöopathie und wünsche für die Zukunft selbst noch mit demselben System mich vertrauter zu machen.«

Er bittet um Auskunft wegen eines kranken Freundes oder um Mitteilung, an welchen von den Leipziger Herren homöopathischen Ärzten, Dr. Haubold oder Dr. Hartmann, welche beide Studiengenossen von ihm waren, er sich wenden solle.

## Anlage 90.

### Studium der Homöopathie.

Heinr. Wiesecke-Berlin möchte die Homöopathie erlernen. Hahnemann hat ihm geantwortet, er solle zuerst auf eine Universität gehen, ehe er das eigentliche Studium der Homöopathie beginne. Hierauf schreibt Wiesecke am 22. November 1831 an Hahnemann:

† Ihr angenehmer letzter Brief hat mich zwar, als ein Brief von Ihnen, ungemein erfreut, doch seinem Inhalte nach, schlug er meine voreilig gefaßten schönen Hoffnungen ungemein nieder. Ich gestehe Ihnen gern, daß ich nicht Muth und Geduld in mir fühle, vier lange Jahre lang ein Studium zu treiben, welches ich dem Wesen nach als unbrauchbar verwerfen und selbst dem Werthe nach später vergessen muß.

Da er aber doch homöopathischer Arzt werden möchte, will er in Dresden eine Art chirurgischer Schule besuchen, welche Wundärzten und Ärzten zweiter Klasse zur praktischen Ausbildung dient. Hier will er als Dilettant einen Kurs durchmachen und sich die nötigen Kenntnisse als Anatom und Operateur erwerben und mit den nötigen Zeugnissen dieser »Academie« versehen nebst dem eifrigsten Studium der Schriften Hahnemanns die Ecole de la Médecine in Paris besuchen, um sich hier die nötige Konzession als Arzt zu erwerben, worauf er unter den Augen eines dortigen homöopathischen Arztes Kranke besuchen und allmählich als selbständiger homöopathischer Arzt auftreten will. —

Was Hahnemann geantwortet hat — er hat den Brief nach seinem Vermerk beantwortet —, ist nicht bekannt geworden.

---

† Wohlgeborner Herr Hofrath!
Hochgeehrtester Meister!

Auch mir ist Ihr Stern aufgegangen, und ich folge seiner Spur!

Seit längerer Zeit habe ich mich mit der Homöopathie bekannt zu machen gesucht, seit 4 Monathen aber ist sie mein einziges ausschließliches Studium. Nun ekelt mir das frühere 27 Jahre befolgte Heilverfahren (die Allöopathie); und als Homöopathe aufzutreten, fühle ich mich bis jetzt noch zu schwach.

Mein einziger sehnlichster Wunsch ist: zu Ihnen nach Cöthen zu reisen, und mich unter Ihrer Leitung zum Homöopathen auszubilden. Ob Sie mir dieses erlauben wollen? ist meine Frage; und meine Bitte ist: erhören Sie mich. Verweisen Sie mich aber nicht an einen Ihrer Schüler, denn ich mögte gar zu gern aus Ihrer reinen Quelle selbst schöpfen.

Ich bin jeden Tag zur Abreise bereit, und erwarte sehnlichst Ihre Genehmigung.

Mit tiefster Verehrung zeichne ich mich

Euer Wohlgeboren
ergebenster Diener
Bredenoll, med. Dr.

Erwitte im Herzogthum Westphalen,
den 27. Jan. 1833.

Hahnemann schrieb zurück:

† Lieber Herr Doktor!

Meine Zeit ist unter sehr vielen Arbeiten mit Kranken knapp eingetheilt. Um jedoch einen so eifrigen Schüler, als Sie das Ansehen haben, nicht von mir zu weisen, gestatte ich Ihnen, zu mir zu kommen. Ich hoffe, Sie werden zufrieden seyn, wie viel ich Ihnen werde Zeit widmen können. Und diese Bemühung werden Sie durch ein monatliches Honorar zu vergüten nicht unterlassen.

den 1. Febr. 1833.
Indeß bin ich der Ihrige
S. H.

---

Bredenolle schreibt dann wieder:

† Erwitte, den 5. April 1833:

... Ich bin am 15. März glücklich im Kreise der Meinigen wieder angekommen, und habe gleich meine homöopathische Praxis begonnen; schon in Paderborn bekam ich Kranke, und die Zahl der bis jetzt behandelten und noch in Behandlung stehenden beläuft sich genau auf 203. Hievon sind 5 gestorben, die übrigen theils genesen, theils noch in Behandlung ...

---

Hiernach scheint der Kurs bei Hahnemann etwas über einen Monat gedauert zu haben.

---

Hahnemann schreibt an Bönninghausen:

† Cöthen, den 9. März 1833.

War der Bremer Arzt, der bei Ihnen unsre Heilkunst suchte, etwa Dr. Hirschfeld, der sich auch bei mir 7 Tage aufhielt? Von diesem geschickten und eifrigen Convertiten erwarte ich ungemein viel Gutes. Ein geringerer aus Erwitte bei Soest Dr. Bredenoll wird wohl auch etwas leisten; er ist schon 14 Tage hier. Aber eine schöne Bekanntschaft habe ich binnen 3 Tagen an dem Geh. Hofrathe und Leibarzte des Großherzogs von Baden, Dr. Kramer, gemacht, der sich zwei Monate von einem meiner noch guten Schüler in Leipzig (Hornburg) hat unterrichten und in die homöopath. Praxis einweisen lassen. Er war auch wirklich zu meinem Vergnügen sehr wohl eingeweiht und unterrichtet — in seinem 60sten Jahre. Er wird unsrer Kunst im Badenschen große Vortheile stiften.

Über Dr. Hirschfeld-Bremen siehe Anlagen 165 und 169.

---

## Prüfungsfragen für einen Homöopathen.

Ein »Dr.« Steinestel in Stuttgart wandte sich in einem langen Schreiben an Hahnemann. Er stellte sich als Anhänger der Homöopathie vor, der bereits nähere Beziehungen zu führenden Homöopathen in Paris, der Schweiz und Baden habe, die er zutreffend mit Namen zu benennen wußte. In Stuttgart, wo er, ein Missionslehrer, sich zur Erholung aufhielt, wollte er bereits viel Aufsehen erregende Kuren vorgenommen haben, so daß er sogar vom König protegiert worden sei. Aber das Medizinalkollegium verfolge ihn, so daß ihm die Stadtverweisung drohe, wenn er nicht nachweise, daß er die Fähigkeit zur homöopathischen Ärztepraxis habe. Und zu diesem Behufe erbitte er von Hahnemann eine schriftliche Bestätigung darüber, daß er die nötigen Kenntnisse zur Ausübung der homöopathischen Heilweise besitze. Hahnemann kam vorsichtigerweise diesem Ersuchen nicht ohne weiteres nach, sondern legte dem Bittsteller, dem er wohl — nach seinem Schreiben allerdings nicht ganz ohne Grund — nicht recht traute, zehn Prüfungsfragen in folgendem Schreiben vor:

† Lieber Herr Steinestel!

Ihre Bekanntschaft ist mir angenehm, und Ihrem Wunsche zufolge lege ich Ihnen hier Fragen vor, aus deren Beantwortung Ihre Fähigkeit zur homöopathischen Praxis und Heilung der Kranken aller Art von mir beurtheilt werden könnte.

1. Wie machts der wahre (homöopathische) Arzt, um sich in Kenntniß zu setzen über das Krankhafte und folglich an dem Kranken zu Heilende?

2. Warum reicht ein Krankheits-Namen nicht hin, den Arzt zu belehren, was er zu thun habe, daß der Kranke geheilt werde? Warum soll er zum Beispiele nicht ihm gleich China geben, wenn der Kranke sagt, er habe das Fieber (wie der Allöopath thut)?

3. Wie erfährt der wahre Arzt, wozu jede Arznei hülfreich sei und folglich, gegen welche Krankheitszustände sie Hülfe und Heilung bringen könne?

4. Warum ist es dem wahren Arzte ein Gräuel, mehre Arznei-Substanzen in ein Rezept zusammen gemischt gegen eine Krankheit verordnet zu sehen?

5. Warum ist es dem wahren Arzte ein Gräuel, irgend einem Kranken Blut abzapfen zu sehen, sei es durch Ader-Öffnung oder blutsaugende Egel oder Schröpfen?

6. Warum ist es dem wahren Arzte ein Gräuel, Mohnsaft gegen alle Art Schmerzen, gegen Durchfall oder Schlaflosigkeit von den Allöopathen geben zu sehen?

7. Warum bereitet der Homöopathiker das Gold, das Reißblei, den Bärlappstaub, das Kochsalz und so weiter durch Reiben mit einer unarzneilichen Substanz, wie Milchzucker ist, Stunden lang durch Reiben und Schütteln eines davon aufgelösten kleinen Theils in Wasser und Weingeist, was man Potenziren nennt?

8. Warum darf der wahre Arzt keine Arznei gegen ein einzelnes Symptom (gegen eine einzelne Krankheits-Beschwerde) seinen Kranken geben?

9. Wenn der wahre Arzt eine feine Gabe einer nach Ähnlichkeit der ausgezeichnetsten Beschwerden der Krankheit ausgesuchten, ähnliche Beschwerden in gesunden Menschen hervorzubringen fähigen Arznei dem Kranken (wie natürlich) mit hülfreichem Erfolge gereicht hat — wann ist es dann wieder Zeit, ihm abermals eine Gabe Arznei zu reichen?

Worauf sieht er dann, welche Arznei er ihm zu geben hat?

10. Warum kann die homöopathische Arznei nie durch Apotheker ausgegeben werden, ohne dem Publikum zu schaden?

Wenn Sie mir diese Fragen schriftlich beantwortet haben werden, kann ich urtheilen, ob Sie ein wahrer homöopathischer Heilkünstler sind.

Heil einem König, dem nur heilbringende Wahrheit am Herzen liegt, und **der Menschen verderbliche alte Observanzen mit starker Hand zu Boden schlägt** als ein Stellvertreter der gütigsten und ewigsten Gottheit auf Erden!

Ihr ergebenster S. H.

Cöthen, den 20. Juni 1834.

Von einer Beantwortung dieser Fragen ist nichts bekannt geworden und von einem »Dr.« Steinestel war künftig nicht mehr die Rede, er wurde vielmehr in den homöopathischen Zeitschriften als Hochstapler entlarvt. Die Fragen selbst aber sind sicher von höchster Bedeutung; denn sie zeigen, auf welche Punkte Hahnemann bei seiner Heilweise den Hauptnachdruck und den größten Wert legte.

## Als Schüler bei Hahnemann in Köthen.

Dr. med. et chir. Hermann Hartlaub schreibt in einem Brief vom 15. Februar 1834 (Zeitschr. d. Berl. Ver. hom. Ärzte, 6. Band, Seite 151):

Der Glanzpunkt meiner Erinnerungen aus seinen Zeiten ist mein 3 monatlicher Aufenthalt bei Hahnemann in Cöthen, im Jahr 1833, wo ich, höchst familiär von ihm aufgenommen, täglich bei ihm war und am Vormittag seinen ärztlichen Konsultationen beiwohnte (Nachm. beantwortete Hahn. nur seine Krankenbriefe), Abends mit ihm und seinem Famulus Hofr. Dr. Lehmann in seinem Gärtchen am Hause spazierte (wenn es finster wurde, mit einem Handlaternchen); Mittags, wenn er Gäste hatte (Fremde, die gekommen waren, ihn zu sehen oder kennen zu lernen); mit Lehmann bei ihm eingetreten war und Bände seines Krankenjournals (in Pappe gebundene Quartbände von 5—7 cm Stärke, wohl einige 30 an der Zahl) mit nach Hause bekam (in meine Wohnung in Cöthen), um ihm Auszüge zu machen. In diesen Journalen (Krankengeschichten) hatte er am· Rande zwei Zeichen, eins derselben (NB) bedeutete »geheilt«, das andere (!) »durch's Mittel bewirkte Symptome«; beides ließ er ausziehen, um es beim Druck der AML. zu verwerthen.

Anlage 91.

## Anstellung von homöopathischen Ärzten.

Am 12. Mai 1831 schreibt Hahnemann an Dr. Stapf:

† Wenn Sie das für Cammerer so günstige Ereigniß im Archiv hervorheben, so bitte ich ja nicht zu vergessen, den Pendant dazu zu setzen, wie Dr. Aegidi aus Tilsit von der Prinzessin Friedrich von Preußen in Düsseldorf als ihr homöopathischer Leibarzt mit 600 Thalern jährlichem Gehalte, Reisekosten, Post-Freipaß und der schriftlichen Erlaubniß von der Behörde, seine homöopathischen Arzeneien selbst bereiten und selbst ausgeben zu können, berufen worden ist, und sein Amt schon angetreten hat.

Und am 22. November 1832 lautet ein Brief:

† Aus mehreren preußischen Städten hat man mich anonym ersucht, ihnen einen tüchtigen homöopathischen Arzt zu verschaffen. Ich werde es gern thun und dabei der Mühe und kleinen Ausgaben nicht achten, doch muß man einen furchtlosen und zuverläßigen Mann wählen, mit dem ich darüber die Briefe wechseln könne.
Samuel Hahnemann.

23. September 1831:

† Ich freue mich über Ihren Einfall, den wackern Attomyr (österr. homöop. Ärzt. D. V.) in meinem Namen und mit meinem besten Gruß nach England zu werben. Die Stelle ist so gut, daß er reine 1000 Thaler alljährlich zurücklegen kann. und Ehre und Ansehen nicht nur genießen, sondern auch ganz England mit seinem Feuereifer für unsere Kunst gewinnen kann. Mir wäre er der Allerliebste dazu. Er genießt da die ausgesuchteste und beste Gesellschaft von der Welt und lebt auf dem Lande. Ich bitte recht sehr, ihn dazu zu engagiren. So viel französisch kann der thätige Mann sich bald aneignen, wenn er will, hat auch wohl schon guten Grund.

Ich habe auch Schweikert die Stelle angeboten und auch da hat er mir nicht geantwortet (wie auf zwei an ihn gesandte Aufsätze über die Cholera. D. V.) Hat der Mann, den ich unter meine Freunde zählte, etwas wider mich?

Julius Schweikert jun. ging später nach Petersburg; in einem Brief († Braunschweig, den 21. Mai 1832) nimmt er schriftlich von Hahnemann Abschied, da es ihm nicht, wie ursprünglich geplant, möglich sei, mit seinem Vater über Köthen zu reisen:

Nehmen Sie, mein geehrter Herr Hofrath, wiederholt die Versicherung des innigsten Dankgefühles von meiner Seite für die väterliche Sorge, die Sie für mich gezeigt; Ihnen verdanke ich mein Glück, Ihnen den herrlichen Wirkungskreis, dem ich zueile. Ich werde stets nach Kräften so handeln, wie es die Pflicht erheischt und werde meinem verehrten Freunde und Meister Ehre zu machen mich bemühen.

Im folgenden Jahre schon teilt Schweikert (sen.) mit, daß sein Sohn wieder zurückkehren werde, da die Stellung ihm nicht sonderlich zusage.

Auch aus der Sendung Attomyrs nach England wurde nichts. Hahnemann schreibt an Dr. Stapf:

† 19. Mai 1832.

Ich habe den beiden reinen und eifrigen Homöopathen Grießelich aus Baden und Jamm aus Carlsruhe aufgetragen, dem Attomyr die Ursachen zu sagen, warum ich ihm die Stelle bei Kurakin weder antragen konnte, noch durfte. Läßt er sich bedeuten, so ist's gut, wo nicht, so mag's sein.

Attomyr scheint sich beruhigt zu haben. Denn nachdem er in dem ebengenannten Jahr vergeblich eine Unterkunft in Sachsen gesucht hatte und zwar mit einem persönlichen Besuch bei Stapf, bei Hahnemann, in Leipzig und in Dresden, schrieb er später aus Preßburg an Hahnemann; er war also nach Österreich zurückgekehrt.

Wie schwer es damals einem Mediziner gemacht war, in Deutschland praktizieren zu können, geht aus dem Schreiben Attomyrs an Hahnemann hervor, das wir hier einfügen wollen:

† Leipzig, am 1. May 1832.

Ich ging zum Dekan der medic. Fakultät und fragte ihn um die Bedingnisse, die ich zu erfüllen habe, um die veniam practicandi zu erlangen. Der Dekan erwiederte a) eine mündliche Prüfung über den theoretischen und praktischen Theil der Med. beim Dekane in Gegenwart der Auditoren, b) 80 Thaler Preuß. Cour; c) eine schriftliche Bearbeitung einer Frage, d) eine anatomische Demonstration am Cadaver, e) ein 4 wöchentlicher Besuch des Clinicums bei Clarus. — Da aber Sachsen in 2 Bezirke eingetheilt ist, so dürften die in Leipzig colloquirenden nicht im Dresdener Bezirke und v. v. practiciren.

Ist das nicht fatal, und das ohnehin kleine Sachsen in 2 Theile getheilt und man für 80 Thaler nur in halb Sachsen practiciren darf. — Das gefällt mir nicht. In Leipzig würden mich die Homöopathiker ungern sehen, wenigstens hat mir noch keiner gesagt »Bleiben Sie hier«, sondern alle sagen, in Dresden müßte was zu machen sein, und wenn ich in Dresden bin, so werden die Dresdner wieder sagen, in Leipzig werde es besser sein.

Am 2. August 1832 schreibt dann Dr. Schréter aus Lemberg an Hahnemann:

»Dr. Attomyr ist jetzt in Leutschau beim Obergespan Graf Carl Czaki,«

(er wurde also der Nachfolger Dr. Schréters; siehe auch Biographie Attomyrs im 25. Kapitel).

---

† Dr. Theodor Neumann-Neustädtel, Niederschlesien, 35 Jahre alt, seit 1821 mit dem Zeugnisse Nr. 1 als praktischer Arzt und Operateur von der Universität in Berlin für die Praxis in sämtlichen preußischen Staaten zugelassen, bewirbt sich um eine von Hahnemann ausgeschriebene homöopathische Stadtarztstelle.

15. November 1832.

Kgl. Preuß. Hofrath Nordmann in Mühlhausen, Reg.-Bez. Erfurt, sucht bei Hahnemann (5. September 1832) um einen homöopathischen Arzt nach:

† Die hiesige Stadt hat bei 11000 Seelen jetzt nur 3 Ärzte alter Schule, ist größentheils wohlhabend und auch von solcher Nachbarschaft umgeben, zählt eine große Zahl Verehrer Ihrer Lehre und es unterliegt also keinem Zweifel, daß ein tüchtiger Mann ein sehr anständiges Auskommen finden wird. Ganz besonders würde es darauf ankommen, daß, wer sich hierher zu gehen entschließen möchte, unnachsichtlich strenge nach den Vorschriften Ihres Organons bey Kuren auf Diät halte, wodurch die Heilung so sehr unterstützt wird. . Um das Übergewicht der neuen Lehre recht ins Licht zu stellen, ist jetzt hier die günstigste Gelegenheit, weil die Cholera hier herrscht und die Bemühungen nach dem alten Verfahren nicht sehr erfolgreich sind, wogegen die eines einstweilen hier befindlichen homöopathischen Candidaten sich hülfreich erwiesen.

Hahnemann schrieb hierauf:

† Sollen 30 Familien 30 Rth. jährlich subskribiren und sich eine Hausapotheke von 96 Gläsern von Lappe verschaffen, dann werde ich einen Arzt besorgen. In jetziger Cholera soll er meine Vorschrift drucken und vertheilen lassen, damit jeder die Seinigen selbst retten könne.

Am 20. April 1834 teilt sodann Nordmann die Anstellung des Dr. med. et chir. Vehsemeyer mit. Dieser wurde

unter der Leitung des Dr. Schweikert beym Klinikum in Leipzig zum reinen Homöopathen gebildet und betrachtet es als Gewissenssache, nur nach der von ihm als besser erkannten Lehre zu handeln ... Er hat bereits gegen 80 Patienten und darunter schon recht schöne Erfolge sowohl in akuten als chronischen Krankheiten ... Wir sind von hier beym Min. v. Altenstein eingekommen und haben ihm erklärt, daß wir aus den Apotheken keine Arzney wollen aus angeführten guten Gründen und er uns unterschreiben die Erlaubniß geben möge, sie von unserem Arzt zu nehmen. Auf abschlägige Antwort gehen wir abermals an den K(önig).

---

Aufforderung.

Ich suche einen in den Preußischen Staaten zur Praxis legitimirten, promovirten Arzt, der sich bei mir als fähigen Homöopathiker ausweisen kann, für eine nahrhafte Stadt, mit 900 Thalern jährlichen, gewissen Gehalte. Doch nur wer seiner Tüchtigkeit in der homöopathischen Heilkunst sicher ist, kann in portofreien Briefen sich bei mir melden.

Köthen, den 26. September 1832.

Samuel Hahnemann, Hofrath.

(Anzeige in der Allg. hom. Ztg. 1832, Bd. I, Nr. 9).

---

Hofrat Rau, Gießen, am 13. Oktober 1832:

† Gestern las ich in der Frankfurther Oberpostamtszeitung: »Die homöopathischen Ärzte steigen im Preiße. Herr Hofrath Hahnemann sucht einen Arzt für 900 Thaler.«
Ich habe hier mein gutes Auskommen; aber ich würde doch eine andere Stelle annehmen, um der in unsrem Lande bestehenden Beschränkung beim Dispensiren zu entgehen ... Ich bin gerade 53 Jahr alt, seit 12 Jahren Homöopathiker, und übrigens noch jugendlich kräftig, auch eifrig genug für die gute Sache, um im Kampfe für die Wahrheit nicht zu ermüden ...

Hahnemann bemerkt auf dem Brief:

Ist er im Preußischen legitimirt, soll er schnell schreiben und die Stelle in N. haben.

---

† Dr. K. Luther jr. (Ragusa, 15. März 1833), dankt Hahnemann für die Übertragung der Stelle eines homöopathischen Hausarztes bei der englischen Familie Campbell durch die Vermittlung Schweikerts und nimmt zugleich Abschied von ihm, da er rasch zu der Familie nach Nizza reisen müsse. Gehalt 2000 fr., freie Station, freie Praxis außerhalb des Hauses und 500 fr. Reisegeld.

---

Schon im Jahre 1831 hatten Anhänger der Homoöpathie in Magdeburg Dr. W. Groß aus Jüterbogk berufen. In einem Brief vom 23. April 1831 an seinen »theuersten Herrn Gevatter« Hahnemann bemerkt dieser aber:

† Ich freue mich, daß Sie meine Nichtannahme der Magdeburger Vocation billigen. Ihre Gründe waren auch die meinigen. Die Magdeburger Geschichte ist allerdings ein sauberer Beitrag zu der Schändlichkeit der Allöopathen. Man muß sie öffentlich entlarven.

Diese Quertreibereien von allöopathischer Seite wiederholten sich dann bei der folgenden Besetzung in verschärftem Maße, worüber an anderer Stelle weiteres zu sagen ist. Im Jahre 1833 erfolgte wiederum ein Gesuch um einen homöopathischen Arzt:

† Wohlgeborner, hochgeehrtester Herr Hofrath!

Euer Wohlgeboren versicherten mir in Ihrem geehrten Schreiben vom 3. d., daß Sie für Magdeburg einen passenden und tüchtigen homöopathischen Arzt in Vorschlag bringen könnten, wenn ihm nehmlich durch Unterschriften ein festes jährliches Einkommen von ca. 1000 Rth. gesichert würde.

Mehrere Familien, die sich über diesen Gegenstand beraten haben, hoffen nunmehr, da der homöopathische Arzt seine Arzeney selbst bereiten und an seine Kranken verabreichen darf, daß alle übrigen Anstände leichter beseitigt werden können und bin ich daher beauftragt, Euer Wohlgeboren ganz ergebenst zu ersuchen, mir den, oder diejenigen Herren Ärzte nahmhaft zu machen, welche sich geneigt finden möchten, ihre bisherige Praxis aufzugeben, um künftig ihren Wohnsitz in Magdeburg zu nehmen. Allgemein wird noch gewünscht, daß derjenige Arzt, welcher für unsere Stadt gewonnen wird, nicht allein durch glückliche Kuren im Rufe steht, sondern auch schon einige Zeit praktischer Arzt im Preußischen Staate gewesen ist, da ein neu angehender homöopathischer Arzt nur um so größere Verfolgungen von Seiten der Ärzte alter Schule auch um so gewisser zu erwarten hätte.

Einer geneigten Antwort entgegensehend, verharre mit der vorzüglichsten Hochachtung

Euer Wohlgeboren

ganz ergebenster Diener

Magdeburg, den 10. April 1833.     Heinrich Weigel.

Hahnemann bemerkt hierzu:

Diesen Brief sandte ich an Fielitz (in Lauban, 36 Jahre alt, seit 12 Jahren praktischer Arzt, seit 3 Jahren Homöopath mit über 400 Patienten. D. V.), damit er sich darauf berufe; haben aber schon Rummel ohne mich gewählt.

Am 21. Juni 1833 teilt dann Justizkommissar Weichsel-Magdeburg die Berufung Dr. Rummels aus Merseburg als des bekannteren homöopathischen Arztes mit, zugleich muß er aber über heftigere Angriffe auf die Homöopathie, Hahnemann und Rummel berichten. (Hierüber später; siehe Anlage 103.)

---

Oberpostamts-Secretaire Meißner »für sich und seine zahlreiche Gleichgesinnten« im homöopathischen Verein zu Frankfurt a. M. gibt folgende, höchst charakteristischen Mitteilungen über die Anstellung eines homöopathischen Arztes in Frankfurt:

† Frankfurt, den 8. Oktober 1833.

Unsere homöopathischen Ärzte dispensiren selbst, auswärtige Ärzte können hier, dazu berufen, ungestört practiciren. Doch muß derjenige Arzt, sey er Allopath oder Homöopath, welcher hier domiciliren und practiciren will, sich einem Examen vor dem hiesigen Medicinalkolleg nach allopathischen Grundsätzen unterziehen, wenngleich er auswärts noch so ehrenvoll promovirt worden ist. Man kann zwar diesem allerdings für einen homöopathischen Arzt lästigen Zwange dadurch entgehen, daß derselbe vorerst in dem eine Viertelstunde von hier entfernten und angenehmen churhessischen Städtchen Bockenheim wohnt und hier seine Praxis ausübt, oder daß er die Rolle eines Leibarztes eines gewichtigen Mannes spielt und nebenbei thut, was sein Beruf ist. Indessen sind beide Fälle, wiewohl nothdürftig gut, doch nicht von der Art, daß der Arzt in jedem Falle ungenirt auftreten kann, was wir ihm und uns wünschen. Weit zweckerreichender würde es seyn, wenn der für hier zu erwählende homöopathische Arzt, insofern dies die bestmöglichste Auswahl nicht erschwert, noch ledigen Standes und rüstigen Alters wäre, und jenes allopathische Examen nicht achtend, die öffentlich passive, im Stillen jedoch aktive Anwesenheit benutzte, nur um den Besitz einer braven Lebensgefährtin, einer Tochter eines bürgerlichen Patriciers bewürbe, wozu sich vielseitige Gelegenheit und unsere theilnahmsvollste Unterstützung sicher zielerreichend darbietet. Er würde dadurch Bürger und nach dem statthaften Examen practicirender Arzt und seine Existenz, ehrenvolle Stellung und unser innigster Wunsch wäre erzielt.

Da der erwählte Arzt nicht nur von unserem allgemein verehrten und verdienstvollen homöopathisch practicirenden Arzte, Herrn Dr. Passavant, dessen uneigennütziger Wunsch es selbst ist, daß ihm bei dem Thatbestande, wornach er unmöglich bei der großen Zahl Leidender, welche sich nach homöopathischer Heilart sehnen, alle befriedigen kann, ein erfahrener tüchtiger Colleg zum Beistand würde, sondern auch je nachdem er ein Eingeborner eines Staates ist, von dessen hier residirender Gesandtschaft kräftigst unterstützt werden würde, und ihm ferner von der hiesigen Regierung um so weniger ein Hindernis im Wege liegt, als selbst die meisten Bundestags-Gesandten, die regierenden Herrn Bürgermeister, mehrere Schöffen und Senatoren, die ersten Banquiers und Großhandelshäußer so wie ein großer Theil der übrigen Einwohnerschaft der Homöopathie ausschließlich huldigen, so bezweifeln wir nicht, daß Euer Wohlgeboren dieser unserer Ansicht beipflichten... Das uns ferner zu sicheren und anständigen Stellung bedungene Honorar von 1500 Rth. jährlich auf 3 Jahre sowie die Kosten der Hierhinreise des zu erwählenden Herrn Arztes genehmigen wir mit Vergnügen...

---

Dr. Widenhorn-Paris, den 29. Juli 1834, hat sich bei einem Herrn Thayer um eine Stelle beworben und wünscht eine Empfehlung Hahnemanns.

† Wie ich Ihnen schon mehrmals die Versicherung gab, daß ich stets ein treuer Anhänger der naturgesetzlichen Heilkunst bleiben werde, ebenso gebe ich Ihnen auch mein Ehrenwort, daß ich die Homöopathie weder des blosen Geldgewinnes noch eines sonstigen Ruhmes wegen ausübe, sondern blos aus dem reinen Grund, weil hiermit der leidenden Menschheit ein Dienst geleistet werden kann, was ich bei der frühern Methode nicht mit Sicherheit thun konnte.

Herr Dr. Haubold ist der Überbringer dieses Briefes, der von Leipzig bis hierher zu einem Kranken gerufen wurde. Herr Haubold ist ein redlicher aufrichtiger Mann und ein fester Homöopath. Ich glaube, daß er noch mehreremale gerufen werden dürfte.

Dr. Prieger, Königl. Preuß. Hofrath und Kreisphysikus, bewirbt sich um die Stelle bei der Prinzessin Friedrich von Preußen durch Empfehlung Hahnemanns:

✝ Kreuznach, den 4. Februar 1835.

Da ich mich bereits seit mehreren Jahren mit glücklichem Erfolge dem Studium und der Ausübung der Homöopathie gewidmet habe, so dürfte Herr Hofrath Hahnemann . . . gewiß auf einen dankbaren und zuverläßigen Schüler rechnen.

Daß ich nur ganz nach Hahnemanns Ansichten und in immerwährender Correspondence nach dessen Vorschriften, die Prinzessin K. H. behandeln würde, wollte ich mich verpflichten, so wie ich alsdann gerne einige Wochen nach Cöthen kommen wollte, um mir da seinen praktischen Unterricht zu verschaffen, wofür ich ihm gerne ein Honorar von 50 sage fünfzig Fried.d'or, nebst meinem besten Danke geben wollte . . .

Der Betreffende ist Familienvater von 6 Söhnen und 3 Töchtern, 42 Jahre alt, mit einträglichem Wirkungskreis und Landpraxis, würde aber Düsseldorf wegen der Versorgung der Kinder vorziehen. Der zuerst für den Rittergutsbesitzer Rost bestimmte Brief wurde vom Briefschreiber dann direkt an Hahnemann geschickt, »da ich es am Ende doch für besser hielt, unter zweien denn unter dreien zu verhandeln«. Hahnemann bemerkt auf dem Brief lediglich:

»17. Februar Dr. Prieger in Kreuznach abgeschrieben«.

---

Nachdem Dr. Aegidi bei der Prinzessin Friedrich in Düsseldorf ausgetreten war, wurde von Hahnemann sein Gehilfe Jahr für die Stelle empfohlen und dieser angenommen. Aber Jahr schrieb an Hahnemann schon nach kurzer Zeit:

† Düsseldorf, den 2ten Januar 1835.

Es ist im wahren Sinne des Wortes nicht mehr hier auszuhalten. Prinzeß ist mir sehr gewogen; aber Alles um sie und neben ihr, Alle Hofleute vom Größten bis zum Kleinsten, das ganze Publicum ist nur eine Stimme, daß es die höchste Einbildung auf mich selbst und der unverzeihlichste Stolz gewesen sei, der mich habe verleiten können, eine Stelle anzunehmen, die eigentlich einem Promotus nur gebühre . . . Man ärgert sich, daß ich bei Prinzeß in Gnaden, und hat geschworen, die erste Gelegenheit zu ergreifen, mich entweder bei ihr zu stürzen, oder mich die Stellung, die ich habe, empfindlich fühlen zu lassen.

Das Alles greift mich so an, daß ich schon seit zwei Wochen fast keine Nacht geschlafen, und gestern endlich nach reiflicher Überlegung von Prinzeß schriftlich meine Entlassung bis spätestens Anfang April erbeten, und von da an (weil das halbe Jahr noch nicht um) auf allen weiteren Gehalt verzichtet . . . Wenn nun, was allerdings zu befürchten steht, Prinzeß ernstlich krank werden sollte, so daß sie selbst, wie sie das wohl in sehr schlimmen Fällen schon gethan, nach Berathung einiger Homöopathen, nun Allöopathen zuzöge oder wenn der Prinz deren Zutritt in bedenklichem Falle verlangte, was würden diese dann wohl für einen Bericht machen? Würden sie nicht die ganze Schuld mir, dem Homöopathen, auf den Hals schieben, und vom Obermedicinalcollegium in Berlin gleiche Urtheile gefällt werden? . . .

Ich habe der bösen Welt, welche es auch Ihnen zum Verbrechen machen wollte, mich gerade an diese Stelle empfohlen zu haben, gesagt und wieder gesagt, daß ich nur interimistisch von Ihnen gesandt sei, bis Sie Zeit gehabt, einen Andern zu finden. Darum wünschte ich sehr, daß dieß bald geschähe, damit das hiesige Publikum sehe, daß es auch noch promovirte Doctoren gebe, welche der Homöopathie huldigen, und nicht bloß (so sagen sie) »relegirte Studenten aus Brod-Mangel sich mit ihr beschäftigen müßten«. Dieser Vorwurf kränkt mich am meisten, weil er die Sache trifft . . .

(Siehe auch die Biographie Jahrs im 27. Kapitel.)

## Hahnemann warnt Ärzte vor dem Übertritt zur Homöopathie.

Briefwechsel mit seinem Neffen Trinius.

Aus St. Petersburg schreibt am 17./29. August 1832 der Neffe Hahnemanns, Dr. Trinius:

† Mein verehrter Oheim!

Die Prinzessinn von Würtemberg, deren Arzt ich bis jetzt gewesen bin, wo sie nach Deutschland abzureisen im Begriff ist, um sich mit dem regierenden Herzoge von Coburg und Gotha zu vermählen, hat in den letzten 2—3 Jahren so vieles Gute von der homöopathisch-ärztlichen Behandlung erprobt, daß sie, früher eine entschiedene Feindinn dieser Methode, seitdem die eifrigste Anhängerinn derselben geworden ist. Da ich sie nun zwar nach Deutschland begleiten, aber dort nicht bei ihr bleiben kann, so hat sie mich im voraus beauftragt, mich, bey unsrer Ankunft in Coburg, nach einem homöopathischen Arzte umzusehn, dem sie sich künftig anvertrauen könne ... Ich glaube daher, den besten Weg zu jenem Zwecke einzuschlagen, wenn ich mir die Freyheit nehme, mich ... mit der Bitte an Sie zu wenden, mich in einigen gefälligen Zeilen, welche ich Sie ersuche nach Coburg, mit dem Beysatze: poste restante, zu adressiren, zu benachrichtigen, ob Ihnen vielleicht, wo nicht in Coburg selbst, doch in Gotha oder den nahe gelegenen fränkischen Gegenden — oder wo sonst im dortigen Bereiche — ein homöopathischer Arzt bekannt ist, der Ihre Empfehlung zu einem solchen Posten verdient. Es dürfte natürlich weder ein bloßer Anfänger, noch überhaupt ein noch allzujugendlicher Mann seyn, weil er es mit einer (selbst nicht mehr allzujungen), im Punkte ihres Geschlechtes und ihrer weiblichen Verhältnisse sehr delicaten Dame zu thun haben wird ...

Ihr gehorsamster Neffe u. aufrichtigster
Verehrer
C. Trinius.

C. Bernhard Trinius wurde 1778 in Eisleben als Sohn des Predigers Anton Bernhard Trinius geboren; seine Mutter Charlotte, geb. Hahnemann, war eine Schwester Samuel Hahnemanns. Sein Vater starb frühe, und seine Mutter verheiratete sich zum zweitenmal mit dem Generalsuperintendenten Dr. Müller in Eisleben. Im Jahre 1802 promovierte er, von 1804 an war er praktischer Arzt in Kurland. 1808 wurde er Arzt der Herzogin Antoinette von Württemberg (geb. 1799, verheiratet 1832 mit Herzog Ernst von Sachsen-Coburg-Gotha, gest. 1860); mit ihr bereiste er Deutschland und Rußland. Er beschäftigte sich nebenher viel mit Botanik und war von 1823 an Lehrer der Botanik in Petersburg. 1829 wurde er zum Erzieher des russischen Thronfolgers berufen, später auch zum kaiserlichen Leibarzt ernannt. Im Auftrage der kaiserlich russischen Akademie besuchte er 1836 die wichtigsten botanischen Sammlungen des Auslandes; 1844 starb er in Petersburg.

Hahnemanns Antwort auf den vorstehenden Brief seines Neffen lautet (Neue Zeitschr. für hom. Klinik 1864, Band IX, Nr. 15, S. 118):

Mein verehrter Neffe!

Ihr Auftrag setzt ein Vertrauen in mich, was ich zu verdienen wünschte. Da Ihnen jedoch nicht bekannt sein kann, wie unausbleiblich und unerträglich die Hinderungen, Beleidigungen und Verfolgungen zu sein pflegen, die ein ächt homöopathischer Arzt in Deutschland an jedem Orte seiner Niederlassung als schutzloser Fremder zu befahren hat, so kann ich keinem Homöopathiker, ohne ihn in's Unglück zu stürzen, rathen, einen solchen Schritt auf freie Hand zu wagen. Da hat die allöopathische Intrige einen willkommenen, freien Spielraum, ihre bekannte Bösherzigkeit unter dem Scheine des vollgültigen, alten Rechtes gegen den, selbst Arzneisubstanzen den Kranken gebenden ärztlichen Neuerer auszulassen, unterstützt durch die Justizmänner, deren Hausärzte sie sind.

»Was will der verhaßte Mann hier? Er ist nicht von der Medicinalbehörde weder des Landes, noch des Ortes legitimirt und autorisirt und kann es nicht werden, da er ein verdammter Homöopathiker ist. Er ist kein Landeskind, und wird nicht nationalisirt, da er kein Grundstück besitzt und ein uns gefährlicher Homöopathiker ist. Wir haben die Macht, die alten Medicinal-Gesetze, ob sie schon dem Apotheker nur jede Bereitung der allöopathischen Misch-Arzneien privative zutheilen, so zu verdrehen und umzudeuten, daß auch ein Homöopathiker alle seine einfachen Dinge (simplicia) vom feindlichen Apotheker, ob dieser sie gleich nicht zuzubereiten versteht, zubereiten und an die Kranken ausgeben lassen muß, — vom Apotheker, der um die, seinem Wuchergewerbe offenbar Schranken setzende, verhaßte Homöopathik zu stürzen, sehr geneigt sein muß, keine Arznei in die Pülverchen oder ein falsches zu thun, da die so äußerst feine Gabe nicht wieder herausgefunden, er folglich des Betrugs nicht überführt werden kann — ein Homöopathiker aber der Willkür des Apothekers überlassen, und ohne Reichung seiner eigenen Mittel an die Kranken ein Unding ist, wie ein Maler ohne Erlaubniß eigner Farben-Zubereitung, und etwas noch Schlimmeres. Und wenn ihm auch Alles gelänge, so wird ihm bei jedem Ableben eines seiner Kranken von uns ein Criminal-Prozeß gemacht, weil er die Observanzen unsrer alten Schule nicht befolgt hat, und so wird er auch durch unsere listigen Verhetzungen seiner Kranken und Ausstreuung von Verleumdungen gegen seine Kunst, so gepeinigt und mürbe gemacht, daß er mit Verlust an Vermögen und Gesundheit sich zurückziehen und das Weite suchen muß, was wir, die herrschende (satanische) alte Arznei-Zunft so herzlich wünschten.«

Solcher traurigen Erfahrungen sind schon viele gemacht worden, so daß kein ächter Homöopathiker, welcher an seinem Wohnorte nur ein erträgliches Einkommen hat, so thöricht sein wird, sich in so offenbaren Nachtheil zu setzen.

Ohne einen Freiheitsbrief vom Souverain, daß er, von der bisherigen Medicinal-Behörde unbefragt und ungehindert seine wohlthätige Kunst mit selbst zubereiteten und (um sicher zu sein) selbst ausgegebenen Hülfsmitteln ausüben könne, wird und kann sich kein von mir gewählter, würdiger Homöopathiker dazu verstehen, sich in Coburg niederzulassen, und auch dann nicht, wenn er nicht durch subscribirte jährliche Honorare von einer hinreichenden Zahl Familien in seiner Subsistenz gedeckt ist; denn die Allöopathen verhetzen ihm das Publikum ohne Ausnahme durch die abschreckendsten Verleumdungen, so daß selbst die Ärmsten sich scheuen, seine Thürschwelle zu betreten, wie ich aus eigner Erfahrung weiß.

Nimmt ihn aber der Landesherr zu seinem Leibarzte an, mit Gewährung jenes Freibriefes, so hat er zwar noch immer einen harten Kampf mit der allöopathischen Intrigue zu bestehen, hat aber doch eine gewisse Existenz und Subsistenz, die keinem wohlthätigen Heilkünstler fehlen darf.

Einzig also dann, wenn dem erwählten und zu dieser Ortsveränderung zu bestimmenden homöopathischen Heilkünstler die Berufung zu einer Leibarzt-Stelle mit lebenslänglichem Gehalte und dem Freibrief zu Theil wird, daß er von irgend einer Medicinal-Behörde alter Schule unbefragt und ungehindert freie Praxis in der Residenz und der Gegend umher mit eignen, selbst zubereiteten Arzneien ausüben dürfe, werde ich sehr gern den Tüchtigsten dazu vorschlagen und veranlassen.

Wenn Ihnen auch nur etwas daran gelegen, Ihren Sie schätzenden alten Onkel noch einmal zu sehen vor seinem Abtritte von der irdischen Bühne, so lassen Sie sich's nicht gereuen, selbst einen kleinen Umweg seinetwegen, zu machen; in welcher Zuversicht ich Sie gewiß erwarte.

Ihr getreuer Oheim<br>Samuel Hahnemann.

Cöthen, den 17. Sept. 1832.

### Brief an Dr. Robbi.

Hier kann dem Inhalt entsprechend am besten der Briefwechsel Hahnemanns mit Dr. Heinrich Robbi eingefügt werden. Er ist — leider ohne Zeitangabe — in Albrecht, »Christian Friedr. Sam. Hahnemann, ein biographisches Denkmal«, mitgeteilt. Dr. Robbi hatte sich nach seiner Promovierung an Hahnemann (während dessen Leipziger Zeit) herangedrängt und mehrmals den Versuch gemacht, ihn persönlich zu sprechen.

Da es ihm nie gelang, wandte er sich brieflich an Hahnemann mit der Bitte, ihm die wichtigsten homöopathischen Bücher namhaft zu machen, da er die Homöopathie eingehender studieren wolle und nur das Organon und die Verteidigungsschrift Friedrich Hahnemanns gegen Hecker kenne. Auf seine Anfrage gibt ihm Hahnemann eine ähnliche Antwort wie später seinem Neffen Trinius (siehe vorstehenden Brief), indem er schreibt:

Lieber Herr Dr. Robbi!

Sie sind allerdings durch Ihre Promotion nun eigener Herr über Ihre Denk- und Handlungsart geworden, welches für jeden Künstler von ungemeinem Werthe ist. Es stehet Ihnen nun frei auf dem alten Wege fortzugehen, oder den neu gezeigten zu betreten.

Mir ist es insofern lieb, daß meine Geschäfte nicht erlaubten, Sie in meiner Wohnung zu sprechen, weil ich Ihnen meine Meinung auf eine bleibendere Weise, schriftlich mittheilen kann. Sie geht dahin, Ihnen von der Homöopathie abzurathen. Hören Sie!

Wenn wir auf die praktische Laufbahn treten, so haben wir gewöhnlich einen dreifachen Zweck, erstlich uns durch unsere Denk- und Handlungsart allgemein beliebt zu machen, nirgends anzustoßen, es mit Niemand zu verderben; zweitens, unser Geschäft auf die leichteste Weise einzurichten, und drittens, so viel nur möglich mit diesem Geschäfte zu erwerben. Keinen dieser drei Zwecke können Sie durch die Homöopathie so gut erreichen, als durch den gewöhnlichen Curweg. Denn bedenken Sie, wie allgemein gelitten man unter seinen Collegen ist, wenn man nichts Neues machen will, wenn man mit ihnen sofort gleichen Weg verfolgt, nicht durch angebrachte Verbesserungen sich über sie zu erheben, nicht durch Neuerungen den Glauben ihrer Väter verdächtig zu machen, das Ansehen bekömmt.

Da ist man »ihr lieber Herr College«, und keinem unter ihnen fällt es ein, unsern guten Ruf durch Verläumdungen zu untergraben. Man ist ja ihrer Weise, ihrem durch uralte Meinungen geheiligten Glauben zugethan, man macht es, wie's auch sie machen, wer sollte denn unter der Schaar der Ärzte Sie verläumden, verletzen, verfolgen? So was kann Keinem einfallen, der ein rechtgläubiges Herz in seinem Busen trägt, dem Glaubensbruder weh zu thun! — Auf diesem Wege bleiben Sie, wie Sie sehen, am sichersten in gutem Vernehmen mit Ihren Collegen und Keiner wird Ihnen das Ansehen und die Beliebtheit bei Ihren Kunden rauben. Sie bleiben, ohne Anstoß, mit allen Ihren Umgebungen Freund und im besten Vernehmen. Ist das nichts werth?

Was dagegen der Homöopathiker auszustehen hat, brauche ich Ihnen nicht vorzuerzählen. Rufen Sie sich nur ins Gedächtniß, was Sie selbst mit Ihren Ohren gehört, oder hie und da gelesen haben. Und Sie wollten einem solchen Märtyrerthume entgegengehen? Ich rathe Ihnen nicht.

Den zweiten Zweck, die leichtere Ausübung des Geschäftes, können Sie ebenfalls nicht gewisser, als auf gewöhnlichem Wege erreichen. Recepte recipirter Form giebt es genug für alle benamte Krankheiten, und welche Krankheit keinen Namen hat, der giebt man einen recipirten Namen und wendet dagegen die Arzneiformeln an, die der Gelehrte, welcher von dieser Krankheit schrieb, angegeben hat. Das ist ja Alles schon vorhanden, man braucht es nur nachzuahmen und wer es tadelt, den verweist man auf das Buch. Da muß er schweigen. Wie leicht kann man da seinem Gedächtniß eine gewisse Zahl Formeln einverleiben, deren man beim Krankenbette sich blos zu erinnern braucht, um das eine oder das andere auf das Papier hinzuwerfen. Da braucht man keine zwei Minuten Zeit. Der Apotheker bereitet für uns die Formel; welche Bequemlichkeit! und da nun wenig Fragen des Kranken, Zunge sehen und Pulsfühlen dazu gehört um zu bemerken, wie's mit dem Kranken steht, so ist ein Dutzend Patienten in unglaublich schneller Zeit abgefertigt, und dann kann man wieder für sich leben, einen guten Tag. Bei dieser Methode bleibt uns auch der Apotheker gewogen, und wer weiß nicht, wie wichtig und unentbehrlich seine Gewogenheit dem Arzte sei?

Wie schlimm hat's da ein Homöopathiker! Mühsam muß er alle kleinen Umstände des Kranken erkundigen, um ein passendes Mittel wählen zu können; dies macht Zeitverlust, wenigstens beim ersten Besuche, in dieser Zeit kann der gewöhnliche Arzt auf dreimal mehr Kranke abspeisen, und zwar mit vollen ansehnlichen Gläsern, Büchsen, Schachteln u.s.w. Das sind die Kranken gewohnt: sie wollen gern viel und mancherlei haben, dagegen das Wenige, was der Homöopathiker giebt, schwerlich Vertrauen beim Kranken erzeugen kann. Viel hilft viel! sagt die ganze Welt. Es wäre thöricht, einzuwenden, daß sich der Homöopathiker besser bezahlen lassen könne, weil er trotz allem Zeitverluste beim Ausfragen und

Überlegen doch in kürzerer Zeit helfe, als der gewöhnliche Arzt. Wem will er denn sonderlich helfen können, da ihm das ganze übrige Medicinalpersonal die Kunden abspenstig zu machen, sich aus Herzensgrunde und mit allen Kräften beeifert? Da müßte ich die Macht der unzähligen Schwertzungen nicht kennen, die wohl einen einzelnen Homöopathiker in den Bann thun können. Davor bewahre mich meine Weltklugheit, und sie wird mich bewahren!

Und was das Bischen Gewissen anlangt, was der Homöopathiker durch genaue Zeichnung der Krankheit, durch die Wahl des genau passenden Mittels und durch seine Überzeugung, daß er selbst am gewissesten das ächte Mittel aus seinen Händen dem Kranken, auch in der angemessensten Gabe reiche, rein zu bewahren sich bestreben soll — so hat der gewöhnliche Arzt hierüber Niemanden Rechenschaft abzulegen. Es muß doch so schlimm und sündlich nicht sein, da es so viele Andere auch nicht anders machen; und wenn es ein Jenseits über dem Grabe und eine Verantwortlichkeit dort giebt, so muß man denken: wo alle jene viele tausend Ärzte bleiben, da bleibe ich auch — und wer weiß, ob's jenseits noch was giebt, da doch so viele lustige Brüder sprechen: ede, bibe, lude, post mortem nulla voluptas (iß, trink und spiel; nach dem Tode giebt's kein Vergnügen mehr. D. V.). Das Bischen Gewissen wird sich doch wohl noch mit Hülfe eines guten Glases Wein auf die Seite bringen lassen; das müßte nicht gut sein!

Und in der That, wer nur einmal ein Paar Jahre das lustige, umbekümmerte, leichte Leben des gewöhnlichen Praktikers getrieben hat, der wird sich nicht heraus — in eine sogenannte gewisse, und gewissenhafte, gewiß wenigstens mühsame Heilkunde, wie die homöopathische ist, hineinsehen, — wie man auch täglich sieht. Denn was ist Unangefochteneres, Leichteres und Bequemeres, als die gewöhnliche Curirmethode?!

Der dritte Zweck aber, das reichlichere Brod, muß ganz auf Seiten des gewöhnlichen Arztes sein. Denn man bedenke: er bleibt ja hübsch in gewöhnlichem Gleise, stößt nicht bei den Kranken mit Neuerungen, und ebensowenig bei seinen Collegen und bei den Apothekern an. Sollte es ihm da wohl je an Kunden fehlen können? Der letztere weist Patienten am meisten zu dem, der reichlich und vollauf verschreibt, und die Ärzte widerrathen nicht, denn der Verschreiber ist ja ihres Glaubens.

Und wie viel Patienten lassen sich nicht in 4, 6 Stunden täglich begehen und mit Recepten versehen! Je mehr ihrer in kurzer Zeit abgefertigt, desto mehr Gänge und Recepte sind ihm zu bezahlen. Da kann's an Einkommen nicht fehlen; die Menge bringt's.

Wollen Sie aber ja wundershalber eine Notiz von dem sich verschaffen, was der Mann schrieb, der es mit eigener Aufopferung wagte das Widerspiel von allem dem, was im Medicinfache seit vielen Jahrhunderten gänge und gäbe gewesen ist, nicht nur zu lehren, sondern mit Erfolg auszuüben, so verweise ich Sie auf folgende wenige Bücher:

Das »Organon«, was Sie schon haben, lehrt die Krankheiten und die Heilkräfte der Arzneien aus einem neuen Gesichtspunkte ins Auge fassen und anders anzuwenden, als bisher geschah.

Die »Fragmenta de viribus medicamentorum positivis«, zwei Theile (Leipzig 1805 bei Ambr. Barth), lehren die wenigen mir bekannt gewordenen eigenthümlichen Wirkungen der Arzneien, ohne deren Kenntniß ich nicht glaube, daß man eine Arznei in irgend einem Übel mit Grund anwenden könne.

Eine Erweiterung von dieser Lehre, doch nur erst von einem kleinen Theile Arzneien ist die »neue Arzneimittellehre« (Erster Theil Dresden bei Arnold und in Leipzig bei Bruder 1811), deren zweiten Theil herauszugeben der Schlummer des Buchhandels verhinderte.

Weiter weiß ich nichts hierher Gehöriges anzugeben; es müßte denn das Buch sein, welches Sie von mir begehren. Sein Titel ist »Arzneischatz« (1800 bei Wilhelm Fleischer), welches meine, des Übersetzers, Meinung von dem Receptwesen, in den Anmerkungen enthält.

Mit diesen wenigen Büchern müssen sich meine Zeitgenossen behelfen, um sich in der Homöopathie zu orientiren, da ich nicht Zeit habe, jedem Individuum allein das Nöthige ins Ohr zu sagen.

Kann ich Ihnen jedoch zum Verständniß einiger Punkte behülflich sein, so werde ich gern Sie in der halben Stunde von 10½ bis 11 Uhr Vormittags zuweilen anhören, da meine Stunden die übrige Zeit des Tages sehr beschränkt sind.

Samuel Hahnemann.

Der Brief Hahnemanns scheint abschreckend gewirkt zu haben. Denn Dr. Robbi, der zuerst Hahnemann so sehr gefeiert hatte, griff später diesen und die Homöopathie aufs schnödeste, sogar in der politischen Tagespresse — Leipziger Tageblatt — an.

## Anlage 92.
### Homöopathische Haus- und Taschenapotheken.

Dr. Haubold an Hahnemann:

† Leipzig, den 30. September 1831.

Bevor ich die Bestellung der befohlenen Etuis übernehme, erlaube ich mir, um Ihren Wünschen ganz nachzukommen, die ergebene Anfrage, wie viel ohngefähr Fläschchen dasselbe enthalten und von welcher Größe es seyn solle. Sollte vielleicht Eins von 150 Stück Cylinder-Gläschen, die die Größe von $1^1/_2$ Zoll und die Stärke einer sehr großen Federspule hätten, passend seyn, so könnte ich Ihnen dasselbe sogleich füllen, da dieß vorräthig und auch ziemlich bequem und elegant gearbeitet ist. Der äußere Umfang desselben beträgt $6^1/_4$ Zoll Länge und 2 Zoll Stärke ...

Hahnemann bemerkt dazu: »Haubold soll dergl. mit Note schicken«.

Hierauf schreibt Haubold:

† Leipzig, den 12. Oktober 1831.

Indem ich mir die Freyheit nehme, Ihnen beyfolgend das gütig bestellte hom. Etuis zu übersenden, wünsche ich nichts mehr, als daß dasselbe Ihren gerechten Erwartungen entsprechen möge. Anlangend die Füllung der Mittel, so sind selbige getreu nach Ihren so vielen Segen bringenden Vorschriften von mir selbst bereitet worden und ich kann demnach für deren Echtheit ganz bürgen. Der Betrag des ungefüllten Etuis beträgt mit Einschluß der Gläser 7 r 12 g. Die Bestimmung meines Honorars für dessen Füllung überlasse ich ganz Ihrem Gutachten, und erlaube mir zugleich zu bemerken, daß ich immer eine Anzahl verschiedener Sorten dieser Art und auch weit größerer in hölzernen Kasten von 60 bis 300 Stück Gläsern vorräthig halte, wovon ein Glas ohngefähr 3" enthält. In diesen Tagen habe ich 4 Stück nach Lahr und 3 große Kasten nach Lyon senden müssen ...

Hahnemanns Randbemerkung: »den 22. Oktober 15 Rthlr. Kassenanweisung geschickt an Haubold«.

---

Dr. L. Biett, Paris, wünscht unterm 4. September 1832 für das Hospital St. Louis, wo er 4 Säle mit Hautkranken hat, die wichtigsten Arzneimittel für dieselben:

† Das omoeopathische Verfahren ist eine so merkwürdige Erscheinung in der medicinischen Welt und die Resultate, die es verspricht, so groß, daß es die Schuldigkeit eines jeden unbefangenen Therapeutisten ist, diese Resultate zu prüfen ... Übrigens werden die Grundsätze Ihrer reinen Arzneymittellehre immer allen meinen Experimenten als Leiter vorstehen ...

Hahnemann bemerkt hierzu: »Die homöopathische Apotheke abgesendet ... 100 Franken in Wechsel gefordert«.

Am 2. August 1832 bittet Dr. Schréter in Lemberg um Übersendung eines Arzneikästchens für einen homöopathischen Tierarzt und wieder um Auskunft über verschiedene Krankheitsfälle. . . .

---

Der erste Apotheker, der sich eingehender und, wie es scheint, aus innerer Überzeugung mit der Herstellung homöopathischer Arzneimittel beschäftigt hat, war Th. Lappe in Neudietendorf, einer Herrnhutergemeinde im Gothaischen. Er genoß das besondere Vertrauen Hahnemanns, und dieser bezog regelmäßig homöopathische Tinkturen von ihm und gab ihm wiederholt besondere Anweisungen für die Zubereitung bestimmter Arzneimittel.

Der folgende Originalbrief enthält z. B. die Vorschrift zur Herstellung von Causticum.

*[Handwritten letter, signed:]*

Cöthen d. 22 Okt. 1829    Sam. Hahnemann

---

Dr. Grießelich-Karlsruhe hat auf seinen Reisen auch Lappe in Neudietendorf besucht; seine Eindrücke schildert er in den »Skizzen aus der Mappe eines reisenden Homöopathen« (Karlsruhe, 1832) mit folgenden Worten:

In dieser freundlichen Herrnhutercolonie suchte der Reisende keinen Arzt, sondern einen Apotheker auf. Hr. Lappe beschäftigt sich mit der Bereitung homöopathischer Medicamente und verkauft dieselben in kleinen Apotheken. Der Reisende wünschte sich von der Einrichtung des Hr. Lappe zu überzeugen. Er fand dieselbe ganz abgesondert von der übrigen Apothekerei, welche jedoch durch ihr freundliches und überaus reinliches Ansehen ein günstiges Vorurtheil erweckt. Der Reisende überzeugte sich, daß Herr Lappe nach den Vorschriften der Homöopathie gewissenhaft verfahre und gesteht offen, daß ihn schon das anspruchlose Wesen des Hr. Lappe von seiner reellen Handlungsweise überzeugte. Es dürfte sich daher auf die von ihm bereiteten homöopathischen Medicamente zu verlassen sein.

---

Hahnemann an seinen »teuersten Freund und Gevatter« von Gersdorff (Zeitangabe fehlt):

Ich danke Ihnen, daß Sie so gefällig seyn wollen, Herrn Lappe zu unterrichten, wie er die Arzneien zu weiter Versendung zu bereiten hat. Zwei solcher entfernter Ärzte habe ich an ihn gewiesen; sie werden bei ihrer Bestellung gleich so viel an Geld oder Anweisung mit schicken, daß er zufrieden wird seyn können...

Dr. H. Goullon in Weimar, der diesen Brief in der Zeitschr. d. Berl. Ver. hom. Ärzte 1897, Band 16, Seite 384, veröffentlichte, sagt hierzu in einer Fußnote:

Der genannte Herr Lappe hatte sich ganz in den Dienst der homöopathischen Pharmacie gestellt und Hahnemann hielt große Stücke auf ihn. Referent hat ihn noch besucht und fand in ihm einen liebenswürdigen alten Herrn, der in seinem Wesen an Hahnemann selbst erinnerte, wenn man ihn mit der langen Pfeife im Mund im bequemen Lehnstuhl sitzen sah. Er arbeitete sehr gewissenhaft und die Neudietendörfer homöopathischen Arzneien genossen lange Zeit eine weite Verbreitung....

## Anlage 93.
### Die Hinneigung der höheren Kreise zur Homöopathie.

Dr. Aegidi, angesehener und vielbeschäftigter homöopathischer Arzt in Tilsit — siehe seine Lebensbeschreibung im 27. Kapitel —, war durch Hahnemann der Prinzessin Friedrich von Preußen, die damals in Düsseldorf wohnte, empfohlen worden. Sie hatte ihn mit der Aussicht, Regimentsarzt in ihrem Wohnsitze werden zu können, zur Aufgabe seiner guten Praxis in Tilsit veranlaßt. Als aber schon wegen der festen Anciennität von einer solchen Anstellung keine Rede sein konnte, machte ihn die immer kränkliche — d. h. nervöse — Prinzessin zu ihrem Leibarzt mit einer Besoldung von 800 Reichsthalern; zugleich erwirkte sie ihm folgenden amtlichen »Befugnisschein«:

† Der unterzeichnete Regierungspräsident ertheilt hiermit zur Legitimation gegen Jedermann dem praktischen Arzte und Operateur Herrn Dr. med. Aegidi, welcher als für die preußischen Staaten zur Praxis befugt sich ausgewiesen hat und jetzt von Ihro Königl. Hoheit der Frau Prinzessin Friedrich von Preußen bei Höchstdenenselben als homöopathischer Arzt angestellt worden ist, die Befugniß, als solcher die von ihm anzuwendenden Arzneien selbst anzufertigen und zu verabreichen.

Düsseldorf, den 2. April 1831.

(L. S.) gez. Der Regierungspräsident
v. Pestel.

Das Recht des Selbstdispensierens brachte Dr. Aegidi bald die Angriffe der Apotheker und seine Stellung als Leibarzt der Prinzessin, obgleich sie nicht beneidenswert war, die Gegnerschaft der Kollegen. Es ist sehr bezeichnend, was er hierüber an seinen Gönner Hahnemann schreibt:

† Düsseldorf, den 10. September 1831.

... Auch ist es mir gelungen, den Prinzen für die Homöopathie so geneigt zu machen, daß auch Er gegenwärtig mein Patient geworden... Nun wünschte der Prinz selbst, ich möchte auch seinen ältesten Sohn, den Prinzen Alexander, einen Knaben von 11 Jahren, der von seiner frühesten Kindheit an mit nervösen Zufällen behaftet, aus den Händen der Allöopathen nicht herausgekommen, in Behandlung nehmen. Es war dies lange der Wunsch der Prinzessin, aber so sehr sind auch solche hohe Herrschaften von dem Willen ihrer Umgebung und den Ansichten derselben abhängig (man sollte es kaum glauben, wenn man sich davon nicht täglich überzeugen müßte), daß diese hohe Dame bisher stets Anstand nahm, darin ihrer besseren Überzeugung zu folgen und allem Widerstande ungeachtet ihren Willen durchzusetzen. Daß ich durch mein festes Auftreten, durch offene und furchtlose Darstellung der Wahrheit dazu allein beigetragen, hat mir allerdings von vielen Seiten her Misfallen zugezogen...

In Neuwied habe ich in der dortigen Brüdergemeine sehr viele Freunde und Eingeweihte unserer Lehre gefunden und den Wünschen gemäß viele Kranke in Behandlung genommen...

† Düsseldorf, den 21. September 1831.

... Ich glaube, daß man nichts geringeres beabsichtigt, als die Prinzessin wieder in die Hände der Allöopathen zu bringen, wozu man indeß der Zeit bedarf, da man bei der Charakterfestigkeit der Prinzessin nicht mit der Thür ins Haus fallen darf. Gehen doch die

Rücksichten, welche selbst hohe Herrschaften gegen ihre Diener nehmen müssen, so weit, daß der Prinz es mir anempfahl, seine homöopathische Behandlung ganz geheim zu betreiben, damit Dr. Nieland (ein gewöhnlicher Routinier unter den Allöopathen) davon nichts erfahre?! Wollen sie doch lieber den Prinzen Alexander der Behandlung des Dr. Prieger zu Kreutznach übergeben, der gegen diese dynamische Verstimmung des Nervensystems die Application der Moxa (ein kleiner aus leicht brennbaren Stoffen geformter Kegel oder Cylinder, der, um tieferliegende Schäden nach der äußeren Haut zu leiten, auf dieser verbrannt wurde. D. V.) auf das zarte Rückgrad des eilfjährigen Knaben von 8 zu 8 Tagen — und (wie er wörtlich schreibt) wenn dieser Versuch (!!) keinen Erfolg haben sollte, sogar die Trepanation (!!!) (Ausmeißelung eines Teils der Hirnschale. D. V.) in Vorschlag gebracht hat, als ihn einer umsichtigen homöopathischen Behandlung anzuvertrauen, bei welcher kein Nachtheil zu fürchten, man aber auf guten Erfolg rechnen dürfe, blos aus dem Grunde, weil der Herr Gouverneur des Prinzen von der Homöopathie gar nichts hält, und es nicht will.

† Düsseldorf, den 1. Oktober 1831.

... Unlängst war der regierende Herzog von Sachsen-Meiningen, von der Krönung aus London kommend, hier unpäßlich und verlangte homöopathische Hülfe von mir, die ihm auch gewährt ward.

† Düsseldorf, den 30. November 1831.

... Die Cholera fördert die Liebe zur Homöopathie ungemein. Die Meisten der hiesigen Vornehmen haben Verwandte in Wien oder Frauen daher, stehen daher mit Wien in genauem Verkehr, und in Kenntnis gesetzt von den überraschenden Resultaten, welche die Homöopathik in der Cholera dort geleistet, hat man sich allgemein hier für diese Behandlungsweise in jener Krankheit erklärt und von allen Seiten habe ich Aufforderungen erhalten zum Beistande, sofern die Seuche bis hierher vordringen sollte. Auch in jeder Beziehung ist man hier auf die Homöopathie aufmerksam und namentlich interessiren sich die höheren Stände und alle Gebildeteren außerordentlich dafür, seit ein paar Heilungen von mir großes Aufsehen machten.

Besonders giebt gegenwärtig die Behandlung des Directors der hiesigen Kunstacademie, des berühmten Wilhelm Schadow, der seit einigen 20 Jahren an einem hartnäckigen Unterleibs-Übel verzweiflungsvoll gelitten und vergebens dagegen viele Gesundbrunnen, Bäder und auch mehrere Jahre das ihm als heilsam geschilderte Klima Italiens benutzt hatte, Stoff zu vielem Gespräch über diese hochwichtige Angelegenheit. Schadow litt neben seinen vielfachen Beschwerden, die er mit großer Geduld zu tragen schon gewohnt war, seit dem Sommer dieses Jahres an einer Amblyopia amaurotica, die unaufhaltsam in den schwarzen Staar überzugehen drohte und den armen Leidenden in einen Zustand von höchstem Trübsinn versetzte. Es traten bedeutende Nervenzufälle hinzu, die nächstens dem Leben ein Ende zu machen drohten (so daß er schon sein Testament machte. D. V.). Allgemein interessirte man sich für diesen Mann. Man rieth zu einem Versuch mit der Homöopathie, besonders drang dieserhalb der Prinz sehr in Schadow, der jedoch auf das Urtheil seines Arztes, die ganze Homöopathie sey eine Chimaire, lange sich nicht dazu verstehen wollte und endlich nur mit Widerwillen seinen Freunden folgte, die selbst aus keiner Überzeugung von dem Werthe dieser Heilmethode sich dafür erklärten, sondern weil sie auf einen solchen Versuch neugierig waren. — Noch nie in meinem Leben habe ich je bei einem Kranken eclatantere Erfolge von der Homöopathie gesehen. (Aegidi führt die angewandten Mittel an und fährt dann fort:) Dabei haben sich die Augen schon soweit gebessert, daß der Patient wieder auf der Academie corrigirt; er ist wieder lebensfroh, heiter und natürlich nun ein treuer Verehrer der Homöopathie. (Schadows Augenleiden wurde durch die homöopathische Behandlung so lange aufgehalten, daß er noch Ende der 40er Jahre malen konnte und erst in den 50er Jahren die Ausübung seiner Kunst aufgeben mußte; er starb 1862. D. V.).

Nächst Schadow habe ich 83 Kranke, theils von bedeutenden Leiden hergestellt, theils deren noch in Behandlung. Eine Baronesse von Loë litt in Folge zweier fausses couches (Fehlgeburten. D. V.) und heftiger Metrorhagie (Gebärmutter-Blutung. D. V.) an totaler Lähmung beider untern Extremitäten. Sie ward in 5 Wochen vollständig geheilt nach Hause entlassen... Sollte ich so glücklich sein und eine gewisse Baronesse von Toll aus Amsterdam vollständig herstellen können, so würde dieses Ereigniß sowohl für die Sache der Wahrheit als auch für mich von großem Vortheil sein... Ferner habe ich in dem

Gräflich v. Dohna'schen Hause eine Schwägerin des pp. Harleß zu Bonn, welche an tic doulereux (heftige Gesichtsneuralgie. D. V.) leidet, in Behandlung. Harleß selbst hat vergebens lange Zeit curirt. Auch sie macht Fortschritte und Harleß freut sich selbst darüber recht sehr.

Randbemerkung: Der Prinz hat mich zum Arzt seiner beiden Söhne ernannt; somit habe ich nun die ganze Familie.

† 29. Dezember 1831.

... Gegenwärtig ist des Prinzen Stiefbruder hier, der Prinz Solms, der eine Gräfin Kinsky aus Wien zur Gemahlin hat. Das Haus seiner Schwiegereltern ist homöopathisch gesinnt; er selbst wurde von einer gefährlichen Augenentzündung durch Phosphor von Marenzeller (Leibarzt des Fürsten Schwarzenberg. D. V.) glücklich geheilt, und ist nun ein großer Verehrer der Homöopathik... Seit meinem Hiersein sind, incl. der jetzt in der Cur befindlichen Patienten, 92 von mir behandelt worden, meist alle aus den höheren Ständen... Ebenfalls hält sich für den Winter hier Graf Luckner nebst Familie auf, der große Güter bei Königsberg i. Pr. hat und dahin Februar wieder zurückkehrt. Er ist von mir behandelt worden und hat die Homöopathik so lieb gewonnen, daß er sie nun eifrig unter meiner Anleitung studirt, um sie dort zu verbreiten ...

† 19. Januar 1832.

... Auf dem Gute seines Schwagers, des Baron von Loë, unweit der holländischen Grenze, befand sich zum Besuch der Baron von Schell aus Mähren, der bekannte Briefsteller des Schreibens über die Cholera. — Es brach dort auf dem Gute ein bösartiges nervöses Fieber aus, das epidemischen Charakter annahm und viele Menschen heimsuchte. Zwei Kinder des Baron Schell erkrankten daran auch. Er, zu keiner andern Behandlungsweise Vertrauen hegend als zur Homöopathie — fertigte, als das Leiden sich bedenklich zeigte, sogleich eine Estafette an mich ab. Ich kam hin und fand außer den beiden Kindern des pp. Schell noch krank: zwei Kinder des Schloßbesitzers Baron von Loë, die Gouvernante und einige Dienstbothen, von denen die eine im Sterben lag und auch nach 2 Tagen vollendete. Mit Ausnahme der v. Schellschen Kinder wurden alle übrigen Patienten allöopathisch behandelt. Als man aber sahe, welchen raschen glücklichen Erfolg das homöopathische Verfahren bei den Schellschen Kindern hatte, wurde ich gebeten, die Cur der Gouvernante, welche sich in großer Lebensgefahr befand und vom Arzte aufgegeben war, auch zu übernehmen. Ich thats und nach 3 Stunden fing die Besserung an. Da bekam ich nun alle Patienten in Behandlung und sie sind sämtlich glücklich genesen... Jetzt nach 4 Wochen erkrankte die Gattin des Baron von Loë selbst an diesem Fieber. Ich mußte sogleich mit Extrapost hin, blieb 4 Tage dort und habe sie vorgestern außer Gefahr verlassen. Mit ihr waren noch mehrere Leute im Schloß erkrankt, deren Behandlung ich gleichzeitig übernahm. Das Vertrauen zur Homöopathie nach diesen Begebenheiten ist dort so groß, daß selbst die gemeinen Leute, die Augenzeugen davon waren, nichts mehr von allöopathischer Behandlung wissen wollen. — Ich bitte Sie aber, von dem eben mitgetheilten nichts öffentlich bekannt machen zu lassen, weil Baron von Loë es nicht wünscht. Er möchte nun gern einen jungen unverheiratheten Arzt engagiren, dem er außer Wohnung und freier Station auf dem Schlosse noch ein ansehnliches Honorar geben möchte; aber wo einen hernehmen?

† 29. November 1832.

... Mehrere glänzende Erfolge haben einige große Gegner der Homöopathik unter den Laien bewogen zur besseren Heillehre überzugehen. In dem Gräflich von der Recke'schen Institute verwahrloseter Kinder zu Düsselthal ($^1/_4$ Meile von hier) habe ich eine förmliche homöopathische Heilanstalt eingerichtet (die erste öffentliche in Deutschland). Die wackere Gräfin von der Recke unterstützt mich einsichtsvoll, mit großer Genauigkeit führt sie die Krankenjournale und dispensirt die von mir verordneten Arzneien, aus einer von Lappe angekauften vollständigen Offizin. Die Heilerfolge in dieser Anstalt sind höchst bewunderswürdig ...

Dr. Aegidis Nachfolger war G. H. G. Jahr. Ihm folgte Dr. Brockhausen-Elberfeld, wiederum durch Hahnemanns Vermittlung (März 1835). Brockhausen hatte an Hahnemann — 31. Januar 1835 — geschrieben:

† Haben Sie keinen Würdigeren, so bitte ich, lassen Sie mich die Homöopathie an unsrem Königshause vertreten.

Der Brief trägt den Vermerk Hahnemanns: »An die Prinzessin geschickt und wieder erhalten, ihm seine Annahme gemeldet.«

---

Dr. Groß an Hahnemann:

† Jüterbogk, September 1831.

In Berlin sollen bereits die Kupferkügelchen Cholera-Kranke gerettet haben. Man sagt, namentlich durch eine verwittwete Freifrau von Arnim, geb. Brentano, die von Ihnen selbst unmittelbar sich das Kupferpräparat habe schicken lassen, sey diese segensreiche Behandlung angestellt worden. Ich kenne diese ingeniöse Frau persönlich. Sie lebt und webt für die Homöopathie. ...

† Jüterbogk, 18. 12. 31.

... Ich habe Praxis genug in der Nähe und Ferne, und eben darum, weil ich Homöopath bin. Mit dem Physicus lebe ich sogar freundschaftlich, mit meinen übrigen Kollegen recht gut. Sie fürchten mich, und geliebt mag ich von denen nicht einmal seyn. Der Apotheker haßt mich freilich, scheut mich aber ebenso sehr. ... Ganz kürzlich hat aber ein sehr berühmter Routinier hier in der Nähe in ein Kreisblatt eine Blasphemie gegen mich rücken lassen. — ... Allein ich will mich schon revanchiren und eine Antwort in das Blatt setzen lassen, daß ihm die Galle überlaufen soll. Der Landrath, welcher die Behörde des Redacteurs ist, befindet sich längst in meiner Cur und ist mein Freund; er wird also wohl die Aufnahme meiner Antwort durchsetzen können, die ich sonst für mißlich hielte, da der Redacteur mit dem Dr. W. aus einem Horne bläst.

† Jüterbogk, 3. 10. 1832.

Ich bekomme täglich mehr Kranke von Potsdam her und meist einflußreiche Personen von der Regirung. Schade nur, daß ich den wenigsten helfen kann. Sonst könnte das von herrlichem Einfluß für die gute Sache in Preußen werden und namentlich das Dispensirverbot bald ganz unwirksam machen.

† Jüterbogk, den 20. des Oktobers 1832.

Der Herzog von Meiningen soll die Protection unseres homöopathischen Centralvereins übernehmen wollen. So ständen wir dann doch nicht mehr so lose und locker in der Welt. ...

---

Am 24. September 1832 berichtet Hofrat Dr. Weber, Leibarzt des Fürsten von Solms-Lich und Hohen-Solms in Lich, von einem Fürsten zu Solms-Horstmar, der wünsche, von der Wirkung der hohen Gaben auch an Gesunden überzeugt zu werden. Er glaube, daß die homöopathischen Gaben Kranke heilen, aber Gesunde nicht bedeutend krank machen können. Von ersterem habe er sich durch Heilungen während Webers Aufenthalt bei ihm überzeugt, von letzterem aber keine Überzeugung gewonnen, weil Webers Versuch mißglückt sei.

† ... Es ist vielleicht von großem Werthe für die gute Sache, diesen Mann ganz zu gewinnen, da Höchstderselbe viele Connexionen in Berlin hat, dem König sehr gut bekannt

ist, da er lange am Hofe lebte und mir versprochen hat, daß, wenn ich ihn auch davon überzeugen könnte ... dann wolle er alles für die Sache thun und gleich nach gehabter Ueberzeugung nach Berlin schreiben und sei überzeugt, viel auswirken zu können ...

Hahnemann schickte an Weber zur Prüfung durch den Fürsten 50 Lyc. $\frac{o}{x}$ und 50 Natr. mur. à 5, zehn Tage einzunehmen und 14 Tage dazwischen zu warten. Über die weiteren Erfolge der Sache liegt kein Brief mehr vor.

---

Dr. Baumann-Lahr (in Baden) schreibt:

† 1. Juli 1833.

Ich bin in die Lage gekommen, die Frau und den Herrn eines bedeutenden sehr einflußreichen Hauses in ärztliche Behandlung zu nehmen. Es liegt mir am Gelingen dieser Kuren schon darum sehr viel, weil dadurch der Homöopathie in ihrem Fortschreiten im Badischen ein großer Vorschub geleistet werden könnte und wir von diesem Hause eine große Stütze namentlich gegen die Gewalt unsres Sanitätscollegii erhalten dürften. ...

Die Homöopathie macht im Badischen, im Elsaße und in der Schweiz die glänzendsten Fortschritte, trotz allen Hindernissen, die die Feinde in den Weg zu legen wissen. Es wird immer mehr Tag werden. Am 1. Juni wurde in Bruchsal unter dem Vorsitze des Geheimen Hofrath Dr. Kramer der badische homöopathische Verein gegründet, als dessen Abgeordneter ich die Ehre und das Vergnügen haben werde, den 10. August bei der Versammlung in Köthen zu erscheinen, bei welcher Gelegenheit ich über den Stand der Homöopathie im Badischen genau Bericht abstatten werde.

† 9. Oktober 1833.

Ich nehme mir die Freiheit, Ihnen beiliegendes Zeitungsblatt zuzusenden. Es ist darin ein Auszug der Diskussion unsrer zweiten Kammer über die neue Heillehre enthalten. In dieser Diskussion und in der Haltung unsrer Kammer werden Sie den sichersten Beweiß finden, wie sehr Ihre Heillehre bei uns in das Volksleben schon eingegriffen hat und daß die Homöopathie trotz allen Ränken ihrer Feinde bald eine gesetzliche Stellung einnehmen wird. Es steht uns in der ersten Kammer noch ein harter Kampf vor. Diese Kammer vertheidigt und repräsentirt immer die Stabilität. Sie ist, wie ich höre, gegen das Selbstdispensiren, weil sie für die Apotheker ein historisches Recht finden will. Jedoch geben wir die Hoffnung nicht auf durchzudringen. ...

Am 1. Oktober hielt der Badische Verein in Baden seine Versammlung. Es fanden sich 28 Ärzte und viele wichtige Laien ein. In Frankreich macht die Homöopathie Riesenfortschritte, es steht ihr aber auch nicht das Apothekerprivilegium entgegen. In Baiern wird die Homöopathie am schnellsten ihrer Fesseln entlediget werden, da die ganze königliche Familie, besonders aber der König, derselben sehr gewogen ist. Auch in Würtemberg, wo bisher Kammerer der einzige homöopathische Arzt war, geht es los. Der König sendet nächstens einen tüchtigen Arzt zu uns nach Lahr, um sich in der Homöopathie instruiren zu lassen. Dieß alles haben wir dem vortrefflichen Herrn von Lotzbeck, der sich Ihnen durch mich vielmal empfehlen läßt — zu verdanken ...

---

Ergänzende Seitenstücke zu den eben angeführten Briefen Dr. Baumanns sind die folgenden von Dr. Grießelich:

† Karlsruhe, 31. Oktober 1832.

Die höchst lehrreichen Stunden, welche ich bey Ihnen genoß, werden ewig zu den schönsten Erinnerungen meines scientifischen Lebenslaufes gehören und sie haben wesentlich dazu beigetragen, mich in dem Studium einer Wissenschaft, eines ganz neuen Zweiges der Kunst, welche ich für die größte Wohlthat halte, zu bestärken.

Diesem Studium verdankt das beifolgende opusculum (»Skizzen etc.«, Karlsruhe 1832) sein Entstehen; es ist freilich nur eines Anfängers werth, allein der Anfänger hat guten Willen — und das ist wenigstens etwas. Nehmen Sie diese kleine Schöpfung meines Geistes gütigst als ein kleines Merkmal meiner Hochachtung auf. ...

In Baden geht es mit der Homöopathie rasch vorwärts; sie ist nun nicht mehr zu erdrücken. ... Unermüdet fährt Herr Baron von Lotzbeck fort, die gute Sache zu verbreiten. Das lasse ich auch mir angelegen seyn. Einen Arzt im oberen Elsaß in den Vogesen, der mich neulich besuchte, habe ich auch bekehrt; er hat sich sogleich alle Bücher angeschafft und schreibt mir vor einigen Tagen einen großen Brief, worin er alles verspricht, für die Verbreitung zu wirken. ...

† Dermalen im Lichtenthal bei Baden, am 23. Juli 1833.

Bei uns fährt der Edle von Lotzbeck fort, seine Kräfte der Lehre zu wiedmen; er scheut kein Opfer. Es mögen im Großherzogthum Baden wohl 60—70 Ärzte seyn, welche die Homöopathie ausüben oder eben studiren. Wir sind alle noch Anfänger, aber die Mehrzahl vom besten Eifer beseelt. ... In Baden ist gewiß ein guter Stamm für Ihre Lehre. ... Ich säubere mich immer mehr von den allöopathischen Schlacken. In Baden ist nun auch ein Verein gestiftet worden (siehe oben. D.V.): am 1. Juni d. J. sind 14 Ärzte aus der nächsten Umgegend von Karlsruhe zusammengetreten und haben einen homöopathischen Verein für das Großherzogtum Baden gestiftet. Die Ärzte waren (folgen die Namen. D.V.). Die Statuten sind eben im Begriffe der Regierung vorgelegt zu werden. ... Von allen Seiten her sind schon Anmeldungen eingetroffen, da die Stiftung des Vereins bekannt geworden ist ... An den Leipziger sogenannten Centralverein sich anzuschließen, ist einstimmig verworfen worden; wir sind uns selbst genug. Auch die Homöopathen des Elsaßes und Rheinbayerns wollen sich uns anschließen, und ich hoffe, es noch zu einem allgemeinen süddeutschen homöopathischen Vereine gebracht zu sehen. — In diesen Tagen habe ich Briefe aus dem oberen Elsaße erhalten, daß dort die Homöopathie immer mehr um sich greife; französische Ärzte gingen über, in Colmar z. B. Dr. Curie und Dr. Jourdan, Chef des Militärhospitals daselbst, seither Broussäist. Auch in der Schweiz geht's vorwärts.

Auf unserem Landtage wird nächstens die Homöopathie zur Sprache kommen. In der 2. Kammer der Landstände haben wir eifrige Vertheidiger der Homöopathie. Der Deputirte und Geistliche Rath Herr, naheverbunden mit dem Großherzoge, stellt den Antrag, daß die Regierung für theoretischen und praktischen Unterricht in der Homöopathie auf unseren 2 Universitäten sorgen möge. Der Großherzog ist schon von der Sache unterrichtet und hat sich geäußert, daß dieser Antrag ihm der liebste auf dem ganzen Landtage sey.... Sie wissen wohl, daß die 2. Kammer der Stände zu Darmstadt vor einigen Wochen das dort ergangene Selbstdispensirverbot als ungesetzlich widerrufen verlangte. Ich habe mir die dazu gehörigen Documente verschafft; Herr von Lotzbeck ließ sie auf seine Kosten drucken und nun werden sie, in Form einer Broschüre, die ich mit einer historischen Einleitung versehen habe, den Kammermitgliedern überreicht werden. ... Auch in der ersten Kammer wird unsere Sache Anklang finden, besonders durch den Fürsten von Fürstenberg. ... Das konstitutionelle Staatssystem kommt uns dabei sehr zu statten; denn, will die Regierung einseitig Gesetze erlassen, so wehrt sich die Macht der Kammern dagegen; gesetzlich kann daher ein Dispensirverbot, als Strafgesetz, nicht gegeben werden, sonst geschähe, wie in Darmstadt auch bei uns. —

Unsere Sanitätscommission wüthet fortwährend gegen die Homöopathie; es ist lächerlich mit anzusehen, wie sich die Herrn fruchtlose Mühe geben!

(Siehe auch Grießelichs Lebenslauf im 27. Kapitel.)

---

Ernst von Brunnow an Hahnemann:

† Dresden am 20. September 1831.

Trotz aller Machinationen Ihrer Feinde gewinnt die Homöopathik einen Sieg nach dem andern. Hochwichtig ist es gewiß, daß Wirtemberg, ein konstitutioneller deutscher Staat, die Homöopathik und ihre freie Ausübung, mit Selbstdispensiren, unumwunden anerkannt hat. Gott sei Dank, daß dieser erste große gesetzliche Schritt geschehen ist!

Derselbe:

† Dresden, am 10. April 1834.

Die Homöopathik hat in dem letzten Jahre weiter große Fortschritte gemacht. Wie erfreulich muß es Ihnen sein, daß sich sogar in den vereinigten Staaten Nordamerikas eine Gesellschaft gebildet hat, die sich nach Ihnen benannt, und die Ausübung und Verbreitung Ihrer Lehre zum Zwecke hat! Auch, was in Frankreich geschehen ist, verdient die größte Beachtung; so ist nun endlich auch in Paris die wahre naturgemäße Heilkunst siegreich eingezogen. In Deutschland ist doch nun wenigstens in einem Staate, dem Großherzogthum Hessen-Darmstadt das Selbstdispensiren der homöopathischen Ärzte ungehindert freigegeben worden. — In Rußland ist durch einen Ukas die Ausübung der Homöopathik im ganzen Reiche gestattet, und für Errichtung rein-homöopathischer Apotheken Veranstaltung getroffen worden. Ja, es ist sogar den Ärzten das Selbstdispensiren in vielen Fällen gestattet. Wenn gleich dasselbe an manche lästige Formalitäten gebunden ist, so bleibt es doch immer ein sehr erfreulicher Anfang einer besseren Periode der Wissenschaft.

Unser sächsischer Landtag hat nichts für die Homöopathik gethan. Obgleich ich, in meiner Eigenschaft als Sekretär des Vereins, den beiden Präsidenten der 1. u. 2. Kammer 2 Prachtexemplare des 1. Heftes der Annalen unseres homöopathischen Vereines überreicht, und mich noch außerdem an 6 der einflußreichsten Mitglieder mit schriftlichen Vorstellungen und Bitten um Unterstützung der Heilanstalt aus der Staatskasse gewendet hatte, so geschah doch gar nichts. Herr Dr. Crusius aus Leipzig, ein Freund der Homöopathik, versicherte mich unverholen, daß nicht daran zu denken sei, etwas von dem jetzigen Landtage zu erlangen. Man denke nur an Einschränkungen und Ersparnisse, und die Stimmung der Majorität sei der Homöopathik nicht vortheilhaft. So müssen wir also wohl unsere Hoffnungen auf eine bessere Zeit versparen, die vielleicht nicht fern ist.

(Über Brunnow siehe weiteres im 27. Kapitel.)

---

Dr. Gerstel-Brünn, 9. Jenner 1834:

† Ich bin hier in Brünn sehr zufrieden, und es gestaltet sich auch dadurch, daß ich als M. Dr. die Homöopathie hier ausschließlich ausübe, für diese alles sehr gut. Nur alle Apotheker und die meisten Ärzte sind mir absolute Feinde, jedoch komme ich mit ihnen in keine Berührung, lasse sie ruhig ihren Weg wandeln, und so müssen Sie mich auch mit Ruhe lassen. In Folge absoluter Feindschaft des hierländischen (in der Provinz Mähren) Protomedicus gegen Homöopathie prozessirte ich bis vor einigen Wochen wegen meines mir streitig machen wollenden hiesigen Aufenthaltes, und nur durch Unterstützung des größten Theils des hiesigen Adels und anderer angesehenen Personen, gelang es mir, durch Rekurs an die Hofkanzlei, trotzdem ich mich in dem Rekurse als homöop. behandelnden Arzt bekannte (wogegen noch immer bei uns ein Verboth v. A. 1819 besteht, das jedoch itzt auf ausdrücklichen Befehl S. Maj. höchst wahrscheinlich unter Bedingungen wie in Preußen, widerrufen werden wird), meinen Prozeß zu gewinnen und hier etablirt zu bleiben. (Dr. Gerstel schickte auch 8 Dukaten für das homöopathische Klinikum in Leipzig. D. V.)

---

† St. Petersburg (ohne Datum.
Randbemerkung Hahnemanns: »Den 5. November beantwortet«.)

Hochgeehrtester Herr Großonkel!

Erlauben Sie mir, daß ich im Überbringer dieses Briefes Herrn von Wrasky, Ihnen einen eifrigen Verehrer und Jünger der homöopathischen Wahrheiten empfehlen, und umso wärmer ans Herz legen darf, da er, seit fast 3 Jahren homöopathisch (anfangs durch Dr. Adam, später auf seinem Gute nach längerem Selbst-Studium durch sich selbst) behandelt, jetzt wo er bereits hoffnungsvoll auf dem halben Wege seiner Genesung steht, sich entschlossen hat, an die Quelle des Heiles selbst zu gehen, zu Ihnen zu reisen, um durch Ihren gütigen Rath sicherer und kürzer den übrigen Weg bis zu vollkommener Heilung zurücklegen zu können.

Ich schrieb Ihnen schon früher, daß er uns die erste russische Übersetzung des »Organon« zu liefern hofft, dessen Manuskript zum Druck fast bereit nur einer medicinischen Correctur noch bedarf. Zugleich nimmt sich der wirkliche Staatsrath Niloff, Übersetzer des kleinen Werkes von Hartlaub: »Darstellung des homöopathischen Systems für Laien« die Freiheit, dem Stifter der neuen Schule ein Exemplar der ersten russischen homöopathischen Schrift zu übersenden. Obgleich Ihnen das Lesen derselben wohl nicht leicht werden wird, glaubte ich doch, dem Übersetzer (der sich aber nicht öffentlich genannt zu sehen wünscht) seinen Wunsch nicht abschlagen zu können, Ihnen ein Exemplar schicken zu dürfen, das Ihnen wenigstens als Beweis, wie auch hier im Norden die große Wahrheit fortschreitet, hoffentlich Freude machen wird. — Wenn wir es nur erst zu einer größeren Einigkeit, oder vielmehr zu einem besseren Gemeingeist unter den Homöopathen hier bringen könnten, was freilich bei den weitläuftigen Geschäften in der großen Stadt schwer hält, aber sich doch am Ende machen ließe, wenn nicht jeder nur für sich hier leben und sein eigenes praktisches Feld bebauen wollte. ... Freilich kommt noch etwas hinzu, daß die meisten der nun bis auf 14 angewachsenen Ärzte, die sich mit homöopathischen Curen beschäftigen, mehr oder weniger noch allöopathisch, viele fast nur allöopathisch curiren müssen, wenn sie nicht ihre alte Praxis verlieren und vielleicht verhungern wollen, ehe sich eine neue findet. ...

Ihr treu ergebener Schüler<br>und innig Sie verehrender Großneffe<br>L. Hermann.

Zuvor aber hatte Hahnemann an Stapf geschrieben:

† 28. September 1829.

Das Verbot in Rußland homöopathischer Behandlung acuter Krankheiten ist so abscheulich, daß es uns den größten Vortheil bringen muß. Jeder Unterrichtete sieht, daß die herrschende Allöopathie es ersonnen hat, um den auffallenden Vorzug der Homöopathik bei Behandlung des hitzigen Seitenstichs den Augen des Publicums zu entziehen. Was wollte aber eine so schielende Regierung thun, wenn ein Homöopath eine Lungen- oder Brustentzündung in einigen Stunden glücklich geheilt hätte? Könnte sie dem homöopathischen Arzte den Kopf abschlagen lassen? In unsern Zeiten nicht mehr, auch nicht in Rußland.

† 19. Mai 1832.

Nirgends ists besser für den Homöopathiker als in Nordamerika. Da nur ist Freiheit! Vorgestern hatte ich einen Kaufmann bei mir, der sehr in der Homöopathik unterrichtet und geübt, mir das Emporkommen unserer Kunst daselbst, vorzüglich durch den Dr. Ihm daselbst und zwei andere in Bethlehem und Nazareth (zwei Herrnhutschen Colonien) berichtete, wovon mir nur Dr. Freitag noch im Gedächtniß blieb. Doch geht's auch schon in Frankreich vor sich. Das erste Heft der Bibliothèque homoeopathique in Genf und Paris bei Baillière, erschienen für die Monate April und May, hat meinen ganzen Beifall. Es ist viel darin, was Sie im »Archiv« nutzen können.

Hahnemann an Rat Becker in Gotha:

† 14. September 1832.

Sie können nicht glauben, mit welcher Schnelligkeit die Homöopathie sich im lieben (wollte Gott, beruhigten) Frankreich eifrige Liebhaber und Beförderer erwirbt.

Hahnemann an Stapf:

† Cöthen, den 11. Februar 1834.

Unlängst schrieb der des Deutschen mächtige, gute Dessaix aus Lyon von dem Zusammentritt des Genfer Vereins zu dem Lyoner, wo die Namen einer großen Zahl homöopathischer Ärzte genannt werden als Mitglieder und unter andern eines Dr. Gastien von Thoisley, der daselbst ein bloß homöopathisches Spital von 30 Betten führt.

† Cöthen, den 30. Juny 1834.

Es sind schon deutsche Homöopathen, ganze (Dr. Donner) und halbe (Dr. Widenhorn) in Paris. Brüssel und Amsterdam liegen noch ganz in Unwissenheit. In Turin habe ich einen guten (Tessier) entdeckt und in Rom hat sich Romani in der Kunst fester gesetzt. . . .

---

Dr. Roth in Paris an Hahnemann:

† Paris, am 23. August 1834.

. . . Haubold war hier in Paris und wird Ihnen vermuthlich am 10. August von unserm vereinten Streben, Ihre große menschenfreundliche Wahrheit zu verbreiten, Kunde gegeben haben. Herr Petroz, Gueyrard bitten mich, Ihnen ihre ergebenen Grüße vorzutragen. Jourdan hat die 5. Auflage des Organons übersetzt, und wird selbe nächstens von einem Schreiben begleitet nach Köthen schicken. Zu den genannten drey Herrn geselle ich noch Herrn Blanc, einen der hellsten Köpfe, die mir je vorgekommen, bey. Ein vorzüglicher Redner, und ganz von der großen Wahrheit durchdrungen, das giebt einen Professor, der sehr bald die Homöopathie von der Kanzel herab posaunen wird. Jch lernte jüngst einen Herrn Dr. Widenhorn hier kennen (siehe dessen Brief an Hahnemann vom 29. Juli 1834, Anlage 91. D. V.); er scheint mir ein sehr tüchtiger Mann zu sein; erlaube mir aber kein Urtheil, da ich ihn noch zu wenig handeln gesehen. Dieß ist der Inbegriff der Homöopathen in Paris, sonst sind noch einige gewesene St. Simonisten wie Curie u. Simon, Electricitätsdoktoren, Puster und Magnetiseurs, die, ohne gar oder nur sehr oberflächlich die schwere Kunst zu kennen, sich Homöopathen taufen, und nur im Auge rechtlicher Leute der guten Sache Schaden zufügen. . . .

## Anlage 94.

### Amtmann Rhost ein Freund Hahnemanns.

Zur Feier des 10. August 1838 hatte Amtmann Carl Ernst Rhost auf Pösigk und Cosa bei Köthen ein lateinisches Begrüßungsgedicht verfaßt:

> Gaudeamus igitur
> Dum conjuncti sumus
> Hahnemanni hospites!
> Bibere ut veteres
> Ecce! Nostrum munus.

Das aus acht Strophen bestehende Lied wurde bei der Leipziger Denkmalseinweihung wieder gesungen (Allg. Hom. Ztg. 1851, Band 42, Seite 42). Rhost, der in Leipzig die Rechte studirt hatte, bewirtschaftete die von ihm gekauften Güter Pösigk und Cosa, »wobei er aber mehr den Wissenschaften, der Musik und dem heiteren geselligen Umgang als dem Pfluge lebte«, schreibt sein Schwager Dr. Sommer in Frankfurt a. d. O. Er hatte sich durch einen Sturz eine Lähmung der Unterglieder zugezogen, die ihn mehrere Jahre ans Lager fesselte. Nach langer vergeblicher allöopathischer Behandlung heilte ihn Hahnemann in einem halben Jahr. Von da an war er nicht bloß ein Freund des Hahnemannschen Hauses, sondern auch ein begeisterter Anhänger der Homöopathie, der sich mit größtem Eifer neben den Arzneiprüfungen besonders der homöopathischen Behandlung kranker Haustiere hingab. Hahnemann selbst brachte manchen Nachmittag, besonders in der letzten Zeit seines Köthener Aufenthalts auf dem Gute Rhosts zu. So lernte ihn auch die junge Frau Melanie Hahnemann kennen, weshalb Hahnemanns Tochter Amalie, verw. Dr. Süß, am 17. Okt. 1844 an Mad. Hahnemann nach Paris schrieb:

† Denke dir — liebes gutes Mütterchen! unser guter Freund Rhost in Pösigk ist auch kürzlich gestorben; er ist unserm lieben selgen Vater bald in die Ewigkeit nachgefolgt. Dort werden sie sich liebend umarmen.

## Anlage 95.
## Von der Nationalzeitung usw.

Rat Becker in Gotha gab die seit 1784 bestehende »Nationalzeitung der Deutschen« heraus, welche ununterbrochen bis zum Jahr 1830 bestand. Nur in den Jahren 1812 und 1813 war sie »wegen Äußerung deutscher Vaterlandsliebe in derselben« 17 Monate lang unterdrückt, da ihr Herausgeber in dieser Zeit gefangen gesetzt war. Im Verlag von Becker erschien ferner »der Anzeiger«, vom Jahre 1793 an unter dem Titel »Kaiserlich privilegirter Reichsanzeiger«; von 1808 an hieß er »Allgemeiner Anzeiger der Deutschen« und von 1830 an trug er den Sammeltitel »Allgemeiner Anzeiger und Nationalzeitung der Deutschen«. Redakteur des Anzeigers und seiner Nachfolge-Blätter war Dr. J. Fr. Hennicke, der, seit er Hahnemann im Jahre 1796 kennen gelernt hatte, immer warm und entschieden für dessen Sache und die Homöopathie, nicht selten auch durch eigene Aufsätze, eingetreten war. Das ergab die stärkste Förderung in den Schichten der gebildeten Volkskreise, da der Anzeiger usw. eine starke Verbreitung über ganz Deutschland hatte.

In seinem »Allgem. Anz., verbunden mit der Nationalztg. der Deutschen« veröffentlichte der Redakteur des Blattes — Dr. J. Fr. Hennicke — am 27. April 1832 folgende

### Freundliche Danksagung:

Meinen hoch verehrten Gönnern und Freunden widme ich, im Gefühle inniger Dankbarkeit für ihre aufrichtige Theilnahme, folgende kurze Nachricht: Am 15. April wurde ich urplötzlich von einem heftigen Entzündungsfieber, das Lunge und Milz ergriffen hatte, überfallen, und dasselbe brachte mich nach wenigen Tagen in so nahe Todesgefahr, daß menschliche Hülfe vergeblich schien. In vollem Vertrauen auf das naturgemäße, wundervolle Heilverfahren, das Gottes Weisheit der leidenden Menschheit hat verkünden lassen durch den großen Naturphilosophen Samuel Hahnemann, hatte ich die Behandlung meiner Krankheit einem seiner trefflichsten Schüler, meinem Freunde, Dr. Plaubel, anvertraut. Ganz dem Gedanken des nahen Hinscheidens hingegeben, ist mir dennoch, und gegen alle menschliche Erwartung, das Glück zu Theil geworden, die Gluth meines verzehrenden Fiebers, bloß durch Anwendung des großen homöopathischen Mittels gegen die heftigste Entzündung, Aconit, in Verbindung mit einigen Nebenmitteln, als Bryonia, Cannabis, Nux vomica, Pulsatilla, gegen einige Krankheitsverstimmung, bis zum 7. Tage völlig gehoben zu sehen. Vom 8. Tage an begann die Genesung. ...

Sie sehen hier, meine hoch verehrten Freunde, ein neues Beyspiel des unfehlbaren, richtig angewendeten homöopathischen Heilverfahrens, während welches an keine Kunstmittel des Blutentziehens durch Anlegung von Blutegel, durch Anwendung von Aderlaß, durch Einreibung von Mercurialsalben u. s. w., gedacht worden, noch auch gedacht werden darf.

W. Groß an Hahnemann:

† Jüterbogk, den 20. ds. Oktober 1832.

Was sagen Sie denn dazu, daß die deutsche Bundestagsversammlung durch einen nach Despotie schmeckenden Machtspruch den freimüthigen Allg. Anzeiger der Deutschen verstummen machen will, der seit vielen Jahren so vieles Gute gefördert, so manche Wahrheit vor Unbilden geschützt hat? O tempora, o mores!

---

Hennicke an Hahnemann:

† Verehrter Freund!

Die Pflicht der Unparteylichkeit erfordert den Abdruck beyliegender Bemerkungen über einen von Ihnen zur Sprache gebrachten Gegenstand; die Pflicht der Freundschaft erheischt Mittheilung derselben vor dem Abdruck, damit Sie das Erforderliche sogleich beyfügen können. Meine Pflicht wird dann ferner seyn, jeden Ausdruck in den Bemerkungen, der etwas Beleidigendes enthält, so zu mildern, daß alles Anstößige wegfällt...,

Der Horizont Ihrer Heillehre scheint sich eher zu trüben, als aufzuhellen. Können denn Männer, die in fürstlichen Verbindungen stehen, wie Marenzeller und Schmit in Wien, Aegidi in Düsseldorf, von Stegmann in Carlsruhe, Quin in Brüssel (?), Necher in Lucca, Stüler in Berlin (der Hausarzt der Prinzeßin Wilhelm zu seyn scheint) u. a. durch ihre Verhältnisse nichts für öffentliche Anerkennung und zur Sicherung gegen willkührliche und feindliche Polizeymaßregeln und gemeine Eingriffe in heilige Menschenrechte thun? Es ist dringende Nothwendigkeit, alle Waffen der Nothwehr mit Klugheit gegen die geheimen Machinationen der Todtfeinde anzuwenden. Der Kampf geht auf Leben und Tod. Es ist zu gefährlich, auf den innern Werth und die entschiedenen Vorzüge der neuen Heillehre vor der alten allein zu vertrauen. Die Wahrheit wird siegen; aber wie lange kann Parteylichkeit, Unverstand, Selbstsucht, Bosheit usw. den Sieg verzögern! Jeder an seinem Platze arbeite muthig und kräftig dem Feinde entgegen; aber nicht bloß für sich allein, sondern mit Andern in engster Verbindung und nach verabredeten gemeinschaftlichen Plänen. Auf den edlen B. v. Lotzbeck habe ich viel Vertrauen gesetzt; kann denn der nicht den öffentlichen Schutz des Großherzogs von Baden für die Homöopathie bewirken?

Die Einführung homöop. Hausapotheken in Rußland, Österreich und Frankreich als solcher ist verboten; nur als chemische Präparate schleichen sie mitunter durch. Welche andere günstigere Erfahrungen sind Ihnen bekannt? Ich wünsche sehr darüber eine bestimmte Belehrung zu erhalten.

Mit hochachtungsvoller und freundschaftlicher Ergebenheit
der Ihrige
J. Fr. Hennicke.

Gotha, 12. Decbr. 33.

## Anlage 96.

### Laien über die Homöopathie.

Im Literaturblatt vom Januar 1830 schreibt Dr. W. Menzel über die »litterarischen Parteien«:

Auch Physiker giebt es auf der äußersten Rechten. — Auch hier sehen wir alte geheiligte Vorurtheile gegen nützliche und nothwendige Neuerungen sich sträuben. — In dieser Hinsicht verdient besonders die ächt aristokratische Brutalität, mit der man dem würdigen Dr. Hahnemann begegnet ist und noch, trotz seines vierzigjährigen Verdienstes, zu begegnen fortfährt, eine strenge öffentliche Rüge. — Es macht unserem Zeitalter Schande, daß die

Homöopathik so schwer Eingang findet. — Sie müßte in jedem Fall gründlicher widerlegt und schneller gestürzt oder gründlicher gewürdigt und schneller verbreitet werden. — Erfindungen von solcher Wichtigkeit sollten in unserer aufgeklärten Zeit nicht mehr dem Fall ausgesetzt sein, durch den Egoismus einiger alten medicinischen Chorführer der Nation gleichsam aus den Händen gespielt zu werden. —

Und in Nr. 47 des Literaturblattes, Jahrgang 1830:

Wir (Laien) kommen jetzt zu den Ärzten in dieselbe Stellung, wie zur Zeit der Reformation zu den Priestern. Dort standen Neurer in der Religion der Priesterhierarchie gegenüber und mußten an den gesunden Menschenverstand, sowie an das Interesse der Laien appelliren, um sich auf die Laien zu stützen und mit ihnen zu siegen. Jetzt stehen Neurer in der Medicin der Doctorenhierarchie gegenüber, und nun rufen auch sie den Verstand und das Interesse der Laien auf zu Schutz und Schirm der guten Sache. Ist unser Verstand vielleicht weniger hinreichend, den medicinischen Streit zu prüfen, als ehemals den theologischen? Das wollen wir sehen.

Sind wir dabei weniger interessiert? Gewiß nicht! Zuletzt fällt jeder Streich, den sich die medicinischen Partheien versetzen, auf uns Patienten zurück und alles, was Sie Gutes ausdenken, kömmt zuletzt uns zu Gute. U. s. w.

---

Rummel an Hahnemann:

† Magdeburg, den 16. April 1834.

... Unser guter Rost (nicht zu verwechseln mit Amtmann Rhost auf Pösigk, der erst 1844 starb; siehe Anlage 94. D. V.) ist todt, ein Opfer seiner Anstrengungen und der Kabale der Gegner. Ich kam zu spät, ihn zu retten; er hatte sich selbst und vielleicht zu oft in den Mitteln wechselnd behandelt. Welch schreckliches Loos steht den vereinzelten Homöopathikern jetzt noch bevor, wenn sie ernstlich erkranken, und keine Hülfe erlangen, die sie so oft spendeten. In der Feier Ihres Geburtstages wollte ich die Trauerpost nicht melden. Er war ein edler Mensch und treuer Homöopath. Ruhe seiner Asche!

† Leipzig, den 17. December 1831.

... Mein Dankgefühl gegen Ew. Hochwohlgeboren habe ich zeither nur im stillen und dadurch bethätigen können, daß ich mich laut und öffentlich überall, wo sich mir Gelegenheit dazu darbot, in Segnungen Ihres hochherzigen, menschenfreundlichen Wirkens ergoß ... Was ich indeß auf meinem jetzigen Standpunkte in der bürgerlichen Gesellschaft zur Verallgemeinerung der Anerkennung des von Ihnen entdeckten, einzig naturgemäßen Heilsystems beizutragen vermag, dazu werde ich mich gewiß nicht säumig finden lassen, mich vielmehr umso dringender für verpflichtet erachten, je größer die Verdienste sind, die die Homöopathik sich bereits um das Menschengeschlecht erworben hat. . , .

Dr. jur. Eckenberg, Adv.
Reichsstr. Nr. 433.

---

† Halle, 9. Jan. 1832.

Wie leid thut es doch dem nach Besser strebenden, wenn er sehen muß, wie weit anders und weit besser doch alles seyn könnte, wenn die Menschen nur wollten. Sie, Hochverehrter, leben z. B. in einer Stadt, welche die Perle, die sie besitzt, zu schätzen nicht versteht. — Wie würden Sie dagegen auf unserer Hochschule glänzen, wenn der Heidengott: Egoismus nicht überall regierte. — Wie viel könnten Sie nicht hier durch Lehre, Rath und That zum Wohl der Menschheit noch weit mehr wirken und nützen. Leider! geht auch hier jenes gefeierten Sängers Lied in Erfüllung: »Wenn einst der Vorhang niederfällt, wird unser Werth erkannt.« — Ja, weilten Sie in unserer Mitte, ich würde mich als fleißiger Schüler zuerst melden. ...

Dr. Christ. Adolph Buhle,
Inspect. des zoolog. Königl. Kabinets der Friedrichs Universität.

† Tittmann, Dresden, 17. Juni 1831, bedankt sich für ein Pflaster gegen Gliederschmerzen, das er

sogleich aufgelegt, ungeachtet mir Trinks Angst machte, daß ich den Schmertz, den es verursachte, ebenso wie mehrere seiner Patienten nicht aushalten würde. ... Ob also gleich das Pflästerchen ganz gehöriges Jücken und Schmerzen verursachte, so konnte ich es doch gar herrlich aushalten, zumal es stundenweise aussetzte und mich im Schlafe und bei meinen Studien in deutschen Alterthümern gar nicht störte. ... Sieben Wochen lag es und that seine erforderliche Wirkung. ... Unsre revolutionäre Auftritte haben mich nicht geängstigt. Ich habe wohlgemuth dem Treiben des Janhagels und den unzweckmäßigen Maßregeln gegen ihn zugesehen. ... Wenn ich wieder einmal zu Ihnen komme, da läßt mich meine Frau nicht allein reisen, denn da kömmt sie mit, um die Freude zu haben, Sie persönlich kennen zu lernen. Denn vorgelesen habe ich ihr viel von Ihnen, Sie dankt ihr Wohlbefinden auch Ihrer Heilmethode und ist eine eifrige Werberin, denn sie ist mit mir überzeugt, ich lebte nicht mehr, wenn ich bei der alten Heilmethode geblieben wäre. — Den 12. November d. J. feiere ich meinen silbernen Hochzeitstag, da wird ein hohes Vivat Vater Hahnemann dabei gerufen werden!

Ob dieses Fest noch gefeiert werden konnte? Trinks schreibt am 26. März 1832 an Hahnemann:

† An Neuroparalysis acuta starb die Ihnen bekannte Frau Hofräthin Tittmann, 45 Jahre alt. Dieser letzte Verlust ist für mich in vielfacher Hinsicht schmerzlich.

---

Dr. Preu, Kgl. Bayr. Stadtgerichtsarzt an Hahnemann:

† Nürnberg, den 1. Febr. 1832.

Von meinem Freunde, Herrn Professor Daumer dahier, dem Verfasser beiliegenden Werkchens*), habe ich den ehrenvollen Auftrag erhalten, Ew. Hochwohlgeboren in seinem Namen dieses Buch zum Geschenk als ein Zeichen seiner Verehrung darzubieten. Ihm selber ist es nicht vergönnt, solches zu thun, weil jahrelanges körperliches Leiden und die heilloseste Verkrüppelung seines Zustandes unter den Händen allopathischer Ärzte seine Augenkraft so geschwächt und seine Hirnnerven so gereizt haben, daß er alle seine Gedanken durch Andre muß zu Papier bringen lassen.

Ich benütze diese Gelegenheit, obwohl früher in der alten Schule beinahe ergraut, seit 10 Jahren nun Ihrer Lehre folgend, und als einen ihrer eifrigsten Jünger mich bekennend, Ihnen, hochverehrter Mann! die Gefühle der unbegränztesten Verehrung, der ungeheucheltsten Liebe und des innigsten Dankes zu erklären, von welchen ich in Gemeinschaft mit Allen, welche Ihrer Lehre folgen, durchdrungen bin. ...

Das erste Heft der Mittheilungen über Caspar Hauser enthält nur noch den Anfang der mit ihm angestellten homöopathischen Versuche. Ihre weitere Verfolgung, welche die Unendlichkeit der immer höhern Potenzirung der Arzneien und ihre Wirkungen auf den erkrankten menschlichen Organismus auf das Unwiderlegbarste nachweist, und dem Scharfsinn ihres Urhebers gewiß alle Ehre macht, wird das 2. demnächst zu erscheinende Heft enthalten. ... Dem 2. Hefte möchte sein Verfasser eine besonders ehrenvolle Auszeichnung dadurch verschaffen, daß Sie ihm gestatteten, dasselbe Ihnen zu dediciren, und auf diese Weise einen

---

*) Mitteilungen über Kaspar Hauser, Nürnberg 1832. Kaspar Hauser, der geheimnisvolle Findling, um dessen Person und Geschichte sich die abenteuerlichsten Vermutungen rankten, war etwa 16jährig im Jahre 1828 dem Prof. G. Fr. Daumer auf Kosten der Stadt Nürnberg zur Lehre und Pflege übergeben worden. Am 17. Oktober 1829 war dann Hauser im Keller des Daumerschen Hauses, aus einer leichten Schnittwunde an der Stirne blutend, aufgefunden worden, worauf er in das Haus eines Kaufmanns in Biberbach und späterhin zu dem Lehrer Meyer in Ansbach verbracht wurde. Hier starb er, nach einer mysteriösen Verwundung im Schloßgarten, am 17. Dezember 1833.

schwachen Tribut zu den Opfern des Dankes zu bringen, welche Ihnen die gegenwärtige Generation bereits schuldet, die künftigen aber erst im vollen Maaße zollen werden....

(Hahnemann schickt ihm sein Bild.)

---

Dr. St. Bauer:

† Zwickau, den 10. April 32.

Eine wahrhafte allgemein anerkannte Würdigung der homöopathischen Heilart wäre eine der größten Wohlthaten für das Menschengeschlecht. Diese kann aber nicht von den Ärzten ausgehen, da sie Parthei bilden und von Vorurtheil und Interessen so umfangen sind, daß von ihnen kein wahrhaftes Urtheil zu erwarten steht; der einzige Stand, der mir geeignet scheint, ein der Allgemeinheit ansprechendes und Glauben findendes Urtheil öffentlich auszusprechen, ist der, der Naturforscher; sie besitzen die Fähigkeit, die Wahrheit der Gesetze, auf welchen dieses Heilverfahren beruht zu erkennen, für die Prüfung der Resultate sind sie geschickter als die Ärzte. Einige Naturforscher, denen ich meine Idee mittheilte, theilen meine Ansicht.

---

Dr. Anton Schmit:

† Wien, den 22. 8. 32.

... Ich kann Ihnen nicht sagen, wie mich's ärgert, daß die Meisten unter den Homöopathen so flaue Kerls sind. ... Unter den Nichtärzten giebt es wahrlich viel tapfrere Leute, die viel enthusiastischer für die Homöopathie und ihren ewig lebenden Stifter sind. Es kömmt mir vor, als ob sie gar nicht dächten, was die Homöopathie für ein Ungeheuer ist und wer der Mann ist, der es unter den ungünstigsten Verhältnissen zur Welt brachte, und bis zu der gegenwärtigen Reife brachte. Wie oft habe ich mir und Andern schon gesagt: »Christus und Hahnemann sind die größten Männer in der Geschichte und werden es auch bleiben«. Wenn nur Ihre Nachfolger Ihr Kind nicht auch zu einer Melkkuh machen und es verunstalten, so wie die Nachfolger Christi.

---

† Graf Salm auf Blansco bei Brünn, Besitzer einer Eisenfabrik und eifriger Anhänger der Homöopathie, schickt am 27. Juli 1833 ein paar Quentchen reines Kreosot zu homöopathischer Verwendung und Heilproben, den hohen Heilwert des Kreosots hervorhebend.

## Anlage 97.

### Gutachten über das Turnen.

† Verehrtester Herr Hofrath!

Ew. Wohlgeboren wollen es nicht übel aufnehmen, wenn ich, wiewohl Ihnen gänzlich unbekannt, mir die Freiheit nehme, mich in einer Angelegenheit an Sie zu wenden, die zwar nicht unmittelbar in den Kreis Ihrer ärztlichen Thätigkeit gehört, dennoch aber durch Ihr Ansehen und Ihr Urtheil gehoben und befördert werden kann. Ich meine das Turnen. Ich bin seit einigen Jahren Mitvorsteher der hiesigen Turn-Anstalt und wünsche mit meinen Herren Collegen, zu denen unter anderen der Herr Amtsrath Richter und der Herr Hofmaler Beck gehören, daß unserer Schuljugend nicht bloß die Lust zum Turnen erhalten, daß dieselbe vielmehr noch gesteigert werde. Eine neue Anregung dieser für die jungen Leute so wichtigen Sache scheint mir von Zeit zu Zeit nothwendig, da es in unserm Publicum immer noch viele giebt, welche sich nicht bestimmt für die Sache erklärt haben und darum weder kalt, noch warm sind.

Sie bedürfen, verehrter Herr Hofrath, nicht erst meiner Versicherung, daß unsere Stadt Ihre großen Verdienste ehrt und viel Gewicht auf Ihr Urtheil legt. Manche Ältern würden daher ohne Zweifel mit entschiedenerm Willen ihre Kinder unserer Anstalt übergeben und überhaupt mehr Werth auf Leibesübungen legen, wenn es bekannt würde, daß Sie dieselben empfehlen und für nothwendig und nützlich halten. Und so wage ich es denn, wohl wissend, daß an Ihnen das Turnen einen Freund hat, den Zweck meiner Zeilen auszusprechen, welcher in der ergebensten und bescheidenen Bitte besteht, Ew. Wohlgeboren möchten mir ein, wenn auch kurzes, Gutachten über geregelte Leibesübungen zukommen lassen, vorausgesetzt, daß Sie damit einverstanden wären, es auf dem Wege des Anhaltischen Volksfreundes zu veröffentlichen. Sollte es Ihnen an einem müßigen Augenblick dazu gebrechen, so würden Sie uns schon dadurch einen wesentlichen Dienst erweisen, wenn Sie mir erlaubten, Ihrer als Auctorität beim Empfehlen des Turnens zu gedenken.

Ich stehe an, Ihre kostbare Zeit jetzt länger in Anspruch zu nehmen und spreche nur noch die große Freude aus, die ich durch Erfüllung meiner Bitte haben würde. Auf Gewährung hoffend, unterzeichne mich mit der vorzüglichsten Hochachtung

Dessau, den 19. Aug. 1832.

Karl Fritsche,
Collaborator an der hiesigen Hauptschule.

† Antwort Hahnemanns (nach dem Entwurf von seiner Hand):

Freundlich aufgefordert, meine Meinung über das Turnen öffentlich zu sagen, erkläre ich, daß diese gymnastischen Übungen für die männliche Jugend, unter der Leitung eines guten Lehrers ausgeführt, nicht nur durch Ausbildung des Körpers demselben Gewandtheit und Stärke zu geben imstande sei, sondern dadurch selbst zur Befestigung des moralischen Charakters ungemein beitrage und die Thätigkeit des Geistes in Erlernung der Wissenschaften unterstütze.

Cöthen, den 20. Aug. 1832.

Dr. Sam. Hahnemann,
Hofrath.

## Empfehlung einer Cacao-Masse.

† Hochverehrter Herr,
Hochgeschäzter Herr Hofrath!

Von Mehreren Ihrer Verehrer aufgefordert, erlaube ich mir, Ew. Wohlgeboren, beygehend eine kleine Probe eines Fabrikats zu überreichen, von welchem Ew. Wohlgeboren die Ehre gebührt, es zuerst in das Publikum gebracht zu haben.

Vielleicht erinnern sich Ew. Wohlgeboren noch des kleinen Umstandes, als Sie bereits nun vor 15 Jahren meinem verstorbenen Schwiegervater, Herrn Frank in Schleußig die erste Anleitung zu dieser, für die Gesundheit der Menschen so sehr zuträglichen, Cacaomasse, gaben.

Ob nun gleich dieses schöne Getränk sich seit dieser Zeit sehr ausgebreitet hat, so hat es doch die Anerkennung, die es verdient, bey weitem noch nicht gefunden.

Seit meiner vor 5 Jahren übernommenen Führung dieser Fabrik habe ich alle mögliche Sorgfalt und Fleiß auf die Bereitung dieses Fabrikats verwendet und mit Anwendung des Dampfes ist es mir gelungen, ein vorzüglich feines und reines Fabrikat zu liefern. In dieser kleinen Probe, welche ich Ew. Wohlgeboren hiemit zu überreichen mir die Freiheit genommen habe, glaube ich Ihnen den Beweis geben zu können, daß unter allen Fabrikaten der Art, das Meinige wohl das Ausgezeichnetste ist.

Auf Veranlassung mehrerer homöopathisch behandelter ausgezeichneter Patienten, wage ich es daher, Euer Wohlgeboren ergebenst zu bitten, wenn Sie dieses Fabrikat genußwürdig finden, mir eine kleine Empfehlung desselben, welche ich in öffentlichen Blättern anonçiren könnte, gütigst zukommen zu lassen. Ew. Wohlgeboren würden dadurch öfters sehr unangenehmen Folgen, welche durch den Genuß der in so manchen andern Fabriken mit Mehl, Fett und andern Ingredienzien vermischten Cacaomasse entstehen, vorbeugen.

Ew. Wohlgeboren im Voraus meines innigsten Dankes und meiner größten Erkenntlichkeit versichernd, erwarte ich die gütige Gewährung meiner Bitte und zeichne mit ganz vorzüglicher Hochachtung

Euer Wohlgeboren unterthänigster
Diener C. Weigel.

Schleußig, den 10. Oktober 1833.

† Hahnemann schrieb zurück:

Die Cacao-Masse, aus der Fabrik des Herrn C. Weigel in Schleußig bei Leipzig finde ich mit aller Sorgfalt zubereitet, ihre Bestandtheile innig vereinigt und von reinstem Geschmack — also die beste Empfehlung verdienend.

Cöthen, den 4. November 1833.

Dr. S. Hahnemann, Hofrath.

## Ersuchen um ein Rezept für ein »Elixir« gegen Ansteckung durch die Cholera.

† Hannover, den 4. August 1831.

Wohlgeborner, hochzuverehrender Herr Doctor!

Ich muß im Voraus Sie gantz Gehorsamst um Gütige Entschuldigung bitten, das ich mir die Frejheit Nehme mit diesem Schreiben Sie zu belästigen,

Aus Ihren Vortreflichen übersetzungen der ersten Liquoristen Frankreichs, eines Demachy und Dübuisson, so wie aus der übersetzung des Essig Fabricanten von Demachy (1785 siehe Anlage 15. D. V.) habe ich schon seit Viellen Jahren mich Stets bej Bereitung meiner Liquere und in das Fach des Limonadiers gehörige Getränke mit dem Größten Nutzen obiger Wercke bedient,

Da nun in diesem Augenblick die Lejdige Kranckheit, von den Ärzten Cholera genant, in einem Großen Theille von Europa Grasirt, und es Lejder zu befürchten Steht, das diese fürchterliche Kranckheit das Nördliche Deutschland nicht unverschont Lassen wird, so ist der Wunsch in mir rege Geworden, von einem in Renomee Stehenden Artzte Deutschlands, ein Recept oder eine Anweisung zur Bereitung eines Elixirs als Schutz und Verwahrungs Mittel gegen Ansteckung dieser Krankheit zu erhalten

Aus so Viellen überwiegenden Gründen bin ich der festen überzeugung, das Niemanden als Sie im Stande sind eine solche Composition anzugeben. Daher trage ich an Euer-Wohlgeboren die Gehorsamste Bitte, mich recht bald mit einer solchen Schriftlichen Anweisung zu erfreuen, und im Fall das Sie meine Gehorsamste Bitte und Wunsch erfüllen, ob Sie es mir Gütigst erlauben Wollen, das zu Verfertigende Elixir unter dem Nahmen Hahnemansch'es Elixir gegen Ansteckung der Cholera Verkaufen zu dürfen

Ihre Gütige Antwort recht sehr bald entgegensehend habe ich die Ehre mit der Vorzüglichste Hochachtung zu sein

dero Gehorsamster Diener
Paul Bernhard
Conditor,

Hahnemann versah den Brief mit der Bemerkung:

»Nicht zu beantworten.«

## Anlage 98.

### Abweisung unzulässiger allopathischer Angriffe auf die Homöopathie.

Die juristische Fakultät der Universität Leipzig hat als Berufungsinstanz am 15. Oktober 1830 folgende Zurechtweisung einer allopathischen Klage für nötig erachtet:

es muß dem Arzte (also noch mehr dem Kranken) die Wahl des Systems der Medicin freibleiben, schon deshalb, weil mit der Verwerfung derselben, jede Fortbildung der Wissenschaft für unzulässig erklärt werden würde. —

Das sogenannte homöopathische Heilverfahren beruht auf Ansichten, die, gleichviel, ob sie materiell richtig oder unrichtig sind (welche Frage nicht zur Kompetenz des Richters gehört), dennoch in formell-wissenschaftlicher Hinsicht soweit ausgebildet sind, daß ihnen der Name eines Systems nicht abgesprochen werden kann.

Im »Falle Kämpfe« erging ein Urteil sogar dahin:

Schließlich hat sich der betr. Amtsphysikus und Amtschirurgus gegen den Dr. Hahnemann und die homöopathischen Ärzte, uneingedenk, daß bei gerichtlicher Begutachtung alle persönlichen Angriffe auf die Gegner durchaus entfernt bleiben müssen, in einem Tone ausgelassen, der, wie er überhaupt gebildeten Medicinalpersonen nicht anständig ist, ebenso wenig im Stande sein kann, die ärztlichen Richter von dem pflichtmäßigen Wege der größten Unpartheilichkeit abzuführen.

## Anlage 99.

### Hornburgs Verfolgung.

† Bitte um ein Zeugnis von Hahnemann.

Es ist durch die feindlichen Gesinnungen des hiesigen Stadtphysikus, Hofraths Dr. Clarus, Einer Ihrer eifrigsten Verehrer und Jünger, der Med. Baccal. Hornburg, in eine Criminaluntersuchung wegen unbefugten (? —) Practicierens verwickelt worden. Allgemein hat man mich versichert, daß derselbe bei Ihnen in großer Achtung steht; daß er sogar von Ihnen für einen Ihrer vorzüglichsten Schüler erklärt worden sei. Grund genug für mich, alles Mögliche zu thun, um diesen Mann gegen die Intriguen seiner und der Homöopathie Widersacher zu vertheidigen. Damit nun dieß mit desto größerem Erfolge geschehen möge, bitte ich Ew. Hochwohlgeboren hierdurch inständigst, Ihr gewichtvolles Urtheil über Hornburg in Form eines Zeugnisses hochgeneigtest auszusprechen und solches recht bald — indem periculum in mora ist — an mich gütigst gelangen zu lassen.

So wie der Heiland der Welt darauf bedacht war, seine himmlischen Wahrheiten durch auserwählte Männer immer weiter zu verbreiten: ebenso werden Ew. Hochwohlgeboren es gewiß wünschen, daß mit dem großen Funde, welchen die Mit- und Nachwelt Ihren tiefen Forschungen verdankt, Ihre eingeweihten Schüler einen segensreichen Verkehr treiben. Und gerade scheint, nach dem, was ich von Hornburg weiß, dieser Mann ein auserwähltes Rüstzeug der Homöopathie zu sein. Ihn unter den Anfeindungen der allöopathischen Finsterlinge sinken zu sehen, muß daher Jeden, den das Wohl der Menschheit interessirt, mit Schmerz erfüllen...

Leipzig, den 17. Dezember 1831.

Dr. jur. Eckenberg, Adv.
Reichsstraße Num. 433.

## Zum Tode Hornburgs.

### Dr. C. G. Franz an Hahnemann:

† Leipzig, den 12. Februar 1834:

... Mein Freund Hornburg ist am 4. d. Mts. an den Folgen der eiternden Lungensucht gestorben. Er war durchaus nicht zu bewegen, Jemandes Rath anzunehmen, so daß ich ihm schon vor ³/₄ Jahren zuredete sich an Sie zu wenden, und hat sich bis zu den Weihnachtsfeyertagen selbst behandelt. Ich hatte ihn seit November regelmäßig alle Wochen 2 mal besucht, und ihm meine Vorschläge gemacht, die er jedoch selten befolgte. ... Mich hat sein Tod körperlich und geistig sehr angegriffen, indem ich ihn täglich mehrmals besuchen mußte, weil sich außer Hauboldt theils niemand um ihn bekümmerte, theils er auch von keinem Andern etwas wissen wollte, so wenig er mir auch folgte. Sein Tod schmerzt mich noch immer sehr, denn er war seit 20 Jahren mein Freund und ich verliere an ihm bey den ewigen Mißhelligkeiten zwischen den hiesigen Homöopathen einen treuen und mit mir gleichgesinnten Vertheidiger der reinen Homöopathie. Wir haben ihn alle, zum Zeichen, daß wir ihn ehrten, zu Grabe begleitet, und ich selbst habe noch — Sie mögen daraus zugleich den Zustand meines Befindens beurtheilen — an seinem Grabe eine kleine Rede gehalten, die ich Ihnen in Abschrift beylege, sowie den von mir verfaßten Nachruf in der Leipz. Ztg., wo jedoch die Censur einiges gestrichen hat und Clarus (Stadtphysicus) sehr aufgebracht gewesen seyn und geäußert haben soll, daß er nun alle Nichtpromovirte erst recht verfolgen wolle.

So stehe ich nun hier allein unter Ihren ältern Schülern ...

### † Worte, gesprochen am Grabe meines Freundes, des am 4. Februar verstorbenen Hornburg.

#### Freunde u. Collegen!

Wer von uns hätte vor einem Jahre, ja noch vor einem halben Jahre glauben sollen, daß **ich**, fast schon des Todes sichere Beute, meinen damals noch so rüstigen Freund auf seinem letzten Gang begleiten würde! So geht der Tod am grauen Haupt des abgelebten Greises vorüber und würgt das junge, frische Leben — so an dem bleichen Siechthume vorbey zur blühenden Gesundheit — so schont er den vom Kummer lebenssatten Armen und greift den Reichen, der unbesorgt nur im Genusse lebt — (Pallida mors aequo pulsat pede regum turres pauperumque tabernas\*). Über eines Jeden Haupt schwebt, wie das Schwert des Damocles, die sichere Sense!

Wohl dem, der seine Rechnung abgeschlossen, der gearbeitet hat, weil es Tag war!

Redlich und uneigennützig hat unser Freund sein Tagewerk vollbracht. **Alles galt ihm unsere Kunst und Wissenschaft**, die stets ein Heiligthum ihm war, der er alles willig opferte, ja welcher er, ein Opfer, fiel! Laßt uns ihm hierin nachahmen. — Zweck sey stets uns unsere Kunst, **Ein Mittel**, und gebrandmarkt sey, wer sie zu **andern, seinen** Plänen mißbraucht. Geht auch von verschiedener Richtung unser Streben aus, so sey es immer nur auf den einen **reinen** Zweck gerichtet, und einig reichen wir uns dann am Ziel die Hände.

Ja, Einigkeit laßt uns hier am Sarge unseres Freundes geloben und aus seinem Grabe erblühe die Palme, die uns alle unter ihr friedliches Schirmdach aufnimmt! Friede seiner Asche!

---

\*) Nach Horaz, wo der Vers lautet:

»Mors aequo pulsat pede pauperum
tabernas regumque turres.«

(Gleichermaßen klopft des Todes Faust (Fuß) an die Hütten der Armen, wie an die Burgen der Könige.)

### Nachruf für Herrn Carl Hornburg.

(Leip. Ztg. vom 6. Februar 1834.)

† Für Licht und Wahrheit hast Du rücksichtslos gestritten. Was Du als Wohlthat für die Menschheit anerkanntest (die reinere Medicin), übtest Du treu und offen giengst Du stets nur den geraden Weg. Zu weit führte Dich oft Dein Eifer und Dein Leben wurde ein Kampf gegen Anmaßung, Zunftstolz und literarische Aristokratie — (ein Opfer fielst Du kleinlicher Rachsucht, die immer nur am Wehrlosen den Glanz ihrer Macht zu zeigen suchte — vergiftet wurde Dein Leben durch jahrelange Kränkung). Vergebens suchtest Du das Asyl zu ungestörter und freyerer Thätigkeit. Du hast es hienieden nicht gefunden! Ruhe nun aus nach den Stürmen eines vielbewegten Lebens und erwache zu dem freyern Wirken jenseits, wozu schon früh das Geschick Dich abrief.

Unterschrift: Drescher. Franz. Gutmann. Hartmann. Hauboldt. Lux. Müller. Schweikert.

Das Eingeklammerte wurde von der Zensur unterdrückt.

(Siehe auch Hornburgs Lebensgeschichte im 25. Kapitel.)

## Anlage 100.

### Justizkommissar Weichsel an Hahnemann.

† Magdeburg, 21. Juny 1833.

Leider hat sich hier, sobald man von Rummels baldiger Ankunft Gewißheit erhielt, ein sehr heftiger Zeitungsstreit erhoben. Nachdem man schon einige Zeit vorher viele Lügen verbreitet hatte, trat man auch in den Zeitungen und zwar zuerst am 10. d. M. mit dem bekannten Rechenexempel (die homöopathischen Verdünnungen betreffend. D. V.) auf (Nr. 132 der hiesigen Zeitung. Um nicht die Sache lächerlich machen zu lassen und um zu verhindern, daß sich ein Vorurtheil bilde, welches dem Fortschritte der neuen Heilmethode gefährlich, wenigstens hindernd werde, sah ich mich genöthigt, weil noch Niemand hier war, der den Streit hätte aufnehmen können, die Lehre von Ew. Wohlgeboren kräftig in Schutz zu nehmen und die Ansichten darüber zu berichten. So ist es bis jetzt Schlag auf Schlag gegangen. Die mit F. F. W. unterzeichneten Aufsätze, sowie die Zeugnisse, die Homöopathik betreffend, sind von mir. ... In der heutigen Zeitung findet sich ein Aufsatz, der Ew. Wohlgeboren Ehre sehr antastet, indem darin unter vielen gewöhnlichen Schmähungen die Behauptung aufgestellt wird, Sie hätten sich in der letzten Krankheit selbst von einem allöopathischen Arzt behandeln lassen mit den Worten: »In seiner Todesnoth hat sich jüngst der große homöopathische Mann gern von der wahren Medicin, wirklich medicinisch, wie er es nennt allopathisch, behandeln lassen.«

In meiner Entgegnung für die morgende Zeitung habe ich zwar neben den Abdrücken der Bekehrungsgeschichte von Aegidi und des Schreibens von Peschier darüber den Nachweis gefordert. Indeß würde es doch gut seyn, wenn Sie mich durch ein Schreiben, welches so eingerichtet, daß ich es allenfalls abdrucken lassen kann, schleunigst in Stand setzten, dieser Verläumdung desto kräftiger widersprechen zu können.

Auf Weichsels Brief steht von Hahnemanns Hand nur der Vermerk:

»23. Juni blos G. Lehmann erklärt mein allöopathisches geheilt worden seyn für Lüge.«

Dr. Rummel schreibt sodann an Hahnemann:

† Magdeburg, den 16. 4. 34:

... Hier wüthet der Sturm immer fürchterlicher gegen mich und die Homöopathie, doch habe ich einen neuen Freund in der Person des Dr. Laue gewonnen, und die hülfesuchenden Kranken lassen mir kaum diese Zeilen schreiben.

Hierzu bemerkt Hahnemann, 23. Mai:

† Ich wünschte, daß ich Ihnen in Magdeburg ein ruhigeres, gemächlicheres Dasein verschaffen könnte; doch haben Sie an der unbestechlichen Redlichkeit und Geistsgewalt unseres F. F. Weichsel einen sichern Anker vom Höchsten erhalten, der Sie nicht wird scheitern lassen und der uns noch in Preußen zur Entfesselung verhelfen wird. ...

Anlage 101.

## Schwankende Haltung der Behörden.

W. Groß schreibt an seinen »Gevatter« Hahnemann:

† Jüterbogk, 23. 4. 31:

... Es ist eine merkwürdige Zeit und der Kampf beider ärztlichen Parteien wird immer leidenschaftlicher. Wer wird den Sieg davon tragen? — Gewiß wir, wenn die Regierungen nur wenigstens neutral bleiben wollen. ...

---

Hahnemann an Bönninghausen:

† Cöthen, 16. Jenner 1831.

... Die preußische Regierung ist die einzige dieser Zeit, welche so weise und liberal ist, die neue, sich bloß wohlthätig erweisende Kunst nicht, wie alle andern Länder, zu verfolgen, sondern sie im stillen (unter edelm Stillschweigen von oben) aufkeimen zu lassen, bis sie in ihrem Wuchse erstarke und dann nicht mehr von den orthodoxen Fakultäten (wie in andern Ländern) zu Boden gedrückt werden könne. ...

Aber schon am Ende desselben Jahres muß Hahnemann wieder berichten:

† Cöthen, 30. November 1831:

... Berlin ist noch unendlich weit von einer so zeitgemäßen Bekehrung entfernt; es hat auch jetzt beim Herrschen der Cholera sich bloß von einer bösherzigen und verleumderischen Seite gezeigt, ungedemüthigt durch die erbärmlichen Erfolge ihrer bisher für rationell gepriesenen tödlichen Quacksalberei. Mit Recht glaube ich dieselben Ihrem Könige in meinem offenen Sendschreiben denuncirt zu haben. Gott öffne dem menschenfreundlichen Monarchen endlich einmal die Augen! Haben Sie das neue preußische Verbot aller Arzney-Ausgebung gelesen? Es soll schändlich seyn. ...

† Cöthen, 11. December 1831.

... Dem Medicinalrath Stapf ist ein preußisches Edict publicirt worden, »wodurch allen homöopathischen Ärzten nicht nur das Ausgeben eigner Arznei verboten wird, sondern sie sollen auch nicht einmal die Erlaubniß haben, die doch jeder andere Privatman im Staate hat, eine Hausapotheke zu besitzen, die Policei soll sie bewachen (wie Verbrecher), auch sollen sie die Kranken mit ihren Recepten nicht nach einer bestimmten Apotheke weisen dürfen, sondern die Kranken sollen sie können verfertigen lassen, wo (bei welchen Schuften auch von Apotheker) sie nur wollen.« Ist dieß nicht eine ewige Schande für die sonst so weise preußische Regierung?

† Cöthen, den 28. Mai 1832.

... Was meinen Sie zu dem höllischen Verbote des Selbstgebens unserer Mittel, vom Ministerium unterm 31. März ausgegangen, und im Merseburger Amtsblatte dieser Tage publizirt? Ich werde meine Stimme dagegen erheben, so viel ich auch mit mir selbst zu thun habe.

† Cöthen, den 15. Juni 1832.

... Vermuthlich hat das nun publicirte Preußische Verbot des Selbst-Ausgebens, ja Selbst-Verfertigens der homöopathischen Arznei Ihren Billigkeits- und Rechtlichkeits-Sinn ebenso empört als den Meinigen und es ist Pflicht, dagegen alle Waffen aufzubieten....

---

Hofrat Dr. Weber in Lich griff als Abwehrmittel sogar zum Ärztestreik. Er schreibt (24. September 1832) an Hahnemann:

† Hier steht es noch immer unentschieden in Betreff des Selbstdispensirens. — Leider hat aber einstweilen das Ministerium, auf Preußen sich berufend, gegen mich entschieden, und dadurch sah ich mich genöthigt, einstweilen meine Praxis aufzugeben, was viele Beschwerden von Seiten des Publikums zuwege brachte, auf welche das Ministerium bis jetzt noch nicht geantwortet hat....

---

Rummel an Hahnemann:

† Merseburg, den 22. 3. 32:

Bei uns, d. h. in Preußen, ist ein Ministerialrescript gegen das Dispensiren hom. Arzneien durch die Ärzte erschienen, doch hat man bis jetzt die Sache noch conhibirt. Wir wollten alle eine Vorstellung dagegen machen, doch wie wird es helfen, da doch die berathenden Behörden, die Medicinalcollegia unsere geschworenen Feinde sind. Vielleicht geht Baden mit gutem Beispiele voraus, wo, wie ich höre, der Großherzog sich lebhaft für die Homöopathie interessirt; dann, denke ich, können wir auch in Preußen mehr ausrichten, wenn so ein Beispiel vorausgegangen ist. Ich habe jetzt einige vornehme Beamte in der Cur und denke, daß diese bei weiterer Beförderung auch dann die gute Sache fördern werden. ...

---

Hahnemann an Bönninghausen:

† Cöthen, 16. März 1831.

Unlängst ward, um dem Andringen der sächsischen Homöopathen zum Schein den Willen zu thun, im obersten Landesgerichte in Dresden, »Regierung« genannt, die Entscheidung der Frage vorgenommen, ob den homöopathischen Ärzten die Erlaubniß, ihre Arzneien selbst zu bereiten und zu geben, zuzustehen sei, wo dann die Herren, als Juristen, den in anderen Fällen gebräuchlichen Weg einschlugen, um sich zu instruiren, und, wie sie meinten, artis peritos (Sachverständige. D. V.) um ihr Gutachten darüber baten, also von der medicinischen Fakultät in Leipzig und von der medicinisch-chirurgischen Akademie in Dresden, also von der Gegenpartei, den Allöopathen, Gutachten und Entscheidungsgründe.

Eine wahre Spiegel-Fechterei von gerichtlicher Untersuchung! Daß beide Collegien artis peritorum behaupteten, die Erlaubniß sei den Homöopathikern nicht zu gestatten, ließ sich denken. Aber daß der zweite Leibarzt des Königs, Seiler, als Chef der Dresdner medic. chir. Akademie da im Kollegium der Landesregierung auftreten und drauf antragen werde: **Die Homöopathie müsse nicht geduldet, sondern durch Gewalt mit Stumpf und Stiel ausgerottet werden**\*), dieß ließ sich kaum erwarten. Das juristische Landes-Gericht wies ihn damit zwar lächelnd ab; aber Sie können daraus doch abnehmen, wie unmöglich es vor der Hand sei, für diese wohlthätige Kunst festen Fuß in diesem und andern Ländern zu fassen — wie unmöglich für sie, die nöthigen Institutionen zu erlangen, wie ein unter dem Schutze des Landesherrn stehendes, freies, so unentbehrliches **homöopathisches Krankenhaus** ist, ohne welches die reine Materia medika unmöglich konstatirt werden kann. ...

---

Seither, Assistenzarzt in Oppenau-Baden, schreibt 15. Febr. 1833, indem er in einigen Fällen von Epilepsie um Rat ersucht:

† Unser Großherzog hat mich gegen den Beschluß der Sanitäts-Comission (keine hom. Ärzte mehr anzustellen. D. V.) dennoch mit der Assistenz- und Badarztstelle zu Langenbrücken unweit Heidelberg anzustellen gnädigst geruht; ebenso hat er das Physicat Lahr einem homöop. Arzte Namens Dr. Küchling übertragen. ...

## Anlage 102.

### Hahnemann und sein Verleger Arnold.

Hahnemann an Dr. von Bönninghausen:

† Cöthen, 22. 9. 31.

An einen 5. Band der Antipsorica ist vor der Hand nicht zu denken, da mir Arnold einen höchst beleidigenden Streich gespielt hat und wegen meines Zornes sich noch nicht wieder an mich traut. Kennen Sie mein unlängst erschienenes Büchelchen: Die Allöopathie, ein Wort der Warnung u. s. w. bei Baumgärtner in Leipzig? Der böse Streich, den mir Arnold aus Dummheit und Unterwürfigkeit unter die Befehle des jungen Menschen Dr. Trinks spielte, war Ursache, daß das Buch nicht bei ihm erschien. ...

---

### Gegen die Allopathie.

In dem **Vorwort** zu Webers »Systematische Darstellung der reinen Arzneiwirkungen« usw. setzt sich Hahnemann mit der Allopathie auseinander, indem er betont, die Allopathie könne durch nichts anderes als durch die **diagnostischen Zeichen**, durch die jedem Krankheitsfalle eigentümlichen Symptome die Krankheit erkennen. Die Frage sei dann nur, auf welche Weise sie ihre Heilmittel wähle — auf gut Glück oder nach Vermutungen, daß diese oder jene Arznei **vielleicht** helfen könne. Die Kenntnis, »ob das Mittel auch die Tendenz und die Kraft besitze, der Gesamtheit der Sym-

---

\*) Fußnote von Hahnemann: Quare censeo, sagte dort Cato, Carthaginem esse delendam; deshalb meine ich, Karthago muß zerstört werden. D. V.) — ebenso menschenfreundlich!

ptome vorliegender Krankheit heilkräftig zu entsprechen«, habe sie aber nach ihrem eigenen Geständnis nicht besessen. Darum könne man nicht von einem »rationellen Kunst-Verfahren« bei der Allopathie reden. Auch mit der Ausrede sollte sie nicht kommen, sie verrichte das Rationellste, was der Arzt tun könne, nämlich »Causal-Curen«, da ja nach ihrer Erfahrung »diese oder jene Arznei die Causa morbi hebe«. Denn die Grundursache aller chronischen Krankheiten, die Psora, kennen ja die Allopathen gar nicht. »Das Wahre ist: sie erdichteten sich eine causam bei ihren Curen, und dichteten auch der Arznei die Kraft an, jene erdichteten causas zu heben.« Hiergegen wendet sich Hahnemann mit scharfen Worten. Durch die Homöopathie hat man die reinen Wirkungen der Arzneien kennen gelernt. Ihre Kenntnis sei dem echten Arzte unentbehrlich. Sie sei aber seit einem Jahrzehnt »zu einem solchen Umfange erwachsen, daß man sich nach Veranstaltungen sehnen mußte, welche die Übersicht dieses Reichthums erleichtern. Und zu den besten Veranstaltungen dieser Art gehört unstreitig gegenwärtiges Werk des Herrn Hofraths Dr. Weber, welcher sich in dieser Art mühsamer und sinniger Arbeit bereits ausgezeichnet hat« (durch ein anderes Werk: »Systematische Darstellung der antipsorischen Arzneimittel in ihren reinen Wirkungen«, Braunschweig, Friedrich Vieweg, 1830).

---

Über Hahnemanns Büchlein »Die Allöopathie« schreibt Rummel an Hahnemann:

† Merseburg, den 26. Juli 1831.

... Ihr Buch über die Allöopathie ist wohl noch nicht erschienen, wenigstens mir noch nicht zu Gesicht gekommen, doch bin ich sehr neugierig darauf. Daß Homöopathiker die Allöopathiker deshalb bedauern sollten, möchte ich stark bezweifeln, wenn Sie es mir nicht schrieben. Mitleid ist bei den Herrn am wenigsten angebracht, denn das haben sie weder gegen ihre Kranken noch gegen die Homöopathiker. Sollte sich einer über die Schrift doch so geäußert haben, so finde ich es vor ihrem Erscheinen zugleich sehr voreilig. Eine andere Sache ist aber wohl, daß sich immer mehr Allöopathiker von der Wahrheit der Homöopathie überzeugen, aber ihre Vorurtheile nicht auf einmal ablegen können, und daß diesen lieber eine gemäßigte Sprache behagt. Die Stockallöopathen verdienen Ihre Lauge, sie mag noch so scharf sein, aber diese lesen gar nichts mehr über Homöopathie, weil sie sich schon klug genug dünken, z. B. Niemann, und die also das Buch lesen, werden vielleicht manches zu stark finden, weil sie sich von manchen Fehlern frei wissen. Doch wer mag es allen recht machen! Jede Schrift, die gemäßigte wie die scharfe, wird einen Theil des Publikums belehren und das ist gut; der Tag wird immer heller werden! ...

---

Dr. G. A. Weber in Lich schreibt (15. September 1831):

† Was Sie in Ihrem »Worte an Kranke jeder Art« sagten, ist Wort für Wort wahr; denn auch ich, so wie gewiß jeder wahre homöopathische Arzt, habe darin Erfahrungen gemacht, und durch diese alles das von Ihnen Gesagte bestätigt gefunden. ... Sehr wahr sagen Sie, daß der arme Bauer, der kein Geld hatte, um alle Apotheker und Ärzte brauchen zu können, leichter zu heilen ist, als der Vornehme. Auffallend ist es mir immer gewesen, wenn ich die Landleute von den langwierigsten bösesten Leiden baldigst heilen konnte und noch thue, während es mir selten oder nie recht hat glücken wollen, Vornehmere so schnell, wenn überhaupt, heilen zu können. ...

(Fragt über die Behandlung einer Tränenfistel an.)

W. Groß schreibt an seinen »theuersten Herrn Gevatter«:

† Jüterbogk, den 21. 8. 31:

Ihr Büchelchen hat wie eine Bombe unter den Allöopathen gezündet. Besonders scheint sich der alte Hufeland der darin enthaltenen Wahrheiten sehr anzunehmen, nur leider nicht zu seiner Besserung, vielmehr zu seiner Verschlimmerung, denn er sucht nun all sein Rachegift auf die zu spritzen, denen er etwas anhaben kann und hat ein Gesetz ausgewirkt, nach welchem die Preußischen Homöopathen gar keine Hausapotheke mehr halten sollen, die doch jedem andern erlaubt ist. Ich weiß nicht, soll man darüber lachen oder sich ärgern?

Freilich — unsere abhängige Stellung engt uns ein, sonst sollte es wohl vielen nicht an Muth fehlen, und auch mir nicht, den Kerlen die Wahrheit recht tüchtig zu sagen und das Ihnen zukommende Schriftchen der Leipziger Ärzte wird Sie überzeugen, daß auch diese schon auf gutem Wege sind und Ihren Magistrat und die Medicinalbehörde an den Pranger stellen. . . .

---

Auch in einem Brief an Dr. Stapf aus derselben Zeit wendet sich Hahnemann sehr scharf gegen die Allopathen und sucht seine Freunde zu einem entschiedenen Kampf gegen dieselben aufzumuntern:

† Köthen, den 27. Dezember 1830:

Es war ein gar zu schändliches Schinderhandwerk, die bisherige Arzneikunst und Chirurgie. Lesen Sie nur z. B. wie der Hasper, ein Neffe von Kreysig, in Leipzig im Angesichte der Homöopathiker, die Cholera mit Aderlassen zu 30 ʒ, vielen Blutigeln und Calomel zu 3,4 Drachmen verhunzen und tödlich machen lehrt, aus falscher Theorie und nach Vorgang der besten Ärzte, wie er sagt, die es giebt, der englischen. Soll da nicht der Ingrimm der Homöopathiker losbrechen? Es wäre mir sehr lieb, wenn Attomyr so ein Mann würde, der kräftiger seinen Mund gegen die allöopathischen Mörder aufthäte, — denn die Recensionen allöopathischer Scharteken, wie sie bisher in Ihrem »Archive« mit gelinder, schonender, sanfter Hand geführt wurden, scheinen mir nicht geeignet, die harthörigen, schändlichen Buben aufzurütteln. Da hilft das Behutsame, furchtsame Streicheln unserer bisherigen homöopathischen Recensenten nichts; es ist ihnen kaum, als hätte sie eine Mücke gestochen. Kann es uns übler ergehen, als daß uns alle bürgerlichen und natürlichen Rechte vorenthalten werden, wenn wir ihnen ihr Unrecht in die Ohren schreien, ihnen litterarische Rippenstöße geben und diese mörderische Schaar bis aufs Blut verfolgen? Fürchten müssen sie sich lernen vor unsern ihre Unkunst tödtenden Streichen. Zittern müssen sie vor uns — sonst wird nichts aus uns und unser unendliches Übergewicht wird nie erkannt werden; nie werden wir sonst zu Ehren kommen, nie Jene in die höchlich verdiente Verachtung und Abscheu vor dem Publikum bringen. Ich bitte, unsere Mitarbeiter besser anzuregen, und ins Feuer zu setzen, um den Vorzug unsrer göttlichen Kunst durch kräftigen Widerstand und Angriff und die erbärmlichen Blößen jener Menschenverderber ins helle Licht zu setzen. Nur 30 Jahre jünger sollte ich sein, ich wollte sie allein auf mich nehmen und keiner sollte meinen tödlichen Streichen entrinnen; nicht eins ihrer erbärmlichen Journale sollten sie mehr schreiben; verstummen sollten sie. Jetzt, sollte ich doch denken, könnte ich wohl diese Pflicht kräftigen Schülern überlassen. Ich sehe aber, ich irre mich. Nahe an Vollendung meines 76. Jahres kann ich aber den Streitkolben nicht mehr führen, ich habe, glaube wenigstens, mit großer Anstrengung meine Kunst auf unumstößliche Säulen gestützt. Die schändlichen hochfahrenden Buben aber aus Äskulaps Tempel mit Skorpion-Peitschen zu treiben — anders weichen sie nicht — kann mir nicht noch aufgebürdet werden. Wollte Gott! Es stünde nun endlich unter uns ein Mann auf, mit Kopf, Herz und mächtigem Arm, der sein Leben auf dieses zweite, hochnöthige Geschäft dransetzte, wie ich auf das erste: die Begründung der Homöopathik! Grüßen Sie mir Attomyr. . . . Auf! lassen Sie uns unser Haupt erheben! Wenn wir nicht siegen, nicht unsere und der Menschheit Feinde zu Boden schlagen, so lag's an uns! Gerade in dieser hochbewegten Zeit, wo sich alle Ohren und Augen aufrichten, ist etwas anzufangen und durchzusetzen. Mein Geist sei mit Euch!...

## Anlage 103.

### Die Ratlosigkeit der allopathischen Ärzte gegenüber der Cholera.

Dr. Groß an Hahnemann, seinen »theuersten Herrn Gevatter«:

† Jüterbogk, Oktober 1831: (Genauere Zeitangabe fehlt. D. V.)

Wenn man nur ein wenig mehr Zeit hätte, so fände sich jetzt die schönste Gelegenheit, die Herren Allöopathen tüchtig abzutrumpfen. Überall wenden die Kerls den Campher an und weil sie noch allerlei Zusätze machen, so nennen sie das eigene Erfindung und die Regierung benimmt sich gegen uns wie kleine Kinder. Sie überschwemmt uns mit Anordnungen und Vorschlägen, die ich kaum des Lesens werth achte. Erst neulich empfahl sie uns zur Nachahmung ein in Polen ganz spezifisch erwiesenes Verfahren, das ein Dr. N. N. erfunden haben sollte, der seine Kranken mit einem Gemische aus ungeheuren Portionen Bilsenkraut und Campher behandelt hätte. Man würde nicht begreifen, warum die Kranken an so vielem Bilsenkraut nicht gestorben wären, wenn nicht der Campher diesen Zusatz ganz unschädlich machte. Das wissen aber die klugen Herren nicht und solchen Mischmasch geben sie für ihre Erfindung aus, die großen Esel!

---

Stadtarzt Beumelburg in Pr. Holland schreibt am 17. Juli 1831 an Hahnemann:

† Verehrtester Herr College!

... Die so schreckliche, schnell tötende ostindische Cholera morbus, die von Persien auf Rußland überging, hat sich leider auch Preußen namentlich auch der ungefähr 15 Meilen von hier entlegenen Handelsstadt Danzig, wie es heißt, vermittelst eines dahin gekommenen russischen Schiffes mitgetheilt und wohl schon an 500 Menschen dahingerafft. Ja selbst, wie ich soeben vernehme, sollen in der 3 Meilen von hier entfernten Stadt Elbing sich auch schon Spuren dieser verheerenden Krankheit gezeigt haben.

Unser so hochgesinnter Monarch, der so liebevoll für seine Unterthanen sorgt, hat sich der Sache sehr lebhaft angenommen und läßt für seine Rechnung die erkrankten Individuen heilen. Auch in dem Pr. Holländer Kreise sind acht Ärzte dieserhalb angestellt, zu denen ich auch gehöre. Jedem von uns hat man eine Menge von Medicinalien ins Haus zu einer fahrenden Apotheke geschickt, von denen ich Spaßeswegen ein Verzeichnis beigesetzt habe. (Es sind 39 Arzneien angeführt. D. V.) Eine bestimmte Methode, welche mit Gewißheit dieser schrecklichen Krankheit entgegengesetzt werden könnte, wissen die hiesigen Ärzte selbst nicht anzugeben, und die Mittel und Belehrungsart sind so verschieden und widersprechend, daß man selbst nicht weiß, welche man wählen soll. Vom Collegium medicum des Königreichs Pohlen wurde eine Nachricht über die Cholera, so wie auch von unserem collegium medicum zu Königsberg eine kurze Anweisung zur Erkenntniß und Heilung derselben bekannt gemacht. Ebenso gab ein dirigirender Arzt, Dr. Bernstein zu Warschau, eine Methode an, die aber bald wieder von einem dortigen Dr. Leo verdrängt wurde, indem dieser ein Mittel und Verfahren angiebt, wodurch er die mehrsten Kranken geheilt haben will.

Nachdem Beumelburg dieses Leo'sche Verfahren im Wortlaut mitgeteilt hat, fährt er in seinem Briefe fort:

Für's erste würde ich sehr bitten, mir zu rathen, wie man sich sicher vor Ansteckung zu schützen habe; fürs zweite um Angabe eines homöopathischen Specificums, womit man sicher und geschwind als Antidot den Ansteckungszunder im Körper vernichten könne und wie die Nebenbehandlung einzurichten wäre. ... Selbst auch über den Ansteckungsstoff sind die hiesigen Ärzte noch nicht im Reinen. Einige sagen, die Cholera werde durch die Luft verbreitet, andere hiegegen, sie sei contagiös, so daß durch nahe Berührung ein Mensch dem andern sie mittheile. ...

Dr. Christoph Adolph Buhle, Inspektor des zoologischen Königl. Kabinets der Friedrichs-Universität in Halle schreibt am 18. Jan. 1832 an Hahnemann:

† Freitag den 6. Jan. a. c. trat sie (die Cholera) hier auf und hat, wie man von der Cholera überall berichtet, anfangs die meisten Opfer gekostet. Unsere Ärzte stritten sich zuerst, ob sie es dann eigentlich sey oder nicht? — Doch jetzt ist ihnen der Glaube in die Hand gekommen. Bis zum 18. Jan. Mittags liegt der Bericht darüber vor mir, da sind denn vom 6. Jan. bis 18. Jan. 105 erkrankt, 49 gestorben, 7 genesen und 49 noch in Behandlung. — Ist nun diese Himmelsgabe, der Kampher, so wirksam, wie kann man denn so sündigen und seine Anwendung noch aufschieben? — Sollte uns auch das Unglück treffen, so lasse ich mich und die Meinen nur nach Ihrer Angabe behandeln. . . .

---

† Dr. Schmit-Prag, 1. Oktober 1831.

Die Paar Homöopathen in Wien machen gute Sachen, wenige sterben ihnen, man will wissen, fast keiner, dahingegen die Allöopathen fast alle in die andere Welt schicken. Ein Paar der gar großen hatten das Unglück keinen einzigen retten zu lassen, machten sich dann krank, um nicht immer Todtenzettel schreiben zu müssen, oder gingen auf's Land. Es geht so zu, daß das Volk sich unter einander sagt: Holt keinen Arzt, wenn ihr die Cholera bekommt, sonst seyd ihr geopfert; behandelt euch selbst, wenn ihr wollt gerettet werden. Von den höheren Ständen kommt der Rath, sich keinen alten Arzt zu nehmen, einen Homöopathen, oder doch wenigstens einen jungen Allöopathen, die weniger eigensinnig gegen den Campher sind. — Die ganze Garnison in Wien trägt Kupferplättchen, und der größte Theil der Bevölkerung auch. . . .

---

Wie die Allopathen trotz allem in ihrer alten Weise mit Aderlässen die Cholerakranken weiter traktierten, schildert auch Kußmaul in seinen »Jugenderinnerungen eines alten Arztes« (Seite 413):

Mein Lehrer Pfeufer und viele Aerzte sahen damals in der Eindickung des Blutes, als Folge der riesigen Wasserverluste durch die Ausleerungen, die Ursache des tödlichen Verlaufs im Choleraanfall. Er hatte uns deshalb, um das Blut dünner zu machen, Aderlässe empfohlen. Ich befolgte den Rat, unerleichtert starben die beiden armen Burschen bald nach unserem Abmarsch. Es waren die einzigen Aderlässe, die ich bei der Cholera zeitlebens gemacht habe.

## Anlage 104.

## Gegen Hahnemanns Choleraschriften.

### 1. Vorstellung an den Herzog.

Ew. Herzogl. Durchl. überreiche ich, höchstem Befehl gemäß, anderweit die zum Druck allhier eingereichte, der Censurbehörde präsentierte Flugschrift des Hofr. Dr. Hahnemann.

Würden die pag. 4 und 5 sub a); pag. 6 sub b, c und d angedeuteten Stellen gestrichen, so scheint mir die Erlaubniß zum Druck unbedenklich; ja es möchte selbst die Verbreitung nützlich sein, da die höchsten Orts angeordneten Sperren — wogegen sich manche unberufene Stimme erhoben, — empfohlen und die Leute durch Warnung vor Contagion vorsichtiger gemacht werden.

Ein gänzliches Verbot des Drucks allhier möchte übrigens den Verfasser umso mehr bewegen, diese Pièce an anderen Orten, wo es ihm nicht verwehrt werden möchte, drucken zu lassen, und alsdann eine — nicht ganz zu vermeidende — Verbreitung derselben unter der Hand an Ort und Stelle um so schädlicher seyn.

Wenn übrigens der pp. Hahnemann die ihm vom Hochsel. Herzog Durchl. eingeräumten, der Medicinalordnung zuwider laufenden, großen Freiheiten auf übertriebene Weise zu benutzen und zu mißbrauchen scheint, so möchte es zweckmäßig scheinen, daß derselbe durch ein Rescript der Oberpolizeibehörde verwarnt und auf seine Befugniß zurückgewiesen werde.

Noch besseren Succeß — bei hierdurch vermiedener Verbitterung — würde meines Erachtens an denselben aus herzogl Cabinet zu richtendes in wohlwollenden Ausdrücken verfaßtes Schreiben haben, in welchem seinen Bemühungen um die leidende Menschheit in Betreff der Cholera Gerechtigkeit zuerkannt und derselben lobend erwähnt, ihm aber doch auf das Bestimmteste angedeutet würde, sich aller Bekanntmachungen zu enthalten, welche den Zweck hätten, Erbitterung gegen die allöopathischen, für jetzt doch keinesfalls zu entbehrenden Ärzte zu erwecken, und noch mehr sich gegen polizeiliche Verfügungen und die oberste Staatsgewalt aufzulehnen, welches ebensowohl durch Invectiven gegen die bestehende Ordnung als durch neue, von der Polizei nicht genehmigte Institute und Aufforderungen geschähe. —

Man würde sich sonst genöthigt sehen, die ihm erteilten Privilegien, bei denen er sonst auf alle Weise geschützt werden sollte, wiederum aufzuheben.

Der höchsten Beurtheilung diese Ansicht anheimstellend ersterbe ich in tiefster Submission.

Cöthen, den 21. Oktober 1831.

Aug. v. Behr.

---

### 2. Der Herzog an Hahnemann.

† Es ist Mir von Meinen Behörden darüber Bericht erstattet worden, wie der hiesige Fleischhauermeister Kayser bei der wegen der Cholera-Angelegenheiten niedergesetzten Orts-Commission hiesiger Residenz zu Protokoll gegeben, daß er in der Eigenschaft als Distriktsvorsteher zu Ihnen gerufen worden, und von Ihnen ein Glas mit Campherspiritus und eins dergl. mit Sträukügelchen mit der Weisung erhalten habe, davon, Ihrer mündlichen Instruktion gemäß, bei Erkrankungen an Cholera in seinem Distrikte Gebrauch zu machen. Ebenso sollen Sie noch andere zu Distriktsrevisoren bestellte hiesige Bürger ohne weitere Veranlassung zu sich beschieden, denselben jene Medicamente ausgehändigt, und ihnen zur Pflicht gemacht haben, bei Krankheitsfällen in ihren Distrikten nach mündlicher Instruktion davon Gebrauch zu machen. Wie sehr Ich nun auch Ihre mir bekannten eifrigen Bemühungen, Ihren Mitbürgern bei der drohenden gefahrvollen Krankheit durch die Resultate Ihrer wissenschaftlichen Forschungen Hülfe und Beruhigung zu gewähren, anerkenne und es hochschätze, daß Sie dazu selbst eigene Opfer bringen; so kann Ich doch nach Einsicht der bestehenden Gesetze über die Pflege der Medicinal-Polizey in Meinem Herzogthume nicht umhin, Ihnen bemerklich zu machen, wie Ihr oben bezeichnetes Verfahren mit diesen Gesetzen durchaus nicht im Einklange steht, weshalb Ich wünschen muß, daß Sie die Ihnen nachgelassenen Bevorrechtungen bei Betreibung Ihrer ärztlichen Praxis nicht über deren Umfang ausdehnen möchten, indem Sie nur dann erwarten können, bei denselben geschützt zu werden. Ebenso wünsche Ich, daß Sie bei den Darlegungen Ihrer Heilmethode der Cholera in Flugschriften und sonstigen öffentlichen Bekanntmachungen Ihre eifernden Äußerungen gegen die allopathischen Ärzte nicht einmischen möchten, indem dadurch der Wissenschaft schwerlich genützt, wohl aber dem Publicum bei den jetzigen bedrängten Zeitumständen sehr leicht Veranlassung zu gesetzwidrigen Aufregungen gegeben werden kann.

Übrigens versichere ich Sie Meiner Landesherrlichen Gnade.

Cöthen, den 22. Oktober 1831.

Heinrich.

---

### 3. Hahnemanns Antwort an den Herzog.

† Ew. Herzogl. Durchlaucht verehrliche Cabinetsordre vom 22. Okt. ds. Js. hat mich schmerzlich berührt, da sie von meiner Seite eine Art Vergehung gegen die bestehenden Medicinalgesetze voraussetzt. Es würde mir leicht seyn, meine Rechtlichkeit hierin darzulegen, wenn Ew. Herzogl. Durchlaucht geruhet hätten, mir den von mir verlezten Medicinal-Gesetz-Artikel zu nennen.

Die hiesigen Medicinal-Gesetze sind mir bekannt, und ich werde nie der letzte seyn, ihnen nachzukommen.

In der Hauptsache aber ist die an Ew. Herzogl. Durchlaucht gelangte, gegen mich gerichtete Denunciation **unrichtig** und ungegründet, daher ich mir erlaube, das Faktum darzustellen, wie es in der Wahrheit ist.

In meiner hier in Cöthen gedruckten Vorschrift steht, daß nicht bei mir die Schutz-Arznei zu bekommen, sondern von verschiedenen andern homöopathischen Apotheken zu beziehen sei, die ich da nenne. Da erschienen aber eine Menge hiesiger Einwohner, die mich baten, ihnen diesen Umweg zu ersparen, zumal da sie auf Niemand ein solches Vertrauen, es aufs beste bereitet zu erhalten setzten, als auf mich. Solcher einzelnen Bittenden waren Hunderte, die zu befriedigen meine Zeit nicht zugereicht haben würde. Ich schlug es daher meist mit der Weisung ab, daß ich es nur den Distriktsaufsehern geben würde, wenn sie mich darum ersuchten, die es dann allen Familien einzeln zutheilen könnten, so daß niemand leer ausginge. Dieß mein Anerbieten benutzten diese Distriktsaufseher, kamen und **baten mich** um die Schutz-Arznei, um sie beim Eintritt der Cholera den ihrer Aufsicht untergebenen Familien einzeln zu vertheilen und sich derselben selbst zu bedienen.

**Keinen dieser Aufsichts-Bürger habe ich zu mir rufen lassen, keinen habe ich zu mir beschieden,** und ebensowenig den Fleischhauermeister Kaiser.

Wer, wie ich, kein Amt hat, **kann nicht einmal jemand zu sich bescheiden. Alle sind aus eigenem Triebe zu mir gekommen,** um die Schutz- und Heil-Arznei von mir zu erlangen.

Jedem Individuum aber steht es gesetzlich frei, sich von einem legitimirten Arzte Hülfe auszubitten für eine jetzige, sowie für eine zu befürchtende Krankheit; niemand außer im Hospitale ist gezwungen, einen bestimmten genannten Arzt zu brauchen, niemand kann verhindert werden, die Hülfe von demjenigen legitimirten Arzte sich zu erbitten, auf den er das meiste Vertrauen hat.

Da es nun natürlich Jedem freisteht, selbst die von mir gegen die Cholera erbetenen Arzneien ungebraucht zu lassen, so sehe ich nicht ein, worauf sich des Fleischermeister Kaiser's Klage gegen mich gründen könne, oder wie man Ew. Herzogl. Durchlaucht deßhalb gegen mich hat aufrufen können, da Höchstdemselben wohl bekannt seyn wird, daß ich hieher mittels des damaligen österreichischen General-Consuls Adam von Müller vocirt und unter Zustimmung der Landes-Directions-Commission vom Hochseligen Herrn Bruder unterm 2. April 1821 mir die Bewilligung wörtlich ertheilt worden ist, mich in der Residenzstadt Cöthen als ausübender Arzt etabliren zu dürfen, mit der Erlaubniß, die zu meinen Curen erforderlichen Heilmittel mit eigner Hand bereiten und meinen Kranken reichen zu dürfen.

Es ergehet daher an Ew. Herzogl. Durchlaucht die unterthänigste Bitte, mir gnädigst zu gestatten, während des kleinen Restes meiner Tage noch soviel Gutes meinen hülflosen Mitmenschen anthun zu dürfen, als meine Befugniß mir zugesteht, und mir daher ferner zu erlauben, die mich um meine Hülfe gegen die drohende asiatische Pest bittenden Bürger und Einwohner mit den von mir erfundenen und sich überall **einzig** heilsam bewährenden, specifischen\*) Schutz- und Heilmitteln **unentgeltlich** versorgen und mir die Freude machen zu dürfen, **meine Mitbürger aus augenscheinlicher Gefahr des Todes gerettet zu haben.**

Cöthen, den 26. Oktober 1831.

Ew. Herzogl. Durchlaucht

unterthänigster

Samuel Hahnemann.

---

### 4. Antwort des Herzogs betreffs der Dispensierfreiheit.

† Auf Ihr Anschreiben vom 26. v. Mts. will Ich Ihnen hierdurch erwiedern, daß die Ihnen ertheilte Erlaubniß, die zu Ihren Curen erforderlichen Heilmittel mit eigner Hand bereiten und Ihren Kranken reichen zu dürfen, Ihnen bisher nicht entzogen worden ist, und Ich auch

---

\*) Was das gerade Gegentheil von einem Universal-Mittel ist, indem lezteres eine Menge vielerlei, verschiedner Krankheiten zusammen zu heilen verspricht, die Cholera aber eine einzige in sich abgeschlossene Krankheit ist.

gegenwärtig nicht willens bin diese Erlaubniß zu schmälern, sofern Sie dieselben nicht über ihren Umfang ausdehnen, weshalb es lediglich bei den bestehenden gesetzlichen Anordnungen sein Bewenden haben muß.

Cöthen, den 1. November 1831.

Heinrich.

### 5. Weitere Klage gegen Hahnemann.

Ew. Herzogl. Durchlaucht

wollen aus den Druckbeilagen gnädigst ersehen, daß es der Hofrath Dr. Hahnemann dennoch gewagt hat, seine **Schmähschrift** — soviel ich mich erinnere ohne irgend eine Weglassung der gestrichenen Stellen — **auswärts drucken zu lassen.**

Der Auenschen Buchhandlung ist diese Druckschrift zum Debit zugesandt, mir auf frühere Verfügung präsentirt und ich habe vorläufig derselben **untersagt**, irgend ein Exemplar davon und auch nicht an die Patienten und Clienten des p. Hahnemann verabfolgen zu lassen. — Ich sehe hierauf der weiteren Bescheidung Ew. Herzogl. Durchlaucht sowie der Höchsten Bestimmung: »ob vielleicht bei erfolgter Verwarnung der Hahnemann in besondern Anspruch genommen werden soll« unterthänigst entgegen.

Zum Glück hat sich seit der Zeit des Versuchs, Cöthen zum Druckort zu machen bei **Entfernung der Gefahr der Cholera** die Sache besser gestellt und auch die Verbreitung dieser Schrift weniger gefährlich gemacht, so daß dieselbe jetzt wohl nur als eine literarische Klopffechterei anzusehen ist.

Zugleich erlaube ich mir ... (eine andere Angelegenheit!)

Ich ersterbe in tiefster Submission

Cöthen, den 12. Dez. 1831.

Aug. v. Behr.

### 6. Verfügung des Herzogs.

a) An unsere Landesregierung.

Der Hofrath Dr. Hahnemann hierselbst beabsichtigte vor einiger Zeit eine Schrift über die Cholera hierselbst drucken zu laßen, weil aber darin offenbare Ausfälle gegen alle Regierungen, und höchst beleidigende Verunglimpfungen der allöopathischen Ärzte als einer ganz achtbaren Claße von Unterthanen, welche unter dem Schutze der Regierungen ihren Mitmenschen nützlich sind, enthalten waren, ja diese Ausfälle in einer Zeit der Besorgniße und Furcht vor der Cholera, bei Vielen leicht zu Aufregungen Veranlaßung hätten geben können, so ist der Abdruck jener Schrift von der Censur nur mit Hinweglassung jener Stellen zugelassen worden. Der Hofrath Hahnemann hat es aber vorgezogen, jene Schrift nicht hier sondern in Leipzig und zwar in ihrer ursprünglichen Abfaßung drucken zu laßen, und der Verleger hat dieselbe nebst einem besonders gedruckten Anhange von Dr. Anton Schmit an die hiesige Auesche Buchhandlung zum Verkauf eingeschickt. Aus den oben angeführten Gründen, und da Ich nicht will, daß in Meinen Landen ein Buch öffentlich verkauft werden soll, welches zu Aufregungen, Streit und Unfrieden Veranlaßung geben kann, so soll der Debit der fraglichen Hahnemannschen Schrift: »Aufruf an denkende Menschenfreunde über die Ansteckungsart der asiatischen Cholera.« Leipzig, Verlag von Carl Berger, nicht gestattet werden, und ist der Aueschen Buchhandlung von Seiten Unsrer Regierung alsbald zu eröffnen, daß ihr nicht erlaubt werden könne, jene Druckschrift nebst deren Anhange zu verkaufen oder daß dieselbe erschienen sei durch die Zeitung bekannt zu machen.

Cöthen, den 13. Dezember 1831.

Heinrich.

b) An Meinen Geheimen Finanzrath von Behr.

Ich remittire Ihnen hierbei die Mir mittelst Vortrags vom gestrigen Tage überreichte Schrift des Hofraths Hahnemann, nebst deren Anhang und indem Ich die von Ihnen vorläufig geschehene Untersagung des Verkaufs derselben hierdurch genehm halte, bemerke Ich, daß Ich gleichzeitig Meiner Regierung Befehl erteilt habe, der Aueschen Buchhandlung den Debit jener Schriften zu verbieten.

Cöthen, den 13. Dezember 1831. Heinrich.

Die Schriftstücke der Anlage 104, Nr. 1, 5, 6a und b, sind Abschriften nach den Originalen im herzoglich-anhaltischen Privatarchiv in Zerbst; Nr. 3 ist die Wiedergabe von Hahnemanns Entwurf, wie er sich in seinem Nachlaß vorfand.

## Anlage 105.

## Vorhalt wegen der Anwendung des Kampfers bei der Cholera.

W. Groß schreibt an seinen »theuersten Herrn Gevatter«:

† Jüterbogk, den 17. 7. 31:

Was Ihren Vorschlag anlangt, den Campher gegen Cholera anzuwenden, so stößt sich das Publicum daran, daß Sie — anscheinend gar nicht im Geiste der Homöopathik — dieses Specificum in so starken Dosen, noch stärkeren als die Allöopathen geben, angewendet wissen wollen, und glaubt, daß das Mittel, wenn es homöopathisch paßte, den Kranken vollends töten müßte. Gott gebe, daß die Seuche wegbleibt; denn schon die Anstalten, welche der Staat vorschreibt, machen uns unglücklich und den Arzt namentlich zum wahren Kreuzträger und Sklaven, der sich für andere geradehin aufopfern soll — und doch ist nirgends — wie's doch billig wäre, ausgesprochen, daß der Staat die Familie eines so hingeopferten Arztes ex officio erhalten will. . . .

Hierauf erfolgte die Antwort im »Allg. Anz. der Deutschen« mit folgendem Begleitschreiben:

Theuerster Freund!

Ich bin so frei, Ihnen hier einen erläuternden Zusatz zu meiner Choleraheilung durch Campher zur Bekanntmachung zuzusenden; unwissende allöopathische Feinde, und homöopathische Schwächlinge bedürfen dieser Zurechtweisung. Leben Sie recht wohl und froh des vielen Guten, was Sie für die Menschheit thaten, und bleiben gewogen Ihrem Verehrer

Cöthen, den 11. July 1831. Sam. Hahnemann.

## Anlage 106.

## Über die Cholera.

Hahnemanns Großneffe L. Hermann schreibt:

St. Petersburg, 25. Juli 1831:

† Mitten aus den Bedrängnissen der Cholera schreibe ich Ihnen, theils um Ihnen für die, durch Trinius mir zugekommene Nachricht zu danken, theils Ihnen eine nach Umständen genaue Beschreibung der Krankheit zu geben und über das zu berichten, was wir bisher

haben thun können. Bei dem ersten Auftreten der Krankheit ward Adams durch eine Quarantaine, die um Peterhof gezogen war, von uns getrennt; Trinius mußte die Befehle des Herzogs und der Prinzeß von Württemberg erwarten und so war ich für freie Ausübung der Homöopathik fast allein übrig, da zwei, nur bedingungsweise homöopathisch behandelnde Ärzte, Dr. Werther beim Oxuchowschen Spitale und Hofrath Kleinenberg, als Arzt in der Bank angestellt und somit für ein gemeinschaftliches Unternehmen paralisirt waren.

(Hermann berichtet nun von fünf Cholera-Krankheitsfällen, die er seinem Großoheim mit allen Symptomen ausführlich beschreibt.)

---

Dr. Stüler-Berlin ersucht am 18. Februar 1831 um Rat gegen eigenes Übelbefinden.

† Am 19. August teilt er mit, daß auch in einer aus Stuttgart stammenden Tabelle über Verhütung und Heilung der Cholera auf Grund früherer Erfahrungen der Kampfer genannt sei. Desgleichen nach der Spenerschen Zeitung in einer früheren Nachricht aus Wien. Er wünscht Entlastung durch einen weiteren homöopathischen Arzt in Berlin — (Regimentsarzt Dr. Schmidt in Königsberg, dem seine Stellung gar nicht zusagt, wird besonders genannt, dann aber auch Dr. Röhl in Querfurt).

Am 31. August 1831 richtet Stüler vier Fragen wegen der Behandlung der Cholera an Hahnemann; in dem Briefe teilt er ihm außerdem mit:

† Demnächst habe ich Ihnen neue, höchst auffallende und erfreuliche Belege für die untrügliche Wirksamkeit des von Ihnen empfohlenen Mittels gegen die Cholera mittheilen wollen, welche theils in beiliegendem Sendschreiben an Gräfe, was Ihnen vielleicht noch nicht zu Gesicht gekommen ist, theils in einem bis jetzt noch nicht im Druck erschienenen Schreiben enthalten sind, was mir heute der Herausgeber der Staatszeitung, Geh. Rath Philippsborn, der mir heute seinen Besuch abstattete, mittheilte. Diesem nach sind in einem Pohlnischen Orte (?) 260 Kranke blos mit Einreibungen eines Gemisches von Campher, Senf und Pfeffer mit Weingeist und Essig mit so glücklichem Erfolg behandelt worden, daß nur 2 davon gestorben sind, die sich dieser Behandlungsweise nicht fügen wollten.
Der glänzendste Triumpf aber für Sie und Ihr Werk ist in einem Artikel der heutigen Staats-Zeitung enthalten, der, wie mir der Herausgeber berichtete, auf Veranlassung der Cholerakommission darin aufgenommen worden ist. Die Anempfehlung des Mittels (Campher) an die Ärzte von Seiten jener ist, wie mir Philippsborn sagte, in einer lithographirten Schrift enthalten. . . .

Am 1. September 1831 mahnt Stüler in »krankhafter Ängstlichkeit« wegen der vielen Anfragen von noch skrupulöseren Gemütern als er selbst sei, um Beantwortung seiner Anfragen (die übrigens Hahnemann schon am selben Tage beantwortet hat und am 7. September nochmals beantwortete).

Am 25. September 1831 bedankt sich Dr. Stüler in einem durch die Desinfektionsbehörde vielfach durchstochenen Briefe für die erhaltenen Weisungen und berichtet von einigen gelungenen Cholerakuren mit Kampfer in Berlin, sowie über die Schutzwirkung des Kupfers. Er teilt ausführliche Cholera-Symptome mit.

---

Dr. C. G. Franz:

† Leipzig, 7. September 1831.

Nun haben Sie schon wieder die Güte gehabt, mir Exemplare Ihres neuesten Aufsatzes vom 29. August mitzutheilen, und ich habe dieselben Ihrem Wunsche gemäß sämtlichen hiesigen homöopathischen Ärzten zugeschickt. Sie alle lassen Ihnen für diese Gabe herzlich danken und erkennen darin Ihre Herzensgüte, wie Ihr unsterbliches Verdienst, und sind schon im Voraus trunken von dem Siege, den die Homöopathie hier sicherlich davon tragen wird und der schon allein Ihren Namen unsterblich machen muß, wäre seiner Unsterblichkeit noch etwas hinzuzusetzen. Diese Bekanntmachung hat noch obendrein das Verdienst, daß sie uns besonders in der Familienpraxis viel Redens und Erörterns erspart, und wir vereinen daher unsere Bitten, Sie um die Erlaubniß zu ersuchen, besagten Aufsatz zu unserem Privatgebrauch noch einmal abdrucken lassen zu dürfen, so daß jeder von uns 100—200 Exemplare zur Vertheilung an seine Kranken erhält. (Dr. Franz fragt dann weiter, wie es mit dem Kupferpräservativ bei denen zu halten sei, die in antipsorischer Behandlung stehen, die Behandlung aber — wie er selbst — während der Cholerazeit unterbrochen haben.)

---

Dr. Anton Schmit, Leibarzt der Herzogin von Lucca:

† Prag, den 1. Oktober 1831.

Hochverehrter Hahnemann!
(Schreibt auch einigemal nur »Hahnemann!« als Anrede.)

Ewig Schade, daß die schönsten, für die Homöopathie sprechendsten Beweise von der Heilsamkeit des Camphers nicht bekannt werden, da die Leute ganz im Stillen den Campher anwenden, und bey der schnellen Heilung oft im Hause selbst Niemand außer den Familiengliedern davon etwas erfährt. 3 Fälle von solchen Heilungen sind mir mitgetheilt worden, wovon nichts bekannt geworden ist, nicht einmal die im Hause nebenan Wohnenden erfuhren was davon. ...

In Wien will man mit Teufelsgewalt, daß sie (die Cholera) epidemisch, nicht contagiös sey; die Bauern auf den nahen Dörfern kehren sich aber nicht daran, sondern drohen jeden Wiener todt zu schlagen, der sich auf ein Dorf hinauswagt. Jedes Dorf um Wien schließt sich für sich ab und die Einwohner sind dabey so strenge, daß sie mit Todtschlage jeden bedrohen, der ins Dorf herein will, selbst wenn er vom Dorfe selbst herstammt. So wie in Wien hat man sich auf mein Anrathen mit Kupfer und Campher auch auf dem Lande herum versehen. ... Daß Ihr Büchelchen gelesen wird, ist gewiß, aber im geheimen, und was diese Kerls (Allopathen) dazu sagen, geschieht wieder nur unter sich; denn sie fürchten, daß es von Layen gelesen werden würde, wenn sie laut dagegen sprächen. ...

Dr. Schmit-Prag-Wien veröffentlichte ebenfalls mehrere Schriften, in denen er die Hahnemannschen Vorschläge verteidigte und ihre tatsächlichen Erfolge nachwies. U. a. schrieb er:

»Wie« wird mancher fragen, »hat denn Hahnemann mit solcher Zuversicht seine Mittel und als so gewiß helfend vorschlagen können, da er nicht einen einzigen Cholerakranken gesehen, noch selbst behandelt hat?« Hahnemann hat sich recht genaue Beschreibungen der Symptome, mit welchen die Cholera aufzutreten pflegt, durch genaue Beobachter der Krankheit verschafft und hat gefunden, daß die ersten und wesentlichsten Symptome eines an der Cholera Erkrankten eine auffallende, ja unter allen bekannten Krankheiten die größte Ähnlichkeit mit den Symptomen haben, welche der Kampher, gesunden Menschen in größerer Menge eingegeben, hervorbringt, und aus dieser auffallenden Ähnlichkeit der Symptome des Krankheitsanfanges mit denen des Kamphers geschlossen, daß dieser im allgemeinen auch das beste Heilmittel, gleich im Anfange der Krankheit angewendet, seyn müsse und zwar nach dem von ihm erfundenen Heilprinzip. ... Auf demselben Wege hat er auch die andern, im Verlaufe der Cholera zu deren Heilung noch erforderlichen Mittel gefunden.

---

Baron Ernst von Brunnow:

† Dresden, am 20. September 1831:

... Welch ein unsterbliches Verdienst haben Sie sich wieder um die leidende Menschheit erworben, indem Sie die homöopathischen Mittel zur Heilung und Vorbauung der Cholera entdeckten und bekannt machten! Möchte doch die Welt den großen Fund besser benutzen, als sie es zur Zeit gethan zu haben scheint! Welches schreckliche Verhältniß der Verstorbenen zu den Erkrankten ergiebt sich aus den Berliner Nachrichten! Das ist nun die hochgepriesene, stolze, rationelle Heilkunst! Wo sind ihre Waffen, wo ihre Thaten?

Auch bei uns in Dresden hört man fast von nichts, als von Cholera reden, und eine allopathische Broschüre jagt die andere. ...

---

Dr. Siegmeyer-Berlin, der selbst eine Broschüre über die Cholera verfaßt hat:

† Berlin, den 2. November 1831.

Während des Drucks erhielt ich erst Ihre Schrift über diesen merkwürdigen Gegenstand; hätte ich sie früher erhalten, so hätte ich die Meinige gar nicht, oder wenigstens ganz verändert drucken lassen. Doch habe ich eingeschaltet, was ich konnte, weil ich Ihren Ausspruch in Betreff des Kamphers für tief begründet halte. ... Herr Medicinalrath Stüler ... läßt Sie herzlich grüßen; er wird Ihnen einen ausführlichen Bericht über den Gang der Krankheit und die Anwendung der homöopathischen Mittel baldigst zusenden. ...

Ich habe hier viel Gelegenheit gehabt, die sonderbaren Wendungen und verschiedenartigen Ausbrüche der Cholera im Stillen zu beobachten und ich muß noch heute bei meiner Meinung bleiben, daß es der mit dem Luftstoff verbundene blausaure Kalistoff ist, dem ich eine magnetische Eigenschaft zuschreiben muß; denn wenn man die Winde stets aus dem Körper abtreibt, so fallen allemal die Krämpfe, das Coaguliren (Gerinnen. D. V.) des Bluts, die Kälte, die flüchtigen Stühle, der Schmerz in der Herzgrube, der Krampf im Magen u. s. w. weg.

Hahnemann bemerkt auf der Rückseite dieses Briefes:

Die Ärzte bekommen fast nie den Anfang einer Cholera-Erkrankung zu sehen, weil sie nicht so schnell herbeigeholt werden können. Die Berichte der Nichtärzte vom Anfange der Erkrankung der ihrigen bezeugen stets, daß die anfänglichen Symptome die des starrkrampfartigen ersten Stadiums waren.

---

Dr. Lövy schreibt:

† Prag, den 10. November 1831:

Soeben komme ich von meiner Reise von Wien zurück und beeile mich, meine glückliche Ankunft in Prag anzuzeigen. Der Zudrang so vieler Bekannter und Verwandter erlaubt mir noch nicht, einen ausführlichen Bericht mitzutheilen. Nur so viel im Allgemeinen, daß die Homöopathie in der Cholera das Außerordentliche leistet, und die Todesfälle bei der homöopathischen Behandlung zu den seltenen, durch besondere Umstände leicht zu entschuldigenden Ausnahmen gehören. Sowohl Kampher, als Veratrum, als das Kupfer, und in gewissen Fällen Arsen sind trefflich, doch Veratrum das herrlichste Mittel. ...

---

Dr. Bethmann in Burgk bei Schleiz schreibt:

† 20. November 1831:

Ihren Aufruf über die asiatische Cholera habe ich. Er macht Aufsehen, besonders die Ansteckungsart durch »miasmatische lebende Wesen«. Einzig und allein Ihre Erklärung giebt den Schlüssel zu so vielen oft widersprechenden Thatsachen, und löst alles in Einklang und Wahrheit auf. Aber auch keine der übrigen Erklärungen hat seinen Gegenstand mit solchem Scharfsinn beleuchtet. — Ich glaube, daß die Homöopathie, in der Meinung des großen Publikums, ungeheure Fortschritte, eben durch die Cholera, macht. Und innig und herzlich freue ich mich, daß Sie, theuerster Lehrer! diese großen Triumpfe noch erleben, daß Sie noch den süßen Lohn, den erhabensten Dank der Mitwelt einerndten für so viele, für so ungeheure Mühen und Opfer. ...

Ihren letzten lehrreichen Brief, erhielt ich von der Post tüchtig durchstochen. — Glücklicherweise war das Pulver nur leicht gestreift worden, und nach gehöriger Auslüftung nahm ich dasselbe und habe darauf folgendes zu berichten....

(Bethmann schickte an Hahnemann viele und ausführliche Berichte über Arzneiwirkungen.)

---

### Gesuch der Amts-Sanitäts-Kommission der Grafschaft Warmsdorff um die Medikamente gegen die Cholera.

† Hochgeehrtester Herr Hofrath!

Sie haben die Güte gehabt, die Residenzstadt Cöthen mit dem für die Cholera schützenden Präservative unentgeldlich zu versehen, und wie uns, von dem bei Ihnen gewesenen Maurermeister Buße von hier angezeigt ist, werden und wollten Sie, auf Ersuchen, dasselbe für hiesige Stadt ebenfalls bewerkstelligen.

Wir verfehlen nicht, von diesem patriotischen Anerbieten Gebrauch zu machen, und Ew. Wohlgeb. um die für hiesige Stadt nöthigen Medicamente ergebenst zu ersuchen, und Sie zugleich zu bitten, gütigst bestimmen zu wollen, wann und wie solche abgeholt werden sollen.

Mit dem größten Danke werden wir diese Güte erkennen, und benutzen die Gelegenheit Ew. Wohlgeboren, die Versicherung unserer Hochachtung zu geben, mit welcher sich unterzeichnet

Gösten, am 23. Oktober 1831.

Die Amts-Sanitäts-Kommission der Grafschaft Warmsdorff.

Erste Unterschrift unleserlich. Castrilius.

Hahnemanns Randbemerkung auf dem Gesuch lautet:

† »Sollen einen verständigen Mann schicken, der die Einrichtung wegen Verteilung und Besorgung der Schutz- und Heilmittel weiß.

Beantwortet 1. November.«

---

Der folgende Brief ist insofern beachtenswert, als Hahnemann darin jedes Vorbeugungsmittel ablehnt, während er in seinem Schriftchen »Aufruf an denkende Menschenfreunde« (1831) S. 15 ausdrücklich sagt: »Würden sich die Ärzte warnen lassen und durch Einnahme von ein paar Tropfen Campherauflösung unansteckbar gemacht, sich dem Körper des Cholerakranken nähern« usw. Entweder hat Hahnemann vor der Abfassung des Briefes die Wirkung des Kampfers selbst noch nicht genau gekannt, oder er wollte verhüten, daß das Volk in allzugroßem Vertrauen auf das Schutzmittel die nötige Vorsicht in der Ernährung außer Acht lasse, und hob deshalb das letztere in dem Briefe ganz besonders hervor. Der Brief lautet:

Lieber Herr Ob. L. G. Referendar!

— — — — Ein Präservativ gegen die Cholera gibts nicht und kanns nicht geben, außer geregelte Lebensordnung, durch Zuversicht auf den Allregierer gegründeter fröhliger Muth und Vermeidung der verdächtigen Fremden und Cholerakranken.

Köthen, den 20. Juli 1831.

Sam. Hahnemann.

## Anlage 107.

### Homöopathische Erfolge bei der Cholera.

Dr. Lövy berichtet Hahnemann aus

† Prag, den 18. Oktober 1831.

... Ich habe vor Kurzem eine Menge Fragen in Betreff der homöopathischen Behandlung der Cholera nach Wien gesendet, und erhielt von Pater Veith ein eigenhändiges Schreiben, das ich ... hier einsende. P. Veith ist Med. Doctor, der früher Werke über Botanik und Veterinärkunde geschrieben (war Director des Thierarzneiinstituts in Wien), später Theolog wurde, eine Zeit lange Ligurianer war und nun Weltpriester und Domprediger ist. Er übt seit Jahren die Homöopathik aus, und hat sie mit demselben Feuer wie früher andere Wissenschaften, ergriffen, ist überhaupt ein vielseitiges Talent, und bei den Großen Wiens sehr angesehen. Die Homöopathik hat viel von ihm zu hoffen. Er war anfangs Willens mir eine Abhandlung über die hom. Heilung der Cholera für Herrn Hofrath einzusenden, fürchtete aber die Censur, und schrieb den Gegenstand in Briefform, die keiner Censur unterliegt. Der Einsender des Veithschen Briefs, ein Freund von mir und Cousin von Veith, sagte mir, ich könne nicht nur V.'s Brief Herrn Hofrath einsenden, sondern V. stellt es Herrn Hofrath frei, den Brief, ganz so wie er ist, dem Druck zu übergeben, was für die bedrängte Menschheit und die Homöopathik von unendlichem Nutzen wäre. Ferner weiß ich, daß es P. Veith sehr angenehm wäre, mit Ihnen, verehrtester Herr Hofrath, in Verbindung zu kommen, und es würde ihn gewiß unendlich freuen, wenn er von Ihnen mit einem Schreiben beehrt würde, welches auch ich als den schönsten Lohn seines uneigennützigen Eifers ansähe.

Auch Veiths Bruder, der Professor der Veterinärkunde, ist Homöopathiker und hat keinen Cholerakranken verloren ...

---

#### Hahnemann an Pater Veith.

Auf obiges Schreiben richtete Hahnemann folgenden Brief an Pater Veith:

† 3. Oktober 1831.

Lieber Herr Kollege!

Schon hatte ich Ihre erfolgreiche Thätigkeit in homöopathischer Bekämpfung der in Wien herrschenden Cholera vernommen, als ich auch aus Ihrem Schreiben an meinen Freund Dr. Lövy in Prag über diesen Gegenstand mich überzeugte, daß Sie ein würdiger Schüler unsrer wohlthätigen Kunst seyen, welcher der Meisterschaft nahe stehe. Empfangen Sie daher meinen warmen Händedruck und die Versicherung meiner vorzüglichen Achtung. Sie haben uns von der asiatischen Seuche noch entfernten Ärzte mit der Natur jener halben Erkrankungen, jenes Wiederscheins von Cholera an schon von der Seuche ergriffenen Orten, mit den Zeichen der von Ihnen so genannten Cholerine, die jenen mäßigen aus verdünnten von an Cholera schwer und tödlich Befallenen umher verbreiteten Ansteckungsstoffe entstehenden Übeln zuerst bekannt gemacht, und mit ihrer trefflich homöopathischen Heilung (des Polterns und Kollerns in den Gedärmen mit lientrischen Durchfällen) mittelst Phosphor und mäßiger Anbringung von Kälte, so wie eines ähnlichen Verfahrens in ähnlichen Zuständen bei weiter gediehener Cholera selbst. Die homöopathische Heilkunst ist Ihnen vielen Dank schuldig, aber Ihr schönes Selbstbewußtseyn kann allein Sie belohnen. Ich aber freue mich, an Ihnen einen so rührig thätigen und nützlichen Mitarbeiter an unserm Menschenwohl bauenden, großen, unsterblichen Werke gefunden zu haben, dem ich hiemit meine ganze Ergebenheit bezeige.

Sam. Hahnemann.

### Pater Veith an Hahnemann.

† Wien, 7. März 1832.

Wohlgeboren verehrungswürdiger Herr Hofrath!

Ich schäme mich einigermaßen, und habe Grund genug dazu, daß ich E. W. so gütige Zuschrift nicht längst beantwortet habe; viel Entschuldigung liegt in der Signatur meines Daseyns, die in einem Zickzack besteht, und in der Unmöglichkeit, gute und reine Zwecke beharrlich zu verfolgen. Wie gern möchte ich, was ich mit dem wackern Herrn Dr. Schmit längst besprochen, ausführen, wenn nicht 1000 Hindernisse immer darein kämen!... Viele haben Lust, oder ein Lüstchen zur Homöopathie, aber möchten's gern fein bequem haben, ohne Studien und ohne Plage, wie im berühmten Lande Utopia... Wie reich ist Ihr Leben, und welch eine Fülle unübersehlich segensreicher Fünde! Wahrlich, es ist selten einer tiefdenkend genug, um nur eine Ahndung von dem zu fassen, was die Wissenschaft Ihren Mühen verdankt. Ich meinestheils unterstehe mich, zu behaupten, daß ich einer von jenen bin, die etwas davon einsehen; dafür fühle ich auch seufzend, welch ein Glück es wäre, in das große und reiche Gebiet einige Spannen der Zeit lang von Ihrer Hand geführt zu werden. Ich will es wagen nächstens Ihrer mittheilenden Güte einige Fragen, Zweifel, Halbheiten und dergl. durch Herrn Dr. Schmit vorzulegen. Nehmen Sie das Bekenntniß eines Menschen als etwas Reales hin, der gern in dem Lichte sich sonnt, das ihm die ewige Weisheit durch Sie auf den Leuchter gestellt hat. Ich verdanke Ihnen viel und erkenne es freudig.

(Veith legt Hahnemann gleich einige Krankheitsfälle zur Begutachtung vor.)

## Anlage 108.

## Sendschreiben an den König von Preußen.

Hahnemann wandte sich an seinen Freund, den Herausgeber des »Allg. Anz. der Deutschen«, Rat Becker in Gotha, mit folgender Zuschrift:

Theurer Freund!

Ich fühle, daß es Zeit ist, mit der nöthigen Sprache herauszugehen und einen Schritt zum Bessern zu thun. Und wer könnte ihn thun, den wichtigen Schritt, als ich, der Unabhängige, der Unpartheiische, und mit wessen Hülfe könnte ich ihn thun, als durch Ihre menschenfreundliche Hülfe, der so unzählig viel Großes und Gutes der Welt schon gebracht hat?

Legen Sie meine beigehende Protestation vor aller Welt Augen hin; vielleicht liest sie auch der durch Güte große Friedrich Wilhelm.

Cöthen, den 7. Nov. 1831.

Ihr treuer Freund

S. Hahnemann.

### Offenes Sendschreiben an die Majestät des Königs Friedrich Wilhelm des Dritten.

Vielleicht liesest Du unter den deutschen Fürsten noch den biedern Allg. Anzeiger der Deutschen und so auch, was Dir noch Niemand gesagt hat, über die mögliche Minderung der Cholera-Todtenopfer in Deinen sonst so blühenden Landen.

Laß Dir den Menschenverlust nicht in verjüngtem Maßstabe — »So und so wenig vom Tausend hier und da« — herabstimmen, um ihn kleinlich vor Deinen Augen erscheinen zu lassen. Der Großhändler berechnet die Kleinigkeit der Spesen nur pro Mille, aber einem so menschenfreundlichen Landesvater, wie Du, geht der abwendbare Verlust eines einzigen Deiner treuen Unterthanen tausendfach zu Herzen.

Was ist des Römerkönigs August, was die des vierten Heinrich's Liebe zu ihren Unterthanen gegen die Deinige!

Erkenne aus den fürchterlichen Sterbelisten, daß Deine Ärzte vielleicht Mancherley können, nur heilen nicht.

Hätten Sie bestimmten Gehalt für diese Epidemie, mit dem Verbote, keinen Sold für Curen annehmen zu dürfen (das ganze Land würde die Gehalte gerne aufbringen und ich selbst, ein Ausländer, steuerte willig dazu) —, wahrlich ihre schädliche Dienstbeflissenheit würde erkalten, und der Kranken viele würden leben bleiben.

Auch die theure, die Städte drückende Darreichung der vielen tödtlichen Werkzeuge aus den Apotheken würde aufhören, hätte das Land wohlthätige Homöopathen, die nur vom Gesundmachen der Kranken leben, ohne ihre Arzney anzurechnen, und nicht nach dem Tode Rechnungen den betrübten Angehörigen bringen.

Aber Du, am Leben und Wohlseyn Deiner Unterthanen Deine einzige Freude findender, großer Fürst! Du hast, leider keine, oder fast keine Homöopathen (wahre Heilkünstler) in Deinen, freye Thätigkeit der Geister sonst so musterhaft begünstigenden Staaten.

Deine medicinischen Gewalten alter Zunft haben sie möglichst erdrückt, fürchtend, von ihnen verdunkelt zu werden.

Laß sie nicht erdrücken, menschenfreundlicher Monarch! die Mit- und Nachwelt wird Dich dafür segnen und Dein theilnehmendes Herz Dich dafür belohnen!

In tiefster Ehrfurcht, die nur dem an Tugend ausgezeichnetsten Könige gebührt, schrieb dieß

Cöthen, den 7. November 1831.

Samuel Hahnemann.

## Anlage 109.

### Die Wiederholung homöopathischer Arzneimittel und das Riechenlassen an der Arznei.

Im Vorwort zu Bönninghausens »Repertorium der Antipsorischen Arzneien« führt Hahnemann im einzelnen weiter aus:

Die Praxis habe erwiesen, daß eine einzige dieser kleinen Gaben wohl in einigen, vorzüglich leichten Fällen von (chronischer) Krankheit zureiche, besonders auch bei kleinen Kindern und sehr zarten und erregbaren Erwachsenen; aber in den meisten Fällen, sowohl bei sehr langwierigen als auch weitgediehenen, auch durch vorgängige unpassende Mittel verdorbenen, und in wichtigen akuten Krankheiten helfe diese Methode nicht. Dasselbe Mittel in derselben Gabe bald wieder und wieder zu geben, könne sich der gewissenhafte Homöopathiker nicht getrauen, da gewöhnlich eher Verschlimmerung eintrete. Daher sei mancher zu dem weitern Ausweg gekommen, die Gabe zu verstärken. Aber auch da sei der Erfolg ungünstig, oft sogar sehr übel, weil die Lebenskraft dadurch allzu heftig und plötzlich angegriffen werde.

Einen gleich üblen Erfolg haben die in Menge dicht nach einander wiederholten kleinsten Gaben, da sie sich im Organismus zu einer Art übergroßen Gabe ansammeln.

Aus diesen Fehlwegen führe nun, weist Hahnemann nach, nur ein neuer Weg zum sichern Ziele: Man gebe die kleinste Gabe, aber nicht in der schnellen Aufeinanderfolge, daß sie der Lebenskraft gegenüber als eine Art übergroße Gabe sich zusammenballe, sondern nur in solchen Zwischenräumen, daß keine Übereilung und Übermannung der Lebenskraft erfolgen könne. Dabei müsse natürlich die Körperbeschaffenheit des Kranken und die Größe seiner Krankheit in die richtige Beziehung zu einander gesetzt werden.

Hahnemann nimmt als Beispiel die Anwendung des Schwefels bei chronischen (psorischen) Krankheiten und rät, die feinste Gabe desselben (Tinct. sulph. $\frac{0}{x}$) selbst bei robusten Personen und bei entwickelter Psora selten öfter als alle 7 Tage zu wiederholen; bei schwächlicheren und erregbareren Kranken kommt er auf 9, 12, 14 Tage, und läßt die Mittel 4—6 Wochen auswirken. Man komme dann mit 6, 8 oder auch wohl 10 Gaben aus — vorausgesetzt, daß noch kein allopathischer Mißbrauch des Schwefels vorausgegangen sei.

Vorzüglicher ist es aber, statt diese Gaben unmittelbar aufeinander zu reichen, nach vielleicht je drei Gaben eine passende Zwischen-Arznei — Hahnemann nennt Nux vomica $\frac{o}{x}$ — auf 8 bis 10 Tage einzuschieben, weil sich die Lebenskraft nicht selten sträubt, mehrere Gaben Schwefel ruhig auf sich wirken zu lassen, so erforderlich auch Schwefel für das chronische Übel wäre. Durch die Zwischenarznei wird dann die Natur geneigter gemacht, den Schwefel in fortgesetzten Gaben wieder auf sich ruhig und mit gutem Erfolg wirken zu lassen.

Bei Mißbrauch des Schwefels durch allopathische Anwendung, wo selbst das Riechen an ein senfsamengroßes mit Tinct. sulph. X befeuchtetes Streukügelchen nichts mehr nützt, hat das Riechen an Merc. metall. X wohlthätigen Einfluß.

In akuten Krankheiten richtet sich die Wiederholungszeit der passend gewählten Arznei nach dem mehr oder weniger schnellen Verlaufe der zu bekämpfenden Krankheit, daß sie, wo nötig nach 24, 16, 12, 8, 4 und wohl in weniger Stunden zu wiederholen ist, wenn die Arznei, ohne neue Beschwerden zu erzeugen, bessert; ja bei schnell tödtlichen Krankheiten (Cholera) muß alle 5 Minuten ein (bis zwei) Tropfen dünne Kampfer-Auflösung eingegeben werden, ebenso Cuprum, Veratrum, Arsenik, Phosphor, Holzkohle u. s. w. oft alle 2 Stunden, auch beim Nervenfieber richtet man sich nach dieser Regel. Bei Wechselfieber muß das geeignete Mittel in der kleinsten Gabe $\left(\frac{o}{x}\right)$ sogleich bei der Erholung nach dem Aufhören jedes Anfalls gereicht werden, und so nach jedem der drei nächsten Anfälle, also in kurzen Zwischenräumen, wodurch das Wechselfieber ohne Rückkehr verschwindet.

In einem weiteren Nachtrag betont dann Hahnemann noch einmal, daß nur die antipsorischen Arzneien in chronischen Krankheiten am meisten ausrichten, je öfter sie wiederholt werden können, und je kleiner die Gaben der bei uns eingeführten höchsten Potenzierungen sind. Da die Lebenskraft sich hiebei am wenigsten sträubt, sie auf sich wirken zu lassen, so folgt, daß ein mäßiges, bloßes Riechen an kleine Streukügelchen, am öftesten wiederholt, unter allen die erfolgreichste Anwendung homöopathischen und antipsorischen Arzneien sei. Auf diese Weise können auch die gereiztesten Nerven, selbst der schwächsten chronisch und akut Kranken noch mit gutem, ja mit bestem Erfolge behandelt werden. Dieses Verfahren empfiehlt Hahnemann sowohl bei den akutesten Kranken, welche schon am Rande des Grabes zu schweben scheinen, wie bei den kleinsten Kindern. »Personen, deren Nase gänzlich verstopft ist, hält man, während sie durch den Mund athmen, die Mündung des Glases zwischen die Lippen, und sie empfangen die Kraft der Arznei so gut, als hätten sie sie durch die Nase eingesogen.«

---

## Anlage 110.

### Das Riechenlassen an den Arzneien.

Schon im Jahre 1831, aus Anlaß der Benützung des Kampfers gegen die Cholera, fügte Hahnemann seinem Artikel in dem Allg. Anz. f. d. Deutschen an:

Dies erhellet auch aus dem homöopathischen Gebrauch des Camphers gegen die Influenza, für welche er das spezifische homöopathische Heilmittel ist. Da muß der Kranke ebenfalls fast alle Augenblicke in die Campher-Auflösung riechen, wenn er bald und vollkommen geheilt seyn will, was denn oft in 24 Stunden vollständig erfolgt.

Köthen, den 11. July 1831.

Samuel Hahnemann.

Später schreibt er an Bönninghausen:

† Cöthen, den 28. April 1833.

... Ich greife der Vorsehung nicht vor — sonst hätte ich schon eine siegende Revolte zu Gunsten des Selbstdispensirens erregen können, wenn ich darthäte, daß der homöopathische Arzt durchaus eine solche Vergünstigung nicht nöthig habe zu erbetteln, indem er nur sein Taschen-Etuis mit bloßen Riecharzneien bedürfe, um alle heilbare Krankheiten damit zu heben, indem er das Fläschchen dem ihn besuchenden chronischen Kranken etwa aller 14 Tage einmal vor beide Nasenlöcher hält oder dem akut Kranken in seinem Bette, ohne je die mindeste materielle Arznei ihn verschlucken zu lassen, wie ich und mein Gehülfe seit ³/₄ Jahren mit allen Kranken einzig thun. Auch dem kleinsten Kinde wird das Fläschchen im Schlafe vor die Nase gehalten und bei Nasenverstopfung zwischen die Lippen. Aber das thue ich noch nicht, weil das Publikum noch an Pulver-Einnehmen gewöhnt ist, sei auch nichts darin. —

Meine fremden Kranken aber hier aus Dänemark, Rußland und mehre aus Frankreich, welche sich genauer mit der Kunst bekannt gemacht haben, bekömmen und verlangen bloß zu riechen.

Ich werde, wenn ich den Artikel über die Wiederholung der Gabe für das Organon ausgearbeitet habe, so Gott will, etwas Ähnliches auch zum Vorworte für Ihr Repertorium schreiben, wenn Sie's dann noch haben wollen.

† Cöthen, 9. März 1833.

... Unter den Antipsoricis bitte ich vorzüglich das Hepar sulph. calc., auch calcarea sulphurata genannt, aufzunehmen, die ich bisher vernachlässigte in der irrigen Befürchtung, diese Kalkschwefelleber möchte sich durch Verreiben von der atmosphärischen Luft zersetzen. Nun bin ich seit ½ Jahre des Gegentheils überzeugt und finde sie in der 30. Verdünnung als den schätzbarsten Zusatz zur antipsorischen Heilung, in verschiednen Hinsichten den Schwefel selbst übertreffend. Ich lasse bloß an ein mit Hepar sulph. $\frac{o}{x}$ befeuchtetes Streukügelchen alle 14 bis 8 Tage einmal mit beiden Nasenlöchern mäßig riechen und dies, wo nöthig, 2, 3 mal wiederholen......

---

Am 24. Sept. 1832 schreibt Dr. H. A. Weber in Lich an Hahnemann:

† Herrn v. Bönninghausen habe ich in Münster ... als einen kenntnisreichen und wackern Vertheidiger für die Homöopathie kennen gelernt zu meiner größten Freude. Ihre Vorrede (über das Riechenlassen an Arzneien. D. V.) enthält ungemein viel Wichtiges für uns.

---

Dr. Groß:

† Jüterbogk, 31. 10. 32.

Je öfter ich Ihr Vorwort zu Bönninghausens Repertorium lese, desto mehr freue ich mich über diesen reichen Schatz von Erfahrungen...

---

Dr. Hermann Lövy an Hahnemann:

† Prag, den 5. April 1833.

Den wichtigsten Fortschritt unserer Kunst enthält unstreitig Ihr Vorwort in Bönninghausens Repertorium, ganz geeignet, Ihr ruhmgekröntes Greisenhaupt mit neuen Lorbeern zu schmücken. Die große Tendenz, die Heilkräftigkeit der Arzneien ohne Gefahr für die Kranken zu steigern, ist darin aufs schönste ausgesprochen und erreicht. Auch mir hat die

Erfahrung schon gezeigt, daß die Homöopathik auf diesem Wege unendlich mehr leiste; ich finde aber auch, daß die Ausübung schwieriger geworden, so daß ich nicht selten im Handeln schwanke...

(Unterbreitet weiterhin mehrere Krankheitsfälle mit umfassenden Krankheitsberichten, auch in späteren Briefen.)

---

## Über das Wirkenlassen und die Wiederholung der Gaben.

### W. Groß an Hahnemann:

† Jüterbogk, den 1. VI. 1832 (bei der Übergabe seines Werkes über die Teplitzer Quellen):

Als ich die Materialien zu diesem Werke vor 1½ Jahren erhielt, konnte ich die mehrtägige Anwendung so starkarzneilicher Wässer mit der von Ihnen gelehrten Gebrauchsart anderer homöopathischer Mittel nicht recht in Einklang bringen. Jetzt aber, wo Sie Ihre Schüler anweisen, selbst die antipsorischen Heilstoffe in der X. — Gabe, alle Tage zu wiederholen, finde ich, daß jener Gebrauch der Mineralquellen ganz naturgemäß ist. Ich habe Ihrem gütigen Rathe zufolge bei meinen Kranken schon vielfache Versuche der Art gemacht und gefunden, daß so gesteigerte Arzneidosen allerdings weit mehr leisten als bisher, allein in manchen Fällen fand ich doch, daß mehrere Dosen nicht vertragen wurden, selbst wenn sie in noch größeren Intervallen gereicht wurden. Auch bin ich noch nicht damit auf dem Reinen, wie viele Dosen im allgemeinen zu geben sind und wie lange nach der letzten die Wirkung abzuwarten seyn mag. Daher wäre es sehr wünschenswerth, daß Sie der homöopathisch-ärztlichen Welt Ihre Ansichten über diese neue Arzneigebrauchs-Weise öffentlich bekannt zu machen die Güte hätten. Ich hätte schon längst etwas Bestimmtes darüber gesagt, wenn ich mehr Erfahrung darüber hätte und wüßte, daß Ihnen das genehm wäre, und zwar halte ich solche Bekanntmachung einer neuen reinen Erfahrung besonders deshalb für nöthig, weil ich fürchte, daß uns nächstens die Afterhomöopathen zuvorkommen und etwas über die Sache zum Besten geben werden, was die Anfänger verwirrt und so mehr Schaden stiftet als ein hämischer Ausfall unserer Gegner. So z. B. fürchte ich, daß Trinks, Hartlaub u. a. damit umgehen, ihre corrupten Ansichten über den Gegenstand drucken zu lassen. So viel ich gehört habe, treibt besonders der erstere die Homöopathie auf eine Weise, daß man nicht mehr weiß, ob er Allöopath oder Homöopath oder ein Mittelding von beiden ist. Hochpotenzirte Mittel sind ihm lächerlich, Aconit gegen Pneumonie (Lungenentzündung) wendet er nur zu einem Tropfen des 10000 an und überhaupt alles tropfenweise und verlacht unsere Streukügelchen. Solchen Eseln muß ernstlich entgegengearbeitet werden. Finden Sie daher selbst nöthig, daß Ihre neue Entdeckung rücksichtlich der Wiederholung der Arzneigaben rein und lauter in die Welt kommt, so eilen Sie, dieselbe bekannt zu machen oder erlaubt Ihnen es Ihre Zeit nicht und Sie haben das gütige Vertrauen zu mir, daß ich rein und lauter Ihre Ansichten wiedergeben werde, so genehmigen Sie, daß ich etwas darüber bekannt mache, wobei ich Sie dann aber freilich bitten möchte, meine schwachen Erfahrungen durch Ihre reicheren und die daraus resultirenden gegenwärtigen Ansichten gütigst zu berichtigen.

---

### Dr. C. G. Franz an Hahnemann:

† Leipzig, den 20. July 1834 ....

.... Ich möchte manchmal aus der Haut fahren, wenn ich sehe, wie sehr dieselbe (die Homöopathie) vom Egoismus gemißbraucht wird und wie man die reine Lehre verunstaltet. Mit Schrecken habe ich auf meiner Reise (nach und von Plauen zu und von seinen Eltern. D. V.) gesehen, wie gedankenlos und vernunftwidrig man besonders das Wiederholen der Gaben treibt: 6 Gaben desselben Mittels zu verschreiben und täglich 3—4 ganz allopathisch nehmen zu lassen, ist in der Provinz an der Tagesordnung, weil die Allg. Hom. Ztg. das Wiederholen der Gaben unbedingt anempfiehlt. Dann klagt man freylich, daß die Homöopathie zuweilen im Stiche lasse. Was soll aus diesem Unfug endlich werden! ....

Dr. Widenhorn schreibt:

† Paris, 29. Juli 1834.

Von dem Vorzuge des langen Wirkenlassens der Arzneien habe ich mich schon oft sehr überzeugt, trotzdem mir mehrere und sogar ältere Homöopathen das Gegentheil beweisen wollten, indem sie viel schneller mit täglichen und 2 täglichen Gaben heilen wollten als in 14—21 tägigen Zwischenräumen.

Die Erfahrung aber hat mich vollkommen von Ihren Behauptungen überzeugt, und ich gebe nie ein anderes Mittel, als bis die Wirkung einige Tage stille steht.

---

Auch folgender Briefwechsel behandelt diese Frage:

Madame Bagdasar aus Paris fragt bei »dem unsterblichen Hahnemann« an (20. Febr. 1834):

† Seit langem die Beute eines chronischen Übels, dessen Ursache kein Arzt hatte ahnen können, habe ich mich einem Schüler Ihrer Schule anvertraut, und ich empfinde ein unmäßiges Verlangen, meine Dankesbezeugungen unmittelbar an den unsterblichen Gründer der Homöopathie zu richten und bei meiner Voreingenommenheit für die Vorzüglichkeit dieser Heilweise bei ihm anzufragen, ob er wirklich jetzt (wie man mir versichert) anempfiehlt, daß die Arzneien in bälder wiederholten Gaben gegeben werden sollen, als es die Behandlung der »Chronischen Krankheiten« und das »Organon« angeben.

Hahnemann antwortet:

† Madame!

Es gibt nichts Schwierigeres oder Notwendigeres für den homöopathischen Arzt, als die Beobachtung, weshalb die Mehrzahl der Ärzte es vorzieht, sich dieser schwierigen Aufgabe zu entziehen, überall, wo es in der Behandlung der Kranken erlaubt zu sein scheint. Besonders bezüglich der unmittelbaren und baldigen Wiederholung des Arzneimittels haben sie sich emanzipiert, um nicht der Mühe einer peinlichen und anhaltenden Beobachtung unterziehen zu müssen. Die allgemeine Regel in der Behandlung der Krankheiten ist die, eine einzige winzige Gabe eines nach bestem Gewissen gewählten homöopathischen Mittels solange wirken zu lassen, als es in seiner guten Wirkung fortfährt, indem es die Krankheit ohne Unterbrechung mindert, in den chronischen Krankheiten 2, 3 Wochen lang und selbst einige Monate, während eine einzige Gabe des richtigen Mittels mitunter eine akute Krankheit vollständig heilt. Aber die Mehrzahl der Krankheiten verlangt eine Folge mehrerer verschiedener Mittel, um homöopathisch geheilt zu werden, da, nachdem die vorhergehende Medizin in ihrer Wirkung erschöpft ist, insgemein der wahre homöopathische Arzt die dann noch übrig bleibenden Symptome mit demselben Mittel nicht übereinstimmend findet. Infolgedessen ist es nicht passend, die unmittelbar vorhergehende Arznei zu wiederholen, obgleich sie vielleicht später nach zwei, drei, vier anderen Mitteln wieder angezeigt sein mag.

Das sind in Kürze die hauptsächlichsten Regeln, um die homöopathischen Mittel zu verordnen.

Aber mitunter gibt es eine Ausnahme, eine andere Art des hauptsächlichen eben erwähnten Vorgehens beim Heilen der Krankheiten, d. h., das genau nach der Ähnlichkeit der Symptome mit den Krankheitssymptomen gewählte Mittel zu wiederholen, eine Gabe nach der andern zu wiederholten Malen. Das ist in jenem seltenen Falle, wo die Lebenskraft des erkrankten Organismus es nötig hat, durch mehr als eine Gabe des nämlichen Mittels beeinflußt zu werden, um genügend von der Krankheit, die durch jenes Mittel geheilt werden kann, befreit zu werden. Aber dieses Mittel darf nur günstige Wirkungen hervorbringen (keineswegs neue und für den Kranken lästige Symptome), die, nachdem sie bald aufgehört haben, die chron. Krankheit in 2, 3 oder 4 Tagen wenig vermindert haben, ein Zeichen, nach diesem von der Natur angezeigten Zustand dieselbe Gabe desselben Mittels (vielleicht besser in einer andern Potenz) noch einmal zu wiederholen, was bei diesen Verhältnissen den Zustand des Kranken nur bessern wird, ohne irgend eine Unbequemlichkeit, wenn der Arzt die Wirkung der vorhergegangenen Gabe gut beobachtet hat, was aber schaden wird, wenn er es vernachläßigt hat, sie zu beobachten oder wenn er sie verkannt hat.

Es ist in einer so heiklen Sache, wie es die Wiederholung der Gaben ist, alles gesagt, wenn ich sage: Keine Gabe desselben Mittels darf nacheinander wiederholt werden, ohne daß der Beobachter von der unbedingten Notwendigkeit einer solchen Wiederholung überzeugt wäre. Denn die sinnlose Wiederholung desselben homöopathischen Mittels bringt viel mehr Unglück und schädigt den Kranken unendlich mehr als die Wiederholung der großen Gaben der nicht potenzierten allopathischen Medikamente.

Bei den akuten Krankheiten ist die Wiederholung der Gaben denselben Regeln und Beschränkungen unterworfen, aber in kürzeren Zeitabschnitten, etwa von wenigen Minuten bis zu 2, 4, 8, 12, 24 Stunden. Es ist zu beklagen, daß es Ärzte gibt, die, weniger besorgt um das Wohlbefinden ihrer Kranken als um ihre Bequemlichkeit, eine so delikate Art der Krankenbehandlung zu überstürzt ergriffen und unbesonnen ausgeübt haben, ein Verfahren, von dem sie hofften, daß es sie der Mühe einer achtsamen, peinlichen und andauernden Beobachtung enthebe. Madame, machen Sie von dieser kleinen Denkschrift soviel öffentlichen Gebrauch, als Ihnen gutdünkt, und genehmigen Sie die Verehrung

Ihres sehr ergebenen und gehorsamen
Samuel Hahnemann.

Köthen, 4. März 1834.

(Anfrage und Antwort sind in französischer Sprache geschrieben.)

## Über Doppelmittel.

Hahnemann an Bönninghausen:

† Cöthen, den 17. Juni 1833.

... Auch ich habe schon den Anfang mit zwei zusammenpassenden Arzneien, auf einmal gerochen, gemacht und hoffe auf guten Erfolg. Auch habe ich in der nun eben in Druck zu gebenden fünften Ausgabe des Organons diesem Verfahren einen eigenen Paragraph gewidmet und so gehörig zur Kenntniß der Welt gebracht.....

† Cöthen, den 15. Sept. 1833.

... Ganz vor kurzem ward mir berichtet, daß meine Aufnahme der Heilung mit einer Doppel-Arznei etwa durch den Drucker) aus dem Manuskripte der fünften Ausgabe des Organons Hufelanden bekannt worden sei, der schon darüber jubele, daß die Homöopathie doch endlich wieder in den Schooß der allein seelig machenden Kirche zurück kommen müsse, und sich der alten Kunst wieder anschließe. Da es nun, wie bekannt, nicht unerläßlich und durchaus nie nothwendig (obgleich zuweilen vortheilhaft ist, eine Doppel-Arznei den Kranken zu reichen und der Vortheil von der Bekanntmachung dieser zuweilen dienlichen Verfahrungsart unendlich von dem Nachtheile, wie ich sehe, überwogen wird, der aus der Mißdeutung von Allöopathen und Allöo-Homöopathen gewiß entstehen würde; so habe ich gewiß mit Ihrem Beifalle!) mir das Mspt. wieder schicken lassen und wieder alles in integrum hergestellt, auch wohl noch einen Tadel einer solchen Verfahrungsart hinzugefügt, so daß der orthodoxe Pabst der alten Schule sich nicht wenig entsetzen wird, wenn er im erscheinenden Organon sein Gaudium zu Wasser zerronnen erblicken wird. Ich weiß, Sie billigen dieß mein Verfahren......

† Cöthen, 16. Oktober 1833.

... Leicht hätte mich Ihre Beredsamkeit besiegt, wenn ich mit Ihnen im gleichen Falle gewesen wäre, das ist, wenn ich durch mehre und so viele Erfahrungen von der Thunlichkeit, ja Vorzüglichkeit des Gebens von Doppel-Arznei so sehr schon überzeugt gewesen wäre, als Sie es vermuthlich gewesen sind. Allein von mehren Versuchen dieser Art sind mir nur einer oder zwei gut gerathen, was zur apodiktischen Aufstellung eines neuen Lehrsatzes nicht hinreicht. Ich war also in dieser Praxis noch zu weit zurück, um nach voller Überzeugung selbst damit auftreten zu können. Es bedurfte daher nur noch eines kleinen Moments, um mich zur Änderung dieser Stelle im neuen Organon zu bewegen, welche nun dahin ausgefallen ist, daß ich die Möglichkeit zugebe, daß zwei wohl gewählte, verschiedene Arzneimittel mit Vortheile in einigen Fällen zugleich gegeben werden können, daß dieß aber ein **sehr schwieriges und bedenkliches Verfahren zu seyn scheine**. Und so glaube ich auf der einen Seite der Wahrheit und auf der andern meiner bisherigen Überzeugung Genüge gethan zu haben. Es würde mir leid thun, wenn ich dadurch zuviel von Ihrem Wunsche mich entfernt hätte. ...

† Paris, den 18. September 1836.

... Ist es wahr, was mich Dr. Foissac eben jezt versichert, Sie hätten ihm geschrieben, daß Sie jezt zwei Arzneien zusammengemischt Kranken mit viel Erfolg gäben? Hat denn nach reiflicherer Besonnenheit nicht selbst Aegidi solche **gräuliche Ketzerei wieder verlassen**, die der wahren Homöopathik den Todesstoß versetzt und sie zu der blinden Allöopathie wieder zurückwirft? Selbst das Doversche Pulver kann nie gleichförmig bereitet werden, auch dann nicht, wenn Opium und Ipecacuanha immer in denselben Verhältnissen zusammenkämen, da das eine nur eine verlegenere Waare als das andere zu seyn braucht, um ein ganz abweichendes Mittel zu werden.

Die Schwefellebern und die Neutralsalze, die immer gleiche Verhältnisse ihrer Bestandtheile nach chemischen Naturgesetzen enthalten, sind keiner Abweichung in den Verhältnissen und der Güte ihrer Bestandtheile unterworfen, und ewig dieselben und daher als simplicia zu verbrauchen suo jure, und geben keinen Vorwand zu jener gefährlichen Ketzerei und Mischerei. ..

Auf diesem Standpunkt ist Hahnemann geblieben. In der sechs Jahre später für den Druck vorbereiteten sechsten Auflage des Organons sagt er in § 273 ausdrücklich:

In keinem Falle von Heilung ist es nöthig, und **deßhalb allein schon unzulässig, mehr als eine einzige, einfache Arzneisubstanz auf einmal beim Kranken anzuwenden**. Es ist nicht einzusehen, wie es nur dem mindesten Zweifel unterworfen sein könne, ob es naturgemäßer und vernünftiger sey, nur einen **einzelnen, einfachen, wohl gekannten** Arzneistoff auf einmal in einer Krankheit zu verordnen, oder ein Gemisch von mehreren verschiednen. In der einzig wahren und einfachen, der einzig naturgemäßen Heilkunst, in der Homöopathie, ist es durchaus unerlaubt, dem Kranken zwei verschiedne Arzneisubstanzen **auf einmal einzugeben**.

## Anlage 111.

### Arbeitslast des Sechsundsiebenzigjährigen.

Hahnemann schreibt an Bönninghausen:

† Cöthen, den 20. Juli 1831.

... Was mich anlangt, so muß ich auf etwaige Verbesserung dieses (so klein es scheint) so großen und sehr viel umfassenden Werkes*) Verzicht thun und es Ihrem unermüdlichen Eifer aufs Neue überlassen, da meine Jahre, deren Last ich fühle, es mir unmöglich machen, mehr als die Hälfte zu leisten von dem, was ich in den vierziger Jahren vermochte und doch ein unabweislicher Briefwechsel mit nahen und fernen Schülern und Kunst-Verwandten, eine vielfache Correspondenz mit entfernten Kranken und die Besorgung der fremden,

---

*) Es handelt sich um die von Bönninghausen angelegten und von Hahnemann außerordentlich gerühmten Krankheits-Formularien oder Frage-Tabellen. D. V.

hier in der Cur befindlichen Kranken, so wie der einheimischen, jede Viertelstunde meiner Tage in Anspruch nehmen, wenn ich den abgebrochenen Umgang mit meiner aus 4 Töchtern bestehenden Familie, zwei viertelstündige Mahlzeiten und tägliches, einstündiges Spazieren in meinem Haus-Garten abrechne. ...

⁙ Cöthen, den 13. Mai 1832.

... Jeden Monat mehr sieht das vorher von allöopathischen Widersachern bisher abgehaltne Volk ein, daß es bei mir weder mit Arzneiflaschen gequält, noch sonst mit allerlei medicinischen Martern gepeinigt, wohl aber unbeschwert geheilet wird, was bei jenen Barbaren fehlt, und man belagert mich mit einer zahllosen Menge Kranker früh und spät, daß ich's nicht mehr aushalten kann und unterliegen muß, wenn mir Gott nicht bald einen Ausweg zeigt. In die anhaltischen Länder wird kein Homöopath zugelassen, seit Herzog Ferdinand, der Gründer meiner Freiheit, todt ist, und so weiß ich meinen großen Überfluß von Kranken nirgend hinzuweisen. Meine vielen Correspondenz-Kranken müssen oft so lange warten, daß mich ob dieser gezwungenen Hintansetzung schaudert. Nicht eine freie Stunde zum Spazierengehen kann ich abmüßigen, und muß mich dieserhalb mit meinem kleinen Gärtchen am Hause begnügen. Noch habe ich keine von den 1000 Nachtigallen nahe vor dem Thore gehört! Nur in abgebrochenen Viertelstunden konnte ich Ihrem Wunsche zufolge die kleine Vorrede schreiben, die hier folgt. ... Bedauern Sie mich! Ich weiß mir nicht mehr zu helfen und ein Wunder Gottes ists, daß ichs bisher noch so aushielt.

Das beigelegte

»Vorwort über die Wiederholung der Gabe eines homöopathischen Arzneimittels«

umfaßt 12 kleine Oktavseiten. Es folgten aber noch mehrere Nachträge, so einer am 28. Mai 1832, ein zweiter am 15. Juni 1832 (über den Schwefel, zwei größere Seiten umfassend), am 13. Juli 1832 ein kleines Einschiebsel; und dann am 21. Aug. 1832 ein letzter Nachtrag mit folgenden Begleitworten:

⁙ Lachen Sie ja nicht über mich, daß ich Ihnen noch ein drittes*) Einschiebsel in mein Vorwort nachbringe. Unmöglich kann ich etwas der Welt mittheilen, wovon ich nicht überzeugt bin, und von der Gegründetheit des Inhalts dieses Einschiebsels ward ich vollkommen erst in der neuesten Zeit überzeugt, so daß ich die schwersten Fälle der chronischen Krankheiten nur durch Riechen bezwingen kann, und zwar in unglaublich kurzer Zeit. Sehen Sie zu, daß Sie es noch hineinbringen. ... Ich verspreche Ihnen auch, daß es das lezte seyn soll, womit ich Sie belästigen werde.

Die Behandlung dieser ganzen Vorwortangelegenheit ist wieder ein Beweis, wie gewissenhaft und ausdauernd Hahnemann seinen schriftstellerischen Arbeiten neben seiner Berufsausübung nachging.

## Kranke in Köthen.

Hahnemann an Bönninghausen:

⁙ Köthen, 9. März 1833.

... Fast unterliege ich — und sehe keinen Ausweg. Denn außerdem liegen mir fremde Kranke noch zur Last, einer aus Petersburg, einer aus Schlesien, ein andrer aus Copenhagen und einer aus Bordeaux, und mehre aus Paris sind schon angekündigt, die im April herkommen. ...

*) Tatsächlich war es ein vierter Nachtrag von zwei größeren Seiten. D. V.

Hahnemann an Dr. Gerstel in Brünn-Mähren:

Köthen, 12. Februar 1832.

— — — — Ich habe mich nie öffentlich über die bittern und grausamen Anfeindungen beschwert, die mir in den ersten 5, 6 Jahren meines Hierseins widerfuhren. Denn ich mag mich lieber beneiden als bemitleiden lassen. Doch vermeide ich auch ersteres. Nur in den letzten Jahren gelang es mir, das Publikum, was mehre Jahre lang von den Allöopathen, Apothekern und Chirurgen gegen mich und mein Thun eingenommen und verhetzt gewesen, so zu gewinnen und so von den Vorzügen unsrer Heilkunst zu überzeugen, daß eben dieses Publikum nun um desto mehr gegen die Aerzte und Apotheker böse ist und mich vor allen so vorziehen, daß ich im eigentlichen Sinne nicht weiß, wie ich alle Kranke bestreiten soll; man trägt mich gleichsam auf den Händen.

## Hahnemanns ärztliche Erfolge in Köthen.

In der Neuen Zeitschrift für homöopathische Klinik Nr. 13 vom 1. Juli 1862 wird erzählt:

Dreimal hatte ich dieser Tage Gelegenheit, große Verehrerinnen Hahnemann's zu sprechen, die ihn persönlich gekannt und seine Kunst als Arzt erprobt haben. ... Die vorm. Justizräthin K. in L. hatte als junge Frau Jahr und Tag an einer heftigen, continuirlichen Migräne gelitten, gegen welche kein Mittel half. Man rieth ihr zu Hahnemann zu gehen. Nach einem gründlichen Examen versprach er vollständige Genesung in einem halben Jahre. Sie erfolgte bereits nach 2 Monaten in so radikaler Weise, daß die Dame erst jetzt wieder einen kurzen Anfall hatte, und mit Schrecken davon sprach, daß Hahnemann nicht mehr lebe. — Ein zweiter Fall betraf die jetzt hier lebende Frau v. Z. geb. v. M., welche sich damals in der Nähe von Cöthen aufhielt. Ihr Arzt hatte alle seine Mittel gegen ein sehr schmerzhaftes Magenleiden verwendet und zuletzt erklärt, daß er seine ganze Kunst erschöpft habe. Ob dazu die bedeutenden Mercurialen gehörten, die er ebenfalls angeordnet hatte? Kurz, die Kranke berieth Hahnemann und hatte das Glück, nach dem 6. Besuche von ihm als Genesene freudig begrüßt zu werden, ist auch nie wieder davon befallen worden. Beide Fälle hatten das Erwähnenswerthe gemeinschaftlich, daß Hahnemann eine Verschlimmerung vorausgesagt hatte, die auch in dem 1. Fall 24 Stunden, im zweiten 4 Wochen lang eintrat. Ferner zeigte in beiden das Detail der diätetischen Anordnungen den großen Psychologen. Denn er drang gleichzeitig auf eine entschiedene Abänderung der wahrscheinlich sehr erregenden häuslichen Verhältnisse, auf Ruhe, Wohnungstausch etc. — Der dritte Fall betraf die ebenfalls hier lebende Mad. S., welche als junges Mädchen mit chlorotischer Affektion Cöthen besuchte und dort plötzlich einen cataleptischen Anfall bekam. Hahnemann war nicht zu bewegen sie zu besuchen, schickte ihr aber nach genauer Beschreibung des Falles ein Riechmittel. Die Behandlung wurde später fortgesetzt. Da aber das junge, freimüthige Mädchen bei ihrem Besuche Hahnemann erklärt hatte, daß sie keine homöopathischen Mittel nehmen würde, so wurden ihr diese in Getränken, selbst in der eigens dazu bereiteten Bouillon gereicht, und sie genas nach einiger Zeit gänzlich.

H.

## Grießelich bei Hahnemann in Köthen.

In seinen »Skizzen aus der Mappe eines reisenden Homöopathen« schildert Dr. Grießelich-Karlsruhe seine Eindrücke von Hahnemann in folgender anschaulicher Weise:

Hahnemann, jetzt in einem Alter von 77 Jahren, verräth in seinem ganzen Thun das Feuer eines jugendlichen Mannes. Dem Körper sähe man keine Spur des hohen Alters an, wenn nicht weiße Locken die Schläfe umwallten und die Zeit dem Schädel wider Willen die

Tonsur, versteckt unter einem kleinen Käppchen, aufgelegt hätte. Klein und untersetzt von Gestalt, ist Hahnemann lebendig und rasch; jede Bewegung ist Leben. Die Augen verrathen den Forscher, aus ihnen sprüht Jugendfeuer; die Gesichtszüge sind scharf, belebt. Wie dem Körper das Alter fremd zu seyn scheint, so dem Geiste auch. Die Sprache ist feurig, fließend; oft wälzt sie sich in einem Lavastrome gegen die Hasser und Verfolger, nicht seiner Person, (davon hat er nichts erwähnt), sondern der Wahrheiten, zu deren Prüfung er, der Menschheit wegen, seit Jahrzehnten auffordert. Das Gedächtniß erscheint in dem ungetrübtesten Zustande; nach langen Zwischenreden fährt er fort, wo er früher stehengeblieben ist. Wenn er recht warm wird, was leicht geschieht, sei es über Freund oder Feind, oder über Gegenstände der Wissenschaft, so sprudeln die Worte unaufhaltsam heraus, die Mienen werden ungewöhnlich belebt und auf dem Gesichte lagert sich ein Ausdruck, den der Reisende im Stillen bewunderte. Schweiß bedeckt dann die hohe Stirne, das Käppchen muß gelüpft und das Haupt mit dem Tuche gekühlt werden; die große Pfeife, die treue Tagesgefährtin, ist während dem sogar ausgegangen, und findet dann an dem daneben stehenden, den ganzen Tag brennenden, Wachsstocke frische Nahrung. Das Weißbier darf aber nicht vergessen werden! An dieses süßliche Getränk scheint sich der ehrwürdige Greis so gewöhnt zu haben, daß es, in einem großen, bedeckten Glase, immer auf seinem Tische Platz findet. Auch über Tisch genießt Hahnemann dieses, dem Süddeutschen ungewohnte, Bier. Wein trinkt er nicht; seine Lebensart ist überhaupt sehr einfach, nüchtern, patriarchalisch.

Wenn der Reisende diese unbedeutend scheinenden Kleinigkeiten hier erwähnt, an denen der Sarkast seinen Witz üben mag, so hatte er hierbei die vielen persönlichen Freunde des hochverdienten Mannes im Sinne und gedachte auch derer, welche ihn nicht von Angesicht zu Angesicht kennen, aber ihm zugethan sind. Der geistige Rapport hat gerne auch physische Anhaltspunkte. —

Hahnemann ist im Gespräche recht mittheilend; der Reisende hat das in reichem Maase erfahren und wird das nie vergessen. Wie er vor Jahren, unverständig genug, sich mit Spott über das »Trugbild der kleinen Gaben« ausließ, so bat er im Stillen den Mann um Verzeihung, dem er wehe gethan haben würde. Dem Reisenden geschah diese innere Demüthigung ganz recht, daß er nun, durch den Augenschein belehrt, der Lehre gerade des Mannes zugethan werden mußte, welcher er statt wahrer Aufmerksamkeit, die Geißel des Spottes zugewandt hatte. Diese Demüthigung empfand der Reisende wieder bei Marenzeller in Wien. — Wenn der Mensch vor sich selbst erröthen muß, ists oft ärger, als vor fremden Zeugen! Aber es wirkt dann auch besser!

In voriger Zeit soll Hahnemann nicht in dem Grade mittheilend gewesen seyn, wie jetzt. Er hat sich dadurch eine Menge schiefer Urtheile zugezogen. Bedenkt man, daß dieser Mann maßlosen Verfolgungen ausgesetzt war, und zuweilen von Personen, die ihm nahe standen, hintergangen wurde, bedenkt man ferner, daß manch' anderes schwere Unglück sich über ihm sammelte, so dürfte man sich nicht wundern, wenn er rückhaltend wäre. . . .

Hahnemanns Gespräche haben meistens etwas Polemisches. Der Reisende hat über diese Polemik verschiedene Urtheile gehört, enthält sich aber, selbst ein solches zu fällen, indem er der Meinung ist, Hahnemann werde wissen, ob und was er durch seine Polemik nütze oder nicht. . . .

Der Reisende hat Manches über die Lücken der Homöopathie von Hahnemann gehört, was er hier nicht wieder so gerade sagen kann; er hat auch Bekenntnisse über fehlgeschlagene Heilungen vernommen. . . .

Der Reisende hatte hiebei Gelegenheit, das genaue Krankenexamen Hahnemanns zu bewundern; er forschte jede Kleinigkeit aus und trug sie sogleich in sein Buch ein, welches ein fortlaufendes Protokoll bildet . . .

Das erhabenste Werk nächst der reinen Arzneimittellehre, welche nur durch den unermüdlichsten Fleiß und durch die tiefste Überzeugung von der baaren Nichtigkeit unserer rationellen materia medica vollendet werden konnte, sind ohne Zweifel die »Chronischen Krankheiten«; wer durch diese von der Wahrheit der Homöopathie nicht überzeugt wird, der ist es durch nichts mehr.

Hahnemann arbeitet noch immer fort; man darf überzeugt sein, daß er den Kreis seiner Beobachtungen und Forschungen noch lange nicht geschlossen hat; er würde nicht ruhen und wäre er auch der belorbeerte Arzt des lorbeerreichen neunzehnten Jahrhunderts, wäre er überschüttet mit den Pokalen aller Universitäten, mit den Freudenadressen aller Medicinalcollegien, wäre er gesegnet mit dem Weine aller, von den titellosen Doktoren zu seinem Wohle getrunkenen, Toaste. Das Arbeiten ist ihm zum Bedürfnisse geworden; das Rasten auf dem Ruhme überläßt er den, auf ihren selbsterbauten Thronen herrschenden, Koryphäen, welche mit stolzen Blicken das Treiben des niederen Gewürmes unter sich verächtlich betrachten, — Blicken, welche vorzüglich dann in Thätlichkeit übergehen, wenn das Gewürme die Kauwerkzeuge in Bewegung setzt. Der Reisende glaubt ferner annehmen zu dürfen, daß Hahnemann noch manche Resultate vorräthig habe und sie nur zur weiteren Constatirung zurückhalte. Die Geschichte seiner Entdeckungen zeigt, daß er nichts behauptet, was er nicht aus Erfahrung beweisen kann und daß er in der Bekanntmachung von Resultaten sehr vorsichtig ist\*). Andere Beweggründe hat er hiebei nicht, denn er bekennt selbst, »daß sein Lebensweg wegen des erstrebten großen Zieles dennoch gar nicht freudelos sei«. —

---

\*) Siehe Chron. Krankh. I, S. 7, Anm.: »Ich ließ überall nichts davon verlauten, weil es unschicklich, ja schädlich ist, von unreifen Dingen zu reden oder zu schreiben.«

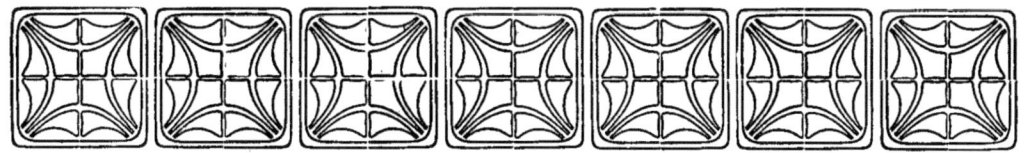

# 16. KAPITEL.

## Hahnemanns Gehilfen. Kampf gegen die Halbhomöopathen.

### Anlage 112.

### Gesuch Hahnemanns um Bewilligung der Niederlassung Dr. Lehmanns als seines Gehilfen*).

Durchlauchtigster Herzog!
Gnädigster Herr!

Einige Jahre hindurch bediente ich mich der vom Hochseeligen Herrn Bruder, meinem nie genug zu verehrenden, unvergeßlichen Gönner gnädigst ertheilten Erlaubniß, mir einen von der allöopathisch-medicinischen Behörde unabhängigen, homöopathisch-ärztlichen Gehülfen beizugesellen, den ich noch haben würde, wenn seine moralische Aufführung nur erträglich gewesen wäre.

Jetzt nöthiget mich, bei meinem noch höhern Alter, der alle meine Kräfte übersteigende Zudrang von Kranken aus der Ferne und Nähe, mir wieder einen Nachfolger von Gehülfen zu wählen, und so ist meine Wahl auf den Dr. Lehmann aus Leitzkau gefallen, einen Mann, der schon mehre Jahre als Allöopathiker, mit den besten Zeugnissen versehen, sowie als ruhiger und gesitteter Character einen guten Ruf genoß, nun aber zur Homöopathie aus Überzeugung übergegangen, einen so regen Eifer für diese gesund machende Kunst beweist, daß er mit meiner Beihülfe etwas Tüchtiges in derselben dereinst leisten zu können Hoffnung giebt.

Diese meine Wahl hielt ich für Pflicht Ew. Herzogl. Durchlaucht anzuzeigen, als Höchstdero

unterthänigster

Samuel Hahnemann.

Cöthen, den 6. Aug. 1832.

Das Schriftstück trägt auf der Rückseite folgenden Vermerk:

»Die H. Regierung hat hierüber zu berichten. Cöthen, den 12. Aug. 1832. H. Landes-Directions-Collegium v. Reuthe.«

---

*) Sämtliche Urkunden der Anlage 112 sind Abschriften der im Herzoglich-Anhaltischen Privatarchiv in Zerbst aufbewahrten Originale.

Und eine zweite Anmerkung:

»Die H. Medicinal-Direction hat sich hierüber baldigst gutachtlich zu äußern.

Cöthen, den 21. August 1832.

H. Landes-Regierung.
v. Reuthe.«

Als
> Gutachtlicher Bericht «

ging hierauf folgendes ein:

1. Es ist der Medicinal-Direction nichts darüber bekannt gemacht worden, daß es dem Hofrath Hahnemann frei stehen solle, sich Gehülfen zu wählen, welche von der Medicinal-Behörde unabhängig seien.

2. Der Dr. Moßdorf, auf welchen sich der Hofrath Hahnemann zu beziehen scheint, war von des Hochseel. Herzogs Durchlaucht mit der Erlaubniß, sich hier als praktischer Arzt niederzulaßen und auch selbst zu dispensiren, auf dieselbe Art wie der pp. Hahnemann selbst begnadigt worden, und ist zum Unterthanen aufgenommen gewesen. Er war aber, gleich dem Hofrathe Hahnemann unter die Medicinal-Direction gestellt, laut höchsten Rescriptes. Es wäre also jetzt die Herbeiziehung eines besonderen Arztes vorausgesetzt, die aber nicht nothwendig und zweckmäßig ist, indem es hier an Ärzten nicht fehlt. Denn bekanntlich ist der Dr. Heinrich wegen Mangel an Subsistenz ausgewandert, die hier eingeborenen jungen Ärzte Isensee und Heinrich jun., sind wegen Mangel an Aussicht auswärts gegangen, und seitdem ist wieder der Dr. Hoffmann aus Biendorf geprüft und approbirt worden.

Auch ist die Anstellung homöopathischer Ärzte als einer besonderen Art von Ärzten nicht der Wissenschaft gemäß. Im Sinne der letzteren liegt es, daß der Staat Ärzte annehme, welche hinreichende wissenschaftliche Bildung und Verstand haben, um die verschiedenen Systeme prüfen und das Beßre sich aneignen zu können, die mithin eine Überzeugung haben können, welche objektiven Werth hat. Man hat nie gehört, daß Brownianer, Rollianer, Humoral-Pathologen u. s. w. als eine besondere Art von Ärzten irgendwo wären angestellt worden.

Das Selbstdispensiren der Ärzte widerstreitet den allgemein anerkannten Grundsätzen der medicinischen Polizei. Es wird dadurch der Medicinalbehörde ein Hauptmittel zur Controle der Ärzte, das Publicum gegen medicinischen Unfug und Arzneienbetrug zu schützen, genommen. Überall, wo es noch stattfand, ist es ernstlich abgestellt. Erst noch neuerlich ist im Preußischen das Verbot desselben besonders im Bezug auf homöopathische Ärzte, erneuert worden, wie die hier gehorsamst beigefügte K. preußische Verordnung beweist.

3. Übrigens steht es jedem Arzte, mithin auch dem Hofrath Hahnemann frei, sich Gehülfen zu halten unter folgenden Bestimmungen:

a) es muß den Behörden dargethan sein, daß diese Gehülfen (sogen. Famuli) die nöthigen medicinischen Kenntnisse besitzen. Dieß geschieht entweder durch Prüfung vor der Medicinal-Behörde oder durch genügende Zeugnisse.

b) Die Famuli sind nur die Referenten des Arztes. Die Rechte und Vorrechte desselben gehen auf sie nicht über. Sie dürfen nicht ohne Rücksprache mit letzterm den Kranken Arzneien geben, sie dürfen überhaupt keine eigenen Kranken haben. Weichen sie hievon ab, so fallen sie in die Kategorie der Pfuscher.

c) Sie stehen unter der Medicinal-Direction und müssen sich jeder Controle derselben unterwerfen, umsomehr, da diese Controle sehr schwierig ist, vorzüglich wenn der Arzt, der den Famulus hält, nicht ganz ehrlich zu Werke geht.

Cöthen, den 27. Aug. 1832.

Herz. Med.-Direction. Brunn.

Königl. Preußische Verordnung, das Selbstdispensiren der homöopathischen Mittel durch die Ärzte betreffend.

Die bisherigen Erfahrungen haben einer Bestimmung des Königl. Ministeriums der Geistlichen- Unterrichts- und Medicinal-Angelegenheiten vom 31. März d. J. zur Folge die Nothwendigkeit ergeben, den homöopathischen Ärzten jede Befugniß zu nehmen, welche zum Selbstdispensiren führen, oder als solches angesehen werden kann, wohin namentlich das Selbstpräpariren von Medicamenten, um solche nachher aus der Apotheke kaufen zu lassen, sowie das Selbstverdünnen und Umformen aus den Apotheken verschriebener Arzneyen, gehört.

Es kann vielmehr zwischen den homöopathischen und den übrigen Ärzten, in Hinsicht der für die Verabreichung und Zubereitung der Medicamente bestehenden Gesetze fernerhin kein Unterschied mehr stattfinden, und sollen jene, wie diese gehalten seyn, die Arzneyen für ihre Patienten aus der Apotheke zu verschreiben. Dabei steht es den homöopathischen Ärzten frei, bei der Bereitung der Arzneyen, wenn sie Bedenken tragen sollten, dieselbe dem Apotheker allein zu überlassen, selbst gegenwärtig zu seyn, dieselbe unter ihren Augen vollziehen zu lassen, und auf Anwendung der nöthigen Vorsicht Acht zu haben.

Mit Rücksicht hierauf sind auch die Preise der Medicamente festzusetzen, und können dabei nur die bestehende Taxe und die für die Taxe geltenden Grundsätze als Norm dienen, indem namentlich die Taxe für die Arbeiten, bei einer richtigen Anwendung der besonders für die Dispensation der flüssigen Arzneyen, für das Dividiren der Pulver, lange fortgesetztes Reiben u. s. f. ausgeworfenen Sätze, auch für die Ermittelung der Preise der, nach den Vorschriften homöopathischer Ärzte bereiteten Arzneyen, einen sicheren Anhalt bieten.

Indem wir vorstehende Bestimmung zur öffentlichen Kenntniß bringen, weisen wir die betreffenden Behörden und namentlich die Kreisphysiker an, auf die Befolgung derselben ein wachsames Auge zu haben, und sich bei vorkommenden Festsetzungen von Armen-Arzney-Rechnungen nach den angegebenen Grundsätzen zu richten.

---

Nachtrag zu dem Gutachten auf Seite 266.

Gehorsamstes p. m. (Promemoria).

Zu dem gutachtlichen Berichte, welchen die Herz. Med.-Direction über Hofrath Hahnemanns Annahme eines von der Medicinal-Behörde unabhängigen Gehülfen abzustatten und vor kurzem einzureichen die Ehre hatte, ist als Nachtrag noch hinzuzufügen:

1.) daß auch in den K. Österreichischen Staaten das Selbstdispensiren der Ärzte von Neuem verboten ist (Med. Jahrbücher des K. K. Österreichischen Staates, neueste Folge Bd. I);

2.) daß in den K. Österreichischen Staaten Hahnemanns homöopathische Cur-Methode allgemein und streng insbesondere allen Feldärzten, verboten ist laut der oben genannten Verordnung und Salzburger medicinisch-chirurgischen Zeitung vom 16. July 1832.

Cöthen, den 14. September 1832.

H. M. D.
Brunn.

---

Sodann liegt folgende protokollarische Vernehmung Dr. Lehmans vor:

Actum Cöthen, den 8. Sept. 1832.

Heute erschien auf Herzogl. Regierung der H. Dr. Gottfried Lehmann aus Leitzkau gebürtig und gibt im Gefolge des Dekrets vom 4. ds. zu Protokoll:

Er habe sich seit dem Jahre 1818 als practischer Arzt an seinem Geburtsorte Leitzkau aufgehalten und befinde sich seit dem 29. Juli ds. Js. hier in Cöthen, theils um dem Studio der Homöopathie bei dem H. Hofrath Dr. Hahnemann obzuliegen, theils um seine Frau von letzterem ärztlich behandeln zu lassen.

Durch die mit dem Herrn Hofrath Hahnemann gemachte persönliche Bekanntschaft habe er sich entschlossen, gänzlich zur Homöopathie überzugehen, und sei er demselben bis jetzt in seinem Geschäfte behülflich gewesen, indem der Andrang der Kranken so groß sei daß solche ohnmöglich vom Herrn Hahnemann allein besorgt werden könnten, so daß bei ihnen beiden der Wunsch entstanden sey, daß er, Comparent, dem Herrn Hahnemann fernerhin hülfreiche Hand leisten möge.

Über die Dauer seines hiesigen Aufenthalts könne er daher jetzt keinen bestimmten Wunsch aussprechen, da solches sehr von Umständen abhänge, auch sei es seine Absicht nicht, das hiesige Unterthanen-Recht förmlich zu gewinnen und solches in den Königl. Preuß. Landen aufzugeben.

Für jetzt sei es bloß sein Wunsch, daß ihm nebst Frau und zwei Töchtern von resp. 6 u. 8 Jahren der einstweilige Aufenthalt auf unbestimmte Zeit gestattet würde, um dabei die Aufträge zu vollziehen, welche ihm in medicinischer Hinsicht vom Herrn Hofrath Hahnemann übertragen würden.

Obgleich er für diese Geschäfte vom Herrn Hahnemann nicht honorirt werde, so könne er doch versichern, daß er während der Zeit seines hiesigen Aufenthaltes von seinem eigenen Vermögen leben könne.

Schließlich übergab Herr Comparent ein Attest über die mit ihm in den Königl. Preuß. Landen angestellte Prüfung und über seine Zulassung zum practischen Arzt, welche Zeugnisse derselbe nach genommener Einsicht sich zurückerbat.

Vorgelesen, genehmigt und unterschrieben

Dr. Lehmann.

---

Am 18. September wurde »Ad Serenissimum« ein Regierungs-Vortrag vom 11. September 1832 unterbreitet; er enthält einleitend die in dem Gutachten der H. Med.-Direktion niedergelegten Grundsätze über Anstellung medizinischer Gehilfen sub a, b und c. Es wurde ferner auf Grund des mit Dr. Lehmann von der Polizei aufgenommenen Protokolls (8. September 1832) berichtet, daß Dr. Lehmann sein Zeugnis aus den medizinischen Staatsprüfungen in Preußen vom 30. Mai 1818 vorgelegt habe, wonach er in Medizin und Chirurgie »recht gut« bestanden, zugleich auch die Approbation des K. Ministeriums der Geistlichen-, Unterrichts- und Medizinal-Angelegenheiten vom 12. Juni desselben Jahres vorgelegt habe.

Es würde »daher zur Ausführung des Vorhabens, insofern derselbe die höchste Genehmigung erhalten sollte, nur noch erforderlich seyn, demselben die genaue Befolgung der unter 2 und 3 angegebenen Bestimmungen bei Vermeidung der damit verbundenen nachtheiligen Folgen im Falle der Übertretung zur Pflicht zu machen«.

Der Vortrag wiederholt nun die protokollarischen Angaben Lehmanns über die Dauer seines Aufenthalts, die Erwerbung des Untertanenrechts und die Möglichkeit des Lebens aus eigenem Vermögen.

---

Auf den Regierungsvortrag ist folgender Bescheid vom Herzog ergangen:

Da der Dr. Lehmann aus Leitzkau sich durch genügende Zeugnisse über seine Fähigkeiten als Arzt ausgewiesen hat, und der Hofrath Hahnemann wegen seines vorgerückten Alters eines Assistenten wohl bedarf, so gestatten wir dem letztern auf seine vorliegende Eingabe, daß er sich der Beihülfe des Dr. Lehmann, sowie solche in No. 2 dieses Berichtes näher bestimmt ist, bedienen darf, weshalb dem letztern der Aufenthalt in der Residenz hierdurch gestattet wird.

Dornburg, den 7. October 1832.

Heinrich.

Das Selbstdispensieren war hiernach Lehmann nicht gestattet.

Die Bedingungen, unter denen Dr. Lehmann die Annahme der Assistentenstelle bei Hahnemann gestattet wurde, konnten diesen auf die Dauer nicht befriedigen, und so wandte er sich in einer Eingabe vom 8. Dezember 1832 erneut an den Herzog:

> Durchlauchtigster Herzog!
> Gnädigster Herr!
>
> Ew. Herzoglichen Durchlaucht sage ich meinen unterthänigsten Dank, daß Hochdieselben geruheten, mir zu erlauben, den Dr. Lehmann zu meinem ärztlichen Gehülfen zu wählen. Dr. Lehmann, schon früher mit der homöopathischen Heillehre vertraut, hat es durch seinen Eifer, unter meiner Leitung, in kurzer Zeit schon zu einer solchen Vollkommenheit gebracht, daß ich ihn schon jetzt zu meinen guten Schülern zählen kann.
>
> Er gewährt mir daher schon jetzt einige Erleichterung bei meinen überhäuften Geschäften. Allein der Andrang kranker, von ihren allöopathischen Ärzten als unheilbar verlassener Menschen zur homöopathischen Heilkunst aus der Nähe und Ferne nimmt noch täglich zu; so sehr ist beim Publikum die Überzeugung erwacht, daß einzig durch die neue Heilkunst wahre und dauerhafte Genesung zu erlangen ist.
>
> Ew. Herzogl. Durchlaucht wage ich daher abermals so unterthänig als vertrauenvoll zu bitten, »daß Hochdieselben geruhen möchten, nun auch dem Dr. Lehmann, damit er seine volle Wirksamkeit zu meiner Hülfe entwickeln könne, dieselbe **freithätige Gestellung** zu mir zu ertheilen, wie sie der Dr. Moßdorf, mein früherer Assistenz-Arzt durch die Gnade des unvergeßlichen Herzogs Ferdinand, Ihres hochseligen Herrn Bruders, hier bekleidete. Nur dann erst würde ich eine wahre, dauernde Hülfe und Unterstützung an dem Dr. Lehmann haben, u. Ew. Herzogl. Durchlaucht würden nach meinem Dahinscheiden einen unter meiner Leitung ausgebildeten Schüler von mir und einen wahren, rein homöopathischen Arzt in Hochdero Residenz behalten, während er sonst in Kurzem in sein Vaterland nach Magdeburg als homöopathischer Arzt zurückkehren und ich in meinem hohen Alter wieder allein dastehen und über die Hälfte der bei mir Heilung suchenden Kranken zurückweisen müßte.
>
> Cöthen, den 3. December 1832.
>
> Ew. Herzogl. Durchlaucht
> unterthänigster
> Samuel Hahnemann.

Es erfolgte dann auf einen Regierungsvortrag am 24. Dezember 1832, in dem auf die frühere Stellung Dr. Moßdorfs hingewiesen und zum Schlusse gesagt worden war: »die Regierung muß die höchste Bescheidung dem weisen Ermessen S. Herzogl. Durchlaucht in größter Ehrfurcht anheimgeben«, folgender

### Bescheid.

Wir wollen dem Dr. Lehmann die Erlaubniß ertheilen, sich zur Unterstützung des Hofraths Hahnemann als practischer ausübender homöopathischer Arzt hierselbst niederzulassen und als solcher die zu seinen Curen erforderlichen **Heilmittel selbst zu bereiten**. Im Übrigen ist der Dr. Lehmann allen Landes- und polizeilichen Gesetzen und Maßregeln unterworfen.

Cöthen, den 12. Januar 1833.

Heinrich.

Dieser Bescheid wurde am 15. Januar 1833 in je einer Abschrift Dr. Lehmann, Hofrat Hahnemann, der Herzogl. Medizinal-Direktion und dem Herzogl. Polizeiamt mitgeteilt. Gleichzeitig erfolgte im Köthener Amtsblatt folgende

### Bekanntmachung.

Dem Herrn Dr. med. Lehmann aus Leitzkau ist höchsten Orts die Erlaubniß ertheilt, zur Unterstützung des Herrn Hofraths Dr. Hahnemann als ausübender homöopathischer Arzt in der Residenz sich niederzulassen, und als solcher die zu seinen Curen erforderlichen Heilmittel selbst zu bereiten mit der Anweisung, im Übrigen allen Landes- u. polizeilichen Gesetzen u. Maasregeln gehörige Folge zu leisten.

Cöthen, 15. Jan. 1833.

C. F. Behr.

Diese Angelegenheit hat also die Behörden von Anfang August bis Mitte Januar des nächsten Jahres beschäftigt.

## Eine Bekanntmachung Hahnemanns.

Die Entschließung des Herzogs erschien Hahnemann so wichtig, daß er sie selbst durch folgende Mitteilung in Schweikerts »Zeitung der homöopathischen Heilkunst« (7. Band 1833, S. 168) allgemein bekannt machte:

### Ausgeben homöopathischer Arzneimittel von dem veralteten Apothekerprivilegium befreit.

In Gegenhalt dessen, was in der Preuß. Staatszeitung unter dem 17. April d. J. bekannt gemacht worden, wonach dem alten Apothekerprivilegium zu Gefallen den homöopathischen Ärzten das Selbstgeben ihrer Arzneien aufs Neue abgeschlagen wird, ist es erfreulich, dagegen die Verfügung eines hochherzigen Souverains, des Herzogs Heinrich zu Anhalt-Cöthen, unserm Zeitalter bekannt zu machen, welcher, nach selbsterlangter Überzeugung von den unendlichen Vorzügen der homöopathischen Heilart vor der alten Medicin, aus eigenem Antriebe, nach seiner Weisheit die schon von dessen hochseligem Herrn Bruder Ferdinand dem Hofrath Hahnemann ertheilte völlige Freiheit, seine homöopathischen Arzneien selbst zu bereiten und seinen Kranken zur Hülfe zu reichen, durch ein eigenhändig vollzogenes Rescript vom 12. Januar d. J nun auch auf den Dr. med. Lehmann überzutragen geruhet und diesem gleiche Rechte verliehen hat, ungehindert seine Kranken mit den von ihm selbst bereiteten homöopathischen Arzneien zu heilen, was nun auch mit dem segensreichsten Erfolge für die kranke Menschheit gedeihet.

Cöthen, den 26. April 1833.

Samuel Hahnemann.

## Anlage 113.
### Über Dr. Lehmann.

Hahnemann an Bönninghausen:

† Cöthen, den 15. Dezember 1832.

.... Ich melde Ihnen auch, daß ich mit meinem Gehülfen Dr. Lehmann (der in unglaublich kurzer Zeit sich zum eifrigsten und fähigen Homöopathiker umgebildet hat, aus einer 17 Jahre langen allöopathischen Praxis) seit 4 Monaten alle Kranken mit unglaublichem Erfolge einzig und in jedem Falle mit bloßem (mehr oder weniger starkem) Riechen behandle je nach den Umständen theils, die Arzney alle 7, 10, 14 Tage wiederholt, theils sie mehre Wochen auswirken zu lassen, theils mit dem nächst Besten abwechselnd gegeben...

† Cöthen, den 9. März 1833.

.... Ich habe seit ½ Jahre einen treuen Gehülfen Dr. Lehmann, der sich wie durch Wunder nach einer 17jährigen allöopathischen Praxis so ungemein einstudirt hat, daß mir nichts zu wünschen übrig bleibt. Aber auch dieser, so fleißig, unermüdet und brauchbar er auch ist, reicht dennoch nicht zu, mich von dem Andrange von Kranken zu retten. Fast unterliege ich — und sehe keinen Ausweg..... So süß es ist, helfen zu können, so hat doch die Kraft des Menschen ihre Schranken. Ich wünschte einen Rath, wie ich diese mich erdrückende süße Last vermindern könnte. Doch ich lasse das allgütige einzige, große Wesen sorgen, das mich bis hieher führte.

† Cöthen, den 28. April 1833.

.... Ich habe durch Gottes Schickung einen vortrefflichen Gehülfen bei meiner unerträglich starken, aber höchst gesegneten Praxis bekommen, einen rüstigen Dr. Lehmann, der mich wie seinen Vater liebt, welcher unter täglichem Bedauern seiner 17jährigen allöopathischen Unthaten, lege artis, in ³/₁ Jahren sich zu einem trefflichen reinsten Homöopathiker einstudirt und eingeübt hat, so daß es eine Freude ist, mit ihm zu arbeiten und viel Gutes zu thun...

† Cöthen, den 8. Februar 1835.

.... Was mich betrifft, so suche ich mich, ich glaube, daß es mir nach meinen Jahren nicht verargt werden kann, von der übermäßigen Arbeit allmälig zurück zu ziehen und nun auch etwas mir selbst zu leben, was mir jedoch schwer gelingen will; denn man bestürmt mich noch sehr mit Kranken. Ich wünsche dafür einen Rath zu wissen. So viel ich mich auch bemühe, das Überflüssige meinem treuen Collegen Lehmann zuzuweisen, so gelingt mirs doch selten; mich will man haben. Zu geschweigen, daß die Correspondenz-Praxis füglich sich auch nicht an ihn weisen läßt.

## Anlage 114.

### Jahrs Mitarbeit.

Schon am 20. Juni 1830 schrieb Hahnemann an Bönninghausen:

† .... Das ohne meinen Willen angekündigte Repertorium ist zwar fertig, ich kann aber, da ich seit 20 Jahren mit Arnold in freundlicher Verbindung stehe, außer ihm keinen andern Verleger dafür suchen, und doch ist er jezt selbst noch nicht im Stande, den Verlag zu übernehmen, indem er mit einem dicken Buche, was eine homöopathische Beihülfe seyn sollte (worüber er mich jedoch leider nicht befragt hatte), etliche Tausend Thaler eingebüßt hat.

So müssen wir dann auch hiemit Geduld haben...

---

Sodann:

† .... Cöthen, 16. Jenner 1831.

Mein Repertorium war bloß ein alphabetisches Register, was nur in der größten Vollkommenheit viel Dienste bei Aufsuchung der nöthigen Arznei-Symptomen gewähren kann. Und in dieser Vollkommenheit ist das meinige noch nicht. Es ist also nicht Schade um sein Nicht-Erscheinen. Dagegen mache ich Sie aufmerksam auf Rückert's systematische Darstellung aller homöopathischen (bisher bekannten) Arzneien, was ich sehr empfehlen kann.

Eine ähnliche Arbeit von Weber habe ich noch nicht gesehen (ob sie mir gleich auch dedicirt ist und eine Vorrede von mir an der Stirne trägt). Daher kann ich sie noch nicht beurtheilen, übertreffen an Brauchbarkeit aber kann sie die Rückert'sche wohl in keinem Falle ...

† Cöthen, 25. November 1833.

.... Ein Symptomen-Lexikon würde einen geschulten und sehr fleißigen Hülfs-Schreiber ein ganzes Jahr lang ununterbrochen beschäftigen... Vor 16 Jahren verfertigte ich mir ein

Symptomen-Lexikon von den damals geprüften Arzneien, selbst geschrieben, in einem großen Foliobande... Ein jetziges würde noch einmal so groß werden... Von den antipsorischen Mitteln allein hat mir Dr. Rückert (welcher nachgehends seine systematische Darstellung herausgab) vor 4 Jahren hier in Köthen eins geschrieben, als er von Liefland im Herbst zurückkehrend nicht gleich ein Unterkommen hatte, wo ich dann ihn 6 Monate zu diesem Behufe hier unterhielt...

(Beide Bände befinden sich im Besitze von Dr. Haehl-Stuttgart.)

† Cöthen, den 30. Juny 1834.

...Nach allem Überdenken für mich und mit Herrn Jahr finde ich nun selbst die Unmöglichkeit, ein Repertorium anders einzurichten als Sie und Jahr schon gefertigt lieferten und Sie können sich wahrlich dabei beruhigen... Nur ein Lexikon kann vollständigere Auskunft den Suchenden geben, welche ungeheure Arbeit wir nur Herrn Jahr überlassen können, den ich auch dereinst, so Gott mir noch ferneres Leben verleiht, dazu in den Stand setzen kann, wozu er auch große Lust hat und dadurch sich weit mehr um unsre Kunst verdient macht, wie mich deuchtet, als wenn er nach Paris, Brüssel oder nach Amerika ginge...

† Cöthen, den 21. Aug. 1834.

...So Gott will, wird Jahr das Symptomen-Lexikon ausarbeiten und ich werde dazu beitragen, was ich kann. Er hat Talent dazu und einen eisernen Fleiß. Es muß, wie ich denke, in einem Bande, groß Lexikon-Oktav mit Nonpareille oder Perlschrift wie Cramers Dictionaire bei Vieweg gedruckt werden. Ein ungeheures, aber köstliches Werk wird es werden.

## Jahrs Repertorium.

† Dr. Roth-Paris, der Jahrs Repertorium ins Französische übersetzt hat, urteilt in einem Brief an Hahnemann vom 23. August 1834 über »die Mängel des Werkes, seine Flüchtigkeit und Undeutlichkeit«:

Es sind viele Sachen mit durchschossenen Buchstaben gedruckt, die unerwiesen, rein erdichtet oder von Mischungen und Präparaten und nicht von einfachen Arzneymitteln herstammen...
...Es sind eine Unzahl anatomischer Fehler... Fehler gegen Sprachgebrauch.. Ganz nach der allerschlechtesten Allopathie riechen Ausdrücke und schlechte, falsche Diagnosen wie nervöse Augenschmerzen. In den Ausdrücken ist keine Consequenz, viele unnütze Wiederhohlung und Provinzialismen. Die Homöopathie aber gehört, von Hahnemanns Genie beschenkt, der Welt... Ich bitte Sie, Herr Hofrath, im Nahmen Ihrer großen Wahrheit: Halten Sie die gewisse Schnellbuchmacherey, die nur schadet, von Ihrem großen Werke ab.
Gegen die Ideen des Herrn v. Bönninghausen, ein Symptomenlexikon zu machen, läßt sich sehr vieles einwenden. — Ich erschrecke, wenn ich höre, daß man auch schon homöopathische Arzneygemische zu machen beginnt. Adieu Wahrheit!!!

### Hahnemann an Bönninghausen.

† Cöthen, den 26. Dez. 1834.

... Um Herrn Jahr zu einem bessern und brauchbaren Menschen zu machen, habe ich in den 8 Monaten, wo er hier war, mich viel bemüht; Gott gebe seinen Segen.
Die Prinzessin Friedrich kam in Verlegenheit um einen Leibarzt, da sie den Dr. Aegidi wegen seiner Untheilnahme an ihren Klagen verabschiedet hatte, und da schlug ich

ihr Jahr vor und er ist nun bei ihr. Sie wollte den Dr. Aegidi mit einem Paar Thaler ablohnen — denn er hatte ja keinen Contract zu halb- oder vierteljähriger Aufkündigung von beiden Theilen gemacht. — Ich wagte es aber, für ihn bei ihr so starke Vorstellungen dagegen zu machen, daß ich ihre völlige Ungnade befürchten mußte. Sie folgte aber, und nahm einen Juristen zu Rathe, welcher aussprach, ihm einen halbjährigen Gehalt und 20 Ldr. Reisekosten bis Düsseldorf auszuzahlen, was sie dann auch that. Mehr konnte ich für ihn nicht thun. Seinem lezten Briefe nach, schien er bei Weitem mehr von mir zu erwarten.

Näheres über Jahr siehe dessen Lebensbeschreibung im 27. Kapitel.

## Anlage 115.
### Hahnemann gegen die laxen Homöopathen.

In einem Brief an Dr. Stapf vom 13. März 1826 schreibt er nach einer Bemerkung über das »Anti-Organon«:

† Weit mehr fürchte ich von den empirischen Sudeleien jenes Vereines von Halbwissern, wovon Sie mir schreiben, wozu man klüglich gehandelt hat, mich nicht einzuladen, den ich aber so ziemlich genau nach mündlichen Überlieferungen kenne, worüber ich befürchte, daß Ungenauigkeit und Ruschelei den Vorsitz führen wird und den ich Sie nicht genug bitten kann, auf alle nur mögliche Weise zu beschränken und zu hemmen. Denn wenn unsere Kunst erst die Würde der gewissenhaftesten Genauigkeit verliert, wie es geschehen muß, wenn die dei minorum gentium (die niederen Götter, d. h. die geringeren Leute. D. V.) sich mit ihren sogenannten Beobachtungen hervordrängen wollen, dann zage ich für die Erhebung unserer Kunst aus dem Staube, dann verliert sich alle Gewißheit, deren wir allein bedürfen. Deßhalb bitte ich Sie auch von Ihrem Archive alle nur einigermaßen leicht-füßige Beobachtungen von gelungen sein sollenden Kuren entfernt zu halten. Wahrheit, genaues sorgfältiges Verfahren von möglichst geprüften Homöopathen bitte ich bloß aufzustellen; sie müssen Muster guter homöopathischer Kunst sein. Bei aller Vorsicht werden dennoch einige auch unter diesen Heilungen chronischer Übel dereinst etwas in den Verdacht, daß sie in der Folgezeit nicht werden Bestand gehabt haben, gerathen, wenn den Ärzten die Augen über die Heilung chronischer Krankheiten werden geöffnet werden, durch mein Buch, was nach zehnjähriger Arbeit freilich noch nicht fertig ist, sich aber doch seiner Vollendung allmählig naht. (Gemeint ist hier das im Jahr 1828 erschienene Werk »Die chronischen Krankheiten, ihre eigenthümliche Natur und homöopathische Heilung«. D. V.)

---

An Regierungsrat von Gersdorff schreibt Hahnemann[*]:

Köthen, den 26. August 1825.

... Von dem homöopathischen Vereine weiß ich kein Wort; man getraut sich vermuthlich nicht, mir es zu schreiben oder mich dazu einzuladen. Ich würde sie auch schön abführen, vorzüglich wenn es so ist, wie Sie merken. Und wozu überhaupt Vereine, was können sie auch im besten Falle Gutes ausrichten? Ein politisches Gewicht können Sie selbst dadurch nicht und eine Beförderung der Vervollkommnung der Kunst wird auch nicht dadurch erzielt. Das Archiv ist meist nur dazu, Gelegenheit zu haben, die vielen Invektiven beantworten zu können. Die Kunst selbst ist dadurch nicht vollkommen geworden. Was in der Kunst durch mich einzelnen Menschen geschah, war doch das Meiste. Mehr verdorben ist die Idee der reinen Kunst durch die vielen anmaßenden Köpfe worden, die in der neuern Zeit drein geschwatzt haben, wovon es jeder besser wissen wollte, als der Meister.

---

[*] Dieser und die folgenden Briefe Hahnemanns an Herrn von Gersdorff sind von Dr. Goullon-Weimar in der Zeitschr. des Berl. Vereins hom. Ärzte 1897, Bd. 16, Seite 382 bis 413 veröffentlicht worden.

Alle diese Wirrköpfe kann ich nicht bekehren; ich muß sie schreiben und schwatzen lassen, sonst müßte ich mein Bisschen Leben vollends drauf verwenden, was zu etwas Besserm bestimmt ist. Wer klug ist, hält sich bloß an meine Worte... Auch die Invektiven, die es jetzt in Menge regnet, können nicht schaden. Was haben die schändlichen Gegenschriften der Kuhpockenimpfung geschadet? Nichts, garnichts! Sie haben mehr dazu gedient, ihre Vortrefflichkeit desto gründlicher zu untersuchen und einzusehen. Also nur ruhig!... Man wird sich doch dereinst mehr an meine Erfahrungsworte halten...

Köthen, den 12. Mai 1828.

.... Es ist keine Einigkeit bei den Homöopathen in Leipzig, kein Hinwirken auf den gemeinschaftlichen guten Zweck, um den es ihnen weit weniger zu thun ist, als um ihr egoistisches Ziel; es fehlt meist an wahrer Tugend, die nur, indem sie das Gemeinwohl befördert, auch sich selbst glücklich macht......

Siehe auch Brief an Dr. Aegidi vom 16. September 1832 im 27. Kapitel des ersten Bandes.

## Anlage 116.

### Zwischenträgerei.

Wie infolge von Zwischenträgerei bei Hahnemann während seiner Köthener Zurückgezogenheit Mißtrauen erweckt wurde, geht aus folgendem Briefe Hahnemanns an Herrn von Gersdorff hervor:

Köthen, den 12. Jan. 1829.

... Es kostete mir Überwindung dies zu thun und diesem seinen (Hartlaub) wiederholten Anerbieten, Lycopodium zu registriren, willig nachzugeben, ohne mir von der mir hinterbrachten Nachricht (dieser Mann — Hartlaub — habe dieses mein Ansinnen an ihn, trotz seiner bezeigten Willfährigkeit, es für mich zu thun proposita mercede, den Vorschlag für sich excerpirt und gebe in Geheim ein solches Register selbst heraus auf eigene Hand, hinter meinem Rücken) das Mindeste gegen ihn merken zu lassen. Ich that, als wüßte ich dieß nicht und halte seine Bereitwilligkeit zur Übernahme des Lycop. für aufrichtig und unverstellt. Diesen seinen Brief voll Achtungsversicherungen, begleitete er mit dem ansehnlichen Geschenke seiner neu herausgekommenen homöopathischen Tabellen in Atlas-Formate, bei Leo in Leipzig verlegt, und den praktischen Mittheilungen der letzten Monate. So wahrscheinlich mir auch jene Nachricht von seiner angeblichen Nachricht war berichtet worden, so konnte ich sie doch unter diesen seinen Äußerungen noch nicht für faktisch annehmen. Ich wartete nun nur noch auf die nächste Gelegenheit, mich darnach genau, doch verdeckter Weise bei Arnold in Dresden erkundigen zu können, wo er sein Register in Verlag gegeben haben sollte. Aber diese Gelegenheit hat sich noch nicht ereignet und ich kann sie nicht vom Zaune, wie man sagt, abbrechen. Es wird sich aber ehestens thun lassen. Ehe ich damit nicht aufs Reine war — denn es werden auch oft Verleumdungen ausgestreut — wollte ich ihm nicht zu Leibe gehn... — Wir haben aber auch mit der Arbeit nicht nur nicht zu eilen, wenn auch jene geheime Nachricht ungegründet sein sollte (Ich bitte daher diese vielleicht ungegründete Insinuation gefälligst bei sich zu behalten), sondern wir können auch nicht eilen, da die übrigen Mitglieder etwas saumselig sind, auch oft nicht so viel Zeit haben ...

## Anlage 117.
## Hahnemanns Mahnungen.

**An Stapf:**

† 24. März 1828.

Ich glaube selbst, daß in Leipzig das homöopathische Reich in sich selbst uneinig ist und sich durch Kabalen vernichtet — so zerstören die bösen Leidenschaften, was, von der schönen Kunst vereinigt, gedeihen und gute Früchte bringen sollte! »Aus dem Herzen keimt des Guten Same,« Haller ...

† 20. Februar 1829.

Ich sehe mit Bedauern, daß Sie und Rummel sich über Trinks und Hartlaubs Benehmen sehr ärgern. Das thun Sie doch ums Himmels willen beide nicht. Dieß Benehmen, ich sehe es ebenso deutlich, da es auch mich mit betrifft, ist egoistisch, anmaßend, vorgreifend, undankbar, hinterlistig und könnte uns kränken. Das wollen und sollen wir aber nicht. Undank schlägt seinen eigenen Mann. Wir müssen uns selbst zu lieb haben, als daß wir uns darüber ärgern sollten — wir müssen dieses Treiben zu unserm Nachtheile bloß die Revue des Verstandes passiren lassen; ans Herz darf's uns nicht gehen, wenn wir gescheit sein wollen. Lernen Sie beide dieß von mir. So verächtlich und abscheulich dieses Benehmen auch meinem Verstande scheint, so wenig ärgere ich mich doch darüber, weil mir dies schaden würde und weil ich durch alle Kränkung darüber, die Sache doch nicht ändern würde. Es ist auch ein Geschick von oben, von dem allweisen und allgütigen Regierer, der alles zum Besten lenkt, wenn wir uns gute Lehre draus ziehen und unsern künftigen Gang darnach einrichten ...

Lassen Sie auch Ihren Unwillen nicht laut werden, damit die Feinde nicht ein Schisma draus machen, was unserer Sache sehr schaden würde. Fühlen Sie Ihren eignen Werth und lächeln darüber, in der festen und gegründeten Voraussetzung, daß diese Verbindung der beiden Herren gewiß nicht dauerhaft sein wird....

† Cöthen, den 5. Aug. 1830.

Lieber Freund u. Collège!

Beiliegendes ist die Mittheilung, die ich der Gesellschaft des 10. Augusts machen möchte. Lassen Sie das Blatt, wenn ich bitten darf, langsam verlesen, und statten Sie dereinst im Archiv über diesen Congreß einigen Bericht ab und wollen Sie dies Blatt, als in der Gesellschaft vorgelesen, mit abdrucken, so stehts Ihnen zu Diensten.

Wollen Sie nach gedachter Vorlesung, aber nach andern Verhandlungen, gleichsam als von jemand Andern herrührend, der Gesellschaft auch beiliegendes anonyme Blättchen mittheilen, so würden Sie wohlthun. Es giebt doch wohl einige darunter, die den Sinn verstehen und sich darnach richten — denn, Scherz beiseite! — der homöopathische Arzt muß dahin kommen, daß er endlich nie mehr Schein-Arznei gebe, sondern bloß das helfende Mittel, wann und wo es noth thut, — dann sind alle sogenannten Verbote des Selbstdispensirens übersprungen, ohne daß ein medicinisches Criminal-Gericht sich mucken könne.

Ihr ergebenster

Sam. Hahnemann.

---

Die erste Versammlung des Vereins für homöopathische Heilkunst wurde nach dem Beschlusse beim 50jährigen Doktorjubiläum im darauffolgenden Jahre, 1830, in Leipzig abgehalten. Dabei wurde dann auch laut »Archiv« die oben erwähnte Zuschrift Hahnemanns verlesen. Sie betrifft die Schwierigkeiten bei Heilung langjähriger Lokalübel an kleinen, sehr nervenreichen Stellen des Körpers (chronische

Augenentzündung, alte Schwerhörigkeit, Freßflechte bzw. Gesichtskrebs), die aus einem Psora-Siechtum herrühren. Hahnemann verlangt in solchen Fällen vor allem statt einer nur äußerlichen Behandlung zuerst die Heilung der **innern Psora** durch **zweckmäßige Lebensordnung** und die zweckmäßige Wahl antipsorischer Arzneien. Nebenher könne bei höchst schwierigen Fällen der Versuch gehen, den Andrang der Psora nach den erkrankten edlen Organen dadurch abzuleiten, daß man ihr eine unwichtigere größere Hautfläche (z. B. die Haut des Rückens) zur Ablagerung verschaffe. Das geschehe durch ein die Hautausdünstung hemmendes und zugleich gelind reizendes dünnes bleifreies Pflaster aus sechs Teilen burgundischen Pechs und einem Teil Lärchenterpentin, »über Kohlen zusammengemischt, auf gefügiges, sämischgares Leder aufgestrichen und warm übergelegt und gleichförmig angedrückt.« Zum andern rät Hahnemann einen lokal angebrachten Mesmerismus, indem eine gesunde Person täglich eine bis zwei Minuten lang den Daumen oder die dicht vereinten Fingerspitzen sehr nahe gegen die kranke Stelle richte, wodurch die Lebenskraft auch hier geweckt und unterstützt werde.

Eine zweite Mitteilung betraf die **geschwürige Lungensucht**, die man ebenfalls, neben einer entsprechenden Diät, durch ein ähnliches Pflaster auf dem Rücken und durch Riechen an einem senfsamengroßen Streukügelchen, befeuchtet mit dem angemessenen bis zu Dezillion potenzierten Antipsoricum, zu heilen suchen solle.

Dann aber schließt Hahnemann:

Schließlich wünsche ich, daß jeder Homöopath, der sich dieses hohen Berufs würdig zeigen und so auch des, aus treuer Ausübung dieser einzig wahren Heilkunst entsprießenden Segens erfreuen will, sich nie durch Beimischung irgend eines allöopathischen Verfahrens schände, sondern diese göttliche Kunst rein und lauter ausführe — mit Rücksicht auf möglichst alle auffindlichen Krankheitsmomente, mittels der ächtesten homöopathischen Arzneien, stets nur in decillionfach potenzirter Verdünnung und in der kleinsten Gabe zu einem, zwei, höchstens drei feinsten, damit befeuchteten Streukügelchen, und sich nie anmaße, mit größern Gaben, oder durch schnellern Wechsel der Arzneien, in kürzerer Zeit Heilung erzwingen zu wollen, und so dem Kranken und seinem guten Rufe schade, ohne die Fehltritte durch späte Reue wieder gutmachen zu können.

Wer am treuesten meine treuen Lehren befolgt, wird meinem Herzen der liebste sein, er wird sich selbst ehren, und ein schönes Bewußtsein wird ihn beglücken.

Köthen, den 5. August 1830.

Samuel Hahnemann.

Eine Erörterung dieser Zuschrift fand laut »Archiv« nicht statt. Auch wurde, wie es scheint, die angeführte zweite Mitteilung Hahnemanns, das »anonyme Blättchen«, nicht verlesen, der Bericht enthält wenigstens nichts hierüber.

---

### Dr. Trinks an Hahnemann.

† Hochwohlgeborner, Hochgeehrter Herr Hofrath!

Mit welchen Empfindungen ich Ihr so gütiges Schreiben empfangen und gelesen, vermag ich nicht mit Worten auszudrücken! Haben Sie tausendmal Dank für Ihre so große Güte, für das Wohlwollen, mit welchem Sie mich großen, aber reuigen Sünder beglücken! Ich wiederhole es nochmals, daß kein Vergehen mir je so großen Kummer, so harte Gewissensvorwürfe gemacht hat, als gerade dieses!

Ich bin sehr glücklich, daß Sie mein Vorwort so gütig beurtheilen; vielleicht öffnet es Einigen die Augen...

Die Cholera rückt uns immer näher... Fast fürchte ich, daß uns die Cholera nicht so viel nutzen wird, weil sie einen sehr gutartigen Charakter anzunehmen scheint. Es müssen von 5 Menschen wenigstens einer sterben, wenn die allöopathischen Ärzte ihren Credit ganz verlieren sollen; eher kömmt das Publikum von seinen Vorurtheilen nicht zurück. Es ist unglaublich, welcher Mittel sich diese Menschen bedienen, um den Laien die Homöopathie verdächtig zu machen.

Empfangen Sie nochmals meinen tiefgefühltesten Dank für Ihre Güte, für Ihre Nachsicht mit einem Verirrten!

Mit größter Hochachtung
Ew. Hochwohlgeb.
dankbarster
Trinks.

Dresden, den 10. Dez. 31.

† Hochwohlgeborner, Hochgeehrtester Herr Hofrath!

Die ganz unverdiente, große Güte, mit welcher Sie meine letzte schriftstellerische Arbeit beurtheilen, läßt mich mein früheres Vergehen gegen Sie um so schmerzlicher fühlen, läßt mich fühlen, daß ich alle meine Kräfte anstrengen muß, um wieder gut zu machen — wenn dies dem Menschen überhaupt möglich ist — was ich an Ihnen verschuldet habe. Meine Unbesonnenheit hat Sie gewiß bitter gekränkt, und solche Kränkungen trüben die Klarheit und Ruhe des Gemüths gar sehr — und diese trübe Stunde ist ein Raub an Ihrem Leben! und doch sind Sie gegen mich so gütig, wie es nimmer ein Vater gegen einen undankbaren Sohn seyn kann! Ich werde mich glücklich preisen, wenn Sie meine fernern Leistungen als einen Beweis betrachten wollen, daß ich mit allen Kräften darnach strebe, mir Ihr gütiges Wohlwollen wieder zu erwerben.

Mein Leben gehört der Wissenschaft an; ich halte es für heilige Pflicht, sie nach Kräften zu fördern. Auch Sie haben das Ihrige ihr ganz zum Opfer gebracht, unbekümmert um Dank oder Undank, sondern sind mit sicherm Schritt die Bahn gegangen, welche Sie als die wahre erkannt hatten ...

Empfangen Sie auch meinen tiefgefühltesten, herzlichsten Dank für das mir gütigst übersandte Bildniß — es ist wohl das ähnlichste, was ich gesehen, und sehr sauber und fleißig ausgeführt — ich habe es als einen neuen Beweis Ihrer großen Güte empfangen! ...

Der Allgütige möge Ihnen und den Ihrigen auch in diesem Jahre ungetrübte Gesundheit und Heiterkeit der Seele — er möge Sie noch lange der Wissenschaft und Menschheit erhalten!

Mit der größten Verehrung und Hochachtung
Ihr dankbarster
Trinks.

Dresden, den 15. Januar 1832.

† Hochgeehrtester Herr Hofrath!

Mögen Sie diese abermalige Zudringlichkeit von meiner Seite gütigst entschuldigen — aber Ihre gütige Nachsicht, deren ich mich so oft unverdienter Weise rühmen darf, giebt mir den Muth, Sie Hochverehrtester, in einer Angelegenheit um Rath zu fragen, die mir schon manche bange Stunde bereitet, und in welcher ich mir nicht zu helfen weiß, so sehr ich auch darüber nachgedacht und mich bald zersonnen habe. Meine Anfrage gilt nemlich zweyen Krankheitsformen, für welche ich noch keine Heilmittel habe auffinden können. (Es handelt sich um eine einzige Grundform, die Trinks Neuroparalyse oder plötzliche Auflösung der Energie des Gehirn- und Nervenlebens nennen möchte. D. V.) Dr. Attomyr erzählte, daß Sie sich wohl befänden und noch äußerst thätig wären. —

Gott erhalte Sie uns allen, der Wissenschaft und Kunst noch viele Jahre!

Mit der größten Hochachtung
Ew. Hochwohlgeboren
dankbarster
Trinks.

Dresden, den 26. März 32.

Der letzte kleine Brief von Trinks vom 8. November 1832 lautet:

† Hochwohlgeborner, Hochgeehrtester Herr Hofrath!

Da ich glaube, daß Sie eben beschäftigt sind mit der Herausgabe des zweiten Bandes der Materia medica, so bitte ich ergebenst, beifolgenden Beitrag zu Rhus tox. noch mit einzuschalten, der gewiß von Bedeutung ist und den ich erst in diesen Tagen in Wichmann verzeichnet fand.

Zugleich benutze ich diese Gelegenheit, Ihnen meinen tiefgefühltesten Dank für die freundliche Aufnahme darzubringen, die mir und meinem Collegen Wolf am 9. August von Ihnen zu Theil wurde.

Mich Ihrem Wohlwollen fernerhin empfehlend, verharre ich mit der größten Hochachtung
Ew. Hochwohlgeb.
dankbarster
Trinks.

Dresden, den 8. Nov. 32.

Über Trinks schreibt Ernst von Brunnow an Hahnemann:

† Dresden, 10. Dezember 1831.

Ich freue mich, daß Dr. Trinks zur Reue gekommen ist. Er gehört nicht zu den Bösen, sondern bloß zu den Irrenden ...

† 14. Dezember 1831.

Ihr Brief an Trinks wurde gleich besorgt; Sie haben ihn dadurch sehr glücklich gemacht.

---

Auf der andern Seite erhielt dann Hahnemann wieder **Vertrauenskundgebungen**, die sich gegen die Abtrünnigen richteten, wie z. B. außer den schon mitgeteilten folgende Zuschrift Dr. Lövys:

† Prag, 13. April 1831.

... Ich hätte die Ausarbeitung (seiner Dissertation über den Begriff der Polarität in den Naturwissenschaften. D. V.) schon vollendet, wenn ich nicht viele Stunden, von einer unwiderstehlichen Lust getrieben, dem Studium der homöopathischen Schriften widmete, welches um so unvermeidlicher ist, da ich den Aufforderungen meiner Freunde und Bekannten, sie homöopathisch zu behandeln, oft nicht ausweichen kann. Ich habe es mir dabei zum unerschütterlichen Grundsatz gemacht, kein Haarbreit von den Vorschriften des Meisters abzuweichen, und halte es für einen verbrecherischen Egoismus, sich für einen Homöopathiker auszugeben, und willkührlich von der empfangenen Lehre abzuweichen. Wer mich hier vor dem **jurare in verba magistri** (Schwören auf des Meisters Worte. D. V.) warnte, dem entgegnete ich, die Homöopathie besteht nicht aus verbis, sondern aus genial entdeckten Naturgesetzen und unerhört reinen und sorgfältigen Beobachtungen und Versuchen, und werfe eben damit die verba, womit ganze Bibliotheken angefüllt sind, über den Haufen ...

Anlage 118.

Dr. Franz Hartmann hatte 1831 eine

**Therapie akuter Krankheiten**

erscheinen lassen. Darin suchte er die Ausübung der Homöopathie auch Laien und Anfängern zu erleichtern und den Ärzten der alten Schule die Kenntnisse der Homöopathie leichter zugänglich zu machen. **Hahnemann** war damit **nicht** einverstanden. Nach dem noch vorliegenden Entwurf schrieb er ihm:

† 1. November 1831.

Lieber Herr College!

Ich danke Ihnen für die Überschickung des ersten Theils Ihrer homöopathischen Therapie. Aber schon der Natur unserer hom. Heilkunst nach muß uns die Lösung der Aufgabe, unsre soviel Nachdenken und so feine Unterscheidung zur erfolgreichen Ausübung erfordernde Kunst soweit zu popularisiren und zu empirisiren, wie Sie vorhatten, unmöglich und unthunlich, ja schädlich in der Hand ununterrichteter Laien erscheinen. (Eingefügt ist hier auf dem Rande: Wie schädlich muß nicht z. B. der in so vielen Krankheitszuständen angepriesene Gebrauch der Heilmittel und deren unausbleibliche Folge werden, wo Sie das Gegentheil von dem thun, als ich II S. 13. —.)

Daher glaube ich, daß es Ihnen unsägliche Überwindung gekostet haben muß, bei Verfassung dieses Buchs Ihre wissenschaftliche Kenntniß unsrer Kunst hier zu verleugnen, um diese unmöglich zu lösende Aufgabe lösen zu wollen. Nur die Hoffnung, Ihre äußere Lage durch die Herausgabe eines solchen Buchs ansehnlich verbessern zu können, wäre in den Augen derer, die Ihnen Gutes wünschen, unter die ich mich von ganzem Herzen zähle, eine Art von Entschuldigung dieses Unternehmens gewesen — etwa der Gewinn von mehreren Tausend Thalern. Aber die Kleinigkeit, die Sie vom Verleger dafür erhielten, verdoppelt mein Bedauern, zumal da es eine Art des savoir faire (Geschäftsklugheit) unsrer Kunst giebt, welche keinen Homöopathiker ohne reichliche Belohnung läßt, und die ich Ihnen gerne aus meiner Erfahrung mitgetheilt hätte, wenn ich das Vergnügen gehabt hätte, Sie einmal bei mir zu sehen, ein Wunsch, den ich so oft äußerte, und den ich hier wiederhole als

Ihr theilnehmender

(hier bricht der Entwurf ab)

Hartmanns Therapie fand bei den übrigen homöopathischen Ärzten eine günstige Aufnahme und erlebte drei Auflagen.

Hahnemann an Bönninghausen:

† Cöthen, 22. 9. 31.

... Über **Hartmanns Therapie** bin ich sehr ungehalten, und er hats sehr empfindlich gefühlt, wie man mir schreibt, weil ich keine Zeile ihm geantwortet habe, nachdem er mir sie hübsch eingebunden überschickt hatte — leider hat ers aus Armuth gethan ...

Hahnemann an Stapf:

† 19. May 1832.

Was Sie mir von der Allg. Hom. Ztg. schreiben, ist mir auffällig, da mir niemand ein Wort davon geschrieben hat. Also **Hartmann** einer der Redactoren? Ist Saul auch unter den Propheten? Wie kann man einen solchen Schwachmaticus, der uns gern allöopathisiren möchte und die Laien nach Krankheitsnamen lehren will, was sie blindhin brauchen sollen, dem unsre Kunst viel zu umständlich in der Ausübung ist, und der lieber alles mit Merkur heilen (verderben) möchte, der sich als einen homöopathisch scheinenden Quacksalber geriert, und unsrer Kunst die Schande der Popularisirung anhängt — dieser, mehr, als alle Feinde uns schädliche Mensch soll einer der Redactoren sein — das Vielmaul? Was erlebe ich? Entziehe sich jeder Ehrenmann diesem anmaßenden Schwätzer.

Bleiben Sie nur ein **strenger** Herausgeber des Archivs und lassen Sie **von nun an nur** nichts Unrechtes mehr hineindrucken, so werden Sie Ihr Journal in Ehren bewahren; videatur (siehe) meine Rüge ad monita (zur Warnung), die ich wörtlich abzudrucken bitte ...

Diese Hahnemannsche Warnung ist nicht erschienen. Hofrat **Mühlenbein** aus Braunschweig schreibt unterwegs vom homöopathischen Ärztekongreß nach Hause an Hahnemann:

† Gorzig, den 11. Aug. 32.

Die Zeit wird mir zu kurz, um über Köthen zu Hause zu fahren, deshalb bin ich so frey, Ihnen lieber Herr College, viele Grüße von der Gesellschaft, die sehr zahlreich war, und die zum Theil treffliche Beobachtungen lieferte, schriftlich zu bringen . . . Vorzüglich aber soll ich Sie von Stapf grüßen und ihn entschuldigen, daß es ihm nicht gut möglich sey, die Aufsätze gegen Hartmann und Trinks in seinem Archiv abdrucken zu lassen, es kam unter den älteren Freunden der Homöopathie zur Sprache, diese waren alle der Meinung, es sei für die Wissenschaft, und also auch die Homöopathie besser, wenn dergleichen in unsern Schriften nicht vorkäme, und es wäre besser, wenn Sie einem Jeden dieser Männer diese Zurechtweisung privatim zuschickten. Es könne und werde mit Gewißheit eine Spaltung in unsrem Vereine geben, dies dürfte aber niemals vorkommen, am wenigsten in den Augen des großen Publicums. Auch ich bin der Meinung. —

## Anlage 119.

### Dr. Moritz Müllers Bericht über die Leipziger Tagung 1832.

† Leipzig, den 13. August 1832.

Hochgeehrtester Herr Hofrath!

Ich habe die Ehre, Ihnen über das Fest des Hom. Vereins vorläufig einen kurzen Bericht abzustatten. Das Ausführlichere späterhin, oder durch besuchende Ärzte oder durch unsere Zeitschriften.

Die besuchenden Ärzte kamen zahlreicher als je. Die Vorsitzung abends den 9.ten beschäftigte sich mit dem Gesetzentwurf für den Verein. Dem Sinne nach wurde er genehmigt und trat in Wirksamkeit, soll aber noch revidirt, geordnet, in einen ostensibeln und nicht ostensibeln Theil getrennt werden.

Die Mitglieder zerfallen nach ihren Verhältnissen zur Gesellschaft in 5 Classen.

    a. des allg. Homöop. Vereins
        1) ärztliche und
        2) nicht ärztliche Mitglieder.
    b. des Hom. Centralvereins
        1) ordentliche (ärztliche),
        2) außerordentliche (nicht ärztliche),
        3) Ehren-Mitglieder.

Die Mitglieder des Centralvereins erhalten Diplome, die mit Ihrem, als des immerwährenden Präsidenten, Namen (lithographirt) und mit dem des jedesmaligen Directors und Secretärs (schriftlich) unterzeichnet sind, und geben einen jährlichen Beitrag wie ein Eintrittsgeld.

Ein Ausschuß des Centralvereins sorgt in allen Theilen für die Förderung und Ausbreitung der Homöopathie und besteht aus 14 Personen. Er correspondirt mit allen Mitgliedern, welche sich im Centralverein vereinigen, um alles Wissenswerthe sogleich mitzutheilen. Jeder der Vereine hat seinen correspondirenden Secretär.

Der Fonds (etwa 3000 Rth. ohne die neuen Beiträge gegen 200 Rthl. (Arnold, Buchhändler, vermehrte seinen Jahresbeitrag auf 100 Rthl.) soll nun angewendet werden, um wo möglich in Leipzig eine Heilanstalt anzufangen, der sich dann bald eine Lehranstalt zugesellen wird.

Diese Beschlüsse wurden in der Hauptversammlung am 10. August nach Schweikerts Eröffnungsrede genehmigt. Hierauf ein mündlicher Vortrag von mir, dann Briefe von Ihnen, Hofrath Rau in Gießen, mit einer Abhandlung (er hat einen Localverein gestiftet), Hfr. Weber in Lich, Dr. Baumann in Lahr, Dr. Roth in München. Vortrag von Dr. Groß und Brief von Dr. Kretschmar in Belzig, Brief von Dr. Suffert in Pennsylvanien, Dr. Dufresne in Genf, Vortrag von Dr. Peschier aus Genf, Mitherausgeber des französischen Journals für Homöopathie und wahrscheinlicher Ueberbringer dieser Zeilen, Vortrag von Dr. Mühlenbein und Abhandlungen von L. Rückert, Dr. Rummel, einem ungarischen Geistlichen, Vortrag eines Predigers Fischer und Abhandlung von Dr. Müller in Liegnitz.

Stapf übergab dem Verein Ihr Bild in Eisenguß und in Wachsabdruck nach einem Berliner Künstler, Adolph Straube, für das Museum des Vereins ... Krüger-Hansen in Güstrow, Dr. Des Guidi in Lyon, Dr. Dufresne in Genf übersandten ihre neusten Schriften für die Vereinsbibliothek. Die Sitzung dauerte bis 1/22 Uhr. Die Vorträge wurden erst in einer Nachmittagssitzung von 6—7 Uhr vollendet. Nach der Rechnungsabnahme für den Fonds wurden um 12 Uhr gewählt in den Ausschuß ich als Direktor, Schweikert als Ex-Direktor; als Beisitzer Stapf, Mühlenbein, Groß, Rummel; neu eintretend: Franz, Hartmann und Haubold-Leipzig, Trinks-Dresden, Hartlaub-Braunschweig, Wolf-Dresden, Röhl in Querfurt, Schubert in Leipzig.

Fondsverwalter wurden Mühlenbein und Franz, (letzterer auch Schatzmeister für die Operationen des Ausschusses) D. Albrecht Sekretär, protokollierender. Den folgenden Morgen wählte der Ausschuß in seiner Sitzung den Dr. Lux zum corresp. Secretär, (der es aber nicht angenommen hat) und Hartmann zum Archivar. Er übertrug dem Dr. Peschier in Genf die Correspondenz mit den Ärzten der Schweiz, Frankreichs und Italiens. Die Correspondenz mit Rußland soll durch Dr. Hermann in Petersburg gehen, die mit England durch Dr. Quin in London und Brunnow wird bei der auswärtigen Correspondenz helfen. Die Correspondenz nach München, Baden, Hessen, Görlitz etc. wird Roth, Baumann, Rau, Rückert besorgen, die in Wien Lichtenfels. Andere Orte sind noch zu bestimmen. Für Amerika werden durch Stapf Wege gefunden werden. Als derzeitiger Direktor werde ich so frei sein, oft Ihre Meinungen und Rathschläge einzuholen und Ihnen die jedesmaligen Ereignisse mitzutheilen.

Das Mittagsmahl um 2 Uhr war splendid; 110 Personen, Saal gut decorirt, Ihre Büste bekränzt, Musik den ganzen Tag. Der Rector der Universität, Klien, brachte den ersten Toast der Wissenschaft, der königliche Commissar v. Langern den 2ten der Königlichen Familie, den 3ten der Director (Schweikert) Ihnen; die folgenden ich, Franz, Senator Albrecht, Domherr Günther, Prof. Krug, D. Des Guidi und Freigang, Fürst Dolgorucki u. Hofr. v. Wroski, der das Organon ins Russische übersetzt hat, Oberpostamtsdirektor v. Huttner, Frege und a. waren zugegen, wie 2 Ihrer Schwiegersöhne. Nach Tische im Garten Caffee, Conzert, die Frauen und Kinder kamen. Als beim Dunkeln der Garten illuminirt war, zogen wir herauf, ließen den herrlich erleuchteten Garten leer im Mondschein und tanzten im Saal bis nach Mitternacht. Auch Ihre 2 Töchter waren gegenwärtig, der Rector hielt mit seiner Tochter fast bis zuletzt aus. Nie ist die Homöopathie in Leipzig so geehrt worden als diesen 10. August.

Indem ich meine Riesenarbeit in Anordnung der Correspondenz und aller zu vertheilenden und vorzunehmenden Arbeiten vor mir sehe, der ich leider wohl nicht gewachsen sein werde, bitte ich meinen zu kurzen Brief schließen zu dürfen. Mit unbegränzter Hochachtung bin ich

mein verehrtester Lehrer
Ihr ergebenster
Dr. Moritz Müller.

## Diplom für Mitglieder des homöopathischen Zentralvereins.

† Hochzuverehrender Herr Hofrath,
Theuerster, geliebtester Lehrer!

Mit wahrer Freude mache ich als Secretair des Centralvereins für homöopathische Ärzte von dem mir übertragenen ehrenvollen Auftrag Gebrauch, Euer Hochwohlgeb. hiemit freundlich zu ersuchen, mir Ihren werthen Namen mit lateinischen Lettern geschrieben gefälligst einsenden zu wollen, um ein Facsimile davon den Diplomen mit beyfügen zu können, welches ein jeder homöopathische Arzt nun erhalten soll, von dem wir wissen, daß er mit Eifer und Liebe der reformirten Heilkunde zugethan ist. Ihre Unterschrift, verehrtester Lehrer, wird die schönste Zierde und regste Aufmunterung für alle Homöopathen werden, denn wer unter uns könnte je verkennen, was wir Ihnen, was die ganze Menschheit Ihnen verdankt! Nicht will ich mit meinen schwachen Federzügen versuchen, Ihnen die Gefühle des Dankes auszudrücken, die am zehnten August dem großen Gründer der Homöopathie gezollt wurden, da bereits mein lieber College Müller Ihnen eine kleine Schilderung der Feier des zehnten Aug. eingeschickt hat, wohl aber sey es mir erlaubt, Ihnen, geliebtester Lehrer, meinen tiefgefühlten Dank für die mir so oft bewiesene Nachsicht zu erneuern und die Versicherung hinzuzufügen, daß ich mich stets eifrig bestreben werde, der Schule eines so großen Mannes nicht ganz unwürdig zu seyn, dessen Wohlthaten um die leidende Menschheit noch dankbarer und einstimmiger die Nachwelt rühmen wird. Ich schließe mit der Bitte, mir auch fernerhin Ihre väterliche Liebe und Nachsicht zu erhalten und verbleibe mit wahrer Hochachtung und Bewunderung

Ihr<br>treuergebener dankbarer Schüler<br>Haubold.

Leipzig, den 15. September 1832.

P. S. Noch erlaube ich mir eine Abschrift der zu litographirenden Inschrift beyzufügen, damit Sie abändern können, was Ihnen mißfällig ist.

In numerum suum hoc scripto solenniter recipiunt virum etc. etc. Medici in morbis curandis disciplinam sequentes homoeopathicam.

Präses perpetuus.

| Director | Secretarius |
|---|---|
| Dr. Maur. Müller. | Dr. Carol. Haubold. |

Zu deutsch: Die Ärzte, die bei der Heilung von Krankheiten der homöopathischen Lehre folgen, nehmen Herrn .... durch diese Urkunde feierlich in ihre Reihen auf.
Der ständige Vorsitzende u. s. w. u. s. w.

## Dankbriefe Hahnemanns an Moritz Müller vom 24. und 28. September 1832.*)

Lieber Herr College!

Eher als heute war es mir nicht möglich, vor überhäuftem Zudrang von Kranken meine Schuldigkeit zu beobachten, und Ihnen für die anschauliche Übersicht der Feier des 10. August meinen besten Dank zu sagen. Ich habe mich über den ganzen Vorgang sehr gefreut, und ich finde mit Ihnen, daß unsere Kunst diesmal mehr als je geehrt worden ist.

Wieviel ich an dem Ganzen und so besonders an der Organisation des ganzen Vereins Theil nehme, kann ich Ihnen nicht genug versichern. Auch erkenne ich in der Zutheilung von einer Art Diplom für sich auszeichnende Homöopathiker einen nicht üblen Weg, die sich Beeifernden und Bessern auszuzeichnen und zu ermuntern, ächte, reine Kunstjünger zu werden. Mir erscheint dies um so nöthiger, da noch Manche, die sich für Homöopathiker ausgeben, hingezogen von der alten Lehre, die sie lernen mußten, bei Krankheiten noch dies und jenes aus der Allöopathie mit anbringen, was durchaus mit der reinen, wahren Lehre unverträglich ist, und wie jene, die blos den Jehova verehren sollten, mitunter auch dem Baal opfern, während doch jeder, wer genau inne hat, was alles unsere Kunst leisten kann, nie nöthig hat, einen Tropfen Blut zu vergießen, noch Brech- oder Laxirmittel, auch nicht einmal äußere Ableitungsreize zu Hülfe zu nehmen, wie ich seit etlichen und 30 Jahren nicht mehr bedurfte und dennoch mit bestem Erfolg heilte.

Wo Sie daher Mißtritte dieser Art, entweder aus Unkenntniß unserer göttlichen Kunst oder aus alter allöopathischer Gewohnheit herbeigeführt, unter unsern Schülern ausrotten können, (sie sind ein wahrer Scandal für reine Homöopathie und ein Gaudium der Feinde), so thun Sie's doch ja; ich bitte Sie darum, lieber Herr College! Sagen Sie ihnen, daß es keinen denkbaren Fall in Krankheiten gebe, wo jener alte Schlendrian noch nöthig, ja sogar, wo er nicht schädlich sei und es nicht besser homöopathisch ausgeführt werden könne. Lassen Sie sie in meine Fußstapfen treten, die, seitdem ich das Bessere weiß, nie von dieser uralten Sudelei befleckt worden sind.

Ich wünsche daher recht sehr, wie ich auch in meiner Antwort auf unseres Haubold's Brief zu erkennen gegeben habe (der als Secretär des Centralvereins meine Namenshandschrift verlangte), daß wir bald so glücklich wären, ein Krankenhaus mit 2, 3 Lehrern und homöopathischen Praktikern unter landesherrlicher Sanction zu errichten, wo die reinste

---

*) »Zur Geschichte der Homöopathie« von Dr. Moritz Müller, Leipzig 1837, S. 30, u. nach den Originalen ergänzt.

Lehre werkthätig an Kranken aller Art gezeigt und bewiesen werden könnte, wie erfolgreich in jedem Falle Krankheiten zur Genesung gebracht werden, ohne im mindesten zu jenen quacksalberischen Mishandlungen der Kranken Zuflucht zu nehmen nöthig zu haben.

Nur bei Öffnung eines so geführten Krankheits- und Heilungshauses können wir über den uralten Schlendrian triumphiren und rufen:

Kommt her, sehet und laßt euch beschämen.

Mit gewohnter Hochachtung

Ihr

Samuel Hahnemann.

Köthen, den 24. Sept. 32.

Lieber Herr College!

Sonderbar, daß die münchner Speculation, ein homöopathisches Krankenhaus mit Hülfe unserer 3000 Thaler Fonds anzulegen, einen so heroischen Entschluß in Ihnen angezündet hat, mit so geringem Anfange, als 3000 Thaler sind, selbst ein dergl. aufzurichten, wie Francke sein hallisches, nun großes Waisenhaus mit fast keinem Gelde in der Tasche. Und noch wunderbarer, daß Sie die sächsische Regierung, deren Knechtschaft unter dem Pantoffel der dresdner feindlichen Medicinalräthe Sie doch kannten, um Autorisation und Unterstützung zu bitten, das Herz hatten. Ein großes Geschenk von der andern Seite war's (ich erstaune), daß sie's nicht verboten! Daß sie's erlauben würden, hätte ich mir nicht träumen lassen. Doch audaces fortuna juvat! (Dem Mutigen hilft das Glück, oder: wer wagt, gewinnt. D. V.) — Dagegen hat sich Ihr Stadtrath schon lobenswerther bewiesen, vorzüglich, wenn Sie der Anstalt die Rechte frommer Stiftungen verschaffen.

Auch über den geringen Preis, wofür Sie ein Haus mit so vielem Gelaß erhandelt haben, erstaune ich sehr. Mit einem Worte, ich sehe in dem ganzen Vorgange eine merkwürdige Führung Gottes, um das unentbehrlichste Bedürfniß unserer Kunst zu verschaffen, den Freunden und Feinden sich offen und thatsächlich darlegen und ihren Vorzug vor dem alten Curwesen darthun zu können.

Die erste Anlage wird freilich die größte Mühe kosten. Offenbare Fehler müssen wir zu meiden suchen.

Da wir jetzt an dem wohlfeilen und so dauerhaft elastischen Seegras ein so herrliches Succedaneum (Ersatzmittel) der Federn haben, Federn aber, für alle Krankheitsstoffe empfänglich, aus allen Krankenhäusern verbannt werden sollten, so rate ich, selbst zu Kopfkissen keine Federn zu nehmen. Wie oft waren die ganz neugeschleißten Federn in Armen- und Waisenhäußern von krätzigen Fingern geschlossen worden! Auch die Kopfkissen müssen mit Seegras gestopft sein!

Das Theuerste sind die schafwollenen Decken geworden durch den reißenden Aufkauf für künftige Cholerakranke; aber desto wohlfeiler werden Sie diese bekommen, im nahen Städtchen, wo man dergleichen zu diesem Behufe anschaffte, während man nun keine Aussicht mehr hat, daß die Seuche sie nun noch heimsuchen könne. Auch hier hat man dergleichen angeschaffte Decken wieder verauctionirt.

Wegen der Feuerung mit Torf kann es keinen Anstand geben. In allen niedersächsischen Krankenhäusern hat man kein Feuermaterial als Torf, und selbst hier befinden wir uns bei der Torffeuerung recht gesund, wovon mein eigenes Haus Beispiel giebt.

Sobald Sie nur drei Betten mit Kranken besetzt haben, folglich einen factischen Anfang des Instituts, werden durch beide homöopathische Zeitungen, durch den Allgem. Anzeiger der Deutschen, die Augsb. allgem. Zeitung, durch das Genfer homöop. Journal und so durch alle literarischen Canäle alle Freunde und Gönner pathetisch aufgerufen, das ins junge Leben gerufene homöopathische Heil- und Lehrinstitut mit ihrer Milde emporzuheben — ein Aufsatz, den ich aus Ihrer energischen Feder wünsche. Und siehe, ich müßte mich denn unglaublich irren, es wird ein reicher Segen herbeiströmen. Auch einzeln abgedruckt kann man dergl. herrlich verbreiten, und ich wünsche mir ein Paar 100 Blättchen selbst zu verschicken. — Ist es möglich, den Doktor Lehmann zu einiger Aufsicht darin anzustellen, so thun Sie's — einen treuern, gewissenhaftern, folgsamern und wohlfeilern können Sie nicht finden.

Der Ertrag meines Stahlstich-Bildes, dessen Verkauf dem Kunsthändler Lenz übertragen worden, ist von mir auf ewige Zeiten für das homöopathische Heil-Institut bestimmt worden.

Hiernach haben die Vorsteher dieser Anstalt ein Recht, diesen Verkauf befördern zu helfen; Lenz kann von Ihnen angeregt werden, es oft und viel genug bekannt zu machen u. s. w.
Ich schließe mit den besten Segenswünschen als
Ihr ergebenster
S. Hahnemann.
Köthen, den 28. Sept. 1832.

---

Dr. Groß berichtet an Hahnemann:

† Jüterbogk, den 20. des Oktbr. 1832.

.... Wenn die Leipziger wirklich auch noch Clarus wegen der Heilanstalt das Compliment gemacht haben, so sind sie unklug und verdienen einen derben Wischer, den ich auch an den derzeitigen Director des Vereins noch heute abgehen lassen will, nämlich an M. Müller. Was hat denn Clarus da noch hineinzureden? Ich kann das gar nicht entschuldigen, sie müßten es denn aus Ironie und um den Narren zu ärgern, gethan haben, da er eine schon von der Regierung gegebene Erlaubniß nolens volens auch geben mußte.....

---

Später schrieb jedoch Hahnemann an von Bönninghausen wegen der Diplomunterschrift:

† Cöthen, den 17. Juni 1833.

.... Das Leipziger ausgeartete Volk hatte schon längst mir ein Schema zu einem solchen Diplom, dergleichen auch Sie bekommen haben, vorgelegt und mich um meine Handschrift gebeten, um sie dazu lithographiren zu lassen, ehe mir ihre Ausartung und der Umstand bekannt ward, daß sie sich für jedes Diplom 5 Thaler bezahlen ließen — eine wahre, niedrige Bettelei (denn sie werden gewiß nie Rechnung über Empfang und Anwendung dieser Bettel-Pfennige ablegen). So wie ich alles dieß erfuhr, protestirte ich wider den Mißbrauch meines Namens und verlangte, daß sie diese Zurücknahme meines Namens in der allgem. homöopathischen Zeitung abdrucken lassen sollten. Aber sie entschuldigten sich, daß sie das nicht könnten, und so ist meine Protestation zu niemandes Kenntniß gelangt. Da mich nun diese hohlen Magen und Häupter dauerten, so habe ich diese Protestation noch in keine andere Zeitung drucken lassen, wünsche aber Ihre Meinung darüber erst zu vernehmen....

## Anlage 120.

### Die letzte Veranlassung zum Artikel im Leipziger Tageblatt.

Verlagsbuchhändler C. H. Reclam schreibt an Hahnemann:

† Leipzig, den 6. November 1832.

.... Seit Jahren ein inniger Verehrer der Homöopathie, die ich in vielen Krankheitsfällen als wohlthätig zur Genesung führend gefunden habe, werde ich nie von ihr weichen, sondern bis an's Ende meines Lebens sie als eine große Wohlthat für die Menschheit betrachten, und niemahls zur alten Schule zurückkehren.
Aber so wie der Arzt, zu welcher Schule er auch gehören mag, nie das Leben des Menschen über die Zeit hinaus, welche ihm von der Vorsehung beschieden ist, erhalten kann, ebenso sehr ist der Familienvater zu entschuldigen, der ein geliebtes Kind an des Grabes Rand sieht, wenn er zu allen Mitteln greift, die ihm die alte und neue Schule darbiethet. Sie selbst, geschätzter Herr Hofrath, sind einst in dieser verzweifelten Lage gewesen, als

Ihre Gattin dem Tode nahe war, versuchten Sie noch durch einen Aderlaß ihr das Leben zu erhalten*).

Nach den Nachrichten, die ich empfangen habe, ist Ihnen von Dr. Schubert — in welcher Absicht mag ihm Gott verzeihen — die Krankheitsgeschichte und das Hinscheiden meiner innigst geliebten Tochter ganz falsch berichtet worden, wodurch Sie veranlaßt worden sind, jenen Aufsatz im hiesigen Tageblatt einrücken zu lassen, der, ich wünschte, er wäre niemahls aus Ihrer Feder geflossen. —

Meine Tochter, ein höchst geistreiches, am Körper zartes Wesen litt schon lange an einem fortdauernden Schnupfen, und erkrankte plötzlich durch eine Ohnmacht während des Mittagsessens. Nachdem sie zu Bette gebracht worden war, traten höchst unbedeutend ihre Regeln ein, Dr. Schubert nahm die Sache leicht und meinte, in einigen Tagen die Herstellung wieder zu bewirken. Doch traten den 3. Tag schon leichte Phantasien ein und kein Mittel leistete Hülfe.

Mein Freund Dr. Hornburg, der bei meinem Gewölbe vorbeiging, und welchem ich das Bild der Krankheit mittheilte: meinte ob Schubert nicht Aconit gegeben hätte? — ich sagte nein; nun, so sagen Sie es ihm. Am andern Morgen frug ich Schubert, ob er nicht Aconit geben wollte? — er meinte, nein, das Leiden sei mehr nervös. Die Krankheit nahm einen immer ernsteren Character an, und meine Kinder machten es mir zur Pflicht, noch einen Arzt zu nehmen, und mein Freund Dr. Müller wurde mit Bewilligung des Dr. Schubert zur Hülfe gerufen. Dieser gleich nach dem ersten Besuch drang auf Aconit, wovon die Kranke 3 Gaben in einem passenden Zwischenraume einnahm, sie fühlte sich besser, und ward ruhiger. Müller wollte mit dem Aconit fortfahren, doch Schubert gab Pulsatilla, diese zog nicht, sowie noch einige Mittel, die gegeben wurden, die Kräfte sanken immer mehr, das Phantasiren ward immer heftiger; so daß am 16. Tag der Krankheit bei dem Frühbesuch Müller auf lateinisch zu Schubert sagte, als letztes Mittel müßte man Blutigel versuchen. Hierauf sagte Schubert zu mir und meiner jüngsten Tochter: wenn das jetzt gegebene Mittel nicht wirkt, so wollen wir um 4 Uhr 8 Blutigel setzen, dies nehmliche sagte Schubert noch im Lauf des Vormittags zu dem Hofrath Bruckner und Buchdrucker Gluck(?), die er auf der Straße begegnete. Um 1 Uhr mittags waren aber die Congestionen nach dem Kopf so stark, das Phantasiren so heftig, daß ich nach Schubert und Müller schickte. Schubert war nicht zu Haus, Müller kam, verordnete sogleich die früher schon bestimmten Blutigel. Den andern Morgen um 9 Uhr gaben beide gemeinschaftlich, ich glaube Phosphor, doch ihre Zeit war bestimmt, und menschliche Hülfe vergeblich.

Um 10 Uhr kam Dr. Schubert zu mir in's Gewölbe, und Herr Hofrath verlangen Sie nicht, daß ich Ihnen mittheile, wie herzlos er sich hier benommen.... Eine Stunde nachher schrieb ich ihm, daß ich mir seine ferneren Besuche verbitten müsse..

---

In derselben Angelegenheit schreibt Dr. Groß an Hahnemann:

† Jüterbogk, den 31. Oktober 1832.

Auch ich gehöre, wie ich hoffe, nicht zu denen, welche die Homöopathen in Leipzig so besonders hoch stellen; ich weiß, daß da noch mancher Makel zu rügen wäre. Der Fall mit Reclams Tochter ist wirklich sehr böse. Ich weiß den Hergang nicht genau, habe ihn auch selbst von Leipzigern nicht recht erfahren können... Ein Director für das hom. Klinikum in Leipzig ist noch nicht gewählt, sonst müßte ich auch darum wissen. Da aber die Anstalt in Leipzig errichtet wird, so sehe ich nicht, wen sie eigentlich wählen sollen. Franz kränkelt immer, mit Schubert ist man stets gespannt und Schweikert, als nicht einheimischen, wollen die übrigen nicht. Es herrscht schon jetzt ein heimlicher Krieg darüber. Am besten wäre allerdings, wenn Sie hier einen bestimmenden Ausspruch thun wollten. Denn es hängt natürlich alles davon ab, wer das Klinikum dirigirt, und wie er es thut.

Die Dresdner sind mir in manchem Punkte noch widerwärtiger, indem sie eine höhere Meinung von sich haben und von Keinem, er sei, wer er wolle, eine gute Lehre annehmen

---

*) Diese lügnerische Ausstreuung weist Hahnemann selbst in einem Aufsatz in der Allg. Hom. Ztg. (1833, Band II, No. 1, vom 18. März 1833) entschieden mit der Bemerkung zurück: »Seit 40 Jahren habe ich keinem Kranken einen einzigen Tropfen Bluts entzogen« (siehe Anlage 123).

wollen. Ich könnte dazu viele Belege geben. Und gewiß hat auf diese Ihr Vorwort neulich wie eine platzende Bombe gewirkt.

Kretzschmar ist unter allen gewiß der ehrlichste. Ich leugne zwar nicht, daß er mitunter noch einen allöopathisch behandelt, den er für unheilbar durch Unfolgsamkeit etc. erkannt und aus Rücksichten nicht abweisen kann; wenn ich aber bedenke, wie er allmählich sich aus einem ganz allöop. Schlamme emporgearbeitet hat und mit welcher Aufopferung er die Kunst übt und ausbreitet, so kann ich ihm um so weniger böse seyn, da ich überzeugt bin, er reinigt sich noch von allen allöop. Schlacken. Gewiß werden Sie ihn mit seiner deutschen Ehrlichkeit und rücksichtslosen Verfolgung des als richtig erkannten Weges noch lieb gewinnen. . . .

## Anlage 121.

### Kundgebung an Hahnemann.

† Mein verehrtester Lehrer!

Welch Skandal bietet nicht jetzt die Leipz. Zeitung dar! Dies hätte und habe ich von homöopathischen Ärzten nimmermehr erwartet! Hoffentlich wird es auch sein Gutes haben, und der alte Sauerteig ausgefegt werden. . .

Mit besten Grüßen und herzlichem Wunsch, Ihnen, mein theuerster Lehrer,
H. Bethmann.
Burgk bei Schleiz, den 3. Dezember 1832.

---

### Hahnemann an Bönninghausen:

† Cöthen, den 15. Dezember 1832.

. . . . Während Sie so unermüdet auf Erhöhung unserer Kunst ausgehen, habe ich meine Noth mit dem Leipziger Pseudo-homöopath. Gesindel, dem aufgeblasenen Mor. Müller, Haubold und Consorten, die unsre Kunst ganz herabwürdigen, und, nachdem es besser bezahlt wird, (um ihren großen Aufwand damit bestreiten zu können) ganze Curen allöopathisch vollführen, in homöopathischen selbst Blutigel setzen und zu Consultationen erklärte Allöopathiker (keine Homöopathiker) zuziehen. — Diese nun maßeten sich an, das errichtete Klinikum in Leipzig allein zu führen. Aber ich habe sie durch beiliegende Philippika (»Ein Wort an die Leipziger Halb-Homöopathen« im Leipziger Tageblatt. D. V.) gezwungen, den Dr. Schweikert dasselbe führen zu lassen. Die Dresdner Trinks und Wolff und der Merseburger Rummel sind nicht ein Haar besser — aus Geldgier, Mangel an Menschenliebe, Scheu vor Mühe und Nathdenken und Sucht, die Gunst der Allöopathen nicht zu verscherzen. Eine böse Rotte, welche unsre jungfräuliche Kunst zur H—e machen. . . .

## Anlage 122.

### Gegen Moritz Müller.

Dr. med. Wilhelm Meyne schreibt:

† Leipzig, Reichsstraße 399, 1. April 1833.

Seit dem Anfange dieses Jahres bin ich an die Stelle des jüngern Dr. Hartlaub getreten, um die Homöopathie beim Herrn Dr. Moritz Müller practisch auszuüben. Ich fand nicht, was ich glaubte, nicht die strenge Ausübung Ihrer Lehren, daher will ich mich von ihm trennen. Sollten Sie mich an irgend einem Orte sogleich anstellen können, so werde ich mit Vergnügen Ihrer Nachricht entgegensehn. . . . . .

Auf die Antwort Hahnemanns: »soll, wenn er will, einige Tage in Cöthen sich aufhalten«, schreibt Dr. Meyne wiederholt, er möchte Reise- oder Familienarzt im Ausland werden, und fährt fort:

† Seit einiger Zeit bin ich hier beim Dr. Moritz Müller als Famulus, an die Stelle des jüngsten Hartlaub getreten... Ich finde aber, daß meine Erwartungen in curativer Hinsicht sehr getäuscht sind, indem er sehr von Ihrer unschätzbaren Lehre abweicht....

## Anlage 123.

### Hahnemann: »An meine ächten Schüler«.

(Allgem. hom. Ztg. 1833, Bd. II, Nr. 1.)

Entgegnung Hahnemann's auf die Frage: Was heißt allöopathisiren in der Homöopathie in Nr. 22 des ersten Bandes.

Dem Aufsatz Hahnemanns stellt Dr. Hartmann als Schriftleiter folgende einleitenden Worte voran:

Folgenden Aufsatz des großen Hahnemann geben wir hier Wort für Wort wieder, wie Er es in seinem Briefe an den Herrn Verleger ausdrücklich verlangt, was auch ohne seinen Wunsch geschehen sein würde, indem wir das Recht der Billigkeit Niemand, am allerwenigsten dem von uns hochgeehrten Manne, versagen werden.

Herr Hofrath Hahnemann fordert darin Jeden, der sich dazu berufen fühlt, auf, seine Erfahrungen in diesen Blättern niederzulegen, und so dürfte denn wohl noch mancher Aufsatz über das Für und Wider uns zugesendet werden, dem wir eben so wenig, als dem hier folgenden, die Aufnahme verweigern dürften. Bemerken müssen wir jedoch im Voraus, daß wir keinen abdrucken lassen, der nicht mit der gehörigen Sachkenntniß, Ruhe und ohne alle Leidenschaftlichkeit abgefaßt ist. Eben so wenig werden diejenigen Aufsätze von uns beachtet werden, die nur das oftmals Gesagte wiederholen und, ohne eigne Ideen, aus Anderer Erfahrungen geschöpft sind. Wir sind diese Bekanntmachung unsern Lesern und uns selbst schuldig. Jenen, damit sie nicht etwa fürchten dürfen, fortwährend mit ein und ebendemselben Gegenstande unterhalten zu werden und diese Blätter am Ende eine rein polemische Tendenz annehmen sehen; Uns, damit wir nicht etwa Vorwürfe erhalten, wenn eine über den fraglichen Gegenstand uns zugesendete Arbeit, aus Mangel obiger Eigenschaften, nicht aufgenommen werden könnte.

H.

---

Hahnemanns Zuschrift lautet:

### An meine ächten Schüler.

Alle meine Schüler reiner Homöopathik fordre ich auf, ihr Urtheil in diesen Blättern niederzulegen über den Aufsatz Dr. Kretzschmar's in Nr. 22 der Allgemeinen homöop. Zeitung, der von Bastard-Homöopathen zur Bemäntelung ihrer unhomöopathischen Verbrechen herbeigerufen, hier den größten Theil der alten gemeinschädlichen Arzt-Schule in unsre neue Heilkunst wieder einzuschwärzen sich nicht entblödet und auf sogenannte gegentheilige Erfahrungen gestützt, mit beispielloser Anmaßung uns und unsrer reinen Lehre ins Angesicht widerspricht: Ego Kretschmarus dixi! (Ich, Kretzschmar, habe gesprochen. D. V.)

Ich mache hier selbst den Anfang, mein Votum über diese gefährliche Mischlings-Lehre kurz abzugeben; meine ächten Schüler mögen ihre genauen Erfahrungen zu Rathe ziehen und sich umständlicher hierüber verbreiten.

Das Verwerfliche der alten Medizin-Schule (Allöopathie) besteht bei weitem nicht bloß in der selbst Laien einleuchtenden Zweckwidrigkeit der Vielgemische in ihren Recepten, indem sie auch mit einfachen, Calomel u. s. w. das Menschenleben oft unwiederbringlich, untergräbt, sondern auch in allem jenem Verfahren, wodurch sie die Säfte und Kräfte dem kranken

Körper raubt durch Blutvergießen (Aderlässe, Blutigel, Schröpfen), durch Schwitzmittel und warme Bäder, durch Brechmittel, Abführungsmittel und Fontanelle, sowie durch Schmerz-Erregungsmittel, die ohne einige, durch Ähnlichkeit gründlich heilende Wirkung zu besitzen, die Kräfte ungemein aufreiben, so wie die Ziehmittel mittels Seidelbast, Märrettig, Senfteig, Canthariden-Pflaster, tiefe Stiche ins Fleisch (Acupunctur), Brenncylinder (Moxa), Brennen mit glühendem Eisen usw., durch welche sämmtliche Proceduren die Lebenskraft unglaublich geschwächt wird, deren Energie doch, nächst der rechten Arznei, einzig alle Heilung bedingt.

Nur die Homöopathie weiß und lehrt, daß Heilung nur mittels des ganzen, noch im Kranken wohnenden Vorrathes von Lebenskraft bewirkt werden könne, vom genau homöopathisch gewählten Mittel in gehöriger Gabe zu dieser Hülfsthätigkeit gestimmt. Die möglichste Schonung und Sparung dieser zur Heilung unentbehrlichen Lebenskräfte bei Behandlung des Kranken ist daher einer der unschätzbarsten Vorzüge der Homöopathik, welcher sie unendlich über alles allöopathische Verfahren erhebt. Die Homöopathik allein vermeidet daher alle jene zum Ruine des Lebens führenden, nie nöthigen und stets zweckwidrigen Mißhandlungen des kranken Körpers.

Wie schlecht müßte der Homöopath seine Kunst, die richtige Wahl der Mittel und ihre beste Anwendungs-Art verstehen, wenn er nicht ganz ohne diese Mißhandlungen ungleich gewisser, schneller, und vollkommner heilen sollte, als die gepriesensten Matador-Ärzte der alten Schule vermögen.

Seit vierzig Jahren habe ich keinem Kranken einen einzigen Tropfen Bluts entzogen, ihm keine Fontanelle geöffnet, kein Schmerzmittel, kein blasenziehendes Pflaster aufgelegt, nie gestochen oder gebrannt, keinen Kranken durch warme Bäder ermattet, keinem die besten Lebenssäfte durch Schwitzmittel ausgepreßt oder ihn durch Brech- oder Laxirmittel auszufegen und seine Verdauungs-Organe zu ruiniren nöthig gehabt und habe dennoch mitten unter, selbst auf den kleinsten Fehltritt lauernden allöopathischen Feinden, so erfolgreich geheilt, daß der stets wachsende Zudrang von Kranken aus Nähe und weitester Ferne, von den höchsten bis zu den niedrigsten Ständen um Hülfe von mir zu erlangen, so wie der Genesenen, ihren Dank abzustatten, alle meine Erwartung übersteigt.

Mein Gewissen ist rein und giebt mir das Zeugniß, daß ich stets das Wohl der kranken Menschheit, ihr Bestes suchte, übte und lehrte, aber nie durch allöopathisches Verfahren Kranke verhunzte, weder, weil sie's so haben wollten und mich für solche Versündigung gegen bessere Überzeugung, gut bezahlten, wie leider mehre mir wohl bekannte Bastard-Homöopathen zu thun sich nicht schämen, noch auch, weil mir Kranke zu gering gewesen wären, habe ich diese je mit allöopathischer Behandlung abgefertigt und ihnen, nach unsers menschenfreundlichen und gewissenhaften Herrn Dr. Kretzschmar's Maxime Haferstroh zu fressen gegeben. Vae!

Wer mir nachfolgt, wird eben so freudig, wie ich, am Rande des Grabes, sein Tagewerk vollenden, sein Haupt in den Schooß der Erde ruhig niederlegen und seine Seele vertrauensvoll dem Allgütigen und Allerheiligsten übergeben, vor dessen Allgewalt der Frevler im Innern beben muß.

Cöthen, den 19. Febr. 1833.

Samuel Hahnemann.

Der Aufsatz war von einem **Brief an den Verleger**, nicht an die Redaktion, begleitet, in dem es hieß:

Wenn solche Aufsätze wie der in Nr. 22 Ihrer Allg. hom. Zeitung von Dr. Kretzschmar aufgenommen werden, worin die leibhaften allöopathischen Greuel zur Behandlung der Kranken gepredigt werden, da hat die reine Homöopathie ein Ende, dann liest kein wahrer homöopathischer Arzt diese mit Irrlehre besudelte Zeitung mehr. Daß jener Kretzschmar'sche Aufsatz von den Herausgebern aufgenommen worden ist, ist ein böses Zeichen, und deutet drauf, daß die Herren selbst heimlich dieser Irrlehre anhängen.

## Anlage 124.

### Kundgebung im Kretzschmar-Streit.

† Dr. Lövy-Prag, 5. April 1833 (zum Geburtstag Glück wünschend):

Vor allen Dingen muß ich versichern, das ich die Homöopathik ganz rein ausübe (ohne die mindeste Beimischung von Allöopathie) und zwar im Geiste unsers großen Meisters. Ich gebe die kleinsten Dosen, nämlich in den allermeisten Fällen nur ein einziges, zuweilen zwei, selten mehrere Streukügelchen, nie ganze Tropfen, oft lasse ich bloß an ein Kügelchen riechen. Ich wende meistens $\overline{X}$ an, bei den antipsorischen immer, und nur weil ich aus Zeitmangel noch von manchen nicht-antipsorischen Mitteln die $\overline{X}$ noch nicht besitze, bediene ich mich noch der sonst gebräuchlichen letzten Potenzirungen z. B. China IV. Ich werde aber nach und nach von allen nur $\overline{X}$ reichen. Auch die Wiederhohlung der Mittel wende ich nach Vorschrift an. Größere Dosen zu reichen, ist ein gefährliches Unternehmen und dem Geiste der Homöopathik zuwider... Ich vermag nicht zu schildern, wie sehr ich mich über manche Homöopathen ärgere, die Ihnen öffentlich mit kecker Anmaßung widersprechen und so Waffen für unsere Widersacher schmieden, mit dem Vorgeben, sie wollten das Jurare in verba magistri vermeiden. Dieß Sprüchlein paßt gar nicht hieher, es handelt sich hier nicht um des Meisters Worte, sondern um seine Thaten, denen man trauen darf, weil er der größte Beobachter, an den reinsten Erfahrungen reichste Heilkünstler, und was die Hauptsache ist, der genialste Finder der Naturgesetze auf dem Wege des Experiments, also der größte Experimentator ist, wodurch er nicht nur das Grundgesetz der Homöopathik, sondern auch alle übrigen therapeutischen Gesetze entdeckte, die wie Zweige aus dem Stamme lebendig hervorsproßten.

Meiner treuen Ausübung der Homöopathik in Ihrem Geiste verdanken auch Viele in Prag ihre Genesung, Manche, die von Allöopathen aufgegeben waren, ihre Rettung; ich selbst verdanke ihr eine wohlbegründete Existenz, die Auszeichnung meiner Mitbürger, einen so segenvollen Beruf, und das süße Bewußtseyn, den Ruhm der Homöopathik und ihres Begründers in meiner Vaterstadt weiter zu verbreiten... Ich bin überzeugt, daß jetzt für mich noch mehr die Zeit des Lernens als des Lehrens ist, und ich wünschte mich zuerst zum vollendeten Praktiker auszubilden, und habe zu diesem Behufe noch Kenntnisse zu sammeln, so manche technische Schwierigkeiten zu überwinden, Zweifel zu lösen, und Fragen zu beantworten. Aus dieser Überzeugung entspringt natürlich der tiefe Wunsch, aus der Urquelle zu schöpfen, die große Bitte an den großen Meister, mir zuweilen einen näheren Aufschluß gütigst mitzutheilen. Ich wage diese Bitte, weil ich Ihre Gunst gegen rein-homöopathische Schüler überhaupt kenne...

## Anlage 125.

### Hahnemann über die Kretzschmar-Fehde.

#### Briefe an Bönninghausen.

† Cöthen, 9. März 1833.

Von keinem Andern sogenannten Schüler ist je etwas so Gediegenes, Nutzbares und Unentbehrliches erschienen (als die letzte »Übersicht« Bönninghausens. D. V.). Hiedurch setzten Sie in meiner Seele große Freude an die Stelle großen Verdrusses, den die Ausartung und Abweichung vom rechten Wege mehrer, die sich für vorzügliche Homöopathiker ausgeben, mir seit längerer, am meisten in neuerer Zeit verursacht und meine alten Tage getrübt hatten und noch zu trüben ungescheut fortfahren. Schamlos erklären sie sich für Annährung zur Allöopathie, und verbrecherisch predigen sie in den homöopathischen Zeitungen sogar die Nothwendigkeit, allöopathische Unthaten zur Vervollständigung der Curen zu Hülfe zu nehmen, da die noch unvollständige, noch dürftige Homöopathik nicht ausreiche — eigentlich, um sich bequemer zu machen, da es ihnen weit leichter ist, Blutigel und Aderlaß zu verordnen, als mühsam das homöopathische Heilmittel für jeden Fall aufzusuchen, und wenn dann, wie natürlich, nicht viel Gutes von ihnen in der Praxis ausgerichtet wird, oder der Kranke (wie oft) stirbt, sich brüsten zu können, es sey nun Alles für den Kranken gethan worden von ihnen, die sie sowohl der neuen als der alten Heilkunst mächtig wären. So, Moritz Müller, Haubold, Rummel, Kretzschmar und nicht weit davon Hartmann, Trinks, Wolff, während die Andern umher, die bisher von Allöopathie frei schienen: Franz, Schweikert, Groß, Stapf, die Verteidigung der Bastard-Homöopathen übernehmen und mich tadeln und mir zürnen, daß ich die Ausgearteten nicht gelten lassen will. Aber konnte ich wohl dieß alles so hingehen lassen, als die Hauptfalschmünzer M. Müller und Haubold es unternahmen, die Führung des homöopathischen Klinikums in Leipzig allein zu übernehmen? (eigentlich zur Füllung ihres Beutels, nicht aus Eifer für die reine Kunst, die sie in ihren Privat-Curen schmählich verleugneten). Selbst Aegidi ist ungehalten über meinen Tadel der Leipziger Bastard-Homöopathen und alle diese Herren sind schwach genug, zu wähnen, daß die Würde und Ehre der Kunst dadurch — durch diese meine nachdrückliche Zurechtweisung im Leipziger Tageblatte — zu Grunde gehen, deren Würde doch nur von der ächten, reinen Ausübung unsrer Kunst einzig abhängt! Bedauern Sie Ihren Freund! ... Die Rummel und Groß u. s. w. möchtens gern bequemer haben und ein universelles, überall helfendes, antipyretisches Mittel besitzen, was kein gutes Zeichen für ihre Einsicht in die Nothwendigkeit des homöopathischen Individualisirens giebt. ...

† Cöthen, den 28. Apr. 1833.

Theuerster Freund und Gönner!

So sehr ich mich zusammengenommen habe, so mag doch einiger Ärger über M. Müller (Haubold, Hartmann, Rummel, Kopp etc.) dazu beigetragen haben, daß mich ein Erstickungs-Catharrh befiel, der 7 Tage vor dem 10. April u. 14 Tage nach demselben mich zu erdrosseln drohete in augenblicklichen Anfällen von unerträgl. Jücken im Kehlkopfe, was zu Krampfhusten zwingen wollte, aber allen Odem benahm; nur Brechreiz mit dem Finger brachte langsam den Odem wieder — mit andrer schwerer Krankhaftigkeit — sehr kurzem Odem (ohne Engbrüstigkeit), gänzlichem Mangel an Appetit und Durst, Abscheu vor Tabak, Zerschlagenheit und Mattigkeit aller Glieder, steter Schlummersucht, Unfähigkeit zur mindesten Beschäftigung und Ahnung des Todes etc. etc. Die ganze Gegend umher bewies mir große Liebe durch so häufige Erkundigungen nach meinem Befinden, daß ich mich beschämt fühlte. Erst seit 4 Tagen fühle ich mich gerettet... Mich freut nur, daß meine Replik auf Kretzschmar's Vertheidigung des Allöopathisirens den Moriz Müllern verleitet hat, sein ganzes schändliche Innere zu enthüllen und blank und baar der Welt vor Augen zu legen, so daß Jeder sieht, daß ich ihm nicht unrecht gethan, und was er für ein Bursche sei.

Allerdings hat sich mein guter Theodor Rückert in Herrnhut (ein Bruder des Repertoriums-Fabrikanten Ferdinand Rückert) sehr wacker erwiesen und Gott sei Dank, wir haben noch einen guten Vorrath solcher guten Schüler.

Alle meine Bekannten, welche den jesuitisch-sophistischen Müller an Krankenbetten gesehen, können nicht genug sagen, wie unwissend und unbekannt er mit den homöopathischen Heilmitteln sei; er muß gewöhnlich erst seinen Famulus fragen, was man da geben könne. Er weiß aber zu Fremden recht fertig theoretisch von Homöopathie zu schwatzen, um sich als einen Kenner derselben, als den vorzüglichsten, zu brüsten. Er hat überhaupt die Gabe, viel aus sich zu machen, und über Alles um sich her zu herrschen. Mit Allen, die in seiner Nähe uns gut deuchteten, hat er einen solchen Bund geschlossen (homöopathischer Verein), daß sie ihm Alle huldigen müssen, Alle nach seiner Pfeife tanzen, und wenn er will, als seine Dutzbrüder, auch das Unrechte thun müssen. So hat mir Dr. Franz und Schweikert Entschuldigungsbriefe für dessen Missethaten schreiben müssen, die diese Männer sehr kompromittiren und selbst Groß mußte sich in einem Briefe über diesen Gegenstand so sehr an mir vergehen — daß ich ihm auf ewig Lebewohl sagen mußte, ob er sich gleich seit 15 Jahren für meinen intimsten Freund ausgegeben hatte. Ich weiß nicht, soll ich Müllern eine betäubende Bezauberungskraft auf diese Herren zuschreiben, oder soll ich annehmen, daß sie sämtlich nur auf eine solche Gelegenheit gelauert hätten, einem lange verschlossenen Groll und Neid gegen mich, durch Opposition im Verein mit ihrem großen Freunde und berühmten Sekten-Anführer Müller Luft zu machen.

Genug, ich habe schwere Tage für mein Herz erlebt und stehe verwundert da, in welcher Täuschung ich bisher gelebt habe. Aber ich stehe fest, so lange meine Gesundheit noch fest ist, mitten unter diesen Missethats-Vertheidigern, mir Müllerswegen Aufsässigen ...

---

## Briefe an Dr. Aegidi.

† 3. März 1833.

In dem einen Ihrer Briefe ermahnen Sie mich, den Leipziger antihomöopathischen Verhöhnern unsrer Kunst durch allöopathische Versündigungen — wieder die Hand zu bieten. Wenn Sie die Lage der Dinge kennten, würden Sie nicht so schreiben. ...

† 24. März 1833. (Aegidi hatte eine »Bekehrungsgeschichte« an Hahnemann geschrieben. Darauf gab dieser folgende Antwort. D. V.):

Von Nasse hätte ichs nicht geglaubt, wenn Sie mirs nicht geschrieben hätten. Glück zu, wenn ein solcher theoretischer Herr Professor sich nur tief genug in unsre schöne Hülfskunst einläßt und sich die Mühe nimmt, jedesmal das allein nach möglichster Ähnlichkeit passende Mittel für seine Kranken aufzusuchen, damit er selbst die Wunder der Herstellungen erfahre, und daß er ja nicht, wie Mor. Müller, Haubold, Hartmann, Rummel, Kretschmar, Kopp in Hanau etc. bloß das Aushängeschild der jetzt schon rühmlich gewordenen Homöopathik vor sich hintrage, aber, wie jene, die Mühe des Überlegens und Aufsuchens des passendsten Mittels sich ersparend, quidquid in buccam venit, in kleinen Pülverchen nach Homöopathen-Art einnehmen lassen, dabei dann, weil (wie in solchen Fällen natürlich ist) es nicht gleich helfen will, auch Blutegel, Aderlaß und alle die schädlichen Scherwenzeleien der ihnen geläufigen Allöopathie mit anbringen, um, wenn der Kranke stirbt, wie Müller thut, sagen zu können, die Verwandten könnten sich glücklich preisen, da sie sähen, daß für den seelig Verstorbenen nun Alles gethan sei, und wenn der Kranke sich ja noch herauswindet, die Anverwandten zurechtweise, daß ohne die Hülfe der Abführungen, Brechmittel, Aderlässe, Blutegel nichts auszurichten gewesen sey, da die Homöopathik noch zu jung und unvollkommen sei, um eine wichtige Krankheit allein zu bezwingen.

Wenn ers, sage ich, nur um Gottes Willen, nicht so pfuschermäßig macht, wie jene Bastard-Homöopathen, die unsre fast allmächtige, sehr der Vollkommenheit sich nähernden Kunst, zu verunehren und zu schänden suchen, um recht bequem sichs mit Homöopathik zu machen!

† 28. April 1833.

Mein Verfahren gegen die Bastard-Homöopathen haben Sie aus keinem richtigen Gesichtspunkte beurtheilt. Und wie können Sie rathen, daß ich diesen öffentlichen Betrügern eine versöhnende Hand bieten soll?

Eben diese Säuberung und Scheidung des Wahren vom Falschen, die ich aus hohen Gründen unternommen habe, und die den ungetheilten Beifall der besten und zuverlässigsten meiner Schüler hat, muß die Welt auf das Aechte aufmerksam machen. Was befürchten Sie von einer offenen und ernsten Scheidung der reinen Homöopathik von jener Gaunerei, die das Grab der Homöopathik werden müßte, wenn sie fortfahren dürfte, sich für ächt auszugeben und die Allöopathik wieder einzuschwärzen, was freilich den Faulen sehr bequem wäre?

Ich und die Kunst bedürfen nur weniger, ächter Anhänger; mit einer großen Zahl jener Falschmünzer wünsche ich meine Collegenschaft nicht bereichert sehen. Nur wenige und gute wünsche ich zu den Meinigen zu zählen. Sprechen Sie nur einmal mit unserm würdigen Bönninghausen darüber, der wird Ihnen das Verständniß öffnen, was ich schriftlich bei meiner übermäßigen übrigen Arbeit nicht vermag. Genug, daß Ihre Meinung hierüber, zu meinem Bedauern, gar nicht die richtige ist. ...

## Anlage 126.

### Ehrendiplom amerikanischer allopathischer Ärzte für Hahnemann.

Am 6. April 1833 wurde Hahnemann durch Dr. John Gray, einen hervorragenden Arzt von Newyork und Mitglied der Medical Society and County of New York\*), folgendes Diplom, das ihn zum Ehrenmitglied des Vereins ernannte, übermittelt:

Societas Medica
Civitatis Novi Eboraci Atque Comitatus,
Omnibus Has Literas Perlecturis,
Salutem.

Virum Probum et Ornatissimum Samuelem C. F. Hahnemann, Auctorem Homoeopathiae, quem fama promit scientiarum medicinae et chirurgiae cultorem, liberalium honoribus artium provectum, Placuit nobis Praesidi caeterisque Sociis hujusce Comitatus Concil. Med. Facultatis, Socium constituere Honorarium; atque auctoritatem ei donare privilegia et immunitates ad nostrates Medicae Facultatis quae pertinent, ubique terrarum dextra et honore amplectendum.

In quorum fidem hae literae pro Emerito Socio Doctore Hahnemann manibus sigilloque Archiatrum munitae lubentissime mandantur. Medicis Aedibus Novi Eboraci, Ao. 1833.

Daniel L. Peixotte, M. D., Praeses.

Francis W. Walsh, MD. Scriba.
Samuel Akerly, MD. Facultatis Scriba.
(L. S.)

Deutsch:

Der Ärzteverein von Stadt und Bezirk Neu-York entbietet Gruß allen, die diesen Brief lesen.

Wir, der Vorsitzende und die übrigen Mitglieder dieses Bezirks-Ärztevereins beschließen:

> den tüchtigen und hochgeachteten Herrn Samuel C. F. Hahnemann, den Begründer der Homöopathie, den sein Ruf einen Förderer der medizinisch-chirurgischen Wissenschaft nennt, und der mit den Ehrungen der freien Künste ausgezeichnet ist, zum Ehrenmitglied zu ernennen und ihm die Ermächtigung zu geben, die Vorrechte und Vergünstigungen, die den Angehörigen unserer Fakultät zustehen, überall auf der Welt unter Handschlag und Ehrenbezeigung zu genießen.

Hierüber wird diese mit Unterschrift und Siegel des Vorstandes versehene Urkunde für das verdiente Mitglied Dr. Hahnemann mit größtem Vergnügen ausgestellt.

Im Ärztehaus von Newyork, im Jahre 1833.

Daniel L. Peixotte, M. D., Vorsitzender.

Francis W. Walsh, M. D., Sekretär.
Samuel Akerly, M. D., Fakultätssekretär. (L. S.)

---

\*) Minutes of the Medical Society of the County of New-York from 1808—1878 Dr. Gurdy editor, New-York 1879.

Daß die Ernennung Hahnemanns zum Ehrenmitglied des Newyorker Ärztevereins nicht etwa in der Übereilung geschehen ist, geht wohl daraus hervor, daß in der Zeit, die zwischen dem Vorschlag des Dr. Gray und der eigentlichen Ernennung verstrich, eine regelmäßige und eine außerordentliche Versammlung abgehalten wurden. Hahnemann blieb Ehrenmitglied des Vereins, bis ihm im Jahre 1843, acht Tage nach seinem Tode, das Ehrendiplom entzogen wurde! Im Protokoll jenes Ärztevereins wird über eine Versammlung vom 10. Juli 1843 unter anderem berichtet: »Auf Antrag des Dr. Jas. R. Manley wurde dann beschlossen, daß der am 12. November 1832 gefaßte Beschluß, durch welchen Samuel F. Hahnemann aus Deutschland zum Ehrenmitglied des Vereins ernannt wurde, hiemit für ungültig erklärt wird. Der Antrag wurde mit 28 gegen 2 Stimmen angenommen.« Die Gegner des Antrages waren die Doktoren Joslin und Bowers.

Anlage 127.

### Einladung nach Köthen.

Seinem Freunde Becker-Gotha schrieb Hahnemann am 10. Mai 1833:

Sie werden, nach den bisherigen Vorgängen, mit mir einsehen, wie nöthig es wird, meine Treuen zu einer feierlichen Besprechung einmal um mich zu versammeln — auch deßhalb, um die Schafe von den Böcken zu scheiden, die unsere Kunst wieder mit dem alten, verderblichen, allöopathischen Schlendrian ihrer Bequemlichkeit halber zu verunreinigen streben. Zu dieser Absicht bitte ich Sie, beigehende Einladung Ihrem wohlthätigen Anzeiger gütigst einzufügen.

Die Anzeige lautete:

Einladung
aller meiner ächten Schüler und Nachfolger
zum 10ten August nach Cöthen,

um mit mir das Andenken an die vom höchsten Geber alles Guten der Welt verliehene Wohlthat der neuen Heilkunst, Homöopathik, zu feiern, deren treue Ausübung wahre Hülfe der kranken Menschheit bringt. Ich werde da Gelegenheit nehmen, über die letzte Vervollkommung unserer Homöopathik und ihre Reinhaltung mich mit ihnen zu besprechen, sie durch mein Beispiel zum Fortschreiten nach diesem edlen Ziele zu ermuntern und ihnen mein Herz erleichtern über Mancherlei, was noch zu dessen Erreichung Noth thut.

Cöthen, den 10. Mai 1833.

Samuel Hahnemann.

### Vermittlungs-Versuche.

† Justizkommissar F. F. Weichsel in Magdeburg an Hahnemann:

21. Juny 1833.

Bei der Gelegenheit möchte ich gern ein wenig zur Vermittelung der jetzt obwaltenden Irrungen mit den Leipziger Homöopathen beitragen. Ich habe mich persönlich davon überzeugt, daß dieselben höchst dankbar und hochachtungsvoll für E. Wohlgeb. gestimmt sind.

Nur Mißverständnisse können hier durch Andere herbeigeführt seyn, die sich augenblicklich ausgleichen würden, wenn jene Ihnen wahrlich innigst ergebenen Anhänger hoffen dürften, daß sie von Ihnen nicht unfreundlich zurückgewiesen würden. Möchten E. Wohlgeboren doch ja meinen dringenden Wunsch nicht ganz unberücksichtigt lassen, daß es ja in jeder Hinsicht verhindert werde, daß eine Spaltung (über weniger wesentliche, vielleicht bloß falsch berichtete Dinge) entstehe. Dieß würde nur im höchsten Grade nachtheilig für das große Werk Ihrer Reform seyn. Sie können es nur allein verhindern, daß dadurch den Feinden die Waffen in die Hände gegeben werden, die dieselben nur zu geschickt benutzen würden! —
... Außerdem verbreitet man auch jetzt, wie ich höre, unter der Hand das Gerücht, Ew. Wohlgeboren hätten sich nachtheilig über Rummel (den neuen homöopathischen Arzt für Magdeburg. D. V.) erklärt. Da nun solches bestimmt nicht der Fall ist, wie ich aus früheren Äußerungen von Ew. Wohlgeb. in Beziehung auf Rummel mit Bestimmtheit annehmen kann, so würde es zur Förderung der guten Sache gewiß sehr gut seyn, wenn Sie zugleich in jenem Brief (mit der Zurückweisung der Lüge einer allöop. Behandlung H's. D. V.) etwas zum Vortheil Rummels mit einfließen lassen wollten ...

---

Dr. Grießelich an Hahnemann:

† Karlsruhe, dermalen Lichtenthal bei Baden am 23. Juli 1833.

Möge der 10. August durch Sie ein Tag werden, der über die ganze Schöpfung, die Ihnen das Leben verdankt, sein mildes, segensreiches Licht hinwirft! Möge er das Band des Vertrauens und der Eintracht womöglich wieder fest schließen, ohne welches das noch kleine Volk der Ihnen Angehörigen im großen Kampfe um eine gute Sache untergeht!

Mit tiefem Bedauern sind wir bei uns den Anfeindungen gefolgt, die Sie erdulden mußten, von denen, die Ihnen Alles verdankten, die Ihnen nichts wiedergeben konnten als Dankbarkeit! Wohlan denn, hochgeehrter Mann, vollbringen Sie das letzte, vielleicht schwerste Werk — seyen Sie den Abtrünnigen ein milder Richter, bieten Sie, um sie noch tiefer zu beschämen, die Hand, damit Friede im Lager entstehe! Feyern Sie dann den glänzendsten Triumph, indem Sie, unbekümmert um die Widersacher Ihrer heilbringenden Lehre, die sogenannten Freunde derselben, besiegen! — Nehmen Sie diese Worte, die aus einem versöhnlichen Herzen entspringen, als Worte eines treuen, redlichen Herzens auf und legen Sie der Minerva das Kleid des Friedens an — tragen Sie Ölzweige, wenn jene Ihnen eine Dornenkrone bereiten!

Fast ein halbes Jahrhundert bin ich jünger als Sie und dennoch wage ich es, Ihnen solches zu sprechen; ich wage es deshalb, weil ich für Sie alles wage, selbst auf die Gefahr hin, Ihnen zu mißfallen. Ich kenne keinen anderen Wunsch, als Ihr Wohlergehen, als Achtung für Sie von allen Seiten her. Denn wer hat in seinem Fache der Menschheit unter größeren Opfern größere Dienste geleistet, als gerade Sie? und was war der Dank? ...

---

Dr. Stüler-Berlin schreibt an Hahnemann am 28. Juli 1833:

† Hochverehrter Herr Hofrath und Meister!

Ich kann unmöglich den bedeutungsvollen August herbeikommen lassen, ohne vorher gegen Sie die Freude auszusprechen, welche die von Ihnen ergangene, eines großen Sinnes so würdige Einladung an alle Ihre Schüler und Anhänger in so hohem Grade in mir, wie in allen Ihren Verehrern in Berlin geweckt hat, und welche ich so sehr von ganzem Herzen im voraus von dem Genuß empfinde, der meiner bey dieser Gelegenheit nach so langer Zeit wieder wartet. Es sind der Mittheilungen so viel und so wichtige, welche wir vielleicht gegenseitig einander zu machen haben ...

---

## Gedanken über eine homöopathische Ärzte-Organisation.

Am 4. Juni 1833 schrieb Dr. Theodor Lutterbeck in Münster in Westfalen einen Vortrag nieder, den er zur Begutachtung an Hahnemann schickte, damit dann

Herr von Bönninghausen im Auftrag und als Vertreter der beiden homöopathischen Ärzte in Münster, Paul Fürsting und Th. Lutterbeck, den Vortrag am 10. August beim Homöopathen-Concilium in Köthen verlesen solle, falls Hahnemann damit einverstanden sei.

Einleitend sagt Lutterbeck, daß er und sein Kollege, nachdem sie, 60jährig, 37 Jahre lang den alten bodenlosen Schlendrian je länger, je ängstlicher und unsicherer ausgeübt hatten, seit 4 Jahren mit Stolz von Bönninghausen ihren Meister nennen. Dann fährt er fort:

÷ In der jungen großen Kunst sind freilich noch Punkte dunkel und unbestimmt, die Hülfe in ganz seltenen Fällen, als Brustkrebs, Fallsucht, wobei jedoch die alte Schule fast gar nichts vermag, oft noch unzureichend, und solche müssen durch künftige Erfahrungen und Versuche an Gesunden und Kranken entschieden und vervollständigt werden; aber nicht der einzelne aufgeblasene Lehrling sollte jeden Einfall gleich als ausgemachte Wahrheit auszuposaunen, die neue Kunst zu verkleinern und unbillig zu lästern, sich anmaßen und dadurch oft die Anfänger und das Publikum irre zu leiten suchen, vielmehr seine vermeinte Erfindung, die doch gegen die große und vielseitige Entdeckung immer nur klein seyn kann, seine allenfalsige Ansicht bescheiden, dem scharfsinnigen Großmeister zur Erprobung vorlegen, so lange für uns die Vorsehung ihn noch leben läßt, der demnach das Resultat seiner Prüfung, wie es mit der Wiederholung der Gaben jüngst, so belehrend, d. h. durch Hinzufügung der Bedingungen, so vervollständigt, der Fall war, und noch in andern Umständen zu erwarten seyn dürfte, willig allen seinen Anhängern mittheilt.

Indeß mag es ein Glück seyn, daß bereits jetzt schon Ketzereien, so sehr sie auch den ehrwürdigen Greis kränken müssen, laut geworden sind, zum Zeichen, daß nach dem Ableben eines großen Mannes noch mehre homöopathische Charlatans, Pseudo-Bastard-Halbhomöopathen, erfahrungs- mithin grundlose Schwärmgeister, sog. philosophische Falschmünzer und Ketzer unter uns auftreten werden. Eben dieß könnte die Veranlaßung werden, daß der noch unter uns wandelnde kraftvolle erfinderische Greis Bedacht nimmt, eine Anstalt zu treffen, diesem Wirrwarr ferner vorzubeugen, der Neuerungssucht unruhiger eitler Menschen Schranken zu setzen, der homöopathischen Heilkunst und ihrem zu bildenden brüderlichen Verein möglichst auf die Dauer Verfassung, Anhalt, Einheit, Mittelpunkt, kurz Stabilität zu verschaffen, und zwar — meiner Meinung gemäß, die ich als Einfall, ein Schärflein, das der Vervollständigung sehr bedarf, der Prüfung Erfahrener vorlegen möchte — eine Art katholischer Kirchenanstalt, wie ich sie kurz bezeichnen möchte.*) Schon die Profangeschichte hat uns, zumal in unsern Tagen, augenfällig belehrt, daß keine Gesellschaft ohne monarchisches, aristokratisches und demokratisches, ohne Stabilitäts- und Beweglichkeits-Prinzip, wie z. B. kein Staat ohne König, Ober- und Unterhaus, so auch keine wissenschaftliche Schule ohne Haupt, Meister, Gesellen und Lehrlinge, lange bestehen kann. Auch hat man bekanntlich im Alterthume die Anekdote, daß wie Aristoteles, betagt, dem Tode nicht ferne schien, seine Schüler an das Krankenbett getreten seyen, ihn fragend, wer nach ihm seinen Catheder besteigen sollte; darauf der griechische Weltweise Lesbischen und Chios Wein gefordert, beide nacheinander gekostet habe unter der Äußerung: »Der Lesbische Wein schmeckt gut, der Wein von Chios schmeckt gut; aber der von Lesbos schmeckt besser,« woraus dann die Schüler geschlossen hätten, daß der Meister seinen von Lesbos gebürtigen Jünger als den in seine Lehre tiefst eingedrungenen zum Nachfolger in seiner gestifteten Schule gewählt habe. So sorge doch Hahnemann nach seinem Tode auch für ein Haupt seiner Schule! — Der große Entdecker dieser neuen Wissenschaft und Kunst, der wohlthätige Stifter der homöopathischen Schule müßte dem zufolge gerade auf diesem Concilium aus seinen Schülern, die er als am tiefsten in seinen Geist eingedrungene erkennt, einen Nachfolger, Stellvertreter und mehre Mitapostel feierlich erwählen, damit dieser Hahnemann II doch neben dem ihm beigesellten Rathscollegium, in dessen Beratung er jedoch die entscheidende Stimme hat, mithin kraftvoll durchgreifen kann, nach des Stifters Abscheiden, was der gütige Himmel noch lange verschieben wolle, Statt und Namens des hohen Stifters in der homöopathischen Brüderschaft, Innung, Schule, kirchliche Ordnung übe; daß er z..B. Verfassungs- & zeitgemäße Polizei-Gesetze feststelle und handhabe, unter den Mitgliedern

---

*) Im Begleitschreiben sagt Lutterbeck: »Freilich sind es zum Theil Gedankensprünge aus dem katholischen Gesichtspunkt; die gute Absicht und den Eifer für die Sache wenigstens, werden Sie aber nicht verkennen.«

Streitigkeiten schlichte; sie unter andern zur gewissenhaften Anfertigung der Krankengeschichten anhalte; Aufgaben zur Untersuchung von Mitteln oder deren Symptomen-Vervollständigung von Zeit zu Zeit ertheile; um Rath fragenden homöopathischen Ärzten willig antworte; Fehlende zurechtweise; ihnen im Streite mit Allöopathen Beistand verschaffe; auf Verlangen Prüfungen von Candidaten über Homöopathie veranstalte, bis homöopathische Ärzte in Staatsämter getreten seyn werden, und Empfehlungen in dieser Hinsicht ausstelle; in Landschaften Meister zum Aufseher und Mittelpunkt der dortigen Homöopathen, zur Correspondenz (gleichsam Bischöfe) aussersehe; noch vielmehr aber jede vermeintliche Erfindung in homöopathischer Hinsicht in Gemeinschaft erfahrner Meister mit meisterlicher Schärfe prüfe, und das Resultat als erprobt und glaubwürdig bekannt mache, im Gegensatze daß in allöopathischen Flugblättern seit mehren Decennien, heut dieses Gift, morgen jenes, als Wunderarznei zum offenbaren Schaden der Menschheit — jeder Laffe anpreiset; halsstarrige Ketzer und Irrlehrer und überwiesene den Namen Homöopathie misbrauchende Betrüger aus der Brüderschaft öffentlich ausschließe, damit einerseits die Lehre rein bleibe, anderseits die edle Kunst nicht am Ende gebrandmarkt werde, und das Publikum wisse, woran es sich nicht zu halten habe; zur nöthigen gemeinsamen Berathung des Wohls der homöopathischen Schule ein Concilium ausschreibe; — ferner nach dem Beispiele des Stifters — in Weltepidemien sich die Krankheitsbilder schleunigst verschaffe, selbe und die von Meistern nach sorgfältigem Vergleiche derselben mit Versuchen der Mittel an Gesunden ausgefundenen und vorgeschlagenen Arzneimittel oder die durch die Erfahrung an Kranken bestätigten und ihm bekannt gewordenen Mittel — baldigst nach allen Weltrichtungen — den Mitgliedern, besonders den Anfängern mittheile; kurz allen Vortheil der homöopathischen Gesellschaft zu- und jeden Schaden davon abwendend, das Centrum unitatis (den Einheits-Mittelpunkt. D. V.) ausmache . . .

Hahnemann bemerkt hierzu:

»seinen Aufsatz gebilligt im Briefe an Bönninghausen.«

---

Die Geschichte des ganzen Streites zusammenfassend,

schreibt Hahnemann an Hering in Philadelphia*):

Herrn Dr. Hering, Präsident der Hahnemann'schen Gesellschaft in Philadelphia.

Lieber, guter Hering!

Glück zu in dem Lande der Freiheit, alles Gute ungehindert thun zu können! Da sind Sie in Ihrem Elemente. Sie für unsere wohlthätige Kunst anzufeuern fällt mir nicht ein; das hieße Öl ins Feuer gießen. Zurückhalten sollte man Sie, daß Sie sich selbst nicht schadeten, und auf Schonung Ihrer Gesundheit Bedacht nehmen, die allen wahren Freunden der Homöopathik theuer ist. — Sie werden, wenn Ihnen Kopp's Buch und die Allgemeine homöopathische Zeitung zu Gesicht kömmt, mit Bedauern gelesen haben, mit welcher absprechenden Frechheit man angefangen hat, ein Gemisch von allöopathischen Unthaten mit etwas oberflächlicher Homöopathik, weit über die reine Homöopathik hinaus zu setzen, und diese für unvollständig und dürftig zum Heilen zu verschreien. In Leipzig war Moriz Müller das Haupt dieser Sekte, und fast alle Mitglieder des dasigen homöopathischen Vereins (der sich zum Centralverein zu constituiren strebt, über alle deutsche Vereine), nehmen Theil an dieser Richtung. Schon zweimal von Jahr zu Jahr hatte ich sie väterlich und kräftig in einem Hirtenbriefe gewarnt privatim; aber sie trieben ihr Unwesen ungescheut fort und sie hätten gewiß auch die angekündigte homöopathische Klinik mit dieser Gräuel betrieben, hätte ich Ihnen nicht im Leipziger Tageblatte den Kopf gewaschen (3. November). Da schrien sie, ich hätte sie in ihrem Rechte, selbständig zu handlen, beschränken wollen, und habe Unrecht in der Befürchtung gehabt, daß sie anders als rein homöopathisch im Krankenhaus verfahren würden; daß sie ganz lauter hätten drin handeln wollen, verstünde sich von selbst.

---

*) Nach einer Abschrift des Originals, das im Besitze von Dr. Dudgeon-London war. D.V.

Sie dürfen aber nur M. Müller's Erklärung im Archiv Band 13, 1. Heft, Seite 104 lesen (was Stapf ohne widerlegende Anmerkung gar nicht hätte drucken lassen sollen) und zu dem im ersten Hefte der Jahrbücher der homöopathischen Heil- und Lehranstalt 1833, Seite 19 und 25, um deutlich inne zu werden, daß es sogar M. Müller's Plan geständiger Maßen war, allöopathisch drin zu verfahren, was also auch gewiß zum Scandal vor aller Welt und zur Verdächtigung und Beschimpfung unserer Kunst geschehen sein würde, hätte ich da nicht am 3. November mit meinem Donnerkeil drein geschlagen.

Zu ihrer Verteidigung trat ein Dr. Kretschmar auf, den ich heimführte; darauf folgten ihm M. Müller und Rummel, die keck und öffentlich behaupteten, daß zu Heilungen, Aderlaß und Blutegel usw. unerläßlich wären, nach ihren Erfahrungen. Ich hätte (was ich nicht that) antworten können, daß ihr Mangel an homöopathischem Wissen keinen Maßstab für wirkliche Homöopathik geben könne, da sie viele ungeheilt ließen und ins Grab schickten, die ächte Homöopathik heile. Der ganze Leipziger Verein trat auf Müllers Seite, und sie drohten mir mit offener Feindschaft. Ich ließ sie aber ihre falschen Lehren, die sie Eklekticisma nennen, in der Allgemeinen homöopathischen Zeitung auskramen, wodurch sie sich ein öffentliches Schandmal setzten und die Verachtung der ächten Jünger sich zuzogen, was mir genug war.

Indeß habe ich in der fünften Ausgabe des Organon ihr Beginnen gehörig gewürdigt. Dießer Scandal hat mir aber viel Kränkung verursacht. Den 10. August hatte ich etliche 20 der besten Jünger bei mir aus allen Gegenden (auch unser Bönninghausen war da) und alle kamen aufs Neue darin überein, daß der wahre Homöopathiker nächst der Darreichung eines einfachen, sorgfältig homöopathisch gewählten Mittels für den genau ausgeforschten Krankheitszustand, alle Palliative und jede Art von Schwächung des Kranken, jede Aufreitzung durch sogenannte Stärkungsmittel, und alle äußeren Schmerzmittel vermeide. Gott stärke Sie zu Ihren wohlthätigen Bemühungen. Ich bitte um Ihre fernere Freundschaft und Liebe

Ihr treuer
Sam. Hahnemann.

Cöthen, den 13ten September 1833.

## Anlage 128.

## Hahnemanns Versöhnungsversuch bei Kretzschmar.

Dr. Kretzschmar-Belzig schrieb am 12. April 1834 an Dr. Moritz Müller (siehe dessen Werkchen »Zur Geschichte der Homöopathie« S. 86):

Denken Sie, ich bekomme auf einmal folgenden Brief von Hahnemann, datirt »Köthen, den 19. März 1834«.

»Lieber Herr College!

»Aus Ihrer schönen Abhandlung: Welchen Nutzen gewährt die Homöopathie dem Menschengeschlechte? habe ich Sie erst als einen Kenner und Schätzer unsrer neuen Heilkunst und zugleich (was in meinen Augen noch viel mehr werth ist) als einen Menschenfreund erkannt. Daher bitte ich Sie wegen meiner damaligen öffentlichen Vermuthung des Gegentheils hiermit um Verzeihung, Sie und alle gute Menschen hochachtend

Samuel Hahnemann.«

Denken Sie mein Erstaunen. Sollte das Spaß oder Ernst sein? Ich bin für Hahnemann unbedeutend — wozu jetzt diese Erklärung nach so langer Zeit? — Ich kann den Mann lieb haben, weil er unter allen Verhältnissen muthig seinen Gang fortging; aber vertrauen kann ich ihm nicht. Wehmüthig ergriffen schrieb ich ihm folgende Antwort:

»Sehr Hochgeehrter Herr College!

»Ihr liebes Briefchen, so schmeichelhaft für mich, hat mich mit der tiefsten Wehmuth erfüllt. Meinem Geiste flog rasch die Zeit noch einmal vorüber, wie sie war und jetzt ist, und schmerzlich zurückschauend, erkannte er wohl, was sie hätte sein können und sollen.

Sie ist dahin, die schöne Zeit und mit ihr der Friede, die Eintracht — sie kehren nicht wieder.

Noch schmerzlicher war mir's, dass ein hochbejahter, hochverehrter Mann mir gleichsam etwas abzubitten hätte. Warum mußte es dahin kommen?

Meine Absicht war redlich. Unbekannt mit allen Streitenden, glaubte ich einige Worte zur Vermittelung sagen zu können. Groß, der redliche, seinen Lehrer liebende Groß, warnte mich wohl. Ich wollte ihm nicht glauben. Mein Gewissen trieb mich, zu sagen, was ich für Wahrheit hielt — und ich glaube noch daran.

Warum muß eine Verschiedenheit der Meinungen Streit in der Wissenschaft erregen? Müssen darum gleichsam Parteien entstehen? Kann man nicht mit Ruhe andere Meinungen anhören und sie mit einander und den seinigen auszugleichen suchen? Muß nicht die Wissenschaft dadurch gewinnen? Muß ein solcher ernstwissenschaftlicher Streit nicht näher zur Wahrheit führen?

Es ist ja kein Streit um die Güter der Erde — Geisteswehen sind's zur Gebärung der Wahrheit — das müsste nie in's Gemeine hinabsinken.

Unglückseligster Streit — dreimal unglückselig, welcher die fünfte Auflage des Organons hervorrufen mußte. O, wäre sie nie erschienen! — Der Pfeil kann tödten — der Getroffene wird endlich begraben — das Wort aber pflanzt sich lebendig fort von Ohr zu Ohr und die Geschichte macht es unsterblich.

Welche Reactionen daraus hervorgegangen sind und hervorgehen mögen — der Angriff war zu hart, zu ungestüm! — Die Wahrheitsuchenden wird man überall verfolgen, aber muthig mag jeder seinen Weg weiter gehen; denn jeden hat Gott auf seinen Posten hingestellt.

Haben Sie herzlichen Dank für Ihr liebes Briefchen. Ich habe Ihnen nichts zu vergeben, vielleicht ist der Fall wohl gar umgekehrt. Aber glauben Sie mir, dass ich immerfort Ihre Verdienste um die Wissenschaft hochschätzen werde.

Kretzschmar.«

## Anlage 129.

### Die Geschichte des Zwistes innerhalb der Homöopathie, von Hahnemann an Bönninghausen berichtet.

† (Brief ohne Zeitangabe, vermutlich Ende 1833.)

Recht klug kann Rummel die kaum vermeidbaren Unvollkommenheiten Ihres doch so nützlichen Repertoriums aufzählen; aber wenn Ihr's besser kennt, Ihr neunmal klugen Buben, warum macht denn Ihr kein besseres?

So werden Sie auch die niedliche, sogenannte Recension meines Organons, vermuthlich von Hartmann, in der Allg. homöop. Zeitung, gelesen haben. Es muß Ihnen unerklärlich bleiben, wie man aus Leipzig in einem solchen wegwerfenden Tone von mir und meiner Arbeit schreiben konnte, wenn Sie den Zusammenhang der Intrigue nicht kennen. (Am freudigen 10. August vermied ich so unangenehme Dinge zu berühren.)

Schon vor 4 Jahren hatte ich in einer Art freundlich eindringlichen Hirtenbriefs an den Leipziger Verein meinen Unwillen über das leichtfertige und verbrecherische Benehmen Einiger, allöopathisch und homöopathisch die Kranken zum Skandale unserer Kunst zu behandeln, zu erkennen gegeben. Ich merkte aber nicht, daß sich die eigenmächtigen, prahlerisch sich für die vorzüglichsten aller Homöopathen ausgebenden Buben nach meiner ernstlichen Warnung gerichtet hätten. Meine Zurechtweisung nannte aber keinen Namen, um sie im stillen auf den rechten Weg zu weisen. Aber, wie gesagt, vergeblich. Denn Moriz Müller, der Anführer, hatte den sonst gutmüthigen und talentvollen Haubold dazu verführt, nicht nur jeden, der's wollte und bezahlte, mit allöopathischen Rezepten, Aderlässen, Blutegeln, Ziehpflastern, Brech- u. Abführungsmitteln zu behandeln, sondern auch in ihren angeblich homöopathischen Curen dergleichen Mißhandlungen einzuflechten. Der sich an Müller, des lieben Brodes wegen, anschmiegende Hartmann trieb auf Anleitung Müllers eine gleiche Bastard-Homöopathik und dieses Kleeblatt hielt zusammen. Dabei wußte sich Müller bei allen Gliedern des Vereins in solches Ansehen zu setzen, daß keiner über diese Unthaten muckte. Er war und blieb bei allen Angelegenheiten des Vereins der Befehlende, der Ton-Angeber. Alle waren seine Dutzbrüder. Es war daher erklärlich, warum man nicht auf meine Zurechtweisungen hörte. Auch die Bessern ließen sich verleiten, mitunter allöopathisch zu verfahren, so wie z. B. sogar Rummel sehr entrüstet über meinen Hirtenbrief gewesen war — er, der z. B. in der Badezeit zu Lauchstädt alle Nachmittage die in dem Eisenwasser Badenden zugleich homöopathisch behandelte, Gewinnes halber.

Als nun dieses allöopathisch-homöopathische Unwesen nicht nachließ, schickte ich vor 2 Jahren an Stapf für sein Archiv Monita, worin dieses Unwesen, doch ohne Nennung von Namen nochmals scharf gerügt ward. Nur Hartmann war darin genannt, und ihm seine Popularisirung unsrer Kunst und andere ärztliche Ungebührnisse vorgeworfen. Stapf versprachs ins Archiv aufzunehmen, hielt aber sein Wort nicht, sondern brachte diese Monita mit nach Leipzig zum 10. August und las sie allen den Herren vor. Die zweite Warnung also, die ich an sie hatte ergehen lassen! Nachdem sie nun Alle dieses mit angehört hatten, schreien sie alle uno ore: Nein, das darf nicht gedruckt werden! Hartmann aber schrieb drauf an mich eine (niedrige) fußfällige Bitte: ich möchte das von ihm doch ja nicht drucken lassen und möchte Mitleiden mit seiner Frau und Kindern haben. Ich ließ es nicht drucken — aber zum zweiten Male war doch nun nicht nur er, sondern auch die andern Sünder gewarnt. Doch wie der Erfolg lehrte, ganz vergeblich.

Zügellos setzten jene drei ihr allöopathisch-homöopathisches Curwesen fort, ja sie trösteten sogar die Anverwandten derer, deren Familienglied sie durch diese leichtfertigen gewissenlosen Mißhandlungen in die andre Welt geschickt hatten, damit, daß an dem selig Verstorbnen alles Mögliche von ihnen gethan worden sei, alles, was die Homöopathik vermöge, sammt dem, was die alte Heilkunst imstande sei auszurichten; denn auch die bisherige alte Heilkunst hätten sie in ihrer Gewalt, ohne welche die neue, junge, noch unvollkommne Kunst viel zu ohnmächtig sei, etwas Tüchtiges bei Krankheiten auszurichten.

So ward von den Buben Müller, Hartmann und Haubold das Ansehen und die Ehre unserer Kunst in Leipzig und von Rummel in Merseburg mit Füßen getreten, und dennoch brüsten sie sich als die vorzüglichsten Kenner der Homöopathik selbst bei den reisenden fremden Ärzten. Da sie aber dieß nur in ihrer Praxis, zu ihrer alleinigen Unehre treiben, so überließ ich sie ihrem eigenen Gewissen. Als aber Müller sich zum Direktor der zu eröffnenden neuen homöopathischen Heilanstalt aufwarf, (siehe Anlage 135. D. V.) und ich sichre Kunde erhielt, daß er beabsichtige, mit Hartmann und Haubold auch allöopathisch zugleich darin mit zu kuriren (was sich auch nachgehends bestätigte, wie Sie im ersten Hefte der Jahrbücher Seite 19 und 25 gedruckt von Müller lesen), da entbrannte mein Unmuth, und ich ließ im Leipziger Tageblatte beiliegende catilinaria ertönen, doch ohne die bösen Buben mit Namen zu nennen und bloß im Leipziger Tageblatte, um bloß Leipzig aufmerksam zu machen und ihrer vor dem großen Publikum zu schonen.

Doch was geschah? Sie durften sich nun freilich nicht unterstehen, nach Müllers laut und schriftlich erklärtem Vorhaben, in der homöopathischen Kranken-Anstalt, die doch den großen Beweiß von der Unübertrefflichkeit der Homöopathik im Heilen beurkunden sollte, Ader zu lassen, Blutigel zu setzen, zu Brechen und Laxiren zu geben usw., wie Sie auch aus dem Jahrbuche ersehen, so dürftig auch übrigens die ärztliche Behandlung darin ausfiel — aber nun ward ihr Zorn gegen mich laut. Müller setzte (um sich auch vor dem großen Publikum zu blamiren) mit Unterschrift des ganzen, ihm sklavisch gehorchenden Vereins in die Leipziger Zeitung eine offene Auflehnung gegen mich ein: »Das Reich der Wissenschaften sei frei, sie könnten nach Gutdünken handeln.« Dabei blieb's aber nicht. Der ganze Verein trat gegen mich auf — keinen ausgenommen — und erklärten mir in Briefen ihren Zorn, daß ich ihren großen Müller (den ich doch so wenig als Hartmann und Haubold genannt hatte) beleidigt habe. Zugleich ward Kretzschmar in Belzig veranlaßt, (ich weiß nicht, von wem, aber er hat keine Bekanntschaft mit dem Verein, außer mit Dr. Groß, seinem intimen Freunde) — jene bekannte Vertheidigung allöopathischen Verfahrens in homöopathischen Curen in der Allgem. hom. Zeitung zu schreiben, und Hartmann und Rummel ließen sich dabei auch in allöopathischem Sinne vernehmen, mir zur Kränkung.

Niemand aber versündigte sich da unter Allen mehr an mir, als der, um den ich mich auf 1000 Art verdient gemacht, dem ich in seinen Curen stets beiräthig gewesen und dem ich als einem Liebling zu Brod, Vermögen und Ansehen verholfen hatte, niemand, sage ich, mehr als Dr. Groß. Um seinen Zorn an mir auszulassen, darüber, daß ich den Duzbruder und Antesignanus aller Homöopathen angetastet, schrieb er mir einen Brief, worin ein langer

Auszug eines angeblichen Briefs von einem angeblich sehr billigen Beurtheiler meines Unterfangens in sehr harten Ausdrücken lag, wozu er setzte, daß dieß der gelindeste Beurtheiler sei, alle übrigen wären aber noch ganz wüthender gegen mich aufgebracht — er selbst wisse nicht, was ich überhaupt wolle, da doch in der That sehr wenig an der Homöopathik sei — denn auch ich hätte eine Anverwandte von ihm, durch mich lange (in der Entfernung) behandelte Epileptische nicht heilen können, und eben liege seine Tochter da im Sterben, an der er alles Homöopathische vergeblich versucht habe und gab mir so bitter zu verstehen, daß an der ganzen Homöopathik nichts sei. Er wolle aber doch noch mir zur Seite stehen gegen das Heer von Feinden, die ich mir durch Antastung des großen Dr. M. Müllers zugezogen habe. Hierauf antwortete ich ihm: »Daß die Nichtsnützigkeit der Homöopathik wohl auch daran Schuld wäre, daß wie ich aus allem in seinem Briefe sähe, er seine Tochter mit zu schneller Aufeinander-Folge von Arzneyen überreizt und sie so an den Rand des Grabes gebracht habe, da er sie doch mit Weglassung aller Arzney durch einige langsame, mesmerische Striche hätte retten können; überdieß brauche er sich nicht zu bemühen, auf meine Seite gegen das sogenannte Heer mir zugezogner Feinde zu treten, da ich ganz allein recht behaglich stünde.« (N. B. ich hatte ihm zugleich alle die Akten in dem Streite zur Beurtheilung und zu meiner Rechtfertigung beigelegt, da ich ihn für meinen Freund hielt, aber unangerührt waren sie bei seinem Briefe von ihm mir wieder zurückgeschickt.)

Betroffen hatte er seiner Tochter nach meiner Andeutung die mesmerischen Striche gegeben und sie mit Arznei verschont, und sie genaß; ich aber schickte seinen nun erfolgenden dicken Brief uneröffnet an ihn wieder zurück, zum Zeichen, daß ich nie wieder etwas mit ihm, dem Undankbaren, zu thun haben wolle.

Hierauf bezieht sich, was Hartmann in seiner sogenannten Recension meines Organons klatschhaft anführt etc. So behandeln mich die Undankbaren! Den Dr. Haubold glaube ich seitdem wieder auf guten Weg gebracht zu haben.

Ich weiß, Sie nehmen freundschaftlichen Antheil an den Schicksalen Ihres S. H. Aequam memento rebus in asperis servare mentem! (Denke daran, in schwieriger Lage den Gleichmut zu bewahren. D. V.) ....

Um den biedern Dr. Weihe ist's sehr schade, so wie um Hornburg in Leipzig, der sich nie mit Allöopathie besudelte, welcher vor einigen Tagen gestorben ist...

---

† Cöthen, den 22. Mai 1835.

. Was hat denn nun (gegenüber Bönninghausen. D. V.) so ein Rummel für ein so großes Verdienst um unsere Kunst, daß er sich als Kritiker so viel herausnimmt? Hat er auch nur öffentlich laut werden lassen, daß er die Vorurtheile gegen reine Homöopathik wieder zurückgenommen, die er aus Ignoranz in seinem Buche (Licht- und Schattenseiten) ehedem mit vieler Anmaßung aufgestellt hatte? Auch ihm ist das Vornehmthun, wie manchem andern sogenannten Schüler so ganz eigen, ob er gleich, wie er noch in Merseburg war, viel und mancherlei allöopathisch in seiner Praxis allöopathisirte, auch bei dem Streite mit dem Halbhomöopathen Kretzschmar in der Allgem. homöop. Ztg. sich für die Blutlasser öffentlich erklärte. Jezt in Magdeburg darf er das nun freilich nicht mehr. Sein Gönner, der ihn auch nach Magdeburg zog, der vortreffliche Jurist und große Kenner der ächten Homöopathik, Justizkommissarius Weichsel, ists, der ihn im Zaume hält...

Treffend gehn Sie in meine Überzeugung ein durch Ihre Äußerung: »Wenn der Homöopath nicht rein ist, so achte ich ihn noch geringer als den Allöopath.« Ich sage: noch weit geringer; ich verabscheue ihn wie einen Advokaten, der sich auch mit der Gegenparthei, verrätherischer Weise, versteht.....

Mit Groß bin ich völlig ausgesöhnt und unser ehemaliges gutes Verhältniß ist gänzlich wieder hergestellt. Sie sehn es aus seinem Glückwunsche, den er mir zu meiner Vermählung anonym (aber unter dem Postzeichen »Jüterbogk 24. Jan.«) zuschickte, des Inhalts:

> So eben sagt die Zeitung mir:
> »Am achtzehnten des Jänner
> Vermählte sich in Cöthen hier
> — hört, hört! — der Mann der Männer,
> Herr Hofrath Dr. Hahnemann,
> der achtzig Jahr fast nichts ersann
> Als Heil für seine Brüder!

Heil uns! den herrlichsten Beweis
Der Wahrheit Deiner Worte
Führst Du uns jezt, Du Jubelgreis;
Denn statt der dunkeln Pforte
zu Pluto's Reiche winket nur
Dir Hymens Chorus, u. die Spur
der Zeit berührt dich nimmer.

Wer achtzig Jahre fast durchlebt
Im Schaffen, Wirken, Denken
Und sich voll Jugendkraft bestrebt,
Der Nachwelt noch zu schenken
Des Geistes Erben und des Ruhms,
Verdient des Erdenbürgerthums
Gar seltne goldne Krone.

O mögest Du noch manches Jahr
In Deiner Kraft hier weilen ,
Und selbst im schönen Silberhaar
Des Alters Loos nie theilen!
Der treuen Gattin Liebe sei
Die Bürgin für des Lebens Mai,
Dem Du Dich wieder näherst.

Ich dächte, man könnte nichts Freundschaftlicheres haben; auch habe ich ihm herzlich geantwortet. . . .

---

Der Briefwechsel zwischen

### Rummel und Hahnemann

hatte mit einem Geburtstags-Glückwunsch an Hahnemann am 10. April 1832 abgebrochen. Er wird wieder aufgenommen, zwei Jahre später, durch folgenden Brief:

† Magdeburg, den 16. 4. 34.

Sehr verehrter Lehrer und Freund!

Ihr Brief hatte so viel Wohlthuendes für mich, da Sie bei Ihren vielen Geschäften dem Neuversöhnten, aber immer Treuen einige Zeilen und einige Minuten Ihrer köstlichen Zeit widmeten. Wahrlich ein Zeichen, daß wir uns verstehen, und auf dem Wege der Wahrheit beide fortan vereint wandeln werden.
Desto mehr schmerzt es mich, noch nicht alle in dem erneuten Bunde zu sehen. Ich schweige von M. Müller, da ich später noch hoffe, Sie von seiner Verehrung gegen Sie und der Reinheit seiner Motive zu überzeugen. Vor allem liegt mir unser guter Groß am Herzen; er hat mir auch vor wenig Tagen geschrieben und sich der schnellen Versöhnung erfreut. Was Schweikert bei mir gelungen, muß mir nun auch bei Groß gelingen. Ich halte daher die meinen erdrückenden Geschäften abgenommenen Stunden für am besten angewandt, wenn ich mich mit Ihnen, verehrter Freund, darüber unterhalte. Groß schreibt mir, daß Sie den Brief lesen müßten, der noch uneröffnet in seinen Händen sei, den er so von Ihnen zurück erhielt. Ich werde ihn mir schicken lassen, um denselben Ihnen mitzutheilen. So hoffe ich, wird sich eine gute Gelegenheit finden lassen, daß Sie ihn beantworten. Gewiß, Sie bieten die Hand, die er kindlich froh ergreifen wird, die er aber nicht erfassen darf, ehe Sie sie nicht Friede und Freundschaft bietend ausstrecken! Gewiß! . . . . . . . . . .

Hahnemann antwortet darauf, 23. Mai 1834:

† Sollte es sich fügen, daß ich einmal mit Groß persönlich zusammenkäme, so würde sich alles eher ausgleichen als durch Lesung seines Briefes. Indeß sehe ich aus Allem Ihr versöhnliches Herz. . . .

## Anlage 130.

### Die Isopathie.

Die Isopathie ist eine Heilweise, bei der Krankheiten mit dem eigenen Krankheitsprodukte in hochverdünnter Form behandelt werden, also Tuberkulose mit Tuberculin, Syphilis mit Syphilin, Milzbrand mit Anthracin usw. Statt Ähnliches mit Ähnlichem (Similia similibus) wird also Gleiches mit Gleichem (Aequalia aequalibus) behandelt. Der Vater dieser Isopathie war der Leipziger Tierarzt M. Lux. Nur wenige homöopathische Ärzte, darunter Constantin Hering-Philadelphia und Groß-Jüterbogk, haben praktischen Gebrauch von ihr gemacht, Hahnemann selbst hat sie entschieden abgelehnt.

---

Hahnemann an von Bönninghausen (Ende 1833):

† Mit Ihrer Ansicht des blinden Gebrauchs sogenannter isopathischer und andrer ungeprüfter Mittel bin ich völlig einverstanden, und es kann nicht genug dagegen protestirt werden. . . . .

Das Mißtrauen Hahnemanns gegen Lux hatte sich übrigens früher schon gezeigt. Lux war zugleich auch der Vater der homöopathischen Tierheilkunst. Er hatte im Jahre 1832 an Hahnemann geschrieben:

† Leipzig, den 14. Oktober 1832.

. . . Ich bitte um die Erlaubniß, das erste Heft meiner homöopathischen Heilungen der Thierkrankheiten Ihnen ergebenst dediciren zu dürfen, um bey dem Eintritte sogleich öffentlich sagen zu können, daß auch Sie die kolossale Scheidewand zwischen der Menschen- und Thierheilkunde niedergestürzt, und eine einfachere und vernünftigere Heilung der Thiere geschaffen haben. Hoffentlich werden Ihnen die Thierärzte weniger Verdruß machen, und bald Ihr Geisteskind Hand in Hand mit den Menschenärzten nach allen Zonen befördern. . . . . .

Zugleich empfiehlt er einen jungen badischen Tierarzt, den er in der homöopathischen Tierbehandlung zu unterrichten hatte, und der nun auch Hahnemann persönlich sehen »und dadurch die Weihe und Begeisterung der wahren Jünger erhalten« möchte.

Hahnemann bemerkt auf dem Briefe nur:

»Unbeantwortet« — vielleicht, weil Lux Mitglied des Leipziger Lokalvereins homöopathischer Ärzte war, den Hahnemann 9 Tage später im Leipziger Tageblatt so scharf angriff. Die weitere Entwicklung der Isopathie und Lux' Stellung zu ihr haben Hahnemann nachträglich noch recht gegeben, daß er die Dedikation stillschweigend abgelehnt hat.

## Anlage 131.

### Ankündigung der Hygea.

Dr. Grießelich schreibt an Hahnemann:

† Karlsruhe, 20. Mai 1834.

Hochgeehrter Herr Hofrath!

Schon längst würde ich Ihr Schreiben vom 2. April beantwortet haben, wenn ich nicht im Sinne gehabt hätte, Ihnen zugleich ein Ex. meiner »kleinen Fresco-Gemälde« mitzusenden. Nehmen Sie diese Gabe freundlichst auf und erwarten Sie darin die Rede eines alten Skeptikers. Ich bin durchaus allem Dogmatismus abhold und bekämpfe ihn, wo er auftaucht, darum, weil ich in der Homöopathie das unvergleichbar Bessere gefunden habe, fühle ich mich nichts weniger als gedrungen, die Erklärungsweisen, die Consequenzen u.s.f. insgesammt anzunehmen. Ich bin zu der festen Überzeugung gekommen, daß, wer nicht seinen eigenen Weg gehen kann, durch keine Krücke, von einem Andern gehalten, wird gehen lernen. Offen, ohne Scheu und mit derselben Unabhängigkeit, welche ich gegen die Allöopathen an den Tag gelegt habe, gehe ich fortan gegen die Homöopathen los — noch ärger, weil ich von ihnen Besseres erwarte und viel mehr Ansprüche an sie mache. Ich möchte, daß eine gute Sache auch von guten Menschen geübt würde. So sehr ich eine Vermengung der neuen mit der alten Schule hasse, so wenig kann ich meinen alten Hang: überall das Wie nach eigener Anschauung kennen zu lernen — aufgeben. Nichts kann mich von der eingeschlagenen, zur anderen Natur gewordenen Richtung abwendig machen, weil mir meine Selbständigkeit viel zu lieb ist, als daß ich sie so leichten Kaufes hingeben möchte, weil mir die Wissenschaft zu lieb ist, als daß ich sie für ein Terrain der Satzungen halten könnte. Ich kann mich mit Manchen in der Homöopathie durchaus nicht befreunden und muß als Freund und ächter Verehrer der Kunst mich mit aller mir zu Gebote stehenden Macht dagegen erklären. Von den steifen Allöopathen ist keine Würdigung zu erwarten, sie muß aus dem Schooße der Neugläubigen selbst kommen, denn ein anderer Weg ist mir nicht denkbar, ausgenommen der des blinden Glaubens, den ich hasse, verabscheue und bis in den innersten Winkel seiner Zufluchtsstätte verfolge.

Sie werden sehen, wie ich einige Leute in meinem Buche, nach der mir üblichen Schreibart, zugerichtet habe......

---

### Klagen über das Vorgehen von Grießelich.

Bönninghausen schreibt an Hahnemann:

† Münster, 25. November 1837.

Seitdem Sie, schätzbarster Freund, Deutschland verlassen haben, hat das Unwesen der wissenschaftlichen Demagogen unter der Anführung des Vorfechters Grießelich beständig zugenommen und wird nun bald den Gipfel des Unsinns erreicht haben. Leider sind selbst viele Ihrer früheren treuen Anhänger dadurch zum Wanken gebracht, weil der, auf Wissenschaftlichkeit haltende Mann nichts schwerer erträgt, als den Vorwurf der Unwissenschaftlichkeit, und dann nur zu leicht, um seinen Ruf zu retten, zur Afterwissenschaft greift. Wir Andern, die wir fest und treu, ohne zu wanken, Ihren trefflichen Lehren folgen, haben daher vollauf zu thun, die Homöopathen der nächsten Umgegend im Zaume zu halten. Mir ist dies bis jetzt noch über die Maßen wohl gelungen, und diesem Erfolg habe ich es wohl zuzuschreiben, daß noch kürzlich im Allg. Anzeiger der Deutschen (vom 6. Okt. d. J. Nr. 272) mir die große Ehre zu theile wurde, daß bloß meiner als Ihres treuesten Anhängers und Nachfolgers in der strengen, reinen Homöopathik erwähnt wurde. Ein solches Prädikat ist mir von Allen das schätzbarste, und so lange dieses Niemand in Abrede stellt, lache ich über die Anfälle von Grießelich und Trinks, ohne etwas darauf zu erwiedern. Ich habe aber mehrfachen Grund, mich strenge an Ihre Vorschriften zu halten, worunter der oben ansteht, daß Ihre Aussprüche, bei richtiger Anwendung, mich noch nie irre geführt haben, und daß ich es daher für die gute Sache als durchaus nöthig erkenne, daß Ihre Schule von jeder fremden Beimischung rein erhalten werde.

Das alte Glück, welches ich in der Ausübung der Homöopathie habe, hat mich nicht verlassen, und auch dieses kann ich nur der Sorgfalt zuschreiben, womit ich stets genau die Wahl der Arznei treffe und dann nur die kleinsten Gaben in den sparsamsten Wiederholungen reiche. Ich habe nicht selten gefunden, daß, wenn durch größere und öftere Gaben eine Besserung erzwungen war, besonders in chronischen Leiden, diese Besserung nicht von Dauer war, gleichsam als wollte die Lebenskraft ebenso, wie gegen die krankhafte Verstimmung, reagiren, ohne es aus sich zu können und am Ende nur einen blendenden Tumult erregen, unter dessen Schutz das Übel nur um so festere Wurzel faßt.

Vor einigen Wochen erfreute mich unser Mühlenbein hier mit seinem Besuche. Er ist stets noch der Alte und mehr als je für kleine und seltene Gaben eingenommen. Er hat eine große Reise gemacht und erzählte mir, wie er in Carlsruhe lange vergeblich nach Dr. Griesselich geforscht habe, den dort Niemand gekannt habe, selbst die Leute im Gasthofe, wo M. abgestiegen, nicht, obwohl sich am Ende fand, daß Dr. Gr. auf derselben Straße nur einige Häuser davon wohnte. Dieser obscure Arzt ist also Ihr Antagonist, der Widersacher eines Mannes, wie Sie, dessen wohlbegründeter Ruf bis zu den entferntesten Welttheilen gedrungen ist und dem die aufgeklärte Nachwelt Statuen errichten wird. Wahrlich, ich rechne es mir zur Ehre, daß jener literarische Bajazzo gesucht hat, mich zu verunglimpfen, wie er es mit Ihnen, theurer Freund, so wie mit Stapf und Groß gemacht hat . . .

---

Hahnemann an Bönninghausen.

† Paris, den 5. Januar 1838.

. . . Schlimm ist das Unwesen Grießelichs & Trinks', da es aber bloß auf Geschreibsel und auf Unwahrheit gebaut ist, so hoffe ich es in einigen Jahren ins alte Eisen geworfen zu sehen. Solange Sie und noch einige andre treue Nachfolger leben, wird unsre Kunst doch vorwärts schreiten . . .

† Paris, den 23. Okt. 1840 (diktiert).

. . . Die deutschen Homöopathen waren schon so tief gesunken, daß sie nicht tiefer sinken konnten. Man sagt mir nun: sie fingen allmählich an, in sich zu gehen und etwas zurück zu kommen. Ich habe durchaus nichts mit ihnen zu thun. Das künftige Zeitalter wird es besser einsehn, was zum Heile der Menschen dient. . . .

† Paris, den 1. Juny (wahrscheinlich 1841; diktiert).

. . . Meine Tochter Amalie Liebe war beauftragt, eine Tante meiner Gattin in Düsseldorf zu besuchen und dann Ihnen in Münster eine kleine Abbildung von meinem jetzigen Gesichte nebst einem Kupferstich zu überbringen, welcher wohl im Ganzen getroffen ist, mich aber ganz ohne meine gewöhnliche Heiterkeit, vielmehr in einem der seltenen unglücklichen Augenblicke darzustellen scheint, wo ich über die Verkehrtheit meiner angeblichen Schüler in Deutschland betroffen bin. Denken Sie sich daher, wenn ich bitten darf, mein Gesicht bei weitem heiterer . . .

† Paris, den 24. September 1842 (diktiert, dieselbe weibliche Handschrift wie zuvor; Datum und Unterschrift von Hahnemann, noch ziemlich fest und bestimmt).

. . . Allerdings haben wir ungeheure Ereignisse in Absicht unsrer Kunst erlebt — die schlimmsten in Deutschland. Was hat man da nicht voll Neid und Eifersucht gearbeitet, um mein Werk, wobei ich doch nichts aus Ruhmsucht und nur einzig aus Liebe zur Wahrheit und Pflicht für die leidende Menschheit unternahm, zu entstellen, um den alten Sauerteig der Allöopathie drein zu mischen und so sich das Behandeln der Krankheiten wieder federleicht zu machen. Wenn ich bedenke, wie selbst der gescheidere Rau sich zu ihrer Clique hingab, selbst ein zweites Organon dem meinigen unterzuschieben unternahm, aber doch in seinen besten Lebensjahren unter der Lanzette der Allöopathen die Erde verlassen mußte! Alles, Alles fiel zu der specifischen Sekte herunter, worin sie mit Palliativen so gründlich heilen zu können vorgaben als mit homöopathischen Mitteln ...

Auch hier in Paris haben die Feinde der reinen Kunst eine Affiliation mit Hülfe Ehrn-Grießelichs gebildet, die aus 3 Herren besteht, die so viel Böses verbreiten, als sie können, was jedoch weiter keine Theilnahme findet. Auch nach England hatte Trinks einen seiner Schüler (Simpson) gesendet; er wird aber da bloss verachtet ...

Siehe letzten Brief Hahnemanns an Dr. von Bönninghausen vom 24. März 1843, Anlage 171.

## Anlage 132.

### Bruch mit Baron von Brunnow.

Auf einem Briefe des Barons vom 4. November 1832 an Hahnemann findet sich folgende Bemerkung von Hahnemanns Hand:

»Brunnow, ihm vor einiger Zeit leise Vorwürfe über seine Mischlings-Äußerung in der Vorrede zu seiner Übersetzung gemacht.«

Ernst von Brunnow schreibt an Hahnemann:

† Dresden, den 15. Mai 1834.

Gestern erhielt ich einen Brief von Dr. Rummel aus Magdeburg, worin er mir zu meiner großen Freude schrieb, daß er sich mit Ihnen ausgesöhnt habe. Rummel ist gewiß ein wackerer Mann, dem es um die gute Sache ernst ist, und der deshalb manche Verfolgung in Magdeburg erdulden muß.

Was mich selbst anlangt, mein hochverehrter Freund, so sein Sie überzeugt, daß niemand eine tiefere Verachtung vor dieser sogenannten rationellen Medizin haben kann, als ich ... Wenn ich in meinem »Précis« (Vorwort) zur 2. französischen Übersetzung des Organon von der Möglichkeit einer antipathischen und sympathischen Heilmethode und von der Möglichkeit eines auxiliären Verhältnisses derselben zur homöopathischen Methode sprach, so habe ich wahrhaftig dabei nicht an jene elenden Mischmaschmethoden, an jene Menschenquälereien mit Moxa, Acupunctur, Vesicatorien u. s. w. gedacht, die ich von ganzer Seele verabscheue. Habe ich mich von einer theoretischen Speculation zu weit führen lassen, so thut es mir leid, und ich werde diesen Gegenstand nicht wieder zur Sprache bringen. Daß übrigens mein Précis eine brauchbare Arbeit ist, beweist, daß Herr von Bönninghausen in seinem Werke für Nichtärzte das 3. Kapitel daraus mit mehreren Seiten aufgenommen hat.

Mit inniger Hochachtung und Liebe
Ihr treu ergebener
Ernst von Brunnow.

Hahnemann schrieb auf diesen Brief: »2. Juni 1834 Brunnow beantwortet und ihn um Widerruf gebeten.«

### Die Widerrufs-Forderung

hatte folgenden Wortlaut:

† L. H. Baron!

... Ich wünschte, daß Sie die Herabsetzung der Homöopathik in der Vorrede zu Ihrer französischen Übersetzung des Organons (was ein unerhörtes Beispiel von einem Übersetzer ist), sobald Sie von dieser Ihrer ungünstigen Meinung davon zurückgekommen seyn werden, durch eine andere französische oder deutsche Schrift wieder zurücknehmen möchten.

Zu dieser Überzeugung eines Bessern können Sie recht leicht gekommen seyn, wenn Sie bedenken, daß wenn unsre Kunst nur von einem einzigen Homöopathiker frei von aller Allöopathik mit dem glänzendsten Erfolge ausgeübt werden konnte, (wie allein hier von mir und meinem Kollegen Dr. Lehmann 13 Jahre), es nur an den unvollkommnen Ausübern liegen kann, und nicht an der Kunst, wenn diese jene ausgeartete Stiefschwester zu Hülfe minderndem Beistande nicht entbehren konnten. Eine solche Zurücknahme Ihrer öffentlichen Herabsetzung unsrer Kunst, deren Wesen in völliger Entfernung alles, auch des mindesten allöopathischen Sauerteigs bedingt ist, würde Ihnen in den Augen der Mit- und Nachwelt zur Ehre gereichen.

Cöthen, den 2. Juni 1834.

Ihr ganz ergebener
S. H.

Brunnow antwortete:

Hochgeehrtester Herr Hofrath;

In Ihrem Schreiben vom 2. dieses Monats wünschen Sie, daß ich meine öffentliche Herabsetzung der Homöopathik wieder öffentlich zurücknehmen solle. Ich bin mir keiner solchen Herabsetzung bewußt. Wenn ich die homöopathische Heilmethode in meinem Précis, Seite XLVII, für die vollkommenste unter allen Heilarten erkläre, dabei jedoch den Zusatz mache, daß sie ihre Schwestern, die andern Heilmethoden, nicht gänzlich entbehren könne, so ist dies doch wahrhaftig keine Herabsetzung der Homöopathik. Es war damals meine Überzeugung, und sie ist es noch diese Stunde. Es war mir erlaubt, aus Achtung gegen Sie, in einem Privatbriefe zu äußern, daß es mir leid thun sollte, wenn ich zu weit gegangen wäre. Doch meine Worte öffentlich zurücknehmen, werde ich nimmermehr, denn ich müßte dann gegen das handeln, was mir als Wahrheit erscheint, und das muß jedem Menschen heilig seyn. Ich mag um keinen Preis nicht als Heuchler vor Ihnen und der Welt dastehn. — Ich bin ein treuer Freund der Homöopathik, und werde es bis an mein Ende bleiben. Aber ich kann deswegen nicht alles verwerfen, was in der Heilkunde gedacht und gefunden, beobachtet und erforscht worden ist; ich kann nicht alles für Trug und Lug, nicht jede Heilung für unmöglich erklären, sobald sie nicht nach dem von Ihnen jetzt angenommenen Verfahren verrichtet worden ist. Ich glaube an die Existenz einer antipathischen und einer antagonistischen Methode, innerhalb einer gewissen Sphäre, doch nicht nach dem jetzigen, sondern nach einem geläuterten Modus. Nur an eine isopathische Methode glaube ich nicht, weil das der gesunden Vernunft widerspricht.

Mit ausgezeichneter Hochachtung verharrend

Dresden, am 15. Juny 1834.

Ihr ganz ergebener
Ernst Georg von Brunnow.

Hahnemanns Vermerk auf diesem Brief lautet: »nicht beantwortet«.

## Anlage 133.

### Achtzehn Thesen für Freunde und Feinde der Homöopathik,

als Erläuterungen der Grundlage dieser Heilmethode nach ihrem wahren Sinn und ihrer wissenschaftlichen Bedeutung von Dr. Paul Wolf-Dresden entworfen und gutgeheißen von der Jahresversammlung des homöopathischen Zentralvereins in Magdeburg am 10. August 1836.

Die Grundgedanken dieser geschichtlich höchst bedeutsamen, bis auf den heutigen Tag noch anerkannten Sätze sind in kurzem Auszug die folgenden:

1. Anerkennung des Ähnlichkeitsgesetzes: Krankheiten werden durch kleine Gaben derjenigen Mittel geheilt, die bei Gesunden, in großen Gaben, ähnliche Krankheiten zu erzeugen vermögen (Similia similibus curentur).

2. Die praktische Anwendung dieses Gesetzes bei der Heilung von Krankheitsfällen ist nach dem Urteil der allein maßgebenden ärztlichen Vertreter der Homöopathie keineswegs leicht: niemand kann in wenigen Wochen oder Tagen homöopathischer Arzt werden.

3. Die Homöopathie besteht nicht in einer bloßen Vergleichung und Hebung der Symptome; sie macht den Besitz und Gebrauch ärztlicher Bildung keineswegs überflüssig, wie aus der Fassung einzelner Sätze des Organons geschlossen werden könnte.

4. Die Wahl des homöopathischen Heilmittels richtet sich nach der **Gesamtheit der Symptome** im weitesten Sinne dieses Ausdrucks. Er umfaßt nicht nur die Klagen des Kranken und die Ergebnisse der ärztlichen Untersuchung, sondern sämtliche pathologischen Gesichtspunkte zwischen dem Endpunkt der Gesundheit und dem gegenwärtigen Zustand in ihrer Folge, ihrer Dauer und ihren Übergängen.

5. Geistloses Vergleichen der Prüfungs- und Krankheitssymptome genügt nicht zur Heilung. Zwischen den Symptomen der Krankheit und des zu wählenden Heilmittels darf nicht bloß eine **äußere scheinbare Ähnlichkeit** vorhanden sein; das homöopathische Heilgesetz fordert die **innere Übereinstimmung** der natürlichen und der Arzneikrankheiten in **bezug auf Sitz, Art und Charakter**.

6. Die Symptome sind nicht die Krankheit selbst; nach dem Organon ist »die Gesamtheit der Symptome nur die dem Heilkünstler zugekehrte Seite, das nach außen reflektierende Bild des innern Wesens der Krankheit«. Bei Aufsuchung des homöopathischen spezifischen Heilmittels sind die »**auffallenden, sonderlichen, ungemeinen und eigentlichen Zeichen** vorzüglich und fast einzig fest ins Auge zu fassen«: Der Arzt muß also den Wert der einzelnen Symptome und ihren ursächlichen Zusammenhang beurteilen können.

7. Die Auffassung Hahnemanns, das Wesen einer Krankheit sei unerkennbar, bezieht sich nur auf die rein dynamische, vitale Seite des Ursächlichen (die causa proxima im strengsten Sinne), nicht auf die materiellen Veränderungen. Diese beachten wir genau, vergessen dabei aber nicht, daß die dynamische Seite die vorherrschende und für den Arzt auch die zugänglichste ist.

8. Die Homöopathie versteht wie jede andere Heilweise unter Heilung das **dauerhafte, vollständige Verschwinden aller Krankheitserscheinungen**; sie hält den Kranken erst für gesund, wenn die Krankheitserscheinungen dauerhaft verschwunden sind und weder Arzt noch Kranker ein krankhaftes Zeichen mehr wahrnehmen können. Sie heilt also tatsächlich causal »durch dauerhafte Hebung des gesamten Inbegriffs aller wahrnehmbaren Krankheitserscheinungen«.

Die Behauptung des Gegenteils beruht teils auf absichtlichem Mißverständnis teils auf Unkenntnis; Hahnemann selbst hat sich hierüber in der Anmerkung zu § 7 des Organons ganz unmißverständlich ausgesprochen.

9. Das Wesen der Krankheit kann weder die ältere noch die neuere Schule zum Heilobjekte nehmen, da es beiden unbekannt ist. Aber die Homöopathie bemüht sich wie die ältere Schule, in erster Linie die Ursache zu ergründen und zu entfernen, sich aus der Aufnahme des Krankheitsbildes, aus der Würdigung der primären und sekundären Zustände und mit Hilfe der dem Arzte heute zur Verfügung stehenden Hilfsmittel

einen möglichst tiefen Einblick in das »innere Ursächliche« zu verschaffen. Immer aber bleibt sich die Homöopathie der einen Seite einer Causalkur, der Beziehung des Heilmittels zur Krankheit, deutlich bewußt.

10. Die Homöopathie ist kein symptomatisches Verfahren im Sinne der älteren Schule. Sie bekämpft nicht wie diese einzelne Krankheitserscheinungen mit Mitteln, die in gar keiner Beziehung zur Krankheit stehen oder gar dem Kranken nachteilig werden; sie fordert im Gegenteil die Gesamtheit der Symptome als einzigen, unbedingt nötigen Anhaltspunkt (Indikation) für die Mittelwahl.

11. Dem homöopathischen Arzt ist die Kenntnis der Anatomie, Physiologie, Pathologie und aller übrigen medizinischen Hilfswissenschaften so unentbehrlich, in manchen Fällen noch viel nötiger als dem Arzt der älteren Schule. Der Streit beider Schulen betrifft die Kenntnis der Arzneimittel und die Art ihrer Anwendung. Männer, die ohne Kenntnis der ärztlichen Vorbildung homöopathisch zu heilen unternehmen, erkennen wir nicht als Ärzte an, sondern halten sie für Dilettanten, wie sie das ältere Verfahren auch aufzuweisen hat.

12. Wenn Hahnemann sich bemühte, das Dunkel der chronischen Krankheiten und ihrer Ursachen zu erhellen und in seinen äußersten Schlußfolgerungen bis zur Theorie der Psora gelangt ist, so verdient er dafür weit eher Anerkennung als Spott. Denn neben manchem Unerweislichen enthält seine richtig verstandene Theorie auch viel Wahres. Und schließlich bleibt es die Hauptsache, daß die Lehre von den chronischen Krankheiten und die Psoratheorie den Grundsatz similia similibus in keiner Weise erschüttern.

13. Ohne die Unvollkommenheiten und Mängel der bisherigen Arzneiprüfungen am Gesunden, der reinen Arzneimittellehre Hahnemanns und anderer Symptomenverzeichnisse zu verkennen, müssen wir an der Nützlichkeit der Prüfung an Gesunden zum Zweck der Erforschung der wahren Arzneikräfte festhalten. Die Prüfungsergebnisse sind uns übrigens zunächst nur Andeutungen, bei welchen Krankheitsformen das geprüfte Mittel jeweils zu versuchen sei, erst wiederholte gleichmäßige Erfolge erheben jene Andeutungen in den Rang von Anzeigen für den ferneren Gebrauch am Krankenbett.

14. Man kann zugestandenermaßen auch mit den gebräuchlichen Arzneipräparaten der älteren Schule in nicht ganz kleinen Gaben homöopathisch heilen. Erfahrungsgemäß sind aber Arzneien in verdünnter Form weit zweckmäßiger, in vielen Fällen ganz unentbehrlich. Daß selbst weitgetriebene Verdünnungen noch wirksam sind, wird von den homöopathischen Ärzten ohne Ausnahme als richtig anerkannt. Hahnemanns Erklärungsversuche für diese Tatsache mißbilligen wir nicht, betrachten sie aber auch nicht für bindend. Die Forderung Hahnemanns in seinem höheren Alter, daß die 30. Verdünnung die in allen Fällen passendste und genügende Gabe sei, und daß die Prüfung an Gesunden nur mit solch hohen Gaben vorzunehmen sei, lehnen wir ab. Wir erblicken in den Verdünnungen, wie ursprünglich Hahnemann selbst auch, lediglich eine Verkleinerung der Arzneikraft und stimmen seiner späteren Auffassung von der absoluten Krafterhöhung durch Weiterpotenzieren nicht bei.

15. Die Wirkungsdauer eines Mittels ist von seiner Natur, der Größe der Gabe, der vorhandenen Krankheit und der Eigenart des Kranken abhängig und läßt sich nicht im voraus bestimmen.

16. Im Bewußtsein der dem homöopathischen Heilverfahren noch anhaftenden Mängel und Unvollkommenheiten verwerfen wir nicht jedes andere Verfahren, halten auch nicht jedes Hilfs- oder Linderungsmittel der älteren Schule für schlechthin entbehrlich, wenn auch bei richtiger homöopathischer Behandlung gar oft für unnötig.

17. Hahnemann leugnet zwar die Naturheilkraft nicht, hält sie aber nicht überall für nachahmenswert und selten für ausreichend. Diese Ansicht Hahnemanns ist von den meisten homöopathischen Ärzten nie geteilt worden.

18. Die homöopathischen Ärzte müssen fordern, daß die neue Heillehre nach ihrem gegenwärtigen Standpunkte beurteilt werde. Sie hat sich über die Anschauungen Hahnemanns in seinem Organon hinaus entwickelt, und ihre ärztlichen Vertreter sind bei aller Verehrung für das Genie ihres Stifters und das Wesentliche seines Heilverfahrens nicht gewillt, ihre gesunde Weiterentwicklung der Autorität des Stifters oder den theoretischen Zweifeln und dem Spotte der Gegner zu opfern.

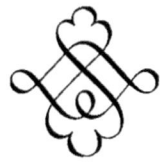

## 17. KAPITEL.

### Die Heil- und Lehranstalt Leipzig.

Anlage 134.

**Wunsch nach einem Krankenhaus.**

Dank für Bücher.

Dr. Rummel schreibt an Hahnemann aus Merseburg, den 6. 3. 1831:

† Im Namen des hom. Vereins sage ich Ihnen vielmals Dank für das Geschenk von Büchern, das Sie dem Fond gemacht. Ich habe sowohl an den diesjährigen Direktor, unsern guten Stapf, Ihre Schenkung gemeldet, als auch den Leipzigern den Auftrag gegeben, zuzusehen, wie diese Sachen am besten ins Geld zu setzen sind, wenn die Bücher nicht etwa für eine künftig zu errichtende homöopathische Klinik Werth haben und dann aufbewahrt werden müßten. . . .

---

Hahnemann an Bönninghausen:

† Cöthen, den 16. März 1831.

. . . Ein sinniger Vorschlag ist es, den Sie mir in dem geschriebenen Formulare vorlegen, und es wäre sehr wünschenswerth, es in seinen Rubriken nach Ihrem und meinem Wunsche ausfüllen zu können . . . Vielleicht könnte ich etwas Ähnliches zu stande bringen, wäre ich jetzt nur 40 Jahr jünger. Aber auch dann könnte ich der Aufgabe nicht genügen, wenn ich nicht ein homöopathisches Krankenhaus ganz zu meiner Disposition hätte, um die streitigen Punkte durch eigne Versuche an mehreren Subjekten verifiziren zu können. Denn es sind noch viele dunkle und nur halb richtig beobachtete Punkte in den aufgezeichnet vorhandenen Symptomen zu finden, die einer Bestätigung und Berichtigung höchst bedürftig sind. Wer wollte jezt schon hieraus positive Resultate ziehen? Es ist ein Wunder, daß schon so viel Wahres von den wenigen Versuchspersonen, die ich mit Mühe dazu brachte, und die nicht gleicher Fähigkeiten im Beobachten waren, von so vielen Arzneien an Wirkungen eruirt werden konnte. Haben Sie Mitleid mit der jungen großen Kunst. Ein Einziger konnte sie unmöglich aufs Reine bringen, wozu Tausende gehören und Hülfsmittel, wie ein wohl eingerichtetes Krankenhaus, das unentbehrlichste Hülfsmittel zu dieser Absicht, was alle Homöopathen, ihres sehnlichsten Wunsches ungeachtet, noch nicht so glücklich waren, von einem Souverain zu erlangen . . .

Um aber das schon darüber Vorhandene recht zum Nutzen der Ärzte anwenden zu können, würden die durch Ihren unsäglichen Fleiß zusammengetragenen Repertorien schon von großem Nutzen für die Welt seyn, wenn Sie sich entschließen könnten, dieselben gedruckt herauszugeben. Sie würden sich ungemein um die homöopathischen Ärzte verdient machen, die weder die Zeit noch den Kopf haben, sich dergleichen selbst zu verfertigen! Ich bitte Sie inständig, sich durch Ihre allzugroße Bescheidenheit hievon nicht zurückhalten zu lassen. Ich bitte im Namen der leidenden Menschheit darum! ...

† Cöthen, den 24. April 1831.

... Hätten wir nur erst ein **homöopathisches Krankenhaus** mit einem zur homöopathischen Praxis anleitenden Lehrer daran **unter Staats-Schutze**, wozu der kleine Fonds von 3000 Thaler bis jetzt noch todt da liegt, so wäre die schnelle Ausbreitung der Kunst und eine solide Bildung junger Homöopathiker auf die Zukunft gesichert. Doch wer weiß, wie wunderbar dieß Gott noch fügen kann ...

---

Sammlung für das Leipziger Krankenhaus.

Dr. Rummel an Hahnemann:

† Merseburg, den 22. März 1832.

Noch habe ich nicht den Empfang des Ducaten angezeigt, den ich dem Fond zugelegt habe, und dessen Anzeige nächstens in der Zeitung für Hom. erfolgen wird. Wenn auch langsam, so wächst das Capital doch fort und fort, und die Regierungen in ihrer Bedachtsamkeit und üblem Berathetsein werden uns wohl noch Zeit lassen mehr zu sammeln, denn jetzt mögte noch kaum die Erlaubniß zu erlangen sein, wenn wir auch Geld genug hätten, ein Clinikum zu errichten. Erst muß das Ausland vorausgehen, und das scheint jetzt in Lyon zu geschehen, ehe wir langsamen Deutschen uns zur Anerkennung Ihrer Entdeckung entschließen. ...

---

Ernst Georg von Brunnow an Hahnemann:

† Dresden am 4. November 1832.

Wie erfreulich ist es, daß nun endlich doch das große Unternehmen eines **homöopathischen Clinikums zu Leipzig** ins Leben tritt. Ich bin überzeugt, daß das homöopathisch gesinnte Publikum den lebhaftesten Antheil an diesem wichtigen Ereigniß nehmen und dasselbe nach Kräften unterstützen wird. Schon habe ich von mehreren Personen Dresdens die vorläufige Zusage jährlicher Beiträge erhalten. Ich erwarte bloß das Erscheinen der Statuten des homöopathischen Vereins, um eine nahmhafte Zahl meiner Freunde und Bekannten zu Mitgliedern anzuwerben. — Unstreitig verdanken wir es dem edeln Minister von Lindenau, daß die Erlaubniß zur Gründung eines Krankenhauses den homöopathischen Ärzten in Leipzig ertheilt worden ist. Herr Dr. Clarus mag darüber sehr ungehalten seyn. Gebe der Himmel, daß nur gleich die **ersten Versuche recht glänzend ausfallen**, und unsern hämischen Feinden die geziemende Achtung einflößen. Wie ich vernommen, soll Dr. Schweikert das Clinikum dirigiren.

## Anlage 135.

## Eröffnung der Leipziger Heilanstalt.

Dr. Moritz Müller an Hahnemann:

† Leipzig, den 25. Jan. 33.

Euer Wohlgeboren

äußerten im Okt. oder Sept. den Wunsch, selbst einige der Aufforderungen an das Publicum zu Beiträgen zur homöop. Heilanstalt zu verbreiten. Ich lasse Ihnen daher durch den Buchhändler Schumann die gewünschte Quantität davon zustellen und hoffe, daß die Abfassung derselben Ihren Beifall haben wird, da sie für alle Klassen der Gesellschaft, also nicht blos für die Kenner der Homöopathie eingerichtet ist und uns so einen größern Kreis von Beitragenden eröffnen kann.

Die Heilanstalt ist am 22. d. von Schweikert installirt worden; gestern und heute haben wir die 2 ersten Kranken aufgenommen. Noch fehlt uns die Rathsbestätigung, welche Clarus als Physicus verhindert hat.

Da Schweikert die Stelle als Director nicht annahm, da Franz, auf den ich dann meine Augen richtete, zu krank war, da kein anderer Candidat vorhanden war, so sahe ich, aus zwiefachen Gründen ungern, mich gezwungen, bis auf Weiteres selbst als Director der Anstalt zu fungiren. Auf Schweikerts Vorschlag nahmen wir Seidel zum Unterarzt, da Langhammer keine Lust zu dieser Stelle bezeugt hat. Ich bin mit der Bitte, daß Sie sich fernerhin für die Anstalt interessiren mögen, Euer Wohlgeb.

ergebenster
Dr. Moritz Müller.

Dr. Rapou-Lyon hatte noch am 22. Dezember 1832 von Leipzig aus an Hahnemann nach Köthen geschrieben:

† Ich habe in Leipzig viel weniger Hilfsmittel für meine homöopathische Ausbildung gefunden, als ich erwartete, falls nicht der Dr. Schweikert die Leitung des Krankenhauses übernimmt und dieses Krankenhaus bald eröffnet wird, was ich nicht für ganz sicher halte. Da ich kein Deutsch verstehe, kann ich mich nicht mit den homöopathischen Ärzten in Verbindung setzen, von denen kein einziger französisch spricht mit Ausnahme des Dr. Franz, der zu krank ist, um sich mit Belehrung zu befassen — ... Es heißt, im Münchener Krankenhause gebe es 2 für die homöop. Klinik bestimmte Säle. Diese Klinik wird von Prof. Ringbeil oder von Prof. Roth geleitet, einem Ihrer empfehlenswertesten Schüler. Ist das der Fall, so würde ich diese Stadt, die ich kenne, jeder andern vorziehen, besonders weil Professor Ringbeil sehr gut französisch spricht. —

Hahnemann bemerkt auf dem Brief:

»Soll Deutsch in Leipzig lernen und dann kommen.«

Über die Anstalt, deren Eröffnung Rapou dann beigewohnt hatte, berichtet er in »Histoire de la Doctrine Médicale Homœopathique«, Bd. 2:

Eine täglich geöffnete Poliklinik war mit dem Krankenhause verbunden, und alle Homöopathen Leipzigs wandten viel Zeit und Arbeit daran, dieses neue Unternehmen zu unterstützen. Dieser hingebende Eifer versprach glänzende Erfolge hervorzubringen, und alle Gesinnungsgenossen Deutschlands erwarteten mit Spannung das Resultat dieses Experimentes.

## Anlage 136.

## Hahnemann gegen das Leipziger Krankenhaus.

An Dr. Gerstel in Brünn-Mähren schreibt Hahnemann (nach dem Original im Besitze von Dr. Blackley-London):

Cöthen, 21. Juni 1833.

Ihren Wechsel für das Leipziger Heil-Institut habe ich noch nicht abgegeben, weil ich weiß, daß Sie ihn nur zur Beförderung von etwas Gutem geschickt hatten, was bisher unter Moritz Müller gar nicht der Fall war und ich Hoffnung zu einer bessern Direction habe. Jetzt scheint Schweikert zu übernehmen, und sobald ich davon Gewißheit habe, schicke ich ihm den Wechsel.

S. Hahnemann.

Auch die Magdeburger lieferten ihre gesammelten Beiträge erst ab, nachdem sie im April sich durch eine besondere Deputation von dem verhältnismäßig guten Stand der Anstalt überzeugt hatten. Sonst flossen trotz allem »reichliche Geldbeiträge«, sagt Dr. M. Müller.

## Anlage 137.
### Anklagen gegen die Leipziger Krankenhausleitung.

Dr. Moritz Müller berichtet in seiner Aufklärungsschrift »Zur Geschichte der Homöopathie«, Leipzig 1837, Seite 48, daß zu der auf 10. April 1833 anberaumten Direktoriumsitzung des Vereins homöopathischer Ärzte von den beiden Mitgliedern des Direktoriums, Mühlenbein und Hartlaub sen. in Braunschweig, ein gemeinschaftliches Votum eingetroffen sei, in dem gesagt war:

Die Leipziger wollten vorherrschen und anderer Geldbeutel dazu anziehen, sie strebten nach Glanz und pecuniären Interessen. Die von Hahnemann Angeschuldigten machten ein Amalgama von Homöopathie u. Allopathie. Hahnemann habe sicherlich (mit seinem Tageblatt-Artikel. D. V.) nicht ohne allen Grund gehandelt. Es thue ihnen ein »Wischer« noth. Die Direction gebe Festmahle. Fünf Personen (darunter ein junger Arzt aus Bremen, der einige Wochen die Leipziger Heilanstalt besucht hatte) hätten ihnen betrübte Nachrichten vom Clinicum gegeben, namentlich würden keine Krankheitsbilder aufgenommen und die dirigirenden Ärzte zeigten ein großes Schwanken im Verordnen. Sie fordern nun das Directorium des Centralvereines auf, deshalb gute Maasregeln zu nehmen.

---

Im Mai 1833 schrieb der Lausitz-schlesische Verein dem Direktor des Leipziger homöopathischen Vereins Dr. Müller (also nicht des Zentralvereines), damit andeutend, daß er den Leipziger Verein nur als einen Lokalverein wie andere betrachte und nicht als das Zentrum aller Vereine, wie es die Leipziger auffaßten. In dem Schreiben wurde protestiert gegen die Einführung allopathischer Kurregeln im Krankenhaus, gegen Verletzung der Statuten, Nichtförderung der Homöopathie und Auflehnung gegen Hahnemann. Ende Mai antwortete Moritz Müller, die Vorwürfe zurückweisend und seinen Rücktritt auch als Vereinsdirektor in Aussicht stellend.

## Anlage 138.
### Hartmann als einstweiliger Anstaltsdirektor.

Dr. C. G. Franz schreibt an Hahnemann:

† Leipzig, den 9. Oktober 1833.

Dr. Müller hat gestern seine Stelle als Director des Hospitals niedergelegt. In der Verlegenheit, bis zu Schweikerts noch nicht eingetroffener Entscheidung, mußten wir Hartmann bis zu dessen Antritt interimistisch wöchentlich mit 8 Rth. Gehalt zur Fortführung des Spitals erwählen, weil wir es außerdem hätten zusperren müssen. Gott! warum bin ich so zur Unthätigkeit verdammt! Machen Sie wieder einen brauchbaren Menschen aus mir! (Der Brief enthält — wie seine Vorgänger — eine ausführliche Darlegung seiner langwierigen und schmerzhaften Krankheit, für die er um Hahnemanns Rat bittet).

## Anlage 139.

### Einführung des Herrn Dr. Schweikert als Direktor in die Leipziger homöopathische Heil- und Lehranstalt.*)

Nachdem von der bisherigen Leitung der homöopathischen Heilanstalt in Leipzig der Herr Dr. Moritz Müller abgegangen ist, welchem, sowie dem Herrn Dr. Haubold und Herrn Dr. Hartmann, für die mühsame, erste Errichtung und Einrichtung dieses so wichtigen Instituts öffentlicher Dank hiermit gebührend abgestattet wird, — sehe ich, Samuel Hahnemann, so lange ich lebe natürlicher Aufseher und Beirath für die Beförderung der homöopathischen Heilkunst überhaupt und der zur öffentlichen Darlegung ihres unschätzbares Werthes unentbehrlichen rein homöopathischen Heilanstalt insbesondere, es mit großem Vergnügen, daß der durch Schrift und That als ächter und vorzüglicher Homöopathiker ausgezeichnete Herr Dr. Schweikert, mit Aufopferung vieler seiner bisherigen sehr günstigen Verhältnisse, sich entschlossen hat, aus reiner Liebe zu unserer Kunst und aus Eifer für das Wohl der Menschheit, sich in Leipzig niederzulassen und von nun an die Leitung und Führung dieser homöopathischen Heil- und Lehranstalt zu übernehmen.

Um jedoch meinen Beifall hierüber auf eine ausgezeichnete Weise öffentlich an den Tag zu legen, habe ich meinen Freund und Kollegen, den homöopathischen Arzt Herrn Dr. Gottfried Lehmann, ersucht und von hier nach Leipzig abgesendet, daß er, als mein Stellvertreter, den Herrn Dr. Schweikert mit meinen Segenswünschen begleitet, in dieses Institut feierlichst einführe, damit er fortan dieser Anstalt vorstehe, als Direktor, Arzt und Lehrer der homöopathisch-praktischen Heilkunst zum Wohle der Menschheit, wozu ihm Gott Gesundheit verleihe.

Zugleich rufe ich alle Freunde und Verehrer der Homöopathik nah und fern, besonders diejenigen, welche dieser Heilkunst schon ihre Rettung und die Herstellung ihrer Gesundheit, des edelsten Kleinods im irdischen Leben, zu danken haben, sowie auch alle wahre homöopathische Ärzte hiermit dringend auf, für diese so viel versprechende Heil- und Lehranstalt einen jährlichen Beitrag zur Aufrechterhaltung derselben, da der Staat sich derselben nicht annimmt, an den Fonds-Verwalter (jetzt Herrn Dr. C. G. Franz in Leipzig) einzusenden, damit dieß, die unendlichen Vorzüge ächter Homöopathik vor aller Welt Augen und Ohren darlegende Heil- und Lehrinstitut, schon durch das Wohlwollen menschenfreundlicher Privaten unterstützt, freudig emporkommen, grünen und blühen möge. Ich selbst, am Ende meiner Laufbahn, kann nur dießmal noch für die Anstalt einen Beitrag von zwanzig Friedrichsdor auf den Altar der Menschenliebe niederlegen.

Samuel Hahnemann.

Cöthen, den 31. Oktober 1833.

Diese Zuschrift wurde im Konferenzzimmer der Heilanstalt ausgelegt.

---

Brief Hermann Hartlaubs an Hahnemann gegen Schweikert:

† Leipzig (Petersstr. Nr. 115 eine Treppe), 9. I. 34.

Unsere homöopathische Heilanstalt, oder vielmehr Krankenanstalt (denn die Heilungen waren bis jetzt spärlich und kärglich) wird erst seit Anfang dieses Monats von Schweikert geleitet; bis dahin ging Alles im alten Schlendriane fort: Die Kranken wurden, könnte man sagen, homöopathisch abgefüttert; nur daß es durch Haubold geschah, was früher Hartmann that. So viel ist gewiß, daß Hartmann weit mehr von der Homöopathie versteht (nur daß er selbst nicht so gutmüthig ist), als Haubold; weit mehr ist jener in der Arzneimittellehre bewandert; daß er ein kleiner Geist ist, das liegt auf der andern Seite. Haubold

---

*) Abgedruckt in der Zeitschrift der homöopathischen Heilkunst von Schweikert, Band 7, Seite 297.

ist ein gutmüthiger Sudelhomöopath, der aber anders angeredet sein will, als Sie es thun; er zeigte mir vor einer Zeit ganz wohlgefällig einen Brief von Ihnen, worin Sie ihn bei der Ehre kitzeln; das versteht der aber nicht, er fühlte sich sehr geschmeichelt. — Schweikert, wie es scheint, wird die Kranken besser versorgen, im Hinsicht der Mittel; aber so ganz gut sehe ich es auch noch nicht gehen. Denn versetzen Sie sich einmal mit mir in meinen hellsehenden Zustand; so erblicken wir dort in der Ferne ziemlich deutlich, daß Schweikert sich die Sache sehr bequem macht, und das Spital sehr oberflächlich versorgt; doch zurück aus diesem Zustande..... Seidel (der Unterarzt. D. V.), ist früher von Schweikert gleichsam erzogen worden, und zwar mehr als Schuhputzer gemißbraucht, als in seinen Anlagen ausgebildet; der gute, ehrliche Seidel. Dieser hat sich auch wohl in der Zeit über einigemal über die schlechte Behandlung des Spitales verlauten lassen, hat auch fortgewollt. Jetzt würde er gern bleiben, er hat das Spital mit erhalten, aber bald wird man ihn zu gehen **nöthigen**. Früher war er unentbehrlich; was wäre aus der Sache worden, wenn zu dieser Verwaltung noch ein unwissender Unterarzt kam? Ja, man kann sagen, er hat es **allein** erhalten. Schweikert hat nun in Grimma einen Famulus gehabt und.... den sucht er im Hospitale als Unterarzt anzubringen. Schon vor mehr als einem Monate gab man Seideln schuld, er halte gar nichts mehr von der Homöopathie, freilich von dem verderblichen Schlendriansgesudel, von dem Convenienznicken und Beifallshungern hält er nichts, übrigens überflügelt er aber die alle mit sammt dem Schweikert. Wie thätig ist der gutmüthige Mann. Schweikert hat diesen nun auch jetzt noch behandelt wie seinen Jungen, zur Schande des Spitals; dieser fühlt sich dadurch beleidigt und gedrückt, kann aber nicht dagegen auftreten, und wird nächstens gezwungen aufsagen. Freilich macht Seidel zu diesem Verhältnisse auch keine freundliche Miene, er ist mehr zurückhaltend, stumm und mürrisch; einigemal haben sie sich öffentlich im Spitale gezankt. Solche kleinliche Gaunereien sollten in unserer Heilanstalt nicht vorfallen, und das hätte ich mir nicht gerade von Schweikert vermuthet. Um diese Sache zu wenden, könnten Sie zwei Briefe schreiben, einen an Schweikert, den anderen an Seidel; **jenen** ermahnen Sie zur Aufrechterhaltung der Eintracht und sprechen den Wunsch aus, daß Seidel durchaus im Spitale bleibe, und daß zugleich genau festgesetzt wird, was zur Funktion des Unterarztes gehört, das muß natürlich zwischen Schweikert und Seidel selbst festgesetzt werden (sonst bürdet man dem Armen Alles auf); **diesen** bitten Sie gleichsam, am Hospitale zu bleiben, daß er den Brief dem Direktor zeigen kann; im Ganzen thun Sie, als habe ich nur von der Uneinigkeit zwischen Beiden überhaupt geschrieben und geäußert, daß Seidel seine Stelle aufgeben werde. Auch hat Schweikert noch nicht daran gedacht, Seideln zuzulegen, oder Ihren Wunsch dem Ausschusse bekannt zu machen. Die Zulage wird erst bei seinem Famulus Herzog geschehen sollen. Es ist eine Schande. — Mehrere Kliniker (Lehrlinge) sind im Hospitale: Dr. Vesemeyer aus Magdeburg (ziemlich gut), Dr. Theyson aus Eisenach (leidlich); Student Nithak aus Magdeburg (flüchtiger Geck), Student Bergt, der Gehülfe von Schubert, von hier, dem Stande nach wohl gar nichts. Die ersteren 3 sind schon ein ganzes Viertel-Jahr da. Seit gestern auch ein Arzt aus Russisch-Polen (Mitau), der einige Monate dableiben wird. — Da ließe sich was machen, bei guter Einrichtung und Behandlung....

Eine Randbemerkung lautet:

Hornburg wird immer kränker, Haubold hatte seine Kranken schon übernommen, als ich nach Leipzig kam. — Die anderen gehen jetzt Jeder ihren eigenen Gang, man hört nichts von ihnen; besucht man den oder jenen, so ist Alles Argwohn, Lauer und Convenienz. Homöopathisch-Wissenschaftliches läßt sich mit Niemand etwas treiben; es ist ein Elend, ein Jammer in der homöopathischen Wiege.

Auf einem angehefteten Zettel vom Abend desselben Tages schreibt Hartlaub:

.... Auf dem Heimweg aus der Klinik gerieth ich mit dem Direktor Schweikert heut Mittag in Gespräch über dieses Verhältniss zwischen ihm und Seidel. Ich war da sehr offen, ich redete wie ein Apostel und Prophet zugleich, doch blieben wir bei Allem im Gleise, indem ich zuletzt immer dahin appellirte, daß ich ihn für einen Mann halte, welcher wünsche, daß man ihm die gerade Meinung ins Gesicht sage. — Zur Entscheidung dieses gespannten Verhältnisses hatte er den Arzt Seidel auf den Abend schon zu sich beschieden, und Beide haben sich vor der Hand in Güte ausgeglichen, so daß Seidel bleibt. Ihre beiden Briefe, um die ich Sie bat, sind deshalb unnöthig; es ist wohl in diesem Falle besser, Sie sagen gar nichts von meiner Nachricht...

† Leipzig, den 26. 1. 34.

Mitten im Feuer, aber noch nicht erschrocken! Alles stürmt auf mich ein, aber bis auf den letzten Lebensfunken werde ich die Wahrheit vertheidigen. Die Klinik ist mir verboten, öffentlich werde ich schlecht gemacht, daß kein guter Bissen mehr sein soll; immer bleibe ich der Alte! . . . . .

Als ich Ihnen den letzten Brief schrieb, war ich vier Tage hintereinander in Schweikerts Klinik gewesen, vorher gar nicht bei Schweikert. Das ist ihm aber so aufgefallen, daß ich viel mal hintereinander komme, und mich noch dazu ihm in Worten widersetzte, zur Vertheidigung des armen Seidels (wovon ich doch gar keinen Vortheil hatte und auch nicht etwa von Seidel aufgefordert war), daß er einen der nächsten Tage den Student Dorner, welcher die Klinik auch besuchte, gefragt hat: »will denn Hartlaub die Klinik mitmachen?« Wie wollen Sie das nennen? Als Leipziger Arzt soll ich ihm noch 2 Louis geben, um seine (lahmen) Verordnungen anzuhören? und dies fragt er noch hinter meinem Rücken einen Student? — Schweikert war dann 3 Tage verreist, und ich konnte erst am vergangenen Montag zu ihm gehen, wo ich ihn auf seiner Stube offen um diese Äußerung fragte. Er meinte, daß er das nicht gewiß mehr wisse, aber er könne keinem erlauben, mehrmals hintereinander in der Klinik zu hospitiren, auch von den Ärzten, weil sonst am Ende kein Platz sei, aber ich könne einzelne Male hinauskommen; nun das war gut; wir wechselten aber mehrere Worte und als ich ihm zuletzt sagte, daß ich überhaupt nicht hinauskomme, um etwas zu lernen, sondern nur, um das Verfahren in der Klinik zu sehen, was doch jeden homöopathischen Arzt angehen müsse, meinte er: so müsse er es sich ganz verbitten, daß ich hinauskomme (also ist mir der Zutritt verboten); ich wünschte ihm Gute Nacht, und ging. . . . Nun erinnere ich mich, daß Ew. Wohlgeboren sich das Oberdirektorium des Hospitals vorbehalten haben und bitte Sie, geehrtester Greis! zugleich, wenn es anders rechtmäßig ist, mir den zuweiligen Zutritt zu unserem Krankenhause wieder zu verschaffen; es bedürfte da wohl nur einiger Zeilen an Schweikert und einer einzigen an mich, wo Sie sagen, daß mir der Zutritt frei sei. Ich weiß vor der Hand diese Klage an keinem andern Orte anzubringen, und ich muß Sie dringend bitten, selbe zu berücksichtigen.

Schweikerts Verordnungen waren oft sehr lahm; die Mittel hat er nicht sehr im Kopfe; jetzt werden in der Klinik ganze Bullen gegeben (nach Aegidi u. s. w.), man thut ein oder einige Streukügelchen in ein Arzneiglas Wasser, schüttelt es um und gibt Tags 2—3 Esslöffel. Heißt das nicht, nach allem Neuen haschen, war das Alte so wenig nütze, oder kennen solche Herren den Nutzen nur nicht? Entweder wirkt ja doch das Alles gar nichts und wozu dann Alles; oder es wirkt (was gewiß ist) und dann gibt man also (auch in chron. Krankheiten) 2—3 Gaben alle Tage; ist das Homöopathie? nicht Schlendrian?

Noch mehr aus meinem Leben: Im Anfange dieses Monats wurde im Leipziger Tageblatte die 2. Aufl. von dem Schwarzeschen Kochbuche empfehlend angezeigt; darüber sprach ich mich am 10. 1. im Tageblatte tadelnd aus; darauf wurde ich erst von einem Ungenannten (vielleicht Dr. Müller) und dann von Schwarzen selbst auf das Niedrigste in demselben Blatte bekämpft. . . . Sollte mir Niemand beistimmen, nun dann, dann muß ich eine andere Homöopathie haben als andere, ich werde dann eine Neue aufstellen, und Wahrheit wird ewig Wahrheit bleiben.

Haubold scheint immer noch der beste von diesen Ungewissen zu sein, er scheint wenigstens guten Willen zu haben, wenn auch die Kräfte nicht so stark sind, er sieht mehr auf das kleinliche Äußere, als auf gediegenes Geistige; das liegt aber in ihm, er soll fleißig sein in der Homöopathie.

Hartlaub lehnt dann den angebotenen Verkauf des Hahnemannschen Bildes zu seinen — Hartlaubs — Gunsten ab; denn, schreibt er:

Man würde sagen, . . . ich werde für meine Leipziger Offenheit von Ihnen im Solde gehalten. Das soll man nicht, das bringe ich der Wahrheit, dem Rechte; und übrigens wissen Sie ja, daß ich nicht zu stolz bin, von Ihnen im nöthigen Falle eben so gut geradezu etwas zu borgen, wenn mir Ihre Güte dadurch forthelfen will . . . Vielleicht gefällt mir bald ein armes Mädchen, da könnte ich im Anfange etwas nöthig haben. Doch thun Sie das oder nicht, bester Mann! Deswegen erfahren Sie von mir kein anderes Wort, als meine Wahrheit.

H. Hartlaub.

Auf diesen Brief antwortete Hahnemann:

† Lieber Herr College!

Sie haben die letzten Jahre ganz ohne Verbindung mit der menschlichen Gesellschaft, abgezogen, isolirt gelebt und so fast verlernt, wie man's anfange, sich ins Publikum einzufügen, ohne welches man doch nicht leben kann. Ohne Insinuation (Einschmeichelung. D. V.) bei den Menschen, mit denen und von denen man leben soll, ohne gefällige Nachgiebigkeit, Höflichkeit, Schonung ihrer Schwächen, die uns nicht schaden, ohne Deferenz (Ehrerbietung, Achtung. D. V.) gegen die Macht habenden Personen geht es nicht, kömmt man nicht durch die Welt. Auch was man mit einigem Rechte fordern könnte, auch darum müssen wir bitten. So ist die Einrichtung der Welt, die kein König, geschweige wir, ändern kann — denn die feine Lebensart hat ihre großen guten Seiten, ist unentbehrlich für den Verkehr mit der Welt. Diese, lieber Hartlaub, müssen Sie sich ganz geschwind und ohne Verzug zu eigen machen, wenn Sie in der Welt geduldet, geliebt, befördert seyn wollten. Was schadete es Ihrer Ehre, wenn Sie, vorher, wie billig, Schweikerten in seiner Wohnung begrüßten und um die Erlaubniß, das Klinikum zu besuchen, gebeten hätten? Und dieß unterlassen haben und gleichwohl täglich sans façon hinaus gehen und ihm ins Gesicht zu sagen, daß Sie nicht kämen, um da zu lernen — das, (nehmen Sie mir's nicht übel!) das war grob, abstoßend, Haß nothwendig erzeugend. Aber es war noch obendrein verfänglich; denn wenn Sie nichts draußen lernen zu wollen erklären, so kann nur übrig bleiben, daß Sie den Aufpasser oder doch den Zurechtweiser dort spielen wollen. Muß das den ehrenhaften Direktor der Heilanstalt nicht empören?

Sie haben sich's also selbst zuzurechnen, wenn er Sie ausschließt. Ändern Sie sich doch, ich bitte Sie um Gottes und Ihres eigenen Bestens willen! Ändern Sie sich von heute an. Hören Sie nicht nur plötzlich auf, die Leute vor den Kopf zu stoßen und Ihnen Grobheiten zu sagen — denn das wäre noch wenig zur Einfügung in die Welt — nein! fangen Sie allsogleich an, die Kunst der Höflichkeit, Nachgiebigkeit, Deferenz und Zuvorkommenheit auszuüben. Es ist die höchste, höchste Zeit. Das Publikum glaubt vor der Hand nicht, Ihrer nöthig zu haben, sieht aber leicht ein, daß Sie der Hülfe des Publikums bedürfen.

Sie haben uns ja in so vielen Stücken, z. B. in Ablegung der Rauheit Ihres Äußern gefolgt, folgen Sie doch auch hierin ganz schnell Ihrem treuen Rathgeber, der doch auch Ihre guten Seiten kennt und schätzt.

Von dem Augenblick an, wo Sie sich ganz zum Gegentheil umgeändert haben (dieß können Sie vermöge der Stärke Ihres Charakters) von diesem Augenblicke an wird's Ihnen wohler, wird's Ihnen wohl gehen, — was Sie doch wünschen und zu erreichen suchen müssen. Ich kann hiezu nichts beitragen. Ich habe Schweikerten höflich (nicht etwa jure quodam meo — aus meinem Recht — verlangt, was ich auch nicht kann) gebeten, sich Sie empfohlen seyn zu lassen; nun hören meine partes (Eingreifen. D. V.) auf. Mit zuvorkommender Höflichkeit und Artigkeit müssen Sie von heute an Jedermann behandeln — wie durch Wunder metamorphosirt — und Sie werden überall Eingang finden ...

Mit Heirathen eines armen Mädchens übereilen Sie sich ja nicht. Sie kann bei ihrer Armuth doch sehr unerträglich, unnütz, insolent (anmaßend. D. V.) und zu Ihrem Verderben ausfallen. Armuth macht selten gut.

Ein baares Darlehn bin ich nicht im Stande zu machen. Sie kennen nicht den Umfang dessen, was ich alles zu bestreiten und für wie viele Angehörige ich sorgen muß.

Seyn Sie überzeugt, daß ich Ihr Wohl auf alle mir mögliche Weise zu befördern wünsche.

Ihr S. Hahnemann.

Cöthen, den 28. Januar 1834.

---

Darauf folgte von seiten Hartlaubs folgender — letzter — Brief:

† Leipzig, den 4. 2. 1834.

Geehrter Herr Hofrath!

Der erste Brief ist dies, den ich Ihnen ungern schreibe; er enthält das lange Resultat von so kurzer Wirksamkeit. Wir scheinen einander nicht verstanden zu haben: Unter Ihrer Aegide wollte ich den offenen wackern Vertheidiger Ihrer wahren reinen Lehre machen, und im ersten Kampfe sagen Sie: »Das Schwert in die Scheide!« Ich folge, ich habe es eingesteckt, aber zugleich ist der Kampf aus, wie ein dummer Junge ziehe ich mich zurück. Das wußte ich, daß ich allein, ohne allen Beistand, gegen eine solche Menge Andersgesinnter nicht offen ankämpfen konnte, ohne erdrückt oder im Spotte zurückgewiesen zu werden, ich hätte meine Wirksamkeit anders geleitet. Sie sollen aber auch sehen, daß auf diese Weise und mit dem ewigen Loben und den einzigen vornehmen Angriffen auf das Ehrgefühl im Leben aus diesem Krankenhause kein Segen sprießen wird; es ist eine Puppe als Narren-Plunder, eine geschminkte Larve, die am Ende doch noch mit Schrecken abfällt. Ich habe mich zurückgezogen; denn Sie sehen, daß ich jetzt nicht um deren Gunst betteln kann, denen ich mich vorher widersetzte. Im Stillen will ich fortwirken für unsere Wissenschaft, so viel und so gut nur immer möglich. Im Bücken und schleichend will ich nicht handeln; was ich thue, wird offen, frei und entschieden geschehen; will ich mich durch die Welt durchbücken, durchkriechen, durchheucheln, durchlügen, durchschleichen; das weiß ich, da käme ich besser durch, als mancher Andere; so säß ich heute noch bei Dr. Müller, nähme mein schönes Geld ein und belachte die ganze Welt. Daß ich das nicht will, das zeigte ich dort schon; lassen Sie mir diesen Stolz, guter Mann! Vielleicht ist er auch noch zu etwas nütze. Das glaube ich, in Leipzig werde ich nun keine großen Früchte mähen; doch vielleicht wirft mich das Geschick bald wo anders hin; Ihre Güte will mir ja dazu auch verhelfen, wenn es möglich ist. — Schweikert habe ich ganz anfänglich freundschaftlichst besucht und um den Besuch der Klinik gebeten; solche Herren können aber die Wahrheit nicht riechen, diese stimmte ihn so um.

Mit dem Darlehn, das nehmen Sie nicht übel, das habe ich wohl nicht so ernstlich geschrieben . . .

Unterdeß will ich in Ruhe fortarbeiten; ich werde mich schon wieder einmal hören lassen. Behalten Sie mich in gutem Andenken! Leben Sie mit den Ihrigen wohl und zufrieden! ich wünsche es von Herzen. Dem Dr. Lehmann viele Grüße.

Hermann Hartlaub.

Auch Hahnemann antwortete nichts mehr; er schrieb auf diesen Brief nur:

»den 5. Febr. empfangen.«

## Anlage 140.

## Hahnemann nimmt sich der Heilanstalt an,

indem er an die Inspektion schreibt:

† Meine Herren Collegen!

Die Beweisführung für die unendlichen Vorzüge unsrer neuen Heilart vor der alten gehalt- und grundlosen, den Menschen so schädlichen Medicin ist einzig nur in einer richtig und sorgfältig geleiteten, öffentlichen homöopathischen Heilanstalt möglich, wo alle Einwendungen der allöopathischen Widersacher, die gegen Bekanntmachung homöopathischer Heilungen in der Privat-Praxis vorgebracht werden (z. B. »der Name des Kranken sei nur mit einem Buchstaben angegeben und die Behandlung und Herstellung habe niemand von ihnen mit angesehen, das Faktum also wohl erlogen«) gänzlich wegfallen.

Im wohl geführten homöopathischen Klinikum sind die Kranken der Ansicht der Sachverständigen bloß gestellt und ihre ärztliche Behandlung geschieht in deren Beiseyn, wo alle Möglichkeit von Täuschung aufhört, sowie alles Leugnen des Erfolgs der homöopathischen Heilung verstummen muß.

Man wird daher meinen Eifer in Aufrechterhaltung und Vervollkommnung unseres homöopathischen Klinikums in Leipzig nicht anders als gerecht finden und Sie, meine Herren Collegen, werden es einsehen, daß ich die gegründetste Ursache habe, auf alle Mittel zu denken, wodurch es die Würde einer Muster-Anstalt für homöopathische Heilung erlangen könne zur Darlegung unumstößlicher Beweise für die Unübertrefflichkeit unsrer Kunst, wozu ich jezt erst wahre Aussicht habe, seit die innige Liebe für reine Homöopathik, die unsern Herrn Dr. Schweikert beseelt, ihn bewogen hat, seine bisherigen einträglichen Verhältnisse der Führung unseres Heil-Instituts aufzuopfern.

Es ist aber unmöglich, daß er bei dem, ihm bisher zugestandenen jährlichen Gehalte von 400 Thalern in dem theuern Leipzig bestehen könne, und es ist vorauszusehen, daß der Eifer dieses für unsre Anstalt **unentbehrlichen** Führers nicht nur erkalten, ja daß es ihm unmöglich werden müsse, auch nur kurze Zeit demselben vorzustehen. Wohl überlegt, steht und fällt mit diesem Ehrenmann unser homöopathisches Klinikum. **Ohne ihn fällt es unwiederbringlich!** Ich, als natürlicher Beschützer und lebenslänglicher Fürsorger dieser Heil-Anstalt erkenne es daher, nach reiflicher Überlegung für nothwendig, daß dem Herrn Dr. Schweikert als Direktor:

1) ein Gehalt von 800 Thalern als das Minimum für das erste Jahr ausgezahlt werde, in vierteljährigen Raten, mit Zusicherung künftiger Erhöhung seines Jahres-Gehaltes nach Maßgabe der Einnahme-Erhöhung des Instituts durch die Beiträge der Gönner desselben;

2) daß noch überdem von dem **Ertrage des Poliklinikums** ihm allmonatlich oder vierteljährlich der vierte Theil ausgezahlt werde, um seinen Eifer für unsre Kunst durch ein gemächliches Auskommen aufrecht zu erhalten, indem, wenn er der Heil-Anstalt alle seine Kräfte widmet, ihm fast keine Zeit für Privat-Praxis übrig bleibt.

Und, um auch dem Unterarzte eine erträgliche Subsistenz zu sichern, und so seinen guten Willen anzuspornen, wird es nöthig, ihm den zwanzigsten Theil des Ertrags der poliklinischen Einnahmen zu gewähren, als Zusatz zu seinem bisherigen Einkommen.

Ich habe durch weit verbreitete Privat-Aufrufe das auswärtige Publikum zur Beisteuer für die Vermehrung der Einkünfte des Klinikums gesorgt und mein nicht ungeachteter Name bürgt mir für reichliche Beiträge.

Diese meine Bestimmung der Erhöhung des Gehaltes des Herrn Dr. Schweikert werde ich ihm selbst kundthun, sobald er mich, wie er schriftlich versprochen, besuchen wird und Sie, meine Herren Collegen! werden, so wie ich Sie kenne, ein Vergnügen darin finden, diesen meinen Willen in Ausführung zu bringen, wogegen ich Sie meiner ferneren Zuneigung ergebenst versichere

Cöthen, den 22. März 1834.

Samuel Hahnemann.

---

Hahnemanns Schwiegersohn Dellbrück schreibt von Stötteritz aus:

† 24. Nov. 1833.

Das Publicum hat sich über Ihren Beytrag der 20 Frdrs-d'or sehr gefreut, und wenn die homöopathische Anstalt anderweite Unterstützung erhält, so wird sie viel Glück verbreiten. Nach meinem Dafürhalten würde es für sie sehr nützlich und sogar nothwendig seyn, wenn in der Leipziger Zeitungs-Annonce neben der Bitte um Unterstützung die bereits gespendeten Gelder zur wohlthätigen Aufmunterung nahmhaft gemacht würden. Auch weiß ich selbst, daß ein Fremder geäußert hat: er wisse nicht, **was aus seinem Beytrag geworden sey**.

---

Hahnemann an Bönninghausen:

† Cöthen, den 6. April 1834.

... Ich nehme mich auch nun der Anstalt mit allem Eifer an, um sie und ihren Fonds in den Stand zu setzen, Schweikerten und den Unterarzt Seidel in dem ihnen ausgesetzten, geringen Gehalte zu verbessern, und lasse Aufrufe zur Hülfe auf meinen ehrlichen Namen weit und breit herumgehen, da ich nun die gegründetste Hoffnung und Aussicht habe, daß sie (die Anstalt) unsrer Kunst öffentliche Ehre machen wird ... Es soll in öffentlichen Blättern alles redlich quittirt und zum Heile dieses nun wichtig werdenden Heil-Instituts angewendet werden.

Auch sind schon mehre auswärtige Ärzte in Leipzig, blos um diese Anstalt zu frequentiren....

---

† Am 19. April 1834 schreibt Hahnemann an Baron von Brunnow:

... Nun die Leipziger homöopathische Heilanstalt nach meinem Wunsche von Herrn Dr. Schweikert ihrem großen Zweck gemäß rein homöopathisch geführt wird, bin ich um ihre Erhaltung und Gedeihen gar nicht bange.

Ich habe auch nun schon für so reichliche Beiträge gesorgt, daß es ihr nicht fehlen soll und ich das Vergnügen erlebe, daß dem sächsischen Staat das Verdienst entzogen wird, sich ihrer anzunehmen, nachdem er in mir einen guten Bürger exilirt hatte. Wenn Sie Gelegenheit haben, dieses mein Bestreben durch eine kleine Subskription zum besten unserer Heilanstalt zu befördern mittelst Verlegung meines beigelegten Aufrufs, empfangen Sie im voraus meinen ergebensten Dank dafür.

Diese unsre erneuerte, rein homöopathische Heilanstalt, welche schon mehrere fremde Ärzte frequentiren, wird der Welt thatsächlich vor Augen legen, daß unsre rein ausgeübte Kunst keiner Beihülfe von der alten Kranken-Verderbungs-Kunst bedarf, um Alles zu heilen, was nur heilbar ist, ohne die Leidenden zu schwächen und zu martern, wie die Allöopathie nicht anders kann.

Baron von Brunnow erwidert hierauf:

† Dresden, den 15. Mai 1834.

... Das Beste der homöopathischen Heilanstalt zu Leipzig zu fördern, wird stets mein innigstes Bestreben sein. Ich habe bereits im vorigen Sommer viele Subskribenten zu jährlichen Beiträgen gewonnen und werde auch ferner solches zu bewirken suchen. Ich selbst contribuire jährlich 5 Thaler außer dem Conventsgelde, was ich am 10. August erlege. Von meinem Avantpropos zu meiner ersten Übersetzung des Organon, so wie von meiner Übertragung Ihrer Kaffeeschrift werden noch zwischen 300 bis 400 Exemplare bei mir liegen. Diese will ich dem Buchhändler Arnold mit der Bedingung geben, daß der Ertrag bloß der Kasse des Clinikums zu Leipzig zufließe. Am meisten könnten die homöopathischen Ärzte selbst für das Clinikum thun. Wenn jeder derselben es jedem wohlhabenden Patienten zur Bedingung machen würde, daß er nach erfolgter Heilung sich zu einem fortlaufenden Jahresbeitrag von 2 Thalern verpflichte, so würde die Unterhaltung der Administrationskosten bald gesichert sein. Ich habe dieses auch an Schweikert geschrieben, mit dem Beifügen, daß diesfalls eine öffentliche Aufforderung in seiner Zeitung ergehen möchte ...

---

Dr. Franz an Hahnemann, die Honorarerhöhung für Schweikert betreffend (siehe S. 318/319):

† Leipzig, den 2. April 1834.

Lieber Herr Hofrath.

So wohlmeinend und gerecht auch Ihre Wünsche in Betreff der Solderhöhung unseres Schweikert für die Leitung der homöopathischen Heilanstalt sind und so gern die Inspektion Ihren Wünschen, welche dieselbe ganz billig findet, entgegenkommen möchte, so sieht sie sich doch veranlaßt, mich zu beauftragen, Ihnen zuvörderst bemerklich zu machen, daß die Inspection für sich allein in dieser Sache nicht entscheiden kann, sondern den Statuten gemäß erst das Directorium oder wohl gar den Convent am 10. Aug. darum befragen muß, sodann aber Ihnen den Kassenbestand unseres Fonds ergebenst vorzulegen, um nochmals Ihre Ansicht zu vernehmen.

Nach dem Rechnungsschluss am 10. August 33 betrug das Capital des Stiftungsfonds aus

a) 2 Staatsschuldscheinen der preuß. engl. Anleihe à
100 Pfd. Sterling                                             Capital     jährl. Zinsen
im dermaligen Cours zu 612 Rthl. . . . . . . . .   1224 Rth.    54 Rth. 8
b) ein Württ. Pfandbrief à 500 fl. im dermal. Cours à 305    305 »      12 »   12
c) 800 Thaler preuß. Staatssch. à 96 . . . . . . .    768 »      32 »
d) 300 Rth. bey Felge & Comp. niedergelegt . . . .    300 »      12 »
                                                      2597 Rth. 110.20
e) baaren Cassenbestand . . . . . . . . . . .          168 »
                                             Sa.      2765 Rth.

Nach dem letzten Monatsschluß d. 31. Mart. d. J. betrug

a) die Einnahme seit dem 10. Aug. 33 . . . .   1371 Rth. 17
b) der Cassenüberschuß der letzten Jahresrechnung  168 »   13
                   mithin die Total-Einnahme   1540 Rth.  6
c) die Total-Ausgaben bis dahin . . . . . . .  1273 »    11
also: der jetzt disponible Cassenbestand . . . . . . . .   266 Rth. 19
ohne das zinstragende Capital
Der im Nothfall auch dem Fond angewiesene Cassenbestand der Directorialkasse . . . . . . . . . .   232 »    —
gäbe demnach zur Bestreitung der laufenden Ausgaben einen
disponiblen Cassenbestand von . . . . . . . . . . .  498 Rth. 19.

Die Einnahme in der Heilanstalt betrug

im Aug. 33 . . . . . . 33 Rth. 22
Sept. & Okt. . . . . . 44 »    4
November . . . . .    31 »   12
Dezember . . . . .    45 »   16
Jan. 34 . . . . . . . 69 »    6
         Sa.         224 Rth. 12,

also innerhalb 6 Monaten im Durchschnitt monatlich ca. 38 Rth., welche jedoch in den aufgeführten allgemeinen Einnahmen der 1371 Rth. bereits mitgerechnet ist, unter Schweikerts Direction wahrscheinlich den monatlichen Durchschnitt von 50 Rth. erreichen wird.

Dagegen hat der Fond 2000 Rth. Hypothek aufs Haus mit jährlich 80 Rth. zu verzinsen, so daß das eigentlich zinsentragende Capital nur gegen 600 Rth. beträgt.

Da wir für die 2000 Rth. Schuld jedoch den Werth des Hauses haben, bleibt demnach der jetzige Cassenbestand:

a) in Staatsschuldscheinen nach dem im Aug. 33
   stattgefundenen, jetzt aber erhöhten Cours . .  2795 Rth. Capital
b) im disponiblen baaren Cassenbestand . . .     498 »

Sie werden daraus ermessen, wie weit eine Besoldungserhöhung unseres allerdings unentbehrlichen Schweikert für die Zukunft möglich ist, wenn wir das Capital nicht angreifen wollen und die Beyträge nicht reichlicher fließen. Nach der Meinung der Inspection dürfte bey dem jetzigen Zustand der Kasse eine bestimmt zugesicherte Gehaltserhöhung in diesem Augenblick nicht thunlich seyn, wohl aber eine den Kräften der Casse angemessene monatliche oder vierteljährliche Gratification. . . .

Hahnemann antwortete darauf:

† An die Inspektion der Homöopathischen Heilanstalt in Leipzig.

Lieber Herr College Dr. Franz!

Ich habe den von Ihnen mir vorgelegten Zustand der Casse des Instituts eingesehen, auch ist es mir lieb, daß die Inspektion meine Vorschläge für die Verbesserung des Gehalts des Herrn Dr. Schweikert billig findet, und ich wünsche daher, daß demselben für dies erste Vierteljahr von 1834 hundert Thaler als Gratifikation über seinen stipulirten Gehalt ausgezahlt werden mögen und genehmige, daß den 10. Aug. eine feste Bestimmung über diese von mir beantragte Gehalts-Erhöhung erfolge, was umso gewisser geschehen kann, da ich so weit schon durch **Ausschreibung von Beiträgen** gesorgt habe, daß die übrigen drei Vierteljahre von 1834 — 300 Rth. — durch mich für ihn einkommen sollen, ohne daß sie aus der Casse genommen zu werden brauchen, doch mit der Bedingung, daß ihm auch von den Einkünften des Poliklinikums noch außerdem das von mir bestimmte Viertel, sowie dem Unterarzt $1/20$ dieser Einkünfte vierteljährlich ausgezahlt werden, wovon der Erfolg für die Casse, wie leicht zu erachten, nicht anders als vortheilhaft sein kann.

Ergebenst S. Hahnemann.

† Cöthen, den 8. April 1834.

Es sollten meines Erachtens 200 Exemplare der Hefte der Jahrbücher der Anstalt bloß zu dem Behufe mehr abgedruckt werden, um sie den wenigstens 4 Rth. jährlich Beitragenden gratis kurz vor dem Termin zuzuschicken, wo ihre Beiträge fällig werden, mit einer kleinen gedruckten Erinnerung an ihr Versprechen begleitet, ihren jährlichen Beitrag zu dieser Zeit einsenden zu wollen. Da haben sie doch auch etwas für ihr Geld und sehen in den Heften auch, daß die jährlichen Beiträge darin quittirt aufgeführt werden. Dann zahlen sie desto gewisser.

Ihr S. Hahnemann.

† Cöthen, den 8. April 1834.

Wir müssen alles thun, um unsre Anstalt zu heben. Geschiehts von nun an nicht, so geschiehts nie.

---

† Hochgeehrte Herren!

Ich wünsche zu erfahren, warum Sie dem Direktor, Herrn Dr. Schweikert, da Sie doch Vorrath in der Casse hatten, die von mir zur Verdoppelung seines Gehaltes ihm zugesicherten 100 Rth. für das 1. Vierteljahr, zu Ostern noch nicht ausgezahlt haben und erwarte diese Entrichtung demnächst von Ihnen, da seine eifrige Führung des Heil-Instituts die Seele des Ganzen ist.

Sobald ich vernehme, daß dieß geschehen ist, werde ich 300 Rth. aus erlangten Beiträgen an Sie einsenden, um dem Herrn Direktor zu Johannis, Michaelis und Weihnachten die ihm gebührende Verdoppelung seines Gehaltes, jedesmal 100 Rth. davon auszuzahlen.

Mit Hochachtung Ihr ergebenster
Samuel Hahnemann.

Cöthen, den 23. Mai 1834.

Dem Herrn M. Lux für die Inspektion
des homöopathischen Heilinstituts.

## Anlage 141.

### Hahnemann sammelt Beiträge für die Heilanstalt.

Dr. Hermann Lövy-Prag sendet 179 Thaler 2 ggr. und schreibt dazu:

† Prag, den 30. April 1834.

Ich muß sehr um Entschuldigung bitten, daß ich Ihren Wunsch, jährliche Beiträge zu sammeln, nicht befriedigte. Ich sehe wohl ein, daß es dem Institute zu wünschen wäre, mit Bestimmtheit auf jährliche Unterstützung rechnen zu können, und gab gerne einen kleinen jährl. Beitrag nach meinen geringen Kräften. Meinen Patienten wollte und konnte ich keinen Zwang auflegen, und wäre ich auf der Forderung eines jährlichen Beitrags bestanden, so hätte ich von Vielen nichts, im Ganzen sehr wenig erhalten, während ich nun nach einiger Zeit wiederkommen kann, um wieder Ansehnlicheres zu erhalten. Wenn Herr Hofrath das

Verzeichniß der Unterstützer aus Prag drucken lassen, so bitte ich zwar die Namen und den Ort (Prag) als Bestätigung des Empfangs anzugeben, aber nicht meinen Namen als Sammler, weil die Regierung es nicht gern sähe, daß ich für ein ausländisches Institut Beiträge gesammelt. ... Es ist billig, daß jeder homöopath. Arzt einen Beitrag liefere, da er Ruf und Praxis der Homöopathik zu danken hat. Ich werde diesen Beitrag jährlich so lange geben, als das Institut das Versprochene leistet und der Homöopathik Ehre macht...

Am 23. Mai 1834 mahnt Dr. Lövy-Prag an die Empfangsbescheinigung des eingesandten Wechsels mit 179 Thaler 2 ggr. und kündigt weitere 8 fl. an; am 22. Okt. 1834 schickt er weitere 28 fl. (immer mit Ansuchen um Rat in ausführlich mitgeteilten Krankheitsfällen).

---

Dr. Grießelich schreibt an Hahnemann:

† Karlsruhe, 20. Mai 1834.

... Seit Schweikert das Spital hat, hegt man bei uns mehr Hoffnung; der Vorgänger und seine 2 sauberen Jahrbuch-Hefte haben den Schaden bei uns groß gemacht und Mißtrauen gelegt... Herrn von Lotzbeck sandte ich Ihre Zuschrift; er will für die Leipziger Anstalt nichts thun. Auch viele vom badischen Vereine nicht, da sie nichts geleistet habe...

## Anlage 142.

## Besuch Hahnemanns in der homöopathischen Heil- und Lehranstalt zu Leipzig.

Dr. Schweikerts Zeitung der homöopathischen Heilkunst vom 28. Juni 1834 berichtet:

Der 17te dieses Monats war für die hiesige, von dem Vereine der homöopathischen Ärzte gestiftete, und durch Privatkräfte und milde Beiträge ins Leben getretene homöopathische Heil- und Lehranstalt ein ebenso wichtiger, als erfreulicher Tag, da dieselbe in den Vormittagsstunden von dem ehrwürdigen Präsidenten jenes Vereines, Herrn Hofrath Dr. Hahnemann, revidirt ward. Er war deshalb Tags zuvor in Gesellschaft seiner drei Töchter, des Herrn Dr. Lehmann, Herrn Justizamtmann Isensee, Herrn Oberamtmann Rhost und dessen Gattin, und Herrn Jahr von Cöthen hier eingetroffen.

Die hiesigen homöopathischen Ärzte, welche er am Abend desselben Tages zu einer Besprechung über einige neue, das fernere Gedeihen der Heilanstalt fördernde Einrichtungen, eingeladen hatte, ließen die Ankunft ihres Meisters mit einer Abendmusik vor den Fenstern des Hôtel de Pologne, wo er abgestiegen war, feiern, nach deren Schlusse das zahlreich versammelte Volk auf der Straße in ein Vivat ausbrach. Er, welcher seit 13 Jahren Leipzig nicht besucht hatte, fühlte sich dadurch überrascht und mehrere der ihn umgebenden Freunde äußerten: Vox populi, vox Dei! —

Die Heilanstalt war zu diesem Empfange Hahnemanns festlich geschmückt, und er ward von ihrem Director, Herrn Dr. Schweikert, in dem Conferenzzimmer, wo sich eine ansehnliche Gesellschaft von Herren und Damen, sowie fast alle homöopathischen Ärzte eingefunden hatten, mit einer lateinischen Anrede feierlichst begrüßt.

In deutscher Sprache beantwortete sie der 79jährige Greis, und legte seine dankbaren Gesinnungen gegen den Director sowie seine vollkommene Zufriedenheit mit der Anstalt und mit dem, unter dessen Leitung sie jetzt steht, an den Tag. Er beschenkte den Fonds derselben, sowie das Krankenwärterpersonal und besuchte hierauf die Krankenzimmer, wo er ebenfalls mit der Behandlung und Haltung ihrer Bewohner sehr zufrieden sich zeigte. Mittag aß er in Gesellschaft vieler seiner Verehrer in seiner Wohnung und brachte mit ihnen, nachdem er den schönen Abend in dem Schweizerhüttchen des Rosenthals genossen, auch noch in seiner Wohnung einige Stunden mit lehrreichen und angenehmen Gesprächen zu. Seine Zeit erlaubte ihm nicht, länger in Leipzig zu verweilen, und er verließ es schon am folgenden Tage, den 18ten, in der Frühe, von vielen lebhaften Wünschen für sein langes glückliches Leben begleitet.

---

Die Tochter Hahnemanns, verehelichte Dellbrück, schreibt:

† Stötteritz, den 28. Juni 1834.

Guter, lieber Vater und lieben Geschwister!

Ein solcher freudiger Tag ist mir in vielen Jahren nicht wiederfahren, als wo Du und die lieben Geschwister zu mir kamen, nur ewig schade, daß ich Euch keine Ehre anthun konnte, weil die Zeit kurz war. Das ganze Dorf hat Dich gern sehen wollen, und redet von Deinem Ruhm...

Dellbrück ist kurz darauf (August 1834) nach Dresden übergesiedelt, um »Schreibstunden zu geben«.

---

Dr. Moritz Müller berichtet (Zur Geschichte der Homöopathie, Seite 90):

Im Juni 34 kam Hahnemann nach Leipzig und inspicirte die Heilanstalt. Am Morgen des 18. Juni erhielt ich durch einen Kellner des Hotel de Pologne eine gewöhnliche Einladungskarte von ihm zu einer Besprechung auf diesen Abend daselbst. Da es sonach keine Einladung zu einer Directorialsitzung war und mir nicht zugemuthet werden konnte, ihm aufzuwarten, bevor er mir Satisfaction für persönliche Beleidigungen gegeben hatte, so lehnte ich die Einladung höflichst ab... Als die Eingeladenen beisammen waren, schickte er den Dr. Franz, meinen persönlichen Freund und reinen Homöopathen, zu mir, mich nochmals zum Kommen einzuladen. Ich ließ ihm sagen, daß, wenn ich bei Hahnemann etwas zu suchen habe, würde ich zu ihm kommen; suche er etwas von mir, so werde er sich zu mir bemühen müssen. (Auch Hartmann hatte aus gleichem Grunde die Einladung abgelehnt.)

Damit löste sich auch das Band vieljähriger Freundschaft, die trotz differenter Ansichten den Dr. Franz mit mir verknüpft hatte.

## Anlage 143.

### Dr. Schweikerts Bitte an Hahnemann in Gehaltsangelegenheiten.

(Siehe auch Anlage 140.)

† Leipzig, 2. 2. 35.

Für die vortheilhafte Meinung, die Sie von mir und meinem Wirken in der Anstalt haben und aussprechen, bin ich Ihnen sehr dankbar verpflichtet, ich kann Ihnen auch heilig versichern, daß ich alle meine Kräfte aufbiete, um der Anstalt nützlich zu werden; allein ich habe jetzt auch die gewisse Überzeugung, daß ich, wenn mein Gehalt nicht auf 800 Rth. festgesetzt und von der Inspection gebilligt wird, ich meinem und meiner Kinder Ruin entgegengehe; ich habe gewiß durch die Übernahme der Direction meinem ganzen Lebensverhältnisse ein sehr großes Opfer gebracht, da ich am besten weiß, was das Jahr mir gekostet hat; ich bin, ohne Vermögen, nicht im Stande, dies noch viel länger auszuhalten, so sehr dies auch mein Wunsch ist; die Inspection hat ihre Einwilligung noch nicht ausgesprochen, und ich mag sie nicht darum bitten; dies würde nur geschehen, wenn Sie unsern Franz dringend anregten, diese Sache zu reguliren, aber schwarz auf weiß. Ich bin aber willens, jetzt wo ich mein Gehalt zu erhalten habe, gleich die Quittung auf 200 Rth. auf das $^1/_4$ Jahr auszustellen, und wenn sie mir verweigert werden, zu kündigen, ich werde ja hören, was die Herren sagen; doch will ich erst noch Ihre Antwort auf diese Zeilen abwarten. Nur bitte ich Sie dringend, die Sache gütigst ins Reine zu bringen; ich bin als Familienvater es mir schuldig dies zu wünschen und realisirt zu sehen; ich gebe gern zu, daß ich einen wahren Ehrenposten bekleide und bin auch stolz darauf, allein Frau und Kinder wollen auch leben, und das Leben kostet hier viel, wie Sie selbst wissen. Diese meine Mittheilungen, die ich Ihnen hier gemacht habe, bleiben aber, dies bitte ich sehr, unter uns, mein großes Vertrauen zu Ihnen und zu Ihrer Liebe gegen mich, trieben mich dazu. — Wenn nur das Gartenstück, wenn wir den Ankauf noch verschieben, uns nicht ein anderer wegkauft! Man spricht jetzt von einer Zuckerraffinerie, die jemand dort errichten will, — das wäre für die Anstalt ein damnum irreparabile.

Ihr ergebenster<br>Schweikert.

Hahnemann hatte bereits in dieser Angelegenheit an die Inspektoren des Krankenhauses (Haubold, Franz und Lux) geschrieben:

† Hochgeehrte Herren und liebe Collegen!

Ob mir gleich kein schriftliches Verzeichnis der Ausgaben und Einnahmen Unseres homöopathischen Clinikums zu Gesichte gekommen ist, so lauten doch meine Nachrichten davon so tröstlich (darüber wurde H. getäuscht. D. V.), daß ich hoffen kann, daß die löbliche Inspektion von nun an aus ihrer Kasse dem Herrn Direktor der Anstalt Dr. Schweikert den ihm gebührenden und erforderlichen Gehalt von vierteljährig 200 Thaler hat verabfolgen lassen, auch ohne mein Zuthun. Für das lezte Vierteljahr würde ich noch 100 Thaler an auswärtigen Beiträgen zur Ergänzung seines Anfangs ihm von der Inspektion zugesagten Gehalts haben einschicken können, wenn die aus Lyon mir verheißenen Beiträge durch meine Hände gegangen wären; so aber sind sie unmittelbar der Anstalt selbst zugegangen und so ist auch ohne mich diese Absicht erreicht worden.

Ich überlasse also, da diese Anstalt sich nun selbst erhalten kann, nun zwar Ihrer treuen Besorgung auch die fernere Gewährung der 200 Thaler Gehalt vierteljährig an Herrn Dr. Schweikert aus den Mitteln Ihrer Kasse, da meine eigenen Arbeiten für mehrere auswärtige Beiträge fernerhin zu sorgen mir nicht mehr erlauben, werde aber, was mir zugeschickt wird an Beiträgen, auch hinführo an Sie zu expediren nicht unterlassen und mich stets des Gedeihens dieser wichtigen Anstalt zum Heile der Kunst freuen als

Ihr ergebenster<br>Samuel Hahnemann.

Cöthen, den 4. Januar 1835.

## Hahnemanns »Aufforderung an alle homöopathischen Ärzte«.

(Allg. hom. Ztg. 1835, Bd. 6, S. 366.)

Die homöopathische Heilanstalt in Leipzig, welche, seit sie ins Leben getreten ist, besonders aber im verflossenen Jahre, durch die musterhafte Einrichtung, die ihr innerer Haushalt durch den jetzigen Direktor, Herrn Dr. Schweikert, den bekanntlich ächt praktischen Homöopathiker, erhalten hat und durch die unermüdete Thätigkeit, mit welcher Letzterer die gesammte Leitung dieser Anstalt besorgt, viel Gutes und Erfreuliches gefördert hat — wie dieß alles aus den gewiß bald erscheinenden Annalen der Anstalt zu ersehen seyn wird, (ist aber nicht geschehen. D. V.) bedarf, wenn sie fortbestehen und ferner Gutes für Wissenschaft und Menschheit erzeugen soll, der thätigsten und kräftigsten Unterstützung der homöopathischen Ärzte und wohlthätigen Menschenfreunde. Sie kann nur, da jetzt die Anzahl der Betten sich auf 21 beläuft und die Gesammtkosten der jährlichen Unterhaltung, nach einer oberflächlichen Berechnung, 3300 Thaler betragen, wozu vielleicht nach der jetzt getroffenen Einrichtung die Kranken selbst etwa 1300 beitragen dürften, fortbestehen, wenn jährlich, soll der ohnehin schwache Fonds nicht erschöpft werden, noch 2000 Thaler durch Beiträge eingehen. Dieß ist aber sehr leicht zu bewirken, wenn jeder homöopathische Arzt, wie dieß schon mehre zugesagt und realisirt haben, nach seinen Kräften sich zu einem bestimmten jährlichen Beitrag (wenn auch vorderhand nur auf 5 Jahre) verbindlich macht und wenn jeder derselben in seinem Wirkungskreise andere wohlthätige Menschenfreunde zu Beiträgen bewegt, sie einsammelt und das Gesammelte, der Kürze und Ersparniß wegen, entweder durch Buchhändler-Gelegenheit oder den in seiner Nähe befindlichen Provinzialverein an den Cassenverwalter, Herrn Buchhändler Schumann, jährlich längstens bis zum 10. August einsendet.

Hiezu nun fordere ich alle brave, homöopathische Ärzte und Menschenfreunde dringend auf, welchen die Beförderung unsrer einzig wahren Heilkunst durch das musterhafte homöopathische Krankenhaus in Leipzig am Herzen liegt, in welchem Jeder sich von der Unübertrefflichkeit der neuen Heilkunst mit eigenen Augen überzeugen kann.

Cöthen, den 8. Mai 1835.

Samuel Hahnemann.

## Anlage 144.

### Wer und was war Fickel?

Dr. Moritz Müller veröffentlichte in der Allg. hom. Ztg. vom 1. Juni 1840 (17. Bd., Seite 321) als Antwort auf Fickels Schmähschrift: »Direkter Beweis von der Nichtigkeit der Homöopathie als Heilsystem« folgende erwiesene Tatsachen:

Dr. Fickel, im Jahre 1831 in Leipzig promovirt, prakticirte im Jahre 1832 in Zwickau, keck, theuer, unglücklich. (Schon damals ließ er ein anonymes »Trostschreiben« unter dem Namen »Leckif« drucken, das mit dem Satze schloß: »in der Grube, wo ich mich so wohl befinde, fehlt es an Ochsen nicht.«) Gedrängt von seinen dortigen Creditoren, kehrte er 1833 nach Leipzig zurück. Verarmt, zurückgezogen von allen Ärzten beider Schulen, sann er auf Subsistenzquellen... Er schrieb 1834 und 35 unter 2 falschen Namen 3 Bände erdichteter homöopathischer Heilungen und dergleichen Arzneiprüfungen.... Das Manuskript des ersten Werks, unter dem Namen L. Heine erscheinend, brachte 1834 einer seiner wenigen Bekannten hier (Leipzig. D. V.) ein — wahrscheinlich selbst von ihm getäuschter Zahnarzt — dem Buchhändler Schumann; das andere in 2 Bänden wurde 1835 unter dem Namen J. T. Hofbauer bei Reimann gedruckt (der letzte Band desselben war von ihm in Zeit von 8 Tagen geschrieben worden). Jenes sorgfältiger geschrieben, wurde nach seinem Erscheinen in einigen homöopathischen Zeitschriften gelobt und gepriesen, von Recensenten, welche die Möglichkeit eines solchen Betrugs, wie hier stattfand, nicht ahneten. Durch diesen Erfolg ermuthigt, entdeckte er 1835 dem Verleger desselben, daß er Heine sei, gab vor, daß seine Creditoren ihn zur Pseudo- u. Anonymität zwängen und bot ihm ein alle andern homöopathischen Werke entbehrlich machendes Werk an, welches unter dem Titel: »Homöopathisches Reallexicon von einem Verein homöopathischer Ärzte« — er allein zu schreiben angefangen hatte. Der Verleger, geblendet durch jene Recensionen, ging auf das sehr vortheilhaft scheinende Anerbieten ein und machte ihm zur Vollendung dieses Werks große Vorschüsse. Getäuscht durch Fickels Beredtsamkeit, glaubte er während des schnellen Eingehens von Manuskript in ihm den Mann gefunden zu haben, der der homöopathischen Heilanstalt vorstehen könne und machte ihm zuerst Aussicht auf die eben zu erledigende Oberarztstelle. Der Verleger war Mitinspector dieses Instituts... Er machte Fickeln auch mit dem ärztlichen Inspector bekannt und dieser, wie bezaubert von seinen Fähigkeiten, realisirte die Idee, von der Fickeln ein halbes Jahr vorher noch nicht geträumt hatte\*). Vergebens warnten den Getäuschten drei andere homöopathische Ärzte Leipzigs, die damals, von Hahnemann von aller Theilnahme an der homöopathischen Heilanstalt verdrängt, in gerechter In-

---

\*) Nur wer die Beredtsamkeit und Sprachgewandtheit Fickels kennt, kann begreifen, wie dieser Arzt und dieser Buchhändler — beides Ehrenmänner, um die Homöopathie vielfach thätigst und mit Aufopferung verdient und ihr noch jetzt so dienend — von ihm so getäuscht werden konnten. Es schien glaublich, daß er in den ihnen von ihm vorgemalten Vorlesungen über Homöopathie einen hinreißenden Vortrag entwickeln werde.

dignation sich von jeder Einwirkung auf dieselbe fernhielten... Vergebens sagten sie ihm, daß hier eine Mystification oder ein Betrug obwalte... Helbig, Trinks, Noack hatten gefunden, daß »Hofbauers« und »Heines« Heilungen und Arzneiprüfungen Dichtung und daß Heine und Hofbauer identisch seien; Noack hatte endlich entdeckt, daß Fickel allein »der Verein« der das Reallexicon schreibenden Ärzte und daß er zugleich Heine und Hofbauer sei, sowie daß er gleichzeitig (1835) bei Reimann unter dem Namen Dr. Herting zwei allöopathisch-therapeutische Schriften habe drucken lassen. Aber die Inspection hielt den Entdecker für irrend und Fickel erhielt am 1. Januar 1836 die Stelle als Arzt der Heilanstalt...

In den letzten Darstellungen irrt Moritz Müller bezüglich der Zeit, da die Enthüllungen von Noak, Helbig und Trinks erst im Jahre 1836, also nach der Anstellung Fickels erfolgten.

Die aktenmäßige und endgültige Entlarvung desselben erfolgte am 10. Juni 1836. An diesem Tag gab Heinrich Robert Kabitzsch, Diener in der Arnoldschen Buchhandlung zu Dresden, vor dem Kreisamt (Gustav Kramer o. Akt. u. verpfl. Prot. und Fr. Christ. Stein, Cr. Amts-Landschöppe) zu Protokoll, wie Dr. Fickel im Sommer 1835 seine homöopathischen Bücher fabrizierte und dabei mehrmals sich äußerte: »Die Kerle (die Homöopathen) betrüge ich einmal«. Dr. Noack erfuhr durch diesen Kabitzsch sodann, wes Geistes Kind Fickel war; doch war dieser schon zum Oberarzt ernannt, und Noack verkehrte noch am 5. März desselben Jahres mit ihm. Im Juli erschien dann Noacks Olla potrida, worin der Schwindel Fickels rückhaltlos aufgedeckt wurde.

Nach seiner Entlassung wollte er nach Paris reisen, kam aber nur bis Frankfurt a. M., wo ihm auf Betreiben seiner Gläubiger seine Effekten mit Beschlag belegt wurden. Nach Leipzig zurückgekehrt, lebte er hier getrennt von seiner Frau und seinen Kindern. Dann trieb er sich an verschiedenen Orten, unter anderem auch in Teplitz (1839) umher, wo er sich noch als homöopathischer Arzt ausgab. In Großschönau schrieb er dann 1840 sein Buch: »Direkter Beweis etc.«, nur um Geld zu verdienen. Moritz Müller weist ihm nach, daß das Buch grobe Unwahrheiten enthalte.

Später versuchte er noch an verschiedenen Orten zu praktizieren. So empfahl er sich 1858 in Dresden, besonders für Typhuskranke.

## Das Münchener homöopathische Krankenhaus.

Dr. J. Fr. Hennicke-Gotha schreibt am 3. November 1837 an Hahnemann nach Paris:

† Von der homöopathischen Heilanstalt in München, von dem Minister des Innern, Fürsten Carl Öttingen-Wallerstein, gegründet und auf Staatskosten unterhalten, an welcher die Doctoren Hofrath Reubel, Medicinalrath Widenmann und Roth angestellt sind, habe ich bereits drey Krankenberichte erhalten und Auszüge daraus im Allg. Anz. d. D. drucken lassen. Ihr Inhalt macht der Homöopathie große Ehre und muß auch den Ungläubigsten beschämen......

Der bayrische Landtag verwilligte daher einen höheren Staatsbeitrag, gegen den aber — ein seltenes Vorkommen — der König Protest einlegte, da, wie er seinen Entschluß begründete, die behaupteten Erfolge nicht stichhaltig gewesen seien und nicht einwandfrei hätten nachgewiesen werden können.

Unter der Leitung von Dr. Max Quaglio und Prof. Dr. Jos. Buchner bestand dann die homöopathische Heilanstalt in München weiter; ja, mit der Zeit kam noch eine zweite dazu.

## Anlage 145.

### Das Ende des Krankenhauses.

Hahnemann an Bönninghausen:

† Paris, den 24. Sept. 1842 (diktiert; Datum und Unterschrift von H. ziemlich fest)...
Nach einem Stillschweigen von 8 Jahren schrieb mir vor 2 Monaten Stapf, daß ein Congreß von 5, 6 Gliedern des Centralvereins aus Leipzig und Magdeburg in Cöthen zu Stande gekommen wäre, der beschlossen habe, das
  Leipziger kleine Hospital aufzuheben!
Soweit haben's die Herren gebracht! Da sieht man die Vortrefflichkeit der Noacks und der Trinks. Vorzüglich letzterer hat sich fast aufgeopfert, um alles Gute zu zerstören...

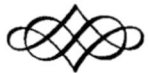

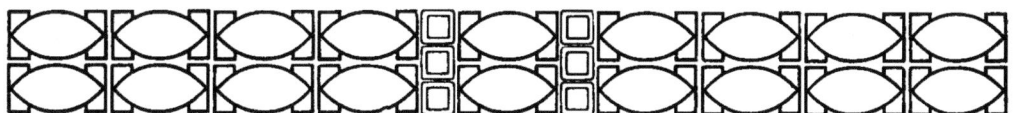

# 18. KAPITEL.

## Wiederverheiratung Hahnemanns; Umzug nach Paris.

Anlage 146.

### † Vertrauliche Notizen über das Leben von Madame Hahnemann.*)

(Aus dem französischen Original übersetzt.)

Ohne die zwingende Notlage, in der ich mich befinde, hätte ich dies nie geschrieben, obgleich diese Einzelheiten, auch abgesehen von der Medizin, interessant sein dürften; wenn man sein ganzes Leben dem Guten geweiht hat, so ist es peinlich davon sprechen zu müssen. Für ein Herz, das mit Recht stolz auf sich ist, ist das verborgene Gute ein solch kostbarer Schatz, daß das Lob der Welt, der Ruhm, der im übrigen so angenehm ist, und der dadurch entsteht, daß man die edeln Taten erfährt, den Verlust dieses geheimnisvollen Genusses nicht ersetzen kann. Dies trifft noch sehr viel mehr bei der Frau zu, der es durch die Gesetze des Ausschlusses, welche die Männer ungerechterweise gegen sie geschaffen haben, beinahe unmöglich ist, ihre geistigen Fähigkeiten zu zeigen, auch wenn diese in überreichem Maße vorhanden sind, wenn sie sozusagen überfließen. Dann wird sie, besonders wenn sie keusch ist, der Gegenstand des Neides und der Abneigung der Männer und der alltäglichen Frauen, welche wenig Sinn dafür haben, daß sie für ihr Geschlecht und seine Würde einstehen sollten, weil sie von den Männern daran gewöhnt sind, die ein Interesse daran haben, sie in dieser Beziehung zu täuschen; kurz, sie rufen den Neid aller hervor, die Beschuldigungen der Menschen, die sie verfolgen, wie in diesem Fall, bis die Größe (Überlegenheit) des Talentes oder der Jugend sie zwingt zu schweigen vor einer offenbaren Überlegenheit, die sie im Innersten wohl anerkennen, aber sich wohl hüten, es einzugestehen.

Die hübschen Frauen, die begabt sind, fanden bisweilen Gnade vor den Männern, weil sie ihnen gehören, und weil der Mann das, was ihm gehört, gern hat; sogar wenn sie ihm untreu geworden, wenn sie die Ehe gebrochen haben, sucht er sie zu verteidigen oder er macht die Augen zu. Indem der Mann der Frau seinen eigennützigen Schutz gewährt, erlaubt er ihr doch nicht, die Grenzen zu überschreiten, welche seine Willkür (tyrannie) auf dem geistigen Gebiete errichtet hat, wo er sie nicht hindern konnte einzudringen; ich sage manchmal, die Frauen brauchen keine Erlaubnis, um Musikerinnen, Malerinnen, Dichterinnen, Schriftstellerinnen, Mathematikerinnen, Astronominnen, Gelehrte zu werden, aber er hat sich das Recht angemaßt, ihnen die Ausübung gewisser freier Berufe zu verbieten, wo sie bisweilen Hervorragendes leisten könnten.

Diese Tatsache würde eine ausführlichere Behandlung verdienen, aber es handelt sich nicht darum, sich damit zu beschäftigen. Es handelt sich hier nicht um die Frau im allgemeinen, sondern um Frau Hahnemann, die Ärztin, die heilt, und um den Beweis, daß diese Ärztin das tun mußte, was sie tat.

---

*) Geschrieben von Melanie Hahnemann 1846 zu ihrer Verteidigung bei einer Anklage wegen unberechtigter Ausübung der Heilkunst etc.

Mein Vater heißt d'Hervilly, er ist ein kenntnisreicher, geistvoller Mann, der mich zärtlich liebt. Seine Milde und seine Güte sind unaussprechlich. Er war mein erster Lehrer; sein Unterricht bestand viel eher in Liebkosungen als in Belehrungen. Die reinste Vernunft und die vernünftigste (saine) Philosophie waren die Grundlage seiner Lehren, die er selbst in schlichter, meinem jugendlichen Verständnis stufenweise angepaßter Form aussprach. Von Kindheit an lehrte er mich die Wahrheit der Dinge zu suchen, indem er den Finger auf ihre Irrtümer legte.

Ich bin mit einem eigenartigen Charakter geboren, der sich von meinen Kindheitsjahren an zeigte; ich spielte nie, ich dachte nur immer und schien deshalb traurig, ohne es wirklich zu sein. Schon von da an genügte das gewöhnliche Leben meinem Denken nicht, sondern dieses fand in seiner eigenen Betrachtung einen unendlich größeren Genuß als im Spielen und Vergnügungen. Mein größtes Glück war es, wenn ich mich auf einen einsamen Platz im Haus oder im Freien zurückziehen und mich ohne äußere Störung den Gedanken hingeben konnte, die damals noch ungeordnet wie die Rosetten eines Kaleidoskops durch meinen Sinn zogen. Und wenn ich bisweilen das Bedürfnis mich auszudrücken fühlte, so gab ich meine Empfindungen in formlosen Versen wieder über die Schönheit der Natur, die ich abgöttisch liebte, und in vom Augenblick eingegebenen Liedern, deren Weisen (modulations) die Freunde meiner Mutter mit Erstaunen hörten. Ich wollte nicht lesen lernen, weil das Abc mich langweilte und mich von meinen lieben Gedanken ablenkte; all dies geschah vor meinem 8. Jahr. Aber dann lernte ich in wenigen Stunden lesen durch einen guten Einfall meines Vaters. Er war unglücklich über meine Unkenntnis und gab mir »Tausend und eine Nacht«, las mir eine Geschichte daraus vor und sagte, als er meine Freude und meine Neugier sah: all diese Bände sind voll ebenso hübscher Geschichten, da sind sie, lerne lesen und du wirst sie kennen lernen. Am nächsten Morgen buchstabierte ich und 3 Tage darauf las ich fließend. Von da an konnten Berge von Büchern meiner verzehrenden Gier nach Wissen (connaître) nicht genügen; ich verachtete die Kinderbücher, man gab mir kräftigere, geistige Kost, mein Vater freute sich über die Anlagen, die sich bei mir zeigten und gab mir eine ausgezeichnete Erziehung. Die Liebe zur Kunst kam zu der zu den Wissenschaften hinzu und ich musizierte gut, ich studierte Malerei, wo ich in kurzer Zeit große Fortschritte machte.

Meine Mutter, deren Andenken ich hoch halte, hatte die kleinliche Erziehung des Klosters erhalten, sie war in Verzweiflung, weil es nicht gelang, mich nähen zu lernen; sie sagte oft zu meinem Vater: es ist ein Glück, daß unsere Tochter kein Junge ist, man könnte niemals etwas aus ihm machen, sie will nicht stricken lernen. Dies ist ein Beispiel ihrer Schlüsse (Folgerungen), die alle ebenso logisch waren. Meine Mutter war eine sehr schöne Frau, aber ihr Verstand war nicht ausgebildet worden und war deshalb, wie es gewöhnlich geschieht, im Alltäglichen stecken geblieben.

Sie hatte sehr jung geheiratet. Mit 9 oder 10 Jahren war ich schon sehr in die Höhe geschossen. Die große Tochter wurde die Sonnenuhr (der Hintergrund, Rahmen) ihrer Reize, auf die sie große Stücke hielt. Ich war ein Hindernis für ihren Wunsch zu gefallen; ihre schlechte Laune hielt sich immer an mich wegen irgend etwas, an dem ich vollkommen unschuldig war, und sie tyrannisierte mich mehr und mehr und zwar ganz ungerechterweise, weil ich damals außerordentlich sanft und liebevoll war. Ich betete meine Mutter an. Immer suchte ich angenehm zu sein und immer wurde ich zurückgestoßen. Indessen wuchs das Kind zum jungen Mädchen heran; die Anmut der Jugend entwickelte sich in einem Körper, der von der Natur ziemlich wohl ausgestattet war. Ich hatte die Eifersucht bemerkt, die sie gegen mich empfand (die ich ihr einflößte), und ich kleidete mich daher sowohl aus Geschmack wie Vernunft sehr einfach; ich begnügte mich sehr reinlich zu sein, ohne mich je zu schmücken, um ihren Neid nicht zu wecken und um nicht leichtfertig zu erscheinen.

Alle meine Bemühungen, meine Mutter zu besänftigen, waren vergeblich. Sie führte mich gegen meinen Willen auf Bälle, weil man mich wünschte und weil sie nicht nein zu sagen wagte; und den folgenden Morgen strafte sie mich für den Erfolg, den ich gehabt hatte, denn ich soll eine sehr gute Tänzerin gewesen sein; kurz, sie geriet in eine solche Erregung gegen mich, daß sie fast wahnsinnig wurde. Mein guter, verständiger, aber schwacher Vater hatte meine Mutter die Herrschaft innerhalb der Familie völlig an sich reißen lassen; er beklagte die Torheit seiner Frau, ohne sie zur Vernunft bringen zu können; seine Vorstellungen, seine Bitten reizten meine Mutter nur noch mehr, so daß ihre Leidenschaft keine Grenzen mehr kannte. Schließlich kam es soweit, daß mein Vater aus Furcht für mein Leben beschloß, sein geliebtes Kind einer solchen Qual zu entziehen. Er hatte mit Freude gesehen, wie mein Sinn für die Kunst sich in mehreren hervorragenden Malereien zeigte. Frau le Thière, die mein häusliches Unglück kannte und beklagte, bat meinen

Vater, mich ihr anzuvertrauen, sie nahm mich als Pensionärin auf und wurde meine zweite Mutter. Guillon le Thière, der Maler des Bildes: »die Söhne des Brutus«, hatte mich die Grundbegriffe der Malerei gelehrt. Sobald ich unter der schützenden Ägide meiner neuen Adoptivfamilie stand, war ich so glücklich, als ich es fern von den Meinen sein konnte. Mein Vater blieb für mich, was er immer gewesen ist, und seine Zärtlichkeit entschädigte mich für die Leiden der Verbannung.

Meine Mutter hatte die Empfindlichkeit aller meiner Gefühle verletzt; der Gedanke, von ihr abzuhängen und zwar für immer, da sie die Herrin im Hause war, wurde für mein Zartgefühl eine unerträgliche Qual. Ich fühlte in mir einen starken Drang, etwas zu werden; es kam mir der Gedanke, ich könnte mich mit meiner Arbeit erhalten. Ich wurde Malerin. Meine Freunde verkauften meine Bilder, die sehr gesucht waren, sehr teuer; und während meine Mutter ein sehr üppiges (großes) Haus in Paris führte, arbeitete ich, um selbst meine Unabhängigkeit zu sichern. Ich hatte großen Erfolg; ich bekam im Salon Medaillen, die mir der König Karl X. selbst gab.

Ich arbeitete mit Freude. Die Früchte meines Talentes wurden bald bedeutend; ich war sehr gesucht und errang überall Erfolge durch meine anderen geselligen Gaben. Berühmte Freunde umgaben und beschützten mich. Ich will nur einige nennen: La Fayette, den Abbé Grégoire, den Consul Masclet, den Marschall Gonvion St. Cyr, den Verfasser des »Agamemnon«, Népommène Lemercier, den Erneurer der Baukunst, Persier, den Architekten, Fontaine, der die besondere Freundschaft Napoleons und Louis Philipps genoß, die Dichterin Prinzessin de Salm-Dick, Andrieux, der ebenfalls Dichter war und der mich die Schriftstellerei lehren wollte, die er selbst so hervorragend ausübte und dessen umfangreicher und anziehender Briefwechsel die Wertschätzung und Freundschaft bezeugt, endlich den letzten Präsidenten der französischen Republik, Gohier, der durch Testament mir seinen Namen mit der Bitte vermachte, ihn dem meinigen beizufügen, wie es sein hier beigelegtes Testament beweist. Da ich ernst veranlagt war, suchte ich immer den Verkehr mit bedeutenden Männern, die fast alle Freunde meines Vaters waren und mich junges fleißiges Mädchen ermutigten. Übrigens war seit meiner frühesten, zartesten Kindheit die Leidenschaft, die alles beherrschte, das Streben nach dem moralisch Schönen (Tugend), das ich viel höher als die Begabung stellte, und das ich ständig zu erreichen suchte.

Ich lernte immer und suchte den Kreis meiner Kenntnisse zu erweitern, denn Wissen ist Macht. Es gibt angeborene Berufe. Der erste Chirurg Ludwigs XVI., Valdajon, war Flickschuster. Sein Instinkt machte ihn zum Glieder-Einrichter. Er verließ mit Frau und 3 Kindern sein Dorf und kam nach Paris in der Hoffnung, daß die alten Schuhe dieser Stadt ihm mehr eintragen würden als die seines Dorfes. In seiner Bude renkte er nun immerzu Glieder ein. Er renkte so viele ein, daß eines Tages ein Diener eines vornehmen Engländers, dessen ausgerenkte Schulter er eingerichtet hatte, all dies brühwarm seinem Herrn erzählte, der seit einem halben Jahr auf seinem Schmerzenslager an einer ausgerenkten Hüfte siechte, die alle Pariser Chirurgen nicht einrichten konnten. Der Engländer schalt zwar über die dumme Leichtgläubigkeit seines Dieners, aber er ließ den Flickschuster kommen. Dieser kam zu dem vornehmen Herrn mit solch sicherem Auftreten, mit solcher Offenheit der Rede, wie sie dieser durchaus nicht gewohnt war. Er war über seine kurz angebundene Rede, die Unbekümmertheit seiner Antworten erstaunt und fragte ihn aus. Als Valdajon sah, daß er kein Ende finden konnte, sagte er: »Beeilen wir uns, Herr . . . . . meine Zeit ist das Brot meiner Kinder.« Dann zeigte ihm der Engländer seine ausgerenkte Hüfte, die der Flickschuster betastete und bei diesem selben Besuch (sofort) einrichtete. Er strich eine Salbe darauf, die er selbst zusammengestellt hatte, denn er gebrauchte nur Mittel, die er selbst hergestellt hatte, und bald darauf ging der Engländer zu Hof, wo man sehr überrascht war ihn zu sehen, denn man wußte, daß er seit einem halben Jahr in den Händen der medizinischen Fakultät war, die nichts mit ihm zu machen wußte. Der Engländer erzählte seine Geschichte und groß war aller Erstaunen. Valdajon sah bald in seiner ärmlichen Bude Kranke aller Stände, die er heilte und von denen er keine Bezahlung annahm; denn er sagte, er sei Flickschuster, nicht Arzt. Nun geschah es, daß die Schwester des Königs, Madame Victoire, den Arm am Ellbogen brach. Dieser Bruch wurde schlecht eingerichtet, so daß der Ellbogen nach innen gerichtet war und sich an der Stelle befand, an der der Aderlaß vorgenommen wird. Die ganze Fakultät hatte sich damit befaßt, es handelte sich um eine schmerzhafte und durch ihre Folgen gefährliche Operation. Man ließ Valdajon kommen; er sagte: man muß den Arm wieder brechen, worauf großes Geschrei und Verzweiflung! Er wurde von dem Leid der Madame Victoire gerührt und sagte zu ihr: »Ihr Prinzessinnen habt einen Magen aus Glas (feines Porzellan); man kann euch nicht wie die anderen Leute behandeln, laßt mich nur machen und Ihr werdet wenig Schmerzen haben.«

Er wandte seine örtlichen Heilmittel an; man weiß nicht, wie er es machte, aber die Operation war weder gefährlich noch schmerzhaft. Madame Victoire wurde vollständig geheilt, und Valdajon erhielt als Belohnung seinen Bestallungsbrief (Diplom) als erster Chirurg des Königs. Wenn dies sich heute ereignet hätte, so hätte man ihm wie mir einen Prozeß machen können (im Konzept durchgestrichen; dafür: »Hätte Valdajon das heute getan, so wäre er trotz oder vielleicht wegen seiner Erfolge von der Akademie der Medizin verfolgt worden«).

Auch ich bin zur Medizin berufen worden, und ich werde es beweisen. Mit 8 Jahren sezierte ich die kleinen Vögel, um das Innere ihres Körpers zu sehen und mir davon Rechenschaft zu geben, gerade wie die Kinder ihr Spielzeug zerstören, um zu erfahren, was es in Bewegung setzt. Ich quälte meinen Vater mit beständigen Fragen, damit er mir die Tätigkeit der Organe erkläre. Ich hatte merkwürdige Eingebungen, wenn ich mich bei Kranken befand. Als ich 12 Jahre alt war, rettete ich das Leben eines Freundes meines Vaters, der gegen seinen Willen durch Opium vergiftet worden war. Während der Arzt ihn, ohne die Vergiftung zu erkennen, auf eine Magenverstimmung behandelte und dann ein Tuch über den Kopf des Kranken geworfen hatte, indem er sagte, er sterbe an Blutandrang nach dem Kopf, kochte ich einen Absud aus Lattich, den ich dem Kranken reichte und der ihm nach einiger Zeit das Leben wieder gab. Ich war, ohne es zu wissen, Homöopathin gewesen. Oft, fast immer, sah ich, wie die Ärzte den Kranken mehr schadeten als nützten; ich befragte die Ärzte, die meine Mutter behandelten, und ihre Antworten war so zweideutig, so widersinnig, daß mein alles zergliedernder Verstand (esprit d'analyse) sich mit Recht darüber entsetzte. Wenn ich krank war, gab man mir schwarze Arzneien, die mich noch kränker machten; ich sagte mir: Warum vergrößert man so das Übel, ohne daß etwas Gutes daraus entsteht? Mit 18 Jahren studierte ich die Anatomie der Maler in einem Hörsaal, der mir offen stand, wenn die Schüler nicht dort waren. Nachdem ich den Körper äußerlich kennen gelernt hatte, wollte ich das Innere kennen lernen, und dann habe ich trotz des damit verbundenen Ekels die ganze Anatomie wie die Ärzte studiert. Ich habe sie studiert, wie ich alles mache, nämlich so gut als möglich.

Ich blieb 16 Jahre bei Herrn und Frau Le Thière und war die Seele der Familie. Le Thière der Vater vermachte mir, als er starb, durch Testament die 2 Kinder seines ältesten Sohnes, denen ich die Arzneien Hahnemanns gab. Herr und Frau Le Thière starben in meinen Armen, indem sie den Augenblick segneten, in dem sie mich aufgenommen hatten, und sie empfahlen mir ihre Familie. Ich habe 2 ihrer Enkelinnen verheiratet und ausgestattet. Mein Interesse für die Medizin blieb, ich hatte Psychologie und Pathologie studiert, überall fand ich Zweifel und Irrtum. Ich hörte jedermann sagen, die Ärzte sind Esel. Ich war mit vollem Recht der Ansicht aller Welt, umsomehr als ich selbst manchmal krank war und keine Hilfe durch die Mittel erhielt, welche die besten Ärzte mir reichten. Und wenn meine ausgezeichneten Freunde, die ich so liebte, ebenfalls krank waren, so war ich unaufhörlich imstande, die Unzulänglichkeit und die Gefährlichkeit der Mittel, die man zu ihrer Pflege brauchte, zu ermessen. Ich habe dieselben Qualen wie Hahnemann im gleichen Fall ausgestanden, ich kam auf dieselben Überlegungen. Der Schmerz, den mir der Verlust mehrerer meiner Freunde verursachte, erschütterte meine Gesundheit. Ich suchte überall Hilfe, aber vergebens. Das Organon der Hahnemannschen Lehre öffnete mir plötzlich die Augen, und sofort sah ich, daß es die ganze medizinische Wahrheit enthielt; die Sonne der wahren Medizin war für mich aufgegangen. Denselben Tag faßte ich den Entschluß, abzureisen und Hahnemann aufzusuchen; ich teilte es meinen Eltern und meinen Freunden mit, die mich für verrückt hielten. Ich kam den 8. Oktober 18.. nach Köthen (den 8. Oktober 1834 durchgestrichen).

Der Doktor Hahnemann lebte mit seinen 2 jüngsten unverheirateten Töchtern in einem kleinen bescheidenen Haus. Sein so bedeutendes Antlitz (Kopf) erregte in mir ehrfürchtiges Staunen; er plauderte lange mit mir und empfand plötzlich lebhafte Freundschaft für mich. Er brachte mich bei einem vertrauten Freund unter, dessen Familie mich sofort lieb gewann. Eine lebhafte Zuneigung verband uns bald, ich fand in ihm diese moralische Vollkommenheit, die ich so gesucht hatte, die ich nie vollständig in irgend einem meiner Freunde gefunden hatte, obgleich sie auserlesene Geister waren. Ich hatte das Bedürfnis, das, was ich liebte, bewundern zu können. Ich fand nicht nur (»nicht nur« fehlt. D. V.) den vorbildlichen Menschen (von hier an ist das Konzept völlig verschieden von der Reinschrift. D. V.) der, wie ich sah, ständig Wunder tat, sondern auch einen erhabenen Verstand, ein wohltätiges Wesen (génie), ein Wesen, wie es nie vorher auf Erden erschienen war, denn von allen nützlichen Entdeckungen ist doch die, welche Gesundheit verleiht, gewiß die wichtigste. Ich sage mit Molière: »Plunder, wenn ihr wollt; mein Plunder ist mir wert.« Hahnemann wollte mich heiraten. Seine Freunde, die meinen Charakter schätzen gelernt hatten, taten ihr Möglichstes, um mich dazu zu bewegen. Es war natürlich, daß ich zögerte. Es war nicht die Aussicht, einen edlen Greis zu pflegen, die mich erschreckte, sondern ich fürchtete, ihn zu früh zu verlieren und ihn so zu betrauern, daß ich daran sterben würde. Durch verschiedene, sehr merkwürdige Umstände entdeckte ich sowohl die außerordentliche Güte seines Gemütes wie auch die Tatsache, wie sehr seine Umgebung ihn quälte, wie sehr ihm ein junges, starkes, hingebungsvolles, kluges Geschöpf nötig war, um sein Alter zu stützen und ihm zu helfen, sein großes Werk zu vollenden und wie sehr ich zur Entwicklung und zur Ausbreitung der neuen medizinischen Wissenschaft beitragen konnte, der ich völlig und uneigennützigst ergeben war. Ich heiratete ihn also (Lücke, wohl für Datum. D. V.). Ich bat ihn, sowohl um seiner Familie zu helfen, als um ihn zu ehren und zu zeigen, daß meine Ergebenheit nicht Berechnung war, er solle sein ganzes Vermögen seinen Kindern geben, was auf rechtsgültige Weise geschah, und was man in ganz Deutschland erfuhr. Ich verzichtete freiwillig auf den Anteil, den das Gesetz der Gattin am Erbe des Gatten zuspricht, ich wies die Hochzeitsgeschenke zurück; alles bis auf die kleinsten Möbel und die Wäsche wurde den Kindern gegeben und unter sie verteilt. Da ich so meinen Gatten seines Vermögens beraubt hatte, sicherte ich ihm durch Testament die Nutznießung des meinigen; das sind unwiderlegbare Tatsachen, die meine Uneigennützigkeit beweisen.

Hahnemann war zum ersten Mal glücklich; ich pflegte ihn, wie man ein Neugeborenes pflegt; ich war sein Barbier, sein Kammerdiener, sein Sekretär; ich liebte und bewunderte ihn so, daß ich ihm kniend gedient hätte. Niemals war Zärtlichkeit in höherem Mass gegenseitig, niemals war ein Bund stärker. Dieses vollkommne Glück, das wir jedes von seiner Seite so sehr in der moralischen Vollkommenheit gesucht hatten, das hatten wir in unserer Vereinigung gefunden. Es dauerte bis zum Tode und wurde nie zerstört, trotz des außerordentlichen Mißverhältnisses der Jahre; so bewahrheitet es sich auch hier, daß, wenn man dieselben Anschauungen hat, dasselbe denkt (être du même avis), so steht man im selben Alter.

Hahnemann zog mich zu seiner Arbeit bei; ich diente ihm als Dolmetscher und als Sekretär, wenn seine Kranken ihn um Rat fragten, denn er schrieb alles; da seine Lehre völlig auf dem Ausdruck der Symptome (expression des sympt.) beruht, kann man sie ohne diese Niederschrift nicht wohl ausüben. Er ließ mich seine »reine Arzneimittellehre« lernen, ein trockenes, schwieriges Studium. Weil ich ein außerordentlich gutes Gedächtnis hatte, prägte sie sich mir ganz und so gut ein, daß ich dem Doktor jedesmal, wenn die Kranken ein Symptom nannten, auf deutsch die Mittel angab, bei welchen sich diese Symptome wiederfinden. So kürzte ich für ihn sehr das Nachschlagen (recherches) ab, das jeder Homöopath, so tüchtig er sei, machen muß, wenn er heilen will. Hahnemann hatte die Arzneimittellehre begründet, aber er erinnerte sich nicht so gut wie ich aller Einzelheiten. Hatte er einmal die paar Heilmittel, die ich ihm angab und unter denen er immer die Auswahl traf, so wurde seine Arbeit so leicht, daß er eine große Anzahl Kranker behandeln konnte, ohne jemals müde zu werden. Er empfand eine unaussprechliche Freude, mir all die Geheimnisse seiner Heilkunst zu enthüllen; man hätte sehr dumm sein müssen, wenn man nicht rasche Fortschritte mit solchem Lehrer gemacht hätte. Er vertraute mir ausschließlich die Behandlung der Armen an, die um 4 Uhr kamen, und oft waren es mehr als 100. Hahnemann erschien bisweilen in dieser Sprechstunde, aber mehr um sich des Segens zu freuen, den man auf mich herabflehte und um die Almosen austeilen zu sehen, die ich den Arbeitern spendete, denen in ihrer Krankheit das Notwendigste mangelte, als um die medizinischen Schwierigkeiten zu beheben, die mich hätten aufhalten können; denn der Erfolg war beständig. Der außerordentliche Zustrom der Kranken bewies das. Alles, was ich damals machte, galt als seine Tat; ich war damit wohl zufrieden, und wenn er mir sagte: »Wahrhaftig, das könnte ich selbst nicht besser machen und ich wollte, die Welt könnte erfahren, welch guter Homöopath du bist« (das hat er eigenhändig geschrieben), so antwortete ich ihm:

»Mit dir hab ich geteilt mein Leben.
Ich habe es deinem Glück geweiht.
An deinem Herzen allezeit zu weilen,
Das ist mein höchstes Streben«.

(Die vorstehenden Worte befinden sich eingraviert an der Uhrkette Hahnemanns. D. V.)

Hahnemanns Erfolg verdunkelte die Homöopathen sehr, welche sich sowohl in Paris wie in Deutschland kleinlichem Neid hingaben. Sie sagten, um ihn herabzusetzen, Hahnemann ist nur noch eine Ruine, ein Schatten seiner selbst; was kann er denn mit seinen

Jahren noch leisten, seine Frau macht alles. Darauf antworteten die Leute: Man heilt außerordentlich in diesem Haus: die ganze Welt hallt wieder von den wunderbaren Heilungen, welche dort geschehen; wenn sie der Dr. Hahnemann nicht macht, dann ist Frau Hahnemann ein sehr guter Homöopath. Und was die Bezahlung anbelangt, so ließ Hahnemann bei sich nur reiche Leute zahlen. Er sagte zu ihnen: ich bin der Diener der Armen und nicht der Ihrige, wenn Sie eine bedeutende Summe für irgend eine nutzlose Laune ausgeben, können Sie den Arzt, der Ihnen das Leben rettet, zahlen und ihm geben, was er von Ihnen fordert. — Übrigens waren seine Forderungen sehr bescheiden, gewöhnlich 100 frs.; sie überschritten 400 frs. monatlich nicht, wenn die Krankheit ständige oder oft nächtliche Behandlung verlangte, so daß bisweilen die Bezahlung des zweiten Arztes (médecin secondaire), den die Familien manchmal zuzogen, um täglich mehrere Male den Krankenbericht zu verfassen, bedeutend größer war als die Hahnemanns. So erhielt bei einer schweren Krankheit der Marquise de L., der Tochter des Millionärs Colot, Dr. Hahnemann 1600 frs. und sein unnützer, beigegebener Arzt bezog 2500 frs.

Die Reichen schrien oft Zeter Mordio, wenn sie geheilt waren, und weigerten oft dem Doktor H. die Bezahlung, die sie ihm mit flehentlich erhobenen Händen versprochen hatten, als ihr Leben in Gefahr war. Die Undankbaren schrien laut auf über die teure Bezahlung, die Hahnemann forderte, so sagten sie wenigstens. Was nötigte sie denn, seine Behandlung aufzusuchen? Seine Feinde, die Ärzte ohne Patienten und ihre Anhänger, wiederholten diese ungerechten Anklagen und würzten sie mit ihrem Gift (fiel = Galle) und mit den unsinnigsten Märchen. Ich will 2 Beispiele anführen; das eine wird die Ungerechtigkeit, das andere die Torheit der Kranken beweisen.

Ein sehr reicher Mann in verzweifelter Lage ließ Hahnemann kommen, einige Tage vor der Amputation eines Beines. Der Chirurg war bestimmt, der Preis vereinbart, es war eine beträchtliche Summe. Hahnemann sagte zu dem Kranken: man muß versuchen, Ihr Bein zu heilen, ehe man es abnimmt. »Wenn Sie mich heilen, war die Antwort, so gebe ich Ihnen mein halbes Vermögen.« Nach $5/4$ Jahren war das Bein geheilt; im selben Maße, wie die Heilung zunahm, nahm die Dankbarkeit ab, so daß nach vollendeter Genesung Hahnemann den Mann bitten ließ, vorbeizukommen, um seine Rechnung zu bezahlen, weil er nichts mehr von ihm sah und hörte, er werde abreisen. »Sie haben mir viel versprochen«, sagte Hahnemann zu ihm, »aber mit mir ist gut auskommen. Ich verlange für die Erhaltung Ihres Beines nur die Summe, die Sie dem Chirurgen für die Amputation versprochen haben.« Bei diesen Worten springt der Mann wütend auf und blickt Hahnemann zornig an: »Dafür hätte ich eine Operation haben können.« Dieser antwortete mit seiner gewöhnlichen engelhaften Ruhe: »Sie hätten eine Operation gehabt und ein Bein weniger. Ach, Sie verdienen wohl die Verachtung, die Sie mir einflößen!« Er gab Hahnemann 1600 frcs. für $5/4$ Jahre ununterbrochener Behandlung, und er war Multimillionär (archimillionaire). Ich war entrüstet und wollte diese Summe zurücksenden, aber Hahnemann sagte mir: »Nein, nein, er würde sich zu sehr freuen.«

Ein Lord und Pair von England war zu Dr. Hahnemann gekommen, um sich von ihm behandeln zu lassen, er war sehr unmäßig und trank täglich 4 Flaschen Wein und mehr; Hahnemann wollte diese Menge verringern; der Engländer wollte sich nicht rationieren lassen. Beide stritten sie hin und her, bis Dr. Hahnemann ihm ungeduldig sagte: »Nun gut, Mylord, wenn Sie mir nicht gehorchen wollen, so will ich Sie nicht behandeln, denn ich werde Sie nicht heilen.« Da geriet der Engländer immer mehr in Zorn, er verdoppelte, verdreifachte die ausgemachte Bezahlung und sagte: »Was macht Ihnen das, wenn Sie mich nicht heilen, wenn ich Sie nur bezahle?«

Die erste Geschichte beweist die gemeine Undankbarkeit der Geheilten, die zweite das ausgesprochene Zartgefühl und die edle Gewissenhaftigkeit Dr. Hahnemanns.

Hahnemann ließ mich arbeiten, wie ich es eben erklärt habe, und das war manchmal zum Umfallen vor Müdigkeit; zugleich aber gab er mir Medikamente, um an mir Versuche anzustellen, wie er sie an sich gemacht hatte; ich entschloß mich zu diesen schmerzhaften Versuchen, sowohl um an der Arzneimittellehre mitzuarbeiten, als um Hahnemann zu verhindern, die Qualen der Experimente zu erleiden; denn sein hohes Alter und seine Gesundheit verlangten Mittel, die er früher nicht nahm. Ich litt meinerseits, wie er gelitten hatte, und eine wichtige bis jetzt noch nicht vollendete Arbeit wird das Ergebnis sein. Es wird der Wissenschaft der Homöopathie von großem Nutzen sein, indem es die Lücken in den bereits bekannten Experimenten ausfüllt und indem es zahlreiche neue Heilmittel bekannt macht zur Fortsetzung dieser Versuche; ich bin daher genötigt, weiterhin Kranke aufzusuchen, und das ist einer der Beweggründe, weswegen ich mit ihnen in Berührung bleiben möchte.

Gegen Ende seines Lebens beurteilte Hahnemann den Ernst seines Zustandes ganz richtig und gab mir Verhaltungsmaßregeln. Anstatt daß mich jedoch das schreckliche Leid, das die Aussicht, ihn bald zu verlieren, mir bereitete, niederschlug, erleuchtete es vielmehr meine Seele, daß sie dieser schrecklichen Sachlage gewachsen war. Er sagte mir wenige Tage, ehe er mich verließ: »Ich habe dich unter all meinen Schülern auserwählt; ich hinterlasse dir mein wissenschaftliches Erbe, das so wichtig ist für die Menschheit. Fahre fort, das zu tun, was wir so lange getan haben; führe meine Mission fort, du kennst die Homöopathie, und du heilst ebenso gut wie ich selbst.« Ich antwortete; »Aber ich bin ein Weib, mein Körper ist müde, mein Haar ist weiß geworden bei diesen schwierigen Arbeiten; ich habe wohl ein wenig Ruhe verdient.« »Ruhe!« sagte Hahnemann und richtete sich in seinem Bett auf, »habe ich jemals geruht! vorwärts, immer vorwärts gegen den Wind, gegen den Strom, heile nur und überall wird man dir wegen deiner Heilungen Gerechtigkeit widerfahren lassen; der Strom wird dir mit Ehrfurcht folgen, nachdem er sich deinem Weg widersetzt hat. Rufe treue Schüler zu dir, lehre sie, was ich ihnen nicht sagen konnte, was du allein nun weißt. Gib meine Überlieferung weiter; und wenn deine Stunde gekommen sein wird, da du die Erde verläßt, komm mit mir da zusammen, wo ich dich erwarte, dein Leib (Leichnam), soll in denselben Sarg gelegt werden wie der Meinige, nicht daneben, sondern innen hinein, und man wird auf unser Grab schreiben:

> Heic nostro cineri cinis, ossibus ossa, sepulcro
> Miscentur, vivos ut sociavit amor.
> (Wie die Liebe uns einet im Leben, so einet im Grabe
> Asche der Asche sich und das Gebein dem Gebein.)

Ich versprach alles, was er wollte; dann fügte er hinzu: »Gott wird dich belohnen!«, und 5 Minuten vor seinem Hinscheiden sagte er mir voll Zärtlichkeit: »Du wirst die Meinige in der Ewigkeit sein!« Das waren seine letzten Worte.

Man kann meine Verzweiflung nur mit meiner unendlichen Aufopferung vergleichen. Ich erlitt den herbsten Schmerz, das schrecklichste Leid, ein Leid so groß, wie es mir auf Erden nicht noch einmal bestimmt sein kann. Immerhin war meine Fassung so groß wie meine Verzweiflung. Ich ließ Hahnemanns Körper in meiner Gegenwart einbalsamieren, und ich blieb 11 Tage auf seinem Bett liegen, neben diesem leblosen Körper, mit dem ich mich im Grabe hätte begraben mögen.

Die Zärtlichkeit, die ich für Hahnemann empfand, war der stärkste Ausdruck moralischer Liebe (sa plus forte expression). Diese Liebe, die so selten ist, weil man im Innersten tugendhaft sein muß, um sie zu empfinden. Die größte physische Liebe wird niemals eine Aufopferung erzeugen gleich der, die jene einflößen kann. Das Schwimmen über den Hellespont, der Sprung vom Leukadischen Felsen scheinen mir schwache Beweise im Vergleich zu dem, was ich empfinde. Man verbrennt die Menschen nicht mehr, man setzt sie nicht mehr in die Bastille, man führt sie vor Gericht, aber wenn ich für den homöopathischen Glauben auf das Schafott steigen müßte, ich täte es ohne Zögern.

Hier bricht die Reinschrift ab und das Konzept fährt fort:

Die Verehrung und der Glaube verlieren sich jetzt in der Liebe zu materiellem Wohlsein; wenn auch das ganze Menschengeschlecht sich nur mit Essen beschäftigen würde, wie die Pferde an der Raufe, so wird es immer die Pflicht der Seelen sein, die den göttlichen Ideen treu geblieben sind, ein Beispiel zu geben, den Pfad der Tugend und der Aufopferung weiterzugehen, um den künftigen Geschlechtern zu beweisen (bricht ab. D. V.).

---

Angeblicher

»Auszug aus dem Testament des letzten Präsidenten der französischen Republik Gohier«,

von Madame Melanie Hahnemann, ohne Beglaubigung und ohne jeden weiteren Nachweis mitgeteilt (es fehlt Datum und Unterschrift):

Zwei Frauen haben mir durch ihre vorzügliche Vortrefflichkeit Gefühle eingeflößt, die an Verehrung grenzen, die eine ist die, welche die Genossin meines langen Lebens war, und der ich nur noch Tränen weihen kann; die andere ist Fräulein Mélanie d'Hervilly. Ich wäre stolz darauf gewesen, wenn ich sie hätte adoptieren können, aber da ich das Glück hatte, Vater zu sein, war es nicht zulässig. Ich hätte ihr meine Hand angetragen, wenn ihre Neigung zur Kunst, der einzigen Leidenschaft, die sie so glücklich beherrscht, es ihr gestattet hätte, sie anzunehmen.

Und weiter:

Da ich Fräulein d'Hervilly einen besonderen Beweis der hohen Achtung geben möchte, — die ihre außerordentlichen Vorzüge und Talente mir einflößen, bitte ich sie den Wunsch zu erfüllen, den mein Alter mir gestattet, an sie zu richten: nämlich den, nach meinem Tode ihren Namen mit dem meinen zu verbinden auf allen Urkunden, die sie unterschreiben, in allen Werken, die sie veröffentlichen wird u. s. w., damit durch Bande gegenseitiger Achtung mein Namen mit demjenigen verbunden sei, den gewiß die seltensten Gaben berühmt machen werden.

Der Advokat Gohier war nach Verdrängung der alten Regierung durch die Leiter der bonapartistischen Partei, am 18. Juni 1799, mit seinem Berufsgenossen Roger Ducos und dem General Moulins als Direktor der Republik eingesetzt worden. Schlosser urteilt in seiner Weltgeschichte über Gohier: »er hatte zwar als Advokat Ansehen, aber paßte nichts weniger als zu einem Regenten ... Gohier und Moulins, welche zu den Republikanern gehörten, hatten nur wenig Ruf, Bedeutung und Anhang....« Nach Mignet, Geschichte der französischen Revolution, war Gohier der Präsident des Direktoriums, also nicht alleiniger Präsident der Republik, wie es Melanie d'Hervilly darzustellen beliebt. Sein Amt führte er nur bis zum 9. November 1799. Am frühen Morgen des 10. November wurde eine Interimsregierung für Frankreich und ein Ausschuß zur Entwerfung einer neuen Verfassung eingesetzt. Der Beschluß lautete: »Das Direktorium ist aufgelöst; drei Männer: Bonaparte, Sieyès und Roger Ducos führen als Konsuln provisorisch die Regierung.«

---

Angeblicher

»Auszug aus dem Testamente von Le Thière«.

(Auch hier gilt das Obengesagte in jeder Beziehung. D. V.):

Ich empfehle die Kinder meines Sohnes Alexander, Charles und Laetitia, Frl. Mélanie d'Hervilly ganz besonders, und ich ermächtige sie, dieselben bei sich aufzunehmen, wenn es ihr gut scheint, kurz, für sie mit derselben Anteilnahme zu handeln, die sie ihnen immer bewiesen hat. Diese würdige und achtbare Freundin verdient alle Achtung durch die bedeutenden Eigenschaften ihres ausgezeichneten Charakters und durch die zärtliche, treue Liebe, die sie mir und den Meinigen erwiesen hat. Wenn sie das Geschenk einer Geldsumme für ihren Lebensunterhalt nötig hätte, so würde ich nicht zaudern, sie zu meinen Kindern zu rechnen und sie dieselben Vorteile genießen zu lassen. Da sie aber im Gegenteil vollständig unabhängig ist, wird sie über meine Enkel wachen, sie hat es mir versprochen, sie wird mir Wort halten.

---

Das Auftreten von Fräulein Melanie d'Hervilly in Köthen.

Dr. Puhlmann berichtet (Leipz. Pop. Ztschr. f. Hom. 1891, 22. Bd., S. 10):

Ältere Cöthener Bürger erzählten mir vor langen Jahren von dem emanzipierten Auftreten der jungen Französin, welche zu Hahnemann als Patientin gekommen war und die sich in Männerkleidung auf den Straßen bewegt hätte, förmliche Schauergeschichten. Sie war eifrige Reiterin und Schwimmerin (! D. V.), übte sich im Pistolenschießen und ging auf die Jagd, sie malte ... Ältere rüstige Herren fangen an so gearteten Frauen, wenn diese es gut mit ihnen meinen, leicht Feuer.

## Anlage 147.
### Zweite Verheiratung Hahnemanns.

Hahnemann an Bönninghausen:

(† Cöthen, den 8. Februar 1835.

... Zu meiner endlichen Ruhe gehörte auch, daß ich meine 8 Noth-Erben, 6 Kinder und 2 Enkel, noch bei Lebzeiten so setzte, daß sie den gierigen Gerichten und den Erbschafts-Weitläufigkeiten nicht in die Hände fielen. Ich habe daher jetzt für jeden ein baares Kapital auf hiesiger Kammer zu 4 p. C. niedergelegt, wovon sie im Nothfall leben können und so, daß sie vom künftigen Januar an die Zinsen beziehen, bis wohin ich die ledigen aus eigenen Mitteln versorge. Für mich habe ich nur soviel hier auf Zinsen gelegt, daß ich allenfalls davon leben kann mit meiner seit dem 18. Januar mir zu Theil gewordenen Gattin Marie Melanie von Hervilly, genannt Gohier, einer ausgezeichnet vortrefflichen Dame aus Paris, die, dort in hohem Ansehn steht, von den reinsten Sitten, vielen Kenntnissen, hellem Verstande und dem besten Herzen, gegen die ich zuerst die vollkommenste Liebe empfunden und die sie mir im vollsten Maße erwidert, vom schönsten Wuchse, 32 Jahre alt. Von meinen letzten zwei Töchtern fast nur der Wohnung nach getrennt, (ich habe ihnen ein Haus neben dem meinigen gekauft und eingerichtet zu ihrem alleinigen Gebrauche, was vom Hofe aus Verbindung mit dem meinigen hat) kann ich nach Gefallen mit meiner Melanie in getrennter Haushaltung leben und auch meine Töchter zu mir lassen nach Gefallen.

Ich lebe mit meiner Gattin, vermöge einer Ehestiftung in ganz getrennten Gütern, so daß meine Erben nichts von ihr (sie ist bemittelter als ich) so wie die ihrigen dereinst nichts von meiner Habe fordern können ... Bis jetzt fühle ich mich sehr glücklich und munter in meiner neuen Einrichtung, zu welcher ich unzählige Schwierigkeiten zu überwinden hatte. ...

## Anlage 148.
### Freudige Kundgebungen zur Wiederverheiratung.

Inspektor Dellbrück an Hahnemann:

† Verehrungswürdigste Eltern!

Mit kindlichem Vertrauen und mit besonderem Vergnügen haben wir zufällig Ihre beiderseitige Vermählung erfahren, zu der wir innigst Glück wünschen, und um neue Aufnahme als Ihre Sie beyderseits verehrenden Kinder bitten, indem wir Sie, theuerster Herr Vater, mit Rührung umarmen, und der Frau Mutter ehrerbietig die Hand küssen.

Die Homöopathie feyert durch dieses seltene Ereigniß, mit Ihnen zugleich, einen freudigen Triumph.

Sollte es die Vorsehung fügen, daß aus dieser Verbindung noch größere Thaten entspringen, so können sie nur gut, edel und segensreich seyn.

Ihre Unsterblichkeit ist uns weit theuerer als unser Leben.

Mit aller Ihnen gebührenden Verehrung sind wir lebenslang

Ihre unterthänigen Kinder,
Inspector Dellbrücks.

Dresden, den 30. Januar 1835.

Sein Jugendfreund Fischer in Meißen schreibt an Hahnemann:

† Meissen, den 20. Februar 1835.

Hochgeehrtester Gönner und Freund!

Der Eindruck, den die Anzeige in der Leipziger Zeitung von Ihrer Vermählung mit der Marquise von Hervilly gen. Gohier auf mich machte, vermag ich Ihnen mit Worten nicht auszudrücken. Mein Gemüth wurde dadurch so erheitert, als es nur unter den günstigsten Umständen meines Lebens war ... Meine Frau und Kinder theilen meine Gefühle und wünschen mit mir, daß Ihnen noch oft der schöne Tag Ihrer Verbindung am Arm Ihrer hochverehrten Frau Gemahlin wieder erscheinen möge. ...

Frau Luise, Prinzessin Friedrich von Preußen schreibt:

† Düsseldorf, den 14. Februar 1835.

... Meine Überraschung war nicht gering, als ich in der hiesigen Zeitung die Anzeige Ihrer Verheiratung las, da ich nichts davon ahnte und wünsche Ihnen alles Gute in Ihren Verhältnissen. ...

Luise Auguste war eine Tochter König Friedrich Wilhelms III. und der Königin Luise von Preußen, geb. 1808, vermählt 1825 mit Prinz Friedrich von den Niederlanden; gest. 1870.

Freiherr von Gersdorff schreibt an seinen verehrtesten Freund und Gevatter Hahnemann:

† Eisenach, den 1. Juni 1835.

... Der brave Mauro (Dr. Guiseppe Mauro in Neapel. D. V.), der Sie wie einen Engel Gottes verehrt und liebt, hat wacker gegen die Widersacher gefochten, als man über Ihre Vermählung alberne Gerüchte auch in Neapel ausstreute. Ich werde ihm nun schreiben, wie glücklich Sie sind und wünschte, Sie könnten mir noch zuvor melden, daß auch Ihr Körper sich wohl dabei befindet, da die Feinde meinen, es werde wenigstens Ihr baldiges Ende zur Folge haben. ...

Ihr treuer Freund und Gevatter
A. Frh. v. Gersdorff,
Geh. Reg. Rath.

## Verspottung Hahnemanns aus Anlaß seiner Wiederverheiratung.

Die »Dorfzeitung von Sachsen-Meiningen« schrieb in ihrer Nummer 22 vom Jahre 1835 (siehe auch Wahrhold, Volksblätter für homöopathisches Heilverfahren 1835, Band 1, Seite 150):

Der große Vater der Homöopathie, Dr. Hahnemann in Köthen, um der Welt zu zeigen, wie sich seine Kunst an ihm verherrlicht, hat am letzten 18. Januar in seinem 80. Lebensjahre abermals geheirathet — eine junge katholische Dame, Tochter eines Gutsbesitzers aus Paris. Der junge Mann ist noch in rüstiger Kraft und fordert alle Allopathen auf: Macht mir's nach, wenn ihr könnt! Außer andern Pretiosen schenkte der alte Bräutigam seiner jungen Braut, die früher als Kranke in Mannskleidern zu ihm gekommen war, einen Ring für 500 Thaler und vermachte ihr 40000 Thaler, jedem seiner Kinder aber 32000 homöopathische Thaler. Dem Vernehmen nach sollen sich mehrere Allöopathen zur Homöopathie zu wenden geneigt sein.

Ferner in Nr. 37:

Man sieht, daß nicht bloß die deutsche Homöopathie, wie der Herr Dr. Hahnemann, der Frau und den Kindern das Vermögen hunderttausendguldenweise vermachen kann, sondern auch die französische Allöopathie. Der berühmte Oberwundarzt Dupuytren, der eben in Paris gestorben ist, hat seiner Tochter sieben Millionen Franken hinterlassen.

Weiter in Nr. 43:

Dr. Hahnemann, der Vater der Homöopathie, ist mit seiner jungen französischen Gemahlin zum Besuch nach Paris gereist, und seine Söhne müssen einstweilen allein haushalten.

Hahnemann lebte damals mit seiner Frau noch in Köthen, und daß er nur einen einzigen Sohn hatte, der — nach England abgereist — längst verschollen war, kümmerte diese Märchendichter — falls sie nicht etwa an die Jünger Hahnemanns gedacht haben sollten — nicht weiter. Sie fuhren jedoch fort zu spotten in Nr. 53:

Einsichtsvolle Leute wollen wissen, die Reise des Herrn Dr. Hahnemann nach Paris sei bloß eine homöopathische Kur. Die junge Französin nämlich, die der Greis geheirathet habe, sei bald nach der Hochzeit nach Paris geeilt. Um nun das Eheübel zu heilen, habe der erfahrene Homöopath auch den Grundsatz seiner Schule »Similia similibus« angewendet und sei ebenfalls nach Paris geeilt.

Anlage 149.

## Öffentliche Erklärung der Wahrheit.

(Nach dem Allgem. Anz. der Deutschen, Gotha, Nr. 79 vom Jahre 1835.)

Die über die Verheiratung des Hofraths Dr. Samuel Hahnemann in Cöthen mit dem Fräulein Marie Melanie d'Hervilly-Gohier aus Paris in der Dorfzeitung und in einigen Berliner Blättern verbreiteten Nachrichten sind, mit alleiniger Ausnahme der stattgehabten Verheirathung selbst, sämtlich Lügen und zum Theil schändliche Verleumdungen! Dem bessern Publikum kann es nur angenehm sein, die Wahrheit zu erfahren, und ich, der ich die Vermögensregulirung zwischen den beiden Ehegatten und zwischen Herrn Hahnemann und seinen Kindern erster Ehe geleitet, mithin die genaueste Kenntnis von den Verhältnissen habe, glaube daher, diese Erklärung sowohl dem von mir hochgeschätzten Ehepaare als auch dem Publikum schuldig zu sein. —

Diese Ehe hat weder auf der einen, noch auf der andern Seite irgend einen zweideutigen Nebenzweck! Der alte, in steter rastloser Thätigkeit ergrauete, vielfach verfolgte und gekränkte, allen seinen näheren Bekannten ehrwürdige Mann lernte in der Unterhaltung mit dem als Kranke zu ihm gekommenen Fräulein d'Hervilly sehr bald einen höhern, von ihm früher nie geahnten Lebensgenuß kennen, der den innigsten Wunsch hervorrief, die letzten Tage seines viel bewegten Lebens im traulichen Vereine mit der Schöpferin dieses höheren Lebensgenusses ruhig und heiter zu beschließen.

Sie, die Gattin, 35 Jahre alt, aus guter und reicher Familie stammend, mit eigenem unabhängigem bedeutendem Vermögen, begabt, in Künsten und Wissenschaften erzogen, nachgewiesenermaßen als Malerin und Dichterin, vor Allem aber als Mensch von den berühmtesten und geachtetsten Personen ihres Vaterlands hochgerühmt, als Freundin innig geliebt, und von allen ihren hiesigen Bekannten, ohne Ausnahme, geschätzt und hoch geehrt, sie, diese Frau war hochherzig genug, ihren Entschluß, nur den Künsten und Wissenschaften zu leben und keine eheliche Verbindung einzugehen, dem Wunsche des ihr theuern Greises zum Opfer zu bringen, ihr geliebtes Vaterland, ihre Familien- und Kunstverbindungen in Frankreich und Italien hintanzusetzen, um einem alten verdienten Manne den Abend eines trüben Tages zu erhellen.

Nur zwei Bedingungen knüpfte ihre Uneigennützigkeit und ihr Zartgefühl an die Einwilligung zu dieser Ehe:

1) daß sie von dem ganzen Vermögen des Hofrath Hahnemann, weder bei Lebzeiten, noch auf den Todesfall, irgend etwas annähme, vielmehr alles dieses den Kindern resp. Kindeskindern ihres Gemahls ohne den geringsten Abzug zufallen solle und

2) daß Hofrath Hahnemann sein Vermögen sofort unter seine Kinder resp. Kindeskinder vertheile.

Der ersten Bedingung ist in den von mir aufgesetzten Ehepakten vollständig entsprochen, und in Ansehung der zweiten Bedingung habe ich Herrn und Madame Hahnemann zur Einwilligung eines Arrangements bewogen, wonach sofort von dem Hahnemann'schen Vermögen 48000 Thlr. an seine Kinder resp. Kindeskinder vertheilt und auf deren Namen bei herzoglicher Kammer hier zinsbar belegt sind, Herr Hahnemann aber von den, mit Inbegriff seiner Grundstücke, ihm etwa höchstens noch verbleibenden 15000 Thlr. (Hahnemann spricht in seinem Testament vom 2. Juni ds. J. von 12000 Thaler, siehe Anlage 151. D. V.), welche nach seinem Tode nebst dem etwa noch zu verdienenden Nachlasse ebenfalls seine Kinder und resp. Kindeskinder bekommen, zeitlebens die Revenuen beziehet.

Ich habe sämtliche Dokumente des Herrn Hahnemann und der Hahnemann'schen Kinder resp. Kindeskinder in meinem Verschlusse und verwalte das ganze Vermögen.

Madame Hahnemann hat außer dem ganz einfachen, goldenen gewöhnlichen Trauringe nicht das Mindeste an Sachen und keinen Pfennig Geld von dem Vermögen ihres Gatten erhalten.

Dies sind Thatsachen, welche den verbreiteten Lügen direkt und indirekt widersprechen, und den Lügner selbst dem gerechten Urtheile der Welt preisgeben.

Ich schließe diese Erklärung mit der Nachricht, daß die hochherzige Gattin des Herrn Hahnemann ihren Zweck herrlich erreicht und in dem unverkennbaren Glücke ihres Gatten ihr eigenes und den Lohn für manches Opfer findet!

Schande dem, der durch Verleumdungen die heitere Ruhe beider zu stören beabsichtigt!

Der Justizamtmann
Isensee.

Cöthen, den 11. März 1835.

## Zur Charakteristik des Herausgebers der »Dorfzeitung«.

(Aus einem Brief des Redakteurs des Allgem. Anz. der Deutschen.)

J. Fr. Hennicke an Buchhändler Schumann[*]:

Gotha, den 14. May 1836.

Was den Herausgeber der Dorfztg. betrifft, so verdient dieser freche, schamlose, boshafte, heimtückische Witzbold in seiner Nichtswürdigkeit dargestellt zu werden. Nach einer sorgfältigen unparteiischen Untersuchung, die der Regierungs- und Schulrath von Türk aus Potsdam bei seiner Anwesenheit in Meiningen, im Auftrag des Herzogs, unternommen hat, zeigten sich die gegen den Consistorialrath None, den Dorfwitzling, vielfältig erhobenen schweren Beschuldigungen und Anklagen nur zu gegründet. Wegen Verwendung der für das Schullehrerseminar ihm anvertrauten Gelder zu eigenem Vortheil ist er seiner Stelle als Director desselben entsetzt etc. Er hätte ins Zuchthaus wandern müssen, wenn der Herzog aus Weitherzigkeit die gerechte Strafe nicht gemildert hätte. —

Anlage 150.

## Hahnemanns Schenkungs-Urkunde.

Ich am Ende Unterschriebener habe mich entschloßen, den größten Theil meines Vermögens schon bei Lebzeiten und zwar sofort unter meinen künftigen Erben zu vertheilen. Ich habe einem jeden derselben die Summe von

6000 Rthl. — — Pr. Cour.

---

[*] Original im Besitze der Bibliothek des homöopathischen Zentralvereins in Leipzig.

buchstäblich: Sechstausend Thaler zugedacht und diese Summe resp. ded. ded. jedem in Herzogl. hiesigen Cammerobligationen, die auf seinen Namen sprechen, überwiesen und geschenkt, mit alleiniger Ausnahme meiner Tochter Eleonore verehl. Wolff, welcher ich nur einen Theil in Herzogl. Cammerobligationen und zum Theil ein anderes Document, wie weiter unten folgt, übereignet habe. Um aber die Beruhigung zu haben, daß dieses Geld bei dem oder jenem meiner Erben und Schenknehmer nicht verthan werde und dießer oder jener derselben nicht Noth leide; so will ich nicht, daß die Capitale selbst von meinen Erben und Schenknehmern erhoben werden können, sondern bestimme hiemit, daß die desfallsigen Gelder so lange auf Herzogl. Rentkammer in Cöthen stehen bleiben, als meine in dieser Schrift genannten Erben und Schenknehmer am Leben sind, daß solche mithin darüber zwar völlig uneingeschränkt auf ihren Todesfall, nicht aber bei ihren Lebzeiten disponiren, sondern nur die Zinsen erheben und beliebig verwenden können. Alles, was meine Tochter Eleonore verehel. Wolff, welche jetzt mit ihrem Ehemanne Dr. Wolff in Leipzig im Ehescheidungsprozeße lebt, von den ihr weiter unten überwiesenen 5300 Rthl. aus dem desfalligen Schulddocumente vom 2. Octbr. 1832 herausbekommen wird, soll sie auch auf hiesiger herzogl. Rentkammer belegen und darüber gleichfalls nur auf den Todesfall, nicht aber bei Lebzeiten disponiren, daher auch nur die Zinsen erheben und nach Belieben verwenden können.

Diese Bestimmungen will ich damit sichern, daß meine Erben und Schenknehmer die ihnen gegenwärtig überwiesenen Documente nicht selbst in die Hände bekommen (Vergleiche weiter unten!).

Um die Execution meines Testaments vom 16. September 1834 nach meinem Tode zu vereinfachen, will ich gleich bei der jetzigen partiellen Vertheilung meines Vermögens die testirten Ab- und Zurechnungen abmachen.

Zu dem Ende übereigne ich

»ad Art. II. meines Testaments«

gegenwärtig meiner Tochter Eleonore verehl. Wolff in Leipzig

5300 Rthl. — Pr. Cour. durch das von ihrem Ehemanne und ihr selbst über diese Summe mir unterm 2. Oktober 1832 ausgestellte Schuldbekenntniß, wodurch sich nunmehr die testirte Bestimmung einer Nachzahlung von 2 Procent Zinsen vom 2. Oktober 1832 ab bis zu meinem Tode von selbst aufhebt, und

700 Rthl. — Pr. Cour. durch eine auf meine gedachte Tochter Eleonore Wolff sprechende hiesige herzogl. Cammerobligation v. 12. Jan. 1835 No. C 5490 i

6000 Rthl. — Pr. Cour. buchstäblich: Sechstausend Thaler.

»ad Art. XIII. meines Testaments«

Von den

6000 » » » welche jetzt meiner Tochter Henriette verehl. Foerster überwiesen werden sollten, werden gleich gegenwärtig die im gedachten Artikel meines Testaments derselben abzurechnenden

170 » » » in Abzug gebracht; so daß dieselbe jetzt nur

5830 Rthl. — Pr. Cour. buchstäblich fünftausend achthundert und dreißig Thaler und zwar 5825 Rthl. in einer Herzogl. Cammerobl. v. 12. Jan. 1835 No. C 5490 g und

5 » in baar

5830 Rthl. Sa. übereignet erhält, nun aber, wie sich von selbst versteht, hinsichtlich meines dereinstigen Nachlaßes, mit den übrigen Erben in ganz gleiche Theile gehet.

Diese

170 » » » aber werden ebenfalls gleich gegenwärtig den jetzt meinem Enkel Herrmann Friedrich Siegmund Richter zu überweisenden

6000 » » » zugefügt; so daß derselbe jetzt

6170 Rthl. — Pr. Cour. bekommen würde; allein meine (nach den heute zusammengestellten Quittungen) die Summe von

117 » 21 Gr. » betragenden Ausgaben für diesen meinen Enkel seit seiner Loßsprechung als Nadlergeselle, werden

»ad Art. XIV. meines Testaments«

auch gleich gegenwärtig abgezogen und der hiesigen Besserungs-
anstalt für verwahrlosete Kinder (Hülfsverein) sofort übergeben, so
daß nur noch

6052 Rthl. 3 Gr. Pr. Cour. buchstäblich: Sechstausend zwei und fünfzig Thaler drei Groschen
und zwar

    6050 Rthl. — Pr. Cour. durch eine Herzogl. Cammerobl. v. 12. Jan.
                        1835 Nr. C. 5490 F und
       2 »  3 Gr. »    » baar

    6052 Rthl. 3 Gr. Pr. Cour. Sa. meinem Enkel Herrmann Friedrich Sieg-
mund Richter übereignet sind.

Meine übrigen Kinder haben jedes ihre 6000 Rthl. Pr. Cour. in
folgenden Herzogl. Cammerobligationen erhalten, nemlich

6000 Rthl. — Pr. Cour. mein abwesender Sohn Friedrich Hahnemann (deßen Curator
Herr Justizrath v. Brandt hier) durch eine Herzogl. Cammerobligation
v. 12 Jan. 1835 No. C. 5490 b.

6000 »    »    » meine Tochter Friederike Dellbrück verwitwet gewesene Andrae
durch eine Herzogl. Cammerobl. v. 12. Jan. 1835 No. C. 5490 e.

6000 »    »    » meine Tochter Amalie geschiedene Liebe, verwittwete Süß durch
eine Herzogl. Cammerobl. v. 12. Jan. 1835 No. C. 5490 a.

6000 »    »    » meine Tochter Louise geschiedene Moßdorf durch eine Herzogl.
Cammerobl. v. 12. Jan. 1835 No. C. 5490 c und

6000 »    »    » meine unverehlichte Tochter Charlotte Hahnemann durch eine
Herzogl. Cammerobl. v. 12. Jan. 1835 No. C. 5490 d.

»ad Art. XVI. meines Testaments.«

Die 160 Rthl. Pr. Cour. buchstäblich Einhundert und Sechzig Thaler Begräbnißkosten habe ich, da ich mich wieder verheirathet, meiner Tochter Charlotte wieder abgenommen. Sie können daher nach meinem Tode von ihr nicht gefordert werden.

»ad Art. XVII. meines Testaments.«

Diese Bestimmung wird hierdurch aufgehoben und fällt weg! Sowohl die Begräbnißkosten,
als auch die Bewirthungskosten und sonstige in diesem Artikel erwähnten Ausgaben werden
von meinem dereinstigen Nachlaße aus der Maße bestritten.

»ad Art. XIX. meines Testaments.«

ist nur zu bemerken, daß ich mein Vermögen meist in hiesigen Herzogl. Cammerobligationen
umgesetzt habe.

Die nach Vorstehendem nun meinem abwesenden Sohne Friedrich Hahnemann
übereignete Herzogl. Cammerobligation von 6000 Rthl. Pr. Cour. ist deßen Curator, HE.
Justizrath von Brandt hier, übergeben und soll von demselben aufbewahrt, verwaltet und mir,
solange ich lebe, und meinem Sohne selbst, insofern er etwa noch am Leben und wieder
erscheinen sollte, bis zu seinem Tode, falls er aber sich nicht wieder zeigte, der hiesigen
Oberjustizbehörde Herzogl. Landes-Regierung alljährlich darüber Rechnung abgelegt werden.

Die meinem Enkel Herrmann Friedrich Siegmund Richter überwiesene Herzogl. Cammerobligation über 6050 Rthl. Pr. Cour. und baaren 2 Rthl. 3 Gr. hat der Herr Justizamtmann
Isensee in Empfang genommen, soll sie resp. in Verwahrung behalten, verwalten und dem
p. Richter jährlich eine auch mir vorzulegende Rechnung ablegen.

Auch die Documente meiner übrigen Erben und Schenknehmer soll der Herr Justizamtmann Isensee, dem sie eingehändigt sind, aufbewahren, den resp. Erben einen Depositen-
schein ausstellen, die Zinsen erheben und den resp. Erben unter gehörig zu stellender
Rechnung jährlich aushändigen.

Sollte der Herr Justizrath v. Brandt oder der Herr Justizamtmann Isensee vor den von
meinen Erben und Schenknehmern, deren Documente jeder von den beiden in Händen hat,
mit Tode abgehen, so will ich, wenn ich noch lebe, einen andern resp. Vermögensverwalter
und Depositar bestimmen, wenn ich aber auch schon todt wäre, den einen dem andern der
gedachten Herren hiermit substituiren, wenn aber beide todt, der hiesigen Oberjustizbehörde
Herzogl. Landesregierung die Ernennung eines Andern anheim geben.

Mein übriges Vermögen behalte ich Zeit meines Lebens zu meiner eignen Disposition, was ich aber nach meinem Tode übrig laße, fällt ebenfalls meinen alsdann vorhandenen Notherben und zwar ohne die mindeste Dispositionsbeschränkung, alles, wie ich darüber in meinem oben citirten Testamente verfügt habe, zu; es versteht sich aber von selbst, daß, wenn ich noch Kinder erzeugen sollte, jedes derselben auch erst 6000 Rthl. buchstäblich Sechstausend Thaler, unter oben gedachten Beschränkungen der Dispostion bei ihren Lebzeiten, davon voraus bekommen und sich alsdann in den Rest mit meinen übrigen Erben zu gleichen Portionen theilen muß.

Von dieser Schenkungsurkunde und Disposition erhält jeder meiner genannten Erben und Schenknehmer eine beglaubte Abschrift, das Original aber bleibt in meinem Verschluße.

Cöthen, den 17. Februar 1835.

(Christian Friedrich) Samuel Hahnemann.

(L. S.)

Daß der von Seiten seiner Person und Dispositionsfähigkeit wohlbekannte HE. Hofrath Dr. Christian Friedrich Samuel Hahnemann sich nach geschehener Vorlesung zum Inhalte vorstehender Schenkungsurkunde sowohl als zu seiner eigenhändig darunter gesetzten Unterschrift überall bekannt hat, wird hierdurch glaubhaft bescheinigt.

Cöthen, d. 17. Febr. 1835.

Herzogl. Anhalt Justizamt Reinsdorf

A. Isensee.

## Bedenken des Schwiegersohnes über die Sicherheit der Vermögensanlage.

† Verehrungswürdigster Herr Vater!

Gestern Mittag 2 Uhr kam ich glücklich hier an, fand aber leider meine gute Frau, wie ichs ahnte, eben so kränklich, wie ich sie verlassen hatte, Ihre Medizin und die erfreulichen Nachrichten aus Ihrem Hause belebten sie jedoch sichtbar, welches die Kur kräftig unterstützen wird. Sie weinte Freudenthränen.

Empfangen Sie beyderseits für Ihr elterliches Wohlwollen unsern innigsten Dank, welcher den höchsten Grad erreichen muß, da Sie die Güte gehabt haben, Ihren Kindern und Enkeln ein namhaftes Vermögen zu versichern. Lassen Sie aber ja die gehorsame Bitte nicht unerfüllt, das Adv. Isensee'sche Bekenntniß des großen Vermögens, einzeln vor Gericht zu recognosciren, welches unerläßlich, und ganz in der Ordnung und namentlich wegen der Auswärtigen durchaus zu verlangen ist; denn bey aller Rechtschaffenheit und dem Scharfsinn des Herr Justiz-Amtmanns Isensee könnten doch Fälle eintreten, welche Ihre Familie zeitlebens unglücklich machen und sie um das von Ihnen mühselig und schwer erworbene Vermögen bringen könnten.

Besser wäre es aber noch, nach meinem rechtschaffenen Rathe, wenn Sie so gnädig wären, den Vormündern der Unmündigen und den Selbständigen selbst, gegen deren gerichtliche Quittung und Verzicht, ihr Vermögen in Kammer-Kapitalscheinen persönlich auszuhändigen oder zuzuschicken. In 8 Händen kann wenig Unglück vorfallen und wer nicht gut damit Haus hält, über die Person mögen dann Kind und Kindeskinder schreyen. Trauen Sie uns und Allen übrigen zu, daß wir Ihre beyderseitige Großmuth, so lange wir leben, zu verehren und der Welt zu rühmen wissen werden.

Mit gewohnter ausgezeichneter, dankbarer Verehrung sind wir Ihnen beyderseits gehorsame Kinder

Inspektor Dellbrücks.

Dresden, den 20. Febr. 1835.

† Verehrungswürdigster Herr Vater!

Ich habe Ihnen zwar unterm 20. Februar 35 einen für Ihre Ruhe und Seegen als Vater vieler Kinder und für die dereinstige Vertheilung und derzeitige Sicherung Ihres großen Vermögens wohlgemeinten Brief durch Leipzig geschrieben. Da er aber, wie ich so eben von der Post erfahre, erst den Donnerstag eintreffen wird, so mag dieser hier zuvorkommen und Ihnen einen von uns reiflich überlegten Entschluß melden.

Ehe Sie den Herrn Dr. Lehmann, welcher für Ihr Fach der rechte Mann war, zur Mittheilung Ihrer Kenntnisse und zur Ausbreitung der Homöopathie an sich zogen, war es unser sehnlicher Wunsch, nach dem Verkaufe unseres Grundstücks (in Stötteritz), uns nach Cöthen zu Ihnen zu wenden, um Sie als liebevollen Vater und unsere Geschwister, als geprüfte Frauen, zu genießen, und dabey, nach unseren schwachen Kräften, im traulichen verwandschaftlichen gegenseitigen Umgange Sie und uns zu erheitern. Allein da Herr Dr. Lehmann Ihre Bürde durch seinen geschickten Beystand erleichtert hatte, und da Sie ihn und den Herrn Justizrath von Brandt, HE Pastor Schmidt, HE Sekr. Rumpf u. a. zu Ihrer Erholung als gebildete Männer und als Freunde besaßen und durch die treue Pflege Ihrer Töchter, nach unserer Meinung, genügsam bedacht zu sein schienen, so hielten wir beide es für anmaßend und dünkelhaft, wenn wir uns als Beystand und Unterhaltung für Sie angeboten hätten. Dazu kam die schwerhaltende Einsiedelung in Cöthen; und uns dortselbst anzukaufen, schien uns, bey dem in Stötteritz erlittenen Geldverluste, Ihren Tadel zuziehen, nämlich daß wir kaufen, daß wir unser Geld verziehen, und gleichsam mit Hunderten nur spielen und das Geld verschwenden könnten.

Mittlerweile hatte sich vieles mit Dr. Wolff zugetragen, so daß sich Frau Dr. Wolff scheiden läßt von einem Manne, der Sie stets so sehr gekränkt hat, wo Sie ihn durch die höchste väterliche Güte zu bessern und Ihrer Tochter Eleonore ein milderes Schicksal zu bereiten suchten. Dieser Undankbare wird aber aus der Familie entfernt.

Nächstdem, was die Hauptsache ist, haben Sie sich auf eine für Sie und die Homöopathie ehrenvolle Weise mit Ihrer jetzigen, von uns verehrten, höchst gebildeten Dame vermählt.

Endlich hat Ihre beyderseits günstige Aufnahme meinen Besuch und Ihre unveränderte väterliche Liebe, vereint mit unsern heißen Wünschen, bei Ihnen beiderseits zu leben, die kindliche dankbare Stimme und Frage aus unserem Gemüthe laut erweckt:

ob Sie erlauben und wünschen, daß ich und meine gute Frau unser auch geprüftes Leben in Ihrer und der Frau Mutter Nähe, und in der Gesellschaft der Schwestern, in Cöthen verleben dürften, welchen Ort Sie gehoben haben. Wir könnten vielleicht bey Schwestern Louischen und Lottchen, gegen erforderlichen Zins wohnen, um zugleich das Glück und die Ehre mit zu geniesen, welches Sie als der größte Reformator mit Ihrer Frau Gemahlin gegenseitig theilen.

Wir erwarten mit kindlicher Einfalt und Gehorsam Ihre beyderseitigen baldigen Erklärungen und Befehle und sind mit aller gebührenden Verehrung

Dresden, den 23. Februar 1835.

Ihre unterthänigen Kinder
Insp. Dellbrücks.

Hahnemanns Randbemerkung auf diesem Brief lautet:

»6. März Dellbrück war hier und ist heute mit ihr wieder abgereist.«

Hieraus geht hervor, daß der Schwiegersohn nicht erst eine briefliche Antwort Hahnemanns abwartete, sondern selbst mit seiner Frau, Hahnemanns Tochter Friederike, nach Köthen zum neuvermählten Paare reiste, hier aber nichts erreichte.

---

## Noch eine Spende Hahnemanns aus Anlaß seiner Hochzeit.

† Wohlgeborner Herr,
Hochgeehrtester Herr Hofrath!

Durch Herrn Justizamtmann Isensee ist uns die Summe von 117 Rthl. 21 Gr. als ein Geschenk von Ew. Wohlgeb. für den Hülfsverein zugesendet worden. Obwohl wir wissen, daß Sie, edler, hochherziger Mann, für diese That, welche in ihrer Großartigkeit und in ihren erhabenen Bewegungsgründen des Preises nicht bedarf, und den schönsten Lohn in sich selber trägt, der Menschen Dank, auch unsern Dank, weder erwarten noch verlangen, so ist dieses Geschenk für unsern Verein doch von zu großer Bedeutung, als daß wir nicht dem Zuge unseres Herzens folgen, und Ihnen Namens unseres Instituts, ja Namens unseres Vaterlandes, welchem dasselbe nützen soll, den gerührtesten, herzlichsten Dank sagen sollten. Empfangen denn Ew. Wohlgeb. denselben zwar mit schlichten Worten, aber mit unserem innigsten Gefühle, und seien Sie von der tiefsten Verehrung, welche Sie uns eingeflößt haben, ebenso gewiß, als von den besten Segenswünschen, welche wir für Sie zu dem Gotte aufschicken, bei welchem alle Vergeltung des Guten steht.

Köthen, den 16. Februar 1835.

Die Vorsteher des Hülfsvereines.

Dr. Wendt.   E. F. Winzer.   W. Wendt.   Vierte Unterschrift unleserlich.

Anlage 151.

## Hahnemann im Glück der zweiten Ehe.

In einem Brief an Bönninghausen heißt es:

† Cöthen, den 22. Mai 1835.

... Ein so himmlisches Leben als ich mit meiner überirdisch vollkommenen Gattin führe, können Sie sich nicht denken; auch schreit mich seit etlichen Monaten jeder meiner Bekannten an, daß ich mich um 20 Jahre verjüngt habe. Sie hat eben mein Bild in Öl binnen 9 Tagen vollendet, worüber Jeder Wunder wegen dessen Ähnlichkeit und Vollendung schreit. (Sie galt vor 3 Jahren als die berühmteste Dichterin und Mahlerin in Paris und Frankreich), durfte aber wegen ihrer Krankheit — einer Art tic douloureux (neuralgische Schmerzen. D. V.) in der rechten Unterbauchseite in den 3 Jahren keinen Pinsel anrühren — jetzt konnte sie's wieder ohne Beschwerde, so weit ist sie von mir hergestellt, der Engel von Weibe! ...

Anlage 152.

## Das Testament Hahnemanns.*)

Im Namen Gottes!

Obschon ich, der am Ende und auf allen Seiten eigenhändig unterschriebene Herzogl. Anhalt-Cöthensche Hofrath und Doctor medicinae Christian Friedrich Samuel Hahnemann in dem lebhaften Wunsche: meine mir noch übrigen Lebenstage in Ruhe und ungestörtem Frieden zu verleben, und in jeder Beziehung, insbesondere aber wegen meines Nachlasses alle Streitigkeiten und Mißhelligkeiten unter den Meinigen zu beseitigen, — schon am 16. September 1834 ein Testament errichtet, auch bei Herzogl. hochlöblicher Landesregierung hierselbst verwahrlicht niedergelegt und am 17. Februar d. J. fast mein ganzes Vermögen an meine Kinder, resp. Enkel unter den lebendigen verschenkt habe, so habe ich doch nach reiflicher Überlegung gefunden, daß gerade aus diesen beiden, zum Theil sich widersprechenden und aufhebenden Dispositionen Irrungen und Mißverständnisse entstehen könnten, und da sich überdies durch meine nahe bevorstehende Reise nach Paris, von der ich jetzt noch nicht bestimmen kann, wann eher und ob jemals ich hierher zurückkehren werde, meine Ansichten und Willensmeinung in einigen Punkten sich verändert haben, so will ich hierdurch nicht nur gedachtes, jetzt schon zurückerhaltenes Testament widerrufen und für ungültig erklären, sondern auch durch dieses mein gegenwärtiges Testament verordnen, wie ich es nach meinem Tode mit meinem Nachlasse unter meinen Kindern und meinen Enkeln und sonst gehalten wissen will.

---

*) Nach dem Original im Besitze von Hahnemanns † Enkel, Dr. Süss, in Ventnor; siehe auch Allg. hom. Ztg. 1864, Bd. 69, Seite 100.

§ 1. Zuerst empfehle ich meine unsterbliche Seele der Gnade Gottes in der zuversichtlichen Hoffnung, daß dieser höchste Lenker meiner Schicksale sie dereinst an seiner himmlischen Seeligkeit werde theilnehmen lassen; meine sterbliche Hülle aber meiner innigstgeliebten und hochgeehrten Gattin zur Beerdigung an selbst gewähltem Ort und auf die Art und Weise, wie sie es zweckmäßig finden wird, wobei ihr weder von meinen Kindern noch sonst Jemand nur im Mindesten einzureden oder ihr gar Vorschriften zu machen sich beigehen lassen darf, und zwar bei Strafe der Herabsetzung auf den Pflichttheil, wenn sich dies Jemand von meinen Kindern unterfangen sollte.

§ 2. Zu Universalerben meines ganzen Vermögens, welches außer meinen beiden hier auf der Wallstraße gelegenen Häusern nebst Zubehör, einigen werthvollen Kostbarkeiten und meinem sonstigen Mobiliar, in etwas mehr als sechzig Tausend Thalern Pr. Cour. besteht, setze ich titulo institutionis honorabili zu gleichen Theilen, jedoch unter den in den nachfolgenden Paragraphen enthaltenen näheren Bestimmungen und Bedingungen meine sämmtlichen Kinder resp. Enkel, sowie die noch aus meiner jetzigen Ehe zu hoffenden Kinder ein.

§ 3. Ich habe bereits, wie schon erwähnt, am 17. Februar d. J. über fast mein ganzes Vermögen durch eine Schenkung unter den Lebendigen disponirt und meinen Kindern einem jeden die Summe von sechstausend Thalern Pr. Courant geschenkt unter den in der angezogenen Schenkungsurkunde gemachten Bestimmungen und Bedingungen. Diese Schenkungsurkunde soll nun auch, insoweit sie nicht durch mein gegenwärtiges Testament abgeändert wird, wenigstens für jetzt in Kraft bleiben; allein ich erkläre hierdurch ausdrücklich, daß ich sie in der Absicht, mir dadurch nicht die Hände zu binden, von meinen Kindern nicht habe acceptiren lassen, daß sie also keinen zweiseitigen Contract, sondern nur eine einseitige Disposition über mein Vermögen enthält, die ich einzig in der Absicht: meinen Kindern schon bei meinen Lebzeiten eine Unterstützung durch mein Vermögen zufließen zu lassen, abgefaßt habe, daß sie also keineswegs unwiderruflich ist und jederzeit von mir nach meinem alleinigen Gutbefinden abgeändert und widerrufen werden kann.

§ 4. Sollte mein Sohn Friedrich nachgewiesener Weise vor meinem Tode verstorben sein, so tritt dessen Tochter an seine Stelle; würde aber auch diese bei meinem Ableben ohne leibliche Descendenz bereits mit dem Tode abgegangen sein, so fällt dies Erbtheil, wie das eines Jeden, bei meinem Tode ohne leibliche Nachkommen etwa verstorbenen oder eingesetzten Erben an die Erbmasse zurück.

§ 5. Als ein Prä-Legat vermache ich das zu meinem Nachlasse gehörige in Cöthen auf der Wallstraße unter No. 270 belegene schulden- und hypothekenfreie Haus, Hof und Garten meinen beiden jüngsten Töchtern Charlotte und Louise gemeinschaftlich, so daß sie es sogleich nach meinem Tode in Besitz und Eigenthum übernehmen, ohne dafür das Geringste an die übrigen Erben herauszuzahlen. Ebenso soll meine Tochter Amalie, weil sie mich immer mit kindlicher Ehrerbietung und Zärtlichkeit geliebt hat, zur Belohnung als ein Prä-Legat nach meinem Ableben mein ebendaselbst No. 296 belegenes, von Schulden und Hypotheken freies Haus, Hof und Garten mit allen Nutzungen und Beschwerungen erb- und eigenthümlich überkommen und sofort nach meinem Tode in Besitz nehmen, ohne dafür das Geringste an die übrigen Erben herauszuzahlen; jedoch für den Fall, wenn meine Tochter Eleonore, verehelichte Wolff, ohne Ehemann wäre, und sie in Cöthen wohnen wollte, dieser entweder unentgeltlich eine Stube in diesem Hause zur Wohnung einräumen oder statt dieser freien Wohnung (nach Amalien's Wahl) jährlich zwanzig Thaler Pr. Cour. zur Miethe geben.

§ 6. Die mir vom hochseligen Herzog Ferdinand verehrte goldene Dose mit der Chiffer »F« in Brillanten soll mein abwesender Sohn Friedrich, wenn er noch am Leben, sonst gleich seinem übrigen Erbe, seine Tochter im Voraus erhalten; sowie denn auch über meine übrigen werthvollen Sachen und andere bewegliche Habe zum größten Theil schon bei meinen Lebzeiten disponirt und einzelnen Erben, was Jeder an Sachen, Geräthen, Betten, Kleidern etc. haben soll, durch eine Schenkung zugetheilt. Die desfallsigen Verzeichnisse sind von mir eigenhändig unterschrieben und unter Litt. A.B.C.D.E.F.G. und H. diesem Testament angefügt worden.

§ 7. In Ansehung des meinen beiden jüngsten Töchtern Charlotte und Louise prälegirten Hauses und der ihnen geschenkten Sachen will ich, wenn eine derselben vor meinem Ableben mit Tode abgegangen sein sollte, eine der andern hiermit ausdrücklich substituiren. Leben aber Beide bei meinem Tode noch, so ist ihnen die völlige freie Disposition über die ihnen bestimmten Prälegate und Geschenke überlassen.

§ 8. Alle meine übrigen Effekten, worüber ich nicht im gegenwärtigen Testamente und den demselben angefügten Verzeichnissen disponirt habe, gehören (ausschließlich derjenigen, die ich bei meiner Abreise nach Paris mitnehmen werde) zur Erbmasse, worin sich meine Erben zu gleichen Theilen schied- und friedlich theilen sollen. Alles aber, was ich mit nach Paris nehme, gehört nicht zur Erbmasse und darüber werde ich weiter unten verfügen.

§ 9. Von alledem, was einigen meiner Erben als Mitgift oder Geschenk bei meinen Lebzeiten zu Theil geworden, sollen dieselben Nichts konferiren.

§ 10. Alle nach meinem Tode sich unter meinen Papieren vorfindenden, von meiner eigenen Hand ge- und unterschriebenen Zettel, worin ich über dies und jenes nachträglich disponirt habe oder diesem oder jenem Freunde ein Legat an Geld oder Sachen ausgesetzt und bestimmt hätte, sollen als Codicille zu diesem Testament betrachtet werden und in ihren Verfügungen ebenso gültig und für meine Erben verbindlich sein, als dieses mein Testament selbst.

§ 11. Ich hoffe, daß alle meine Erben in diesen Bestimmungen meine väterliche Liebe erkennen werden und finde in dieser Hoffnung eine meine letzten Lebenstage erheiternde Beruhigung. Derjenige meiner Erben aber, der mit dieser letzwilligen Verordnung wider alles Erwarten in irgend einem Punkt nicht zufrieden ist, und solche durch Proceß angreifen sollte, der soll überall auf den Pflichttheil gesetzt werden.

§ 12. Endlich in den letzten Augenblicken vor meiner Abreise nach Paris, wo ich wahrscheinlich bleiben werde, um endlich bei meiner geliebten Gattin, entfernt von der Gegend, wo ich von allen Seiten so viel erduldete, ein Glück und eine Ruhe zu finden, wofür mir meine erwünschte Ehe eine Bürgschaft giebt, will ich, obgleich berechtigt, Verfügungen ganz nach meinem Gutdünken zu treffen, dennoch hier meine gegenwärtige Lage vortragen. Ich erkläre daher, daß ich, einzig um dem edlen Verlangen meiner lieben Ehegattin Genüge zu thun (ein Verlangen, das von einer beispiellosen Uneigennützigkeit derselben zeugt) die Schenkung meines Vermögens an meine Kinder gemacht habe. Ihr ist es zu verdanken, daß sie jetzt fast mein ganzes Vermögen bekommen haben, was ich mit so viel Beschwerde, Mühe und Anstrengung erwarb, es aber nie ruhig genießen konnte. Ich habe nur das kleine Kapital von 12000 Thalern für mich behalten. Vermittelst dieses Testamentes habe ich auch meine bewegliche und unbewegliche Habe nach meiner väterlichen Gerechtigkeit unter meinen Kindern ausgetheilt. Ich nehme daher, nach dem ausdrücklichen Wunsche meiner Gattin nach Frankreich nichts mit mir, als meine Leibwäsche, Kleider, Arzneien, medizinischen Bücher und bloß einige Sachen von Werthe, deren ich unumgänglich bedarf, Uhr und Siegelring.

Ich stehe eben in meinem 81. Jahre, ich wünsche endlich zu ruhen und meine ärztliche Praxis aufzugeben, die mir nun beschwerlich wird. — Ich verzichte deshalb auf jede Vermögensvermehrung, auf jeden Erwerb, dessen ich nach würdiger Versorgung meiner Familie nicht mehr benöthigt bin. — Tief durchdrungen von Dankgefühl für meine Gattin, die mich des unschätzbaren Glückes theilhaftig machte, welches ich genieße, und zugleich auch das Glück aller meiner Kinder veranlaßte, indem sie mich bestimmte, unter dieselben Güter auszutheilen, die ihnen eine unabhängige Existenz sichern, sehe ich es in dieser Lage der Sache auch für meine heilige Pflicht an, auf's Neue für die künftige Ruhe dieser liebenswürdigen Gattin gehörige Vorsorge zu treffen.

Und um sie nun vor ungerechten Angriffen durch Glieder meiner zahlreichen Familie in Sicherheit zu setzen, die, ohne das mindeste Recht dazu zu haben, indem meiner Gattin sämtl. Vermögen völlig von dem meinen gesondert ist, nur von einer strafbaren Böswilligkeit oder niedrer Habsucht getrieben mit dieser meiner Gattin Händel anfangen, sie verklagen oder ihr einen Proceß anhängen oder sie auf andere mögliche Weise plagen wollten, — so verordne ich, daß sie nach meinem Ableben alle Gegenstände ohne Ausnahme, die ich auf meiner jetzigen Reise mit mir führe oder bei mir habe, als ihr Eigenthum behalte. Ich übergebe sie ihr zum unumschränkten Besitz und verbiete durchaus hiermit, daß ein Siegel angelegt werde in ihrem Hause, wo ich starb, eine Inventarisirung angestellt, eine Rechnungsablegung irgend welcher Art von ihr verlangt oder irgend eine gerichtliche Anforderung an sie gemacht werde; ich will mit einem Worte, daß meine Familie sie gänzlich in Ruhe lasse, da meine Gattin durch ihr edles Betragen gegen dieselben in so hohem Grade verdient, da auch meine Familie keine Anforderung an sie hat, vielmehr im Gegentheile ihre großmüthige Uneigennützigkeit segnen sollte.

Ich beziehe mich in dieser Absicht nochmals auf alles was hierüber in meinem Heirathskontrakt vom 14. Januar ds. Js. enthalten ist, und bestätige es hiemit auf's Neue und will, daß die Artikel 6 und 7 des gedachten Kontrakts, in welchem unser Nachlaß regulirt ist, auf das genaueste von allen meinen Kindern, Kindeskindern und Schwiegersöhnen beobachtet und respektirt werde und verordne in dieser Hinsicht, daß wenn sich ein so Unwürdiger unter meinen Kindern finden sollte, welcher diesen Artikeln meines Testamentes entgegen meine geliebte Gattin im Geringsten beläßtigen sollte, daß, sage ich, dieser **sofort auf den Pflichttheil** zu setzen und das ihm **zur Strafe Abgezogene** einer milden Stiftung zuzutheilen sei. Sollten aber sogar mehrere oder alle meine Erben sich Ungehorsam und Widerspänstigkeit dieser Art zu Schulden kommen lassen, und in Vereinigung meinen Verordnungen zuwider ihre Stiefmutter auf gedachte Art beunruhigen wollen, so sollen diese sämmtlich auf das Pflichttheil meiner Verlassenschaft gesetzt werden. In diesem Falle wird die Herzogl. Landesregierung milden Stiftungen nach ihrer Wahl zufließen lassen, was die Contravenirenden meiner Erben an Strafe verwirkt und sonach einzubüßen hätten.

§ 13. Im Falle ich in meiner jetzigen Ehe noch Kinder zeugen sollte, so versteht es sich von selbst, daß diesem Kinde oder Kindern dieselben Erbansprüche an mein Vermögen zustehen, wie meinen Kindern aus erster Ehe.

Schließlich bitte ich noch meine hohe Obrigkeit, in allen Stücken für die Aufrechterhaltung dieses meines Testamentes hochgeneigtest zu sorgen.

Urkundlich habe ich mich auf allen Seiten und am Ende eigenhändig unterschrieben und mein gewöhnliches Petschaft beigedrückt.

Christian Friedrich Samuel Hahnemann.

Cöthen, den 2. Juni 1835.«

(L. S.)

## Anlage 153.

### Die Verteilung der Fahrnis, der Bücher und Kleinodien Hahnemanns.

Verzeichnis der Sachen von Amalie, verw. Dr. Süß, gesch. Liebe, geb. Hahnemann.

1. Eine Pariser Stutzuhr, 14 Tage gehend, unter Glasglocke nebst Kralstein (soll wahrscheinlich Gralstein heißen. D. V.);
2. eine Tasse, mit des guten Vaters Bildnis darauf gemalt und Denkschrift;
3. ein Präsentierblech, durchaus von Silber mit durchbrochenem Rande; daran auch silberne Henkel;
4. ein silberner Vorlaglöffel, vergoldet, 6 silberne Esslöffel und 6 silberne Theelöffel, und Busennadeln. hat Amalie heute zu sich genommen. 5. Juni 1835, Samuel Hahnemann);

5. 1 silberne ..... scheere, 3 goldene Ringe mit Steinchen, 1 goldene Damenuhr nebst Hacken von Gold und Steinchen;
6. 2 Bilder vom guten Vater, und Wachsportrait von demselben, 1 Wachsportrait von der seel. Mutter;
7. 1 Wachsportrait von Herrn Dr. Lehmann, ein Stahlstich von meinem guten Vater und einen von meinem seeligen Mann, Gedicht von Albrecht;
8. Apothekerlexikon, 2 Theile von S. H., 4 Theile der chronischen Krankheiten in der ersten Auflage von S. H.;
9. Organon 4. und 5. Auflage von S. H., französisch Organon S. H., Repertorium von Jahr der zweiten Auflage; Dr. Roth, Vorlesungen über Homöopathie;
10. Handbuch für Mütter von S. H., 6 Theile der reinen Arzneimittellehre von S. H., Hahnemanns sämtliche Schriften in Prachtexemplaren. Gedichte von Dellbrück;
11. Übersicht der antipsorischen Mittel und Repertorium von Bönninghausen, die Homöopathie, ein Lehrbuch, von Bönninghausen;
12. Avantpropos, Wilhelm Tell, Webers sämtliche vorh. Werke, Hartlaub und Trinks sämtliche vorhandene Werke;
13. Hänschen und Gretchen, 3 Sprachlehren, 8 Wörterbücher, Handbuch für Damenkleider, 7 Bände, 1 Gesangbuch Kötensch.
14. Sprengels Künste und Handwerke, 6 Theile; Briefbuch; Homöopathische Therapie der Wechselfieber von Bönninghausen;

15. Schillers Gedichte, broschiert von Kommerer;
16. eine Hausapotheke von Sachsen nebst Inhalt und ein kleiner Arzneikasten voll Riechfläschchen;
17. ein mittelgroßer Arzneikasten voll Pulververreibungen von Lappe;
18. ein langer Arzneikasten, auch mit rundgebohrten Löchern. Dieser Kasten hat inwendig diese Abtheilungen II, IV, VI. VIII, X;
37. eine ganz große Glocke mit einem schwarzen Stiehl und auf dem Stiehl befindet sich ein H. in dieser Form, wovon jede Hälfte des H mit 6 Diamanten ausgeschmückt ist, wovon jeder Diamant die Größe eines Hirsekorns.

### Friederike Dellbrück, geb. Hahnemann.

Eine Pfeife mit weißem Kopf, mit Rosensträusschen und zackigen Silberbeschlägen.
Ein lackiertes Lineal, (gebraucht).
Eine schwarze gläserne Tabaks-Dose mit Deckel, eine kleine Messingglocke.
1 schwarzes längliches Tabakdöschen.
1 braune, lackirte Studirlampe.
Großbritanniens Staatswirtschaft (Policey) und Handbuch von F. A. Klockenbring.
Gemälde von Griechenland von T. A. Uckert mit Kupfer, Taschenbuch der Geschichte des griechischen Volks mit Kupfern.
1 alterthümlicher Pokal, versilbert und vergoldet mit Deckel.

### Verzeichnis der Sachen von Eleonore Hahnemann, den 28. Mai 1835.

Einen großen silbernen Vorleglöffel, inwendig vergoldet und im Stiehle Hahnemann.
12 Eßlöffel dazu, worin sich ebenfalls der Name Hahnemann befindet.
Eine goldene Halskette, woran sich eine goldene Damenuhr nebst g. Herz befindet.
Vier Busennadeln, mit und ohne Steinchen gefaßt, von Gold, zwei Gürtelschnallen.
Acht goldene Ringe, mit und ohne Steinchen gefaßt, eine Bernsteinkette mit g. Anhänger.
Zwei silberne Denkmünzen meines Vaters, zwei Paar goldene Ringe, ein Leibgürtel;
eine große Stutzuhr von schwarzem Ebenholz, mit vergoldetem Zifferblatte;
eine silberne Taschenuhr, in welchem sich der Name Louis befindet; 1 Kralstein.
Ein Bildnis meines Vaters unter Glas mit stark vergoldetem Rahmen.
Zwei dergleichen ohne Glas und Rahmen, eins dergleichen mit schwarzem Rahmen.
Zwei grün und rot durchwirkte, wollene Bettdecken, mein Bildniß in Öhlgemälde.
Drei Gesangbücher, ein Köthener, ein Leipziger, ein Dresdener.
Sechs Theile Hahnemann, reine Arzneimittellehre, erste Auflage.
Zwei Theile von Hellebor. meines Vaters, Drei Theile von Bardenheim.
Vier Theile von meines Vaters Lebenslauf, Hahnemanns sämtliche kleine Schriften.
Eine Doktor-Dis. meines Vaters, eine dergl. meines Bruders. —
Die Wäsche, Kleider und übrigen Sachen von Werth hat sie schon mitgenommen, und nur Möbel sind noch vorhanden.

gez. Samuel Hahnemann.

### Eigenthum von Charlotte Hahnemann.

Schwarze Stutzuhr mit Henkel und Wecker, eine silberne Repetiruhr mit Ch. gezeichnet, nebst silberner Umhängekette und silbernem Uhrschlüssel.
1 silberne Taschensekundenuhr, welche das Datum zeigt, nebst einem schwarzeisernen Uhrhaken und zwei eisernen Umhängeketten und grünblechernes Uhrgehäuse;
1 goldene Damenuhr nebst goldenem Uhrhaken mit Amethyststeinen;
2 echtgoldene, 2 ellenlange Halsketten, 1 mit Caroschloß, 1 mit mattem Schloß, ein rothes Granathalsband mit echtgoldenem Schloß und Medaillen, worauf ein Vogel.
1 Lupite von Silber und vergoldet; 1 Paar goldene Ohrringe,
1 Paar mit blauen Vergißmeinnicht, 1 Paar mit langen Gehängen, 1 Paar runde mit eckigen Knöpfen;

1 Paar Schlangenköpfe, 1 Paar weiße Steinohrringe in Vergißmeinnichtform; 4 goldene Busennadeln, 1 mit Vergißmeinnicht, 1 mit der seeligen Mutter Haar, 1 mit weißen Steinen, 1 mit des Vaters Bildnis und dessen Haare, 5 goldene Ringe, einen mit blauen Vergißmeinnicht, ein breiter mit Haar geflochten und eingegrabenem Namen, mit einem Zweig bewachsenem Stein, einer mit glattem Schilde, ein bunt gerippter mit F. R., eine silberne Milchkanne mit schwarzem Ebenholzhenkel nebst silbernem Deckel, und die darüber befindliche Glasstürze, eine silberne Kanne, nebst silberner Tasse, inwendig vergoldet und die darüber befindliche Glasstürze und rotes Blech dazu.

1 silbernes Messer mit roter Klinge. Ein paar kleine silberne Ohrringe mit Steinen. Zwei silberne Medaillen mit dem Bildnis meines Vaters. Eine silberne Denkmünze, Eroberung von Mainz, zwei kleine silberne Münzen, 1 silberner ovaler Vorlegelöffel, H. gezeichnet. Sechs silberne Eßlöffel »Heier« gezeichnet, 6 silberne Theelöffel mit dem Zeichen E. 1 silberner großer Theelöffel mit einem I gezeichnet. Eine silberne Zuckerdose, 1 silberne Zuckerzange, 1 neusilberne Suppenkelle, inwendig vergoldet. 1 neusilberne Gabel, 1 weißes Perlhalsband, 2 gestrickte Perlgeldbeutel, mit Rosen und Bügel, einer mit Tirolerin, 2 Bindfadengeldbeutel; 2 Gürtel; 1 Partie seidene Bänder; 1 weiße Piquedecke C. H. weiß gezeichnet.

Ein kleiner Hornlöffel, zwei kleine hölzerne Löffelchen, 1 gemachter Rosenstock im Blumentopf, 1 blaue Blumenvase mit Blumenstrauß, eine rote Wachsstockbüchse mit goldenen Plättchen. 1 gestickter Ofenschirm mit rotbraunem Gestell. 1 grüner Augenschirm und grüner Lichtschirm, 1 Fliegenklappe. Zwei rotlackierte Spucknäpfe mit goldener Weinblätterkante. 1 Goldwage, nebst Gewichten in Holzfutteral. Des guten Vaters Stahlstich mit Goldrahme. Des guten Vaters Zeichnung von Titz. Des guten Vaters Wachsportrait von Straube. Zwei im bloßen Glase und zwei in Kleidung, sämtliche Silhouetten der Eltern und Geschwister, Dr. Süss unter Gl. und R., des Herrn Dr. Lehmanns Wachsportrait. 1 Wetterglas, 1 Barometer, ganz von Glas. 1 kleines Mikroskop, in Messing gefaßt, eine Lupe mit Silber, ein Mahagoni-Büro mit Stehpult und drei Kommodenfächer, alles zum Verschließen und die darauf befindliche Büste von Steinhäuser nebst Glasstürze und Holzkasten. Ein braunlackierter Porzellanschrank mit zwei Thüren zum Verschließen. Ein mit schwarzer Leinwand bezogenes Sofa mit Seegras gestopft, ein Lehnstuhl mit blau gesticktem Sitze, ein mit schwarzem Pferdehaar beschlagener Drehlehnstuhl.

---

Die silberne Milchkanne mit schwarzem Henkel hat Charlotte Amalie wiedergegeben. Die silberne Taschen-Sekundenuhr, die den Datum zeigt, habe ich Amalie geschenkt und Charlotte hat dagegen die silberne Repetieruhr mit silberner Halskette geschenkt im Mai 1835.

gez. Samuel Hahnemann.

---

Ein silbernes Messer, die silberne Canne nebst silberner Tasse, mit Glasstürzen und blechernen Untersetzern, die silberne Zuckerdose und silberne Zuckerzange, die 6 silbernen Theelöffel mit Zeichen E habe ich ihr heute den 5. Juni 1835 gegeben.

gez. Samuel Hahnemann.

---

### Louise geschiedene Moßdorf.

2 rotlackierte Spucknäpfe. 5 eiserne Hundeketten. 4 Hundetröge. 1 Mundharmonika in Etui. 1 Harmonika Accordia im Kasten.
Das Bildnis meiner guten Mutter in Öhl, von F. Schoppe mit Goldrahmen, das mir dieselbe, gleich nachdem sie gemalt war, im Beisein des guten Vaters schenkte, auch im Beisein Lottchens. Das Bildnis des guten Vaters in Öhl von F. Schoppe, mit Goldrahmen soll nach dessen Ableben ich, seine Tochter Louise, besitzen, nebst Holzkästchen, ebenso das ganze große Bildnis des lieben Vaters in Öhl von Schoppe nebst Gaie Iris (?) in Holzkasten als auch desselben Büste von Steinhäuser, nebst Krakstein (?), sowie

seine drei verschiedenen Wachsbilder und Louischens Wachsbildnis. Reliquienkasten, nebst Inhalt, Dr. Lehmanns Bildniss.

Das Bild mit den Opferflammen und das Bild »Ferdinand et Julie« mit schwarzem Rahmen, schwarzer Kupferstich, auf dem Christus den Blinden heilt, Meisen in Öl, ein Glaskasten mit Muschelsammlung. Aesculapstab mit Gold beschlagen, nebst Glasglocke und Krakstein, 1 Canoiekasten (?) mit gesticktem Kreuze. 2 Mahagoniapotheken gefüllt. 1 Apotheke mit Rosenstrauss. 1 Apotheke mit grünem Safian und schwarzem Futteral. 1 Messingthermometer, 1 Bronzeschreibzeug. 2 Vasen mit gemalten Blumen, 2 Fußteppiche, einen mit 2 Hirschen. 1 schwarzer mit »Prinz et Prinzessin Friedrich« mit schwarzem Rahmen, Beatrice Cenci, 3 französische Gegenden mit schwarzem Rahmen. Kellers Haus- und Reisecharte in Etuis; durchbrochenes Messinghero (?), Magnetstäbchen, mit Draht umwickelt im Futteral, nebst Zinkplatte. 1 grauseidene Streichdecke. 1 Kästchen und 2 Schachteln mit Arzneien. 1 Atlas mit Bildern. 3 kleine Landkarten. 1 kleines schwarzes biblisches Bildchen. 1 große Postreisekarte in Etui. 46 alte Kalender, 1 Steindruck von H. Cascadebei, Tivoli, Badey, Alexisbad im Rahmen. 3 Bücher mit geschriebenen Versen. Kasten mit Versen. 1 immerwährender Kalender, die größte Karte von Inhalt mit 2 Inseln (?)

Sämtliche Krankenjournale vom Vater selbst geschrieben, sämtliche Mappen mit den eingeklebten wichtigen Briefen und Ehescheidungssachen der Louise Hahnemann betreffend.

---

Meinem abwesenden Sohne Friedrich, und respektive wenn er für verschollen erklärt sein wird, seiner Tochter Adelheid verehelichten Rector Hohlfeld habe ich zum Äquivalent für die an meine Töchter vertheilten Sachen, die mir vom seel. Herzog Ferdinand verehrte goldene Dose mit F in Brillanten zugetheilet, und sie dem Herrn Justizamtmann Behr indess in einem versiegelten Kasten zur Verwahrung übergeben.

Cöthen, 5. Juni 1835.
gez. Samuel Hahnemann.

---

Meinen Enkel, Hermann Friedrich Siegmund Richter habe ich zum Äquivalent für die an meine Töchter vertheilten Sachen und Möbeln nicht nur auf meine Kosten von seinem fünften Lebensjahr an erziehen lassen, sondern ihn auch auf meine Kosten das Nadlerhandwerk erlernen und loßsprechen lassen, auch seine Unterhaltung und Kosten in Wanzleben bis zum 25. März 1834 auf meine Kosten besorgt, und ihn diese 17 Jahre hindurch mit Wäsche und Anzug, Kleidern, Strümpfen, Stiefeln usw. unentgeltlich versehen.

Cöthen, den 5. Juni 1835.
gez. Samuel Hahnemann.

Einen großen Theil von meinen Kleidern und Stiefeln, Tüchern habe ich ihm auch heute gegeben. den 5. Juni 1835.

gez. Samuel Hahnemann.

## Anlage 154.

### Zum Abschied von Köthen.

Seinem Nachbar Ulbricht schrieb Hahnemann:

† Herrn Kaufmann Ulbricht, Wohlgeboren hier (Köthen).

Lieber Herr Nachbar!

Da in Ihrem Hause noch die Grippe sich befindet und meine Melanie fürchtet, daß sie mich wieder befallen könnte, so verzeihen Sie, wenn ich von Ihnen nur schriftlich Abschied nehme und Ihnen und Ihrer lieben Familie Gesundheit und das beste Wohlseyn anwünsche und zugleich Sie bitte, meiner Ihnen gegenüber wohnenden Töchter wahrzunehmen, **bis ich wiederkomme.** Kann ich Sie noch einmal bei mir sehen, so werde ich mich freuen, Ihnen noch einmal die Hand drücken zu können.

Ihr erg. Sam. Hahnemann.

Cöthen, den 4. Juny 1835.

---

### Hahnemann an Bönninghausen.

† Cöthen, den 22. Mai 1835.

… Auf Ihre Wirkung-Sphäre freue ich mich und wenn Ihre Güte mir auch von diesem ein Exemplar zugedacht haben sollte, bitte ich es mir durch Buchhändler-Gelegenheit aus, unter der Adresse S. H. rue des saints pères Nr. 26 à Paris, wo ich in etwa 3 Wochen eingetroffen seyn werde, so Gott will. Ich kann nicht umhin, meine liebe Melanie dahin zu begleiten (ohne die ich keine 2 Stunden dauern kann), welche ihre Vermögens-Angelegenheiten zu reguliren hat. Auch erwarten mich dort die besten französischen Schüler enthusiastisch (vorzüglich die zur soc. hom. de Paris gehören und auf Reinheit stärker dringen als die große Zahl der durch ganz Frankreich verbreiteten soc. hom. gallicane), denen ich meinen guten Rath nicht vorenthalten werde. Außerdem beabsichtige ich dort **hauptsächlich auszuruhen und fast keine Kranken zu besorgen** …

---

### Die Prinzessin Luise Fr. v. Preußen schreibt an Hahnemann:

† Düsseldorf, den 5. März 1835.

In der Berliner Zeitung stand ein Artikel aus Paris, worin ich las man erwarte Ihre Ankunft dort. Doch war es mir unwahrscheinlich, daß Sie eine so weite Reise machen würden, umso mehr, da Sie mir davon nichts geschrieben hatten. — Daß Sie sich so zufrieden durch Ihre Frau fühlen, freut mich aufrichtig. Daß Ihre beiden jüngsten Töchter in einem Hause neben dem Ihrigen wohnen, wird Ihnen lieb sein, Sie dadurch öfters zu sehen. Da ich diese kenne, so nehme ich Antheil daran, daß Sie so gut für Ihre Töchter gesorgt haben. …

† Düsseldorf, 19. März 1835.

Herr Hofrath!

— — — Da Sie in Ihrem Briefe nur angegeben haben, daß Sie Ihre Frau nach Paris begleiten werden ohne den Zeitpunkt zu benennen wann Sie von Cöthen nach Paris abzureisen gedenken so ersuche ich Sie, da ich vermuthe, daß es bald seyn wird mir nur durch einige Zeilen mitzutheilen wann Sie Ihren Wohnort auf einige Wochen verlaßen und auch mir schriftlich anzuzeigen wann Sie wieder von Paris nach Cöthen zurückgekehrt seyn werden. Mein Journal von diesem Monat und auch vom nächsten Monat werde ich wenn ich erfahre, daß Sie bald reisen, Ihnen erst nach zurückgelegter Reise nach Cöthen senden. Möge die weite Reise welche Sie zu unternehmen gedenken nicht zu anstrengend für Sie seyn da Sie so lange nicht mehr gereist sind.

Ihre ergebene<br>Luise Pr. Fr. v. Preußen.

## Anlage 155.
## Brief Hahnemanns an den Minister des französischen Unterrichtswesens in homöopathischen Angelegenheiten.*)

(Vom 13. Februar 1835.)

Die Wohlfahrt der Menschheit liegt mir zu sehr am Herzen, als daß ich mich bei einer so wichtigen Frage in Stillschweigen hüllen könnte. Alle bisher erfundenen Heilsysteme versuchen die Krankheiten durch Gewaltmittel, wie Aderlaß und Abführmittel aller Art zu beseitigen, wodurch aber nur die Lebenskraft geschwächt wird. Die Homöopathie dagegen wirkt dynamisch auf die Lebenskraft ein, und heilt die Krankheiten auf eine unmerkbare, sanfte und dauerhafte Weise. Sie ist daher nicht nur eine sinnreiche Erfindung, oder eine geschickte Kombination, mittels deren Anwendung mehr oder weniger günstige Resultate erzielt werden, sondern sie ist eines jener Grundgesetze der ewigen, göttlichen Natur und bildet den natürlichsten und einzig richtigen Weg, auf dem die Erlangung der verlorenen Gesundheit möglich ist.

## Anlage 156.
## Hahnemann in Paris seßhaft.

† Anzeige.

Da ich wohl so bald noch nicht wieder nach Köthen kommen kann, so empfehle ich statt Meiner den guten homöopathischen Arzt, meinen dreijährigen Gehülfen und Freund, den Herrn Hofrath Doktor G. Lehmann allen Heilung suchenden Kranken angelegentlich.

Samuel Hahnemann.

Paris, den 22. August 1835.

---

Dr. Lehmann schreibt an Professor Groß, Preßburg:

† Cöthen, den 20. August 1835.

Der Herr Hofrath Hahnemann kehrt in diesem Jahre von Paris nicht wieder zurück — so ist seine letzte Nachricht an mich vom 3. August und überträgt mir von neuem die weitere Besorgung seiner Kranken. Ich bin im 4. Jahre sein Assistent, sein intimster Freund, seit 19 Jahren praktischer Arzt, Doktor der Medizin, Chirurgie und Geburtshilfe und Anhalt-Cöthenscher Hofrath. Im Besitz sämtlicher Hahnemann'scher Journale und gewiß sein reinster Schüler, denn keiner hatte das Glück den ganzen Tag um Ihn zu sein, wie ich und dürfen Sie mir Ihren Herrn Sohn bis zu Seiner Rückkehr wohl ferner anvertrauen.........

---

### Hahnemanns Wunsch, seine Praxis aufzugeben, vereitelt.

Hahnemanns Enkel, Dr. med. L. Süß-Hahnemann in London, schrieb an die Allg. hom. Ztg. (1864, Bd. 69, Nr. 13):

..... Um zu zeigen, wie ernstlich und aufrichtig sein (Hahnemanns) Wunsch war, sich von seiner ärztlichen Praxis zurückzuziehen und seine übrigen Lebenstage in Ruhe zu verleben, vermachte er in Liste »Lit. G.« seiner jüngsten Tochter Louise »sämtliche Krankenjournale von ihm selbst geschrieben, sämtliche Mappen mit den eingeklebten Briefen und

---

*) British Journal of Homoeopathy, 1880, Band 38, Seite 64.

sämtliche große, geschriebene Symptomenregister.« — Kaum war jedoch Hahnemann in Paris angelangt, als er durch den Einfluß seiner jungen Frau beim verstorbenen König Louis Philipp vom damaligen Minister Guizot die Erlaubnis erhielt zu praktizieren, eine Vergünstigung, welche ihm die medicinische Fakultät zu Paris verweigert hatte. Mit einem Male finden wir den alten Herrn, der noch kurze Zeit zuvor den ernstlichen Wunsch ausgedrückt und ihn in seinem Testament niedergeschrieben hatte, sich von aller ärztlichen Praxis zurückzuziehen, inmitten einer weit verbreiteten Clientele, sogar in Paris herumfahrend und Patienten Besuche abstattend, eine Gewohnheit, der er nie zuvor in Deutschland gehuldigt hatte...

Um mit Nutzen practicieren zu können, gebrauchte aber Hahnemann die Krankenjournale, die er seiner Tochter bereits übergeben hatte; er bat sich daher dieselben unter dem heiligsten Versprechen aus, diese Folianten gleich nach seinem Tode seiner Tochter wieder zukommen zu lassen. Mit einem traurigen Vorgefühl, diesen Schatz nie wieder zu sehen, schickte seine Tochter Louise diese Manuskripte nach Paris, wo sie bis zu gegenwärtiger Stunde liegen.

Anlage 157.

## Das Ehrendiplom der gallicanischen homöopathischen Gesellschaft.

Das Diplom, auf einem halben Bogen in Querfolio, ist überaus hübsch in Kupfer gestochen und lautet:

Société Homœopathique Gallicane
Diplôme
de Membre d'honneur
délivré à Monsieur le Conseiller Dr. Samuel Hahnemann.

Président Dufresne, Dr.
Secrétaire Ch. G. Peschier, Dr.                     (L. S.)

Das Siegel der Gesellschaft zeigt einen Kreis, der von einer sich in den Schwanz beißenden Schlange gebildet wird, mit der Umschrift »Société Homœopathique Gallicane« und der Jahreszahl 1832. Eine Ampel vor der Zahl soll den Fleiß, der Hahn hinter ihr den Namen Hahnemanns und Frankreichs zugleich versinnbildlichen. Die Sinnbilder sind von einem Sternenkranz eingefaßt, über dem sich die Worte »Similia Similibus« befinden und von dem sich viele Strahlen über ein Dritteil des Erdballes ergießen.

Ebenso sinnreich und geschmackvoll wie das Siegel selbst ist auch der Rand der Urkunde verziert. In den beiden oberen Ecken sieht man je ein mit einem Strahlenschein umgebenes Auge — das Sinnbild der göttlichen Vorsehung —, in den beiden unteren eine Schale, um die sich eine Schlange, das Sinnbild der Heilkunst, windet und eine antike Lampe. Aus der Mitte des oberen Randes sendet ein Stern über ein Dritteil der Erdkugel seine Strahlen aus. Unter dem Stern steht der Name »Hahnemann«; über ihm (also zwischen Stern und »Hahnemann«) sind die Worte »Similia similibus«, unter ihm zwei Lorbeerzweige als Einfassung angebracht. Im freien Raume des oberen Randes, rechts und links von dem Mittelstern, sind die Arzneipflanzen Chamomilla und Pulsatilla, ihnen gegenüber, die Mitte des unteren Randes der Urkunde einnehmend, Bryonia und Thuja abgebildet; zwischen diesen beiden liegt, von einem Lorbeerkranz umschlungen, das Organon. Das linke Seitenfeld zeigt Belladonna und Veratrum, zwischen ihnen ein Buch mit der Aufschrift »Maladies chroniques«; im rechten

Seitenfeld stehen Arnica und Aconitum, zwischen ihnen ebenfalls ein Buch mit der Aufschrift »Materia medica pura«. Über beiden Büchern schwebt je ein Lorbeerkranz. Begleitet war die Übersendung des Ehrendiploms von folgendem Schreiben:

Der Sekretär an den großen Hahnemann.

Herr Hofrath!
Sehr verehrter Meister!

Der erste Gedanke der Stifter unserer homöopathischen Gesellschaft, welche Anfangs zu Genf, und hernach zu Lyon, sich versammelte, war, unseren wissenschaftlich-philanthropischen Verein unter Ihren mächtigen Schutz zu stellen. Dieser Gedanke wird jetzt, durch das Diplom eines Ehrenmitgliedes, um dessen freundliche Aufnahme wir Sie bitten möchten, verwirklicht. Es ist der Entschluß der Gesellschaft, das Diplom nur Ihnen allein zu erteilen.

Niemand in der That verdient diese Auszeichnung mehr als Sie, Herr Hofrath: denn zu welchem Grade praktischer Vollkommenheit auch irgend einer Ihrer Nachfolger die Homöopathie bringen sollte, er wird doch nie etwas anderes thun, als ein Blümchen des Ihnen gehörenden Kranzes pflücken, denn das Genie allein verdient gekrönt zu werden, und der Genius der Homöopathie sind Sie, ohne welchen diese herrliche Wissenschaft noch müßte geboren werden.

Die Homöopathie macht — Dank sei es dem hellen Lichte, das Sie über die Heilkunde verbreitet haben! — gegenwärtig in Frankreich noch schnellere Fortschritte, als die waren, welche sie in Deutschland binnen der letzten Viertel-Jahrhunderts machte. Zur Vermehrung der Schnelligkeit dieser Fortschritte ist die gallicanische homöopathische Gesellschaft bestimmt: sie nimmt es sich nicht nur vor, einen Verein bekehrter Ärzte zu bilden, sondern sie will auch diese schöne Wissenschaft allgemein machen, indem sie Männer jedes Standes, denen das Wohl der Menschheit in der Behandlung der Gesundheit ihrer Mitglieder am Herzen liegt, in ihren Schooß ruft.

Bereits im vergangenen Jahre hat zu Lyon eine zahlreiche Versammlung stattgefunden; wir leben der frohen Hoffnung, daß die, welche am nächsten 15. September in Genf gehalten wird, es noch weit mehr sein, und daß die für das Jahr 1835 zu Paris oder Bordeaux bestimmte die beiden vorhergegangenen übertreffen wird.

Da, Herr Hofrath, wird Ihr verehrter Name nie anders als mit der Ehrfurcht, welche er gebietet, ausgesprochen, und der Titel eines Wohlthäters der Menschheit mit dem eines Verbesserers der Wissenschaft unaufhörlich vereinigt werden.

Der Auftrag, Ihnen, Herr Hofrath, die ehrfurchtsvollen Huldigungen sämmtlicher Mitglieder zu bezeigen, ist insbesondere dem dermaligen Sekretär der Gesellschaft unschätzbar, kaum wagt er es, den Ausdruck der tief empfundenen Dankbarkeit, von der er sich mit so vollem Rechte gegen Ihre Person durchdrungen fühlt, hinzuzufügen.

Genf, den 12. Mai 1834.

Ch. G. Peschier, Dr.
Präsident der medicinischen Societät zu Genf,
Mitglied der in Zürich, Bern, Vaud und Correspondent der zu Rio de Janeiro etc. etc. etc.

## Hahnemanns Dank für das Ehrendiplom der gallicanischen homöopathischen Gesellschaft.*)

Geehrte Herren!

Ihren Brief vom 12. Mai 1834 habe ich erhalten und bin über Ihre guten Gesinnungen, die Sie mir übermitteln ließen, und die Ihr verehrter Sekretär in so schöner Weise zum Ausdruck brachte, sehr gerührt. Mit Vergnügen acceptire ich das mir übersandte Diplom zum Ehrenmitglied, und bitte Sie meinen aufrichtigen Dank für die mir erwiesene Aufmerksamkeit entgegenzunehmen. Unsere wohlthätige Kunst macht, wie Sie mir schreiben, Fortschritte

---

*) Bibliothèque Homoeopathique, 1835, Band 5, Seite 61.

in Frankreich und die Pariser homöopathische Gesellschaft, die mich zum Ehrenpräsidenten ernannte, meldet dasselbe. Ich liebe Frankreich und sein edles, erhabenes, großmüthiges Volk, das so entschieden ist, Mißbräuchen zu wehren und das Bessere anzunehmen; diese Vorliebe hat sich noch vermehrt in meinem Herzen durch meine Heirath mit einer, ihres Vaterlandes würdigen Französin. Möge Gott der Herr, dessen Werkzeug ich nur bin, Ihre Anstrengungen, so wie diejenigen aller Ärzte mit mir, die an der ärztlichen, der Menschheit so nöthigen Reform arbeiten, segnen. Verblendet, wie sie sind, wollen wir den Menschen doch noch Gutes thun; später werden sie es uns danken, denn unser Prinzip ist, wie das Licht, eine der großen Wahrheiten der Natur.

Ich empfehle mich Ihrer steten Erinnerung und Freundschaft.

Glück und Heil wünscht Ihnen
Samuel Hahnemann.

Cöthen, den 6. Februar 1835.

## Begrüßungsrede Hahnemanns in Paris.

(Allg. hom. Ztg. 1836, Bd. 8, S. 178.)

Ich bin Behufs der Verbreitung der Homöopathie nach Frankreich gekommen und schätze mich glücklich, mich mitten unter Ihnen zu befinden.

Im Namen aller Homöopathen danke ich der französischen Regierung für die Freiheit, welche sie unsern Verbindungen und Arbeiten gewährt. Ich hoffe, daß bald noch zahlreichere Leistungen sie von der Trefflichkeit unserer Kunst überzeugen werden, und daß sie uns alsdann die Mittel bewilligen wird, um jene zum größten Heil der Menschheit in vollem Umfang ausüben zu können.

In einer Schrift, welche bald erscheinen wird, werde ich zum Publikum von der Homöopathie sprechen, welche Übelwollen und einige Irrthümer es nur unvollkommen kennen gelehrt haben. Ich werde darin erklären, was ein Homöopath ist, und welche Eigenschaften ein solcher zur Ausübung einer so heilsamen Kunst besitzen muß.

Ich erkenne nur diejenigen für meine Schüler an, welche die Homöopathie rein ausüben und deren Heilverfahren von aller Vermischung mit Mitteln frei ist, welche die alte medizinische Schule bisher anwendet. Im Namen meiner vieljährigen Erfahrung fordere ich das Publikum auf, nur den eifrigen Nachfolgern meiner Lehre Zutrauen zu schenken, welche gänzlich jener menschenmörderischen Kurart entsagt haben. Meine lange und glückliche Praxis, durch meine Tagebücher, zu deren Mittheilung ich erbötig bin, beglaubigt, beweist, daß die reine Homöopathie, ausgeübt durch solche, welche sie gründlich studirt und völlig inne haben, allein für alle Bedürfnisse der leidenden Menschheit hinreichend ist.

Ich danke der französischen Gesellschaft für ihre Arbeiten. Ich sehe mit großem Vergnügen in ihrer Mitte arbeitsame und eifrige Männer, welche das fortsetzen werden, was sie so glücklich begonnen. Ich bin lebhaft gerührt von den Beweisen der Anhänglichkeit, welche ich von allen Mitgliedern, aus denen sie besteht, empfangen habe. Ich verbinde meinen Eifer mit dem, der sie beseelt, und ich werde ihre Bemühungen für die Ausbreitung unserer göttlichen Kunst unterstützen, denn das Alter, welches seine Ankunft nicht aufschiebt, hat nichts destoweniger mein Herz nicht erkaltet, noch meine Gedanken geschwächt, und die Homöopathie wird immer der Gegenstand meiner Seele bleiben.

Wenn man bisher finden mußte, daß die Pariser Gesellschaft, unbeschadet einiger Ausnahmen, welche anzuerkennen, mir Vergnügen macht — eine tiefere Einsicht in unsere Kunst zu wünschen übrig ließ, so liegt die Schuld ohne Zweifel davon in der Neuheit der Erscheinung der Homöopathie zu Paris. Indem ich die Herren Mitglieder der Gesellschaft zu jener unerläßlichen Verdoppelung des Studiums ermahne, gebe ich Ihnen zu bedenken, eben sowohl als Ihnen allen, meine Herren, daß, wenn es sich von einer Kunst handelt, das Leben zu retten, es ein Verbrechen ist, deren Erlernung zu vernachläßigen. Auch ich bin überzeugt, daß dieser Vorwurf Ihnen nicht mehr wird gelten können, denn beseelt wie Sie sind, von Liebe zum menschlichen Geschlecht, werden Sie nichts unterlassen, um Ihr vorgestecktes Ziel zu erreichen, an welches Sie gewiß gelangen werden, wenn, wie ich hoffe, Sie stets vereint im Herzen und in der Lehre bleiben.

Und Du, studirende französische Jugend, welche die alten Irrthümer noch nicht haben erreichen können, und die Du in Deinen arbeitsamen Nachtwachen nun die Wahrheit suchest, komme zu mir; denn ich bringe Dir die so lange gesuchte Wahrheit, diese göttliche Offenbarung eines ewigen Gesetzes der Natur. Es sind Thatsachen, auf die ich mich Behufs Eurer Überzeugung berufe; aber versuchet nicht eher, sie zu verwerfen, als bis ein gewissenhaftes und vollständiges Studium Euch des Erfolgs versichern wird; dann werdet Ihr, gleich mir, die Vorsehung segnen für das unermeßliche Gute, welches sie durch meine geringen Bemühungen auf die Erde hat herabsteigen lassen, denn ich war nur ein schwaches Werkzeug ihrer Macht, vor der alles sich demüthigen muß.

## Hahnemanns erste Zeit in Paris.

Dr. Peschier schreibt bald nach dem Pariser Fest in der Bibliothèque Homœopathique Vol. VI, 1835*):

Das häusliche Leben Hahnemanns ist bekanntlich nicht mehr das alte; er ist nicht mehr Wittwer und wohnt nicht mehr in einer kleinen Stadt Deutschlands, sondern in Paris. Er ist nicht in diese große Völkerstadt gekommen, wie viele andere, um sich sehen zu lassen, um den Ruhm seines glorreichen Namens noch zu vergrößern. Hahnemann, von seiner Gattin, einer vorzüglichen Pariserin begleitet, hat sich nach der Hauptstadt begeben, um von seinen großen praktischen Arbeiten auszuruhen, um unbekannt dort zu leben, und seine letzten wissenschaftlichen, französisch verfassten Schriften ihrem Ende nahe zu bringen. Die Homöopathie, als medizinische Doktrin, ist in neuester Zeit der Gegenstand zahlreicher Angriffe gewesen; Homöopathen selbst, die Theorie Hahnemanns diskutierend, haben gewisse Punkte daraus verworfen, und andere Ideen den Hahnemann'schen unterschoben. Hahnemann hat sich bis jetzt die Mühe nicht gegeben, darauf zu antworten; er hat die Einwürfe sich anhäufen lassen; in seiner bald zu erscheinenden französischen Schrift wird er aber alle Einwürfe vernichten, und alle seine Gedanken so coordinieren, und unsern Blicken ein so vollkommenes Ganzes darstellen, daß die Kritik auch gar nichts daran auszusetzen haben wird.

Unbekannt wollte Hahnemann in Paris leben, sagten wir; er hatte auch alle Vorsichtsmaßregeln genommen, um unbekannt zu bleiben; ja seine eifrigsten Schüler wußten 14 Tage lang gar nichts von seiner Ankunft; er bewohnt ein entferntes Quartier; er stattet keine Besuche ab. Allein ein Renommée, wie das seine, durchdringt Mauern und Wälle; bald ist seine Wohnung bekannt, und von diesem Augenblicke an ist er von Hilfesuchenden bestürmt. —

Aber ein treuer Schutzgeist wacht nun Tag und Nacht über ihm. Seine Frau will nicht, daß die köstlichen Augenblicke, die der wackere Greis noch auf Erden zu leben hat, durch individuelle Krankeninteressen noch fürderhin zersplittert würden. Die konsultierenden Patienten werden nicht mehr ohne Unterschied zugelassen, und die Audienzen müssen begehrt werden. Hahnemann fühlt, was er der gelehrten Welt schuldig ist, und die Zeit, die zu Kopfarbeiten erforderlich ist, mag er nicht an Kranke vergeuden.

Wir sind glücklich, unsern Lesern sagen zu können, daß unser berühmter Greis eines Glückes genießt, das sehr selten Gelehrten zu Teil wird, das Glück nämlich, in langen Zügen aus dem süßen Kelche einer genußreichen Bequemlichkeit zu trinken in einem Lebensalter, wo gewöhnlich nur Gebrechen, Krankheiten und Entbehrungen aller Art den grämlichen Greis umlagern. Hahnemann ist im vollkommenen Genusse aller seiner Sinne, und seine intellektuellen Fähigkeiten waren nie schärfer und erstaunenswürdiger; seine Gesundheit ist zum Verwundern gut; in seinem 80. Jahre besitzt er noch sehr viel physische Kraft; sein Auge belebt immer noch jenes jugendliche Feuer. Er ist für seine junge Gattin der Gegenstand der liebreichsten Sorgfalt. Hahnemann ist das verkörperte Genie, dem die Grazien huldigen, ist für seine junge Gattin mehr als ein Mensch ... sie betet ihn an (elle l'adore!); ihr Gefühl können wir durch kein anderes Wort ausdrücken; sie hat sich ihm ganz geweiht, ganz hingegeben. Sie verläßt ihn nie; sie ist wie sein Schatten, sein alter ego. Sie ist mit großen Fähigkeiten begabt, spricht sehr geläufig mehrere europäische Sprachen, hat sich früher mit Poesie abgegeben, malt sehr schön in Öl (sie hat das sehr ähnliche Portrait Hahnemanns soeben vollendet**); sodann hat sie sich mit allem Eifer an das Studium der

---

*) Siehe Grießelichs Hygea Band III, Seite 392.
**) Ein Stahlstich nach diesem Bild wurde im Jahre 1847 in Dr. Dudgeons englischer Übersetzung von Hahnemanns Organon aufgenommen. Siehe auch 18. Kapitel des I. Bandes.

Homöopathie gemacht; sie besitzt ein vortreffliches Gedächtnis, schreibt die Krankheitsbilder auf; mit einem Wort, sie ist die rechte Hand Hahnemann's. Während unserem Aufenthalt zu Paris lud uns Hahnemann alle zu einem Feste bei ihm ein. Seine Frau sah bei dieser Gelegenheit die homöopathischen Ärzte alle als enthusiastische Schüler, als Anbeter (»adorateurs« — ihr eigenes Wort) ihres Mannes an. Wir können nicht genug rühmen, mit welcher Freundlichkeit und Grazie sie die Honneurs bei diesem Feste machte. Hahnemann selbst empfing uns, als ob er von jeher grand Seigneur gewesen wäre. Er wird so bald nicht nach Cöthen zurückkehren.

## Anlage 158.

## Briefe Hahnemanns aus Paris an seine deutschen Freunde.

### Hahnemann an Bönninghausen.

† Paris, den 7. Jan. 1836. Rue de Madame Nr. 7.

..... Eine 14tägige, sehr angenehme Reise brachte mich und meine theure Melanie in großer Sommer-Hitze Ende Juny hieher in ihr kleines ehemaliges Absteige-Quartier in Mitte der Stadt. Es ward gleich beschlossen, eine räumlichere Wohnung zu beziehen mit besserer Luft. Wir waren so glücklich, eine vortreffliche zu finden, wo wir keinen Straßenlärm hören; denn nur unsre Dienstleute wohnen vorne heraus, unsre großen Fenster aber gehen in einen hübschen Garten, zu unserem Gebrauche bestimmt, und mit einer Hinterthüre, die sich in Luxembourg öffnet, einen eine Stunde langen öffentlichen Garten mit Bäumen bepflanzt. Da leben wir in der reinsten, freiesten Luft (seit 15. Juli) wie auf dem Lande, als ein paar zärtliche Täubchen, und unsre gegenseitige Liebe nahm und nimmt (was fast unmöglich scheint) täglich zu, denn glücklicher kann kein Ehemann auf Erden seyn, als ich mich fühle, ungeachtet aller Menge von Arbeit. Denn ob wir gleich vom Mittelpunkte der ungeheuern Stadt etwas entfernt wohnen, wo kein fremder Arzt Aussicht haben könnte, Praxis zu bekommen, am allerwenigsten ein solcher wie ich, der nur in großen Nothfällen Kranke besucht, da alle langwierigen zu ihm kommen müssen, so wird doch mein Haus nicht leer von Hülfesuchenden, außer den Freunden, die zu andern Stunden kommen.
Achtung und Auszeichnung genießen wir hier 20 mal mehr, als mir in meiner ehemaligen Umgebung widerfuhr. Die Franzosen sind weit empfänglicher für das Bessere und weit gerechter, ohne Neid gegen Verdienste, als die Deutschen. Unsre Kunst zählt weit mehr ächte Schüler in den Provinzen (sie waren großentheils hier am 15. Sept. aus allen Gegenden zu einer Hauptversammlung gegenwärtig) als in Paris, was hierin hinter jenen weit zurücksteht, denn es haben sich der homöopathischen Praxis viele Charlatane bemächtigt, die der Kunst durch ihre Einmischung alten Sauerteigs, folglich durch viele Mißkuren großen Nachtheil und Schande gebracht haben. Jetzt bei meinem Hierseyn fangen sie nach vielem Widerstreben an, kleinlaut zu werden, da meine Gegenwart ihnen imponirt und das Publikum ihren falschen Kram von der wahren, reinen, helfenden Homöopathik unterscheiden lernt. Doch habe ich ein Häuflein ächter Schüler und Nachfolger (5 an der Zahl) um mich versammelt, aus denen ich etwas Gutes zu machen gedenke, so mir Gott das Leben fristet — wozu es Anschein hat, da hier die Vielen, die mich sonst gesehen, unaufgefordert versichern, mich nie so munter und frisch gesehen zu haben als hier; und so fühle ich mich auch, Gott sei Dank! ......
Könnten Sie doch einmal hier seyn und mich in meiner glücklichen, ich möchte sagen, seeligen Ehe belauschen, auch wohl die vielen vortrefflichen Gemälde sehen, die meine Zimmer schmücken (meiner besten Gattin Sammlung) worunter ihre, als einer hier sonst berühmten Künstlerin nicht die geringsten sind. Unter andern ein Bild von mir in Öl, das gelungenste Konterfey von mir, was existirt, noch in Cöthen gemalt, als ich sie von ihrem vieljährigen tic douloureux des rechten Unterbauchs befreit hatte. Der berühmte David hat eine vortreffliche Büste von mir gefertigt...

## Brief Hahnemanns an v. Gersdorff.

(Nach der Abschrift eines bisher unveröffentlichten Briefes.)

Liebster Freund und
trauter Herr Gevatter!

Durch eine Reihe von Abhaltungen gehindert kann ich erst heute das Vergnügen genießen, Ihnen für Ihre freundschaftlichen Wünsche unterm 5. April meinen Dank abzustatten.

Nach unsrer Abreise von Eisenach, wo ich und meine theure Melanie die Freude hatten, Ihnen Lebewohl zu sagen, langten wir nach kurzen Tagereisen den 21. Juny wohlbehalten in Paris an in der bisherigen Wohnung meiner Gattin, so wohl, daß wir schon den zweiten Tag darauf einer vorzüglichen Oper beiwohnen konnten. Da unsre bisherige Wohnung, mitten in der Stadt, nicht vortheilhaft für unsrer beider Gesundheit zu seyn schien, so suchten wir mit Fleiß und fanden eine ganz vorzügliche, die wohl von keiner andern in dem großen Paris an Vorzügen übertroffen werden kann. Die Wohnung unsrer Dienstleute geht mit ihren Fenstern auf die Straße, unsre Zimmer aber (im ersten Stock) sehen nach unserm Garten, der wohl angelegt, einen Ausgang in den großen Garten Luxembourg hat, welcher eine halbe Stunde lang, die reinste Landluft für die Spaziergänger aller Art darbietet. Von dieser Seite leben wir ganz auf dem Lande in der schönsten Natur und frei von allem Geräusch, das den Aufenthalt mitten in der Stadt so lästig macht — auf der andern Seite sind wir doch wirklich in Paris, und der Zugang der pariser Kranken ist häufig (und leicht durch Wagen zu mir) am meisten aus den höhern und höchsten Ständen, sowie ich auch den Ärmsten meine Hülfe spende mit Vergnügen, da meine vortreffliche Gattin mir hierin, als warme Freundin unsrer Kunst hülfliche Hand leistet. Überhaupt finde ich mich so glücklich in meiner jetzigen Lage, als ich nie in meinem ganzen Leben war. Eine hoch gebildete Frau, mit Kenntnissen aller Art bereichert, vom wohlwollendsten Gemüth, ausgezeichnetsten Verstande, und feinster Lebensart liebt mich unaussprechlich, so wie ich sie, als das höchste Kleinod meines irdischen Daseyns. Alle ihre unermüdete Sorge geht nicht auf sich — nein, bloß auf mich bis in die kleinsten Angelegenheiten, so daß es mir an nichts fehlt, was ich nur wünschen möchte. Wir sind in diesem Jahre nicht eine Stunde von einander entfernt gewesen, und wir leben so innig vergnügt zusammen, daß dergleichen kein Paar in Paris existiren kann, welches uns an vollkommener Liebe gleich käme. Daher kennen mich Bekannte, die mich sonst vor Jahren gesehen, fast nicht mehr, und versichern mich um 10 Jahre verjüngt anzutreffen, sowie ich mich denn auch selbst so kräftig, munter und ohne Beschwerden fühle, als in meinem dreißigsten, vierzigsten Lebensjahre. Dies ist das Werk meiner unschätzbaren Melanie, mit der ich ein Herz und eine Seele bin, und die mir den Abend meines Lebens zum irdischen Himmel macht. — Ehedem eine ausgezeichnete Dichterin wie ihr schönes episches Gedicht (l'hirondelle d'Athène) beweist, wodurch sie den damals bedrängten Griechen eine gute Hülfs-Summe verschaffte, sowie eine berühmte Mahlerin (das beste Bild von mir ist von ihr in Cöthen in Öl gefertigt und hier in unsrer ansehnlichen Gemälde-Sammlung befindlich), ist sie jetzt die eifrigste Schülerin und selbst Kennerin der homöopathischen Heilkunst.

Da ich nun, als ich Cöthen verließ, allen meinen Nachlaß meinen 8 Kindern und Enkeln so vertheilt hatte, daß sie von den Zinsen fortan, ohne mich ferner nöthig zu haben, leben konnten, (ohne ihr Kapital angreifen zu können, nach einer darüber deponirten Stiftung von mir), so glaube ich einer großen Sorge enthoben zu seyn, und glaube in dieser Hinsicht einem ruhigen Alter entgegensehen zu können.

Die homöopathische Heilkunst wird am gewissenhaftesten und reinsten von vielen meiner treuen Nachfolger in den größern und kleinern Städten, in den Provinzen Frankreichs mit Glück und Ehre ausgeübt. Nur in Paris sind die 30, 40 sogenannten homöopathischen Ärzte auf halbem Wege stehen geblieben, und haben sich den auch in andern Zweigen des Wissens herrschenden Scharlatanismus angeeignet, womit sie nur wenig Gutes, wohl aber ungemein viel Schaden stifteten, und daher auch von der Academie royale de médicine so verächtlich behandelt wurden. Mich lassen die Allöopathen und die Akademie in Ruhe, ich scheine ihnen zu imponiren, vielleicht weil sie noch keinen soviel helfenden homöopathischen Wundermann je im großen Paris sahen. Nur einige gute, reine Schüler habe ich um mich, hoffe aber noch viel von dem jungen Anwuchse der hiesigen jungen durch Schlendrianpraxis noch nicht verdorbenen Medicin Studirenden, die viel guten Willen zeigen. Meine theure Melanie empfiehlt sich mit mir Ihrem freundschaftlichen Andenken und Ihrer hochgeschätzten Familie bestens

(gez.) Samuel Hahnemann.

Paris, rue de Madame No. 7.
den 14. Juny 1836.

### Dr. J. Fr. Hennicke an Hahnemann.

† Verehrter Freund!

Seitdem Sie Deutschland verlassen und Paris zu Ihrem Wohnsitz gewählt haben, ist mir keine Nachricht von Ihnen zugekommen, ob ich gleich bey mehreren homöopathischen Ärzten nachgefragt habe. Ich hatte auch alle Hoffnung deßhalb ganz aufgegeben, als ich ganz unerwartet durch Ihren jetzigen Verleger, Schaub in Düsseldorf, unter dem 24. September d. J. einen Brief von dem Leibarzt Dr. Backhausen in Düsseldorf am 20. September zugeschickt erhielt, dem eine Nachricht von Ihrer ärztlichen Thätigkeit in Paris beygefügt war. Hoch erfreut über dieselbe, ließ ich sie in Nr. 272 des allg. Anz. d. Deutschen drucken und verschickte viele Exemplare an homöopathische Ärzte in allen Gegenden Deutschlands, auch Ihnen habe ich einen Abdruck durch Schaub geschickt. Überaus angenehm würde es mir seyn, wenn Sie selbst einmahl eine gedrängte Nachricht von Ihren ärztlichen Verhältnissen und von dem Fortgange Ihres Heilverfahrens mitzutheilen die Güte haben wollten. Lügen und Verleumdungen, welche von Ihren zahlreichen Feinden mündlich und schriftlich verbreitet werden, könnte dadurch ein Ziel gesetzt werden. . . . . .

Große Fortschritte macht Ihre Heillehre in den V. St. von Nordamerica. In Nr. 233 und 234 des Allg. Anz. d. D., wovon Sie hierbey einen Abdruck erhalten, finden Sie einen aktenmäßigen Bericht über die Gründung der homöopathischen Academie in Allentown in Pennsylvanien, gegründet durch den unermüdet thätigen, geistreichen Dr. Const. Hering aus Zittau, wo sein Vater noch lebt.

Vor einigen Tagen erhielt ich von demselben seinen »homöop. Hausarzt für die deutschen Bürger in den Verein. Staaten«, Allentown 1837, wovon ich sogleich eine beurtheilende Anzeige für den Allg. Anz. d. D. verfaßt habe. Zugleich mit demselben ein Exemplar vom ersten Theile der »Druckschriften der homöop. Academie zu Allentown etc.«; ein Werk, das dem Verfasser Dr. C. Hering und der Homöopathie große Ehre macht.

Von der »Correspondenz homöopath. Ärzte in America«, über deren Plan ich im Allg. Anz. einen Bericht erstattet habe, ist kürzlich die Fortsetzung hier angekommen. Sie wird in Deutschland den Glauben an die Wahrheit und Heilsamkeit der Homöopathie allgemeiner verbreiten helfen.

In Deutschland findet Ihre Lehre noch immer unter Ärzten, die das wahre Wesen derselben noch nicht begriffen haben, oder aus Unverstand und blindem Vorurtheil dagegen eingenommen sind, noch viele erbitterte Gegner, die ihre Wahrheit auf eine boshafte und schamlose Weise bestreiten und ableugnen. Die Folgen davon haben sich bey der Choleraepidemie d. J. in Berlin, Breslau und in ganz Schlesien auf eine gräßliche Weise von neuem offenbart. — Neapel's, Palermo's, Messina's, Catanea's und so nicht zu gedenken.

Unter den niederen Ständen in den Städten und unter den Landleuten breitet sich die Homöopathie immer mehr aus. Unser Plaubel, ein besonnener, überlegsamer Mann, macht Ihnen als treuer Schüler Ehre, er steht deßhalb bey allen, die ihn näher kennen, in großer Achtung. Dr. Schindler ist mit Ihrer Heillehre vertraut, aber wegen seines schmalzigen Betragens und weil er dem Trunke ergeben ist, verliert er seine Achtung als Mensch. Dr. Madelung wendet nur da homöopathische Mittel an, wo es ausdrücklich verlangt wird; er verschreibt auch die homöop. Mittel aus den hiesigen Apotheken, worin sie zu haben sind.

Dr. Emil Braun aus Gotha, durch Dr. Plaubel mit der Homöopathie bekannt, lebt seit einigen Jahren in Rom, wo er zur Verbreitung derselben thätig wirkt. Er hat von Gotha aus, wo ein eifriger Homöopath, Hallmund, unter Aufsicht und Mitwirkung Plaubels, Apotheken mit größter Sorgfalt und Gewissenhaftigkeit verfertiget, mehrere kommen lassen, indem er sie weit vorzüglicher, als die aus Jüterbogk erhaltenen, befunden hat.

Aus diesen wenigen Mittheilungen ersehen Sie, verehrter Freund, wie sehr mir die Sache der Homöopathie am Herzen liegt. Möchten Sie sich dadurch bewogen fühlen, mich mit einigen Nachrichten zu beehren und zu erfreuen. Mögen Sie noch lange sich eines thätigen Lebens bey guter Gesundheit erfreuen; dieses wünscht Ihr wahrer Freund und Verehrer

Gotha, 3. November 37.

Dr. J. Fr. Hennicke.

Auf diesen Brief erfolgte dann nachstehende Antwort:

Theurer Freund!

Ihr liebevoller Antheil an mir und meinem Ergehen, seit ich hier bin, was Ihr geschätzter Brief an mich vom 3. Nov. ausdrückt, hat meine alte Dankbarkeit gegen Sie wieder erwärmt. O! Wie viel ist Ihnen nicht die neue wahre Heilkunst schuldig, die Sie durch Wort und Schrift so thätig zu verbreiten wußten!

Sie wollten also etwas von mir und meinem Thun wissen, seit ich hier bin? Ich selbst bin munterer und vergnügter unter der unermüdeten Pflege und beispiellosen Liebe meiner unvergleichlichen Melanie, als ich die letzten Jahre in Cöthen war. Sie heilt täglich eine große Anzahl armer Kranken unentgeltlich unter meiner Aufsicht, die sie jetzt fast nicht mehr nöthig hat, da sie, durch eigenes Studium unserer Kunst, täglich größere Fortschritte macht. Ihre Heilungen der schlimmsten Krankheiten, die man natürliche nennen kann, da diese Armen zu unvermögend waren, sich wie die Bemittelten und Reichen, durch die alte verderbliche Aftermethode verhunzen zu lassen, setzen Jedermann und oft mich selbst in Erstaunen. Ich selbst wollte hier nichts für Frankreich oder, was fast dasselbe ist, nichts für Paris schreiben, um diesem ehrenwerten Freiheitslande, d. i., einem, wo man alles Gute thun kann, ohne daran gehindert, ohne dafür bestraft zu werden, unsere Heilkunst bekannter zu machen. Denn geschrieben hierüber war schon fast zu viel, was doch die ungläubigen Nichtkenner, Nichtuntersucher unbekehrt läßt.

Nein! Ich wollte durch fortdauernde Heilungen ungeheilt gebliebener Kranken der schlimmsten Art, thatsächlich vom unendlichen Vorzuge unsrer Kunst, vor Allem, was je Heilkunst genannt worden war, überzeugen — eine Aufgabe, die fast unlösbar schien für einen Fremden in einer Stadt von einer Million Einwohner. Sie ist, Gott sei Dank! schon zum Theil gelöst, diese große Aufgabe. Unsre Kunst fängt an, dem pariser Publikum, wegen der unaufhörlich glücklichen Erfolge ehrwürdig zu werden. Mehr wollte ich nicht. Doch ist durch diese meine Beharrlichkeit im ächten Heilen zugleich auch die Lauigkeit aller derer, die sich vor meiner Zeit in Paris und in den Provinzen für Homöopathen ausgaben, allmählich erwärmt und zum eifrigeren Studium dieser schwersten und wohlthätigsten aller menschlichen Künste angetrieben worden.

Alle Montage Abends 8—10 1/2 Uhr versammeln sich in meinem, nicht unansehnlichen Hotel eine Zahl der besten hiesigen Homöopathen zu gegenseitigen Mittheilungen über homöopathische Gegenstände, auch nehmen durchreisende homöopathische Ärzte und Freunde unsrer Kunst Theil an dieser ungezwungenen Vereinigung.

Ihre mitgetheilten Nachrichten aus Rom, München und Nordamerika waren mir zum Theil noch neu, aber sehr angenehm.

Gott erhalte Sie mit den lieben Ihrigen ferner in erwünschtem Wohlsein und mir Ihre Liebe, die ich mit gleicher zu erwidern nie unterlassen werde.

Paris, den 16. Decbr. 1837.
Rue de Milan, Nr. 1.

Ihr Sam. Hahnemann.

Dem würdigen Dr. Plaubel einen freundlichen Gruß.

Dr. J. Fr. Hennicke teilt dann weiter in seinem Allg. Anz. der D. Nr. 143 vom Jahr 1838 (22. Mai) mit, daß bei Professor Döll in Gotha Hahnemanns Brustbild en basrelief in Gips für den Preis von 6 Gr. zu erhalten sei:

Es ist das einzige wahrhaft treue Bild in halber Lebensgröße und nach einem Original in Bronze geformt, das der berühmte Bildhauer David in Paris verfertigt hat, von dem auch Hahnemanns große Büste in carrarischem Marmor ausgeführt ist, welche von Ärzten und Freunden der Homöopathie in Paris am 19. Febr. d. J. unter angemessenen ehrenvollen Feierlichkeiten, dem Nestor Deutscher Ärzte ... verehrt worden ist.

Hennicke fährt dann fort:

Unterzeichneter wurde auf die erfreulichste Weise überrascht, als ihm am 3. Mai d. J. jenes Basrelief in Bronze, nebst einem freundlichen Brief von Hahnemanns Hand, als ein freundschaftliches Andenken, von einer aus Paris kommenden Tochter desselben überreicht wurde. Ihm ward auch das große Vergnügen zutheil, zwei Ölgemälde, Dr. H. in halber Figur, aber in ganzer Lebensgröße wahrhaft kunstgerecht darstellend, zu schauen und zu bewundern. Denn sie sind mit ausgezeichnet künstlerischem Talent von »Melanie«, Hahnemanns jugendlicher Gattin, ausgeführt und stellen die Physiognomie des scharfsinnigen, tiefen Forschers in treuer Ähnlichkeit und wahrhafter Lebenskraft dar.

## Anlage 159.

### Keine Rückkehr nach Deutschland.

Hahnemann an Bönninghausen:

† Paris, den 18. Sept. 1836.

... Ich habe viele Stunden, wie billig, drauf (auf einen verloren gegangenen Brief. D. V.) verwendet, so äußerst knapp hier auch meine freien Stunden sind. Denn ich sitze tief in der Praxis der hiesigen Standespersonen mit dem besten Erfolge und kann mich vor dem Andrange kaum retten..... Man weiß hier den wahren Arzt zu schätzen und zu lohnen, wodurch die hiesige theure Lebensweise reichlich ersetzt wird. Auch ist unsre Kunst durch mein Thun hier schon zu hohen Ehren gekommen.

Selbst wenn ich 50, 60 Jahre weniger zählte, würde ich mirs nicht einfallen lassen, je wieder nach Deutschland zurückzukehren..... Ich befinde mich hier gesünder und glücklicher als je in meinem Leben und wünsche Ihnen ein Gleiches!.....

Sie nur wünsche ich hier zu besitzen, aber keinen Andern; sprechen Sie also ja nicht zu einem andern Homöopathen, von diesem meinem Wunsche; denn nur Sie würden hier am rechten Orte seyn, Andere würden sich und mir zur Last seyn, wie es schon einige Deutsche hier für mich und für Paris waren....

## Anlage 160.

### Dr. Detwillers Besuch bei Hahnemann zugunsten der Allentowner homöopathischen Akademie.

Auf einem Bankett des homöopathischen Ärztevereins Pennsylvaniens am 8. September 1880 in Easton erzählte der damals 85 jährige Dr. Heinrich Detwiller[*]:

Vor etwas über 44 Jahren reiste ich nach Europa. Der Hauptzweck meiner Reise war, Dr. S. Hahnemann in Paris, Professor Schönlein in Zürich und Professor Werber in Freiburg im Interesse der Allentown-Akademie für homöopathische Heilkunst aufzusuchen.

Dr. Hahnemann und seine Frau empfingen mich mit außerordentlicher Liebenswürdigkeit; er war sichtlich überrascht, als er von unserem neuen Unternehmen, der Gründung einer Lehranstalt für Homöopathie, hörte, besonders nachdem ich erwähnte, daß Dr. Constantin Hering die Hauptstütze des neuen Unternehmens sei. Ich fragte ihn nun, ob es nach seiner Meinung möglich sei, von den Freunden unserer Sache in Europa materielle Hilfe zu erhalten, z. B. durch Zeichnung von Aktien, worauf er mir erwiderte, daß er sich die Angelegenheit reiflich überlegen wolle, er hoffe dann bis zu meinem nächsten Besuche etwas dafür tun zu können.

---

[*] Trans. World's Homoeopathic Convention 1876, Band II, Seite 783. Die Übersetzung geschah an der Hand einer Kopie von Dr. Detwillers eigenem Manuskript, das sich im Besitze von Dr. J. C. Guernsey in Philadelphia befindet.

Bei meinem nächsten Besuche im Oktober 1836 setzte er mir dann auseinander, daß es ihm augenblicklich nicht möglich sei, für unser Unternehmen finanzielle Hilfe zu erlangen, oder selbst ein Opfer dafür zu bringen, dagegen wolle er uns seine lebensgroße Marmorbüste schicken, die gerade damals von dem berühmten Bildhauer David in Paris angefertigt wurde. Er hielt sein Versprechen, aber leider ging die Büste bei einem Schiffbruch verloren. Bei meiner Abreise wünschte er unserem Unternehmen Glück und Gottes Segen. Seine Frau gab beim Abschied der Hoffnung Ausdruck, daß das von uns begonnene Werk blühen und gedeihen, und ähnlich wie die christliche Religion sich von hier aus über die ganze Erde verbreiten möge.

## Anlage 161.

## Hahnemann und die Allentown-Akademie für homöopathische Heilkunst.

Hahnemann an Dr. Hering in Philadelphia*):

Treuester und eifrigster Förderer unserer Kunst!

Durch die Ungunst des Schicksals gingen augenscheinlich meine beiden Briefe an Sie verloren und gelangten nicht in Ihre Hände. Im ersten derselben drückte ich Ihnen meinen Dank aus für die Ernennung zum Ehren-Präsidenten der Hahnemann-Gesellschaft in Philadelphia und für das mir übersandte Diplom. Der zweite Brief enthielt eine ausführliche Schilderung meiner unangenehmen Beziehungen zu den deutschen Homöopathen. Der erste Brief wurde durch das preußische Postamt in Hamburg abgeschickt, der zweite durch den Homöopathen in Bremerlehe. Durch die sichere und regelmäßige Verbindung über Havre bin ich Ihnen nun thatsächlich viel näher gerückt.

Ich befinde mich nun in Paris, woselbst ich mich wahrscheinlich niederlassen werde. Meine zweite, unvergleichliche Frau, Marie Melanie d'Hervilly, ein Muster von Wissenschaft, Kunst und Fleiß, ausgestattet mit einem edlen Herzen und klarem Verstande und erfüllt von unaussprechlicher Liebe für mich, seit ihrer Jugend geehrt und geschätzt von den geachtetsten Leuten hier, bereitet mir seit dem 18. Januar 1835 in Cöthen und seit dem 25. Juni 1835 in Paris den Himmel auf Erden. Sie ist schon so geschickt in unsrer göttlichen Heilkunst, und eine solch eifrige Schülerin derselben, daß es ihr bereits gelungen ist, eine Anzahl glänzender Heilungen chronischer Krankheiten bei den Armen zu vollbringen. All dies hat mich um 10 Jahre jünger gemacht, und niemals während der letzten 40 Jahre habe ich mich solch ununterbrochener Gesundheit erfreut, wie seit meiner Wiedervermählung. Meine Melanie liest mir alle Wünsche und Bedürfnisse an den Augen ab, ohne erst auf einen Wink von mir zu warten, — — — sie ist ein Engel in Menschengestalt! — — —

Ich studire gegenwärtig nicht viel, da mir sehr wenig Zeit zum Lesen übrig bleibt.

Es freut mich sehr, etwas über Ihr schönes Institut, Ihre homöopathische Akademie in Allentown zu hören. Sie haben jetzt schon alles überholt, was wir in dieser Beziehung in Europa aufweisen können. Ihre Correspondenz-Blätter, die Sie mir zu schicken die Güte hatten, sind sehr praktisch, und in einem vorzüglichen Geiste geschrieben. Sie müssen jedoch sehr darauf achten, daß Ihre Collegen gut deutsch schreiben. Abkürzungen haben Ihre Grenzen; es ist nicht angängig, die nöthigen Artikel oder die Präpositionen wegzulassen. Daß die Akademie deutsch ist und deutsch bleiben soll, ist eine patriotische Einrichtung und sicherlich von Vortheil für die Kunst, denn dieselbe kam auf deutschem Boden vom Himmel herab, und kann von dort aus auf weitere Ergänzungen und Beiträge rechnen, sobald die eigenmächtigen Narrheiten, durch die sie gegenwärtig entstellt wird, und die ihren Ursprung in Unverschämtheit, Unwissenheit, Eitelkeit und Faulheit haben, in ihrer ganzen Nichtigkeit und Hohlheit an den Pranger gestellt sein werden.

Ich hoffe, daß Sie für Ihr Krankenhaus einen tüchtigen Mann bekommen werden, der beim Besuche seiner Patienten die Studenten um sich versammelt, und einem Assistenten

---

*) Eine englische Übersetzung des Briefes befindet sich in Band XXVI, Seite 24 der »Homœopathic World« sowie in »Annals of the British Homoeopathic Society« Vol. IV, Seite 172.

in Gegenwart der Studenten die Untersuchung der Patienten diktirt, ebenso die bei späteren Besuchen beobachteten Veränderungen im Befinden der Kranken, und dann einen Vortrag von einer oder zwei Stunden darüber hält.

Ich möchte Ihnen rathen, keine Leichenöffnungen am Körper allopathischer Patienten vorzunehmen, um pathologische Präparate zu erhalten, da dieselben nur die Resultate unrichtiger ärztlicher Behandlung liefern würden. Die Sektion von Personen, die an natürlichen Krankheiten gestorben sind, ohne viel ärztliche Behandlung, kann allein lehrreich sein.

Die Zeit der Studenten sollte nicht zuviel durch das Studium anatomischer Einzelheiten vergeudet werden, auch das Studium von Botanik und Chemie sollte nicht zu weit getrieben werden. Sit modus in rebus! Schönlein's Ansichten, die, wie ich aus Ihren Blättern ersehe, ausgezeichnet sind, könnten, da Sie so viel von denselben halten (mir sind dieselben unbekannt) mit Vortheil in Ihrer Akademie gelehrt werden. Englische Konkurrenz-Institute brauchen Sie nicht zu befürchten, es gibt bis jetzt noch keine englischen Übersetzungen der wichtigsten Werke der Homöopathie. Auf welche Werke könnten also dieselben Ihre Studenten hinweisen?

Es tut mir leid, daß ich außer Ihrem ersten Brief noch keinen weiteren von Ihnen erhalten habe. Unser guter Gott wird gewiß Ihr großes Unternehmen segnen. Ich kenne ihn!

Mögen Sie sich fortgesetzt guter Gesundheit erfreuen zum Wohle der Menschheit und möge Ihre liebe Familie gleichfalls vom Glück begünstigt sein! Ich und meine liebe Frau senden Ihnen die herzlichsten Grüße, und ich bitte Sie, mich allen Ihren Mitarbeitern in Erinnerung zu bringen.

Samuel Hahnemann.

Paris, Rue de Milan, 3. Oktober 1836.

## Ein weiterer Brief an Hering:

Lieber Freund!

Wie befinden Sie sich noch mit Ihren zwei lieben Söhnen? Ich wünsche recht gute Nachrichten von Ihnen zu vernehmen, auch ob Sie sich nun mit unsrer, freilich sehr mühsamen, aber doch so wohlthuenden homöopathischen Praxis etwas mehr befreundet haben?

Ich und meine liebe Gattin, wir stellen auffallend viele Kranke her; sie selbst heilt allein in spätern Stunden viele arme Kranke zu meiner Verwunderung, selbst von der schlimmsten Art.

Ich empfange die Kranken jeden Standes, auch die vornehmsten, in unserm Expeditions-Zimmer und besuche mit ihr nur die bettlägerigen in meinem Wagen, meist Abends, denn ich halte Consultationen bei mir nur von 10 Uhr früh bis Nachmittags 4 Uhr. Mahlzeit halten wir um 5 Uhr. Wir sind von Kranken wie belagert, selbst im Sommer, wo so viele Familien aufs Land ziehen. Homöopathen dem Namen nach sind ihrer eine Menge hiesige seit meinem Hierseyn (6 Jahre) entstanden; aber der guten, ächten, reinen giebt es äußerst wenige; eher sind noch einige gute in den Provinz-Städten.

Wenn ich recht gehört habe, so ertheilt Ihre Akademie noch jetzt Diplome an gute Homöopathen. Ist das so, so würden Sie mich verbinden, wenn Sie auch meiner lieben Gattin Marie Melanie Hahnemann, geb. d'Hervilly ein gleiches zukommen ließen, denn ist der Homöopathie theoretisch und praktisch mehr mächtig als irgend einer meiner Nachfolger und lebt sozusagen für unsre Kunst.

Die beiden kleinen Kameen werden Ihnen meinen Kopf ziemlich richtig darstellen.... Der Kupferstich ist im Ganzen auch sehr ähnlich, nur hat mich der Zeichner in einem bösen Augenblick aufgefaßt, wo ich vielleicht betroffen war über die bastard-homöopathischen Ungezogenheiten in Deutschland; die in meinen Gesichtszügen gewöhnlich sichtbare Herzensgüte fehlt darin.

Leben Sie recht wohl.

Sam. Hahnemann.

Den 28. März 1841.

### Nochmalige Mahnung wegen des Diploms für Melanie.

Lieber Freund und College!

Ich habe Sie als Präsident der Akademie zu Allentown um ein Doctor-Diplom der homöopathischen Heilkunst für meine liebe Gattin ersucht, und Sie haben mir geantwortet, daß die Akademie sichs zur Ehre schätzen würde, dies zu thun; aber die Zeit verstreicht und ich habe noch kein Diplom für dieselbe erhalten. Daher erneure ich heute mein Gesuch und setze die Gründe hinzu, wegen welcher ich dringend hierauf bestehe.

Meine Gattin war vor unsrer Verbindung eine berühmte Mahlerin und Dichterin, Verfasserin von Arbeiten, die ihr einen hohen Rang gaben. Nach unsrer Verheirathung zeigte sie Liebe zu unsrer Kunst, und ich bemühte mich, sie darin auch schon deshalb zu unterrichten, weil ich voraus sah, wie hülfreich sie mir bei meinen Curen werden und wieviel sie zur Verbreitung unsrer Kunst beitragen könnte. Zu dieser Absicht war sie aber genöthigt, allen Reizen und allem Vergnügen zu entsagen, die bisher ihr Leben beglückt hatten. Und, siehe! Sie verließ dieses ihr bisheriges Paradies, um mir in die Jammerhöhle der Kranken zu folgen, ihre Klagen anzuhören, ihnen Hülfe zu bringen und mit mir gegen böse Menschen und verderbliche Curmethoden anzukämpfen. Auch dieses Opfer brachte sie, that Verzicht auf allen artistischen Ruhm, den sie mit angestrengten Arbeiten erkauft hatte — ein ungeheures Opfer, was sie noch jetzt zuweilen, ungeachtet andern Ruhms in der Gegenwart, zu bedauernden Rückblicken bewegt, die ich ihr nicht verargen kann.

Mein Gewissen drängt mich daher, ihr für alles dieß einen Ersatz zu bieten. . . . . . . Schon hat sie 6000 arme Kranke allein, ohne meine Beihülfe behandelt, mit einem Muth, einer Geschicklichkeit, die ihr guten Erfolg sichert. Sie heilt jetzt so gut als ich selbst.

Deßhalb wünsche ich ihr nun dieß Diplom. Die Zeit verstreicht schnell, und ich möchte ihr diesen Titel verschaffen, und um so lieber durch Ihre Hand, da Sie sich um unsre Homöopathie so viele Verdienste erworben haben.

Die Kosten, welche das Diplom verursacht und das Honorar für die dabei thätigen Personen werde ich Ihnen sogleich, schuldigst, durch einen Wechsel zustellen.

Meinem Organon suchte ich in diesen 9 Jahren Vervollkommnung zu verschaffen, und so gestaltet, wird die sechste Auflage davon baldigst erscheinen.

(Nach einer Abschrift; Brief ohne Datum, wahrscheinlich aus dem Jahre 1842.)

### Anlage 162.

### Brief Herings an Hahnemann.

† Philadelphia, den 10. April 1838.

In der Einleitung betont Hering, daß er schon mehreremal an Hahnemann geschrieben habe, doch diesmal sei »die Notwendigkeit, den Rat und die Unterstützung zu erbitten wegen eines wichtigen Schrittes, den er vorhabe«, — es ist der: nach London zu gehen. — Das begründet Hering wörtlich folgendermaßen:

Ich habe in Allentown mehrere größere Werke verbreitet, habe 11 Schüler gehabt, von denen 4 es so weit brachten, daß Sie jetzt als echte Homöopathen in glücklicher Praxis leben und wirken, drei andere sich jetzt noch unter andern Ärzten weiter ausbilden, der Rest aber gehindert wurde, das Studium fortzusetzen. Ich habe zugleich auf viele angehende Ärzte vortheilhaft einwirken können. Ich mußte aber nach $2^1/_2$jährigem Aufenthalt wieder zurück nach Philadelphia, nur um meine durch Zusetzen zerrütteten Finanzen wieder in Ordnung zu bringen. Dr. Wesselhöft nimmt meine Stelle ein und ich hoffe noch einst mit ihm vereint fortfahren zu können, wozu ich aber durchaus noch einiges Vermögen haben muß. Die Amerikaner bezahlen aber ihre Ärzte sehr schlecht, so daß man bei einer großen Praxis auch durch die angespannteste Thätigkeit kaum ein tausend Thaler im Jahr erübrigen kann. Schwieriger wird dies jetzt einem Homöopathen, der es redlich meint mit der Aufrechterhaltung der Homöopathie, da sich jetzt sehr viele Amerikaner für die Homöopathie günstig erklären und sie ausüben, so gut es geht, mit Repertorien, allein zugleich auch den Wünschen des Publikums entsprechend, »auf Verlangen« allöopathisiren und dies für die rechte Mittelstraße ausschreien. . . Auf der andern Seite wird der Homöopathie viel durch Quacksalber geschadet. . . Dies alles wird aber anderer Orten sich ebenso zutragen und läßt sich durch Facta, durch Heilungen schon überwinden, aber die hier gewöhnliche Art, den Arzt zu bezahlen, ist es, die stark die Lust benimmt. Ich habe im Jahre 1837 hier über 8000 Visiten gemacht und gegen 15000 Pulver ausgegeben, dafür habe ich bis jetzt noch kaum 1000 Rthl. erhalten können. Jetzt, wo ich fast jeden Tag 15 bis 20 Rthl. in mein Buch eintrage wobei die baare Einnahme kaum 5 Rthl. wöchentlich beträgt, während ich zu den unentbehrlichen Ausgaben jede Woche 20 Rthl. baar haben muß), darf ich doch kaum erwarten, im Laufe des nächsten Jahres durch Bezahlung der Rechnungen mehr als 2000 Rthl. einzunehmen. Dies hat bei mir den Plan erregt, nach London zu gehen. Ich darf dies nicht bekannt werden lassen, weil es meiner Praxis zu viel schaden würde. Auch möchte ich Ihren Rath haben deshalb, ja es hängt gänzlich von Ihrer Unterstützung ab. In England sind Empfehlungen unentbehrlich.... Meine Bitte ist daher, wenn Sie diesen Schritt billigen, mir durch Empfehlungsschreiben behülflich zu werden. Die Homöopathie bedarf hier meiner nicht mehr. In Philadelphia sind 15, in New York 7, in Baltimore 4 hom. Ärzte, außerdem in Pennsylvanien noch gegen 60, in Ohio etwa 10, anderwärts auch noch. Jetzt hilft es sich selber weiter, besonders da die Majorität im Lande zur bessern Klasse gehört.....

Mit der innigsten Hochachtung u. mit
Stolz Ihr Schüler
Constantin Hering.

## Anlage 163.

### Hahnemann an Bönninghausen über die Widerstände auch in Frankreich.

† Paris, den 5. Jan. 1838.

.... Ich stellte mir aus manchen Gründen anfangs die Errichtung eines Hospitals für die Homöopathie als leicht erreichbar vor; ich überzeugte mich aber allmälig, daß dieß nicht so sei. Vor meiner Zeit hatten die hiesigen sogenannten Homöopathen durch Charlantanerie und Unwissenheit in unserer Kunst so viel Blössen gegeben, daß die Macht habende Academie royale de médecine dem wegen Errichtung eines homöopathischen Spitals bei ihr anfragenden Minister antwortete, daß an der Homöopathie nichts sei.

Hierauf hatten wohl einige der bessern Schüler hier und in den Provinzen tüchtig in einzelnen Broschüren geantwortet, aber der alte Medicin-Körper schwieg, jener Stimmen verhalleten und der Minister mochte oder konnte nicht durchgreifen, zumal da der König selbst unter die Stock-Allöopathen zu zählen ist, welcher stets den Aderlaß-Schnepper bei sich führt und, auf dem Lande verweilend, bei jählingen Zufällen seiner Dienerschaft selbst zur Ader läßt.

Ich fand daher das Publikum gar sehr gegen die Homöopathie eingenommen.

Da es aber sehr der Mühe werth war, die Hauptstadt Frankreichs zur Anerkennung und Verehrung unsrer Kunst umzustimmen, da sie den Ton angiebt fast für die ganze übrige Welt, wenn man China und Japan ausnimmt, so bestrebte ich mich, dieß schwere Werk zu beginnen, was, wie ich fand, nicht durch Schriften zu erreichen war, — da hier unendlich viel geschrieben wird. Also keine Widerlegungen der Allöopathen, die hier erbärmliche Routiniers sind — keine wörtliche Anpreisung unsrer Kunst. Nein! geheilt mußte werden. Heilungen mußten dem Publikum die Augen öffnen. Dieß ist nun von mir treu-fleißig zwar geschehen, so daß jetzt Kranke kommen, ohne von einem von mir Geheilten aufgefordert worden zu seyn und bloß wegen meines schon verbreiteten guten Rufs, was in einer Stadt von einer Million Einwohner schon etwas sagen will. Indeß werden die Großen, Reichen, die allein ein Hospital gründen könnten, von den alten Comités de la Médecine noch am Zügel gehalten und von uns abgewendet, so daß ich nicht dran denken kann, vor ein Paar Jahren ein homöopathisches Spital hier errichtet zu sehen.....

† Paris, den 3. Juny 1839.

... Ihnen nahe möchte wohl meine theure Gattin kommen, welche in einem andern Zimmer als ich, 30 bis 40 Arme täglich und zwar, oft zu meiner Verwunderung, glücklich behandelt; der Zudrang zu ihrer Hülfe ist unglaublich, oft lästig — ich suche diese ihre ungeheure Arbeit soviel möglich zu mindern und lasse das Übermaß abweisen; doch ists kaum einzuschränken. Bei meinen früher kommenden Kranken macht sie oft den Protokollanten, und so sind wir in Arbeit bis 6 Uhr, wo wir essen und später zu den bettlägerigen Kranken fahren — denn Kranke irgend eines Standes, die umher aus dem Hause gehen können, zu besuchen und wenn sie nicht zu Hause sind, sich an der Thüre abweisen lassen zu müssen, erniedrigt den wahren Arzt tief unter seine Würde.

Alle Köpfe der Regierung sind bloß von Politik voll; es hat also noch keine Rede von einem homöopathischen Spitale seyn können, was ohne ein Kapital von einer Million Franken nicht errichtet werden kann....

Unlängst hat mir die nordamerikanische Akademie der homöopathischen Heilkunst zu Allentaun an der Lecha, unweit Philadelphia, ein Ehrenmitglieds-Diplom zugeschickt. Sie übertreffen Europa.

Deutschlands Unfug im Schmähen und Verhunzen unserer Kunst geht kalt bei mir vorüber......

(Letzter selbst geschriebener Brief.)

Anlage 164.

## Gegen die Feinde der Homöopathie und die Halbhomöopathen in Frankreich und Deutschland.

An Bönninghausen schreibt Hahnemann:

† Paris, den 7. Jan. 1836, Rue de Madame Nr. 7.

... Bisher hatte die große naturforschende Gesellschaft nächst weniger Thätigkeit in ihrem Fache, unter vielen Schmausereien, sichs mit zum Ziel gesetzt, ihren Groll gegen die neue Heillehre in pleno auszusprechen und sie zu schmähen. Es ist gut, daß Sie ihr, wenigstens diesmal, den Kitzel vertrieben haben. Gerade diese Gesellschaft sollte sie prüfen und anerkennen, da sie eine Naturforschende seyn will. War denn auch dießmal Oken nicht zugegen? Das wäre ihr keine Ehre......

---

Brief Hahnemanns an Hering vom 3. Oktober 1836:

Ich bin hier mit einer Anzahl sogenannter Homöopathen zusammengekommen, die sich vertrauensvoll so heißen, die aber mehr oder weniger Charlatane sind und bleiben. Dagegen gibt es unter den in den Provinzen ansäßigen Ärzten eine große Anzahl guter Homöopathen. Die bessere homöopathische Schule in Genf suchte mich zu überreden, die hier ansäßigen Ärzte durch Ermahnungen und Streitschriften zu bekehren. Ich habe aber niemals eine Vorliebe für derartige Dinge besessen und werde sie wohl auch niemals bekommen. Ich beschloß vielmehr, auf andere Weise thätig zu sein. Ich heilte — was den anderen nicht möglich war — eine Anzahl vornehmer Persönlichkeiten von sehr ernsten Krankheiten, wodurch ich mir nicht nur einen großen Ruf und Berühmtheit verschaffte, (was in einer so großen Stadt nach so kurzer Zeit immerhin bemerkenswerth ist), sondern bezweckte damit außerdem, daß die einflußreichen Halbhomöopathen, die mich mit Spott und Verläumdung überhäuften, ihre Verfolgungen gegen mich einstellten und die ehrlichen Bekehrten nicht mehr hinderten, unsre Kunst in der echten und gründlichen Weise zu studiren. Jeden Montag abend lade ich die Bessern unter ihnen ein, sich in meinem Salon zu versammeln und bespreche mit ihnen in freundlichster Weise alle jene wichtigen Punkte, über die sie Belehrung nöthig haben. Ich spreche jetzt ziemlich fließend französisch, was für mich in meinen vorgerückten Jahren ziemlich schwierig zu erlernen war. All dies ärgerte und brachte die königliche Akademie der Medicin zum Stillschweigen, die kurz vor meiner Ankunft ein Verbannungsurtheil über die Homöopathie ausgesprochen hatte, und zwar als Antwort auf einen Brief, den M. Guizot, der Minister des Schulwesens, an sie gerichtet hatte, und in dem er ihnen nahe gelegt hatte, ob man nicht auch Krankenhäuser und Lehrstühle für Homöopathie errichten sollte.

Diese alte Körperschaft, die aus sogenannten Comitée's von Allöopathen besteht, wird im Laufe der Zeit nur noch eine traurige Rolle in der Geschichte der Medicin spielen. Ihre Mitglieder sind fast ohne Ausnahme barbarische Aderlasser. Sie prakticiren, lehren und wissen nichts anderes als Ader zu lassen oder Blutegel anzusetzen. Broussais' falsche Lehre hat während der letzten 20 Jahre schamlose Mörder aus ihnen gemacht; während Broussais selbst seine eigene Lehre zu verwerfen beginnt und sich der Homöopathie zuneigt. Durch die Gründung seiner schrecklichen Aderlaß-Methode zerstörte er das ganze System der Arzneiverordnung, so daß die Apotheker hier eine ziemlich klägliche Rolle spielen. Die 1300 französischen Allopathen hier geben ihren Patienten an Stelle von Arznei nichts als eine Lösung von Gummi arabicum, eau de gomme genannt, und verordnen denselben eine Hungerkur.

Dies wird der Homöopathie schließlich sehr zum Vortheil gereichen.

Grießelichs Zwietrachtstifterei, die in Deutschland eine beträchtliche Ausdehnung angenommen hat, hat auch hier bereits Wurzel gefaßt. Alles, was die Ausübung der schwierigsten aller Künste entwürdigen kann, was Muthwillen, Laune und Trägheit begünstigt, und die Liebe zu seinen Mitmenschen zerstört, ist dieser falschen Lehre zuzuschreiben. Solch niederträchtige Verdrehungen unsrer Lehre war bei dieser oberflächlichen Sorte von Menschen nicht zu vermeiden, weil dergleichen eine große Anziehungskraft auf sie ausübt. Aber der Tag wird kommen, wenn eine einsichtsvolle Nachwelt sie mit der gebührenden Verachtung bestrafen wird — parturiunt montes, nascetur ridiculus mus (Die Berge kreißen, geboren wird eine lächerliche Maus; oder: viel Geschrei und wenig Wolle. D. V.) — denn der behauptete Erfolg, die wirkliche Heilung ernstlicher Krankheiten findet nicht statt. Ich habe mir daher niemals Sorge darüber gemacht. Großsprecherei und prahlerisches Versprechen können vielleicht eine Zeitlang die Aufmerksamkeit auf sich lenken und hier manche unter den sogenannten Kunst-Anhängern gewinnen (wie früher in der Kunst des Goldmachens), aber in der Heilkunst ist dies alles werthlos. Das Publikum verlangt Thatsachen, und das ist es eben, was der Grießelichismus nicht aufzuweisen vermag......

---

Hahnemann an Bönninghausen (diktierter Brief):

† Paris, den 23. Oktober 1840.

.... Wird denn die medicinische Jugend in Ihrer Gegend gar nicht Lust bekommen, ebenso glücklich zu werden und ebenso glücklich zu machen? Doch auch hier sind solche Bekehrungen selten, Gott erbarme sich's.. . Mir ist es vielfach so ergangen, daß ich nur denen traue, die mit allem Eifer mir anhangen. Wenn ich nicht außerordentlichen Trieb zur Wahrheit bemerke, so weise ich sie eher zurück und lege ihnen die großen Schwierigkeiten vor, unsre Kunst aus dem Grunde zu erlernen und auszuüben. Dadurch lassen sich viele abschrecken. Bleiben sie aber dennoch fest bei ihrem Vorhaben, dann nur reiche ich ihnen die Hand und dann geht es gut. An Güte des Herzens darf es ihnen ja nicht fehlen, und haben sie davon genug, dann fehlt es ihnen auch nicht an Dankbarkeit gegen ihren Lehrer in der göttlichen Kunst...

Wenn ich eine sichere Gelegenheit mittelst eines Reisenden haben werde, schicke ich Ihnen einen guten Kupferstich von meinem jetzigen Gesichte und noch etwas Ähnliches.

Wir beide befinden uns wohl und vergnügt bei aller Arbeits-Last und lieben uns einander wie gute Kinder.

(Hahnemanns Unterschrift noch fest und sicher.)

---

Die Leipziger Allg. Ztg. Nr. 279 vom 6. Oktober 1839 veröffentlichte einen Artikel aus Paris, in dem es u. a. heißt:

.... Zwar hat bis jetzt, und insbesondere seit der Ankunft Hahnemanns, die Homöopathie täglich Fortschritte gemacht, aber nur im Stillen, durch geheilte Patienten. Öffentlich wurde sie von ihren zahlreichen und mächtigen Gegnern für tot ausgesagt. Fragte man einen derselben nach dem Stande der Homöopathie, so war hundert gegen eins zu wetten, er gebe zur Antwort: »Elle est morte« — sie ist tot — oder »on n'en parle plus« — man spricht nicht mehr von ihr; dies war eine sehr kluge Taktik. Früher hatten sie andere

Losungsworte, z. B. »das ist Charlatanerie« oder »die Diät macht es« oder »der Glaube macht selig« etc. Später, als sie die Wirksamkeit der homöopathischen Mittel nicht in Abrede stellen konnten, wollten sie wissen, die homöopathisch Behandelten stürben alle an Schlagflüssen oder an sonstigen plötzlichen Zufällen. Alle diese Mittel wollten aber nicht gelingen und brachten die Homöopathie nur noch mehr ins Gerede. Endlich kamen sie auf ihr jetziges Losungswort und dies erwies sich in der That ungleich wirksamer als jedes frühere... Dadurch wurden die Anhänger der Homöopathie genöthigt, die Offensive zu ergreifen und Zeichen des Lebens zu geben.

Und zwar sollte das geschehen durch Veröffentlichungen im »Capitole« (einem 40 Fr. Blatt), das jede Woche in seinem Feuilleton einen (mit 1 $^1/_2$ Fr. pro Zeile bezahlten) homöopathischen Bericht geben sollte; der erste erschien damals unter dem Titel Dr. Emanuel Calandra und kündigte das Erscheinen einer homöopathischen Monatsschrift unter dem Titel »Propagateur de l'Homœopathie« an. Sodann sollte in der Rue de la Harpe Nr. 93 eine homöopathische Schule eröffnet werden mit homöopathischem Dispensatorium, homöopathischem Lesekabinet, Korrespondenzbureau usw. (Ausführlicheres siehe Anlage 169, Brief Dr. Croserios an Dr. Neidhard in Philadelphia, vom 20. Oktober 1839.)

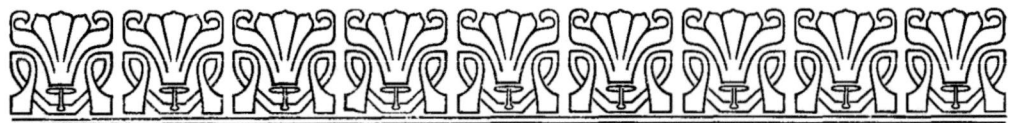

# 19. KAPITEL.

## Hahnemanns Tätigkeit in Paris bis zu seinem Tod; Bestattung.

### Anlage 165.

### Hahnemann in Paris.

Der »Allg. Anzeiger der Deutschen« veröffentlichte in seiner Nr. 227 vom Jahre 1837 folgende auch in den Volksblättern für homöopathisches Heilverfahren von C. E. Wahrhold 1838, Bd. 3, Seite 202 und in der Allg. hom. Ztg. 1837, Bd. 12, Seite 120 abgedruckte Zuschrift aus Paris, auf die Bönninghausen in seinem Brief vom 25. Nov. 37, Anlage 113 Bezug nimmt:

Seit Hahnemann in Paris wohnt, kommen nur selten glaubwürdige Nachrichten über ihn nach Deutschland, doch ist zu hoffen, daß es vielen seiner zahlreichen Freunde lieb sein wird, Näheres über sein Leben und Wirken in der Hauptstadt Frankreichs zu erfahren; folgende Nachrichten werden daher nicht unwillkommen sein.

Hahnemann wohnt in der Rue de Milan No. 1 in einem schönen Locale und in behaglicher Umgebung, wie er sie immer liebte. Seine äußere Erscheinung ist fast dieselbe geblieben, wie früher; weder Paris noch das Alter lassen ihren Einfluß merken und nach Allem ist zu vermuthen, daß seine geistige und körperliche Thätigkeit sich ungemein lange in seltener Kraft und Lebendigkeit erhalten wird. Ob sein Publicum so groß ist, wie Einige behaupten, die es bedauern, daß sein hohes Alter den unausführbaren Anstrengungen erliegen müsse, oder ob man einer ruhigern Partei glauben darf, die behauptet, er habe ein auserlesenes Publicum und besonders in den höheren Ständen, mag schwer zu entscheiden sein, doch ist so viel gewiß, daß sein Vorzimmer stets besetzt ist und der eben Ankommende oft Stunden lang zu warten hat, bis die Reihe an ihn kommt. Hahnemann hat das, von ihm so dringend empfohlene, gründliche Krankenexamen unverkürzt beibehalten, wodurch jeder Einzelne immer größere Zeit wegnimmt, als dieß in der Studirstube anderer Ärzte der Fall ist. Zu bemerken ist, daß Hahnemann jetzt auch seine Kranken in der Stadt besucht, wozu er früher nicht leicht zu bewegen war. Die Rücksicht auf seine Gesundheit, die bei anhaltendem Stillsitzen leicht gefährdet werden könnte, soll ihn dazu bestimmt haben.

Die Größe der Anerkennung im Publicum ist indessen unwesentlich, wenn es auf eine Würdigung seines wissenschaftlichen Standpunktes im Allgemeinen und seiner Verhältnisse zum homöopathisch-ärztlichen Publicum insbesondere ankommt. In der Beziehung ist es von der größten Bedeutung für die streitenden und entgegenstrebenden Parteien und Tendenzen in der Homöopathie, daß der Stifter durchaus nicht gewilligt scheint, den mit mehr oder weniger Discretion, oder Jahre lang von den Anhängern seiner Lehre ihm angetragenen Zuthaten und Belehrungen offenes Ohr zu leihen. Die Wahrheit nicht allein seiner allgemein angenommenen Fundamentalsätze, sondern auch das, Hahnemann uns charakterisirende

Wegwerfen des alten Herkommens, der alten Pathologie und insbesondere der Nosologie, den Protest gegen das Curiren nach allgemeinen Krankheitsgattungen, Arten und Beziehungen, überhaupt gegen jedes Anknüpfen an die alte Schule will er bestimmt festgehalten wissen.

Es ist hier nicht Ort und Absicht, eine Kritik der verschiedenen Partheien in der Homöopathie zu liefern, und es muß deshalb über die Wichtigkeit der Gründe, die ihn zum größten wissenschaftlichen Reformer machen, den die Geschichte kennt, hinweggegangen werden; nur dieß sei erlaubt hier auszusprechen, daß mit den sogenannten allgemeinen wissenschaftlichen Raisonnements, an denen die homöopathische Literatur schon beginnt, Überfluß zu bekommen, lange nicht Alles abgethan ist, und daß in dem strengen, darum aber nicht unwissenschaftlichen Verfolgen Hahnemann'scher Grundsätze der Weg zu einer noch nicht zu ahnenden und in ihren Folgen durchaus unberechenbaren Untersuchung gegeben ist. Leider hat diese Partei nur erst einen Repräsentanten von Bedeutung, Hahnemann selbst; vielleicht darf von Bönninghausen noch dazu gerechnet werden. Jedenfalls aber ist diese geringe Anzahl der Bekenner zu bedauern und kann nur wohl durch eine mangelhafte Einsicht der Ärzte in die großartige Wichtigkeit der Sache und durch die ungeheure Schwierigkeit in der Ausübung eine Erklärung finden.

Hahnemann's strenger Eifer für seine Sache und gegen seine Feinde ist noch derselbe, wie vor Jahren. Bei Gelegenheit eines öffentlichen beleidigenden Angriffs auf seinen ehemaligen Amanuensis Jahr und dessen kleine Schrift: »Über den Geist der Homöopathie« (Der Geist und Sinn der Hahnemann'schen Heillehre und ihre Psoratheorie, nebst einem Worte der Zeit an alle Homöopathen, die Hahnemann's System unbedingt, oder nur theilweise annehmen und befolgen. Von G. H. G. Jahr, 72 S. in 8. In farb. Umschlag geheftet. Düsseldorf bei J. E. Schaub, Preis 8 Gr.) äußerte er: »ich will ihm das Gewäsch gar nicht mittheilen, um ihn nicht zu kränken; das Büchelchen ist vortrefflich und merkwürdig. Der G.*) will sich durch Schimpfen auf mich und meine ächte Lehre einen Namen machen. Er und seine Helfershelfer wähnen, die an sich schwerste aller menschlichen Künste durch Verstümmeln federleicht zu machen und durch Einschwärzen von altem Sauerteig den faulen Anhängern Studiren und Nachdenken zu ersparen, was ja Viele zur Homöopathie schon überflüssig glauben. G. kann den Schaden nicht verantworten, den er angerichtet.«

Einen Beweis von Hahnemann's fortdauernder Thätigkeit in seiner, seit lange verfolgten Richtung giebt die Fortsetzung seines Werkes über die chronischen Krankheiten (Die chronischen Krankheiten, ihre eigenthümliche Natur und homöopathische Heilung. Von Dr. Samuel Hahnemann, 3. Theil. Antipsorische Arzneien. Zweite, viel vermehrte und verbesserte Auflage. 26 Bogen in groß 8. Velinpapier. Subscriptionspreis 2 Thlr. 4 Gr.), welches von ihm eigenhändig mit minutiösem (in's kleinste Detail gehendem) Fleiße besorgt und bearbeitet wird. Wirklich gehört nur ein aufmerksamer Blick in den jüngst erschienenen dritten Band dazu, um sich von der sorgfältigen, durchweg planmäßigen Vergrößerung des Materials und dessen kritischer Richtung zu überzeugen. Es wäre (was manche Neuere nicht anerkennen zu wollen scheinen) ein bedeutender Verlust für die Wissenschaft, wenn Hahnemann gehindert würde, dieses, in seiner zweiten verbesserten Gestalt so höchst wichtige Werk zu vollenden.

Von den größten Folgen für die Lehre Hahnemann's könnte die Ausführung eines schon weit gediehenen Planes werden. Nämlich die Errichtung eines großartigen Hospitals in Paris, welches unter Hahnemann's specieller Oberaufsicht und Leitung stehen und wozu er selbst die Ärzte anstellen soll. Hier würde sich Gelegenheit finden, das im Großen zu bewahrheiten, was von so vielen Seiten her über die glänzenden Erfolge der Homöopathie einzeln berichtet wird. Wie aber auch das Resultat sein möchte, die Wissenschaft im Allgemeinen könnte nur durch ein solches Unternehmen gewinnen, und jeder nach Wahrheit strebende Arzt, welcher Schule er auch sein mag, muß die baldige Förderung dieses Planes dringend wünschen.

Bn.

## Ein Besuch bei Hahnemann im Jahre 1839.

Die amerikanische Schauspielerin Anna Cora Mowatt, die im Jahre 1839 Hahnemann in Paris aufgesucht hatte, schrieb nach ihrer Rückkehr nach Amerika im Jahre

---

*) Grießelich.

1840 in einer unter dem Pseudonym »Helen Berkley« erschienenen Aufsatzreihe auch einen Bericht über ihren Besuch bei Hahnemann, wie folgt (L. Pop. Ztg. 1895, Band 26, S. 62 ff.):

Im Winter 1839/40 stattete ich Hahnemann meinen ersten Besuch ab, um denselben wegen einer leidenden Freundin zu beraten. Um so früh wie möglich zu einer Audienz zugelassen zu werden, bestieg ich bald nach 9 Uhr einen Fiacre, und nach ca. $^1/_2$ Stunde hielt der Kutscher an, doch ohne abzusteigen. Ich fragte ihn, ob wir am Ziele angelangt seien. Er antwortete: Nein, Madame, wir sind noch nicht in der Reihe, wir müssen noch ein wenig warten. Dort ist Hahnemann's Wohnung, sagte er, indem er auf ein palastähnliches Gebäude deutete, das in einiger Entfernung sichtbar war. Das Haus war von einer massiven Mauer umgeben und hatte ein eisernes Thor in der Mitte. Ungeduldig wegen des Aufenthaltes lehnte ich aus dem Wagen hinaus und erblickte eine lange Reihe von Kutschen vor uns, welche nacheinander zum Thore hineinfuhren und wieder herauskamen, sobald die Insaßen ausgestiegen waren. Das war höchst ärgerlich, da ich mir soviel Mühe gegeben, früh genug hinzukommen, und jetzt erfahren mußte, daß alles vergeblich gewesen sei. Hinter uns erblickte ich eine ähnliche Reihe von Equipagen, welche mit jeder Minute sich vermehrte. So war ich unbewußt in eine Prozession geraten, welche langsam sich fortbewegte, um diesem modernen Aesculap ihre Huldigungen darzubringen.

Ich hatte bereits von Hahnemanns Berühmtheit gehört; aber mein Glaube an seine Geschicklichkeit (skill) steigerte sich in wunderbarer Weise, als ich die vielen Equipagen vor und hinter mir betrachtete und die leeren Chaisen sah, die an uns vorbeifuhren.

Nachdem ich ca. 20 Minuten gewartet und gestaunt und während der Zeit langsam vorgerückt war, fuhr endlich auch mein Kutscher rasch zum Hofthor hinein in einen geräumigen Hof, wo ich an dem Portal zu Hahnemanns Wohnung ausstieg.

Drei oder vier Livreebedienten, welche in der weiten Halle beisammen waren, führten die Ankömmlinge nach der breiten Haupttreppe. Oben angekommen, wurden sie wiederum von einigen aufgeputzten Herren in Empfang genommen und in einen eleganten und splendid möblirten Salon eingelassen, der mit einer Reihe von Zimmern, die weniger geräumig waren, in Verbindung stand. Der Salon war von fashionable gekleideten Damen und Herren besetzt, sowie auch von Kindermädchen mit ihren Kindern, und hie und da lag ein Schwerkranker auf einem sammetnen Ruhebett oder einer gestickten Ottomane. Dieser unerwartete Zudrang von Patienten, das Geräusch flüsternder Stimmen, das Gelächter spielender Kinder, und die Unmöglichkeit sich setzen zu können, setzte mich einigermaßen in Verlegenheit. Mit mir jedoch war eine Lady mit ihrem Kinde und dessen Bonne eingetreten, welche unmittelbar vor mir ausgestiegen war. Da dieselbe wahrscheinlich meine Verlegenheit bemerkte und sah, daß ich fremd war, wandte sie sich an mich und sagte in sehr freundlicher Weise zu mir: wir werden in einem anderen Zimmer Platz finden, Sie erlauben wohl, daß ich Ihnen den Weg zeige? — Ich dankte ihr verbindlich und folgte ihr. Nachdem wir eine Reihe von bereits besetzten Zimmern durchschritten, führte sie mich in ein kleines, äußerst geschmackvoll ausgestattetes Boudoir, in welchem sich nur eine oder zwei Personen befanden. Ich wußte, daß die Dame, welche so freundlich mir als Führerin gedient, eine Dame von Rang sein mußte; denn ich hatte ein Wappen auf ihrem Kutschschlag bemerkt, und ihre Bedienten trugen Livreen. Ich erfuhr später, daß es die Gräfin v. R. gewesen, eine junge Italienerin, welche einen französischen Grafen geheiratet, der in der beau monde eine Rolle spielte.

Nachdem wir uns in dem kleinen Boudoir gesetzt, kam ein Bedienter und bat uns höflich um unsere Karten, die er den vielen bereits erhaltenen beifügte. Es war klar, daß wir auf eine lange Wartezeit gefaßt sein mußten. Um mir die Zeit zu vertreiben, begann ich deshalb sehr bald, die vielen schönen Gemälde, Büsten, kostbaren Vasen und Medaillons zu betrachten, mit welchen dieses Boudoir in sehr verschwenderischer Weise ausgestattet war.

Die Vasen, Büsten, Medaillons und auch einige von den Gemälden waren Hahnemann von dankbaren Patienten verehrt worden. Ich stand eben bewundernd vor einem lebensgroßen Bilde des berühmten Arztes, als die Gräfin, welche bisher ruhig dagesessen, zu mir trat, und mich fragte: Wissen Sie, wer dieses Bild gemalt hat? Ich erwiderte: Nein, aber ich bin überzeugt, daß es ein großer Künstler war, der dasselbe gemalt hat. Gewiß, sagte sie, es ist ein Meisterstück der Kunst. — Madame Hahnemann hat es gemalt.

Madame Hahnemann, sagte ich, ist das möglich? Also ist Hahnemann verheiratet? Gewiß, antwortete die Gräfin. (Und nun erzählte sie der Amerikanerin auf deren Fragen etwas von der Lebensgeschichte Hahnemanns, und daß er in seinem 80. Lebensjahre seine jetzige Frau, welche 45 Jahre jünger sei als er, geheiratet habe, daß aber die Ehe eine sehr glückliche sei, indem Madame Hahnemann ihren Mann auf den Händen trage. Die Amerikanerin erfuhr nun auch etwas von der Lebensgeschichte der Frau Hahnemanns, daß dieselbe von einer adeligen, sehr reichen Familie abstamme und als Mademoiselle d'Hervilly von ihren Ärzten als unheilbar schwindsüchtig (?!) — aufgegeben worden sei; sie sei dann von Italien aus, wo sie den Winter zugebracht, nach Köthen zu Hahnemann gereist und von demselben geheilt worden.)

Während die beiden Damen in ihrem Boudoir sich eingehend mit der Lebensgeschichte Hahnemanns und dessen Frau beschäftigten, wurde ihre Unterhaltung plötzlich durch das Erscheinen einer Dame unterbrochen, welche in einfacher Demi-toilette mit einer Haube auf dem Kopfe ins Zimmer trat. Sowie der kleine, etwas schwächlich aussehende Knabe, welchen die Gräfin während der Unterredung auf ihrem Schoß gehalten und geliebkost hatte, die Dame erblickte, sprang er auf den Boden und grüßte die Frau mit dem Ausdrucke großer Freude und inniger Liebe. Die Dame war ein elegant aussehendes Frauenzimmer von mehr als mittlerer Größe und schön abgerundeter Form. Ihre Gesichtszüge waren nicht diejenigen einer Schönheit, aber man konnte sie doch mit Recht hübsch (handsome) nennen. Sie hatte eine volle und hohe Stirn, deren große Dimensionen (expansive proportions) durch das zurückgekämmte Haar um so deutlicher zu Tage traten. Ihre üppigen Haarflechten von hellem, flachsartigem Aussehen waren zum Theil auf dem Hinterkopf in einem großen Knoten vereinigt, zum Theil hingen dieselben in langen Locken hinter den Ohren herunter. Ihre Gesichtsfarbe war hell und so farblos wie Alabaster. In ihren großen, blauen Augen lag ein Ausdruck tiefen Nachdenkens, der ihrem Antlitz etwas Feierliches verliehen haben würde, wenn es nicht durch das wohlwollende Lächeln ihrer Lippen aufgehoben worden wäre.

Die Dame hatte eine kurze Unterredung mit der Gräfin, küßte das Kind mit großer Zärtlichkeit und wechselte einige Worte mit einigen andern Patienten. Während dieser ganzen Zeit ließ der Knabe ihre Hand nicht los, sondern folgte ihr, sich fest an ihre Seite schmiegend, indem er mit seinem blassen Gesichtchen wie liebebedürftig zu der Dame emporsah, als wollte er sie zu Liebkosungen auffordern. Nach wenigen Minuten entfernte sich die Dame wieder, und die Amerikanerin fing nun aufs Neue an, die Gräfin auszufragen über Madame Hahnemann, denn daß die Dame niemand anderes als Madame Hahnemann gewesen sein konnte, darüber wäre sie auch ohne die Bestätigung der Gräfin kaum im Zweifel gewesen.

Ihr Söhnlein scheint die Frau Hahnemann sehr lieb zu haben? fragte die Amerikanerin. Gewiß, antwortete die Gräfin, und der arme Kerl hat auch alle Ursache dazu... Nun erzählte Frau v. R. der Fremden, daß der Knabe von Geburt an scrophulös gewesen sei, und daß gegen sein Leiden alle ärztlichen Mittel ohne Erfolg geblieben seien, so daß man ihr keine Hoffnung gemacht habe, daß dieses, ihr einziges Kind am Leben bleiben werde. Als er drei Jahre alt war, konnte er weder stehen noch gehen. Damals war es, als Hahnemann nach Paris kam, und ich wandte mich sofort an ihn, ich konnte aber das Kind nicht zu Hahnemann bringen ohne Gefahr für sein Leben, und Hahnemann selbst besucht keine Patienten in ihrer Wohnung. Seine Frau aber sagte zu mir, ich sollte mich nicht beunruhigen, sie wolle das Kind besorgen. Und in der That besuchte sie mein Kind zweimal des Tages und besorgte dasselbe mit mütterlicher Sorgfalt und verordnete ihm die nöthigen Arzneien in einer Weise, welche sowohl für ihr richtiges Urtheil als auch für ihre Kenntnisse zeugte.

In wenigen Monaten erholte sich der Knabe, und seither hat er niemals mehr einen eigentlichen Rückfall gehabt, obschon er immer noch sehr schwächlich geblieben ist. Ich bringe ihn alle paar Wochen hierher, damit er die ihm so liebe Frau und Helferin wieder sehen kann, und um selbst ihr Urtheil zu hören über seinen Gesundheitszustand und um über die weitern Verhaltungsmaßregeln ihren Rath einzuholen.

Die Amerikanerin fragte nun erstaunt: ob Madame Hahnemann wirklich unter ihrer eigenen Verantwortlichkeit Patienten behandle, und erhielt darauf die Antwort, daß die Frau die Schülerin ihres Mannes geworden sei, in der Absicht, ihm im Alter eine Stütze zu sein. Sie sei jetzt so gut bewandert, daß sie alle seine (auswärtigen) Patienten besorge und ihren Mann nur in schwierigen Fällen zu Rathe ziehe.

Hahnemann sei nicht mehr im Stande, die große Zahl von Patienten zu bewältigen, welche bei ihm Hülfe suchen, aber seine Frau besorge dieselben und sie sei allgemein geachtet und geliebt, besonders von den Armen. Sie erzählte ferner: Eine seiner Töchter, ein hübsches, intelligentes Mädchen, führt die Oberaufsicht über den enormen Folioband\*), welcher die Namen und das Datum aller Briefe seiner Patienten enthält, sowie auch über die vielen Foliobände, in welchen die Briefe selbst in alphabetischer Ordnung eingereiht sind; seine übrigen Kinder leisten dem Vater sonst auf verschiedene Weise Dienste, denn es ist ihr größtes Vergnügen, ihm zu dienen. Wie ich Ihnen bereits früher gesagt, habe ich niemals eine einträchtigere Familie gesehen (a more united family). Hahnemann ist der exakteste Mann, den man sich denken kann. In seiner Bibliothek befinden sich 36 Quartbände als Register seiner Consultationen, alle von ihm selbst geschrieben, und was seine Handschrift anbelangt, so ist dieselbe an sich eine Sehenswürdigkeit, wenn man bedenkt, daß der Mann 84 Jahre alt ist und noch eine so sichere Handschrift schreibt wie ein Mann von jungen Jahren und so fein, daß man dieselbe für eine Frauenhandschrift halten könnte, und so elegant wie gestochen und das alles ohne Brille.

Hier wurde unsere Unterhaltung durch einen Diener unterbrochen, welcher meldete, der Herr Dr. sei jetzt frei und wünsche die Frau Gräfin zu empfangen. Die letztere verabschiedete sich von mir, indem sie sagte: Sie kommen jetzt an die Reihe, ich werde Sie nicht lange warten lassen. Ich hoffe es, dachte ich bei mir selbst, denn ein Blick auf die Uhr überzeugte mich, daß bereits über drei Stunden verflossen waren, seit ich das Haus betreten hatte.

Wenige Minuten, nachdem Madame de. R. mich verlassen hatte, hörte ich zu meiner Überraschung den Diener meinen Namen rufen, (obwohl etwas französisch) und er erklärte, der Herr Doctor sei bereit, mich zu empfangen. Ich war im Anfang so überrascht, daß ich ihn nur anstarrte, bis ich mich erinnerte, daß ich ihm vor drei Stunden meine Karte überreicht hatte.

Jetzt stand ich auf und folgte ihm. Er führte mich durch alle jene Zimmer, welche ich bei meiner Ankunft durchschritten hatte. Das Empfangszimmer des Doktors war am andern Ende der Zimmerreihe. Er öffnete die Türe, rief laut meinen Namen und zog sich zurück. Ich stand jetzt vor Herrn und Frau Hahnemann. Das Zimmer, welches ich soeben betreten hatte, war viel einfacher ausgestattet, als alle diejenigen, durch welche ich gekommen war. In der Mitte des Zimmers stand ein langer Tisch und an dessen Ende eine etwas erhöhte Plattform mit einem einfachen Schreibtisch, der mit Büchern bedeckt war. Vor dem Schreibtische saß Madame Hahnemann mit einem offenen unbeschriebenen Buche vor sich und einer goldenen Feder in der Hand. Hahnemann selbst saß in einem comfortablen Lehnstuhl zurückgelehnt auf einer Seite des Tisches. Seine dünne und kleine Gestalt war in einen Schlafrock voller Blumen von reichem Materiale eingehüllt, der ihm so comfortable angepaßt schien, daß er sicher nach der neuesten Pariser Mode gemacht sein mußte. Den Scheitel seines schönen, wohl proportionirten Hauptes bedeckte ein schwarzes Sammetkäppchen, unter welchem spärliche Silberlöckchen sich hervorstahlen, die seine edle Stirne umrahmten und sein hohes Alter verriethen, welchem sonst die ihm gebliebene frische, blühende Gesichtsfarbe zu widersprechen schien. Seine Augen waren dunkel und tiefliegend, aber leuchtend (glittering) und voller Leben. Beide erhoben sich, um mich zu begrüßen, und ich übergab Madame Hahnemann einen Brief von Dr. Hirschfeldt von Bremen, einem ausgezeichneten Arzte und früheren Schüler Hahnemanns.

Während Hahnemann mich grüßte, entfernte er aus seinem Munde eine **lange Pfeife**, deren bemalter Kopf fast zu den Knieen herabreichte. Aber sofort nach der Begrüßung wurde sie wieder in den Mund genommen, wie die blauen Rauchwolken bezeugten, welche bald seinen Kopf umgaben, als ob sie seine Gesichtszüge vor einer ungebührlichen Neugierde verhüllen wollten. Madame Hahnemann machte mir einige verbindliche Bemerkungen über den Inhalt des Briefes; sie las auch einige Stellen ihrem Manne mit leiser Stimme vor und sagte mir einige Artigkeiten, während Hahnemann mit dem Kopfe nickte, aber ohne die Pfeife aus dem Munde zu entfernen\*\*).

Es war mir klar, daß er sich nicht sofort an Dr. Hirschfeldt erinnerte. Er erhielt offenbar zu viele Empfehlungsbriefe, um sich jeweilen viel um ihren Inhalt zu bekümmern.

Madame Hahnemann setzte sich jetzt an den Schreibtisch, während der Doktor zu ihrer Rechten und ich zu ihrer Linken saß. Ich erklärte, welches der eigentliche Zweck meines

---

\*) Anmerkung. Töchter? Das ist nicht möglich! Die Töchter befanden sich insgesamt in Deutschland. Nur Hahnemanns Tochter Amalie war ab und zu auf einige Zeit zu Besuch in Paris. Aber sie — die verwitwete Dr. Süß — war damals, 50 Jahre alt, schon stark über die Jahre hinaus, in denen man eine Dame für ein Mädchen halten könnte.

\*\*) In schroffem Widerspruche zu dieser Schilderung steht eine Mitteilung seines Enkels Leopold Süß-Hahnemann.

Besuches sei, indem ich es versuchte, mich mehr an Hahnemann selbst zu wenden als an seine Frau. Aber ich fand bald heraus, daß dies reglementswidrig sei, denn Madame Hahnemann antwortete allein und stellte eine Menge Fragen an mich, indem sie die unbedeutendsten Symptome des Krankheitsfalles niederschrieb, sowie ich ihre Fragen beantwortet hatte. Einige Male wollte sie das Urteil ihres Mannes hören, der aber blos erwiderte: »Ja, mein Kind«, oder: »Gut, mein Kind, gut«, ohne die Pfeife aus dem Munde zu thun.

Das waren bis jetzt die einzigen Worte, die ich von ihm gehört hatte. Nachdem unsere Unterredung einige Zeit auf diese Weise war fortgeführt worden, fragte Madame zufällig: Wo wurde Ihre Freundin zuerst von ihrem Leiden befallen? In Deutschland, antwortete ich. Hahnemann hatte während dieser Zeit aufmerksam zugehört, ohne ein Wort zu sprechen. Sowie ich aber das Wort Deutschland ausgesprochen hatte, erheiterten sich seine Gesichtszüge, gleichsam als wäre ein Sonnenstrahl auf dieselben gefallen. Sie waren also in Deutschland, Sie sprechen gewiß Deutsch, nicht wahr? Meine Antwort: Jawohl! machte ihm offenbar großes Vergnügen. Die Unterhaltung war bisher in französischer Sprache geführt worden, aber jetzt fing Hahnemann sofort an, in seiner Muttersprache mit mir sich zu unterhalten, indem er mich fragte, wie es mir in Deutschland gefallen habe, was ich vom deutschen Volke und dessen Gebräuchen halte, ob ich große Schwierigkeit gehabt, die deutsche Sprache zu erlernen, wie mir die Gegenden gefallen etc. Zuletzt fragte er auch, von wem mein Brief sei. Als ich ihm den Namen Dr. Hirschfeldt nannte, von dem er vorher keine Notiz genommen, nahm er jetzt großes Interesse an seinem Wohlergehen und sprach mit vieler Liebe und Achtung von ihm. Ich war so entzückt von der Lebhaftigkeit des Doktors, und dessen gefühlvollen Bemerkungen, daß ich den Gegenstand unserer Unterhaltung nicht ändern wollte, obschon ich wohl fühlte, daß wir von der Sache, wegen der ich hergekommen war, ganz abgekommen waren. Madame Hahnemann jedoch, obschon dieselbe lächelnd mit an unserer Unterhaltung theilgenommen, hatte die Menge der guten Leute nicht vergessen, welche in den Wartezimmern sich in der Geduld üben mußten.

Sie machte schließlich unserer Unterhaltung ein Ende, indem sie ihrem Manne eine kleine Ermahnung gab, sich nicht zu sehr zu ermüden, bevor die Audienzstunden zu Ende gekommen seien, und indem sie sich an mich wandte, entschuldigte sie sich, unsere Unterredung unterbrochen zu haben, indem sie beifügte, daß sie ihre Freunde abends empfingen, und sich freuen würden, mich zu empfangen, und darauf kehrte sie sofort zu dem Leiden meiner Freundin zurück. Nach einigen weiteren Fragen gab sie mir Arznei nebst Anweisung zu deren Gebrauch, sowie auch einen Zettel, der die diätetischen Vorschriften enthielt. Nachdem ich sodann dem alten Manne und seiner begabten und musterhaften Frau die Hand geschüttelt, sagte ich ihnen Adieu. Ein Bedienter geleitete mich die Treppe hinunter zu meinem Fiacre, mit welchem ich nach Hause fuhr, indem ich an einer Reihe von Chaisen vorbeipassierte, die sich von Hahnemanns Wohnung so weit hin erstreckte, daß ich es nicht sagen mag, weil ich fürchte, man würde es mir nicht glauben.

---

## Auffallende Heilungen durch Hahnemann.

### Lord d'Anglesea.

In einem ausführlichen, französisch geschriebenen Briefe vom 26. Mai 1834 bat Dr. Guiseppe Mauro in Neapel, der sich hiebei als Schüler und Anhänger Hahnemanns vorstellte, den Meister um Rat und Hilfe bei der Behandlung eines Marquis oder Lord d'Anglesea. In der Schlacht von Waterloo war er, ein Kavalleriegeneral, durch eine Kugel so am rechten Bein verwundet worden, daß es am Oberschenkel abgenommen werden mußte. Drei Jahre nach dieser Operation wurde er von plötzlich auftretenden, dann wieder vergehenden außerordentlich heftigen Gesichtsschmerzen, die sich auf der rechten Gesichtshälfte vom Mundwinkel und Kinn bis zur Augenhöhle und hinter das Ohr zogen, heimgesucht. Beim Anfall fiel es dem Kranken schwer zu sprechen oder zu schlucken. Alles, was, wenn auch nur leise auf dieser Gesichtshälfte, bis auf die Zähne, berührt wurde, schmerzte ungemein. Dreizehn Jahre litt der Marquis an den Schmerzen, die immer häufiger, wenn auch weniger heftig wurden. Anfänglich wurde der Kranke von allopathischen Ärzten von großem Ruf behandelt, bis er homöopathische Hilfe bei Dr. Quin in London und andern Homöopathen suchte. Auf einer Italienreise kam er nach Neapel zu Dr. Mauro, der dann eine ausführliche Krankengeschichte an Hahnemann nach Köthen schickte. Hahnemann sandte am 10. Juni die entsprechenden Mittel samt einem französisch geschriebenen Briefe an Dr. Mauro. In demselben forderte Hahnemann kurze, jeden Tag mehrmals wiederholte Spaziergänge; denn ohne Muskelbewegung sei eine Heilung des Tic douloureux oder auch nur eine Erleichterung durch irgend ein Heilmittel unmöglich. Bei der Ernährung des Kranken verbot er Essig und Zitronensäure, Gewürze, zu große Mengen Kochsalz und unvermischten Wein. Dieser soll nur mit 1 Teil zu 5 Teilen Wasser genossen werden. Am 11. September nahm der Patient — so lange war also die Mittelsendung unterwegs — die ersten Hahnemannschen Arzneien ein. Die Schmerzen dauerten abwechselnd an, worauf der Leibarzt des Lord, Dr. Dunsford, um neue Verhaltungsmaßregeln und Arzneien bat. Die Antwort Hahnemanns hierauf ist außerordentlich bedeutsam. Er schrieb u. a.:

Niemals ist es notwendig oder nützlich, die Menge des Blutes zu vermindern, was immer eine Verminderung der Lebenskraft bedeutet und der Kräfte, deren Reaktion um so heilsamer ist, je mehr sie intakt sind.

Da die Heilung des Lords keine Fortschritte machte, so fragte sein Leibarzt am 13. Jan. 1835 an, ob der Kranke nicht mit seiner ganzen Familie nach Köthen kommen könne, um sich in die persönliche Behandlung von Hahnemann zu begeben. Am 21. April kam dann Lord d'Anglesea erstmals zu Hahnemann. Er blieb bis zum 10. Mai in Köthen, um dann nach London zurückzukehren. Hier kam er kränker an, als er einige Monate zuvor gewesen war. Augenscheinlich war dann der Lord im Januar u. Februar 1836 in Paris wieder in Hahnemanns Behandlung, sowie auch ab und zu im kommenden Winter vom September 1836 bis 29. März 1837. Hahnemann wandte die verschiedensten Mittel an, die genau aufgeführt sind. Die Schmerzen verschwanden nun mehr und mehr. Und zuletzt heißt es in den Vermerkungen Hahnemanns: »Gelegentlich leichte Schmerzen beim Essen... Außer gelegentlichen Warnungen und einzelnen Stichen keine Anfälle mehr.«

Der Fall erregte, schon wegen der Persönlichkeit des Kranken, großes Aufsehen; und das um so mehr, als die alte Medizin der Krankheit hilflos gegenüber gestanden war. Die homöopathische Literatur der damaligen Zeit sprach von einer »Wunderkur«. Jedenfalls aber ist der Fall außerordentlich lehrreich und charakteristisch für Hahnemann. Er zeigt den ungemeinen, zähen Fleiß und die bewundernswerte Sorgfalt, mit der Hahnemann unermüdlich und unverdrossen die Heilung des Kranken trotz aller Schwankungen und Rückfälle durchführte; er zeigt aber auch, daß selbst Hahnemann nicht in der Lage war, durch wenige Mittel rasch zu helfen, sondern daß er immer wieder nach neuen Mitteln suchen und sie erproben mußte. Ein Wort der Anerkennung muß aber auch dem Patienten gegenüber ausgesprochen werden, der dem Meister durch alle Schwankungen in treuem Glauben folgte, bis ihn die endliche Heilung für sein Ausharren belohnte.

(Vorstehende Darstellung ist ein kurzer Auszug aus dem umfangreichen Briefwechsel zwischen Lord d'Anglesea und Hahnemann. Sämtliche Schriftstücke sind im Besitze von Dr. Haehl. Eine ausführliche Darstellung, auf Grund dieser Urkunden von Dr. K. E. Weiß bearbeitet, findet sich in der Allg. hom. Ztg. 1921, Band 139.)

### Eine zweite Heilungsgeschichte

erzählt die Leipz. Pop. Zeitschr. für Homöopathie 1895, Band 26, S. 49, nach »A Reminiscence of Hahnemann«, aus Medical Advance, April 1898.

Im Jahre 1837 kam ein 12jähriger Knabe namens John B. Young aus Schottland nach Paris in Hahnemanns Behandlung. Er war schon 2 Jahre lang leidend gewesen, und die ihn behandelnden Ärzte hatten ihn aufgegeben. Da erbarmte sich eine reiche schottische Dame seiner, nahm ihn mit nach Paris und übergab ihn Hahnemann. Nach einer 9monatigen Behandlung konnte er Frankreich als geheilt verlassen. Mr. Young wurde im Jahre 1893 den Studenten des Homoeopathic Medical College in Chicago vorgestellt. Im nachfolgenden wollen wir die Erzählung von Hahnemanns einstigem Patienten wiedergeben:

»Am zweiten Tage nach meiner Ankunft in Paris besuchte mich Hahnemann in meiner Wohnung und seine Untersuchung dauerte wohl 1$\frac{1}{2}$ Stunden. Ich mußte mich zu Bette legen und Hahnemann untersuchte mich so genau, wie ich nie vorher von anderen Ärzten untersucht worden war. Er ließ mich zählen von 1 bis 100, setzte mir ein Instrument auf die Brust und nachher auch auf den Rücken und beklopfte mich in einer Weise, wie es nie vorher bei mir geschehen war. Er erklärte sodann, er wisse jetzt, daß ich noch zu rechter Zeit zu ihm gekommen sei, und daß er mich heilen könne.

Medizin erhielt ich nicht viel, ich mußte etwa 4 mal einnehmen in 24 Stunden. Was nun den Eindruck anbelangt, den Hahnemann auf mich machte, so hatten seine Gesichtszüge etwas Leuchtendes (a luminous expression). Er machte mir den Eindruck, ich möchte sagen, eines göttlichen Menschen, denn es war etwas Göttliches in seiner Erscheinung. Er war auch ohne Zweifel ein guter Mensch, denn man versicherte mich, daß er oft zu seinen Patienten sage: er tue sein Bestes, aber er sei nur das Werkzeug; Gott müsse seinen Segen dazu geben.«

Da der Kranke später sich Hahnemann jeweilen in seiner Wohnung vorstellen mußte, so wurde er auch darüber ausgefragt, wie es daselbst ausgesehen habe, und ob viele Patienten seine Konsultationsstunden besucht hätten.

Darüber berichtet der Mann folgendes: »Hahnemann hatte ein großes Sprechzimmer und erteilte jeweilen während zwei Stunden Konsultationen. Zur Zeit, als ich seine Sprechstunde besuchte, waren manchmal etwa 60 oder mehr Personen zugegen, um von ihm beraten zu werden.«

Auf die Frage, ob auch Fremde nach Paris gekommen seien, um Hahnemann zu konsultieren, antwortete er, daß er mit Kranken aus Deutschland, aus Amerika, aus Rußland und auch mit mehreren seiner Landsleute (aus England) während der 9 Monate seiner Behandlung zusammengetroffen sei. Fast alle seien ungefähr im gleichen Falle gewesen wie er, d. h. von ihren Ärzten aufgegeben worden, so daß es ihm vorgekommen sei, als ob dies ein Ort sei, wo Wunder gewirkt würden. »Ich sah in der Tat mehrere, die Hahnemann vom Tode errettete und gesund machte, wie dies auch bei mir der Fall gewesen ist. Eines möchte ich noch erwähnen. Ich war selbstverständlich meiner Wohltäterin, die mich nach Paris gebracht hatte, in erster Linie zu großem Danke verpflichtet, und diese Dame verlangte vor ihrer Abreise eine Rechnung von Hahnemann für seine ärztlichen Bemühungen. Hahnemann aber wollte durchaus kein Geld von der Dame annehmen, da sie schon Auslagen und Sorgen genug gehabt habe mit dem armen Knaben, und er nicht weniger wohlwollend sich zeigen wollte.

Ich glaube allerdings, daß Hahnemann später von der Dame ein Geschenk erhalten hat, das mehr Wert hatte, als meine Rechnung würde betragen haben.

---

Eine im »Figaro« vom 19. März 1887 erschienene Schilderung »die Wiedererweckung eines Kindes« von Ernest Legouvé (siehe auch Allg. hom. Zeitg. 1888, Bd. 117, S. 44 und 53. »Wahrheit oder Legende?«) — erwähnen wir nur, um unsere Zweifel über die Tatsächlichkeit dieser rührseligen Legende, die auffallenderweise erst mehr als 4 Jahrzehnte nach Hahnemanns Tod in die Öffentlichkeit gebracht wurde, auszudrücken.

## Anlage 166.

### Briefe Hahnemanns an seine Töchter.

Liebe Kinder!

Wir sagen Euch Dank für Eure Wünsche, so wie für die Abschrift der Liederchen mit der Musik, die uns in den uns seltnen geschäftsfreien Stunden erheitern und uns an Euch erinnern sollen.

Fasset Muth! Bald wird Euer Wunsch, uns in Paris zu besuchen, erfüllt werden können, da man in Deutschland überall mit den Eisenbahnen fortschreitet und schon anfängt, sie bis nach Frankfurt am Main zu verlängern und so in Frankreich bis an den Rhein. Also seid ruhig und lebt in guter Hoffnung, so wie wir es thun. Ihr habt noch große Vorzüge vor vielen tausend Menschen — keinen Mangel an irgend etwas zur Erhaltung des Lebens, und überdieß einen guten Namen bei jedermann und gute Freunde. Auch wir lieben Euch! Was fehlt Euch noch zur Zufriedenheit? Dankt also Gott, unserm uns nie verlassenden Erhalter und führt ein ruhiges zufriedenes Leben. Mehr verlangt der Allerhöchste nicht von Euch, Ihr lieben Kinder!

Wir bleiben Euch in Liebe zugethan Vater Sam. Hahnemann. Paris, den 10. Juny (Jahreszahl fehlt).

Das Petschaft vom Großvater habe ich mit Vergnügen erhalten, und es meiner lieben Gattin geschenkt, da Luischen ein ähnliches wieder wird machen lassen.

Liebe Kinder! Ich wünsche Euch das beste Glück.

Mie. Hahnemann.

Liebe Kinder!

Ich danke Euch von Herzen für die wohlgemeinten Wünsche, die ihr meinem 10. August entgegen schicktet. Ich habe denselben unter Dank gegen unsern guten Gott vollbracht und mit meiner Melanie dabei auch Euer in Liebe gedacht. Gott erhalte Euch bei guter Gesundheit!

Euer treuer Vater Hahnemann.

Meine Grüße und Dank an Herrn Hofrath Lehmann, ich werde ihm nächstens schreiben.

(Ohne Datum.)

Liebes Lottchen und liebes Louischen!

Ich habe Ihren Brief erhalten mit vielem Vergnügen und ich danke Ihnen für die schönen Wünsche. Ich habe auch Ihren vorigen Brief gut bekommen. Die Anzeige von Ihrer Freundschaft wird mir immer sehr angenehm sein. Ich wünsche Euch viel Glück und Gesundheit.

Mie. Hahnemann.

Liebe Töchter!

Voraus mein Wunsch, daß Eure Unpäßlichkeit, die ich aus Eurem Schreiben an Malchen erfuhr, sich wieder in dauerhafte Gesundheit verwandelt haben mag; denn ich wünsche gar sehr mit Vergnügen denken zu können, daß Ihr wohl seid.

Für Eure guten Wünsche sowohl zum Anfange dieses Jahres als auch zu meinem Geburtstage danke ich Euch herzlich; ich weiß, daß es die Eine so wie die Andre von Euch von Herzen gut meint, was mir eine erwünschte Erinnerung ist und bleibt.

Sucht Euch so glücklich als möglich in diesem kurzen Erdenleben (der Vervollkommnungs-Schule für die Ewigkeit) zu machen, und wenn Ihr ernstlich wollt, wirds Euch nicht schwer werden, dieß auszuführen. Bleibt meine guten Töchter, ich liebe Euch.

Euer treuer Vater

Paris, den 17. April 1838.

Samuel Hahnemann.

Meine theure Melanie hat sich von ihren vielen Heilungs- und Haushaltsgeschäften doch so viel Zeit abgemüsigt, um Euch (und Lehmann) mein Bild zu fertigen, was jeder hier dem Urbilde treffend gleich findet, auch schreibt sie Euch selbst in deutscher Sprache — wie sie denn überhaupt kann, was sie will.

Liebe Kinder!

Eure herzlichen Glückwünsche zu meinem 10. April und 10. August sind mir zu Herzen gegangen und ich sage Euch vielen Dank. Gott lasse Euch gesund und in heitrer Zufriedenheit Eure Tage durchleben, eingedenk unsrer guten Lehren. Auch meine liebe Melanie wünscht Euch alles Gute.

Euer treuer Vater
S. Hahnemann.

d. 27. April 1839.

Hrn. Hofrath Lehmann danke ich für die Arzneien. Ich und meine theure Melanie grüßen denselben bestens sowie die liebe Hausfrau und die lieben Töchter.

Liebe Kinder!

Habt Dank für Eure guten Wünsche zu meinem letzten 10. August. Ich weiß, Ihr meint es gut mit mir und Melanie.

Übrigens lebet ein frohes und glückliches Leben als gute Kinder und behaltet uns lieb, wie wir Euch lieben, besonders

Euer treuer Vater
Samuel Hahnemann.

Paris, den 6. Okt. 1839.

In einem Briefe vom Revolutionsjahr 1840 kommt Hahnemann auch auf die Pariser Unruhen zu sprechen. Er beruhigt dabei seine Töchter, indem er — ein einzigesmal — auch auf die öffentlichen Angelegenheiten, aber nur mit folgenden kurzen Worten zu sprechen kommt:

Über die Unruhen in Paris habt Ihr gar nicht nöthig, besorgt zu seyn, dieß wird in Zeitungen weit größer gemacht, als es ist. Wir wohnen nahe an einer barrière und in unserm Stadt-Bezirk ist nie eine Unruhe. Wenn es in der Folge unruhig werden sollte, so fahren wir schnell aufs Land zu Freunden; aber dieß ist gar nicht zu befürchten.

---

### Der letzte Brief Hahnemanns an seine Töchter lautet:

Liebe Kinder!

Wir haben Eure Briefchen voll guter Wünsche erhalten und wir wünschen Euch dagegen ebenfalls alles mögliche Gute, wozu vorzüglich die Gesundheit gehört. Bleibt hübsch gesund, und fahrt fort uns zu lieben, wie wir Euch lieben.

Ich befinde mich, mitten im Winter, wohl. Ich genieße, so viel es unsre Geschäfte erlauben, das Leben, und werde heute, wie jeden Donnerstag, in die italienische Oper gehen, bis Mitternacht mit meiner lieben Melanie und dem Vater d'Hervilly.

Das Büchelchen ist mir lieb; ich danke Euch für die viele Mühe, die es Euch verursacht hat. Ich kann es brauchen, ob es gleich nicht dasselbe ist, was ich meinte, nämlich dasjenige was der Torgauer Doktor (ich glaube, er hieß Lehmann) damals, ohne sich zu nennen, selbst geschrieben hatte und worin die Wunderkuren des Grabe genannt sind. Dieser Doktor muß dergleichen selbst noch haben. Es war in Torgau gedruckt, nicht in Zerbst, wie das mir geschickte. Vielleicht wenn der Doktor noch lebt, läßt er es Euch ab. Grüßt ihn von mir. Hat denn der Cöthensche Buchdrucker nicht noch Exemplare von seinem damaligen Wochenblatte worin er von Grabe spricht?

Es sollte mir aber leid thun, wenn es Euch viel Mühe machte. Schreibt mir doch, was Ihr dabei für Auslagen gehabt habt.

Bittet doch, unter vielen Grüßen, den Hrn. Hofrath Lehmann in meinem Namen um 1 oder 2 Gran von der dritten Verreibung des Mercurius solubilis, was nicht in dem überschickten Kasten war.

Meine liebe Melanie grüßt Euch, mit mir, von Herzen. Sie wünscht zu erfahren, ob Luischen das Petschaft vom Vater durch Malchen erhalten habe, an welche es von Weimar aus nach Dresden geschickt worden war?

Lebt gesund, wohl und zufrieden, Ihr lieben Kinder!

Euer treuer Vater

Sam. Hahnemann.

Paris, den 5. Jan. 1843.

Die Originale dieser Briefe befanden sich in den Händen des Enkels Hahnemanns, Dr. Leopold Süß-Hahnemann-Ventnor in England.

## Anlage 167.

### Hahnemanns Geburtstagsfeier am 10. April 1838.

Im Jahre 1838 fand zu Ehren von Hahnemanns 83stem Geburtstag eine glänzende Feier statt, über die der Pariser Berichterstatter des Frankfurter Journ. (Nr. 66) seinem Blatte berichtete*):

Mein Freund Cannabich kam vor einigen Tagen zu mir und erbot sich, mich zu einem Feste zu führen, das zu Ehren eines großen Deutschen gefeiert werde. Vergebens forschte ich; er wollte nicht mit der Sprache heraus. Ich mußte mit ihm in den bereit gehaltenen Wagen steigen, ohne zu wissen oder zu ahnen, wohin es ging. In der Chaussee d'Antin angekommen, sagte er mir endlich: »Wir gehen zu Dr. Hahnemann; es ist heute (10. April) die Feier seines 83. Geburtstages. Sie werden hier Gelegenheit haben, von Ihrem Irrtum hinsichtlich des Standes der Homöopathie in Paris zurückzukommen.«

Die Straße de Milan, wo Hahnemann wohnt, stand, wie dies bei großen Soireen immer der Fall ist, links und rechts voll von Equipagen und Mietkutschen. »Der Vater der Homöopathie« sagte mein Freund, — »wohnt, wie Sie sehen, nicht schlecht!« Wir kamen durch ein Hoftor und einen Hof nach einem von Gartenanlagen umgebenen Hotel, das Hahnemann allein bewohnt, und traten im ersten Stock in einen von beau monde angefüllten Salon, in dessen Mitte eine mit einem goldenen Lorbeerkranze gezierte Büste von Marmor stand. »Dies«, sagte Cannabich, »ist die Büste Hahnemanns und mit diesem goldenen Lorbeerkranze ward sie zur Feier seines heutigen Geburtstages von seinen dankbaren Jüngern und Freunden geziert.« Auf den beiden über die Schultern herabhängenden Enden des Kranzes waren bedeutende Namen aus allen Ländern Europas und Amerikas eingegraben. Die Büste ist eine Schöpfung Davids, der, selbst ein eifriger Anhänger der Homöopathie, bei dieser Feier zugegen war. Als Cannabich mich bei ihm einführte, sagte mir dieser ebenso anspruchslose und liebenswürdige als geniale Künstler, er kenne und liebe die Deutschen; er habe Deutschland vor einigen Jahren bereist und seine Zuneigung sei durch die persönliche Bekanntschaft mit unseren Landsleuten noch erhöht worden; er schätze sich glücklich, daß ihm vergönnt worden sei, das Bild zweier großen Deutschen der Nachwelt zu überliefern. Während ich mit David über Börne sprach, den er mit Rührung seinen teuern Freund nannte, trat Hahnemann, ein blühender Greis, dem man eher 63 als 83 Jahre geben würde, an der Hand seiner Gattin, einer Frau von geistreichem Äußern, in den Saal und bewillkommnete mit treuherzigem Lächeln und Händedruck seine Gäste. Einer der ersten homöo-

---

*) Der Bericht wurde auch erwähnt in Hygea, Band VIII, Seite 461. Irrtümlicherweise bezeichnet Grießelich in seinem Bericht den 19. Februar, anstatt des 10. April als Festtag. — Eine wörtliche Wiedergabe des Berichts befindet sich in Fr. Albrecht »Dr. Sam. Hahnemanns Leben und Wirken«, Seite 78.

pathischen Ärzte von Paris nahm hierauf den edlen Greis an der Hand, führte ihn vor die bekränzte Büste und verhieß ihm in begeisterter Rede die Unsterblichkeit. Ihm folgten französische und italienische Dichter mit Festgedichten, worauf deutsche Tonkünstler, wie Kalkbrenner, Panofka u. a. die Gesellschaft mit ihrem Spiele entzückten. Beim Nachhausefahren sagte Cannabich: »Sie haben gesehen, wie viele Italiener, Engländer und Amerikaner diesem Feste beiwohnten und welche Klasse der Franzosen an die Homöopathie glaubt. Hahnemann gewinnt jährlich nicht weniger als 200000 Francs. Sie wissen nun, wo er wohnt; tun Sie mir den Gefallen, und bemühen Sie sich morgen früh in dieses Haus, und Sie werden sehen, ob es mit dem Glauben an Hahnemann und seine Kunst in Paris zu Ende geht.«

Als ich am folgenden Tage in das Hahnemann'sche Hotel kam, fand ich den Vorplatz und die Treppe mit armen Leuten angefüllt, die Hahnemann umsonst behandelt, und in den Vorzimmern zählte ich nicht weniger als fünfzehn Personen.

## Anlage 168.

## Fest zum 60. Doktorjubiläum Hahnemanns (1839).

Brief von Amalie Liebe geb. Hahnemann an ihre Schwestern in Köthen (Fr. Albrecht Hahnemanns Biograph. Denkmal Seite 116).

Gutes liebes Louischen, und gutes liebes Lottchen!

Ich ergreife freudig die Feder, um Euch auch etwas von dem schönen Feste mitzutheilen. Zuerst bekamen Mütterchen und Väterchen, welcher sehr wohl und vergnügt war, eine sehr schöne silberne und vergoldete Tasse, an der Obertasse steht »Santé« und in der unteren steht »zum 60. Doctorat«. So begann dieser Tag, voller Lust und Freude; dann kam einer der größten Violoncellisten Europa's, Namens Bohrer, welcher uns den ganzen Tag so versüßte, bis am Abend, wo dann die ganze Gesellschaft zusammenkam, viele Damen und Herren, welche schöne Blumen und vortreffliche Gedichte brachten. Sodann hatten wir die schönste Musik: die berühmte Klara Wiek, welche sich jetzt in Paris befindet, machte uns das Vergnügen, uns ihr schönes Talent hören zu lassen. Sie und der genannte Violoncellist ergötzten uns so, daß wir ganz bezaubert waren. Väterchen war überglücklich und zufrieden, er blühte wie eine Rose. Der große Salon, wo wir uns befanden, war herrlich aufgeputzt mit den schönen Ölgemälden, welche Mütterchen verfertigt hat, und schön beleuchtet. Es brannten über 100 Wachslichter. Unter andern war auch ein junger Arzt aus Lyon da, Namens Mure, welcher ein vortreffliches Gedicht auf Väterchen gedichtet hatte. Er deklamirte es auch so herrlich, daß ich ganz tief davon bewegt war. Jahr (welcher Euch grüßt) deklamirte ein schönes Gedicht von Albrecht aus Dresden. So waren Mehrere, welche ebenfalls sehr schön gedichtet hatten. Kurz, es war ein ausgezeichnet schöner Tag. Diese Freude dauerte bis zum andern Morgen gegen 3 Uhr. Und Euer, sowie aller Freunde wurde in Liebe dabei gedacht; aber Euer, lieben Schwestern! besonders, weil Euere lieben Briefe einen schönen Eindruck auf die lieben Eltern gemacht hatten, wofür dieselben Euch herzlich danken. Mütterchen thut dies ganz besonders und dankt Euch für den lieben Brief mit den hübschen lieben Wünschen. — Du, liebes Luischen, fragst: ob Väterchens Strümpfe passen? — allerdings, sie gehen sehr gut; die übrigen möchtest Du ebenso stricken. Väterchen dankt Dir für Deine Mühe.

Daß sich die gute Lehmannin so wohl befindet, freuet mich, und die alte gute Schröder; ich grüße sie beide herzlich. Mit Bedauern las ich, daß Lottchen unwohl ist; nun Gott, unser einziger Retter, möge ihr helfen! Anbei schicke ich Euch ein paar Blümchen mit, auf daß Ihr Euch auch damit freuet; es ist zugleich ein Andenken an des lieben Vaters sechzigstes Doctorat. Im September werde ich abreisen, und so wünsche ich, daß ich Euch recht hübsch wohl und munter antreffe. Dieses wird mein letzter Brief sein, habt nur nicht Angst, denn ich halte mich auch unterwegs etwas auf, das wisset Ihr schon, weil ich doch wegen meiner Gicht nicht so hinter einander fortreisen kann. Adieu! lebt nun recht hübsch wohl unterdessen, und grüßt wieder alle lieben Freunde und Freundinnen. Es umarmt Euch schon im Geiste Eure Euch aufrichtig liebende Schwester

Amalie Liebe, geb. Hahnemann.

### Ein öffentlicher Bericht

über Hahnemanns 60. Doktor-Jubiläum in Paris findet sich in der Beilage zur Allg. Ztg. Nr. 244, 1. Sept. 1839, sowie in der Allg. Hom. Ztg. 1839. 16. Bd., Seite 95.

Paris, den 18. Aug.

Vor einigen Tagen ward in Hahnemanns Hotel in der Straße Milan der 60. Jahrestag seiner Doktorwürde gefeiert. Fast von allen Nationen Europas ward der noch blühende, obschon 84 jährige Greis beglückwünscht, zum Theil schriftlich, zumeist durch Repräsentanten. Man hörte fast in allen europäischen Zungen Gedichte deklamiren. Nur die deutsche Muse blieb aus, und der einzige anwesende deutsche Arzt, Dr. Jahr, Verfasser des weit verbreiteten Repertoriums, mußte ihre Ehre durch Rezitation eines älteren Gedichtes retten. Es wird der Nachwelt schwer fallen, diese Gleichgültigkeit Deutschlands gegen einen seiner Söhne zu begreifen, der noch nach Jahrtausenden die Ehre und der Stolz des deutschen Namens sein wird. Uns ist es leicht erklärlich. Es giebt der großen Männer in den kleinen Städten Deutschlands so viele, man hat überall so unermeßlich große Verbesserungen dem kleinen Heilgesetz, so dicke Bände dem dünnen Organon hinzugefügt, daß es nicht zu verwundern ist, wenn der kleine Mann in der Straße Milan darüber in Vergessenheit geräth. Anders ist es in andern Ländern. Dorthin ist der Name der deutschen Dorf- Stadt- und Bezirks-Celebritäten noch nicht gedrungen; man kennt nur den des Meisters. Er ist in Aller Munde und jedes neue Jahr, das der blühende Greis der großen Zahl der alten hinzufügt, indem es aufs neue die Wahrheit und Kraft seiner Lehre illustriert, wird als ein neuer Triumph gefeiert. Allem Anschein nach erreicht Hahnemann ein volles Hundert; er sieht noch aus wie ein grüner Sechziger, und was mehr ist, sein Geist lebt noch in voller Jugendkraft. Noch heilt, denkt und schreibt er wie vor einem halben Jahrhundert, ja vielleicht noch mehr und noch besser. Warum aber, wenn die deutschen Jünger ihren Meister vergessen, erinnert sich nicht wenigstens seiner die deutsche Poesie? ... Gleichwohl hat deutsche Kunst diesen schönen Abend verherrlicht, die Tonkunst. Sie hat reichlich eingebracht, was die Dichtkunst versäumte. Die herrliche Klara Wieck, Landsmännin Hahnemanns, hat die Gesellschaft mit dem Schönsten und Kunstreichsten entzückt, und eine junge deutsche Dilettantin hat zum Lobe des Gefeierten eine herrliche Stimme ertönen lassen. Der berühmte Violon-Cellist, Max Bohrer, hat den Beschluß gemacht.

(Nun folgen Berichte über die Ausbreitung der Homöopathie in Sizilien, Italien, Spanien, England, Nordamerika und Frankreich.)

---

### Über die Feier des 85. Geburstag Hahnemanns 1840

berichtet die Leipziger allgem. Ztg. N. 110; vom 19. April; sowie die Allg. Hom. Ztg. 1840. 17. Bd., Seite 287.

Paris, den 12. April.

Vorgestern feierte Hahnemann seinen 85. Geburtstag. Abends waren in seinen Salons die Elite der hier lebenden Deutschen und viele tüchtige Franzosen versammelt, um den ergrauten Heerführer der alle Tage sich vermehrenden homöopathischen Phalanx zu beglückwünschen. Und es war erfreulich und erhebend zu sehen, mit welcher Herzlichkeit diese Glückwünsche gegeben und angenommen wurden ... Der alte Reformator der Medicin mit seiner großen Stirn und seinem freundlich lächelnden Munde war übrigens der lebendigste Beweis für sein System; denn wahrlich, es mag der 85 jährigen Greise wenige geben, die rüstig und thätig wie er leben und die in seinem Alter noch in seiner Art bis spät nach Mitternacht die Honneurs in manchen überfüllten Sälen machen. Die Kunst und die Wissenschaft hatten sich vereinigt, um diesen Festtag würdig zu feiern. Daß gerade Deutsche bei diesem Feste die Hauptrolle spielten, erklärt sich von selbst. Gleich unten in einem Vorzimmer war eine neue Statue Hahnemanns von Herrn Woltreck aus Dessau (wie ich glaube) ausgestellt, in Auffassung und Ausführung ein tüchtiges Werk. Auf einem Felsen sitzend, bekleidet mit einem einfachen und schön drapierten Mantel, offener Brust, sind diese

Einzelheiten und Nebensachen so aufgefaßt, daß sie befriedigen und beruhigen, ohne den Blick zu fesseln und so von der Hauptsache, dem schönen ausdrucksvollen, Milde und Geisteskraft vereinigenden Kopf, abzulenken. ... Das Fest selbst begann mit musikalischen Unterhaltungen ... Nach dem musikalischen Theile des Festes wurden Gedichte vorgetragen und Reden gehalten ..., die ihren Eindruck nicht verfehlten. Genug, das Fest war vollkommen und des tüchtigen Mannes, dem es galt, ganz und gar würdig. Wenn Madame Hahnemann, als Französin, Schuld daran ist, daß der Entdecker des neuen Heilprinzips heute in Paris lebt, so hat sie schon hierdurch die letzten Tage des tapferen Kämpfers für eine gewiß in vieler Beziehung heilige Sache unendlich verschönert, seinen Ruhm oder besser die Ärnte seines Ruhmes verdoppelt und verzehnfacht. Schon die in jeder Beziehung glänzende und ausgesuchte Gesellschaft, die gestern sich um Hahnemann drängte, und die er sicher kaum irgend in Deutschland in dieser Art gefunden haben würde, ist ein Beweis für diese Ansicht. Dann aber nimmt die Zahl seiner Schüler und auch die seiner sehr ergiebigen Consultationen in Paris mit jedem Tage zu ...

## Zum 86. Geburtstag Hahnemanns

berichtet die Allg. hom. Ztg. 1841. 20. Band, Seite 112:

Wiederum eine Anerkennung seiner ausgezeichneten Verdienste wurde dem Herrn Hofrath Dr. Samuel Hahnemann in Paris an seinem 86. Geburtstage dadurch zutheil, daß ihm die Herren Stadtverordneten seiner Vaterstadt Meißen aus eigenem Antriebe das **Ehrenbürgerrecht** ertheilten, das darüber erforderliche Diplom durch den dasigen Bürgermeister, Herrn H. Tschucke, ausstellen und dem Jubilar am 10. April h. a. durch den sächsischen Gesandten in Paris, Herrn von Könneritz Exc., überreichen ließen. Wie sehr diese Aufmerksamkeit den Greis erfreut und geehrt hat, spricht sich in einem offiziell an den Stadtrath in Meißen gelangten Schreiben von ihm klar und deutlich aus. ...

**Der Magistrat von Meißen** teilte zum 100. Geburtstag Hahnemanns mit:

Durch Urkunde des Raths und der Stadtverordneten vom 20. Febr. 1841 ist dem berühmten Sohne unserer Stadt das Ehrenbürgerrecht der Stadt Meißen (in Gemäßheit § 59 der Allgem. Städteordnung vom 2. Febr. 1832) verliehen und ihm das Diplom zur Feier seines 86. Geburtstages am 10. April 1841 durch den Königl. Sächs. Gesandten in Paris überreicht worden. — Wir besitzen von ihm in dessen Folge einige eigenhändige Zeilen des Dankes.

## Über die letzte Büste Hahnemanns

schreibt die Neue Zeitschrift für homöopathische Klinik, 1861. Band 6, Seite 49:

In diesen Tagen erhielten wir die von David in Paris modellirte, von Knolle in München in Gips nachgeformte Büste Hahnemann's. Dieselbe stellt den Meister in seinen letzten Lebensjahren dar und unterscheidet sich dadurch von den übrigen, bekannten plastischen Darstellungen. Natürlich ist die Großartigkeit des Kopfes durch die Involution des Alters beeinträchtigt und der Anblick greisenhaft. Aber um so feiner gestaltet sich das Antlitz, und gibt die Stirn noch immer den erhabenen Denker kund, so zeugt Nase und Mundbildung von außerordentlicher Ästhetik und Milde. In keinem andern Kopfe spricht sich das auf das Wohl der Menschheit gerichtete Streben so schön aus, als in diesem aus dem Stadium genommenen Bildwerke, wo der Meister schon dem Übergange in das dunkle Jenseits nahe war. Auch ließen sich leicht bei der Feinheit der Ausführung selbst phrenologische Schilderungen an diese Kopfbildung knüpfen.

## Anlage 169.
## Weitere Briefe Hahnemanns aus Paris an seine Freunde in Deutschland von 1838—1843.

**An Stapf\*).**

Lieber Freund!

Ihr lieber Brief, den mir der polnische Doktor überbrachte, machte mir viel Vergnügen, zumal ich darin meine Vermuthung bestätigt finde, daß es in Deutschland immer noch einen kleinen Kreis ächter Homöopathen gibt (zu denen ich in erster Linie Sie und Groß rechne), die sich durch den gemeinen prahlerischen Possenreißer und schamlosen Sansculotten Grießelich und Genossen nicht irre machen ließen. In Wirklichkeit brauchen wir nicht zu befürchten, daß diese Elenden mit ihrem beleidigenden Geschwätze auf die heranwachsende Generation von Ärzten einen Eindruck machen werden. Dieselben werden bald genug aus eigener Erfahrung lernen, daß bei solchen Verzerrungen meiner Lehre nichts Gutes herauskommen kann und werden desto mehr der wahren Heilkunst treu bleiben.

Ehrbares Deutschland! Ich hatte ihm ein besseres Urtheil und größeren Scharfsinn zugetraut. Auf alle Fälle haben diese Irrlehren in Frankreich, England und Italien kein großes Entgegenkommen gefunden.

In Bezug auf unsre Kunst finde ich Frankreich ziemlich schwach. In den Provinzen gibt es mehr wahre Nachfolger und strebsame fähige Schüler als in der Hauptstadt. (Ich möchte Sie aber bitten, mein Urtheil über die Homöopathen in Paris nicht öffentlich bekannt zu geben.)

Im Laufe des letzten Halbjahres ist durch die große Zahl von Heilungen, die mir und meiner lieben Gattin gelungen sind, ein reges Interesse unter den jüngeren Ärzten für die Homöopathie wachgerufen worden. Meine Frau hat nämlich unter den Armen, selbst bei den gefährlichsten Krankheiten, mehr Heilungen erzielt, als mir unter den Reichen gelungen sind. 10 bis 20 Kranke füllen täglich das Vorzimmer und selbst die Treppen unseres kleinen Hauses, das wir allein bewohnen.

Solche Heilerfolge erregen das Interesse der intelligenteren Jugend, deren Mitgefühl mit der leidenden Menschheit durch die Ausübung der Allopathie noch nicht abgestumpft ist. Die älteren Homöopathen gleichen so ziemlich jener Sorte von Halbhomöopathen in Sachsen. Unter den in Paris ansäßigen gibt es kaum 4 oder 5 wahre homöopathische Heilkünstler, ich hoffe aber, daß deren Zahl in Zukunft sich vermehren wird.

Ein guter Homöopath hat freilich einen harten Kampf zu bestehen, besonders auch mit den mannigfachen Vorurtheilen des Publikums, das kein Heilsystem für gut hält, das nicht Aderlässe gebraucht, keine Blutegel ansetzt, keine Haarseile einlegt, keinen Gesundheitstrank verordnet etc.

In den letzten Jahren wurden der Erlaubnis für fremde Ärzte zur Ausübung der Heilkunst in Paris durch den Einfluß der Königl. Akademie für Medizin große Hindernisse in den Weg gelegt, wahrscheinlich, um dadurch die Einführung und Ausbreitung der Homöopathie möglichst zu unterdrücken.

Hier ist alles 4 und 5mal so theuer als anderswo. Für meine Wohnung muß ich beispielsweise eine Jahresmiethe von 6000 Francs bezahlen, und mein Gefährt, (ohne das man hier die ärztliche Praxis nicht wohl ausüben kann) kommt mich jährlich ebenfalls auf etwa 9000 Francs zu stehen.

In England macht unsere Kunst größere Fortschritte als in Paris; die Heilungen, die mir bei Engländern gelungen sind, die extra hierherkamen, um sich in meine Behandlung zu begeben, mögen etwas dazu beigetragen haben.

Ich werde hier sehr geachtet, teilweise ohne Zweifel weil meine Frau eine Französin ist, die aus guter Familie stammt, und einen großen Kreis hervorragender Freunde besitzt. Ich selbst erfreue mich einer besseren Gesundheit und eines frischeren Geistes als in den

---

\*) Das Original dieses Briefes, einst im Besitze Dr. Dudgeons, ist verloren gegangen.

letzten 20 Jahren. Viele Deutsche, die mich früher gekannt haben, behaupten, daß ich viel jünger aussehe, was ich hauptsächlich meiner lieben Melanie verdanke, die sich mit mir Ihnen und Ihrer lieben Familie bestens empfehlen läßt.
Leben Sie wohl und seien Sie stets der unerschütterlichen Freundschaft versichert
von Ihrem ergebenen<br>Samuel Hahnemann.

Paris, 30. April 1838. Rue de Milan Nr. 1.

---

Dem Herrn Geheimen Rath von Gersdorff<br>Hochwohlgeboren<br>in Eisenach.

Lieber Herr Geheimer Rath!
Treuester Freund und Herr Gevatter!

Sie haben mir viel Freude mit Ihrem herzlichen Schreiben vom 5. April gemacht, was ich heute erst in Ruhe beantworten konnte. — Ich nehme viel Antheil an Ihrem und Ihrer geschätzten Familie Wohlseyn, und so insbesondere an dem meines lieben Pathchens, was wir mit dem größten Vergnügen einmal hier in Paris in Ihrer Gesellschaft zu umarmen wünschten; denn wir selbst kommen wohl nie wieder nach Deutschland. Wir befinden uns hier wohl, trotz allen Kriegsgeschrei's.

Unsere Consultationen (nehmlich meine liebe Gattin als eine meiner vorzüglichsten Schüler nimmt großen Antheil an Heilungen und besorgt allein täglich 20, 30, 40 kranke Arme, mit dem unglaublichsten Erfolge) fangen von 10 Uhr Morgens an und dauern fast bis 5, 6 Uhr nachmittags. Jeder Kranke, welcher fahren und gehen kann, muß zu mir auf's Zimmer kommen, den Vornehmsten nicht ausgenommen. Nur wer unfähig ist zu gehen, oder bettlägerig, wird, sei er der reichste oder ärmste, Abends von uns besucht, wenn nicht eine große Nothwendigkeit es früh oder am Tage fordert. Unsre Pferde sind rasch und der Wagen leicht. Die Zahl unsrer Kranken hat sich immer, auch im Sommer vermehrt, obgleich dann ein großer Theil von den bemittelten Einwohnern von Paris oft weit entfernt auf dem Lande lebt, wo die hiesigen Ärzte fast ohne Kranken sind.

Meine theure Melanie besorgt die nicht geringe auswärtige Correspondenz. Wenn keine Abende Kranke zu besuchen sind, besuchen wir die besten Theater (worunter das théâtre italien, die große Oper, und das théâtre français hervorragen) oder gute Concerte.

Wir bewohnen ein kleines Hotel allein, mit einem Garten und sehr reiner Luft. Unser Dienstpersonal ist gut und unsre Küche besser als irgend eine, doch ohne Luxus.

Übrigens leben wir froh und fröhlich, wie gute Kinder zusammen, und lieben einander zur Verwunderung aller unsrer Bekannten. Meine beste Gattin besorgt mich wie ihre Augen. Und Liebe und zärtliche Sorge nehmen mit jedem Jahre (womöglich) zu. Man sagt mir oft, daß ich mit jedem Jahre um Ein Jahr jünger werde, so wohl, spricht man, sähe ich aus. Wenigstens weiß ich selbst, daß ich in diesem Jahre noch keinen Anstoß von Krankheit gespürt habe, was seit 10 Jahren nicht der Fall war, wo ich wenigstens Frühlings an anhaltendem bösen Katarrh und Husten litt mit Fieber verbunden.

Ich glaube, den Zweck meines hiesigen Lebens erreichen zu können: durch meine Heilungen unsrer göttlichen Kunst Vertrauen, Ansehn und Vorzug bei der großen Hauptstadt von 1 500 000 Einwohnern zu verschaffen, wozu meine liebe Melanie viel beiträgt.

(Zwischenhinein beschäftigt sich der Brief mit der Anwendung einer elektrischen Rotationsmaschine durch den Adressaten.)

Der gute Mure fand hier unsäglichen Widerstand in seinem Apostolat, was ihm so leicht ward in Palermo, wohin er jetzt zurückgeht, weil er an seiner Lungensucht das hiesige Clima, was doch mild ist, gar nicht vertragen kann.

Jahr lebt hier und giebt jetzt die dritte Auflage von seinem Repertorium französisch heraus. Er schämte sich, an Sie solange nicht geschrieben zu haben, als ich ihm sagte: Sie hätten nach ihm in Ihrem Briefe sich erkundigt.

Leben Sie wohl theuerster Freund mit Ihrer schönen Familie und genehmigen Sie die guten Wünsche meiner unvergleichlichen Gattin und die

                    Ihres
                    Samuel Hahnemann.

Paris, den 7. August 1840.

(Nach der Abschrift eines Originals, das sich in England befindet. D. V.)

---

An Dr. Schréter in Lemberg schreibt Hahnemann unterm 13. August 1840:

† Geschätzter Freund und College!

Ich wüßte nicht, wann in meinem langen Leben ich mich gesünder und glücklicher befunden hätte als in Paris, in dem liebevollen Umgang mit meiner theuren Melanie, die für nichts in der Welt mehr Sorge trägt, als für mich; auch finde ich nach und nach, daß meine ärztlichen Bemühungen anfangen in der großen Weltstadt mehr als bloßes Aufsehen, hohe Achtung vor unserer göttlichen Heilkunst, zu erregen. — Sämmtliche nicht bettlägerige Kranken, wes Standes sie auch sein mögen, besuchen (Sonntags ausgenommen) mich alle Tage in meinem Kabinet. Nur zu den bettlägerigen fahre ich von 8—10 Uhr abends. Wöchentlich ein paarmal besuche ich mit meiner Frau eines von den Theatern oder ein Konzert. . . .

---

       Laut Briefumschlag gerichtet an: —

        Herrn Dr. S. Ed. Hirschfeld

            Wohlgeboren

              in

franco.                 Bremen.
Hanovre.

Paris, d. 28. Nov. 1840.

Lieber Freund!

Ich befinde mich mit meiner lieben Gattin recht wohl und munter. Letztere nimmt sich die Freiheit, Ihnen ein kleines Bildchen von mir zu schicken.

Wir wünschen bald zu erfahren, wie es Ihnen mit Ihrer lieben Familie geht; nach unsrer Hoffnung, recht wohl?

Dieser junge Mann will sich unsrer Heilkunst widmen, Herr D. Malan aus Stuttgart; er bat mich, ein Briefchen an Sie mitzugeben. Leben Sie recht wohl, und seyn versichert von der Freundschaft

                Ihres  Sam. Hahnemann.
                       (sig.)

---

Hahnemann an Baron von Brunnow:

Paris, den 22. Juli 1841.

Lieber Herr Baron!

Es war mir erfreulich, aus Ihrem werthen Briefe zu ersehen, daß ich noch in Ihrem gütigen Andenken lebe.

Nach so vieler Verkennung und Schmähung von Seiten meiner deutschen Landsleute bin ich endlich glücklich im Hafen eingelaufen, wo ich selbst von der Zunft der Allöopathen geehrt, allgemein hochgeachtet werde, in nützlicher Thätigkeit ungehindert, Gutes durch die wahre, einzige Heilkunst thun kann, und im Wohlstande leben, selbst zärtlich geliebt von meiner Gattin, die, ein Muster an Tugend und Kenntnissen, wie ich sie bei keinem Frauenzimmer in der Welt gefunden, alles Ersinnliche thut, um alle meine Wünsche zu befriedigen, und mein Leben in Gesundheit und Frohsinn zu verlängern. — Und hiezu trägt sehr viel bei, daß sie in Kenntniß und Ausübung unsrer göttlichen Heilkunst es weiter gebracht, als irgend einer meiner Schüler oder Nachfolger; sie heilt täglich allein eine ansehnliche Zahl Armer an Krankheiten, die wohl kaum von irgend einem Arzte je geheilt worden sind. —

Ich selbst bin gesund und munterer, als ich seit vielen Jahren nicht gewesen, und freue mich des Lebens. Von Herzen wünsche ich, daß Sie sich ebenso wohl befinden mögen. Meine liebe Gattin empfiehlt sich mit mir zu fernerem gütigen Andenken.

Um sich meiner desto besser erinnern zu können, lege ich Ihnen ein kleines Bild von mir hier bei.

(gez.) Samuel Hahnemann.

(Die beiden vorstehenden Briefe sind Abschriften von Originalen, die sich in England befinden.)

## Hahnemann an Hofrath Dr. Lehmann in Köthen.

† Seit ich in Paris bin, hat kein einziger deutscher Arzt persönlichen Unterricht von mir gehabt, noch auch für mich oder in meinem Namen Kranke besuchen dürfen.

Paris, den 17. April 1842.

## An Herrn von Bönninghausen.

Paris, den 24. März 1843. Von anderer Handschrift angefügt: »April, nach dem Postzeichen!« Der Brief ist diktiert; eine andere weibliche Handschrift, als bei den vorhergehenden Briefen, wahrscheinlich die Handschrift der eigenen Frau, siehe auch Einleitung des Briefs, teilweise fehlerhaftes Deutsch; und die deutschen Buchstaben ähnlich der französischen Schrift Melanies; Hahnemanns Unterschrift erstmals stark zitterig, offenkundige Zeichen des Verfalls.

### Letzter Brief Hahnemanns nach Deutschland.

† Lieber Herr Regierungsrath, geliebter Freund!

Selten komme ich zum Briefschreiben, vieler Abhaltungen wegen.

Keinen andern Sekretär habe ich, als meine liebe Gattin, welche mit einiger Ausnahmen, alle Protokolle über der Kranken Befinden führt, nach Verbrauch jeder Arzneiportion (für 7, 10, 15 Tage).

Ein neuer Kranker nimmt 1, 1½ Stunde Zeit weg, für die nöthigen Erkundigungen, durch sie und durch mich. Dazu dienen 16 numerierte Quartbände um aufzufinden die Protokolle aller der Kranken, die in den 9 Jahren in Paris von mir behandelt wurden — wo denn auch die vor 2, 3, 4, 6, 8 Jahren dagewesenen, wenn sie einmal wieder Hülfe nöthig haben, leicht aufzufinden sind nach einem besonders dazu eingerichteten alphabetirten Register. Selbst die Umstände und die angewendeten Mittel für Kranke, welch ich in ihrem Bette zu besuchen habe, wobei mich gewöhnlich meine theure Melanie begleitet, dieß wird zu Hause alles im Buche protokolirt. Wer ausgehen oder ausfahren kann, wird nur von uns behandelt, wenn er zu uns kömmt; in den 5 dazu bestimmten Stunden des Tags, Donnerstag und Sonntag ausgenommen. Ich sage zu uns, denn meine liebe Gattin nimmt an allen Kranken Theil, da sie ärztlich schon so weit gekommen ist, daß sie es in Kenntniß unserer Heilkunst und ihrer Ausübung mit den besten meiner Nachfolger aufnehmen kann.

Allein behandelt sie Abends von 4 Uhr an seit 9 Jahren 40, 50 Armkranke (arme Kranke. D. V.); ihr außerordentliches Gedächtniß bedarf keines schriftlichen Protokolls (außer für die schwierig zu behandelnden Krankheiten), nur die gegebene Arznei notiert sie durch Zeichen auf der Papierkapsel des gegebenen Pulvers und jeder muß das nächste Mal die Papierkapsel mitbringen, sonst bekömmt er keine Arznei wieder ...

### Dr. Croserio in Paris schreibt an Dr. Neidhard in Philadelphia im Jahre 1840.
(Homœopathic Examiner, Band 1. Seite 346.)

Kranke aus den höchsten Gesellschaftskreisen strömen fortwährend scharenweise nach Hahnemanns Wohnung und trotz der heißen Jahreszeit, die alle unsere aristokratischen Familien aufs Land treibt, ist sein Empfangszimmer immer gefüllt. Die Kranken müssen oft 5 bis 6 Stunden warten, bis sie an die Reihe kommen und das Heiligtum Äskulaps betreten dürfen. Seine wöchentlichen Empfangsstunden, die er Montags abhält, werden von Ärzten und berühmten Männern aus allen Teilen Europas besucht. Ungarn, Italien, Deutschland, England und die Iberischen Inseln sind besonders häufig vertreten. Die einen sind von dem Wunsche beseelt, wertvolle Belehrung aus seiner langjährigen Erfahrung entgegenzunehmen, die andern fühlen sich angezogen durch die Berühmtheit, deren sich Hahnemann in ihren Ländern erfreut. Alle Besucher sind sichtlich bewegt von der wohltuenden Liebenswürdigkeit des alten Herrn, und sie äußern sich meist sehr erstaunt und sind voll Bewunderung über die große Gelehrsamkeit und das reiche Wissen des ehrwürdigen Reformators.

### Hahnemanns Geisteskräfte auch im hohen Alter erhalten.

Dr. A. G. Hull, ein Amerikaner, besuchte Hahnemann im Jahre 1840. In einem ausführlichen Bericht, den er im ersten Band des »Homœopathic Examiner« veröffentlichte, faßt er seine Eindrücke zusammen, die er bei diesem Besuch von Hahnemann bekommen hat. Es heißt dort u. a.:

... Ich hatte mir einen Herrn in etwas gebrechlichem Zustande vorgestellt, dem man die Erscheinungen des vorgeschrittenen Alters deutlich anmerkt. Aber nichts von alledem. Hahnemanns feste Gestalt, seine große Beweglichkeit, sein vom Alter völlig unbeeinflußtes Gehör, seine normal erhaltene Sehkraft sind bezeichnend für die ausgezeichnete Gesundheit, deren er sich erfreut, und bilden wohl den besten und unzweideutigen Beweis für die Vortrefflichkeit der homöopathischen Diät und Lebensweise, die er so sorgfältig schon viele Jahre lang eingehalten hat. Seine geistigen Fähigkeiten scheinen nach dem Urteil aller, die ihn seit langer Zeit kennen, in vollem Umfang und ganz wie früher erhalten zu sein. Nach der meisterhaften Kritik und zwingenden Beweisführung, die ich aus seinem eigenen Munde gehört habe, kann ich mein Urteil dahin zusammenfassen: Der Apostel des modernen Deutschlands ist den üblichen Verheerungen des Alters nicht zum Opfer gefallen, seine körperlichen Kräfte und geistigen Fähigkeiten sind die eines jugendlichen Greises. Ich werde den warmen herzlichen Empfang und Willkommgruß nie vergessen, den der große Meister seinem amerikanischen Schüler zu teil werden ließ.

---

Dr. Croserio, Paris, schreibt an Dr. Neidhard in Philadelphia im August 1841 (Homœopathic Examiner, Band 3, Seite 59):

Sie werden gewiß froh sein, zu hören, daß sich unser verehrter Meister trotz seines hohen Alters einer ausgezeichneten Gesundheit erfreut. Sein Körper und Geist sind in der Kraft und Energie des mittleren Lebensalters erhalten. Er steht eben im Begriff die sechste Auflage seines Organons vollständig umzuarbeiten, in den kurzen Zwischenpausen, die ihm sein beruflicher Umgang mit der großen Schar von Kranken, die ihn stets umgeben, übrig läßt.

Ein weiterer Zeuge für Hahnemanns voll erhaltene Geisteskräfte ist Dr. H. V. Malan, ein persönlicher Schüler Hahnemanns (siehe Hahnemanns Brief vom 28. November 1840, Seite 386), der 1841/42 in der Nähe von Paris wohnte und 1 1/2 Jahre lang regelmäßig in Hahnemanns Hause verkehrte. Er schreibt in der Zeitschrift »Organon« (Band 1, Seite 287):

Ich möchte ausdrücklich hervorheben, daß Hahnemanns intellektuelle Kräfte keine Spur von Senilität zeigten. Im Gegenteil! Ich habe manche bemerkenswerte Heilung miterlebt, die ihm, dem hochbetagten Arzte, gelungen war. Seine Lehre pflegte er mit wunderbarer Exaktheit und großer Gelehrsamkeit vorzutragen. Bei all dem legte er jene wohltuende Bescheidenheit an den Tag, die ihm von jeher eigen war.

---

Auch die äußerst bemerkenswerte Mitteilung Stapfs (im Neuen Archiv 1844, Bd. I, 2. Teil) soll hier angefügt werden.

Dr. Stapf hatte Hahnemann, wohl auf der Rückreise von London im Herbst 1835, in Paris besucht. Hiebei hat Hahnemann in seinem 80. Lebensjahr sich ihm, Stapf gegenüber, »einer fast ungeschwächten Zeugungskraft gerühmt«.

Das bestätigt auch ein Brief der Frau Melanie Hahnemann an eine Freundin, die der noch jugendlichen Frau Vorhalte darüber gemacht hatte, daß sie einen solch alten Mann habe heiraten können. Frau Melanie schrieb zurück: Der Begriff »alt« sei sehr relativ. Hahnemann, ihr Gatte, sei keineswegs ein alter gebrechlicher Greis, wie man ihn nach seinem Lebensalter sich vielleicht vorstelle. Indem er in seiner Jugend und seinem Mannesalter sich keinen Ausschweifungen hingegeben habe, habe sich seine männliche Kraft wunderbar erhalten.

Den Original-Brief, von dem Dr. Haehl Einsicht genommen hat, besitzt ein amerikanischer Freund.

---

In einem Brief an Dr. Neidhard in Philadelphia schreibt Dr. Croserio (siehe Homœopathic Examiner, Band 1, Seite 104 und 346) ausführlicher über die Pläne der Pariser Homöopathen:

Paris, den 20. Oktober 1839.

... Unter dem Namen »Institut de la Médicine Homœopathique« haben wir in der Rue de la Harpe N. 93, in unmittelbarer Nähe der medizinischen Schule, eine große Anstalt ins Leben gerufen, die bereits in einigen Wochen eröffnet werden wird, und die den folgenden Zwecken dienen soll:

1. Belehrung der Studenten durch öffentliche Vorlesungen über Theorie und Praxis der Homöopathie.
2. Ausbreitung der Homöopathie unter der ärmeren Klasse der Großstadtbevölkerung. Unentgeltliche Beratung unbemittelter Kranker, die sich persönlich an die Anstalt wenden.
3. Briefliche Beratung von Kranken, die auf dem Lande oder in den Provinzen Frankreichs wohnen, und weit von einem homöopathischen Arzt entfernt sind.
4. Herstellung homöopathischer Arzneimittel nach Dr. Mure's Methode.
5. Übersetzung von praktischen Werken ins Französische.
6. Herausgabe einer monatlichen Zeitschrift unter dem Titel »Le Propagateur de l'Homœopathie«. In dieser soll über alle neu erscheinenden homöopathischen Werke und Zeitschriften referiert werden.
7. Beschaffung homöopathischer Bücher, Instrumente und Arzneimittel für Ärzte und Erteilung persönlicher Ratschläge an homöopathische Ärzte und sonstige Personen, die darum nachsuchen, aus den Provinzen oder auch aus anderen Ländern.
8. Einrichtung einer Büchersammlung mit Lesezimmer, aus der Studenten und Ärzte homöopathische Bücher und Zeitschriften entlehnen können.

9. Beratung Fremder, die nach Paris kommen, um Homöopathie zu studieren, sich über den Stand der Homöopathie zu unterrichten oder um homöopathische Bücher, Arzneimittel und dergl. einzukaufen.

10. Die Anstalt ist außerdem als Zentralstelle für Homöopathie aller Nationen gedacht. Zu diesem Zweck sollen in allen Ländern Korrespondenten aufgestellt werden.

Vorerst kann ich Ihnen noch mitteilen, daß Dr. Jahr Unterricht in der »Reinen Arzneimittellehre« und in Deutsch, der für das Studium der Homöopathie hauptsächlich in Betracht kommenden Sprache, erteilen wird. Dr. Mure wird Vorlesungen über Pharmakologie und Gedächtniskunst und ihre Anwendung auf die homöopathische Arzneimittellehre halten, und ich selbst habe mich für die homöopathische Klinik verpflichtet.

---

In einem weiteren Brief vom 1. Juli 1840 schreibt Dr. Croserio (siehe Trans. Worlds Homœop. Convention. 1876, Seite 154).

Zwei homöopathische Institute sind in dieser Stadt während des letzten Jahres errichtet worden, eines in der Rue de la Harpe, das andere in der Rue Gil-le-Coeur. Beide befinden sich in der Nähe der medizinischen Schule und in beiden werden öffentliche Vorlesungen über Homöopathie und Arzneimittellehre gehalten. Die öffentlichen Beratungsstellen, die dort eingerichtet sind, werden täglich von 60 bis 100 Kranken, die der Arbeiterklasse angehören, aufgesucht.

Damals hatte Paris bereits zwei gut eingerichtete homöopathische Apotheken; die erste hatte Henri Petroz eröffnet. Im Jahre 1833 hatte dieser begonnen, homöopathische Arzneimittel herzustellen und für einige Ärzte Rezepte anzufertigen. Vier Jahre später (1837) eröffnete er dann seine homöopathische Apotheke.

## Anlage 170.

### Brief von Frau Melanie und Hahnemann an Paul von Balogh,

homöopathischen Arzt zu Pesth (Volksblätter für hom. Heilverfahren, C. E. Wahrhold 1838, 4. Band, Seite 120).

Paris, den 6. August 1837.
Rue de Milan N. 1.

Mein Herr! Empfangen Sie meinen aufrichtigen Dank für den allerliebsten Brief, den Sie die Güte hatten mir zu schreiben. Die von Ihnen so gut in unserer Ihnen fremden Sprache, die Sie jedoch wie ein Franzose schreiben, ausgedrückten Empfindungen haben mich wahrhaft gerührt. Ich fühle den lebhaftesten Schmerz, einen solch ausgezeichneten Mann, so voll Eifer für unsere gute Sache, die Sache der Menschheit, nicht persönlich zu kennen; es bleibt mir jedoch die Hoffnung, daß Sie uns besuchen werden, wie es Herr Moscowich, dessen Bekanntschaft wir Ihnen verdanken, gethan hat. Ich sage nicht wie die armen Polen: »Zu Gott ist es zu hoch und nach Frankreich zu weit!« Gott ist stets denen nahe, die recht handeln und Frankreich ist allen muthigen Menschen, die die Wissenschaft lieben, zugänglich; und habe ich nicht, ich, eine Frau, Europa durchreist, um Hahnemann nach Paris zu holen?

Halten Sie sich versichert, daß die zärtlichsten Sorgen ohne Unterlaß ihm gewidmet sind. Er ist frisch und rot wie eine Rose, fröhlich wie ein junger Vogel, — man könnte wahrlich sagen, daß, seit er bei mir ist, er alle Jahre ein Jahr jünger wird. Gott möge ihn uns gesund erhalten. Zugleich sende ich Ihnen eine Medaille, welche ihn vollkommen darstellt, und die von einem unserer ausgezeichnetsten Künstler verfertigt ist.

Leben Sie glücklich, mein Herr! und erhalten Sie uns Ihre Freundschaft; Heil und Glück Ihnen etc.

Melanie Hahnemann.

Lieber Freund! Ihr freundschaftliches Andenken an mich hat mir viel Vergnügen gemacht; auch ich erinnere mich Ihrer nicht selten mit besonderer Liebe und wünsche Ihnen, sammt Ihrer trauten Gattin jedes Glück des Lebens.

Ihr treuer Freund Samuel Hahnemann.

## Anlage 171.
## Hahnemann über die zweite Auflage der Chronischen Krankheiten und die sechste Auflage des Organons.

### An Bönninghausen:

† Cöthen, den 26. Dezember 1834.

Er (nämlich Jahr, der mit dem Abschreiben der Chronischen Krankheiten beauftragt war. D. V.) ist mir weit über 500 Thaler zu stehen gekommen. Und dieß alles mußte ich aufwenden in der Ungewißheit, was noch aus meinem Werke werden könne. So übel erging es mir! ...

Wenn die Homöopathiker auch inne werden, daß die Repertorien unhinreichend zur Auffindung des für jeden Krankheits-Fall besten Hülfsmittels sind, so beruhigen sie sich doch, wenn sie eine solche Übersicht in den Händen haben und glauben dann (mit einiger Wahrscheinlichkeit) die Quellen ganz entbehren zu können und kaufen sie nicht und benutzen sie nicht. Dieß war auch noch der gültigste Einwand Arnolds von seiner Zögerung bei der Herausgabe meines jetzigen Werks ...

† Paris, den 18. September 1836.

Ich habe nur einen Wunsch noch, den ich hier nicht wohl erfüllt sehen kann — die Herausgabe der übrigen Theile meiner chronischen Krankheiten, nachdem mein Verleger, seit 25 Jahren Arnold in Dresden, durch seine Schuld bankrott geworden ist, und nur die beiden ersten Theile hat herausgeben können. Ich scheue mich auch, die übrigen vier Theile einem deutschen Buchhändler in meinen Jahren noch anzubieten und werde dieß sehr mühsame und reichhaltige Werk wohl meinen Nachkommen als Manuskript zurücklassen müssen, der Nachwelt entzogen....

† Paris, den 1. Juny (wahrscheinlich 1841) auch diktiert, dieselbe weibliche Handschrift wie im vorhergehenden Brief:

Meine Zeit war allzu beschränkt, als daß ich Ihnen auf Ihren so lieben Brief eher hätte antworten können. Ich bereite die sechste Ausgabe des Organons, wozu ich nur etliche Stunden, Donnerstags und Sonntags, anwenden kann, indem die übrige Zeit der Woche bloß zu Heilungen angewendet wird für Kranke, die zu mir auf's Zimmer kommen müssen, wenn sie ausgehen oder ausfahren können, sie mögen so vornehm sein, als sie wollen; denn ich achte es unter der Würde des wahren Arztes, Leuten nachzulaufen, die kommen können. Bloß die Bettlägerigen besuche ich in meinem Wagen Abends nach Tische bis zu Mitternacht, auch wohl später mit meiner geliebten Melanie, die es selbst in unserer Kunst zu einer seltenen Vollkommenheit gebracht hat. Diese saure Mühe übernehmen wir mit Freuden, nicht des Erwerbs wegen, dessen wir eben nicht bedürfen (auch sind Viele undankbar) sondern einzig, um unsrer göttlichen Kunst das Ansehen und den Vorzug, den sie verdient, in der großen Weltstadt zu verschaffen, was auch schon zum Theil fast über Erwarten erreicht ist....

† Paris, den 24. September 1842 (diktiert, dieselbe Handschrift; Unterschrift und Datum noch ziemlich fest, aber nicht mehr so klar und bestimmt):

... Mein Organon in der 6. Ausgabe hat noch nicht erscheinen können, weil die französische Bearbeitung anfangs nicht in guten Händen war und der deutsche Text kann (wegen Ursachen) nicht vorher erscheinen.

Meine liebe Gattin, die für mein Wohl Tag und Nacht sorgt, vereinigt sich mit mir, um Ihnen ... Wohlergehen zu wünschen, ganz der Ihrige

Samuel Hahnemann.

† Paris, den 24. März 1843. (Diktiert, nach den Postzeichen »April«. D. V.)

... Ich ... mache Sie auf eine, so Gott will bald, wenigstens französisch erscheinende **sechste Ausgabe meines Organons** aufmerksam, die Sie in jeder Hinsicht zufriedenstellen wird. Deutsch kann sie wenigstens bei Arnold, ihrem alten Verleger, schwerlich erscheinen wegen meines Todfeindes Trinks, welcher Arnolden befiehlt, wie er mich quälen soll (vide Vorwort zum dritten Bande der zweiten Auflage meiner chronischen Krankheiten). Auch macht er Miene, auf Trinks Befehl zu hindern, daß das Buch deutsch bei einem andern deutschen Buchhändler erscheine. Und dieß thut Trinks, um mich zu belohnen für die Wiederherstellung von einer Wahnsinn ähnlichen Hypochondrie, ehe er in Dresden als Arzt auftreten konnte. Ich behandelte ihn schriftlich von Köthen aus. Er gab in seinen Briefen vor, es sei ein Mann von Augustusburg (etliche Meilen von Dresden) für den er schreibe — nannte ihn aber nicht — und meldete mir so seine gefühlten innern Beschwerden, die gleich verriethen, daß er es selbst sein müsse. Da heilte ich ihn wohl von seiner körperlich-geistigen Krankheit, aber sein böses Herz konnte ich nicht heilen. Ich habe einen wahren Thersites an ihm; alles was er nur ersinnen kann, mir weh zu thun, das sucht er auf. Noch vor ein Paar Jahren zwängte er sich noch in den letzten Band des Brockhaussischen Conversationslexikons der Gegenwart — wo der ganze Artikel Trinks von ihm offenbar bloß zu dem Zweck geschrieben zu sein scheint, mich verdächtig zu machen und zu verleumden: ich habe, schreibt er, die ganze Homöopathie von Paracelsus genommen, es aber verschwiegen. ...

---

Hahnemann an einen deutschen Kollegen, Adressat unbekannt.

† Lieber Herr Kollege!

... Verzeihen Sie, daß ich nie wieder, seit ich aus Deutschland bin, ein einziges Wort gegen meine deutschen Schmäher und Versudler unsrer Kunst in Deutschland verlieren werde, so wie ich ihrer auch gar nicht in meiner nächsten Ausgabe (der sechsten) **meines Organons** gedenke, welche nächstens erscheinen wird. Gott erhalte Sie! Ich bitte mich in Ihrem guten Andenken zu erhalten

Ihren Sam. Hahnemann.

Paris, den 13. August 1842.

## Anlage 172.

### Zum Tode Hahnemanns.

Dr. G. H. G. Jahr schrieb an die Allg. Hom. Ztg. 1843, 24. Band, Seite 258:

Hahnemann ist todt!

Paris, den 4. Juni [muß Juli heißen. D. V.].

Am 10. April, als an seinem Geburtstage, war ich das letzte Mal bei Hahnemann, den ich überhaupt überhäufter Geschäfte wegen nur selten besuchte. Gegen den 15. April erkrankte er an seinem gewöhnlichen Frühlingsleiden, einem Bronchialkatarrh, der ihn so angriff, daß seine Frau Niemanden vorließ, so daß man ihn schon mehrmals für todt aussagte, was jedoch immer glücklich widerlegt ward. Schon immer hatte ich mir vorgenommen, selbst doch wieder einmal hinzugehen, als ich gerade mit Ihrem Schreiben zugleich ein Billett von Frau Hahnemann erhielt, in welchem sie mich ersuchte, doch denselben Tag noch zu ihr zu kommen. Ich ging gleich, Ihren Brief an ihn in der Tasche, und wurde auch sogleich in Hahnemanns Schlafzimmer eingelassen. Hier aber — denken Sie sich den Anblick! — anstatt Hahnemann, den alten, lieben, freundlichen Greis mir entgegenlächeln zu sehen, finde ich seine Frau ausgestreckt auf dem Bette, in Thränen zerfließend und ihn daneben — **kalt, starr und seit 5 Stunden schon hinübergegangen in das Leben, wo kein Streit, keine Krankheit, kein Tod mehr ist!** — Ja, liebe Freunde, unser ehrwürdiger alter Vater Hahnemann hat seinen Lauf vollendet! eine Lungenlähmung hat, nach sechswöchentlichem Krankenlager, auf dem er immer schwächer wurde, seinen Geist von seiner müden Hülle befreit. Seine geistigen Kräfte hatten ihn bis zum letzten Augenblick nicht verlassen, und obschon seine Stimme immer unverständlicher wurde, so zeugten doch seine gebrochenen Worte von der fortwährenden Klarheit seines Geistes und der Ruhe, mit der er sein Ende herannahen sah. Gleich im Anfange seiner Krankheit hat er seiner Umgebung gesagt, daß diese seine letzte sein werde, indem seine Hülle verbraucht sei. Anfangs hat er sich selbst behandelt und sogar bis nahe vor seinem Tode noch sein Gutachten über die Mittel gegeben, die seine Frau und ein gewisser Dr. Chatran ihm anrieten. Wirklich gelitten hat er eigentlich nur ganz zuletzt, als die Engbrüstigkeit immer mehr zunahm. Als ihm in einem solchen Anfalle seine Frau sagte: »Die Vorsehung wäre Dir eigentlich einen Erlaß aller Leiden schuldig, weil Du so viele andere gelindert und in Deinem mühevollen Leben so manche Beschwerde erduldet«, antwortete er: »Mir? Warum denn mir? Jeder auf dieser Welt wirkt nach den Gaben und Kräften, die er von der Vorsehung empfangen, und findet ein **Mehr** oder **Weniger** nur vor dem **Richterstuhl der Menschen**, nicht aber vor dem der **Vorsehung** statt; die Vorsehung ist mir nichts, ich aber bin ihr viel, ja Alles schuldig.« Diese Worte sind denkwürdig und ich überlasse Jedem, daraus Alles zu ziehen, was darin sowohl für Hahnemanns Charakter, als sonst noch liegt.

Wie es mit der Begräbnisfeierlichkeit gehalten werden soll, weiß noch Niemand. Frau Hahnemann schickt weder Todesanzeigen noch sonst etwas herum. Vor der Hand hat sie die Überreste durch Ganal einbalsamieren lassen und von der Polizei eine Erlaubnis erbeten, dieselben wenigstens 14—20 Tage, wenn sie will, über der Erde zu behalten.

Die Trauer über den großen Verlust wird hier von allen seinen Schülern, ohne Unterschied ihrer Privatmeinungen und sonstigen kleinen Zwistigkeiten, gleich tief und stark empfunden. Alle weinen ihm aufrichtige Thränen des Dankes und der Liebe nach. Was aber die verloren haben, die das Glück hatten, den großen Mann auch **als Freund** zu besitzen, das können nur **die** beurtheilen, die ihn in seinem häuslichen Glücke und besonders in den letzten Jahren gesehen. An sich selbst, und wenn er nicht durch Andere aufgehetzt wurde, war er nicht nur ein **guter**, sondern auch ein **kindlich, herzlich wohlwollender Mann**, dessen Herz sich nie wohler befand als unter Freunden, denen es sich ohne Rückhalt öffnen konnte, und **in dessen Seele kein Falsch war!** Nun, er hat seine nicht leichte, oft dornengekrönte Laufbahn ritterlich durchgekämpft und ruhmvoll überwunden. Sit ei terra levis! (die Erde sei ihm leicht. D. V.).

---

### Deutsche Übersetzung der Todesurkunde Hahnemanns.

Präfektur des Seinedepartements.

Stadt Paris.

Auszug aus dem Totenregister des Jahres 1843.

I. Arrond.

Vom 3. Juli 1843 zehn Uhr morgens.

Todesschein, betr. Herrn Christian Friedrich Samuel Hahnemann, Arzt, 89 Jahre alt, Wittwer aus I. Ehe mit Johanna Henriette Leopoldine Küchler und verheiratet in 2. Ehe mit Marie Melanie Dervilli, ohne Beruf, 38 Jahre alt. Der genannte Verstorbene ist geboren in Meißen (Sachsen) und gestorben zu Paris in seiner Wohnung rue de Milan No. 1 gestern um 5 Uhr morgens.

Ausgefertigt (oder bestätigt) durch uns, den Maire, Standesbeamten des ersten Arrondissements von Paris nach der Erklärung der Herren Simon Felix Camille Croserio, Arzt, 55 Jahre alt, wohnhaft rue Bleue No. 32, und Georges Henri Théophile Jahr, Arzt, 41 Jahre alt, wohnhaft rue de Labruye No. 12, die mit uns unterzeichnet haben nach geschehener Verlesung.

Zur Beurkundung: Croserio, Jahr u. Marbeau, Beigeordneter.

Für die Echtheit der Unterschriften.

Paris, den 23. August 1843.

Der Maire
Unleserlich.

## Zum Tode Hahnemanns.

Dr. Hull veröffentlichte im Homœopathic Examiner (Band III, Seite 257, Sept. 1843) folgenden Bericht über Hahnemanns letzte Krankheit:

Das ergreifende Ereignis erfolgte am 2. Juli 1843 durch einen verschleppten Lungenkatarrh. Die Krankheit fing am 12. April an, zwei Tage, nachdem Hahnemann seinen 88sten Geburtstag noch bei bester Gesundheit und in froher Stimmung gefeiert hatte. Seit 20 Jahren befiel ihn jedes Frühjahr ein Luftröhrenkatarrh und er hatte sich immer selbst behandelt. Diesesmal setzte die Erkrankung gleichzeitig mit einem heftigen Durchfall ein, der seine Kräfte rasch erschöpfte. »Diesen Anfall werde ich nicht überleben, meine irdische Hülle ist verbraucht«, sagte Hahnemann zu seiner Umgebung gleich im Anfang der Erkrankung. Zuerst litt er nur unter geringen Beschwerden. Erst zwei Tage vor Eintritt des Todes steigerte sich die Schweratmigkeit anfallsweise bis zu anhaltender hochgradiger Atemnot. Der letzte Anfall dauerte ununterbrochen 13 Stunden lang und endete mit Ersticken.

Dr. Croserio schrieb an Dr. Hull über Hahnemanns Krankheit und Tod:

Wieviel Gleichmut, Geduld und unerschütterliche Güte trug Hahnemann während seiner letzten Krankheit zur Schau! Obgleich er eine sichere Vorahnung von seinem nahe bevorstehenden Ende hatte, entschlüpfte ihm keinerlei Aeußerung, die seine Frau hätte beunruhigen können. Er traf seine letzten Anordnungen mit größter Ruhe und umarmte jeden seiner Freunde zärtlich, so wie man es bei einem letzten Abschied gewöhnt ist, aber mit standhaftem Gleichmut. Um 5 Uhr morgens trat der Tod ein. Zwei Stunden später besuchte ich seine ehrwürdigen Ueberreste. Der Tod konnte nicht das geringste von der engelgleichen Güte wegnehmen, die seinem Gesichtsausdruck eigen war.

Dieses Urteil wird durch das Gemälde »Hahnemann auf dem Totenbett« bestätigt.

### Dr. Rummel's Gedicht zu Hahnemann's Tod!

(Allg. hom. Ztg. 1844, 25. Band, Seite 7.)

Du willst schon schlafen, müder Wahrheitspfleger?
Des neuen Lichtes Strahlen röthen kaum
Der alten Nächte tiefsten Wolkensaum
Und Deine Freunde schleichen träg und träger.

Steh' auf als vaterlandsvertriebner Kläger,
Und donn're aus dem selbstzufriednen Traum
Sie auf von der Gewohnheit liebem Flaum,
Daß sie erwachen munterer und reger!

Tritt zu den Feinden mit der Zornesmiene,
Mit der Du: »Menschenmörder!« riefst, heran,
Ein Hamletsgeist, ein Schrecken selbst für Kühne;
Zerstöre ihren Dünkel, ihren Wahn! —
Dann reiche Deine kalte Hand zur Sühne
Und schlafe, wie Du jetzt zu früh getan!

R.

Einbalsamierung Hahnemanns.

In den Büchern der zur Zeit der Wiederausgrabung der Leiche Hahnemanns noch bestehenden Firma Gannal fand man unter dem 3. Juli 1843 den Eintrag: »Einbalsamierung des Dr. Hahnemann 2000,00 Frcs.«

Anlage 173.

## Die Beerdigung Hahnemanns.

Dr. Süß-Hahnemanns Brief vom 24. Juni 1896 an Dr. Platt aus Philadelphia:

Mein Großvater hatte das ärmlichste und gemeinste Begräbnis. Er wurde sehr früh morgens begraben; unglücklicherweise regnete es die ganze Zeit. Als die Leichenträger den Sarg die Treppe hinabtrugen im Hotel der rue de Milan, ereignete sich bereits eine peinliche Auseinandersetzung zwischen Madame Hahnemann und den Männern. Diese hatten den schweren Sarg zu schnell auf eine der Treppen gestellt und Mad. Hahn. fürchtete nicht etwa, daß der Sarg, sondern daß der Treppenaufgang dadurch beschädigt werden könne. Sie äußerte also mehr Besorgnis für letzteren als für den Sarg. Wir alle gingen zu Fuß hinter dem Leichenwagen — ein sehr ärmlicher Aufzug — nach dem Montmartre. An dem offenen Grab angekommen, ereignete sich eine weitere Störung. Es war eine alte Backsteingruft, die schon 2 Särge enthielt. Ich vergewisserte mich, daß ein Sarg die Leiche eines Monsieur Gohier, der andere diejenige eines Monsieur Lethière enthielt. Meines Großvaters Sarg war zu groß und wollte nicht ins Grab hineingehen. Die Männer versuchten eine Zeit lang ihn gewaltsam hineinzuzwingen. Zuletzt waren sie genötigt, den Steindeckel abzureißen, und so kam endlich der arme Hahnemann zu Ruhe und Frieden. Das Grab ist das von Nr. 8....

Schon in einem Aufsatz vom 26. Septbr. 1864 in der Allg. hom. Ztg., 69. Band, Seite 103, schrieb der Enkel Hahnemanns aus London:

.... Die große Zuneigung, welche die Gattin vorgab zu ihrem lebenden Gatten zu besitzen, verschwand sogleich nach dessen Tode. Der unsterbliche Begründer der Homöopathie wurde wie der ärmste Schlucker früh kurz nach 5 Uhr begraben; ein ganz gewöhnlicher Leichenwagen fuhr den Leichnahm fort und ihm folgten zu Fuß nur seine Frau, seine Tochter, die verwitwete Frau Dr. Süß mit ihrem Sohne und ein Dr. Lethière. Der Sarg wurde von seiner »getreuen« (Im Original in Anführungszeichen. D. V.) Gattin in ein altes Grabgewölbe beigesetzt, wo Madame Hahnemann bereits zwei alte »Freunde« (Anführungszeichen ebenfalls vom Enkel. D. V.) aufgehoben hatte. — Hahnemanns Wunsch, auf seinem Grabstein die Worte »Non inutilis vixi« aufgeschrieben zu haben, ist somit bis zum heutigen Tage noch nicht erfüllt worden, ebensowenig wie sein heilig gegebenes Versprechen, die seiner Tochter vermachten Krankenjournale, welche ihm von derselben geliehen waren, wieder nach seinem Tode zurückzuerstatten, nur im Geringsten berücksichtigt worden ist . . . . . .

---

Der Besitzer des Hotels Richmond in rue de Helder 11 sagte aus, daß hier in diesem Hause Hahnemann bis kurz vor seinem Tod gewohnt, daß er aber in Nizza gestorben sei!

## 20. KAPITEL.

## Hahnemanns Persönlichkeit.

### Anlage 174.

#### Seine Physiognomik (Gesichtsdeutung).

Von C. Bessonnet-Favre.
(In L'Homœopathie Française, Revue Mensuelle 1912, Nr. 1.)

Wir entnehmen der Abhandlung folgende Ausführungen:

Hahnemanns Physiognomie enthält alle Anzeichen einer hervorragenden selbstsicheren Intelligenz, eines unbeugsamen Willens und einer unbezähmbaren Energie. Das Studium des Schädels, des Gesichts und der Hand dieses ausdauernden Arbeiters erklärt die Genauigkeit, die Kühnheit und die Einheit seines Systems . . . . .

Nach eingehender Darlegung des Lebensgangs und des Lebenswerks Hahnemanns fährt der Verfasser fort:

Dadurch, daß die Natur den Typus Hahnemann verwirklicht hat, scheint sie sich in ihrem Werk gefallen zu haben; sie hat ein schönes, harmonisches, ideales Wesen geschaffen. Das Leben mit seinen Widersprüchen, die Gesellschaft mit ihrem Zwang haben diesem Gesicht ihr Siegel aufgedrückt; der Skeptizismus der Zeit hat die Ausdehnung seines Genies eingeschränkt. Von dem unendlich Großen ging er zum unendlich Kleinen über und sein ursprünglicher Typus veränderte sich, indem er besonders Energie, gesunden Menschenverstand und das Gleichgewicht des positiven Menschen hervortreten läßt.

Wenn ich die verschiedenen Bildnisse Hahnemanns untersuche, bin ich von dem auffallenden Unterschied des Schädels und des Gesichts überrascht: der Schädel ist groß, das Gesicht zusammengerafft. Ohne das feste und viereckige Kinn, welches es länger macht, wäre das Gesicht kurz, es ist ein kurzer Abstand zwischen der Wurzel der Nase und den Lippen.

Die Wölbung der Hirnschale zeigt mystisches Streben an; schnelles Auffassungsvermögen offenbart sich durch das Vorspringen der Augenbrauenbogen, während Kompositions- und Konstruktionsvermögen durch die Entwicklung der Stirne in der Höhe der Stirnbeinnaht ausgedrückt ist.

Auffassungs- und Kombinationsvermögen halten sich das Gleichgewicht. Die leichte Depression des mittleren Teils der Stirne und die Entwicklung des Scheitels zeigen, daß das Reflexions- und Ausarbeitungsvermögen hinten sitzen, in der Gegend der Instinkte. Von da an gehen die Eindrücke und Ideen, wenn einmal der Kontrolle der Vernunft im Gehirn unterworfen, umgestaltet, ins Gleichgewicht gebracht, aber absolut daraus hervor.

Die vertikalen Runzeln, welche sich zwischen den dichten Augenbrauen kreuzen, sind Zeichen jener inneren Arbeit, die durch die Fähigkeiten des Zweifels und der Prüfung, die den Schädel an den Seiten über den Ohren verbreitern, noch langsamer und mühseliger werden. Intuitiv, wie seine hellen und leuchtenden Augen verraten, ist dieser Mann durch und durch Verstandesmensch; daher die Langsamkeit der geistigen Verarbeitung; trotz seiner mystischen Neigungen ist er ein Baumeister, ein Experimentator: deshalb ist sein System jeder Metaphysik bar. Die Metaphysik hätte Hahnemann zu einem Seher gemacht; seine mit Überlegung handelnde Wißbegierde hat ihn zum Schulmeister gemacht.

Er war zu ehrgeizig, um sich in eine Träumerei zu verlieren; er war zu eigensinnig und zu halsstarrig, um auf den gebahnten Wegen zu gehen. Wenn er einer Tradition folgte, so sollte sie ewig sein; wenn er eine Lehre aufstellte, so beanspruchte er, daß sie eine solche sein sollte, daß man sie leugnen, aber nicht diskutieren könnte.

Seine feine, kurze, leicht gebogene Nase hätte ohne die offenen und vibrierenden Nüstern (Nasenlöcher) das strenge Aussehen des Raubvogelschnabels. Diese Nüstern atmen das Leben ein, wie die klaren Augen das Licht ausstrahlen: Es sind jene Nüstern und Augen, die dem Gesicht eine offenbare Gutmütigkeit verleihen und das Gesicht trotz seiner Härte sympathisch machen.

Die Oberlippe ist schmal, scharf umrissen, ein bißchen stolz; wie mit einem Anflug von Spott stützt sie sich auf die wohlwollendere und fleischigere Unterlippe, welche den Mund mit den geschlossenen Ecken zu einem Lächeln zwingt. Ein Grübchen gräbt sich in die Wange mit den vorspringenden Oberbacken; es liegt eine Lebensfreudigkeit in dieser amüsanten Gestaltung, aber das volle, eigensinnige, fast unbewegliche Kinn zeigt, daß der Wille stets die Instinkte zurückgehalten und die Begierden verdrängt hat. Von da an ist das Grübchen in der Wange nur noch ein Zeichen des Zwangs; die Falte, welche von dem Nasenflügel ausgeht und die sich natürlich durch die Bewegungen des Risorius (Lachmuskel) eingräbt, gibt diesem Gesicht den Ausdruck milder Bitterkeit und gelassener Melancholie des Weisen, der nicht geboren ward, um nicht zu leben, und der sich dazu genötigt sieht, sei es aus Not, sei es aus Stolz.

Das niedere, abstehende, offene Ohr bestätigt durch seinen schweren Lappen das Vorhandensein von Begierden und Neigungen, welche die Vernunft beherrscht hat. Hahnemann hat es verstanden sich zu bezähmen, und das ist es, was ihm ermöglicht hat, die Umstände zu beherrschen und die Menschen zur Achtung vor seinen Ideen zu zwingen.

Seine Hand ist nicht groß, man könnte sagen, fast eine Frauenhand; die sehr verschieden geformten Finger sind kurz, hager, ausdrucksvoll: es ist eine intelligente Hand, die Persönlichkeit hat. Leider habe ich nur den Abdruck des Handrückens; wenn ich nach dem Heraustreten (Vorspringen) der Sehnen und den Knöcheln urteile, so sollte das Innere der Hand flach sein, aber welche Linien waren eingegraben? Es wäre interessant sie zu untersuchen. Der Daumen verrät außerordentliche Kraft und lange Lebensdauer, die ich an andern Händen von Greisen, die mit unüberwindlicher Energie begabt sind, beobachtet habe. Das erste Glied lang, breit mit gerieffeltem, kurz abgeschnittenem und tief in die faltige, sich aufblähende Haut eingesenkten Nagel, besitzt ein knotiges und kräftiges Gelenk, was das absolute Zeichen jenes physiologischen, brutalen, unbewußten Willens ist, der sich aus eigenem Antrieb gegen jede Beeinflussung, gegen die Herrschaft anderer und gegen das geringste Unternehmen der Gesellschaft, in der man lebt, verteidigt.

Das zweite Glied, dasjenige, welches die Lebenslogik des Temperaments zu erkennen gibt, ist übermäßig lang. Mit einem solchen Daumen zögert ein Mensch nie, weder beim Angriff noch bei der Verteidigung; er ist des Sieges über alle Widerstände und Schwierigkeiten sicher.

Der etwas dicke Zeigefinger neigt sich gegen den Mittelfinger, gleichsam um dort eine Stütze zu suchen; er hat einen konischen, fast spindelförmigen Nagel, was auf idealistische Bestrebungen schließen läßt, welche die Starrheit des Daumens in Abrede stellt. Der Mittelfinger ist stark, sein Glied mit dem Nagel ist rund, es ist ein kräftiger und gewöhnlicher Finger. Der Ringfinger ist glatt; er ist so lang wie der Zeigefinger, was stets ein Zeichen von persönlichem Gleichgewicht durch den Willen und von Beherrschung der Umgebung durch innere Harmonie oder durch fatalistische Gleichgültigkeit ist. Der Nagel ist viereckig, hoch und breit, was praktischen Sinn und eine etwas egoistische Eigenart bedeutet. Der kleine Finger ist fein; sein für eine Manneshand außerordentlich kleiner Nagel ist oval, spindelförmig und von vollkommener Form, es ist ein Kindernagel, der Nagel des schelmischen kleinen Fingers, der dem, der ihn anhört, alles sagt. Hahnemanns kleiner Finger spricht zu dem Beobachter, um ihn ästhetische Koketterien und seelische Feinheiten vermuten zu lassen, die ihm bis dahin nichts geoffenbart hatte.

Wenn Hahnemann ein Franzose gewesen wäre, so hätten sich die Gaben innerer Erleuchtung, schwärmerischer Phantasie und vergeistigender Schöpferkraft, welche die Natur in seiner Persönlichkeit zum Ausdruck gebracht hatte, noch mehr befestigt; aber im Kind

Sachsens mußte sich die Anlage zum Grübeln, das Genie eines planvollen Baumeisters und Forschers nach Geschmack und Wahl entwickeln. Dies war mehr noch eine Frage der Abstammung als der Verhältnisse.

## Anlage 175.
### Graphologisches Urteil.
(Leipz. Pop. Ztschr. f. H. 1897, 28. Jahrgang, Seite 141.)

Dr. H. Goullon-Weimar unterbreitete im Jahre 1897 mehrere Hahnemannsche Briefe, darunter einen solchen vom 21. April 1828 — natürlich ohne Namensangabe des Briefschreibers — dem Institut für Graphologie zu Erfurt und erhielt darauf folgende Auskunft:

Eingesandte Schriftprobe ist mindestens 60 Jahre alt. Dieselbe zeigt uns einen feinen Geist und einen mehr fein, als groß angelegten Charakter, mehr detaillirend als die Dinge engros nehmend. Der Charakter ist klar und maßvoll, die Stimmung meist gleichmäßig, doch bisweilen nicht ohne Schärfe, ja sogar rücksichtslos dareinfahrend.

Er vermeidet alles Unnötige, liebt auch knappe Ausdrucksweise, ist sparsam und einfach.

Dabei eine harmonische Natur, ruhig und kühl, Extravaganzen meidend, bedächtig und sinnig, natürlich, wohlwollend und höflich.

Im Ganzen offen, doch klug zurückhaltend und zuweilen verschlossen.

Bis ins Kleinste feiner Beobachter, sehr genau und pünktlich.

Rasches, instinktiv richtiges Urtheil, Scharfblick, Sorgfalt, Kritik, gern feilend.

Weder eitel, noch eingebildet, begabt mit Schönheitssinn, wenig Sinn für Äußeres und Repräsentanz.

Vorwiegend logisch entwickelnder, ausführender, ins Werk setzender Geist, geschäftig und nachspürend, rüstig einherschreitend.

### Benützung der Stahlschreibfeder durch Hahnemann.

Briefe des Inspektors Dellbrück an seinen Schwiegervater Hahnemann.

† Stötteritz, 23. Okt. 1833.

Ich übersende Ihnen einstweilen nur eine Stahlschreibefeder und zwar mit dazu geeignetem Tintenpulver, welches eine, ganz für sich allein zu fabrizirende Tinte giebt; denn die gewöhnliche ruinirt sie schon nach kurzem Gebrauch. Die Feder kostet —: 6 Gr. —

† 24. Nov. 1833:

...Wenn Ihnen die Metallfeder zugesagt haben sollte, so dürfen Sie mir nur ferneren Auftrag dazu geben — 14 Groschen Vorschuß haben wir bereits.....

† Stötteritz, 30. Aug. 1834:

...Auf den Fall, daß mit dem Worte »Stahlfedern« Stahlschreibefedern gemeint sind, sende ich Ihnen aus Mangel an Vorrat nur 6 Stück, welche 1 Rthl. kosten; sie sind von Mag. Steyr im großen Joachimsthale.....

Man meynt, es wäre besser, wenn Sie Ihre Biographie selbst schrieben, damit eine richtige Lebensgeschichte von Ihnen vorhanden wäre, und dann würde auch Ihr Bild dabey vorgebunden, rasch verbreitet werden. Denn wie sehr verschieden weichen die Biographien über große Männer von einander ab.

Dr. Schweikert schreibt an Hahnemann:

† Leipzig 2/2 1835:

.... Die längst gepackten, aber bisher leider vergessenen Stahlfedern folgen endlich hier, verbrauchen Sie sie gesund im Dienste der leidenden Menschheit als Hoherpriester im Tempel Aesculaps ......

### Zur Geschichte der Stahlfedern.

Der Erfinder der so unentbehrlich gewordenen Stahlfeder war ein Königsberger Lehrer namens Bürger. Er fertigte 1808 die ersten metallenen Schreibfedern, die er als »Federschnäbel« anpries. Der Engländer Perry aus Birmingham machte sich 1830 diese Erfindung zunutze und ließ sie sich patentieren. Perry wurde Millionär und Bürger starb im Armenhaus.

## Anlage 176.

### Hahnemanns Urteil über Kant und andere Philosophen.

(Leipz. Pop. Ztschr. f. H. 1880, 11. Jahrgang, Seite 46/47.)

Aus einem Brief an Herrn v. Villers:

Torgau, 30. Jenner 1811.

.... Ich wußte längst, daß Sie unsern Kant Ihrem Frankreich genießbar gemacht hatten, habe aber nicht bedacht, welche ungeheure Anstrengung Ihnen nur allein das Verstehen seiner Kritik der reinen Vernunft gekostet haben mag, da viele deutsch geborene Gelehrte ihn nicht penetriren, nicht verstehen konnten — geschweige noch die Übertragung Kants in eine Sprache, die solcher Ausdrücke gar nicht fähig schien. Dieß ist nun zum Wohle der Menschen geschehen, aber nun müssen Sie auch, was Sie durch diese und ähnliche Arbeiten an Ihrer Gesundheit litten, womöglich ganz wieder zu ersetzen suchen. Die Welt bittet Sie darum durch mich.

Ich verehre Kant sehr, vorzüglich deshalb, weil er die Grenzen der Philosophie und alles menschlichen Wissens da verzeichnete, wo die Erfahrung aufhört. Wenn der übrige Theil des von ihm Gedachten und Geschriebenen aber noch etwas klarer und deutlicher sich vor seinem inneren Blicke entfaltet gehabt hätte, so würde er, deucht mich, sich nicht in die Wolken oft so dunkler Phrasen haben einhüllen dürfen. Die ganz reife Philosophie, glaube ich, mußte wohl wenigstens jedem Gebildeten leicht verständlich sein, so verständlich, daß an keinen Mißverstand zu denken wäre. Doch, meine Geringfügigkeit glaubt dieß nur, vielleicht habe ich Unrecht. Deshalb ist mir auch Plato nur da etwas werth, wo er ganz verständlich ist und einleuchtend spricht.

Hätten die sogenannten Philosophen, die auf Kant folgten, nicht noch mystischer geschrieben, und die Phantasie nicht so viel dichten lassen, hätten sie mit einem Worte sich, wie Kant wollte, blos innerhalb der Grenzen der Erfahrung gehalten, so würde ich jetzt auch mit meiner Umformung der Arzneikunde keinen so harten Kampf haben ......

## Anlage 177.

### Hahnemann über religiöse und allgemeine philosophische Fragen.

Freiherr von Gersdorff schreibt an Hahnemann:

† Eisenach, den 7. April 1832.

Ich hoffe in Rom unsere liebenswürdige Herzogin Julie v. Köthen zu sehen und darf wohl Empfehlungen von Ihnen ausrichten? Katholisch werde ich nicht, da ich am Liebsten nicht Protestantisch wäre und mir mit Ihnen der Deismus in einem höhern Sinn, als ihn die darnach benannte Sekte kennt, am Meisten entspricht....

Ihr getreuer Freund u. Gevatter

A. Freih. v. Gersdorff.

---

Hahnemann an Stapf:

† Köthen — ohne näheres Datum, aber etwa 1826. D. V.

Eine erwünschte Erscheinung ist mir die deutsche Übersetzung von Confucius' Schriften von Schott aus dem Chinesischen.... Da ist göttliche Weisheit zu lesen, ohne Wunder — Fabel und ohne Aberglauben. Es ist ein wichtiges Zeichen der Zeit, daß Confucius bei uns nun kann gelesen werden. Ihn selbst werde ich im Reiche der glücklichen Geister nun bald umarmen, den Wohlthäter der Menschheit, der uns den geraden Weg zur Weisheit und zu Gott führte, schon 6½ hundert Jahre vor dem Erzschwärmer (Christus. D. V.).....

† Köthen, 19. Juli 1827.

Die mir gefälligst überschickte Insektenkunde ist ein schönes Buch und ich glaube schwerlich eine bessere Auskunft (so dunkel diese auch ist) über das fliegenartige Fortbewegen der Spinnen in der Luft wagrecht hin und in die Höhe erhalten zu können. Wenn dieser einzige Zweig der Naturgeschichte (die Insektenkunde) nicht schon eine untrügliche Offenbarung von Gottes Weisheit, Macht und Güte — kurz alles darlegt, was zur freudigsten Vollbringung seines in unserem Gewissen laut werdenden Willens jeden gutartigen Menschen treibt — wenn nicht hieraus schon die wahre Religion zu erlernen ist, so bin ich am Geiste blind gewesen.

Nun das Buch von Wild!... Das ist ja ein uns ganz noch unbekanntes Fragment vom trefflichen Reimarus*). Nichts ist uns davon bekannt als in der Mitte der Durchgang Mosis durchs rothe Meer. Das alte Testament ist da gehörig gewürdigt...

O Gott, daß die Wahrheit und Vorurtheilslosigkeit so selten anzutreffen ist und sich so verkriechen muß, vor dem unbesonnenen Bienenschwarme der Weltlinge! die ihrer Thierheit fröhnen bis zum letzten Athemzug und doch eine ewige Glückseligkeit auf dem unrechten Wege erschleichen wollen. Sehen Sie ja zu, daß Sie mir die sämmtlichen Fragmente durch Wild verschaffen, sie mögen kosten, was sie wollen.......

† Köthen, den 14. Jan. 1828.

Die Erwerbung der Fragmente macht Ihnen sehr viel Mühe, was ich bedaure. Gerade das wird von den Augen der Menschen entfernt, woraus Wahrheit in ihre Augen strahlen und sie auf sich selbst und auf das einzige große All hinweisen könnte, in dessen steter Gegenwart sie genöthigt wären, vollkommen gut zu sein, weil nichts sie aus der Hölle ihres Gewissens erretten kann, wenn sie in der Allgegenwart ihres höchsten Wohlthäters ihre Bestimmung vergessen und die Befriedigung der Neigungen ihrer Thierheit vor seinem Beifalle vorziehen. Es kann unmöglich in rerum natura etwas geben, was den Unmoralischen glücklich (seelig) machen könnte — es ist ein Widerspruch in sich selbst. Und wehe den Verführern, die dem Unmoralischen dennoch Glückseligkeit mit solcher Zuversicht verschaffen zu können vorspiegeln; sie mehren nur dadurch die Zahl der menschlichen Teufel, richten unaussprechliches, unzählbares Elend unter den Menschen an. Die allgütige Gottheit, die

---

*) Reimarus, Hermann Samuel (geb. 22. Dezbr. 1694, gest. am 1. März 1768), veröffentlichte als gründlicher Philolog und besonders auch intimster Kenner des Hebräischen eine »Abhandlung von den vornehmsten Wahrheiten der natürlichen Religion« (Hamb. 1754); ferner »Vernunftlehre« (1756). Die in diesem Werke aufgestellten Regeln erweiterte er in den »Fragmenten«, die Lessing dann in den Jahren 1774, 1777 und 1778 als von einem »Ungenannten« stammend herausgab.

das unendliche All beseelt, lebt auch in uns und gab uns zur höchsten, unschätzbarsten Aussteuer die Vernunft und einen Funken von Heiligkeit in unser Gewissen — aus der Fülle ihrer eigenen Moralität — den wir nur zu hegen und durch stete Wachsamkeit über unser Thun anzufachen nöthig haben, damit er unser ganzes Wesen durchglühe und damit in allen unsern Handlungen sichtbar werde, daß reine Vernunft unsere Thierheit unerbittlich streng beherrsche, um den Zweck unseres Daseins hienieden vollkommen zu erfüllen, wozu die Gottheit uns hinreichende Kräfte verlieh......

† Köthen, den 24. März 1828.

... Groß sind die Natur-Wunderwerke des Herrn der Schöpfung, unermeßlich seine Weisheit, Kraft und Güte. Ich hoffe, daß Sie in Mohrenzolls Bücherversteigerung des durch Aberglauben unbestechlichen Reimarus Fragmente glücklich erlangen werden....

† 10. April 1828.

.... Giebt es wohl eine größere Glückseeligkeit als wohlthätig sein? Auch von hinnen geschieden, wird das alle Wesen beglückende, große, einzige, unendliche Wesen uns anweisen, in fernerem Wohlthun uns seiner Vollkommenheit und Seeligkeit zu nähern und ihm ähnlicher zu werden in alle Ewigkeit ...

---

Aus einem Brief Hahnemanns an einen Kranken vom 16. Okt. 1830:

Theilen Sie Ihre Stunden sorgfältig ein. Jede verlorne (nicht zu unserm und anderer Besten verwendete) Stunde ist ein unersetzlicher Verlust, den ein zartes Gewissen nie verschmerzen kann.

Nichts haben wir mehr zu bewachen und zu zügeln als unsre körperlichen Neigungen, die der Phantasie mit eingeschlossen. Was Thier an uns ist, bedarf steter Aufsicht und so strenge unnachsichtliche Beherrschung, als nur unsre Vernunft Kraft besitzt; bloß dieser stete Sieg macht uns glücklich durch ein wohlthätiges, erhabenes Bewußtsein — wir fühlen dann, daß wir in der Freundschaft des Einzigen ruhen ...

Verlangen Sie eine andere Religion? Es giebt keine andere. Alles übrige ist elendes, erniedrigendes Menschenmachwerk, voll Aberglauben — wahre Verderbniß der Menschheit ....

## Anlage 178.

### Hahnemanns Auffassung von seiner Lebensaufgabe als einer gottgewollten.

Hahnemann an Stapf:

† Köthen, den 15. April 1827.

Ich erkenne mit lebhaftem Danke die unendliche Gnade, mit welcher der einzige große Geber alles Guten mich unter allen Anfällen feindlicher Menschen noch bei Kräften und frohem Muthe bis hieher erhalten hat und habe hienieden keinen andern Wunsch mehr als noch das Gute, was das höchste Wesen mich noch zur Linderung der Leiden der Menschen finden ließ und — ich kann wohl sagen — offenbarte, auch der Welt auf eine würdige Weise vorlegen zu können. Dann will ich gern sterben ......

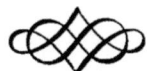

# 21. KAPITEL.

## Hahnemann als Arzt.

### Anlage 179.

### Die Heilkunde zur Zeit Hahnemanns.

Professor Kußmaul schreibt in seinen »Jugenderinnerungen«:

Es herrschte zu Anfang des 19. Jahrhunderts eine wilde Gährung. ... Es ist ein heikles Thema, woran ich mich wage, aber ich darf's nicht umgehen, wenn ich schildern will, wie die ärztliche Praxis in meiner Jugend ausgeübt wurde. Wem davor graut, mag das Kapitel überschlagen.

Und Professor Puchelt, der Lehrer Kußmauls, schildert die ganze Zerfahrenheit im ersten Viertel des 19. Jahrhunderts in folgenden Sätzen:

Jetzt (1819) leben wir in einer Zeit, in welcher sich die mehrsten Systeme verschmolzen und vereinigt haben. ... Die ausleerende und reizende, schwächende und stärkende und viele andere sich entgegengesetzte Curmethoden stehen in der allgemeinen Therapie friedlich nebeneinander und beschränken sich wechselweise, von einer jeden machen unsere unterrichteten Zeitgenossen in den verschiedenen Krankheiten Gebrauch, wenn auch der eine diese mehr liebt als jene.

Dieses Geständnis der Zerfahrenheit in der medizinischen Wissenschaft wirkt um so schlagender, wenn man sich die Aufeinanderfolge der verschiedenen Systeme, so weit sie sich allgemeinere Beachtung errungen hatten, vor Augen hält.

L. Hoffmann (1721—1807) fand, daß die meisten Krankheiten durch verdorbene und saure Säfte entstehen, die deshalb aus dem Körper entfernt oder durch geeignete »antiseptische« und »versüssende« Mittel verbessert werden müßten.
Stoll (1742—1788) lehrte, daß die Krankheiten dem Einfluß einer hervorstechenden Konstitution unterworfen seien, die »durch die stehenden Witterungs- und epidemischen Fieber« bestimmt würde. Die gastrischen Unreinigkeiten, besonders die Galle, seien an den meisten Krankheiten schuld, sie müßten daher durch Brech- und Abführmittel entfernt werden. Daneben sei eine Bekämpfung »verborgener Entzündungen« nötig, die bei vielen Krankheiten eine große Gefahr bedeuten. — Welches Ansehen Stolls Lehren genossen, geht aus einer Äußerung von Dr. A. F. Hecker, dem späteren Verfasser des »Antiorganons«, hervor. Er und mit ihm viele seiner Zeitgenossen hielten »die glückliche Stoll'sche Methode« für eine der glänzendsten Verbesserungen der ärztlichen Kunst! Ein anderer Arzt bezeichnet Stoll als »den größten jetzt lebenden Kliniker«.
Joh. Kämpf (1726—1787) behauptete, daß die meisten Krankheiten ihren Sitz im Unterleib haben und durch »Infarkte« veranlaßt werden. Zur Beseitigung dieser Infarkte wurden Klistiere empfohlen, denen Abkochungen von Löwenzahn, Kamillen, Roggen- und Weizenkleie und andere »passende Kräuter« zugesetzt wurden. Ein Arzt seiner Zeit bekennt, er habe Kranke kuriert, denen er 5000 Darmklistire verabfolgt habe, bevor es ihm gelungen

sei, »den Infarktus« völlig los zu werden. »Oft wird die Arbeit und Geduld eines Herkules erfordert,« schreibt Oberhofrat und erster Leibarzt Dr. Kämpf, »um dergleichen zum Erstaunen angehäuften, verjährten, unbändigen Unrat auszufegen und die versteinerten, gleichsam eingekeilten Ausartungen des Blutes zu überwältigen.« — Auch Kämpf's Lehre fand dankbaren Beifall unter den Ärzten. Seine Abhandlung wurde als ein Werk bezeichnet, auf das »die Deutschen stolz sein können«.

Gegen Ende der 90er Jahre verbreitete sich das Brownsche System über Deutschland. Sein Urheber, der Schotte John Brown (1736—1788), führte die Entstehung aller Krankheiten auf zwei Ursachen zurück: auf ein Übermaß von Erregung (Sthenie) oder auf einen Mangel an Erregung (Asthenie). Die Aufgabe des Arztes war demzufolge sehr vereinfacht: bei den auf übermäßiger Erregung beruhenden Krankheiten kamen »reizentziehende« Mittel zur Anwendung, wie Aderlaß, Brech- und Abführmittel, Schwitzmittel, Hunger- und Kaltwasserkuren, Pflanzennahrung, körperliche und geistige Ruhe; bei den asthenischen Krankheiten, die in der Mehrzahl sind, mußten erregende Mittel eingreifen: Wärme, Alkohol, frisches Fleisch, Gewürze, Moschus, Kampfer, Äther, Opium, körperliche und geistige Arbeit usw. Eine genauere Diagnose war nicht erforderlich.

Brown selbst sagte darüber: »So groß ist die Einfachheit, auf welche die Arzneikunde zurückgebracht ist, daß ein Arzt, wenn er ans Krankenbett kommt, nur drei Dinge ins reine zu bringen hat. 1. Ob die Krankheit allgemein oder örtlich sei; 2. wenn allgemein, ob sthenisch oder asthenisch; 3. von welchem Grade die Erregung sei. Hat er über diese drei Punkte sich Aufschluß verschafft, so bleibt ihm nichts übrig, als seine Heilanzeigen und seinen Kurplan festzusetzen und ihn durch die dienlichen Mittel auszuführen.«

Infolge dieser verblüffenden Einfachheit fand das Brownsche System eine begeisterte Aufnahme bei den Ärzten und ein ganzes Jahrzehnt stand der Brownismus in Deutschland in voller Blüte. Daß Hahnemann sein entschiedenster Gegner war und ihn aufs heftigste bekämpfte, haben wir an einer andern Stelle geschildert.

Gegen Ende des 18. Jahrhunderts gewann die von Schelling gegründete Naturphilosophie einen gewaltigen Einfluß auf die Medizin. Sie schritt hoch über alles niedere Denken hinweg und erfaßte und erklärte alle Erscheinungen aus dem Absoluten. Doch finden wir auch in ihr deutliche Anklänge an die Lehren Browns, in denen Schelling geradezu eine Bestätigung seiner Ideen zu finden glaubte.

Zu diesen vielen Systemen und Richtungen in der Medizin kam dann noch weiter die Lehre des Engländers John Hunter (1728—1793), der im Gegensatz zur Naturphilosophie durch seine induktive Forschungsweise besonders bei Entzündungen den Nachweis lieferte, daß die krankhaften Vorgänge physiologischen Gesetzen folgen, und schließlich der Franzose Broussais (1772—1838), der unter der Annahme, daß die meisten Krankheiten auf Blutanschoppungen und Entzündungen beruhen, die namentlich im Magen- und Darmkanal ihren Sitz haben, Blutentziehungen mit Hilfe von Blutegeln und Aderlässen forderte.

## Anlage 180.

### Hahnemann als Chemiker und Pharmazeut.

#### Über Mercurius solubilis Hahnemanni

urteilte Professor Gren (Crells Annalen I, c. II, S. 224):

»Durch Herrn Hahnemanns Mercurius solubilis wird das Problem des Herrn Macques, ein Quecksilbermittel zu erhalten, das zu gleicher Zeit sehr auflöslich ist ... und doch von aller Ätzbarkeit frei wäre, völlig gelöst. ... Meiner Meinung nach verdient der Merc. sol. ... vor dem versüßten Quecksilber Vorzüge.«

In »Recepte und Kurarten der Ärzte aller Zeiten« (Leipz. 1814, 2. Aufl., IV, 24) wird geurteilt:

»Eines der allerwirksamsten gelinden Merkurialpräparate verdankt die Kunst dem bekannten und dadurch unsterblichen Hahnemann.«

Und Kurt Sprengel nennt in seiner Geschichte der Arzneikunst (Halle 1828, V. Abteilung 2, S. 591)

»Hahnemanns Quecksilber, ein mildes, vorzügliches Präparat, dessen ausgezeichneter Nutzen sich später bewährt hat.«

## Aus Hahnemanns Apotheker-Lexikon

dürfen besonders hervorgehoben werden die Ausführungen über das Rezept, die erst viel später gesetzliche Vorschriften wurden; sodann bestimmte Forderungen über Behandlung und Aufbewahrung von Giften (»Giftverordnungen«), über Destillation im Dampfbad, Eindampfen von Extrakten im Wasserbad, namentlich aber die Bereitung von Tinkturen aus der frischen Pflanze, Aufbewahren stark riechender Stoffe, das Vorhandensein von Herbarien in jeder Apotheke zum Unterricht und zum Zwecke des richtigen Sammelns — kurz, eine Menge von Forderungen, die von tiefstem Einblick in die Verhältnisse nach der wissenschaftlichen wie nach der technisch-praktischen Seite zeugen und heutigentags gesetzliche Vorschriften geworden sind.

## Zeitgenössische Urteile
### über den Scheidekünstler und Pharmazeuten Hahnemann.

Außerordentlich günstige Urteile über die einzelnen Schriften und Übersetzungen Hahnemanns aus dem chemischen und pharmazeutischen Gebiete haben wir in den Anlagen 15, 17 und 33 mitgeteilt. Gleichsam zusammenfassend sollen hier die allgemeinen Anerkennungen seiner Verdienste um Chemie und Pharmazie angereiht werden.

Professor Crell kündigte das Erscheinen der Hahnemannschen Übersetzung von De la Metherie, »Über die reine Luft« in den Chemischen Annalen 1790, I, S. 85 mit der Bemerkung an:

Deutsche Naturkundige haben alle Ursache, mit Verlangen der Übersetzung entgegen zu sehen, welche wir von so einem Scheidekünstler als Herr Dr. Hahnemann ... nächstens zu erwarten haben.

Und als die Übersetzung erschienen war, hieß es ebenfalls in den Annalen (1792, I, S. 475):

Es ist Herr Dr. Hahnemann, ein Mann, der sich durch viele eigene, vorzüglich chemische Schriften und durch treffliche Übersetzungen wichtiger Werke der Ausländer um die deutschen Naturkundigen sehr verdient gemacht hat, wie bereits anerkannt ist.

Und in demselben Jahre wird er wiederum (Annalen I, 200) »dieser berühmte Scheidekünstler« und (1793, II, 124) »dieser verdienstvolle Arzt« genannt.

Professor Göttling führt in der Medic.-chir. Ztg. (1794, I, 111) Hahnemann und Gren als zwei Männer an, »denen die Scheidekunst schon so manche wichtige Entdeckung zu verdanken hat«.

Professor Scherer nennt ihn in seinem Journal der Chemie (1799, II, S. 402) den »verdienstvollen Hahnemann«, und Professor Tromsdorff im Journal der Pharmacie 1794, II, S. 48, »den würdigen Verfasser« (einer Abhandlung über die chemischen Untersuchungen des Weines). Und im Jahre 1795 urteilt derselbe, ebenfalls in dem genannten pharmazeutischen Journal (II, St. 2, S. 25):

»Wahr, unbezweifelt wahr ist es, daß die Pharmacie große Fortschritte gemacht hat; die Bemühungen eines Gren, Göttling, Hagen, Hahnemann, Hermbstädt, Heyer, Westrumb, Wiegleb und anderer sind nicht fruchtlos gewesen.«

In einer Übersicht über die Fortschritte der Chemie im 18. Jahrhundert zählt Prof. Gmelin (Crells Annalen 1801, I, S. 16. 17) die Leistungen Hahnemanns im einzelnen auf und hebt besonders noch seine Verdienste um die Verbesserung auch der Gerätschaften und des Verfahrens bei der Branntweinbrennerei und um die »Darstellung des Natrons« hervor.

Und noch im Jahre 1826 rühmt Professor Kraus in seinem »Medicinischen Lexikon« (S. 404):

Hahnemann ist ein anerkannt guter Pharmaceut und hatte sich als solcher durch Darstellung seines sogenannten Mercurius solubilis und zum Teil durch seine Abhandlung über Arsenikvergiftung, wenn gleich nach ihm diese Lehre um ein bedeutendes vervollkommnet ist, unverwelkliche Lorbeeren erworben.

## Anlage 181.

## Hahnemann und die Gesundheitspflege in der letzten Auflage des Organons.

Ein Jahr vor seinem Tode kennzeichnet er seinen Standpunkt in den §§ 77 und 204 noch als genau denselben, wie er vier Jahrzehnte zuvor gewesen war. In § 77 erwähnt er u. a. die Krankheiten der Menschen, die in ungesunden, vorzüglich sumpfigen Gegenden sich aufhalten,

nur in Kellern, feuchten Werkstätten oder anderen verschlossenen Wohnungen hausen, Mangel an Bewegung oder freier Luft leiden, sich durch übermäßige Körper- oder Geistesanstrengungen um ihre Gesundheit bringen, in stetem Verdruße leben u. s. w. Diese sich selbst zugezogenen Ungesundheiten vergehn ... bei gebesserter Lebensweise von selbst.

Und in § 204 weist er wieder hin auf »alle langwierigen Übel, Beschwerden und Krankheiten, welche von einer anhaltenden, ungesunden Lebensart abhängen«.

Auch dem Wechselfieber, das er in Siebenbürgen aus eigener Anschauung kennen gelernt hatte, sucht er in erster Linie durch Regelung der Lebensweise zu begegnen. In § 244 sagt er:

Die in Sumpf-Gegenden und solchen, die den Überschwemmungen oft ausgesetzt sind, einheimischen Wechselfieber, machten der bisherigen Arztwelt viel zu schaffen und doch kann auch an Sumpf-Gegenden ein gesunder Mensch in jungen Jahren sich gewöhnen und gesund bleiben, wenn er eine fehlerfreie Lebensordnung führt und nicht von Mangel, Strapazen oder zerstörenden Leidenschaften niedergedrückt wird. ... Zuweilen erfolgt bei diesen Kranken, wenn sie ohne Verzug die Sumpf-Gegend mit einer trockenen, bergigen vertauschen, anscheinend wieder Genesung, das Fieber verläßt sie, wenn sie noch nicht tief in Krankheit versunken sind. ...

Welche Bedeutung er der Diät bis zu seinem Tode beigelegt hat, geht aus der 6. Auflage des »Organons« hervor.

§ 208: es muß bei dem Kranken seine Lebensweise und Diät ... in Rücksicht genommen werden.

§ 244 fordert bei Wechselfiebern neben gehörigen Leibesbewegungen gesunde Geistes- und Körperdiät.

§ 259. Bei der so nöthigen als zweckmäßigen Kleinheit der Gaben, im homöopathischen Verfahren, ist es leicht begreiflich, daß in der Cur alles Übrige aus der Diät und Lebensordnung entfernt werden müsse, was nur irgend arzneilich wirken könnte.

§ 260 zählt dann in einer langen Fußnote alle Getränke und Speisen auf, die der chronisch Kranke vermeiden müsse:

Kaffee, feiner chinesischer und anderer Kräuterthee; Biere mit arzneilichen, für den Zustand des Kranken unangemessenen Gewächssubstanzen angemacht, sogenannte feine, mit arzneilichen Gewürzen bereitete Liqueure, alle Arten Punsch, gewürzte Schokolade ..., hochgewürzte Speisen und Saucen, gewürztes Backwerk und Gefrornes mit arzneilichen Stoffen, z. B. Kaffee, Vanille, u. s. w. bereitet, rohe, arzneiliche Kräuter auf Suppen, Gemüße, von Kräutern, Wurzeln, und Keim-Stengeln (wie Spargel mit langen, grünen Spitzen), Hopfenkeime und alle Vegetabilien, welche Arzneikraft besitzen, Selerie, Petersilie, Sauerampfer, Dragun, alle Zwiebel-Arten, u. s. w.; alter Käse und Thierspeisen, welche faulicht sind (Fleisch und Fett von Schweinen, Enten, Gänsen, oder allzu junges Kalbfleisch und saure Speisen); Salate aller Art, welche arzneiliche Nebenwirkungen haben, sind ebenso sehr von Kranken dieser Art zu entfernen als jedes Übermaß, selbst das des Zuckers und Kochsalzes, so wie geistige, nicht mit viel Wasser verdünnte Getränke.

## Anlage 182.

### Über den Mißbrauch abgezogener Geister, als Ursache böser Säfte und alter Geschwüre.

In »Anleitung, alte Schäden und faule Geschwüre gründlich zu heilen« (1784) schrieb Hahnemann:

Daß Übermaß in Branntwein und Liqueurs die menschliche Maschine so entsetzlich zerrütten, daß sie junge Personen selbst gar bald in halblebende Leichen verwandelt, sieht man täglich. Alle feinen Flüssigkeiten des Körpers werden durch die dadurch verursachte schnellere Bewegung des Blutes mit Gewalt ausgeführt und die Nervengeister zerstreut. Die verdickbaren Feuchtigkeiten des Körpers, die flüssige Gallerte wird dick und zäh, die Muskelfasern verkürzt und ihre Reizbarkeit zerstört. Besonders werden die Verdauungswerkzeuge eingeschrumpft, der Magen und die Gedärme werden wie gegärbt, unempfindlich, dickhäutig und verengert, die Abscheidungs- und Milchgefäße bis zur Verstopfung zusammen gezogen. Das ganze Verdauungsgeschäft sinkt zusammen. Kein Wunder, wenn dann äußerste Schwäche, Kraftlosigkeit, Verstopfungen, Geschwülste und böse Säfte erzeugt werden und daß alsdann auf leichte Veranlassungen bösartige Geschwüre entstehen.

Im Anschluß daran schildert Hahnemann die schädliche Wirkung des Alkohols an einem Einzelfalle. Ein durch Alkoholmißbrauch verarmter und körperlich heruntergekommener Töpfer wurde wieder gesund, als er im Armenhaus nur Wasser und dürftiges, trockenes Brot erhielt.

---

Auch in der Einleitung zum Organon (S. 40) wandte er sich gegen die »erregende und stärkende Cur-Methode« der alten Schule:

Hat sie wohl je die so häufige, von einem chronischen Siechthum erzeugte und unterhaltene, oder vermehrte Schwäche des Körpers durch Verordnung ätherischen Rheinweins, oder feurigen Tokayers, wie sie unzählige Mal versuchte, heben können? Die Kräfte sanken dabei ... allmälig nur desto tiefer, je mehr des Weins dem Kranken aufgeredet worden war, weil künstlichen Aufregungen die Lebenskraft Erschlaffung in der Nachwirkung entgegensetzt.

## Anlage 183.

### Hahnemann über die Tollwut.

Eingehend und wiederholt spricht sich Hahnemann in Übersetzungen und besonderen Abhandlungen, wie im »Freund der Gesundheit« über die zu seiner Zeit häufiger auftretende Tollwut der Hunde aus. Dreimal behandelt er diesen Gegenstand, zuerst im Jahre 1777 in seiner ersten Übersetzung aus dem Englischen: »Nugents Versuch über die Wasserscheu« (150 S.). Hahnemann war damals erst 22 Jahre alt und kaum 1 ½ Jahre Student der Medizin. Von eigenen Beobachtungen und Urteilen konnte also bei dieser Erstlings-Übersetzung keine Rede sein.

Anders in seiner Abhandlung über den »Biß von tollen Hunden«. Mit ihr leitete er 1792 seinen »Freund der Gesundheit« ein und offenbarte damit die große Bedeutung, die er dieser Frage beilegte.

Im Jahre 1803 kam er dann noch einmal auf sie zurück, indem er im Reichsanzeiger Nr. 71 »Gedanken bei Gelegenheit des im Reichsanzeiger 1803 No. 7 und No. 49 empfohlenen Mittels gegen die Folgen des Bisses toller Hunde« veröffentlichte.

Im »Freund der Gesundheit« schildert Hahnemann zuerst eindringlich die Folgen eines Bisses beim Menschen. Dann lehnt er es ab, auf die »unzähligen dagegen gerühmten Mittel« einzugehen, wobei er gesteht, »daß man keine zuverlässige Heilart kennt«. Nur einige Vorurteile wolle er aus dem Wege räumen. So vor allem den Glauben an die unbedingte Wirksamkeit der empfohlenen inneren Mittel. Dadurch werden »die besten äußern Vorbauungsmittel« versäumt; denn man unterlasse, den giftigen Speichel sofort aus der Wunde zu entfernen; bei sofortiger Entfernung könne die Hundswut auf einen solchen Biß nicht erfolgen. Sodann bestehe der Aberglaube, daß ein toller Hund nach dem Biß »binnen wenigen Tagen sterbe«; habe ein Hund zwar gebissen, sterbe aber nicht, dann sei er auch nicht toll gewesen. Auch dadurch werde die Anwendung geeigneter Mittel versäumt. (Hierfür gibt Hahnemann verschiedene Beispiele aus der medizinischen Literatur an.) Ein drittes Vorurteil sei, »daß das Wuthgift von tollen Hunden nur dann anstecke, wenn es durch einen Biß in die Wunde komme«. (Gegenbeispiele, wonach schon durch das Belecken der Oberhaut ohne jeglichen Biß die Wasserscheu übertragen werde.*) Hahnemann kommt daher zu folgenden Forderungen:

»Man geht am sichersten, den Biß eines ungereizten Hundes für den eines tollen zu halten und ihn so zu behandeln. Dieser Weg ist der sicherste, die Hundswuth zu verhüten.« Zweitens: »Man traue keinem Hunde, welcher ungereizt Hunde und Menschen beißt, und ein traurig wildes Aussehen hat.« Solche Tiere sollte man, als unnütz, sofort töten, was besser wäre, als einem wirklich tollen Hunde die Freiheit zu schenken. Gebissene Hunde nur einige Tage einzusperren, sei gefährlich; man müsse entweder auch sie töten oder wenigstens vier Wochen in sichere Verwahrung nehmen, da man Beispiele dafür habe, daß gebissene Hunde erst mehrere Wochen nach dem Bisse toll geworden seien.

Als Gegenmittel nach erfolgtem Biß empfiehlt Hahnemann:

»Man wäscht die Wunde sogleich mit Wasser aus, worein man viel Holzasche rührt, und wiederholt dieß oft und solange, bis der Wundarzt kommt.«

---

*) Die Ansicht Hahnemanns, daß die Übertragung der Hundswuth auch durch den Speichel und bloßes Belecken erfolgen kann, besteht heute noch zu Recht; nur wissen wir, daß ohne Verletzung, selbst wenn sie mit dem bloßen Auge nicht wahrnehmbar ist, das Krankheitsgift nicht in den Körper einzudringen vermag.

Von diesem fordert er, daß er die offene Stelle oder Wunde mit »aus kaustischer Lauge bereitetem Ätzstein so lange bedupft, bis ein Messerrücken dicker Schorf entsteht, indeß die hervorsiepernde Feuchtigkeit mit Löschpapier abgetrocknet wird.«

Ist kein Biß erfolgt, so muß doch die Hautstelle, die vom Geifer eines der Tollwut verdächtigen Hundes benetzt wurde, mit Aschenlauge gerieben und eine Stunde lang ununterbrochen damit abgewaschen werden. Will man ein Übriges tun, dann lege man auf diese Stelle noch ein blasenziehendes Pflaster.

Vor inneren, bisher bekannten Mitteln warnt Hahnemann. Und doch fügt er in einer Fußnote zu der selbstgestellten Frage: »Wo giebt es eine solche (helfende) Arznei?« die Bemerkung an:

Außer der Wurzel der Belladonna. — Sollte etwa ein sehr kräftiges, ohne Feuer bereitetes Extract des schwarzen Bilsenkrautes (Hyoscyamus) in gehöriger Menge als Pillen gegeben, dies vermögen? Eine Menge theoretischer Gründe lassen mich etwas ungemeines hoffen. Das Extract muß aber so kräftig seyn, daß schon zwei Gran einem Gesunden beschwerliche Zufälle, Betäubung u. s. w. verursachen.

Darf wohl diese Stelle als Beleg dafür angesehen werden, daß Hahnemann schon 1792 sich mit Arzneiprüfungen an Gesunden befaßt hat?

Den Schluß der Abhandlung bildet eine eingehende Beschreibung eines der Tollwut verdächtigen Hundes, vor dem man sich also zu hüten hat. Dem Aufsatz ist ein Titelkupfer, einen Hund im »zweiten Grad der Wuth« darstellend, beigegeben (siehe Band I, 7. Kapitel, Seite 59).

---

Die wirkliche oder eingebildete Tollwut der Hunde wurde trotz aller amtlichen Vorschriften nicht seltener. Vergebens war schon im Jahre 1757 die Tötung aller tollen und von solchen gebissenen Hunde durch eine preußische Verordnung (20. Februar) wie das Verbot jedes Kurierens toller Hunde ausgesprochen worden. Immer häufiger trat die Hundswut, oder, was man dafür hielt, auf, und infolgedessen wurden immer mehr Geheimmittel in den Zeitungen empfohlen. Die Kgl. Preußische Regierung kaufte sogar auf die Empfehlung einer Ärztekommission ein solches Mittel, das sich bei der Untersuchung als die sogenannte »Maywurm-Latwerge« entpuppte, vor der Hahnemann schon im Jahre 1791 in seiner eben besprochenen Abhandlung gewarnt hatte. Im Jahre 1803 wurden nun im »Reichsanzeiger« Nr. 7 und 49 zwei weitere Empfehlungen eines Heilmittels bei der Hundswut veröffentlicht. Hiergegen wandte sich Hahnemanns weiterer Aufsatz »Gedanken bei Gelegenheit des empfohlenen Mittels gegen die Folgen des Bisses toller Hunde« (Nr. 71). Er führte darin aus:

Die Häufigkeit der fälschlich für toll gehaltenen und erschlagenen Hunde (d. i. die Seltenheit wahrer tollen Hunde) und die Seltenheit der Ansteckung des wirklich wüthigen Speichels haben zu den tausend leeren Zeugnissen für die Verhütungskraft jener gepriesenen Arcanen den Stoff gegeben. Man sollte doch nun endlich einmal aufhören, auf solche Mittel Vertrauen zu setzen, denen man bloß eine (täuschende) Verhütungskraft nachzurühmen sich für berechtigt hält. ... Es kann kein Vorbauungsmittel der Hundswuth geben, was sich nicht zugleich als ein wahres, zuverlässiges Heilmittel der schon merklich ausgebrochenen Hundswuth beweiset und bewiesen hat. ... Man erfinde ein Mittel, was wenigstens zehn wirklich schon hundswüthige Menschen ohne Ausnahme gewiß und dauerhaft geheilt hat; dieß wird, dieß muß dann auch zugleich das beste Verhütungsmittel seyn, was aber diese Probe nicht besteht, kann auch in den Augen der Vernunft und in der Erfahrung sich nie als Vorbauungsmittel bewähren.

Hahnemann konnte auch 1803 kein solches, unbedingt zuverlässiges Heil- und Vorbauungsmittel angeben. Ihm war es vor allem darum zu tun, vor den vielen wert- und wirkungslosen Mitteln, die angepriesen wurden, zu warnen. Über seine Schutz- und

Heilmaßregeln vom Jahre 1792 sind wir aber auch heute noch nicht merklich hinausgekommen. Denn die Pasteursche Impfung, die vielfach gepriesen wurde, hat bereits sehr gewichtige Gegner gefunden.

## Anlage 184.
### Hahnemann und die Psycho-Therapie.

Gelegentliche Äußerungen Hahnemanns über die Wirkung seelischer Einflüsse finden sich in zahlreichen Stellen seiner Schriften und Briefe, nirgends aber so zusammenhängend und ausführlich, wie im Organon:

§ 208 lautet:

Nächstdem muß das Alter des Kranken, seine Lebens-Weise und Diät, es müssen seine Beschäftigungen, seine häusliche Lage, seine bürgerlichen Verhältnisse u. s. w. in Rücksicht genommen werden, ob diese Dinge zur Vermehrung seines Übels beigetragen, oder in wiefern alles dieß die Cur begünstigen oder hindern könnte. So darf auch seine Gemüths- und Denkungs-Art, ob sie die Cur hindere, oder ob sie psychisch zu leiten, zu begünstigen oder abzuändern sei, nicht aus der Acht gelassen werden.

Und § 224:

Ist die Geistes-Krankheit noch nicht völlig ausgebildet und es wäre noch einiger Zweifel vorhanden, ob sie wirklich aus Körper-Leiden entstanden sey, oder vielmehr von Erziehungsfehlern, schlimmer Angewöhnung, verderbter Moralität, Vernachlässigung des Geistes, Aberglauben oder Unwissenheit herrühre; da dient als Merkmal, daß durch verständigendes, gutmeinendes Zureden, durch Trostgründe oder durch ernsthafte und vernünftige Vorstellungen dieselbe nachlassen und sich bessern, dagegen aber wahre, auf Körper-Krankheit beruhende Gemüths- oder Geistes-Krankheit schnell dadurch verschlimmert, Melancholie noch niedergeschlagener, klagender, untröstlicher und zurückgezogener, so auch boshafter Wahnsinn dadurch noch mehr erbittert und thörichtes Gewäsch offenbar noch unsinniger wird.

In § 226 heißt es weiterhin:

Bloß diese, durch die Seele zuerst angesponnenen und unterhaltenen Gemüths-Krankheiten, lassen sich, so lange sie noch neu sind und den Körper-Zustand noch nicht allzu sehr zerrüttet haben, durch psychische Heilmittel, Zutraulichkeit, gütliches Zureden, Vernunftgründe, oft aber auch durch eine wohlverdeckte Täuschung, schnell in Wohlbefinden der Seele (und bei angemessener Lebensordnung, auch scheinbar in Wohlbefinden des Leibes) verwandeln.

In § 228 führt er ferner aus:

Bei den durch Körper-Krankheit entstandenen Geistes- und Gemüths-Krankheiten, welche einzig durch homöopathische, gegen das innere Miasm gerichtete Arznei, nächst sorgfältig angemessener Lebensordnung zu heilen sind, muß allerdings auch, als beihülfliche Seelen-Diät, ein passendes, psychisches Verhalten von Seiten der Angehörigen und des Arztes gegen den Kranken sorgfältig beobachtet werden. ...

Und § 229 enthält den bemerkenswerten Satz:

Immer müssen Arzt und Aufseher den Schein annehmen, als ob man ihnen Vernunft zutraue.

## Anlage 185.

### Urteile über Hahnemann als Arzt aus seiner vorhomöopathischen Zeit.

Wie Hufeland über Hahnemann urteilte, haben wir schon im 12. Kapitel gesehen. Aber auch andere unparteiische Stimmen lassen keinen Zweifel darüber, daß Hahnemanns Name schon früh einen guten Klang in der Ärztewelt besaß.

Die angesehene Medic.-chir. Zeitung schreibt im Jahre 1799: »Hahnemann hat sich als ausübender Arzt einen Nahmen in Deutschland erworben.« Und im Ergänzungsheft VII derselben Zeitschrift (S. 307) wird er ein Arzt genannt, »dem wir schon so manchen schönen Beytrag zur Vervollkommnung unserer Wissenschaft schuldig sind«.

Die »Allgemeinen medic. Annalen des 19. Jahrhunderts« (Novemberheft 1810) bezeichnen ihn als einen Mann; »welcher seit länger als 20 Jahren als denkender Arzt und guter Beobachter bekannt ist ... und dabei seinen Ruf als geschickter und glücklicher Praktiker fortdauernd erhalten hat«.

Als im Jahre 1798 in Mitau eine provisorische Universität errichtet werden sollte, nannte die Med.-chir. Ztg. (IV, 192) Hahnemann in Königslutter als ersten Anwärter für die medizinische Fakultät. 1800 bezeichnete ihn Daniels (Hufelands Journal, Band 9, St. 4, Seite 153) als den »durch seine Schriften berühmten Hahnemann«. In seinem »praktischen Handbuch für Wundärzte« nannte ihn Bernstein »einen sehr verdienten Arzt«, der »sich auch um die Wundärzte verdient gemacht hat«.

## Anlage 186.

### Hahnemanns Stellung zur Chirurgie.

#### In seiner vorhomöopathischen Zeit.

In »Anleitung, alte Schäden usw.« berichtet Hahnemann über einen Fall von Caries des Mittelfußknochens der großen Zehe mit unterminierenden Fisteln und jauchigem Eiter:

Ich erweitere die Wunde, verbinde sie etliche Tage mit Digestiv (eine Abreibung von Perubalsam oder Kopaivabalsam mit 2—3 Teilen Eidotter. D. V.), die Knochen schabe ich rein aus und sondere das Verdorbene ab, verbinde ihn mit Alkohol und sehe dem Erfolge zu.

Kein Wundarzt von heute könnte es besser machen! Später spricht Hahnemann von Verbänden mit Sublimatwasser, die er mit Digestiv im Wechsel anwandte.

In der »Heilkunde der Erfahrung« (1805) lesen wir:

Er (der Erzieher der Menschheit. D. V.) gab uns das scharfe, schnell trennende Messer in unsere Hand, von Faust*) mit Öl benetzt, was es mit wenigern Schmerzen, mit wenigern Fieber und mit weit geringerer Gefahr des Lebens vermag. ... Bloß die reine Chirurgie folgte bisher zum Theile diesem weisen Winke (unsern Körper und die Heilung seiner Krankheiten unbegrenzt zu vervollkommnen. D. V.). Statt daß die sich selbst überlassene Natur einen verborgenen Knochensplitter im Schenkel oft nur durch ein lebensgefährliches Fieber und eine fast das ganze Glied zerstörende Vereiterung herauszubringen vermag, weiß der Wundarzt ihn nach zweckmäßiger Trennung der reizfähigen Bedeckungen in wenigen Minuten mit ein paar Fingern herauszuziehen, ohne sonderliche Schmerzen, ohne bedeutende Folgen und fast ohne Minderung der Kräfte. ... Der Schnitt einer erfahrnen Hand befreit den

---

*) Bernhard Christoph Faust, geboren 23. Mai 1755 in Rotenburg in Hessen, von 1788 an Leibarzt in Bückeburg, war ein hervorragender Hygieniker; er starb am 25. Januar 1842.

Leidenden oft in einer Viertel-Stunde (vom Stein in der Harnblase. D. V.) und erspart ihm die vieljährigen Qualen und den schmählichen Tod. Oder sollten wir durch Nachahmung des Brandes und der Supuration einen eingeklemmten Darmbruch zu heben suchen, weil die Natur vor sich kein anderes Mittel dagegen, nächst dem Tode, besitzt? Würde es hinreichend zur Hülfe und zur Erhaltung des Lebens seyn, wenn man den Blutstrom aus einer geöffneten größern Arterie, wie die Natur, nur mit einer Ohnmacht auf eine halbe Stunde zu unterdrücken verstände? wird Tourniket (Aderpresse. D. V.), Unterbindung und Tampon dadurch ersetzt werden können?

### In der homöopathischen Zeit.

Noch in der letzten Bearbeitung des Organons (VI. Auflage, § 186) sagt er über die Behandlung von Lokalübeln, die durch äußere Beschädigungen entstanden sind:

Es beschäftigt sich mit dergleichen die Chirurgie, jedoch mit Recht nur in so fern, als an den leidenden Theilen eine mechanische Hülfe anzubringen ist, wodurch die äußern Hindernisse der, durch die Lebenskraft einzig zu erwartenden Heilung, mechanisch vertilgt werden können, z. B. durch Einrenkungen, Wundlippen vereinigende Heft-Nadeln und Binden, mechanische Hemmung und Stillung der Blutflüsse aus geöffneten Arterien, Ausziehung fremder, in die lebenden Theile gedrungener Körper, Öffnung einer Körperhöhlung, um eine belästigende Substanz herauszunehmen, oder um den Ergießungen ausgetretener oder gesammelter Flüssigkeiten einen Ausgang zu verschaffen, die Aneinanderfügung der Bruch-Enden eines zerbrochenen Knochens und Befestigung ihres Aufeinander-Passens durch schicklichen Verband, u. s. w.

## Anlage 187.

### Hahnemann als Orthopäde.

(Allg. hom. Ztg. 1857, 53. Band, Seite 107.)

Heilung der Skoliosis (Wirbelsäulenverkrümmung). Aus einem Briefe von S. Hahnemann an Dr. Löwe in Prag:

Was das schiefe Mädchen anbelangt, so würde ich nie zu Maschinen rathen, die so viel ich sie kenne, gar weit davon entfernt sind, ihre Absicht zu erreichen, daß sie im Gegentheile weit mehr schaden, und da überdem diese der Skoliosis zu Grunde liegende Knochenweiche eine rein psorische Krankheit ist, so geben Sie am besten nach Tinct. Sulph. 0,00,000 erst Calcarea, dann Acid. phosph., dann Baryt, und Phosph. und Silicea, wobei sie sich in freier Luft zu Fuße ergehen und täglich mehrmals mit beiden Händen an einen hohen horizontal befestigten Stab anhängen, einige Minuten hin- und herschwanken und so baumeln soll. Daß sie Kaffee, Thee und Gewächssäure vermeide, werden Sie wohl anbefehlen. Mit mesmeritischen Händen die gekrümmten Theile bestreichen, hat oft allein geholfen und man sollte es wenigstens zu Hülfe nehmen.

Leben Sie recht wohl und behalten Sie lieb

Ihren S. Hahnemann.

Cöthen, den 23. September 1831.

## Anlage 188.

### Über die erforderliche Sorgfalt in der Behandlung Kranker.

Brief Hahnemanns an Dr. Aegidi.

† Cöthen, den 9. Januar 1834.

Wie könnten die Herren sich denn so oft rühmen, daß sie Tags 30, 40 Patienten besorgen könnten! Wieviel Zeit gehört nicht dazu, durch genaues Nachsuchen und Aufschlagen der Hülfsbücher auch nur für einen Kranken das dienliche Mittel ausfindig zu machen. Diese Zeit aber können sie sich unmöglich bei 30, 40 Patienten nehmen. Wie wären sie also im Stande für jeden etwas genau passendes ausfindig zu machen? Oder haben die Herren die reine Arzneimittellehre und alles, was von Arzneien in dem chronischen Krankheitsbuche etc. steht, so am Schnürchen im Kopfe, daß nach Erkundigung der Umstände des Kranken, wozu ich nicht selten ½, ¾ Stunde brauche, stehenden Fußes ihnen sogleich das passendste Mittel in den Sinn kömmt?

Aus der Festrede des Prof. Dr. Riecke-Tübingen, 1833:

Der strenge, gewissenhafte Homöopath kann nicht so viele Kranke täglich besorgen als der Allöopath! Das viel genauere Krankenexamen, Protokolliren, Individualisiren erfordert weit mehr Zeitaufwand als das Verfahren der Allöopathik nach allgemeinen Indikationen. So einfach die Prinzipien der Homöopathik erscheinen, so viele Schwierigkeiten zeigt sie bei genauerem Studium und in der Ausübung. Dieser Umstand ist indessen eher ein Vorzug als Nachtheil der Homöopathik, auch der beste Arzt kann nur wenige, wichtige Kranke gleichzeitig gut behandeln, und so steuert die Homöopathik dem Unfug unserer practischen Circulatoren zu Fuß und zu Pferd, die für jeden Namen der Krankheit ein Rezept in der Tasche haben, und deren Studirzimmer die Landstrasse ist.

Professor Dr. Krehl-Heidelberg in »Pathologische Physiologie«, 11. Auflage, 1921, Seite 687:

Die Überbeschäftigung der Ärzte, die von einer für ärztliches Wesen verständnisarmen Gesetzgebung dem einzelnen aufgezwungene viel zu große Zahl von Kranken, die er zu versorgen hat, vernichten seine innere Beziehung zum kranken Menschen. Der wirtschaftliche Kampf zehrt am Mark der Ärzte und gefährdet ihre Hingebung an die höchste Aufgabe. . . . Wer kann einen Menschen behandeln, den er nicht kennt, nicht versteht? Wie soll da der machtvolle Einfluß des Arztes auf den Kranken, wie soll die sorgsame und liebevolle Fürsorge zustande kommen, die unter allen Umständen die Voraussetzung von Heilen und Helfen ist? Wenn nun gar noch das Sirenentum einer »Wissenschaft« ruft: Du brauchst, um Kranke zu heilen, gar nicht ein Arzt zu sein, mit seiner Liebe, seiner Sorge, seiner Mühe, seinen Schmerzen. Lerne, wie die krankhaften Vorgänge im Körper ablaufen oder beklopfe nur die Lunge oder laß sie durchleuchten, untersuche den Auswurf auf Tuberkel- und das Blut nach Typhusbazillen, so hast du alles, was du brauchst: du gewinnst eine Diagnose und gibst dem Kranken zur Heilung ein Serum. Er wird gesund und geht seiner Wege. Du regst dich nicht auf, erhältst dein Geld und »behandelst« andere Menschen. Welche Blüten trieb nicht die Auffassung ärztlicher Tätigkeit in mancher »wissenschaftlichen« Abhandlung! Ich meide Zitate.

Noch während der Drucklegung des vorliegenden Bandes erschien in der Frankfurter Zeitung (27. April 1922, I. Morgenblatt) ein Bericht über die Versammlung der »Deutschen Gesellschaft für innere Medizin«. In der Eröffnungssitzung führte Professor Ludolf Brauer, Direktor des Hamburg-Eppendorfer Krankenhauses, über die Frage des Verhältnisses der Ärzte zu den Krankenkassen u. a. aus:

Die Reichsversicherungsordnung muß von Grund auf geändert werden. Die Ärzte wissen alle, daß die kassenärztliche Tätigkeit sich nur noch dann rentiert, wenn möglichst viele Einzelleistungen in möglichst kurzer Zeit zustande kommen. Hundert Patienten und mehr in einer oder zwei Sprechstunden ist keine Seltenheit. Arbeitet der Arzt aber ohne Rücksicht auf die Zeit, so kann er wirtschaftlich nicht bestehen. Die Massenleistung drückt den inneren Wert ärztlicher Arbeit herab sowohl für den Arzt wie für den Kranken, aber auch die Krankenkassen selbst leiden darunter.

Anlage 189.

## Hahnemann fordert von seinen Kranken die Kenntnis des Organons.

Hahnemann an Dr. Aegidi.
† Cöthen, den 28. September 1831.

. . . Ich würde, wenn ich mehrere Briefe von Ihnen bekommen hätte, eingesehen haben, was ich jetzt etwas spät einsehe, daß eine eigene kränkliche Zaghaftigkeit Ihnen nicht verstattete, mit der Autorität und dem Selbstbewußtseyn, als Leibarzt der Prinzessin, gegen ihren

Gemahl und dessen allöopathischen Arzt aufzutreten und in dieser festen Stellung terrain zu gewinnen. Diese kränkliche Zaghaftigkeit verhinderte Sie, es abzuschlagen, wenn der Prinz verlangte, von Ihnen ins Geheim behandelt zu werden. Sie haben sich dadurch viel vergeben! Auch durften Sie sich mit dem Prinzen und dessen Sohn nicht eher etwas zu thun machen, als bis er das Organon gelesen und noch einmal gelesen und dann mit freudiger Überzeugung mit Ihnen darüber oft und viel gesprochen hätte. Wollte er dieß nicht, so ließen Sie ihn beiseite, Sie blieben doch der Arzt der Prinzessin. Diese Art sich rar zu machen, imponirt allein auf einen Mann, sei er auch noch so sehr mit feindlichen Allöopathen umgeben.

## Anlage 190.

### Nochmals die Honorarfrage.

Hahnemann schrieb an Dr. Aegidi:

† Cöthen, den 11. Dezember 1831.

... Wir müssen für uns und die Unsrigen sorgen. Dieß werden Sie dann recht leicht ausführen können, wenn Sie im Besitz des Vertrauens beim Publikum seyn werden — wenn man Ihre homöopathische Krankheits-Behandlung der allöopathischen Quälerei und Krankheits-Verhunzung vorziehen wird. Dann muß eine bemittelte Person für jede Verordnung auf 28 Tage einen Friedrichsd'or bei Aushändigung der Arznei auf diese Zeit erlegen — sogleich — wobei Sie sich darauf berufen, daß Ihre Einrichtung mit jedem Kranken so sei und daß Sie keine Zeit dazu hätten, Rechnung zu führen. Wenn Sie dieß einmal eingeführt haben, so sagt dieß einer dem andern und keiner weigert sich dessen, er habe Sie denn hintergehen wollen und an einem solchen ist nichts verloren. Wer einen Friedrichsd'or für 4 Wochen Verordnung zu zahlen hat, muß auch für die erste Krankheits-Untersuchung noch einen Friedrichsd'or besonders erlegen. Dieß ist bei mir eine eingeführte Sache. Daß die weniger Bemittelten an der Stelle nur 5 r, und die es noch weniger haben, 4 und 3 r auf diese Zeit geben, versteht sich von selbst, sowie daß es noch Ärmere gibt, denen man für die erste Krankheits-Untersuchung nichts anrechnet und welche für 4 Wochen nur 2 r auch wohl nur 1 r geben — immer jedesmal bei Übergabe der Arznei, ist ebenfalls in der Ordnung. Hiezu gehört eine genaue Bekanntschaft mit den Vermögens-Umständen der Leute. Um nun dieß einzuführen, muß man bei den Geringsten und Ärmsten den Anfang machen, die stets in der Apotheke baar zu zahlen genöthigt sind. Diesen fällt es gar nicht auf, wenn man sich seine (Verordnung) — Arznei nennen sie's — sogleich alle mal bezahlen läßt — auf eine Woche gegeben 8 g, 6 g und ist er ganz arm, 4 g (gute Groschen). Sind diese so eingerichtet, so erfahren es die, welchen man auf 14 Tage einen Gulden, einen Thaler abfordern kann, und sind diese damit eingerichtet, so hören es die, welche monatlich einen, zwei Thaler zu zahlen haben und so weiter heran. Sobald Sie Ruf und Vertrauen im Publikum haben und Sie nur nach den erkundigten Vermögens-Umständen der Personen (wie obsteht) fordern, wird sich Niemand weigern, sein Contingent zu erlegen; er hat's dann schon jedesmal bei sich. Sind's anfänglich ganz geringe Leute, wo Sie nicht gewiß wissen, ob sie soviel Geld bei sich haben, so erklären Sie, ehe Sie die Arznei zubereiten, daß die Verordnung so oder so viel betrage und fragen, ob sie soviel bei sich hätten, da Sie nichts verborgten und Rechnung zu führen keine Zeit hätten; hat er's nicht, so sagen Sie ihm, daß Sie die Arznei ohnehin nicht in dem Augenblick fertig hätten, und er solle es nur in 1 Stunde abholen und das Geld mitbringen. In einem Vierteljahre ist dann das Volk, niederes und höheres, darauf eingerichtet und so haben Sie nie nöthig, jemals eine Rechnung zu schreiben, so wie ich es nie that, und Sie haben nach der Bemühung für seine Krankheit das Geld in der Tasche — er mag nun wegbleiben oder wieder kommen

Diese Procedur ist mir nie verargt worden — nie hat sie mich gereut und sie hat mich in den Stand gesetzt, meinen 8 Erben so viel zu hinterlassen, daß jeder von seinen Interessen leben kann. So gesegnet und richtig ist diese Procedur.

Folgen Sie einem treuen Rathgeber, der fern von Neid, sich freut, wenn's seinen Schülern recht wohl geht.

Durch Borgen machen Sie nichts gut — bloß Feinde werden aus Ihren Kunden, wenn sie bezahlen sollen, nachdem sie die ihnen erwiesenen Wohlthaten schon vergessen haben. ...

Hahnemann beglückwünscht Dr. Aegidi in einem Brief vom 31. Juli 1834 zu dem ihm vom Herzog von Bernburg verliehenen Medicinalrats-Titel, »da die kurzsichtige Welt auf so etwas mehr achtet als auf das wahre Verdienst«. Dann fährt er fort:

Da, wie ich bei Ihnen lese und von Jahr höre, das dortige (vornehme) Publikum nun einmal so nachlässig sich gegen einen wackern homöopathischen Arzt aufführt, selbst in der Bezahlung — was nehmen Sie da noch für besondere Rücksicht auf dasselbe? Warum ahmen Sie mir hierin nicht nach, und nehmen also gleich bei jeder Verordnung Ihre Bezahlung bei Klein, Mittel und Groß? Ich wäre noch immer bei einer zahlreichen Familie ein armer Tropf, wenn ich nicht, ohne mich an die uralte Einführung bei den allöopathischen Ärzten zu kehren (die ihre Rechnungen nur stehen lassen, um den Kunden zu nöthigen, bei ihm auszuharren) nur nach Ende der Cur, oder zum Neujahr Bezahlung zu fordern, wo alle guten Dienste von ihnen schon lange vergessen worden sind, — wenn ich, mit einem Worte, nicht das Gegentheil gethan hätte. — Wer meine Bemühung verlangt, dachte ich, muß mich bezahlen, und muß nach jedesmal aufgewendeter Mühe mich sogleich bezahlen — weil nichts schneller vergessen wird von Weltmenschen als Wohlthaten. — Er muß eine Verordnung auf einen Monat z, B. mit mehren Thalern sogleich erlegen, wenn ers im Vermögen hat — der Mittelmann mit wenigern, der kleine Mann mit einigen Groschen, wenn er auf 1, 2 Wochen versorgt wird, und nur der ganz Arme wird umsonst behandelt. Wem das nicht recht ist, wer meine eben aufgewendete Mühe nicht gleich bezahlen will, der giebt zu verstehn, daß er mich betrügen will — und der bleibe mir vom Leibe. Kein Tagelöhner geht abends aus der Arbeit, ohne seine Hand zum Empfange seines Tagelohnes auszustrecken; und wir wollten unklüger seyn und uns für unsere saure Mühe mit Hoffnung auf dereinstige Bezahlung abspeisen, das ist, uns von 80 unter 100 betrügen lassen?

Wir sind keine Allöopathen, die eine hohe Medicinaltaxe haben und für ihre Unthaten große Rechnungen durch die Gerichte ausklagen können. Wir müssen gleich nehmen, was wir verdient haben, sonst sind wir nicht werth, beklagt zu werden; sonst haben wir uns an uns selbst und an den Unsrigen versündigt, und der betrügerische Schalk, um den wir vielleicht die größten Verdienste hatten, lacht uns noch oben drein aus. Meinen Sie, da kämen die Kranken nicht? Da irren Sie! Und wenn sie nicht kämen, um nicht gleich bezahlen zu wollen, so haben Sie doch keine Mühe mit solchen offenbaren Betrügern gehabt. Der Homöopath muß lieber Anfangs sich knapp behelfen, um dieß natürliche Verfahren einzuführen und durchzusetzen und dann hat er gewonnen. Dann gehen seine Einnahmen fort und er wird endlich mehr gesucht als der schlaffe Patron von Arzt, der alle Bezahlung in die Gnade dereinstiger Bezahlung hinstellt.

Noch vor 7 Jahren war Groß noch eben so schwach und war arm geblieben, ich zitirte ihn zu mir, stellte es ihm vor — er sah es ein, folgte und nun ist er ein sehr bemittelter Mann geworden und hat noch mehr Zulauf als vorher.

† Cöthen, den 8. Januar 1833.

... Daß Sie bei Ihren dortigen Patienten nicht bei jedem Heilungs-Akt gefordert haben, wie ich mit Glück thue, ist ja ganz Ihre eigne Schuld. Ändern Sie das, machen Sie's wie ich, so müssen Sie ohne Mühe ein bemittelter Mann werden, so wie ich ein armer und wegen Armuth muthloser Mann geblieben wäre, hätte ich's den Kranken in ihr Belieben gestellt, ob und wann sie mir für meine Mühe etwas geben wollten. Die ganze Welt betrügt, wenn man sich von ihr betrügen läßt. Da ist keiner (wie dort bei den Aussätzigen geschrieben steht), der wieder umkehrt (wenn er gesund geworden) und gebe Gott die Ehre. — Nein! Da weiß ich's besser und mitten unter allöopathischen Verhetzern gehts gut und immer besser mit mir. Keiner betritt meine Schwelle, er habe denn so viel Geld bei sich, um mich jedesmal stehenden Fußes zu bezahlen, oder monatlich pränumerando. ...

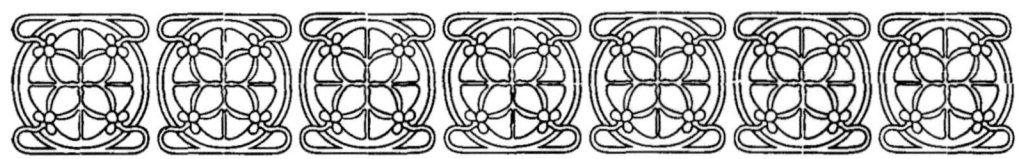

## 22. KAPITEL.

## Hahnemanns Stellung zur Naturheilkraft, zur Pathologie und zur Diagnose.

Anlage 191.

### Aussprüche Hahnemanns über die Naturheilkraft in seinen Schriften von 1796 bis 1809.

1796 heißt es in seiner Schrift »Versuch über ein neues Prinzip« u. s. w.: »In acuten Krankheiten, welche, wenn wir die Hindernisse der Genesung auch nur auf einige Tage entfernt halten, die Natur größtentheils selbst besiegt«....

1797 schreibt er zu der Frage: »Sind die Hindernisse der Gewissheit und Einfachheit der practischen Heilkunde unübersteiglich?«: »Von Diätkuren ohne Arznei kann hier nicht die Rede sein, deren Wirkung sich jedoch, wenn sie nur recht einfach sind, da wohl berechnen läßt, und von denen in besonderen Fällen ungemein viel zu erwarten ist«.... »Sind große Aenderungen in der Diät und Lebensordnung zu machen, so thut der einfache Arzt besser, erst zu sehen, wie weit er die Krankheit durch diese Lebensordnung und Diätänderung bessern kann, ehe er das mindeste Arzneimittel verordnet.«

1801 führt er in seinen »Fragmentarischen Bemerkungen zu Browns Elements of medicine« aus: »Dass die gute Natur und Jugend bei einem so zweckmäßigen Regime Krankheiten von weit andrer Grundursache, als Mangel und Ueberfluss an Erregbarkeit ist, auch durch sich selbst heile, ist dem vorurtheilsfreien Beobachter eine alltägliche Erscheinung, die aber Brown wegleugnen musste, um sein scholastisches System aufrecht zu erhalten«.

1805, »Aesculap auf der Wagschale«: »Die Mehrzahl der Krankheiten, um derentwillen ein Arzt berufen wird, sind acute Krankheiten, das ist Gesundheitsverletzungen, welche nur einen kleinen Zeitraum zu durchlaufen haben, um sich wieder in Gesundheit aufzulösen. Stirbt der Elende, so geht der Arzt bescheiden mit zur Leiche, geneset er, so mußten die Naturkräfte überwiegend sein, um die Krankheit nebst der gemeiniglich zweckhindernden Wirkung der Arzneien zusammen zu überwältigen, und so überwiegend sind die Naturkräfte wirklich oft und in den gewöhnlichen Fällen.... An Herbstruhr genesen ebenso viel Personen unter denen, die, ohne Arznei zu nehmen, vernünftigen Winken der Natur in ihrer Lebensordnung folgen als unter denen.... (, die in irgend einer Art ärztlich behandelt werden. D. V.) ... Was folgt wohl hieraus? Gewiss nicht, dass die Aerzte sämmtlich richtig handelten, vielleicht gar, dass sie sämmtlich unrichtig handelten. Wie anmasend ist das Lob bei einer Krankheit, die sich in gelinden Fällen und bei Mangel grober Fehler in der Lebensordnung immer selbst heilt.... So könnte ich die Reihe aller acuten Krankheiten durchgehen und finden, daß die Heilung derer, die nach so entgegengesetzten Methoden behandelt werden, keine Heilungen, sondern Selbstgenesung sind.... Oft, ich sage es mit Wehmuth, oft genesen die Kranken von recht schwierigen acuten Krankheiten wie durch Wunder, sobald sie die von ihrem Arzte ... verschriebenen ... Arzneien jählings wegsetzen oder heimlich weggiessen. In manchen Fällen hilft sich mancher schwer darnieder liegende Kranke zu einer Wunderheilung, indem er nicht nur die Arznei seines Arztes, sondern auch die schulgerechte, oft sehr zweckwidrige Diät heimlich beiseite setzt und seiner Willkür, das ist, dem so mächtigen Krankeninstinkte **ungebunden folgt** und paradoxe Dinge geniesst, wozu er oft ein unaufhaltsames Verlangen zeigt.«

1808. In dem Aufsatz: »Ueber den Mangel aussereuropäischer Arzneien« steht der Satz: »Wurden die Armen nicht oft weit eher gesund, die keine Arznei brauchen konnten, an eben der Art Uebel, wo der bemittelte Kranke alle Fenster voll mit Arzneiflaschen besetzt hatte?«

1809. In »Monita über die drei gangbaren Curarten« sagt Hahnemann wieder von Brown: »Nach ihm darf man den **Kräften der Natur nichts zutrauen**, man darf mit den Mitteln nie ruhen; immer muß entweder stimulirt oder geschwächt werden. **Welche Naturlästerung**, welche gefährliche Insinuation für den gewöhnlichen, nur allzugeschäftigen Halbarzt! Welcher Stolz, als Herren der Natur, wird ihm hier eingeflößt!«

## Anlage 192.
### Aussprüche Hahnemanns über die Naturheilkraft vom Erscheinen des Organons an.

Organon (Einleitung S. 23, Anmerk. 2):

Nur die mäßigen acuten Krankheiten pflegen, wenn ihre natürliche Verlaufs-Zeit zu Ende geht, ohne und bei Anwendung nicht allzu angreifender, allöopathischer Arzneien, sich, wie man sagt, zu indifferenziren und sich ruhig zu beendigen; die sich ermannende Lebenskraft setzt nun an die Stelle der ausgetobten Befindens-Veränderungen allmälig ihre Norm wieder ein. Aber in den hoch acuten und in dem bei weitem größten Theile aller menschlichen Krankheiten, den chronischen, muß dieß die rohe Natur und die alte Schule bleiben lassen«. . . .

Und S. 39: Die Krankheiten wurden von den Ärzten der alten Schule dergestalt behandelt,

daß der eignen Natur des so Behandelten das Meiste und Beste zur vollständigen Beseitigung der Krankheit und Wiederersetzung der verlornen Kräfte und Säfte zu thun übrig blieb der Lebens-Erhaltungs-Kraft, welche nächst der Beseitigung des natürlichen, acuten Uebels, auch die Folgen unzweckmäßiger Behandlung zu besiegen hatte und so in den ungefährlichen Fällen mittels ihrer eigenen Energie, doch oft mühsam, unvollkommen und unter mancherlei Beschwerde die Functionen in ihr normales Verhältniß allmälig wieder einsetzen konnte.

Dieselbe Anerkennung von Selbstheilungen finden wir in Band I der Reinen Arzneimittellehre (S. 272) vom Jahre 1811 (1. Auflage):

Schnell entstandene Uebel vergehen ohne und bei Arzneien — offenbar durch eigne Kraft des Organism; bei Arzneien müssen aber die acuten Uebel auffallend schneller und dauerhafter weichen, als für sich, wenn es Heilung genannt werden soll.

Und 1826 in Band II der Reinen Arzneimittellehre (S. 395 ff.) sagt Hahnemann über den Typhus, der infolge des russischen Feldzugs im Sommer 1813 die Länder Mitteleuropas heimgesucht hatte:

Keine Behandlung dieses Typhus, welche sich auf Vermuthungen aus der gemeinen Therapie herleitet, nützte, sowie keine andre Curmethode ohne Ausnahme konnte etwas gegen die schlimmern Fälle ausrichten (die leichtern wurden ohnehin durch die liebe Naturkraft zur langsamen, obwohl sehr schwierigen Genesung gebracht.).

Und in einem uns vorliegenden Handzettelchen Hahnemanns (ohne Datum) steht geschrieben:

> Es ist bei langwierigen Übeln unendlich sicherer gehandelt, gar keine Arznei zu gebrauchen und sich bloss auf seine Lebenskraft zu verlassen, als zu der jederzeit schädlichen und verderblichen Allöopathie überzugehen.

Weiterhin heißt es in einem Beratungsbriefe Hahnemanns an Dr. Schréter in Lemberg vom 1. Januar 1829:

> Seine (des impotenten Patienten. D. V.) sehr schwierige Herstellung liegt weit tiefer, nämlich in organischen Verkrüppelungen und materiellen Fehlern, die die Lebenskraft nach und nach im Innern in den feinsten, für Bewegung und Empfindung wesentlichen Theilen des Organisms hat erzeugen müssen, um sich gegen die wüthenden Eingriffe der heftigen, allöopathischen Mittel zu verwahren und zu schützen, wie sie im Äussern an den Händen der mit rauhen Steinen umgehenden Steinsetzer oder bei den in Schwefelsäure arbeitenden Färbern eine hornartige Haut bewerkstelligt, um Adern und Nerven der Hände vor den Angriffen dieser verwundenden Substanzen zu schützen und zu verwahren. — Diese im Innern durch so langwierige Curen und falsche schädliche Mittel von der Lebenskraft zur Rettung des Lebens erzeugten organischen und materiellen Veränderungen hindern noch lange die freien Bewegungen und das freie Gefühl ihrer Glieder, ehe die Lebenskraft imstande ist, sie aufzulösen und hinwegzubringen, wie der Steinsetzer noch jahrelang steife Finger behält, wenn er auch von heute an dieses rauhe Handwerk niederlegt und feine Arbeiten vornehmen will. — Der Arzt kann ihm die Hornhaut seiner Hände nicht wegcuriren, das kann nur die Lebenskraft allmählig ausrichten.

Und an Dr. Aegidi schreibt er am 24. April 1831 wegen des Zustandes der Prinzessin Friedrich in Düsseldorf:

> † Jetzt sieht man fast bloß die Symptome der chronischen künstlich ihr beigebrachten Arznei-Symptome, deren Zurücknahme der Lebenskraft vorbehalten ist.

1834 gab Dr. Kammerer-Ulm a. D. ein Büchlein heraus: »Die Homöopathik heilt ohne Blutentziehung«. In dem Büchlein ist oft und viel von der Naturkraft die Rede.

> S. 1. Die Blutentziehungen sind eine Herabwürdigung und Hintansetzung der großen Naturkraft.... S. 7: Der Aderlaß schwächt den Organismus und stört die Naturheilkraft.... S. 17: Die eigene Heilkraft der Natur vollbringt oft wunderbare und schnelle und schöne Kuren.... Die bedeutendsten Krankheitszufälle werden oft von selbst und schnell zur Genesung gebracht.... Auch in chronischen Krankheitsfällen zeigt sich dieselbe bewundernswürdige Heilkraft der Natur.... S. 18. Eine andere Kraft — eine andere Arzneikraft kann dem Organismus unmöglich befreundeter sein, als die innewohnende Heilkraft.... S. 21. Krankheiten werden durch die eigene Heilkraft der Natur ebenso schnell und oft noch schneller beseitigt als durch die vorzüglichsten Heilmittel u. s. w.

Zu diesem Büchlein hatte Hahnemann eine empfehlende Vorrede geschrieben, die mit dem Satze schließt: ... »Unser lieber Kammerer in Ulm, dessen sinnige Abhandlung ich hier dem Publikum mit Vergnügen vorlege«....

Noch im Jahr 1838 schreibt der 83 jährige Greis im Vorwort zum vierten Teil der zweiten, viel vermehrten und verbesserten Auflage der Chronischen Krankheiten auf Seite 4:

> Die chronischen, aus Miasmen entsprungenen Krankheiten vermag sie (die Naturheilkraft. D. V.) auch nicht einmal mit solchen Verlusten allein zu heilen und wahre Gesundheit herzustellen. Aber ebenso sicher ist es, daß, wenn sie auch durch wahre (homöopathische) Heilkunst, von menschlichem Verstande geleitet, in Stand gesetzt wird, sowohl die sie befallenden, schnell verlaufenden, als die chronischen, durch Miasmen entstandenen Krankheiten direct und ohne solche Aufopferungen, ohne Verlust an Leib und Leben zu überwältigen und zu übermannen (zu heilen), es doch immer sie, es doch immer die Lebenskraft ist, welche obsiegt, wie die Landesarmee doch die Siegerin zu nennen ist, welche den Feind aus dem Lande treibt, obgleich nicht ohne Unterstützung ausländischer Hülfstruppen.

## Anlage 193.
## Über das unzweckmäßige, blinde und unzureichende Walten der Lebenskraft

schreibt Hahnemann in der Einleitung zum Organon VI. Auflage, Seite 24—27:

Sie (die alte Schule. D. V.) folgte bloß dem Vorgange der rohen instinktartigen Natur in deren, bloß bei mäßigen, acuten Krankheits-Anfällen nothdürftig durchkommenden Bestrebungen — sie machte es bloß der sich in Krankheiten selbst überlassenen, keiner Überlegung fähigen Lebens-Erhaltungs-Kraft nach, welche, einzig auf den organischen Gesetzen des Körpers beruhend, einzig nur nach diesen organischen Gesetzen wirket, nicht nach Verstand und Überlegung zu handeln fähig ist — (die alte Schule also folgte. D. V.) der rohen Natur, welche klaffende Wundlefzen nicht, wie ein verständiger Wundarzt aneinander zu bringen und durch Vereinigung zu heilen vermag, welche schief voneinander abstehende Knochen-Bruch-Enden, so viel sie auch Knochen-Gallerte (oft zum Überfluss) ausschwitzen läßt, nicht gerade zu richten und aufeinanderzupassen weiß, keine verletzte Arterie unterbinden kann, sondern den Verletzten in ihrer Energie zu Tode bluten macht, welche nicht versteht, einen ausgefallenen Schulter-Kopf wieder einzurenken, wohl aber durch bald umher zuwege gebrachte Geschwulst die Kunst am Einrenken hindert — die, um einen in die Hornhaut eingedrungenen Splitter zu entfernen, das ganze Auge durch Vereiterung zerstört und einen eingeklemmten Leisten-Bruch mit aller Anstrengung doch nur durch Brand der Gedärme und Tod zu lösen weiß, auch oft in dynamischen Krankheiten durch ihre Metaschematismen die Kranken weit unglücklicher macht, als sie vorher waren. Noch mehr; die größten Peiniger unseres irdischen Daseyns, die Zunder zu den unzähligen Krankheiten, unter denen seit Jahrhunderten und Jahrtausenden die gepeinigte Menschheit seufzt, die chronischen Miasmen (Psora, Syphilis, Sykosis) **nimmt die verstandlose Lebenskraft im Körper ohne Bedenken auf**, vermag aber keins derselben nicht einmal zu mindern, geschweige denn eigenthätig wieder aus dem Organism zu entfernen; vielmehr läßt sie dieselben darin wuchern, bis der Tod oft nach einer langen, traurigen Lebenszeit dem Leidenden die Augen schließt.

In einer Anmerkung zu diesem Abschnitt, der wegen der Schärfe, mit der sich Hahnemann hier gegen die Unzulänglichkeit der Naturheilkraft ausspricht, von jeher und mit Vorliebe von den Gegnern zum Zielpunkt ihrer Angriffe gemacht wurde, fügt er bei (S. 24, 25 uud 26):

Die jammervolle, höchst unvollkommne Anstrengung der Lebenskraft zur Selbsthülfe in acuten Krankheiten ist ein Schauspiel, was die Menschheit zum thätigen Mitleid und zur Aufbietung aller Kräfte unsers verständigen Geistes auffordert, um dieser Selbstqual durch ächte Heilung ein Ende zu machen.... In den, durch die Natur zu Ende schnell entstandener Krankheiten gewöhnlich veranstalteten Ausleerungen, die man Crisen nennt, liegt oft mehr Leiden, als heilsame Hülfe. **Was die Lebenskraft in diesen sogenannten Crisen und wie sie es veranstaltet, bleibt uns, wie aller innere Vorgang des organischen Haushaltes des Lebens, verborgen. So viel ist indeß sicher, daß sie in dieser ganzen Anstrengung Mehr oder Weniger von den leidenden Theilen aufopfert, um das Übrige zu retten.**...

Organon Seite 31:

Nie sah man durch solche Bestrebungen der rohen Natur irgend einen langwierig Kranken zur dauerhaften Gesundheit herstellen, nie durch solche vom Organism bewerkstelligte (und eben so wenig durch die künstlich veranstalteten) Ausleerungen irgend eine chronische Krankheit heilen. Vielmehr verschlimmert sich in solchen Fällen stets ... das ursprüngliche Siechthum offenbar ... trotz der fortdauernden Ausleerungen. — So auch, wenn die sich selbst überlassene Natur sich nicht anders zu helfen weiß, als durch Hervorbringung äußerer Localsymptome (Metastase) ... so führen diese Veranstaltungen der energischen, aber verstandlosen und keiner Überlegung oder Fürsicht fähigen Lebenskraft doch zu nichts weniger, als zu wahrer Hülfe oder Heilung....

Und zuvor schon Seite 25, Anmerkung:

> Bleibt es dem Organism allein überlassen, aus eignen Kräften, ohne Hilfe von aussen, eine neu entstandene Krankheit zu überwinden (bei chronischen Miasmen ist ohnehin sein Widerstand unmächtig), so sehen wir nichts als qualvolle, oft gefährliche Anstrengungen der Natur des Individuums, sich zu retten, es koste, was es wolle, nicht selten mit Auflösung des irdischen Daseyns, mit dem Tode geendigt.

## Anlage 194.

### Falsche Nachahmung der Natur durch die Allöopathie.

Organon, Einleitung Seite 22:

> Sie (die Allöopathen. D. V.) erklären ihre vielen und mancherlei Ausleerungen für eine durch Ableitung helfende Cur-Methode, worin ihnen die Natur des kranken Organisms in ihren Bestrebungen, sich zu helfen, mit ihrem Beispiele vorangehe, Fieber durch Schweiß und Urin entscheide, Seitenstiche durch Nasenbluten, Schweiß und Schleim-Auswurf — andere Krankheiten durch Erbrechen, Durchfälle und After-Blutfluß, Gelenk-Schmerzen durch jauchende Schenkel-Geschwüre, Hals-Entzündung durch Speichelfluß, u. s. w. oder durch Metastasen und Abcesse entferne, die die Natur in, vom Sitze des Übels entfernten Theilen veranstalte. —
>
> Sie glauben daher am besten zu thun, wenn sie dieselbe nachahmten, indem auch sie in der Cur der meisten Krankheiten auf Umwegen, wie die kranke, sich selbst überlassene Lebenskraft, zu Werke gingen und daher indirect, durch Anbringung stärkerer, heterogener Reize in den vom Krankheits-Sitze entfernten, und den kranken Gebilden am wenigsten verwandten (dissimilären) Organen Ausleerungen veranstalteten, gewöhnlich auch unterhielten, um das Übel gleichsam dahin abzuleiten.

## Anlage 195.

### Arzneiliche (homöopathische) Unterstützung der Naturheilkraft bei innerlichen Krankheiten.

In der 3. Auflage der Reinen Arzneimittellehre, I. Band, S. 272 (vom Jahr 1830) sagt Hahnemann:

> Nur chronische Krankheiten sind der Prüfstein ächter Heilkunst, weil sie nicht von selbst in Heilung übergehen.

Dies ist »wahre Heilkunst«, ist (nach Organon Seite 37/38)

> jenes nachdenkliche Geschäft, was dem höhern Menschen-Geiste, der freien Überlegung, und dem wählenden, nach Gründen entscheidenden Verstande obliegt, um jene instinktartige und verstand- und bewußtlose, aber automatisch energische Lebenskraft, wenn sie durch Krankheit zu innormaler Thätigkeit verstimmt worden, mittels einer, dieser ähnlichen Affection, von homöopathisch ausgewählter Arznei erzeugt, dergestalt arzneikrank, und zwar in einem etwas höhern Grade, umzustimmen, daß die natürliche Krankheits-Affection nicht mehr auf sie wirken könne und sie so derselben quitt werde.

In dem Aufruf »An meine ächten Schüler« in der Zeit des Kampfes gegen die »Halbhomöopathen« sagt er (siehe Anlage 123, Seite 288):

> Nur die Homöopathie weiß und lehrt, daß Heilung nur mittels des ganzen, noch im Kranken wohnenden Vorrathes von Lebenskraft bewirkt werden könne, vom genau homöopathisch gewählten Mittel in gehöriger Gabe zu dieser Hülfsthätigkeit gestimmt. Die möglichste Schonung und Sparung dieser zur Heilung unentbehrlichen Lebenskräfte bei Behandlung des Kranken ist daher einer der unschätzbarsten Vorzüge der Homöopathik, welcher

sie unendlich über alles allöopathische Verfahren erhebt. Die Homöopathik allein vermeidet daher alle jene zum Ruine des Lebens führenden, nie nöthigen und stets zweckwidrigen Mißhandlungen des kranken Körpers.

Im 4. Teil der Chronischen Krankheiten, zweite Auflage 1838, lesen wir:

Die organische Lebenskraft unseres Körpers ist es, welche natürliche Krankheiten aller Art, selbst direct und ohne solche Aufopferungen heilt, sobald sie durch die richtigen (homöopathischen) Arzneien in den Stand gesetzt wird, zu obsiegen, was sie freilich ohne die Hülfsmacht, ohne diese Unterstützung nie vermochte; denn diese, unsre organische Lebenskraft ist, allein genommen, nur hinreichend, das Leben in gutem Gange zu erhalten, solange der Mensch nicht durch die feindliche Einwirkung krank machender Potenzen krankhaft umgestimmt wird. Diesen letzteren ist sie allein nicht gewachsen ... nur die homöopathische Arznei kann diese Übermacht dem kranken Lebensprinzip verleihen.

Und Organon Einleitung Seite 51:

In allen Zeitaltern sind die Kranken, welche wirklich, schnell, dauerhaft und sichtbar durch Arznei geheilt wurden und die nicht etwa durch ein anderes wohlthätiges Ereigniß, oder durch Selbstverlauf der acuten Krankheit, oder in der Länge der Zeit durch allmäliges Übergewicht der Körperkräfte bei allöopathischen und antagonistischen Curen endlich genasen — denn das direct Geheiltwerden weicht gar sehr ab vom Genesen auf indirectem Wege —, bloß (obgleich ohne Wissen des Arztes) durch ein (homöopathisches) Arzneimittel geheilt worden, was für sich einen ähnlichen Krankheits-Zustand hervorzubringen die Kraft hatte.

## Anlage 196.
## Urteile über das dynamische Prinzip.

Hufeland urteilt über Hahnemanns Homöopathie in seinem Aufsatz »Physiatrik« (Journal der praktischen Heilkunde, 1838, 76. Band, Seite 24):

Selbst Hahnemanns Homöopathie hat, trotz aller scheinbaren Nichtachtung der Naturheilkraft, in der That zur Unterstützung der Physiatrik beigetragen, denn beruht nicht ihr ganzes Prinzip und Wirken auf Anregung der Lebenskraft zur Umänderung des abnormen Zustandes in den normalen durch Anwendung specifischer, d. h. solcher Mittel, welche eine eigenthümliche Beziehung zu dem kranken Organ oder kranken Lebenszustand haben? Ist sie nicht oft auch nur eine, durch die Zeit und strenge Diät bewirkte, Naturheilung? — In der That, hierin besteht eben das wesentliche Verdienst der Homöopathie, die Lebenskraft gerade in dem leidenden Organ zur Thätigkeit und Hülfe aufzurufen, und die Mittel aufzusuchen und anzuwenden, welche diesem Organe und diesem Krankheitszustande am nächsten verwandt sind.

Wie wir uns Hahnemanns Auffassung über das dynamische Prinzip allmählich wieder nähern, zeigen folgende Aussprüche:

Dr. Karl Erhard Weiß-Stuttgart schreibt in einem Aufsatz über das dynamische Prinzip (Deutsche Zeitschrift für Homöopathie 1922):

Vitalistische Gedankengänge dringen immer mehr in die moderne Wissenschaft ein. Sie hat erkannt, daß die Zelle nicht ein einfaches Eiweißklümpchen ist, sondern mit ihrem Kern und ihren Chromosomen ein kompliziertes Kräftesystem, einem Sonnensystem mit Planeten vergleichbar — ähnlich wie die moderne Wissenschaft, im Aufbau des Moleküles Analogien mit kosmischen Systemen findet, und überhaupt die strenge Trennung von Kraft und und Stoff nicht mehr aufrecht erhalten kann, sondern immer mehr auch naturwissenschaftlich zu der philosophisch schon längst eingebürgerten Ansicht kommt, daß Kräfte, zu Bewegungen des einstofflichen Äthers modifiziert, in ihrem Weben die Illusion des Stoffes in den menschlichen Sinnen erzeugen. Und hier, an dieser Stelle, taucht auf einmal wieder das vorher verpönte geistartige dynamische Prinzip auf, die Spirale der wissenschaftlichen Entwicklung hat wieder eine volle Rundung zurückgelegt, und steht eine Windung höher, genau wieder auf dem Punkt, von dem aus Hahnemann seine Erklärung von Krankheit und Heilwirkung zu gewinnen suchte.

Und an anderer Stelle:

... Wir erkennen, wie weit Hahnemann, der exakte vorurteilslose Beobachter, seiner Zeit voraus war, nicht bloß durch die Entdeckung des Ähnlichkeitsgesetzes, als einer Erfahrungstatsache, sondern auch durch die Feststellung, daß die Wirkung der Krankheiten ebenso wie die Wirkung der Arzneien nicht chemisch, sondern dynamisch, geistartig und an den lebenden Körper gebunden sei. Mag manches in seiner Erklärung in Einzelheiten wie z. B. die Annahme der Arzneikrankheit, wo wir von Anregung zur Bildung von spezifischen Schutzstoffen sprechen würden, veraltet und unrichtig sein — der Grundsatz ist richtig und wird zweifellos allmählich von der Wissenschaft nach endgültiger Überwindung des grobschlächtig auf den Stoff eingestellten Materialismus anerkannt werden: Die Wirkung der Krankheiten ebenso wie die der homöopathischen Arzneien auf den menschlichen Körper ist dynamisch.

In derselben Zeitschrift (1922, Seite 50) nimmt Dr. Meng-Stuttgart ebenfalls zu dieser Frage Stellung:

Man beginnt, die rein chemisch-mechanische oder physikalische Erklärung des Lebens durch eine der alten, vitalistischen verwandte zu ersetzen. In der modernen dynamischen Weltanschauung werden alle Naturerscheinungen durch das Wirken von Kräften »erklärt«, die Materie ist bedingt durch die Kraftzentren der Elemente der Materie. Der moderne Vitalismus hat zwar den alten Begriff der Lebenskraft in seiner etwas groben Fassung nicht wieder neu belebt, aber im Grunde ihn nur feiner naturwissenschaftlich gestaltet....

So äußern sich nicht nur homöopathische Ärzte der Jetztzeit, sondern auch hervorragende Vertreter der Schulmedizin bekennen sich zu ähnlichen Ansichten. Professor L. Krehl-Heidelberg z. B. vertritt seinen Standpunkt in der neuesten (11.) Auflage seiner »Pathologischen Physiologie« (1921, Seite 691) mit folgenden Worten:

Die Biologie kann für das Verständnis der Lebensvorgänge mit der Annahme mechanisch-kausaler Zusammenhänge allein nicht auskommen. Sie bedarf weiterer Gedanken. Und erst recht die Krankheitslehre. Ich weiß, wieviele ausgezeichnete Forscher solche Erwägungen geradezu verabscheuen, weil sie für sie nur einen Rückschritt in überwundene Zeiten bedeuten. Aber hier muß jeder seine Überzeugung sagen. Und meine Überzeugung ist, daß wir eine einheitliche Auffassung von Mensch, Natur und Gott nur wiedergewinnen, wenn wir übermechanische Vorgänge, die hinter den Erscheinungen stecken und sie leiten, anfangen zu beobachten, zu untersuchen und in unseren Rechnungen zum Rechte kommen lassen. Mir erscheint das nicht als eine Abweisung der gegenwärtig herrschenden Naturbetrachtung, sondern als ihre notwendige Ergänzung und Umfassung.

Angesichts solcher Urteile wird man Emil Schlegel-Tübingen zustimmen können, wenn er in seiner »Reform der Heilkunde« (1903) sagt:

Es ist geradezu merkwürdig, wie die erleuchteten Führer der modernen Wendung in den Naturwissenschaften dem lange verkannten Genius unbewußt die Hände reichen.

Und sein prophetisches Wort scheint in der Tat der Erfüllung nahe:

Die Zeit ist jetzt gekommen, wo ein gründliches Verständnis Hahnemanns leichter ermöglicht sein wird, wo seine redlichen und gut geschilderten Beobachtungen auch wissenschaftliches Entgegenkommen finden, und wo es sich außerordentlich zu lohnen anfangen wird, die Lehren des großen deutschen Arztes zu vertreten und in den Strom des Erkennens und des Lebens überzuleiten.

## Anlage 197.

## Hahnemanns Stellungnahme zur Pathologie.

In der Abhandlung über den Wert der speculativen Arzneysysteme u. s. w. in Hufelands Journal 1808, N. 263 schreibt Hahnemann:

Wenn auch alle Bestandttheile des menschlichen Körpers in der übrigen Natur anzutreffen sind (die Thier- und Harnsäure etwa ausgenommen), so wirken sie doch sämmtlich in dieser organischen Verbindung, bei Vollführung des Lebens und der übrigen Bestimmungen des Menschen, auf eine so abweichende eigne Weise (für die man bloß den Namen Vitalität hat), daß diese besondere (vitale) Art vom Verhalten der Theile unter sich und gegen die Aussenwelt durchaus nach keinem andern Maßstabe, als nach sich selbst erklärt und beurtheilt werden kann, also nach keiner der bekannten Lehren der Mechanik, Statik, Physik oder Chemie. . . .

Und doch kamen, nach allen unzählbaren Täuschungen dieser Art, Physiologen und Pathologen immer wieder auf diesen Sauerteig zurück, . . . weil sie das Wesen der Arzneigelehrtheit und ihren höchsten Stolz darin suchten, recht viel, auch das Unmögliche zu erklären. Sie glaubten, die abnormen Zustände des menschlichen Körpers (Krankheiten) nicht anders ärztlich behandeln zu können, als wenn sie die dem normalen und dem abnormen Zustande des menschlichen Organismus zum Grunde liegenden Gesetze handgreiflich eingesehen hätten. Dieß war der erste und Hauptbetrug, den sie sich und der Welt spielten. Dieß war der unselige Wahn, der die Heilkunde schon von Galen's Tagen an bis auf die neuesten Zeiten zum Schauplatz der barockesten, sich selbst oft zerstörenden Hypothesen, Erklärungen, Demonstrationen, Vermuthungen, Dogmen und Systeme machte, deren Schaden unübersehlich ist.

Also Kampf gegen alle die Systeme, die sich ablösten und widersprachen! Aus dem System der eigenen Erkenntnis heraus kein System von außen! Auf diesen Standpunkt stellte sich Hahnemann, indem er fortfuhr:

Ich gehe zur Pathologie über, in der eben jene Systemsucht, welche den metaphysischen Physiologen die Köpfe verdrehte, eine gleiche Ausartung hervorgebracht hat, um das innere Wesen der Krankheiten, das, wodurch Krankheiten des Organismus zu Krankheiten werden, zu ergrübeln. Sie nannten es die nächste, innere Ursache.

Kein Sterblicher hat einen klaren Begriff von dem, was man hier sucht, geschweige, daß irgend ein erschaffenes Wesen fähig seyn sollte, einen Weg sich zu denken, auf welchem er zur innern Anschauung dessen gelangen könne, was das Wesen einer Krankheit an sich constituiren mag. Und dennoch haben es eine Menge von Sophisten mit wichtiger Miene unternommen, eine Seherkraft hierin zu affectiren.

Auch im Organon, Einleitung Seite 3, verwirft er die alte Pathologie mit ihrer Systemsucht, nach der die in bestimmte Krankheitskästen eingezwängten Einzelkrankheiten zu kurieren seien. So sagt er:

Diese alte Arzneischule bildete sich viel darauf ein, vorgeben zu können, daß sie allein den Namen »rationelle Heilkunst« verdiene, weil sie allein die Ursache der Krankheit aufsuche und hinwegzuräumen sich bemühe, auch nach dem Vorgange der Natur in Krankheiten verfahre. . . . Sie wähnten nur, die Krankheits-Ursache finden zu können, fanden sie aber nicht, da sie nicht erkennbar und nicht zu finden ist. Denn da die meisten, ja die allermeisten Krankheiten dynamischen (geistartigen) Ursprungs und dynamischer (geistartiger) Natur sind, ihre Ursache also nicht sinnlich zu erkennen ist, so waren sie beflissen, sich eine zu erdenken und aus der Ansicht der Theile des normalen, todten, menschlichen Körpers (Anatomie), verglichen mit den sichtbaren Veränderungen dieser Theile von Krankheiten verstorbener Menschen (pathologische Anatomie), so wie aus dem, was aus der Vergleichung der Erscheinungen und Funktionen im gesunden Leben (Physiologie) mit den unendlichen Abweichungen derselben in den unzähligen Krankheitszuständen (Pathologie, Semiotik) sich zu ergeben schien, Schlüsse auf den unsichtbaren Vorgang der Veränderungen im innern Wesen des Menschen bei Krankheiten zu ziehen — ein dunkles Phantasiebild.

An anderer Stelle (Seite 136) verurteilt Hahnemann die alte Pathologie mit ihrer Menge eigener Namen von Krankheiten, die fälschlich als für sich bestehend angesehen wurden, und in der Fußnote hierzu führt er höchst verschiedene, oft nur in einem einzigen Anzeichen sich ähnelnde Krankheitszustände auf.

Und weiterhin:

Die sämmtlichen Krankheiten, welche von der Natur bei den tausend verschiedenen Lagen ausgesetzten Menschen in nie vorauszubestimmenden Abänderungen unendlich vielfach hervorgebracht werden, verschnitzelt der Pathologe soweit, daß nur eine Handvoll selbstgeformter daraus werde.

## Anlage 198.

### Aufgaben der Diagnose.

Nach dem Organon, § 81 (Anmerkung 1 Seite 137)

weiß der ächte Heilkünstler, daß er die Krankheiten nicht nach der Namens-Ähnlichkeit eines einzelnen Symptoms, sondern nach dem ganzen Inbegriffe aller Zeichen des individuellen Zustandes, jedes einzelnen Kranken zu beurtheilen und zu heilen habe....

Und in § 82, Seite 138:

Indem keine ächte Heilung dieser (der chronischen. D. V.), so wie der übrigen Krankheiten stattfinden kann, ohne strenge Eigen-Behandlung (Individualisirung) jedes Krankheits-Falles....

Darauf hatte er schon in seiner Übersetzung »Arzneischatz oder Sammlung gewählter Rezepte« (1800) hingewiesen, indem er sagte:

Ich bedaure, daß man die vielen Arten von Wassersucht nicht unterscheidet und nur immer von einer Wassersucht redet. Die Eintheilung in leukophlegmatische und inflammatoriche ist bei weitem noch nicht hinreichend, so wenig als die Unterscheidung des Wahnsinns in Manie und Melancholie. Was sollten wir von einem Botaniker denken, der keine andere Abtheilung der Gewächse als in Bäume und Kräuter kennte?

In § 5 des Organons lesen wir:

Als Beihülfe der Heilung dienen dem Arzte die Data der wahrscheinlichsten Veranlassung der acuten Krankheit, so wie die bedeutungsvollsten Momente aus der ganzen Krankheits-Geschichte des langwierigen Siechthums, um dessen Grundursache, die meist auf einem chronischen Miasma beruht, ausfindig zu machen....

Und in § 7 sagt er:

Da man an einer Krankheit... nichts wahrnehmen kann, als die Krankheits-Zeichen,... so muß die Gesammtheit dieser ihrer Symptome, dieses nach außen reflectirende Bild des inneren Wesens der Krankheit, das ist des Leidens der Lebenskraft, das Hauptsächlichste oder Einzige sein ... wodurch die Krankheit zu erkennen geben kann, welches Heilmittel sie bedürfe.

## Anlage 199.

### Auskultation und Perkussion.

Die Auskultation, von Laënnec 1816 erfunden, ist die wichtige ärztliche Kunst, durch Anlegung des Ohrs an den Körper des Kranken oder durch ein zwischen beide gebrachtes Hörrohr (Stethoskop) Geräusche und Töne im Innern des Körpers festzustellen (am Herzen, an den Lungen, am Rippenfell, an den großen Gefäßen, bei gebrochenen Knochenenden). Die Auskultation, die ein feines Ohr, gute Einschulung und fortwährende Übung erfordert, wurde zuerst in Frankreich allgemein eingeführt; dann folgte die Wiener und Prager Schule, von wo sie, durch Skodas Vervollkommnung, allmählich auch in Deutschland Eingang fand.

Im engen Zusammenhang mit der Auskultation steht die Perkussion, d. h. das Anschlagen oder Ausklopfen an der Körperoberfläche eines Kranken mittels der Fingerspitzen oder eines besonderen Hammers, des Perkussionshammers. Da die Organe im menschlichen Körper je nach ihrer Beschaffenheit und Lage beim Anschlagen auf die Körperhöhle, in die sie eingebettet sind, verschiedene Töne ergeben (z. B. Lungen, Herz), so können aus dieser Schallverschiedenheit Schlüsse über Zustände der inneren Organe im menschlichen Körper gezogen werden. Von Auenbrugger (im Jahre 1761) erstmalig empfohlen, waren es wieder die Franzosen (Rosière de la Chassagne, Corvisart und der obengenannte Laënnec), die die Auskultation weiter ausbildeten, worauf Skoda sie verbessert auch in Deutschland einführte. Doch dauerte das über das erste Viertel des 19. Jahrhunderts hinaus.

So stellte einer der bekanntesten Kliniker Deutschlands zur damaligen Zeit, Professor Schönlein in Würzburg, noch um 1820 seine Diagnosen fast nur auf Grund des symptomatischen Bildes. Empyeme (Eiteransammlungen im Brustfellraum) sollte man nach ihm am Einschlafen des Armes erkennen, während doch der dumpfe Schall beim Anschlagen mit dem Finger oder dem Perkussionshammer an der Brustwand ein viel besseres Kennzeichen ist, das aber Schönlein nicht bekannt war und darum auch von ihm nicht genannt wurde.

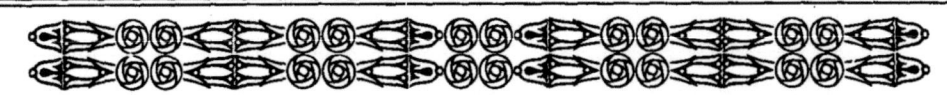

## 23. KAPITEL.

## Hahnemanns Kampf gegen Aderlaß und Arzneigemische.

### Anlage 200.

### Urteile von Zeitgenossen Hahnemanns über die Notwendigkeit des Aderlasses.

Hufeland sagt noch 1830:

>Wer da, wo der Mensch in seinem eigenen Blute zu ersticken in Gefahr ist, die Blutentziehung vernachlässigt, und nun der Tod oder eine unheilbare Krankheit die Folge ist, der hat eine schwere Blutschuld auf sein Gewissen geladen, welche dereinst furchtbar auf ihm lasten wird, der ist ein Mörder durch Unterlassung, ebenso gut wie der, welcher seinen Nächsten in der Gefahr des Ertrinkens nicht aus dem Wasser zieht.

Vor allem in Lungen- und Rippenfellentzündungen galt der Aderlaß als das überragende, oft allein hilfreiche Mittel: »Tausende und Tausende Kranke an der Lungenentzündung werden durch Aderlässe schnell und dauerhaft geheilt« (Mückisch). »Bei Lungenentzündung ist der Kranke ohne starke und selbst wiederholte Blutentziehungen rettungslos verloren« (Zeroni). »Wenn eine Lungenentzündung einmal ohne Aderlaß heilt, so ist das eine rara avis, nigro simillima cygno« (ein seltener Vogel wie ein schwarzer Schwan. D. V.). Und ebenso bei andern Erkrankungen, bei eingeklemmten Brüchen (Augustin), bei Bluthusten und Lungenblutsturz (Bischoff). »Bei hereditärer Anlage zur Schwindsucht wirkt ein dann und wann angeordneter Aderlaß ihrer Entwicklung und ihrem Fortschreiten am kräftigsten entgegen« (Simon-Hamburg); selbst bei der Cholera (im Jahre 1831 und noch im Jahre 1854) wurden reichliche Blutentziehungen empfohlen (Hasper), »4—5 Pfund müssen es sein« (Rieser); man wollte damit der allzu starken Eindickung des Blutes, als Folge der großen Wasserverluste durch die häufigen Ausleerungen, vorbeugen. Wenn nicht genügend Blut abgezapft wurde, war der Kranke dennoch gefährdet, zum mindesten stand ihm schweres chronisches Siechtum in Aussicht. Deshalb nötigenfalls wiederholte Aderlässe, Wiederholung bis zur Ohnmacht, »selbst bei dem Jammer der Umstehenden« (Bischoff); denn: »stehen nicht die erschöpfendsten Blutungen nach Aderlaß bis zur Ohnmacht?« (Heinroth).

## Anlage 201.

### Wirkung der Lehre Broussais' auf den Blutegelverbrauch in Frankreich.

Nach einer amtlichen Angabe führte Frankreich an Blutegeln:

|      | ein | aus |
|------|-----|-----|
| 1820 | — | 1 117 920 |

Nun beginnt Broussais' Lehre sich auszubreiten:

|      | ein | aus |
|------|-----|-----|
| 1823 | 320 000 | 1 188 825 |
| 1827 | 33 644 494 | 195 950 |
| 1833 | 41 654 300 | 869 650 |

Da kann man, fügt Dr. Thilenius an, der die Zahlen in der Berl. hom. Ztschr. (1885, 4. Band, S. 67) mitteilt, allerdings mit einem Zeitgenossen Broussais' fragen, wer Frankreich mehr Blut gekostet hat, Napoleon oder Broussais.

## Anlage 202.

### Weitere Zeugnisse über den Aderlaß aus der zweiten Hälfte des neunzehnten Jahrhunderts.

Professor Kußmaul schildert die Aderlaßwut in seinen »Jugenderinnerungen eines alten Arztes« in anschaulicher Weise (293):

Die Häufigkeit der verordneten Blutentziehungen erscheint heute unglaublich. Einer kräftigen Bürgersfrau aus Kandern, die ich persönlich kennen lernte, hatte ihr Hausarzt wegen einer angeblichen Hirnentzündung und daran sich anschließenden Unterleibsentzündung in sechs Wochen siebenmal zur Ader gelassen und 60 Blutegel gesetzt. Sie stand in den Fünfzigern und erreichte ein Alter von 83 Jahren. — Sogar schwächlichen Personen zapfte man oft Blut ab. Ich hörte eine magere Pfarrersfrau in den Vierzigern meinem Vater erzählen, daß man ihr wegen häufig wiederkehrenden Blutspeiens im Laufe der Zeit gegen dreißig Aderlässe gemacht habe. Sie starb an der Schwindsucht im Alter von 52 1/2 Jahren.

In den Heidelberger Kliniken waren Lanzetten und Schnepper fast täglich in Arbeit. Als Assistenzarzt der Pfeufer'schen Klinik musste ich die Apothekerrechnungen revidieren, sie betrugen für Blutegel jährlich mehr als für Arzneien, obwohl auch an diesen nicht gespart wurde. Wir Assistenten wurden bald Meister im Aderlassen; heute gibt es Professoren, die nie einen Aderlaß machten oder auch nur machen sahen.

Noch im Jahr 1861 hat einer der bedeutendsten Staatsmänner des 19. Jahrhunderts, Graf Cavour, unerwartet sein Leben verloren infolge unsinnigen Aderlassens (dreimal innerhalb 24 Stunden und zwei weitere Male in den zwei nächsten Tagen); die Aderlässe waren so gründlich gewesen, daß beim Versuche eines nochmaligen Eingriffs kein Blut mehr floß, sondern nur noch durch Pressen der Ader zwei bis drei Unzen geronnenes Blut herausgedrückt werden konnten. Der damalige Berichterstatter der »Times« in Turin nannte dieses Verfahren hervorragender italienischer Ärzte beim rechten Namen, als er seiner Zeitung über den Tod des hervorragenden Mannes berichtete:

Die Römer sollen den Arzt, der sie vom Papste Adrian VI. befreite, auf dem Capitole gekrönt haben. Die Italiener unserer Tage würden die Doktoren des Grafen Cavour mit gutem Gewissen aufhängen, wenn sie damit ihrem Schmerze eine Linderung verschaffen könnten. Die Behandlung war der reine Mord. Die Namen der würdigen Ärzte verdienen auf die Nachwelt zu kommen. Es waren: Dr. Rossi, Mattoni und zuletzt der Leibarzt des Königs, Dr. Riberi, derselbe, unter dessen Händen die Mutter, die Gattin und der Bruder Victor Emanuels nacheinander zu Anfang des unglücklichen Jahres 1853 gestorben sind.

In Professors Franz von Winckels »Allgemeiner Gynaekologie« (1909) lesen wir Seite 137:

Noch kein Menschenalter ist vergangen, dass es von vielen Ärzten für dringend notwendig gehalten wurde, kräftigen, vollsaftigen Schwangeren zur Ader zu lassen, also einen Teil ihres köstlichen Lebenssaftes von Zeit zu Zeit in nicht gerade kleinen Portionen zu entziehen. Ein Repräsentant dieser Blutsucht, ein sehr bekannter Berliner Geburtshelfer Hauck, gibt Darstellungen der in den 50er Jahren noch herrschenden Aderlasswut und beweist, daß man nicht bloß in der fixen Idee zu helfen zur Ader ließ, sondern auch in der ausgesprochenen Absicht, sich bloß als Helfer aufzuspielen — oder wie man sich ausdrückte — »um der Kunst doch auch einigen Anteil an dem natürlichen Geburtsverlauf zu gewähren«.

Und Professor Sticker-Bonn sagt in seinem »Keuchhusten« (II. Auflage 1911, Klinischer Teil, S. 188):

Wir zucken die Achseln über die Anwendung des Aderlasses und des Brechmittels im 16., 17. und 18. Jahrhundert bei jeder Krankheit und so auch im Keuchhusten, wo der Aderlaß noch in der Mitte des 19. Jahrhunderts eine so große Rolle spielt, daß Romberg (1853) vor seiner Unterlassung dringend warnt: »Je früher, je reichlicher, desto besser!« — Im 16. Jahrhundert wagten nur wenige Ärzte Aderlaß und Brechmittel zu unterlassen, weil sie sich sonst mit den allmächtig werdenden Chirurgen und Barbieren verfeindet hätten. Jacques Despars u. a. wissen von den Verfolgungen, die diese mächtige Innung ausübte, zu erzählen, und es gehörte der große Mut eines Valleriola, Johann Weyer und Sennert dazu, wider den Mißbrauch des Aderlasses zu sprechen.

## Anlage 203.

## Hahnemanns Urteil über das Blut als Träger der Lebenskraft.

In der Vorrede zur 6. Auflage des Organons, Seite LXXVI, sagt Hahnemann:

Die Homöopathik weiß, daß Heilung nur durch Gegenwirkung der Lebenskraft gegen die eingenommene, richtige Arznei erfolgen kann, eine um desto gewissere und schnellere Heilung, je kräftiger noch beim Kranken seine Lebenskraft vorwaltet. Die Homöopathik vermeidet daher selbst die mindeste Schwächung.... Homöopathik vergiesst nie einen Tropfen Blutes, — giebt nicht zu brechen, purgiren, laxiren oder schwitzen....

Und an anderer Stelle des Organons heißt es (Einleitung S. 10, Anmerkung):

Ungeachtet es vielleicht nie einen Tropfen Blut zuviel im lebenden menschlichen Körper gegeben hat, so hält dennoch die alte Schule eine angebliche Blut-Übermenge für die materielle Hauptursache aller Blutflüsse und Entzündungen, die sie durch Ader-Öffnungen (blutige Schröpfköpfe) und Blutegel zu entfernen und auszuleeren habe.... Der Allöopathiker entzieht mit seinen Aderlässen ... keine lästige Blutübermenge, weil dergleichen gar nicht vorhanden sein konnte, sondern beraubt ihn der zum Leben und Gesundwerden unentbehrlichen, normalen Blutmenge und sonach der Kräfte — ein großer Verlust, den Arztes-Macht nicht wieder zu ersetzen vermag.

Nach seiner Ansicht (Organon § 74, Anmerkung 2, Seite 129/130) ist

großer Blutverlust dieser Art auf die übrige Lebensdauer offenbar unersetzlich, indem die zur Blutbereitung vom Schöpfer bestimmten Organe dadurch so wesentlich geschwächt werden, daß sie zwar Blut in gleicher Menge, aber nie wieder in gleicher Güte zuzubereiten vermögen. Und wie unmöglich ist es, daß die eingebildete Plethora, die man durch gehäufte

Aderlässe abzuzapfen verordnet, sich in so großer Geschwindigkeit erzeugt haben könnte, da doch der Puls des jetzt so heißen Kranken, noch vor einer Stunde (vor dem Fieber-Schauder) so ruhig ging? Kein Mensch, kein Kranker hat je zu viel Blut, oder zu viel Kräfte: vielmehr fehlt es jedem Kranken an Kräften, denn sonst hätte sein Lebensprincip die Entstehung der Krankheit abgewehrt. Also dem ohnehin schwachen Kranken, durch Vergießung seines Blutes noch eine größere, die ärgste Schwächung zu verursachen, die sich nur denken läßt, ohne seine Krankheit, die stets nur dynamisch ist und nur durch dynamische Potenzen gehoben werden kann, hinweg zu nehmen, ist so unsinnig als grausam, ist eine bloß mörderische Mißhandlung, auf eine aus der Luft gegriffene Theorie gegründet.

Im Jahre 1834 schrieb Hahnemann an Dr. Dunsford, den Leibarzt des von ihm selbst behandelten Lords D'Anglesea:

† Niemals ist es nothwendig oder nützlich, die Menge des Blutes zu vermindern, was immer eine Verminderung der Lebenskraft bedeutet und der Kräfte, deren Reaktion um so heilsamer ist, je mehr sie intakt sind.

Mit dieser Briefstelle stimmt genau, fast dem Wortlaut nach, überein, was Dr. Johann Josef Roth von München, der 1836 Hahnemann in Paris besuchte, in seinen Erinnerungszetteln über die Unterhaltungen mit dem Meister festgehalten hat:

† Hahnemann sagt: die Lebenskraft heilt die Krankheiten; denn ein Toter braucht keine Arznei mehr. Angenommen dies, so müssen wir die Lebenskraft schonen, wir dürfen kein Blut vergießen, den Kranken nicht schwächen: denn im Blute liegt die Lebenskraft.

## Anlage 204.

## Hahnemanns Vorwürfe gegen Aderlaß und Fontanelle.

In der Einleitung zum Organon Seite 48 heißt es:

Heilung erwarten läßt sich nicht »von einer kunstgemäß bis zum Verscheiden getriebenen Ausmergelung des Körpers, und doch weiß die alte Schule nichts Anders mit langwierig Kranken anzufangen, als hineinzuarbeiten auf die Leidenden mit lauter marternden, Kräfte und Säfte verschwendenden und Leben verkürzenden Mitteln! Kann sie retten, während sie zu Grunde richtet? Kann sie einen andern Namen als den einer Unheilkunst verdienen? Sie handelt, lege artis, möglichst zweckwidrig und sie thut (fast könnte es scheinen, geflissentlich) ἀλλοῖα, d. i. das Gegentheil von dem, was sie thun sollte. Kann man sie rühmen? Kann man sie ferner dulden?

Auf S. 28 geißelt er die gedankenlose Nachahmung der Natur durch die »antagonistischen und ableitenden Cur-Methoden« und das Zwecklose ihres Verfahrens.

Und auf Seite 111 lesen wir:

Mit Aderlassen wollte man langwierigen Blutandrang nach dem Kopfe und nach andern Theilen hin, z. B. bei Herzklopfen, wegnehmen, aber es erfolgte darauf stets größere Blut-Anhäufung in diesen Organen, stärkeres, häufigeres Herzklopfen u. s. w.

Über den Wert der Fontanellen urteilt er S. 29 unten, Anmerkung 1:

Welchen günstigen Erfolg hatten wohl die so oft angewendeten, künstlich unterhaltenen, übeln Geruch verbreitenden Geschwüre, die man Fontanelle nennt? Wenn sie ja in den ersten paar Wochen, so lange sie noch viel Schmerz verursachen, antagonistisch ein chronisches Übel etwas zu hemmen erscheinen, so haben sie doch nachgehends, wenn der Körper sich an den Schmerz gewöhnt hat, keinen andern Erfolg, als den Kranken zu schwächen und so dem chronischen Siechthume weitern Spielraum zu verschaffen. Oder wähnt man etwa, noch im 19ten Jahrhunderte, hiedurch ein Zapfloch für die herauszulassende materia peccans offen zu erhalten? Fast scheint es so!

Teils in Briefen, teils in längeren Anmerkungen im Organon setzt sich Hahnemann mit Broussais und seinem Heilverfahren auseinander. So lesen wir in einem Brief an Constantin Hering vom 3. Oktober 1836 u. a. (s. Anlage 164):

Diese alte Körperschaft (die königliche Akademie der Medizin in Paris. D. V.), die aus sogenannten Comitée's von Allöopathen besteht, wird im Laufe der Zeit nur noch eine traurige Rolle in der Geschichte der Medicin spielen. Ihre Mitglieder sind fast ohne Ausnahme barbarische Aderlasser. Sie prakticiren, lehren und wissen nichts andres als Ader zu lassen oder Blutegel anzusetzen. Broussais' falsche Lehre hat während der letzten 20 Jahre schamlose Mörder aus ihnen gemacht: während Broussais selbst seine eigenen Lehre zu verwerfen beginnt und sich der Homöopathie zuneigt. Durch die Gründung seiner schrecklichen Aderlaß-Methode zerstörte er das ganze System der Arzneiverordnung, so daß die Apotheker hier eine ziemlich klägliche Rolle spielen...

Auf Seite 113—115 des Organons führt Hahnemann aus:

Je mehr der Kranke noch Kräfte hat, desto auffallender sind seine Beschwerden, desto lebhafter fühlt er seine Schmerzen. Er wimmert, er stöhnt, er schreit, er ruft um Hülfe, stärker und stärker, so daß die Umstehenden nicht schnell genug zum Arzt eilen können, um ihm Ruhe zu verschaffen. Broussais hatte nur nöthig, die Lebenskraft des Kranken herabzustimmen, immer mehr und mehr zu mindern und siehe! je öfterer er ihm zur Ader ließ und durch jemehr Blutegel und Schröpfköpfe er ihm den Lebenssaft aussaugen ließ (denn fast an allen Leiden sollte, nach ihm, das unschuldige, unersetzliche Blut, schuld sein!) desto mehr verlor der Kranke die Kraft Schmerzen zu empfinden, oder durch heftige Klagen und Gebehrden seinen verschlimmerten Zustand auszudrücken. Der Kranke scheint nun um desto ruhiger, je schwächer er geworden ist; die Umstehenden freuen sich seiner scheinbaren Besserung und eilen, wenn die Krämpfe, die Erstickung, die Angst-Anfälle oder die Schmerzen sich erneuern wollen, wieder zu den Mitteln, welche schon so schön beruhigt hatten und Aussicht auf abermalige Beruhigung geben; (in langwierigen Krankheiten und wenn der Kranke noch etwas kräftiger war, hatte er sich schon die Nahrung entziehen und Hunger-Diät halten müssen, um das Leben desto erfolgreicher herabzustimmen und den beunruhigenden Zuständen ein Ziel zu setzen). Der schon so sehr geschwächte Kranke fühlt sich unfähig, gegen die fernere Schwächung durch Aderlaß, Blutegel, Blasenpflaster, warme Bäder u. s. w. zu protestiren oder sie zu verwehren. — Daß auf solche, oft wiederholte Minderung und Erschöpfung der Lebenskraft, Tod erfolgen müsse, merkt der seines Bewußtseins immer weniger und weniger mächtige Kranke schon nicht mehr und die Anverwandten werden durch einige Minderung, auch der letzten Leiden des Kranken, mittels Blutabzapfens und lauer Bäder so eingeschläfert, daß sie sich verwundern, wie der Kranke unvermuthet ihnen so eben unter den Händen wegsterben konnte...

Die Ärzte in Europa und anderwärts ließen sich diese so bequeme Behandlung aller Krankheiten über einen Leisten gar wohl gefallen, da sie ihnen alles Nachdenken (die mühsamste Arbeit unter der Sonne!) ersparte.... So wurden viele Tausend Ärzte jämmerlich verführt... mit kaltem Herzen das warme Blut ihrer heilungsfähigen Kranken in Strömen zu vergießen und so mehr Millionen Menschen (Broussaisch) allmälig ihres Lebens zu berauben, als stürmisch in Napoleons Schlachten fielen. —

Und wieder gegen Broussais gerichtet sagt er S. 129, Anmerkung:

Von Blut-Vergießen aber, kann der gesunde Menschen-Verstand nichts anderes als unausbleibliche Verminderung und Verkürzung des Lebens erwarten.

Von dem damaligen französischen König Louis Philipp berichtet Hahnemann (1838, Anlage 163), daß er, ein »Stockallöopath«, »stets den Aderlaß-Schnepper bei sich führt, und, auf dem Lande verweilend, bei jählingen Zufällen seiner Dienerschaft selbst zur Ader läßt.«

## Anlage 205.

### Hahnemann gegen die Blutentziehungen der »Halbhomöopathen«.

In einer Anmerkung zu § 148 des Organons Seite 176 bezeichnet er die »Herren von der Mischlingssekte« als Leute,

die, wenn das ungenaue Mittel nicht sogleich hilft, die Schuld davon nicht auf ihre unverzeihliche Mühescheu und Leichtfertigkeit bei Abfertigung der wichtigsten und bedenklichsten aller Angelegenheiten der Menschen schieben, sondern auf die Homöopathie, der sie große Unvollkommenheit vorwerfen; (eigentlich die, daß sie ihnen, ohne eigne Mühe, das angemessenste homöopathische Heilmittel für jeden Krankheits-Zustand, nicht von selbst wie gebratne Tauben in den Mund führe!). — Sie wissen sich ja dann doch, wie gewandte Leute, bald über das Nicht-Helfen ihrer kaum halb homöopathischen Mittel zu trösten durch Anbringung der ihnen geläufigern, allöopathischen Scherwenzel, worunter sich ein oder etliche Dutzend Blutigel an die leidende Stelle gesetzt, oder kleine, unschuldige Aderlässe von 8 Unzen u. s. w. recht stattlich ausnehmen, und kömmt der Kranke trotz dem Allen doch davon, so rühmen sie ihre Aderlässe, Blutigel, u. s. w., ohne welche derselbe nicht hätte erhalten werden können und geben nicht undeutlich zu verstehen, daß diese, ohne viel Kopfzerbrechen, aus dem verderblichen Schlendrian der alten Schule hervorgelangten Operationen im Grunde das Beste bei der Cur gethan hätten; stirbt aber der Kranke dabei, wie nicht selten, so suchen sie eben damit die trostlosen Angehörigen zu beruhigen, »daß sie selbst Zeuge wären, wie doch nun alles Ersinnliche für den seelig Verstorbenen gethan worden sei«. Wer wollte solcher leichtsinnigen, schädlichen Brut, die Ehre anthun, sie nach dem Namen der sehr mühsamen, aber aber auch heilbringenden Kunst, homöopathische Ärzte zu nennen? Ihrer warte der gerechte Lohn, daß sie, einst erkrankt, auf gleiche Art kurirt werden mögen!

## Anlage 206.

### Die Anhänger der Blutentziehungen gegen Hahnemann.

Prof. Heinroth schrieb 1825 in seinem »Antiorganon« (S. 99):

Wie heilsam sind die ... Blutigel, Schröpfköpfe, Vesicatorien etc.! ... Wo thut Herr Hahnemann dieser Heilmittel Erwähnung? Und nun gar das Aderlassen! Ist Herr Hahnemann nicht ein abgesagter Feind von diesem großen Heilmittel?

Professor Wedekind-Darmstadt, »Prüfung des homöopathischen Systems«, 1825:

Nun frage ich aber: Liegt nicht in der anerkannten Unentbehrlichkeit der ausleerenden Arzneien und des Blutlassens der augenscheinlichste Beweis von der Unbrauchkeit der Hahnemannschen Lehre in der praktischen Heilkunde?

Elias, »Homöopathische Gurkenmonate«, Halle 1827:

Daß sie Entzündungskranke in ihrem Blute ersticken läßt, möchte doch keinen glänzenden Beweis für die Unschädlichkeit der Homöopathie geben.

1828 führte Dr. Ant. Friedr. Fischer in Dresden in Hufelands Journal (St. 2, S. 42—46) aus:

Homöopathen vergießen kein Blut, und Gott mag wissen, wie sie in allen den Fällen zum Zwecke gelangen, wo einzig von Blutentziehung Rettung zu erwarten steht. ... Es gibt viele Laien, die den Aderlaß nicht lieben, und diese gehen zu den Homöopathen. Wir müssen deshalb sorgen, daß der Aderlaß möglichst überflüssig wird durch eine die Bluterzeugung nicht befördernde Lebensweise.

An anderer Stelle sagt derselbe Fischer:

Und wie unheilbringend sind nicht die Folgen vernachlässigter Aderlässe! Stürzen sie nicht den Kranken sofort in den Tod, so machen sie ihn umso unglücklicher, da er in Vereiterung oder in ein langwieriges und unheilbares Siechthum verfällt, das ihn auf eine höchst qualvolle Weise tödtet. — Und dennoch will sich die homöopathische Schule rühmen, Blutentziehungen entbehren zu können! Bekennt dennoch auf kecke und freche Weise, daß sie unbesorgt um den Erfolg nach der Caprice eines Mannes handelt, der sich nur im Widerspruch gefällt und unbekümmert um das Unheil, das er stiftet, einer tausendjährigen Erfahrung schnurstracks entgegen zu streben sich beeifert.... Die Homöopathie muß jedem denkenden Kopfe als Excrement eines Geistes erscheinen, dessen Hirn schon bei lebendigem Leibe in Verwesung übergegangen ist.

## Anlage 207.
## Kampf gegen die Arzneigemische.

In »Heilung des Scharlachfiebers« (1801) schreibt Hahnemann:

Hier sieht man das Non plus ultra der krassesten Empirie: für jedes einzelne Symptom ein eigenes Mittel in den buntgemischten, gehäuften Arzneiformeln, dem nüchternen Beobachter ein Anblick voll Wehmuth und Indignation.

Und in derselben Frage führte er in Hufelands Journal gegen Brown aus:

Quacksalberei geht immer mit Vielmischerei Hand in Hand, und wer so etwas einschärfen (nicht bloß erlauben) kann (wie das Brown that. D. V.), ist von dem einfachen Wege der Natur und ihrem Gesetze himmelweit entfernt.

1805 heißt es in der »Heilkunde der Erfahrung«:

Die wohlthätigsten Wirkungen hervorzubringen, ist stets ein einziges einfaches Mittel geeignet, ganz ohne Zusatz... Nie ist es nöthig, ihrer zwei zusammenzusetzen.

In »Aeskulap auf der Wagschale« finden wir die Sätze:

Wenn ich ausnehme, was einige, wenige ausgezeichnete Männer, Conrad Gesner, Störk, Cullen, Alexander, Coste und Willemet gethan, indem sie einfache Arzneien allein und ohne Vermischung in bestimmten Krankheiten oder im gesunden Körper anwendeten, so ist das übrige, was von Ärzten herrührt, lauter, lauter Meinung, Wahn, Trug.

Und an anderer Stelle besagt eine Fußnote:

Dieß ist das allgemeine, nie zu entschuldigende Verfahren unserer Ärzte: nichts allein zu verordnen — nein, allemal mit mehrern andern Dingen gemischt, oder, scientivischer gesprochen, versetzt, in einem künstlichen Recepte! »Keine Verordnung kann ein Recept genannt werden«, spricht Hofrath Gruner in seiner Receptirkunst, »was nicht mehrere Ingredienzen zugleich enthält« — so stich dir lieber die Augen aus, um desto heller sehen zu können!

1808 schreibt Hahnemann in »Wert der speculativen Arzneisysteme etc.«:

Gegen die Krankheiten... sollte man denken, würden sie (die Ärzte. D. V.) jedesmal nur eine einzige einfache Arzneisubstanz auf einmal anwenden und ihren Erfolg abwarten ... nach der gemeinen Regel, der sich niemand entziehen darf: Was durch ein einfaches Mittel geschehen kann, muß man nicht durch zusammengesetzte, vielfache zu erreichen suchen...

Ganz dem schlichten, reinen Menschenverstande zuwider, setzen sie den Krankheiten nur vielfach zusammengemischte Arzneien entgegen, deren keine ihnen mehr als oberflächlich bekannt ist, und solcher Arzneigemische geben sie oft mehrere zugleich, oft mehrere in einem

Tage ... Wären auch die Kräfte jeder einzelnen Arzneisubstanz auf das genaueste bekannt, so würde eine solche Anwendung von Vielgemischen, ein solches Untereinander-Eingeben mehrerer Arzneistoffe auf einmal, deren doch jeder an Wirkungsart verschieden sein muss, schon für sich äusserst thöricht sein und zum blinden, tumultuarischen Curiren werden. ... Schlimmer noch erscheint der Fall und noch sträflicher dieß Beginnen: (Vielgemische zu Rezepten zu verschreiben) wenn man bedenkt, dass oft alle die vielen, oder doch die meisten dieser zusammengemischten Dinge einzeln schon von grosser, aber ungekannter Wirkung sind ... Diese Vielmischerei ist bloß ein Nothbehelf dessen, der von den Wirkungen jeder einzelnen Substanz nur sehr wenig Kenntniß hat und sich damit tröstet, daß, da er einmal keine einfache, für den Krankheitsfall passende Arzneisubstanz zu finden weiss, sich doch unter dieser Menge zusammen geschriebener und unter einander eingegebener Mittel eins befinden könne, was aus Glückszufall den rechten Punct treffen werde.

Hahnemann weist dann weiter nach, daß dasselbe Arzneigemisch niemals bei einem gleichen Fall auch die gleiche Wirkung haben könne, zum ersten, weil man die Wirkung der einzelnen Ingredienzen im Zusammenwirken nicht kenne, zum andern, weil ein Arzneigemisch niemals wieder genau so bereitet werden könne, wie das erstemal oder in der einen Apotheke wie in der andern.

In der Einleitung zum Organon sagt Hahnemann S. 47, Anmerkung:

So drückt Marcus Herz (in Hufelands Journal d. pr. A. II. S. 33) seine Gewissensregung durch folgende Worte aus: »Wollen wir den Entzündungszustand heben, so bedienen wir uns weder des Salpeters, noch des Salmiaks, noch der Pflanzensäure allein, sondern wir vermischen gewöhnlich mehrere, und öfters nur zu viele, sogenannte antiphlogistische Mittel zusammen, oder lassen sie zu gleicher Zeit neben einander gebrauchen. Haben wir der Fäulniß Widerstand zu thun, so genügt es uns nicht, von einer der bekannten antiseptischen Arzneien, von der Chinarinde, den Mineralsäuren, der Wohlverleih, der Schlangenwurz u. s. w. allein, in großer Menge gegeben, unsern Endzweck zu erwarten; wir setzen lieber mehrere derselben zusammen, und rechnen auf das Gemeinschaftliche ihrer Wirkung, oder werfen wohl gar, aus Unwissenheit, wessen Thätigkeit in dem vorhandenen Falle die angemessenste sey, mannigfaltige Dinge unter einander, und übergeben es gleichsam dem Zufalle, eins von ihnen die beabsichtigte Veränderung hervorbringen zu lassen. So erregen wir Schweiß, verbessern Blut (?), lösen Stockungen (?), befördern Auswurf und entleeren sogar die ersten Wege so selten durch einzelne Mittel; immer sind unsere Vorschriften zu diesem Endzwecke zusammengesetzt, fast nie einfach und rein, folglich (sind es) auch nicht die Erfahrungen in Rücksicht auf die Wirkungen ihrer einzelnen, enthaltenen Stoffe. Zwar stiften wir unter den Mitteln in unsern Formeln nach schulgerechter Weise eine Art von Rangordnung, und nennen dasjenige, dem wir eigentlich die Wirkung auftragen, die Grundlage (basis) und die übrigen die Helfer, Unterstützer (adjuvantia), Verbesserer (corrigentia) u. s. w. Allein offenbar liegt bei dieser Charakterisirung größtentheils bloße Willkür zum Grunde. Die Helfer und Unterstützer haben ebenso gut Antheil an der ganzen Wirkung, als das Hauptmittel, wiewohl wir aus Mangel eines Maaßstabes den Grad desselben nicht bestimmen können. Gleichergestalt kann der Einfluß der Verbesserer auf die Kräfte der übrigen Mittel nicht ganz gleichgültig seyn, sie müssen sie erhöhen, herunterstimmen oder ihnen eine andre Richtung geben, und wir müssen daher die heilsame (?) Veränderung, die wir durch eine solche Formel bewirken, immer als das Resultat ihres ganzen, zusammengesetzten Inhalts ansehen, und können nie daraus eine reine Erfahrung von der alleinigen Wirksamkeit eines einzigen Stücks desselben gewinnen. In der That ist doch unsere Einsicht in dasjenige, worauf eigentlich bei allen unsern Mitteln das Wesentliche ihrer Kenntniß beruht, so wie die Kenntniß der vielleicht noch hundertfältigen Verwandtschaften, in welche sie bei ihrer Vermischung unter einander treten, viel zu gebrechlich, als daß wir mit Gewißheit anzugeben vermögen, wie groß und mannigfaltig die Thätigkeit eines an sich noch so unbedeutend scheinenden Stoffes seyn kann, wenn er, verbunden mit andern Stoffen, in den menschlichen Körper gebracht wird.«

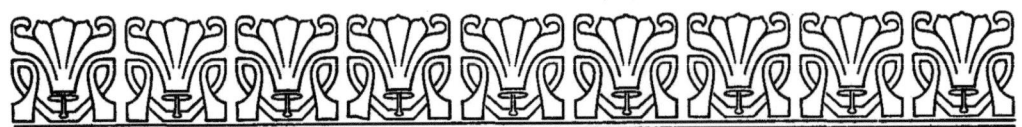

## 24. KAPITEL.

## Die homöopathische Gabenlehre; die Bereitungsweise der homöopathischen Arzneien.

Anlage 208.

### Hahnemanns Arzneigaben gegen das Ende des 18. Jahrhunderts.

Im »Versuch über ein neues Prinzip u. s. w.« (Hufelands Journal 1796) lesen wir z. B. von der gepulverten Arnika-Wurzel gegen Ruhr:

Auch mußte ich täglich mit den Gaben steigen, schneller, als man bei der Anwendung irgend einer wirksamen Arznei zu thun genöthigt ist. Ein 4jähriges Kind bekam anfänglich 4 Gran täglich einmal, zuletzt 7, 8 und 9 Gran. Die 6- und 7jährigen konnten anfänglich nur 6 Gran ertragen, zuletzt waren 12 und 14 Gran nöthig. Ein $^3/_4$jähriges Kind konnte, da es von oben nichts nahm, anfänglich nur 2 Gran (mit blossem Wasser gemischt) im Klystiere ertragen, zuletzt waren 6 Gran nöthig.

Von Aethusa cynapium besaß Hahnemann einen selbstbereiteten guten Dicksaft, von dem er, durch vielerlei schnell aufeinanderfolgende Kopfarbeiten zerstreut und unfähig etwas zu lesen, selbst ein Gran einnahm. Von Ledum verordnete er einem 6jährigen Kind 10 Gran im Aufguß. Arsenicum ließ er bei periodischem Kopfweh in Gaben von $^1/_6$ bis $^1/_{10}$ Gran in Auflösung nehmen.

Ein Gastwirt von straffer Faser, der mit Asthma behaftet war und der zugleich an Störungen des seelischen Gleichgewichts litt, erhielt jeden Morgen 3 Gran Veratrum. Das Mittel wurde unter allmählicher Besserung aller Beschwerden 4 Wochen lang fortgesetzt und das Leiden, das über 4 Jahre lang bestanden hatte, geheilt.

Eine 35 jährige Frau bekam nach vielen Fallsuchtsanfällen einige Tage nach ihrer Niederkunft eine unbändige Raserei mit allgemeinem Zucken der Gliedmaßen. Nachdem sie von anderen Ärzten vergeblich behandelt worden war, erhielt sie von Hahnemann vormittags und um 2 Uhr nachmittags je $^1/_2$ Gran pulverisierte Weißnieswurz (Veratrum album), worauf rasche Besserung und Heilung eintrat.

Nux vomica wurde bei Schwindel, Angst- und Fieberschauder täglich in steigender Menge bis zu 17 Gran verabreicht, worauf das Fieber und alle Nervenzufälle verschwanden und nie wieder kamen, obgleich der Kranke viele Jahre lang zuvor an solchen Anfällen gelitten hatte.

In einem Krankenberichte in Hufelands Journal 1797 über »eine plötzlich geheilte Kolikodynie« — worüber wir schon ausführlicher berichteten — empfiehlt Hahnemann

Veratrum in Einzelgaben von 4 Gran, wovon der Kranke in der Hoffnung, dadurch bälder gesund zu werden, jeden Tag zwei Pulver also 8 Gran einnahm. Die »künstliche Nervencholik«, wie Hahnemann den Zustand nannte, steigerte sich hierdurch derart, daß der Kranke fast mit dem Tode kämpfte.

## Anlage 209.

### Vorschriften zur Herstellung der Belladonna als Vorbeugungsmittel gegen Scharlach.

Dieses, die Ansteckung vom Scharlach-Fieber verhütende Arzneimittel zu bereiten, nimmt man eine Hand voll frischer Blätter der wild wachsenden Belladonna (Atropa Belladonna L.) zu der Zeit, wo die Blumen noch nicht aufgebrochen sind, quetscht sie im Mörser zum Brei und drückt den Saft durch Leinwand, den man sogleich (ohne vorgängige Reinigung) kaum messerrückenhoch auf flache porzellänene Schalen gießt und in trockene Zugluft stellt, wo er binnen wenigen Stunden abgedunstet sein wird. Man rührt ihn um und breitet ihn wieder mit dem Spatel aus, damit er gleichförmig erhärte bis zur völligen Trockenheit, so daß er sich pülvern lasse. Das Pulver wird in einem verstopften und erwärmten Glase aufgehoben.

Will man sich dessen nun zur Bereitung des Verwahrungsmittels bedienen, so löset man 1 Gran*) dieses Pulvers ... mittelst Reiben in einem kleinen Mörser in 100 Tropfen gemeinem destillirtem Wasser auf, schüttet die trübe Auflösung in ein Unzenglas und spült den Mörser und die Keule noch mit 300 Tropfen gewässerten (das ist, aus 5 Theilen Wasser und einem Theile rektificirten Weingeistes gemischten) Weingeistes nach, welches man zu der Auflösung schüttet und beides durch fleißiges Schütteln wohl vereinigt. Man signirt das Glas: starke Belladonna-Auflösung. Von dieser wird 1 Tropfen mit 300 Tropfen gewässerten Weingeistes durch minutenlanges Schütteln innig vereinigt und mittlere Belladonna-Auflösung bezeichnet. Von dieser zweiten Mischung (mittlere Belladonna-Auflösung) wird nun 1 Tropfen mit 200 Tropfen des gewässerten Weingeistes durch minutenlanges Schütteln vereinigt und schwache Belladonna-Auflösung bezeichnet, als die nun zu unserer Absicht fertige Vorbauungs-Arznei des Scharlachfiebers, welche in jedem Tropfen $\frac{1}{24\,000\,000}$ — ein vierundzwanzig Milliontel eines Grans getrockneten Belladonna-Saftes enthält.

Von dieser schwachen Belladonna-Auflösung gibt man den noch nicht vom Scharlachfieber Befallenen in der Absicht, sie gegen das Scharlachfieber unansteckbar zu erhalten, einem jährigen Kinde 2 Tropfen (jüngern 1 Tropfen) — einem zweijährigen drei — einem dreijährigen vier — einem vierjährigen (je nach der stärkeren Constitution) fünf bis sechs, einem fünfjährigen sechs bis sieben, einem 6jährigen 7—8, einem siebenjährigen 9—10, einem 8jährigen 11—13, einem 9jährigen 14—16 Tropfen, und dann bei jedem steigenden Jahre bis ins zwanzigste 2 Tropfen mehr (vom 20. bis 30. Jahre nicht über 40 Tropfen) alle 72 Stunden einmal (1 Minute hindurch in irgend ein Getränk stark mit dem Theelöffel eingerührt), so lange die Epidemie währt und noch 4 (bis 5) Wochen nachher.

(Ipecacuanha wurde 1:2000, Opium mit dem fünf-millionten Theil eines Grans und Chamomilla mit dem 800 Tausendsten Theil des trockenen Extractes — und zwar 1, 2 oder mehr Tropfen — als Einzelgabe verabreicht.)

## Anlage 210.

### Belehrung für den Wahrheitssucher.

Aus den Beweisen für die Richtigkeit seiner Verdünnungs- und Potenzierlehre führt Hahnemann in diesem Aufsatz weiter aus:

---

*) 1 Gran = der rund 350. Teil eines Apothekerpfundes.

Der Stahl an sich ist so kalt wie der Feuerstein. Beide heftig, wenn auch kurz, nur mit einigen Stößen, aneinander gerieben, erzeugen Wärme und zwar in dem hohen Grade, daß die absplitternden Stahlspänchen glühen, was eine Hitze von 1000 Grad Fahrenheit voraussetzt. Horn, Elfenbein, Knochen, der als Stinkstein bekannte Kalkstein haben an sich keinen Geruch; stark gerieben wird der in ihnen schlummernde stinkende Geruch frei und bemerkbar. — Kautschuk an sich hat keine Anziehungskraft; stark gerieben offenbart der Kautschuk diese Kraft und zwar umso wirksamer, je stärker man reibt. Auch die magnetische Kraft läßt sich auf ähnliche Weise beim Eisen übertragen.

Durch Jahrhunderte hindurch wußte man nichts von der Kraft vieler rohen Arzneistoffe, die man, indem man sie flüssig macht, durch vielmaliges Schütteln oder durch mehrmaliges anhaltendes Reiben mit unarzneilichen Pulvern zu sehr intensiven Arzneien mit erstaunlicher Wirkung bearbeiten kann (so feines Gold, feines Silber, Platin).

Die homöopathischen Arzneiverdünnungen — Hahnemann bedauert, daß er »kein der Sache angemessenes Wort für diese Verrichtung« habe — sind also keine Verminderungen und Verkleinerungen der Arzneikraft, sondern vielmehr wahre Steigerung des Arzneivermögens, wahre staunenswerte Enthüllungen und Lebendigmachung ihres arzneilichen Geistes.

Hahnemann faßt seine Beweisführung dahin zusammen:

Durch Reibungen (Schütteln) kommt die innere Arzneikraft wundersam zum Leben und befreit sich gleichsam von den Banden der Materie, um desto eindringlicher und freier auf den menschlichen Organismus wirken zu können. Die Verdünnung, in Wirklichkeit Potenzirung, ist also keine bloß materielle Zertheilung und Verkleinerung, wobei jeder Theil kleiner als das Ganze sein müßte, sondern eine Vergeistigung des innern Arzneivermögens, indem die Hülle der Naturkräfte abgestreift und der palpable, wiegbare Stoff nicht mehr in Betracht kommt.

Der neue Gedanke Hahnemanns ist also: Die Arznei wirkt nicht materiell, atomisch, sondern bloß dynamisch, d. h. nicht der Stoff an sich, das Materielle, wirkt, sondern der Geist, die im Stoff enthaltene Kraft, die von der Materie befreit sein muß und dann durch richtige Behandlung vielmals gesteigert werden kann.

## Anlage 211.

### Über das Riechenlassen an der Arznei.

In einer Anmerkung zu § 288 des Organons (5. Auflage, 1833) sagt Hahnemann:

Vorzüglich in Dunstgestalt durch Riechen und Einziehung des stets ausströmenden Arzneidunstes eines mit hoher Kraft-Entwickelung einer Arznei-Flüssigkeit benetzten Streukügelchens, welches trocken in einem kleinen Fläschchen liegt, wirken die homöopathischen Mittel am sichersten und kräftigsten. Die Mündung des geöffneten Fläschchens läßt der homöopathische Arzt den Kranken erst in das eine Nasenloch halten und im Einathmen die Luft daraus in sich ziehen und dann wohl auch so, wenn die Gabe stärker seyn soll, mit dem andern Nasenloche riechen, mehr oder weniger stark, je nachdem er die Gabe bestimmt, und steckt es dann verstopft wieder in sein Taschen-Etuis, auf daß kein Mißbrauch damit getrieben werden könne, und wenn er nicht will, bedarf er so keines Apothekers mehr zu seinen Heilungen. Ein Streukügelchen, wovon 10, 20, bis 100 einen Gran wiegen, mit der 30. potenzirten Verdünnung befeuchtet und dann getrocknet, behält zu diesem Behufe seine volle Kraft wenigstens 18—20 Jahre (soweit reichen meine Erfahrungen), unvermindert, gesetzt auch, daß das Fläschchen indeß tausendmal geöffnet worden wäre, wenn es nur vor Hitze und Sonnenlicht verwahrt wird. Sollten die Nasenlöcher beide durch Stockschnupfen verstopft seyn, so athmet der Kranke durch den Mund, während er die Mündung des Gläschens zwischen den Lippen hält. Kleinen Kindern hält man im Schlafe dasselbe dicht an das eine und das andere Nasenloch und kann des Erfolgs gewiß seyn. Dieses Einathmen des Arzneidunstes berührt die Nerven in den Wänden der geräumigen Höhlen, die er durchgeht, ungehindert und stimmt so die Lebenskraft auf die mildeste und doch kräftigste Weise heilkräftig um, weit vorzüglicher, als jede andere Art des Eingebens in Substanz durch den Mund. Alles, was nur durch Homöopathik geheilt werden kann (und was könnte sie nicht, außer den nicht manuell-chirurgischen Übeln, heilen?) an höchsten chronischen nicht gänzlich allöopathisch verdorbnen, sowie an acuten Krankheiten, wird am sichersten und gewissesten durch dieses Riechen geheilt. Schon seit einem Jahre weiß ich unter den so vielen Kranken, die meinen und meines Gehülfen Beistand suchten, kaum einen vom Hundert zu nennen, dessen chronisches oder acutes Leiden wir nicht in dem erwünschtesten Erfolge bloß mittels dieses Riechens behandelt hätten; in der letzten Hälfte dieses Jahres bin ich aber zur Überzeugung gelangt (was ich vorher Niemand geglaubt haben würde), daß dieß Riechen die Kraft der Arznei auf diese Weise, wenigstens in gleichem Grade von Stärke und zwar noch ruhiger und doch ebensolange auf den Kranken ausübt, als die durch den Mund genommene Gabe Arznei, und daß daher die Wiederholungszeiten des Riechens nicht kürzer zu bestimmen seyen, als bei der Einnahme der materiellen Gabe durch den Mund.

## Anlage 212.

## Hahnemanns Hausapotheken.

Verzeichnis der darin enthaltenen Arzneimittel mit besonderer Berücksichtigung der Potenzstufen.

### a) Zentesimalpotenzen.

Diese sind in zwei polierten Holzkästen untergebracht. Der größere ist 48 cm lang und 30 cm breit und enthält zusammen 6co Glasfläschchen mit kleinen Streukügelchen gefüllt. Der kleinere Kasten ist 26 cm lang und 22 cm breit und enthält 288 Fläschchen. Die Potenzstufen sind in der Hahnemann eigenen Weise bezeichnet:

II bedeutet 1 Billiontel = 6. Cent. = 12. D.
VI » 1 Sextilliontel = 18. Cent. = 36. D.
VIII » 1 Oktilliontel = 24. Cent. = 48. D.
X » 1 Dezilliontel = 30. Cent. = 60. D.

Alphabetische Liste der Zentesimalpotenzen:

Acidum benzoicum 6. 18. 30.
Acidum hydrocyanicum 6. 18. 24. 30.
Acidum muriaticum 6. 18. 24. 30.
Acidum nitricum 6. 18. 24. 30.
Acidum phosphoricum 6. 18. 24. 30.
Acidum sulphuricum 6. 18. 24. 30.
Acidum tartaricum 6. 18. 24. 30.
Aconitum 6. 18. 24. 30.
Actaea spicata 6. 18.
Aethusa cynapium 6. 18. 30.
Agaricus muscarius 6. 18. 24. 30.
Agnus castus 6. 18. 24. 30.
Aloë 6. 18. 24. 30.
Alumina 6. 18. 24. 30.
Ambra 6. 18. 24. 30.
Ammonium carbonicum 6. 18. 24. 30.

Ammonium muriaticum 6. 18. 24. 30.
Anacardium 6. 18. 24. 30.
Angustura 6. 18. 24. 30.
Anisum stellatum 6. 18. 30.
Anthrax 6. 18. 30.
Antimonium crudum 6. 18. 24. 30.
Antimonium tartaricum 6. 18. 24. 30.
Aranea diadema 6. 18. 30.
Argentum 6. 18. 24. 30.
Arnica 6. 18. 24. 30.
Arsenicum 6. 18. 24. 30.
Artemisia vulgaris 6. 18.
Asa foetida 6. 18. 24. 30.
Asarum europaeum 6. 18. 24. 30.
Aurum 6. 18. 24. 30.
Badiaga 18. 24. 30.

Baryta acetica 6. 18. 30.
Baryta carbonica 6. 18. 24. 30.
Baryta muriatica 6. 18. 30.
Belladonna 6. 18. 30.
Bismuthum 6. 18. 24. 30.
Borax 6. 18. 30.
Bovista 6. 18. 24. 30.
Bryonia 6. 18. 24. 30.
Caladium seguinum 6. 18. 24. 30.
Calcarea carbonica 6. 18. 24. 30.
Camphora 6. 18. 24. 30.
Cannabis 6. 18. 24. 30.
Cantharides 6. 18. 24. 30.
Capsicum 6. 18. 24. 30.
Carbo animalis 6. 18. 24. 30.
Carbo vegetabilis 6. 18. 24. 30.
Cascarilla 6. 18. 30.
Castoreum 6. 18. 24. 30.
Causticum 6. 18. 24. 30.
Chamomilla 6. 18. 24.
Chelidonium 6. 18. 24. 30.
China 24. 30.
Chininum sulphuricum 6. 18. 30.
Chininum muriaticum 6. 18. 30.
Cicuta 6. 18. 24. 30.
Cina 6. 24. 30.
Cinnabaris 6. 18.
Cinnamomum 6. 18.
Clematis 6. 18. 24. 30.
Coccionella 6. 18. 24. 30.
Cocculus 6. 18. 24. 30.
Coffea 6. 18. 24. 30.
Colchicum 6. 18. 24. 30.
Colocynthis 18. 24. 30.
Conium 6. 18. 24. 30.
Copaiva 6. 18. 24. 30.
Corallium rubrum 6. 18.
Cortex sambuci 18.
Crocus sativus 6. 18. 24. 30.
Cuprum aceticum 6. 18. 30.
Cuprum metallicum 6. 18. 24. 30.
Cyclamen 6. 18. 24. 30.
Dictamnus 6. 18. 24. 30.
Digitalis 6. 18. 24. 30.
Drosera 6. 18. 24. 30.
Dulcamara 6. 18. 24. 30.
Eugenia jambosa 6. 18. 30.
Euphorbia officinalis 6. 18. 24. 30.
Euphrasia 6. 18. 24. 30.
Evonymus europaeus 6. 18. 24. 30.

Ferrum aceticum 6. 18. 30.
Ferrum carbonicum 6. 18. 30.
Ferrum metallicum 6. 18. 24. 30.
Ferrum muriaticum 6. 18. 30.
Filix mas 6. 18. 24. 30.
Graphites 6. 18. 24. 30.
Gratiola 6. 18. 24. 30.
Guajacum 6. 18. 24. 30.
Helleborus niger 6. 18. 24. 30.
Hepar sulphuris 6. 18. 24. 30.
Herculinum 6. 18. 30.
Hydrophobinum 6.
Hyoscyamus 6. 18. 24. 30.
Ignatia 6. 18. 24. 30.
Indigo 6. 18.
Ipecacuanha 6. 18. 24. 30.
Jacea 24. 30.
Jalappa 6. 18.
Jatropha curcas 6. 18. 24. 30.
Jodium 6. 18. 24. 30.
Kali carbonicum 6. 18. 24. 30.
Kali hydrojodicum 6. 18. 24. 30.
Kali sulphuricum 6. 18. 30.
Kreosotum 6. 18. 30.
Lachesis trigonocephalus 6. 18. 24. 30.
Lactuca virosa 6. 18. 30.
Lamium album 6. 18. 30.
Laurocerasus 24. 30.
Ledum 6. 18. 24. 30.
Lolium temulentum 6. 18. 24. 30.
Lycopodium 6. 18. 24. 30.
Magnesia carbonica 18. 24. 30.
Magnesia muriatica 6. 18. 30.
Magnesia sulphurica 6. 18. 30.
Manganum carbonicum 6. 18. 24. 30.
Menyanthes trifoliata 6. 18. 30.
Mercurius corrosivus 6. 18. 24. 30.
Mercurius solubilis 6. 18. 30.
Mercurius vivus 6. 18. 30.
Mezereum 6. 18. 30.
Millefolium 6. 18. 30.
Morbillin 18. 30.
Morphium 6. 18. 30.
Moschus 6. 18. 30.
Murias Magnesiae 30.
Natrum carbonicum 6. 18. 30.
Natrum muriaticum 6. 18. 30.
Niccolum oxydatum 6. 18. 30.
Nigella sativa 6. 18. 30.
Nitrum 6. 18. 30.

Nux moschata 6. 18. 30.
Nux vomica 6. 18. 30.
Oleander 6. 18. 30.
Oleum animale 6. 18. 30.
Oleum terebinthinae 6. 18. 30.
Oniscus asellus 6. 18. 30.
Opium 6. 18. 24. 30.
Ozaena 6. 18. 30.
Paeonia 6. 18. 30.
Paris quadrifolia 6. 18. 30.
Petroleum 6. 18. 24. 30.
Petroselinum 6. 18. 24. 30.
Phellandrium 6. 18. 24. 30.
Phosphorus 6. 18. 24. 30.
Platina 6. 18. 24. 30.
Plumbum aceticum 6. 18.
Plumbum metallicum 6. 18. 24. 30.
Prunus laurocerasus 6. 18. 30.
Prunus spinosus 6. 18. 30.
Psoricum 6. 18. 24. 30.
Pulsatilla 6. 18. 30.
Quassia 6. 18. 30.
Rana bufo 6. 18. 30.
Ranunculus bulbosus 6. 18. 30.
Ranunculus sceleratus 6. 18. 24. 30.
Ratanhia 6. 18. 24. 30.
Rheum 6. 18. 24. 30.
Rhododendron 6. 18. 24. 30.
Rhus toxicodendron 6. 18. 24. 30.
Ruta 6. 18. 24. 30.
Sabadilla 6. 18. 24. 30.
Sabina 6. 18. 24. 30.
Sal Glauberi 6. 18. 30.
Sambucus 6. 18. 24. 30.
Sarsaparilla 6. 18. 24. 30.

Scarlatina 6. 18. 30.
Secale cornutum 6. 18. 24. 30.
Selenium 6. 18. 24. 30.
Senega 6. 18. 24. 30.
Senna 6. 18. 30.
Sepia 6. 18. 24. 30.
Silicea 6. 18. 24. 30.
Solanum mammosum 6. 18. 30.
Solanum nigrum 6. 18. 24. 30.
Spigelia 6. 18. 24. 30.
Spongia 6. 18. 24. 30.
Squilla 6. 24. 30.
Stannum 6. 18. 24. 30.
Staphisagria 6. 24. 30.
Stramonium 6. 18. 24. 30.
Strontium carbonicum 6. 18. 24. 30.
Sulphur 6. 18. 30.
Tabacum 6. 18. 30.
Tanacetum vulgare 6. 18. 30.
Taraxacum 6. 18. 24. 30.
Teucrium marum 6. 18. 24. 30.
Thea 6. 18. 24. 30.
Theridion curassavicum 6. 18. 30.
Thuja 6. 18. 24. 30.
Tinctura sulphuris 6. 18. 24. 30.
Tongo 6. 18. 30.
Uva ursi 6. 18. 30.
Vaccininum 6. 18. 30.
Valeriana 6. 18. 24. 30.
Veratrum 6. 18. 24. 30.
Verbascum 6. 18. 24. 30.
Vinca 6. 18. 30.
Viola odorata 6. 18. 30.
Viola tricolor 6. 18. 30.
Zincum metallicum 6. 18. 24. 30.

b) Médicaments au globule.

Ein großer polierter Holzkasten mit Elfenbeineinlagen von 63 cm Länge und 34 $^1/_2$ cm Breite bietet Raum für 1716 Glaszylinder. Die darin enthaltenen Mittel sind nach dem neuen Potenzierverfahren hergestellt und als Médicaments au globule mit $\frac{0}{1}$, $\frac{0}{2}$, $\frac{0}{3}$ usw. bezeichnet. Die meisten Mittel sind in 10 verschiedenen Potenzstufen (1—10) vorrätig gehalten; nur wenige, wie z. B. Mercurius solubilis, Sulphur u. a. sind bis zur 30. Stufe weiterpotenziert. Der Kasten enthält außerdem noch eine größere Anzahl gefüllter Glaszylinder mit ganz verschiedenartigen Bezeichnungen, die noch nicht aufgeklärt sind. Leider scheint ein großer Teil des Inhalts verloren gegangen zu sein. Noch vorhanden sind die folgenden Mittel:

| Agnus castus | Alumina | Ammonium carbonicum |
| Aloë | Ambra | Ammonium muriaticum |

440  24. Kapitel. Anlage 212, 213.

| | | |
|---|---|---|
| Angustura | Cuprum aceticum | Petroleum |
| Antimonium crudum | Cuprum metallicum | Petroselinum |
| Antimonium tartaricum | Epilobium | Phosphorus |
| Argentum | Euphrasia | Platina |
| Arsenicum | Graphites | Plumbum |
| Asa foetida | Guajacum | Ranunculus sceleratus |
| Aurum | Hepar sulfuris natrium | Ratanhia |
| Baryta carbonica | Indigo | Rheum |
| Baryta muriatica | Ipecacuanha | Rhus toxicodendron |
| Bryonia | Jalappa | Selenium |
| Calcarea | Jodium | Sepia |
| Cantharides | Kali carbonicum | Silicea |
| Carbo animalis | Ledum | Spigelia |
| Carbo vegetabilis | Lycopodium | Spongia |
| Castoreum | Mercurius solubilis | Stannum |
| Chamomilla | Mercurius vivus | Stramonium |
| China | Mezereum | Sulphur |
| Cinnabaris | Natrum muriaticum | Teucrium |
| Cocculus | Niccolum | Thuja |
| Coffea | Nitrum | Valeriana |
| Colocynthis | Nux vomica | Veratrum |
| Copaiva | Opium | Zincum |
| Crocus | | |

## Anlage 213.

### Über die Herstellung von Verreibungen

lehrt Hahnemann im zweiten Band der 1. Auflage der »Chronischen Krankheiten« von 1828, S. 5 ff. und in etwas ausführlicherer Darstellung, der wir folgen, im ersten Band der 2. Auflage von 1835, S. 182 ff.:

In dieser der Homöopathie eignen Zubereitung nimmt man von irgend einer, sowohl der in den sechs Bänden der reinen Arzneimittellehre abgehandelten, als insbesondre der hier unten folgenden antipsorischen Arznei-Substanzen: von Kieselerde, kohlensaurer Baryterde, kohlensaurer Kalkerde, kohlensaurem Natrium und Ammoniaksalz, kohlensaurer Magnesia, Holzkohle, Thierkohle, Graphit, Schwefel, rohem Spießglanz, Spießglanz-Metall, Gold, Platin, Eisen, Zink, Kupfer, Silber, Zinn, (die starren, noch nicht in Blättchen verdünnten Metalle auf einem feinen, harten Abzieh-Steine unter Wasser, auch wohl unter Weingeist [wie beim Eisen] zerrieben) einen Gran in Pulver (von Quecksilber in laufender Gestalt einen Gran, von Bergöl, statt eines Grans, einen Tropfen) u. s. w., thut ihn zuerst auf ein ungefähres Drittel von 100 Gran Milchzucker-Pulver in der unglasurten (oder mit nassem Sande auf dem Boden matt geriebenen) porcelänenen Reibeschale, rührt Arzneistoff und Milchzucker einen Augenblick mit dem porcelänenen Spatel unter einander und reibet das Gemisch, mit einiger Kraft, 6 Minuten lang, scharret dann, binnen vier Minuten, das Geriebene auf von dem Boden der Reibeschale und von der (ebenfalls matt geriebenen oder unglasurten) porcelänenen Reibekeule (damit das Geriebene gleichartig untereinander komme), und reibet dieß Aufgescharrte, ohne Zusatz, nochmals (zum zweiten Male) 6 Minuten lang mit gleicher Kraft. Zu dem nun wiederum binnen 4 Minuten rein auf- und abgescharrten Pulver (wozu das erste Drittel der 100 Gran verwendet worden) wird nun das zweite Drittel Milchzucker getragen, beides mit dem Spatel einen Augenblick zusammen gerührt, wieder 6 Minuten mit gleicher Kraft gerieben, das dann binnen 4 Minuten Aufgescharrte (ohne Zusatz) zum zweiten Male 6 Minuten lang kräftig gerieben und, wenn es in etwa 4 Minuten rein aufgescharret worden, mit dem letzten Drittel Milchzucker-Pulver durch Umrühren mit dem Spatel vereinigt, um so das ganze Gemisch, nach sechsminütlichem, kräftigen Reiben und vierminütlichem Wiederaufscharren, zum letzten (zweiten) Male noch 6 Minuten zu reiben und dann rein aufzuscharren — ein Pulver, welches in einem verstöpselten Glase aufbewahret wird, mit dem Namen der Substanz und der Signatur $\overline{100}$ bezeichnet, weil sie hundertfach potenzirt darin enthalten ist.

Um die Substanz nun bis zu 10000 zu potenziren, wird ein Gran von dem, wie gedacht, bereiteten Pulver $\overline{100}$ zu einem Drittel von 100 Gran frischem Milchzucker-Pulver gethan, in der Reibeschale mit dem Spatel umgerührt und eben so verfahren, daß jedes solches Drittel zweimal 6 Minuten kräftig gerieben und nach jedem sechsminütlichen Reiben wohl (etwa 4 Minuten über) aufgescharret wird, ehe das zweite Drittel, und (nachdem dieß eben so behandelt und wieder aufgescharret worden) ehe das letzte Drittel Milchzucker darunter gerührt, und eben so zweimal 6 Minuten gerieben wird, um es dann aufgescharret in ein zu verstopfendes Glas zu thun mit der Signatur $\overline{10000}$, als den Arzneistoff zu zehntausendfacher Verdünnung potenzirt enthaltend.

Eben so wird mit einem Grane dieses ($\overline{10000}$ signirten) Pulvers verfahren, um es zu $\overline{\phantom{1}1\phantom{1}}$ als zur millionenfachen Potenzirung verdünnt, zu bringen.

Um eine Gleichförmigkeit in Bereitung der homöopathischen und namentlich der antipsorischen Arzneien wenigstens in der Pulverform einzuführen, rathe ich, wie ich auch selbst zu thun pflege, die Arzneistoffe sämmtlich nicht weniger und nicht mehr, als bis zu millionfacher Potenzirung zu bringen, um hieraus dann die Auflösungen und die nöthigen Potenzirungen dieser Auflösungen zu bereiten.

Das Reiben soll mit Kraft geschehen, doch nur so stark, daß das Milchzucker-Pulver sich nicht allzusehr am Boden der Reibeschale fest ansetze und binnen 4 Minuten aufgescharret werden könne.

In einer besonderen Anmerkung (S. 182) behandelt er die aus trockenen Gewächs-Stoffen und aus saftlosen Gewächsen zu bereitenden Verreibungen:

Die nur trocken zu habenden Gewächs-Stoffe, z. B. die Chinarinde, die Ipecacuanha u.s.w., werden durch gleiche Art von Reiben zubereitet, lösen sich nun, wie alle die erwähnten Substanzen, in einer millionenfachen Potenzirung nicht weniger in ihrer eigenthümlichen Kraft, in Wasser und Weingeist völlig auf und lassen sich dann als weit haltbarere Arzneien aufbewahren als die leicht verderblichen geistigen Tinkturen. Von den saftlosen Gewächsen, z. B. Oleander, Lebensbaum, Kellerhals-Rinde u. s. w., kann man, ohne zu fehlen, nur von jedem etwa anderthalb Gran der frischen Blätter, Rinden, Wurzeln, u. s. w. ohne weitere Vorbereitung, zum Reiben mit dreimal 100 Gran Milchzucker zur millionenfachen Pulver-Verreibung nehmen, um einen Gran davon, in Wasser und Weingeist aufgelöst, ferner durch die Verdünnungsgläser mit Weingeist zu dem nöthigen Potenz-Grade in ihren Kräften durch jedesmal zwei Schüttelschläge zu entwickeln, so wie man auch mit den frisch ausgepreßten Kräuter-Säften am besten thut, einen Tropfen davon sogleich mit so viel Milchzucker, als zur Bereitung der übrigen Arzneistoffe genommen wird, zur millionfachen Pulver-Verdünnung zu reiben, ehe ein Gran von dieser, in halb Wasser und halb Weingeist aufgelöst, zur ferneren Kraftentwicklung durch die 27 Weingeist-Gläschen verdünnt und zu dem nöthigen Grade, mittels zweier Schüttelschläge potenzirt werde. Letztere (die frischen Säfte) scheinen dadurch mehr an Kraft-Entwickelung zu gewinnen, wie die Erfahrung mich lehrt, als wenn sie als Saft nur so bloß, ohne Reibe-Vorbereitung, mit 30 Gläsern Weingeist verdünnt und durch die jedesmaligen beiden Schüttel-Schläge potenzirt worden sind.

Für gewisse Arzneistoffe, wie Phosphor, Causticum usw. gibt er besondere Anweisungen, auf deren Widergabe wir verzichten müssen.

Die in § 270 des Organons gegebenen Vorschriften weichen in unwesentlichen Einzelheiten von denen der »Chronischen Krankheiten« ab; auch geben sie noch besondere Anweisungen für die Herstellung der Streukügelchen, für die Potenzierung der »Médicaments au globule« (siehe Band I, 24. Kapitel), für die nötigen Schüttelschläge usw.

Mit welcher Sorgfalt er die zu all diesen Arbeiten nötigen Geräte behandelt wissen wollte, damit ja keine Verunreinigung der empfindlichen Arzneistoffe stattfinden könne, zeigt die Anmerkung auf S. 183 der »Chronischen Krankheiten«:

Daß nach Vollendung des dreistündigen Reibens jeder Arznei-Substanz Reibeschale, Pistill und Spatel mehrmals mit kochendem Wasser ausgebrühet und zwischendurch wieder ganz rein und trocken ab- und ausgewischt werden müssen, setze ich als unerläßlich voraus, damit kein Gedanke an eine Verunreinigung einer andern, künftig darin zu reibenden Arznei übrig bleibe. Will man die Fürsicht, daß auch kein Gedanke an den mindesten Rest der zuletzt darin geriebenen Arznei möglich bleibe, die so gereinigte Reibeschale, Pistill und Spatel dann auch noch einer Hitze aussetzen, die dem Glühen nahe kömmt, so wird auch den bedenklichsten Gemüthern Genüge geleistet.

## Anlage 214.

## Urteil eines Sachverständigen über Hahnemanns Arzneibereitungslehre.

Dr. Willmar Schwabe, der Begründer der weltbekannten homöopathischen Zentralapotheke in Leipzig, der am entschiedensten für die bis aufs Wort genaue Befolgung von Hahnemanns Arzneibereitungsvorschriften eingetreten ist, mit großem Kosten- und Zeitaufwand alle Angaben Hahnemanns nachgeprüft und in einer unerreicht gründlichen Pharmakopoe niedergelegt hat (sie ist in mehreren Sprachen erschienen), sagt über diese Seite von Hahnemanns Lebenswerk und die Pflicht genauester Einhaltung aller Vorschriften des Meisters (Internat. hom. Presse 1872, I. Band, S. 328):

Es ist Hahnemann's Verdienst, der angewandten Pharmakodynamik zuerst ein reales Fundament verliehen zu haben, auf welchem weiterzubauen alle ächten Jünger der Homöopathie berufen sind. Der Grundstein dieses Fundaments ist das Ähnlichkeitsgesetz und die physiologische Prüfung des Arzneistoffes am Gesunden; der Schlußstein die vom Erfinder der Homöopathie eingeführte Arzneibereitungslehre. Beide sind der Vervollkommnung, der Verbesserung fähig, aber niemals auf dem Wege hypothetischer Speculation, wie sie in der Allopathie von jeher üblich gewesen. Die Wirkungssphäre des Arzneistoffs offenbart sich rein und deutlich am gesunden menschlichen Organismus, je nach dessen Reizempfänglichkeit in klaren oder verwischteren Zügen. Die Nachprüfungen gewisser, von Hahnemann geprüfter Mittel haben dies erwiesen. Zum Theil förderten sie Neues zu Tage; zum anderen Theile aber zeigten sich gewisse, vom Prüfer in sein Prüfungsbild aufgenommene Symptome als unhaltbar. Erwiesen aber ist, daß Hahnemann von allen, die jemals Arzneien prüften, der aufmerksamste Beobachter der sich kundgebenden Symptome war. Seine Prüfungen lassen an Classicität die seiner Epigonen weit hinter sich.

Die Lehre vom Arzneireize und der Specifität des einfachen Arzneistoffes zum erkrankten Gewebe ist seine Erfindung. ... Der Arzneireiz wird durch einen Arzneistoff, dessen Zubereitung von Hahnemann in bestimmter Weise vorgeschrieben ist, ausgeübt. Die Hahnemann'schen Prüfungsbilder und die der Originalprüfer bilden die Grundlage für die in den Hand- und Lehrbüchern der Homöopathie aufgestellten Heilanzeigen. Eine Bereicherung der Letzteren findet fortwährend statt. ... Der Ausbau der Homöopathie ist vorzugsweise auf dem Felde der Pharmakodynamik angebahnt worden, und es ist wohl nicht zu leugnen, daß hier noch viel zu thun übrig bleibt. Bedingung aber ist, daß die Prüfung mit dem auf dieselbe Weise wie von Hahnemann zubereiteten Arzneimittel geschehen muß. Hier gilt es konservativ zu sein. ... Das Hahnemann'sche: Macht's nach, aber macht's genau nach! steht mit Flammenschrift gerade für Diejenigen in seinen Werken, die sich mit der Arzneibereitung beschäftigen, — ein lebendiges: Mene mene tekel. Der Irrthum am Krankenbette schädigt nur zwei Personen: Den Patienten und den Arzt; die Verbesserungswuth, sofern sie den Kern der Hahnemann'schen Arzneibereitungslehre zu verändern bemüht ist: die gesammte Homöopathie. ... Das »Nachmachen« der Hahnemann'schen Regeln ist daher die Hauptbedingung für den Pharmaceuten, nicht das »Bessermachenwollen«. ... Daß endlich die nach Hahnemann'schen und nach keinen anderen Vorschriften bereiteten Essenzen u. s. w. in der Praxis als die vorzüglichsten gelten, beweist wohl am Besten der rege Geschäftsverkehr derjenigen Etablissements, die in seinem Sinne arbeiten. Dasselbe gilt für die Herstellung der Potenzen. ...

Die Pflichten, die der Pharmazeut der Homöopathie und den homöopathischen Arzneimitteln gegenüber zu erfüllen hat, faßt Schwabe schließlich in den Sätzen zusammen (a. a. O., S. 334):

Die homöopathische Pharmacie verträgt keine Willkür, weil die aus ihren Händen hervorgehenden Präparate nach ganz anderen Grundsätzen zur Verwendung gelangen, als bei der gegnerischen Heilmethode. . . .

Die homöopathische Pharmacie muß conservativ sein; sie kann nur dann einen Fortschritt machen, wenn der Wirkungskreis eines Mittels durch erneute, eingehende Prüfungen mit einem andersartig bereiteten Präparat ein anderer geworden.

Derjenige homöopathische Pharmaceut ist kein Reactionär, welcher sich auf Hahnemann'schen Boden stellt und Neuerungen, die nicht durch physiologische Prüfungen begründet und erprobt sind, von der Hand weist. . . .

Der Kern von Hahnemanns Lehre bleibt trotz der Fortschritte der Chemie: Einfachheit, Haltbarkeit und gleichmäßiger Gehalt des Arzneipräparats — diese Dreieinigkeit allein giebt gleichmäßige Resultate bei den am gesunden Organismus unter Berücksichtigung der in der Homöopathie gültigen Cautelen angestellten Versuchen, wie am Krankenbette (a. a. O., S. 256).

## Anlage 215.

### Amtliche Vorschrift zur Herstellung des Tuberkulins.

Die Kgl. preußische Regierung hat am 7. April 1902 einen Ministerialerlaß veröffentlicht, der sich mit der Herstellung und Abgabe des Kochschen Tuberkulins beschäftigt. Da heißt es an einer Stelle, die wir den Hom. Monatsblättern 1902, S. 192 entnehmen:

Die zur Anwendung des Tuberkulins erforderlichen Verdünnungen können einwandfrei nur vermittelst sterilisierten Meßcylinders und Pipetten hergestellt werden, die nicht im Besitz eines jeden Arztes, wohl aber in den Apotheken vorhanden zu sein pflegen; seitens der letzteren soll deshalb das Tuberkulin fortan auch in verdünntem Zustande abgegeben werden dürfen. Da aber das Tuberculinum in Verdünnungen schnell verdirbt, wenn zur Verdünnung nicht ein entwicklungshemmendes Mittel, am besten eine schwache Karbolsäurelösung, verwendet wird, so bestimme ich, daß die Verdünnungen nur mit 0,5 % Karbolsäurelösung geschehen, in der Regel erst kurz vor Anwendung des Mittels vorgenommen und nicht länger als vier Wochen vorrätig gehalten werden dürfen. . . . Zunächst wird durch Vermischung von einem Raumteil Tuberculinum Kochi mit neun Raumteilen einer 0,5 %igen Karbolsäurelösung eine 10 %ige Tuberkulinlösung hergestellt, welche als Stammlösung für weitere Verdünnungen dienen kann. Das Aufnahmegefäß ist mit dem Gehalt der Lösung und Tuberkulin und dem Tage der Herstellung zu bezeichnen. Die Stammlösung darf jedoch nicht länger als vier Wochen vorrätig gehalten werden.

Die weiteren Verdünnungen sind so herzustellen, daß von der Stammlösung ein Volumteil mit neun Volumteilen 0,5 % Karbolsäurelösung, und von der so gewonnenen Lösung wieder ein Volumteil mit neun Teilen 0,5 % Karbolsäurelösung vermischt wird, usw.

Hiezu bemerken die Homöopathischen Monatsblätter:

Damit wird unserer homöopathischen Gabenlehre die amtliche Anerkennung zu teil, denn ob zum Zwecke des Verdünnens Weingeist oder 0,5 % Karbolsäure verwendet wird, ist von untergeordneter Bedeutung. . . . Ganz besonders bemerkenswert in diesem Erlaß ist die Tatsache, daß die Verdünnungen des Tuberkulins als »erforderlich« bezeichnet werden, und daß andererseits nicht allein die Wirksamkeit der ersten, zweiten und dritten Dezimalverdünnung, sondern, wie aus dem beigefügten »und so weiter« hervorgeht, auch höheren Verdünnungen ihre Wirksamkeit nicht abgesprochen wird.

## Anlage 216.

## Urteile von Zeitgenossen Hahnemanns über die homöopathische Gabenlehre.

Hufeland anerkannte schon früher im Gegensatz zu der Überzahl der Berufsgenossen seiner Zeit die Wirksamkeit stark verdünnter Mittel, und zwar zum erstenmal aus Anlaß der Anfechtungen, die Hahnemann wegen seines Scharlachmittels hatte erfahren müssen. Er nahm sich des angegriffenen Berufsgenossen an und schrieb (Hufelands Journal Bd. 6, S. 2):

Es that mir leid, daß ein Mann, dessen Verdienste um unsere Kunst entschieden genug sind, bei Gelegenheit seines Präservativmittels gegen Scharlach so sehr gemißhandelt wurde, und ich leugne nicht, daß mir die fast unendliche Kleinheit der Dosen bei der Anwendung der Belladonna selbst befremdend war. ... Auf jeden Fall enthält sie (die Abhandlung von Hahnemann. D. V.) treffliche Winke über die feineren Wirkungen der Arzneien und die Modificationen, die sie durch verschiedene Zustände des Organismus und durch die gewöhnlich gar nicht geachteten Präparationen und Darstellungen derselben ... erhalten können. Hier liegen gewiß noch Geheimnisse, die der gewöhnliche Practiker und Pharmaceutiker nicht ahndet, und wobei die Stimme eines Mannes, der sich über zehn Jahre schon ganz vorzüglich mit der eigenen Bereitung und Anwendung der narcotischen und andern giftigen Mittel beschäftigt hat, die größte Aufmerksamkeit verdient. Wenigstens bin ich sehr überzeugt, daß das gewöhnliche Quantitätsverhältnis der Mittel nicht immer als das richtige Princip zur Bestimmung ihrer Wirkungen angenommen werden kann, und daß zuweilen ein Gran unter gewissen Umständen und Verbindungen mehr leisten kann als eine zehnfach größere Quantität, ja daß gerade die kleinste Dosis Wirkungen hervor bringen kann, die wir nie bei einer großen sehen.

Im Jahre 1826 urteilt er dann in seinem Journal (1. Stück) über die homöopathische Arzneibereitung:

Was die von der Homöopathie angenommene, rein dynamische Wirkung der Heilmittel betrifft, so kann Niemand mehr damit einverstanden sein, als der Verfasser, der sie längst in seinen Schriften ausgesprochen und angenommen hat. — Jede Wirkung auf das Lebende, und so auch die Wirkung jedes Heilmittels, ist eine Actio viva, war von jeher mein Grundsatz. ... Daß bei manchem höchst flüchtigen Mittel eine wirklich fast bis ins Unendliche gehende, über alle Ponderabilität sich erstreckende Theilbarkeit und doch noch bleibende Wirksamkeit möglich sei, zeigt uns allerdings der Moschus. Einige Gran desselben können die Luft eines ganzen Zimmers so erfüllen, daß jedes Atom derselben nach Moschus riecht, also doch etwas vom Moschus enthält, was gewiß auch in die Trilliontheile gehen kann, — und der Moschus verliert nichts an Gewicht dabei. Bei der Ipecacuanha hat man es längst anerkannt, daß die kleinsten Dosen $1/12$, $1/6$ Gran mit Zucker abgerieben, sehr große, ja neue Wirksamkeit erhalten. Können nun nicht auch andere flüchtige Mittel, besonders die narcotischen, eine ähnliche, fast unendliche Theilbarkeit haben, und immer noch wirksam auf den Organismus bleiben? — Dieß ist allerdings eine Frage, die noch Untersuchung verdient. —

Auf die Vermehrung der Wirksamkeit durch Vermehrung der Wirkungspunkte, durch Auflösung im Flüssigen oder durch lange fortgesetztes Reiben zuerst aufmerksam gemacht zu haben, ist unstreitig ein Verdienst Hahnemanns und dankenswerth.

Und Professor Riecke in Tübingen sagt:

Auf jedem Katheder hört man zwar: simplex veri sigillum rufen, am Krankenbett kann aber keiner (wie Goethe sagt) der den Menschen angeborenen Sucht zu mischen, sudeln und pranschen widerstehen. Die sich häufenden Rezepttaschenbücher zeigen am besten, wie wenig ernst es den Ärzten mit der Einfachheit ihrer Verordnungen ist. Der Schade, den schlechte Ärzte täglich durch tolle Kompositionen anrichten, und alle Klagen Hahnemanns über diesen »Scharwenzel und Schlendrian, über diese Pfuschkuren und die mit Aftergelehrsamkeit flunkernde Quacksalberei« der Allöopathik enthält, wenn auch sehr übertrieben, leider viel

Wahres. Allerdings ist der menschliche Organismus und seine Krankheiten kompliziert, und so sollte man glauben, daß komponierte Heilmittel ganz zweckmäßig seien. Allein es geht weit über unsere Einsichten, das Wesen dieser Komplikationen richtig zu erkennen und darnach ex tempore zweckmäßig zu komponieren.

Zur längeren Wirkungsdauer der Arzneien aber bemerkt er:

Eine ebenso wichtige Idee der Homöopathik ist es, die geringste Arzneigabe ruhig wirken zu lassen, ehe eine zweite Dosis dem Kranken geboten wird. Der gedankenlose Schlendrian verlangte »alle Stunden einen Eßlöffel« Mixtur. Auch treffliche Praktiker können keinen Krankenbesuch machen, ohne ein neues Rezept zu verschreiben, selbst wenn die gestern verordnete Arznei kaum halb verbraucht ist. Sie ersäufen ihre Kranken in einer Flut von Arzneien; an die Verbreitung eines allgemeinen Arzneisiechthums denkt die unglückliche Regsamkeit dieser Lieblinge der Apotheker nicht. Bis ans Sterbebette verfolgt den Unglücklichen diese Arzneiwuth, die ihm ohne den medizinischen Unsegen die Erde zu verlassen nicht erlaubt. Mancher Sterbende kann in vollem Ernste sagen:

Hätt ich nur nicht eingenommen,
Wär ich wohl davon gekommen.

Zur Gabenlehre selbst, die Dr. Riecke einsichtig »nicht einmal wesentlich mit dem Systeme der Homöopathik verbunden« nennt, sagt er, daß sie »der eigentliche Stein des Anstoßes, der Gegenstand des allgemeinen Spottes und der Grund mannigfacher Verfolgungen« sei. In der Kritik derselben wandelt er dann freilich auch noch die alten Bahnen, indem er behauptet, daß auch der geübteste Mathematiker von der wahren Größe (oder Kleinheit) der Hahnemann'schen Decillion, bei deren Niederschreiben man der Einheit 60 Nullen anhängen müsse, keinen Begriff ohne Versinnlichung haben könne. Diese Versinnlichung versucht er damit, daß er in der üblichen Weise die Wassermasse berechnet, die notwendig wäre, um aus einem Gran Opium die decillionfache Verdünnung herzustellen. Dabei muß natürlich wieder die Sonne und die Größe der ganzen bekannten Welt herhalten. Offenbar hat auch Riecke die Antwort Hahnemanns an den »Wahrheitssucher« nicht gekannt oder nicht gründlich durchdacht. Dann macht er als weitere Einwendung die Anziehungskraft der Glaswandungen und das Eindringen der Arzneiflüssigkeit in die Glasporen geltend, übersieht aber, daß dabei ja nur die Gesamtmasse des verdünnten Mittels in Betracht kommen könnte, an der Zusammensetzung der Flüssigkeit als solcher, also an der Potenz und ihrer Kraft nichts Wesentliches geändert würde. Daneben muß er aber selbst daran erinnern, daß noch der billionste Teil eines Grans Gold nachweisbar sei, daß der millionste Teil eines Grans Arsenik, Jod usw. durch Reagentien noch sichtbar gemacht werden könne, daß Wasser, in dem Quecksilber abgekocht wurde, gegen Würmer wirksam sei, obwohl Arzneiteilchen nicht mehr nachgewiesen werden können, daß Spallanzi mit dem decillionsten Teile eines Granes Froschsamen noch Froscheier befruchtet habe. Und indem er die wunderbare Feinheit unserer Sinnesorgane und die Unwägbarkeit der Gerüche anerkennt, fährt er fort:

Mag das Verdünnungssystem selbst viel zu allgemein und zu weit von der Homöopathik getrieben werden, die Grenzen der Empfindlichkeit des lebenden Kranken sind noch nicht entdeckt, und daß hier Hahnemann den Anstoß zu einer riesenmäßigen, wenn gleich bis jetzt noch gar nicht begreiflichen Entdeckung gemacht hat, ist kaum mehr zu bezweifeln, nur die Zeit wird den Werth dieser Entdeckungen bestimmen, nur öffentliche homöopathische Kliniken können hier entscheiden.

Er macht schließlich sogar noch auf die wirtschaftliche Bedeutung der Kleinheit der homöopathischen Arzneimittel aufmerksam, indem er ausführt:

Bei der Kleinheit der homöopathischen Dosen geht eine ganze homöopathische Apotheke von 100 Medicamenten bequem in eine Brieftasche; und da diese ganze Apotheke kaum einen Gran unverdünnten Stoffes enthält und also an sich völlig werthlos ist, so befindet sich der Homöopathiker in der angenehmen Lage, seinen Kranken augenblicklich die verordneten Mittel, die keinen Sinn beleidigen, gratis abgeben zu können. Das ist die staatswissenschaftliche Glanzseite der Homöopathik. Denn da sie mit einem Gran China alle Wechselfieber des ganzen Menschengeschlechts seit Adams Zeiten bis zum jüngsten Tag zu heilen weiß, so wird die Homöopathik einer an sie glaubenden Nation die ganze Ausgabe für Medicamente ersparen, eine Ausgabe, die man in Württemberg wohl auf eine Million schätzen darf.

Dr. Griesselich aber schrieb im Jahre 1848 (Handbuch der homöopathischen Heilkunst § 121, S. 185):

Werfen wir einen Blick auf die ganze Vorstellung Hahnemanns von dem Potenzirtwerden zurück, so liegt der unauflösliche Widerspruch darin, daß er auf der einen Seite sagt, die natürliche Krankheit bedarf nur der kleinst möglichen Arzneigabe, um überstimmt zu werden, daß er aber auf der andern eine Steigerung der Arzneikraft annimmt, welche, wenn ersteres richtig, nicht allein nicht nothwendig ist, sondern gerade vermieden werden muß, damit die künstliche, die Arzneikrankheit, keine bemerkbare Größe werde.

## Anlage 217.

### Urteile homöopathischer Ärzte der Gegenwart über die Gabenlehre.

Emil Schlegel-Tübingen urteilt in »Reform der Heilkunde« S. 45:

Hahnemann ist — gewiß zu seiner eigenen Überraschung — auf rein experimentellem Wege in der Verfeinerung der Arzneistoffe außerordentlich weit geführt worden. Man kann heutzutage behaupten, daß die fortschreitenden chemisch-physikalischen Wissenschaften in ihren besten, feinsten Methoden ihm eine erhebliche Strecke gefolgt sind im Nachweis der Möglichkeit ungewöhnlicher Verteilung von Stoffen in anderer Materie, wobei erstere noch sicher aufzufinden sind. Professor Ostwald in Leipzig hat in den Räumlichkeiten und mit den Maschinen des dortigen Schwabeschen homöopathischen Laboratoriums (siehe auch Anlage 219) diese Frage verfolgt und ist zu Ergebnissen gelangt, welche für manche Stoffe die billionfache und selbst eine weitergehende Verdünnung noch als nachweisbar sichern. Aber Hahnemann sah den menschlichen Organismus — dies feinste Reagens, wie v. Grauvogl einmal sagt — auf noch viel weitertriebene Stoffzerteilung reagieren, und wir bestätigen dies heute vielfach. Die Frage ist deshalb schwierig, weil einerseits die Wendung im Krankheitsprozeß oftmals schwer zu beurteilen ist und weil sie die Möglichkeit der Spontaneität offen läßt. Andererseits soll wieder diese Wendung gerade beweisend für die Realität der Arzneigabe sein; es läßt sich also hier das Erfordernis großer Vorsicht nicht leugnen. Ich kann Sie aber versichern, daß die Erfahrungstatsachen zu sprechend sind, um eine normale Intelligenz, welche sie kennengelernt hat, im Zweifel zu lassen. Die Wirkungen sehr hoher, ungeahnt hoher homöopathischer Arzneipräparate ist für mich und viele erfahrene Ärzte, die damit zu tun haben, keinem Zweifel mehr unterworfen.

S. 79 sagt er von der »Kraftsteigerung« der hochverdünnten Arzneien:

Daß Hahnemann unter »Potenz« zugleich eine Art von Kraftentfaltung oder Dynamisation verstanden wissen wollte, ist nicht zu tadeln. Viele Beobachtungen zeigen, daß die weitgetriebene Verdünnung der Stoffe Raum für neue Naturerscheinungen gewährt, z. B. die Gasverdünnungen in Geislerschen Röhren, die bekanntlich zur Annahme eines neuen Aggregatzustandes der Materie durch Crookes führten. Man kann sich einen Begriff von der Möglichkeit einer wesentlichen Verstärkung gewisser Kraftwirkungen in hochverdünnter Materie machen durch Annahme von ungewöhnlicher Distanzierung der Molekel, welche neue Schwingungsarten in der Molekularbewegung ermöglicht. — Was aber die Gesichtspunkte der Arzneiwirkung betrifft, so bedarf es hier keiner besonders erhöhten Dynamis der Materie; es ist vielmehr festzuhalten, daß das Wesentliche der Arzneiwirkung in der Erhaltung der bestimmten Affinitäten begründet ist, welche schon der groben Materie eignen. Diese Erhaltung aller Merkmale in der Beziehung zu den organischen Affinitäten ist die Grundlage jeder naturgesetzlichen Betrachtung der homöopathischen Mittelwirkung; in dieser Hinsicht muß der hochverdünnte Stoff sich gleich geblieben sein; eine erhöhte Dynamisation ist also in dieser Hinsicht nicht einmal erwünscht, doch läßt sich vielleicht sagen, daß die homöopathische Arznei die organischen Teile mit denselben Affinitäten wie die grobe Materie, jedoch viel agiler treffe, so daß sie elektiv dieselbe wäre, aktiv aber erhöhte Fähigkeiten besitze, oder mit anderen Worten: chemisch dieselbe, physikalisch aber verändert.

Und an anderer Stelle kleidet er sein Gesamturteil über Hahnemanns Reform der Arzneiverordnung in die Worte Amekes (S. 98):

Kein Geschichtsbuch berichtet, keine Schrift zeigt uns, daß je ein Arzt mit solch eifrigem Bemühen um Richtigstellung der Gabenlehre geforscht habe, als wir dies bei dem scharfblickenden, unermüdlich nachdenkenden Hahnemann sehen.

Dr. Stauffer schreibt im »Handbuch der homöopathischen Heillehre« von Kröner-Gisevius, Abschnitt »Gabenlehre« Bd. II, S. 200:

Ein kurzes Negieren (der Hochpotenzen. D. V.) führt zu nichts; wer sich darauf beschränkt, der begeht denselben Fehler, wie der Schulmediziner gegenüber der Homöopathie. Die Negation schließt jeden Fortschritt in der Erkenntnis aus. Und ein Sichbescheiden mit einer gewissen Erkenntnis ist ebenso verwerflich. So kann man Bähr nicht beipflichten, wenn er meint, man solle sich nicht die Arbeit der Hochpotenzbereitung machen, da die 30. Potenz vollauf genüge, und wenn er von Versuchen mit Hochpotenzen abrät. Wir können und dürfen dieser Ansicht nicht ohne weiteres zustimmen, sondern wir müssen auch hier die Erfahrung sprechen lassen und das Experiment über die Theorie stellen. Seit Jahren hatte ich das Asthma mit Arsenik in niedrigen Potenzen behandelt, wenn das Mittel angezeigt war; offengestanden mit nicht befriedigendem Erfolg; es wurde dann ein Versuch mit der 30. Potenz gemacht und zu meinem nicht geringen Erstaunen hatte die höhere Lösung bei dem gleichen Kranken einen durchschlagenden Erfolg. Wieder später kam mir eine Patientin vor mit Asthma bronchiale, und die 30. Potenz von Arsen machte nur vorübergehende Wirkung; »immer höher« dachte ich mit Hering und gab Arsen 200 und erzielte die Heilung. Seitdem hat mir diese Hochpotenz die besten Dienste in vielen Fällen von Asthma geleistet; es ist damit aber nicht behauptet, daß es ein Spezifikum sei.

Und S. 202:

Die Behauptung, daß mit der höheren Verdünnung die Wirkung der Arznei sich verstärke, da die Arzneikraft sich potenziere, ist zurückzuweisen. Eine Arznei wird nicht schwächer oder stärker durch die Verdünnung, sie wird lediglich aufgeschlossen und schärfer in ihrer spezifischen Wirkung. Je höher die Verdünnung, desto deutlicher treten bei vielen Mitteln die charakteristischen Symptome hervor. Richtig ist, daß die Arzneidosis in einem ganz bestimmten Verhältnis zu der Krankheit und zu dem Individuum stehen muß, wenn sie ihre größte Kraft entfalten soll. Man kann daher als Satz aufstellen: **Das Simillimum verlangt die kleinste Dosis.** Auch hier gilt das Gesetz der Sparsamkeit, wie überall in der Natur. Von allen hilfreichen Dosen ist die kleinste immer die beste (Dahlke). Je sicherer man also ist, das richtige Mittel gefunden zu haben, desto höher kann man in der Verdünnung gehen. Wo aber im gegebenen Falle die Grenze liegt, das muß jeder aus Erfahrung lernen.

## Anlage 218.

## Die Wirkung hochverdünnter Stoffe im Lichte moderner Forschung.

Die letzten Jahre haben eine Fülle von wissenschaftlich einwandfreien Beweisen für die Wirksamkeit kleinster Stoffmengen erbracht. In der »Deutschen Zeitschrift für Homöopathie« 1922, Heft 2 und 3, berichtet Dr. Meng-Stuttgart:

Wir wissen, daß die chemischen Atomverkettungen und Atomtrennungen von elektrischen Vorgängen begleitet sind. Ihre Träger, die Elektronen, 2000 mal so leicht als das leichteste chemische Atom, sind Planeten, die sich um die Sonne, den Atomkern, dauernd drehen, in festgelegten, berechenbaren Bahnen. Mittels der Planck'schen Quantentheorie hat man die Spektren der Atome erforscht. In jedem Atom der 92 verschiedenen chemischen Elemente sind Elektronen gleicher Art; der qualitative Unterschied der Elemente wäre dann nur der Unterschied des Kernes der Atome, ihrer Sonnen, die in Masse und Ladung verschieden sind. Der Kern ist positiv, die Elektronen sind negativ geladen.... Die Zeiten der Alchemisten tauchen wieder auf, seitdem es gelang, den Zerfall von Radium in zwei andere gasförmige Elemente (Helium und Radiumemanation) zu beobachten, seitdem man weiß, daß aus Radium Helium und Blei entsteht. Bedenken wir die Voraussetzungen einer Wissenschaft, die es ermöglichte, nachzuweisen, daß z. B. die Alpha-Strahlen Heliumatome sind, die in der Geschwindigkeit von 20000 km pro Sekunde ihre Bahn durchlaufen!...

Für die Wirkung potenzierter homöopathischer Arzneien lassen sich aus den neueren Forschungen mancherlei Schlüsse ziehen. Wer allerdings nur diejenigen Verdünnungen anerkennen will in ihrer praktischen Verwendung am Krankenbett, für welche Chemie oder Metachemie genügend Erklärung ihrer Wirksamkeit bringen, wird dauernd straucheln. Ihm würde von homöopathischen Theoretikern empfohlen, bei den meisten Stoffen bis zur 22. Potenz als höchster zu gehen — die Zahl ist abhängig vom Molekulargewicht des einzelnen Stoffes. Was mir wichtiger erscheint, ist die Erkenntnis von der Bedeutung des unendlich Kleinen überhaupt, von der Urgestaltung der Materie durch feinste Kraftsysteme....

Ein Gedanke, den Ottomar Rosenbach immer und immer wieder betonte, die Transformierung kosmischer Energieströme in Energiequellen des menschlichen Organismus, wird von Driesch neu beleuchtet; er sagt: »Die Organismen sind Transformatoren feinster aus dem Kosmos stammender Energieströme«. Sie finden bei Emil Schlegel, vor allem in seinem »Heilproblem, Einführung der Homöopathie« (Ostwalds Annalen der Naturphilosophie), bei Franz Eschle und in Gutmanns Sammelwerk Rosenbachscher Arbeiten die Beziehungen dieser Idee zur Heilkunst. ... Petruschky hat durch seine Perkutanbehandlung der Tuberkulose und durch den Ausbau seiner Verdünnungsstufen in Anwendung des Tuberkulins zeigen können, wie stark Heilungsvorgänge abhängig sind von abgestimmten Reizen.

### Über Kolloidalchemie, Ionenforschung, Vererbungstheorien, Reizdosen in der Strahlentherapie

berichtet derselbe Verfasser in derselben Zeitschrift, Heft 3:

Ich darf Sie noch daran erinnern, daß Dosen von hundertstel Milligrammen der Kolloidalmetalle imstande sind, meßbare physiologische Wirkungen zu erzielen, weshalb ist es dann so schwer, die Erfahrungen mit den Arzneidosen der Homöopathen schulwissenschaftlich in die allgemeine Diskussion zu übernehmen! Die älteren Versuche von Naegeli und Ostwald, die neueren von den Franzosen Richet (mit Radium und Infinitesimaldosen der Ameisensäure) und Roulin (mit Aspergillus niger und metallischen Fermenten) seien nur namentlich gestreift. Interessant sind die Feststellungen Bertrams. Er stellte fest, daß Pflanzen für infinitesimale Spuren von katalytischen Düngemitteln äußerst empfindlich sind, und Loucheux meint, daß unter Umständen hier eine Wissenschaft der »Pflanzenhomöopathie« aufgebaut würde«. ... Auch die Vererbungslehre ist eine Lehre der Wirkung von Unendlich-Kleinem. Wenn von uns verlangt wird anzunehmen, daß ein Mensch mit all seinen Eigentümlichkeiten — der Idiot wie der Geniale — in einem Moment seines Werdens in all seinen Möglichkeiten festgelegt ist in einem zehnmillionstel Kubikmillimeter, wenn Meirowsky bei seiner vererbungswissenschaftlichen Arbeit über die Analyse der Haut von uns fordert anzuerkennen, daß die Naevi gegeben sind in sepzifischen Zustandsveränderungen des Keimplasmas, — er nimmt eine ungeheure Anzahl von Erbeinheiten (Genen) an — wenn Kahn bei der Besprechung der Jodwirkung der Schilddrüse darauf hinweist, daß die Jodkomponente (das Blut enthält prozentual 0,000 000 0006 Jod) lebensentscheidend ist und meint: »Hätte Napoleon 2 Milligramm Jod weniger in seinem Körper gehabt ... die Geschichte Europas wäre eine andere geworden«, wenn das alles im Grunde richtig ist oder richtig sein soll, dann sehe ich nicht ein, weshalb moderne Naturwissenschaftler über Hahnemann nicht ihre segnende Hand breiten und sich freuen, daß er vor 100 Jahren Arzneistoffe in einer feinen Dispersion zu erschließen lehrte und die Hilfe am Krankenbett nicht einseitig abhängig machte von den damaligen groben Theorien über die Materie, Theorien, die sich vielfach als irrig erweisen mußten.

Aus den Forschungen der Radium- und Röntgenärzte bei der **Strahlenbehandlung von Krebsen** hat man feststellen können, daß die Strahlen vernichtend, hemmend, reizend und indifferent auf Gewebe wirken können. Auch hier muß neben einer physikalischen Forschung eine biologische laufen! Wenn nur bestrahlt wird unter dem Gesichtspunkt, Krebsgewebe zu vernichten, ohne zu bedenken, daß bei einzelnen Individuen schon durch eine Bestrahlung das Blut so schwere Veränderungen erleiden kann, daß lebensbedrohende Vorgänge ausgelöst werden, so wäre das eine Therapie ohne Rücksicht auf biologische Gesichtspunkte.

Bei der Besprechung der **Ernährungswissenschaft und Pharmakologie** führt Dr. Meng aus:

Auch hier sehen Sie, daß interessante Parallelen laufen von der Wirkung feinverteilter Arzneistoffe auf den Organismus, und wie stark die Arzneireize andererseits abhängen von dem Boden, auf den sie fallen. Auch hier haben Sie Wirkungen auf einzelne Organe und das ganze Organsystem. Das Fehlen eines lebenswichtigen akzessorischen Nährstoffes — am bekanntesten ist Funks Vitamin — kann den Ausfall einer bestimmten Organfunktion oder einer Reihe von Organfunktionen bewirken. Das Krankheitsbild kann sehr charakteristisch sein (Beri-Beri, Skorbut) oder kann sehr allgemein sein, ähnlich wie wenn eine schwere Noxe rasch den Tod hervorruft: der Appetit vermindert sich, allgemein fortschreitende Schwäche, starke Verminderung des Körpergewichts trotz Zufuhr aller sonst wichtigen Stoffe wie Eiweiß, Fett, Kohlehydrate, Schwund der Libido sexualis, schließlich Tod.

Der bekannte Brooklyner homöopathische Arzt Dr. Stuart Close schreibt in derselben Zeitschrift 1922, Heft 3, über »Potenzierung und Infinitesimaldosis«:

... Das kleinste materielle Wesen auf der Welt, das letzte in der Reihe der Zwerge, die die moderne Wissenschaft kennt, ist das Elektron oder das elektrische Körperchen. Man nimmt an, daß die chemischen Atome aus Gruppen von Elektronen bestehen, die kugelförmige Bewegungen in einer positiv geladenen Sphäre ausführen. Man hat gefunden, daß das Elektron billionenfach kleiner ist als ein Atom. Becquerel, der französische Gelehrte, vergleicht die Elektronen im Verhältnis zu den Atomen mit Mücken im Dom einer Kathedrale. ...

Zeeman von Amsterdam, der Licht im Spektroskop studierte, spaltete die Spektrallinie einer Flamme auf, indem er die Flamme zwischen den Polen eines starken Elektromagneten hielt und dabei bewies, daß Licht eine elektrische Erscheinung sei und zeigte, wie eine geschlossene Beziehung besteht zwischen der Aktivität der Atome und der Entstehung von Licht.

Langley, vom Smithsonian Institut, erfand das Bolometer, das Temperaturunterschiede von einem einhundertmillionstel Grad mißt. Dies stellt eine Wärmeänderung dar, wie sie eine Kerze auf eine Entfernung von 8 Kilometern hervorruft.

Das Licht, das mit einer Geschwindigkeit von 300 000 Kilometern in der Sekunde durch den Raum eilt, übt einen bestimmten Stoß oder Druck aus, wie man fand. Also muß die Radiation, die der Schwerkraft entgegengesetzte Kraft, beim Studium der Bewegungen der Materie in einem Zustande der unendlichen Aufteilung betrachtet werden. Diese Druckkraft wird gemessen mit dem Radiometer, der von 2 amerikanischen Physikern, den Professoren Nichols und Hull, erfunden wurde. Er wird in Verbindung mit dem Bolometer verwendet beim Messen der Strahlung radioaktiver Substanzen.

Pfund, von der John Hopkins Universität, vervollkommnete 1913 ein noch viel empfindlicheres Instrument, das einen Wärmegrad messen soll, wie ihn eine Kerze auf 100 Kilometer abgibt.

## Anlage 219.
### Über den Nachweis hochverdünnter Stoffe in Verreibungen und Lösungen

enthält schon Grießelichs »Hygea« vom Jahr 1842, Bd. 16, S. 17 einen größeren Aufsatz von Dr. Carl Mayrhofer über eigene »mikroskopische Untersuchungen der homöopathischen Metallpräparate, durch Zeichnungen erläutert«. Der Verfasser hat von neun verschiedenen Metallen (Platin, Gold, Silber, Zinn, Quecksilber, Eisen, Blei, Kupfer und Zink) die einzelnen Verreibungspotenzen mikroskopisch geprüft. Er will bei 120 facher Linearvergrößerung noch einzelne Metallteilchen in der 9. und 10. Zentesimalpotenz gesehen haben; bei Platin glaubt er sogar, »in der 12. und 13. Nummer noch einzelne Körnchen beobachtet zu haben, die wenigstens ganz das Aussehen hatten, wie die zahlreichen Metalle, welche in den Verreibungen häufig noch in den zusammengesetzten Massen liegen«.

Dr. med. O. Buchmann schildert in einer gekrönten Preisschrift, »Mikroskopische und anderweitige Beobachtungen und Untersuchungen zum Nachweis der Löslichkeit von Metallen und anderen harten Körpern, hauptsächlich in den Verdünnungen aus homöopathischen Verreibungen« (Leipzig 1884), was er bei 100-, 1200- und 3000 facher Vergrößerung wahrgenommen hat; Messungen, die er ebenfalls vorgenommen hat, liegen zwischen $^1/_{500}$ bis zu $^1/_{5000}$ Millimeter.

Über Versuche, hochverdünnte Stoffe in Lösungen mit Hilfe von übersättigten Lösungen nachzuweisen, hat der bekannte Physiker Wilhelm Ostwald in Leipzig in der Zeitschrift für physikalische Chemie 1887, S. 289—330 und in der Allg. hom. Ztg. Bd. 134, Nr. 21—26, berichtet. Der Fülle des Materials entnehmen wir nur ein Beispiel:

Ein Menschenhaar ist ohne Einwirkung auf überkaltetes Salol (mit diesem Stoff und mit Kochsalz hat Ostwald seine Versuche ausgeführt. D. V.). Streicht man mit dem Haar über einen festen Krystall des Stoffes und bringt es dann in das flüssige Salol, so ruft es sofort Erstarrung hervor. Man braucht zu diesem Zwecke nicht etwa einen besonderen Druck anzuwenden; ein leises Überstreichen, wobei das Haar nur wenig gekrümmt wird, genügt in den meisten Fällen. ... Da ein Haar eine unebene Oberfläche hat, die wie eine Feile auf dem weichen Salolkrystall wirken mag, so ersetzte ich es durch ein möglichst fein gezogenes Glashaar. Auch hier trat die Wirkung mit großer Regelmäßigkeit ein. Wurde das Haar nach der Berührung mit dem Krystall zwischen den Fingern abgestrichen, so verlor es auch nach zwanzigmaligem Durchziehen seine Wirkung nicht. Zwischen zwei Blättern von weichem Kautschuk konnte indessen das Salol ziemlich leicht abgewischt werden. ... Ein Glashaar wurde durch Berührung wirksam gemacht und dann in feinem Quarzpulver abgespült. Es blieb wirksam, und auch das Quarzpulver hatte einen Teil der Wirksamkeit angenommen, indem einige Proben, aber nicht alle, Erstarrung hervorriefen. ... In keinem Falle wurde versäumt, durch einen blinden Parallelversuch die Unwirksamkeit der benutzten Materialien und Gegenstände zu prüfen.

Mikrochemische Reaktionen, von Behrens in den letzten Jahren ausgeführt, haben auch noch die Anwesenheit von Stoffen in Verdünnungen ergeben, die unserer sechsten bis siebenten Dezimalverdünnung gleichkommen.

Durch Entdeckung des Ultramikroskops gelang es, Aufschluß über feinere Dispersionszustände zu finden. Man kann damit Submikronen sichtbar machen, d. h. Teilchen einer Lösung, die kleiner als 0,1 Mikron sind. Das Ultramikroskop macht Teilchen von 1,0 Millimikron sichtbar; doch kann es das Atom nicht aufdecken, obwohl es uns Goldteilchen im Rubinglas vom durchschnittlichen Durchmesser von sechs Millionstel eines Millimeters zu sehen und zu zählen erlaubt. Rutherford blieb es vorbehalten, einzelbestehende Atome beim Studium des Radiums mit dem Elektroskop festzustellen und zu zählen (Dr. med. Stuart Close-Brooklyn im »Homoeopathic Recorder«, März 1921).

Der Nachweis von Arsen durch den Arsenspiegel gelingt noch in Mengen von $1/100$ bis $1/1000$ Milligramm; wenn man den Arsenwasserstoff dagegen auf ein mit Silbernitrat getränktes Papier einwirken läßt (Methode von Gutzeit), kann man noch $1/10\,000$ bis $1/20\,000$ Milligramm Arsen aus der auftretenden Braunfärbung sicher nachweisen. ...
Salpetersäure bildet einen tiefblauen Ring, wenn man sie in eine Lösung von Diphenylamin eintropft. Die Reaktion gelingt noch in einer Verdünnung von 1 zu 5 Millionen. Salpetrige Säure dagegen kann durch Sulfanilsäure mit schwefelsaurem Naphthylamin in einer Verdünnung von 1 zu 100 000 000 nachgewiesen werden.

Noch größer ist die Empfindlichkeit der Spektralanalyse. Sie weist das Natrium noch in einer Menge von $1/3\,000\,000$ Milligramm nach (etwa eine 9. homöop. Dezimalverdünnung).

## Anlage 220.

## Über die Wirksamkeit kleinster Mengen.

Wir entnehmen die folgenden Angaben teilweise einem öffentlichen Vortrag, den der homöopathische Arzt Dr. Kröner in Potsdam vor etwa 18—20 Jahren über diesen Gegenstand gehalten hat.

Nach Versuchen von Hugo Schulz-Greifswald wirkt Quecksilbersublimat in Verdünnungen von 1 bis zu 20 000 auf das Wachstum der Hefezellen vernichtend oder wenigstens hemmend; in einer Verdünnung von 1:500 000 und höher aber wachsen die Hefezellen rascher als ohne Sublimatzusatz (5. bis 6. homöopathische Dezimalverdünnung).

Nach Löw wirken Uransalze bis zu einer Lösung von 0,05 % $\left(\frac{5}{10\,000}\right)$ auf junge Erbsen- und Haferpflanzen giftig, bei einer Verdünnung von 0,01 $\left(=\frac{1}{10\,000}=\right.$ 4. homöopathische Dez.-Potenz) ergab sich dagegen ein vermehrtes Wachstum der Pflanzen.

Schon 1875 hat Böhm gefunden, daß Bohnen im Quellwasser, aber nicht in destilliertem Wasser zum Keimen gebracht werden können. Man fand als Ursache dieser überraschenden Erscheinung äußerst geringen Kupfergehalt des destillierten Wassers (das in kupfernen Kesseln verdampft wurde). — Der Franzose Coupin fand bei ähnlichen Versuchen mit Weizenkörnern, daß Kupfer überhaupt unter allen Pflanzengiften am meisten das Wachstum der Wurzeln schädigt, noch in Verdünnungen von 1:700 000 000 (= annähernd 9. homöop. Dez.-Potenz)!

Der Botaniker Nägeli hat ebenfalls nachgewiesen, daß Kupfer in Verdünnungen von 1:100 000 000 noch giftig auf Pflanzenzellen, besonders Algen, einwirkt (8. homöop. Dez.-Potenz).

Darwin hat bei Versuchen am Sonnentau (Drosera rotundifolia), der bekannten insektenfressenden Moorpflanze, gefunden, daß die Blattdrüsen noch von phosphorsaurem Ammoniak in einer Verdünnung von 1:20 000 000 (7. hom. Dez.-Verdünnung) gereizt werden.

Gabr. Bertrand hat festgestellt, daß Aspergillus niger, eine Muszidienart, durch Mangansulfat in einer Verdünnung von 1 zu 10 000 Millionen (10. hom. Dez.-Potenz) noch günstig beeinflußt wurde. Silbernitrat 1:600 000 wirkte noch ungünstig auf dieselbe Pflanze.

Arseniklösungen töteten nach Untersuchungen von Sand Aufgußtierchen (Infusorien) noch in Verdünnungen von 1 : 100 000 (5. Dez.-Potenz); Lösungen von 1 : 100 000 verlangsamten noch ihre Teilung (Fortpflanzung); 1 : 5 000 000 beschleunigte den Teilungsvorgang; in einer Lösung von 10 000 Millionen (10. Dez.-Potenz) waren in 8 Tagen doppelt soviel neue Tiere vorhanden, als in demselben Wasser ohne Arsenikzusatz!

Auf die Wahrnehmbarkeit von Duftstoffen in unglaublich geringen Mengen durch den Geruchssinn bei Menschen und Tieren (z. B. beim Hund und noch viel ausgeprägter bei vielen Insekten, wie Schmetterlingen) sei nur kurz hingewiesen. Besonderer Hervorhebung wert scheint uns jedoch die vielfach übersehene, aber mit den Gesetzen der Homöopathie durchaus übereinstimmende Tatsache zu sein, daß gewisse Gerüche sich verändern, aus üblen Gerüchen z. B. Wohlgerüche werden. Die ganze Parfümerie-Industrie baut sich auf der Verwendung hochverdünnter Duftstoffe auf.

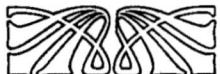

## 25. KAPITEL.

### Frau Melanie Hahnemann.

Anlage 221.

### Um Hahnemanns Erbe.

Im Auftrage der Tochter Hahnemanns Eleonore, verwitwete Klemmen, wandte sich der Rechtsanwalt Dr. Aug. Herrmann in Köthen in einem Schreiben vom 28. Juli 1845 an die Herzogl. Anh. Landesregierung um Freigabe von 700 Thalern, die — neben weiteren 4000 Thalern — auf der Herz. Rentkammer zinsbar für sie angelegt waren. In dem Schreiben des Vertreters der Frau Eleonore Klemmen geb. Hahnemann heißt es:

† Die ganze Summe, welche ... der Madame Klemmen vermacht ward, beträgt 6000 Thaler, das der letzteren außerdem vermachte Mobiliar höchstens 500 Thaler an Werth. Die Legatarin hat also, weder nach gemeinem noch nach französischem Rechte den Pflichttheil von ihrem Vater erhalten, da dieser bei seinem Tode erweislicher Maßen über 200000 Thaler hinterlassen hat.

Der von Hahnemann beauftragte Testamentsvollstrecker C. L. Behr erwiderte hierauf unterm 20. August 1845:

† Herr Herrmann sagt zwar in seiner Vorstellung, daß der Herr Hofrath Hahnemann erweislicher Maßen über 200000 Reichsthaler hinterlassen habe und daß also seiner Mandantin Pflichttheil 12500 Rthl. betragen würde. Allein, wie der Herr Regierungsadvokat Dr. Herrmann diesen Beweis führen will — davon hat er sich selbst wohl noch keine Rechenschaft gegeben. Im Testament selbst (vom Jahre 1835. D. V.) hat der Erblasser sein Vermögen in § 2 excl. seine beiden Häuser, Kostbarkeiten und Mobiliareffekten zu etwas mehr als 60000 Rthl. angegeben, welches so lange als wahr anzunehmen sein dürfte, bis Herr Herrmann den gerühmten Beweis geführt hat . . . . .

Dieser Beweis wurde unseres Wissens nie geführt und konnte auch nicht geführt werden.

---

### Dr. med. Süß-Hahnemann

schrieb der Allg. Hom. Ztg. (26. Septbr. 1864, Seite 103) nach Wiedergabe des Testaments:

. . . . Binnen kurzer Zeit war er (Hahnemann) in den Stand versetzt, seine verhältnismäßig obskure Wohnung beim Luxembourg mit einem großen Hotel in der Rue Milan zu vertauschen und in dem Zeitraum von 9 Jahren ein ungeheures Vermögen sich zu erwerben

(4 Millionen Francs), welches laut Testament seiner Gattin einzig und allein zufiel und von dem sie auch nicht einen Sou Hahnemanns Familie hat zukommen lassen. Hieraus läßt sich nun die ungewöhnliche Strenge und Drohungen mit Herabsetzung auf das Pflichttheil erklären, welche Hahnemann in seinem Testamente gegen seine Kinder gebrauchte. — Er, der sonst die Güte und Liebe selbst zu seiner Familie war, mußte auf Anrathen seiner zweiten Frau die lieblosesten Strafen über die Mitglieder seiner Familie verhängen, sollten dieselben nur im Geringsten Miene machen, von dem väterlichen Vermögen ihren ihnen zukommenden Antheil zu beanspruchen.

Und an anderer Stelle in demselben Brief heißt es:

Madame Hahnemann war eine Weltdame und wußte, daß, wenn es ihr gelang, den Begründer der Homöopathie nach Paris zu bringen, ihr Glück gemacht sei, und um dasselbe im vollsten Maße zu genießen, bewog sie ihren greisen Ehemann, seine eigenen Kinder mit den schwersten Strafen zu bedrohen, sollten dieselben den natürlichen Wunsch hegen und zur Ausführung zu bringen beabsichtigen, an dem mit saurem Schweiß und im hohen Alter erworbenen Vermögen ihres Vaters mit Antheil zu nehmen.

## Anlage 222.
### Leopold Süß, Hahnemanns Enkel, an Herrn von Bönninghausen.

† Paris, den 21. Juli 1843.

Geehrter Herr Baron!

Meine liebe gute Großmutter, Madame Hahnemann, hat gestern Ihren werthen Brief erhalten und da sie jetzt noch von Kummer und Erschwächung und durch die viele Sorge, welche sie für meinen lieben, seeligen Großvater hatte, sehr angegriffen und sogar krank ist, so trägt sie mir auf, Ihnen folgende Antwort zu übermachen.

Ihr lieber Brief hat einen sehr großen Eindruck auf meine liebe Großmutter gemacht. Sie fühlt, wie sehr Sie meinen lieben Großvater verehren und sie weiß auch, wie hoch er Sie schätzte. Sobald meine gute Großmutter wieder die Feder führen kann, wird sie Ihnen selbst schreiben, um ihre Gefühle gegen Sie auszudrücken. Meine Mutter Amalie, verw. Dr. Süß, geb. Hahnemann, die Sie in Münster besuchte, und ich (16 Jahre alt) sind jetzt in Paris, um unsern vielgeliebten Großvater noch einmal zu sehen, aber meine in Dresden angefangenen Studien zwingen uns, schon morgen wieder die noch schwache liebe Großmutter zu verlassen. Es ist für uns ein großer Schmerz, unsre noch untröstliche Großmutter zu verlassen, aber sie selbst wünscht mein Bestes, um so geschwind wie möglich wieder zu ihr zu kommen, d. h., wenn ich erst so gelehrt bin, mein Doctor-Studium hier in Paris anfangen zu können; ich will daher so fleißig sein, als ich es nur kann, um dem Namen meines innig geliebten Großvaters Ehre zu machen.

Mein liebes gutes Großmutterchen, meine gute Mutter und ich grüßen den Herrn Baron als Freund unseres geliebten seeligen Großvaters und ich verbleibe mit der größten Verehrung und Hochachtung

Ihr unterthäniger

Leopold Süß.

Madame Hahnemann konnte sich's trotz ihrer Schwäche und Krankheit nicht versagen, einige französische Sätze beizufügen, die ihren Geschäftssinn erkennen lassen und die in der Übersetzung lauten:

† Werter Herr und Freund!

Ich bin in der größten Verzweiflung!

Warum sollten Sie nicht nach Paris kommen, um hier zu wohnen und Hahnemanns Werk fortzusetzen, der Sie so sehr liebte?

Antworten Sie mir in dieser Beziehung. Wenn Sie Schwierigkeiten darin finden, so werde ich ohne Zweifel dem abhelfen können.

Antworten Sie mir bald.

Möge Gott Sie segnen.

Mie. Hahnemann.

## Anlage 223.

### Tochter und Stiefmutter.

Auszüge aus den Briefen von Amalie, verwitweter Dr. Süß, an Frau Melanie Hahnemann:

† Dresden, 17. Okt. 1844.

Herzensliebes Mutterchen!

Große Herzens-Angst treibt mich Dir zu schreiben, um zu hören, ob Du Dich wohl befindest? Denn hier sterben viele, viele Menschen am Nervenfieber; denn Du bist ja nächst dem lieben Gott noch unser Einziges und Alles hier auf Erden.... Nun wollte ich Dir es auch wissen lassen, daß ich binnen 2 Monaten ausziehen muß, indem das Haus verkauft worden ist und der künftige Besitzer bezieht das Logis, welches ich jetzt bewohne; das ist abermals eine schlimme Sache... und der Winter ist vor der Thüre......

† Dresden, Januar 1845 (ohne nähere Angabe des Tages).

Du hast sehr gütig an uns gehandelt, daß Du uns abermals 100 Franken geschickt hast; nimm also unsern beiderseitigen innigen herzlichen Dank dafür hin, und sei versichert, daß wir es recht dankbar anerkennen.... Du liebes Mutterchen bist auch nur unser einziges Glück auf Erden — denn von keiner meiner Schwestern kann ich mich eines so lieben Briefchens erfreuen, vielmehr sind sie alle eifersüchtig auf mich, daß ich deine liebe Tochter bin...

Beigelegt ist ein französisch geschriebenes Neujahrsbriefchen von Leopold an die »chère chère grande mère« und die Abschrift des folgenden Schulzeugnisses:

† Friedrich Leopold Robert Süß aus Leinungen bei Sangerhausen, seit Michaelis 1842 Zögling der Kreuzschule, seit Michaelis dieses Jahres Mitglied der zweiten Klasse, hat, so lange er die Schule besucht, durch musterhaftes Betragen und unermüdliches Streben die ihm von der Natur verliehenen günstigen Anlagen gut anzuwenden und auszubilden sich so vortheilhaft ausgezeichnet, daß man von der ferneren wissenschaftlichen Ausbildung desselben die günstigsten Hoffnungen hegen darf. Möge er auf der so rühmlich betretenen Laufbahn unverdrossen fortschreiten.

Dresden, am 15. Dezember 1844.

Dr. Christian Ernst August Gröbel,<br>Rektor Gymnasii, Ritter des Kgl. Sächsisch. Civilverdienst-Ordens.

† Dresden, den 16. April 1845.

Herzlich geliebtes Mutterchen!

Wie froh bin ich, daß ich nun einen Brief von Dir bekommen habe. Schon wollte ich und Leopold verzweifeln; denn wir glaubten, es wäre Dir etwas begegnet.... Was den Leopold betrifft, kann ich doch so viel schreiben, daß er mir ein Geständniß gemacht hat. Es liegt ihm nehmlich am Herzen, daß er sich mit Anfang künftigen Jahres zum Soldaten stellen muß; denn er wird künftiges Jahr 20 Jahre. Da hilft auch nun keine Ausrede; sich loszukaufen, würde viel zu viel Geld kosten. Was würde das für eine Störung und Unterbrechung für sein Studium sein, 6 Jahre als Soldat zu dienen; es bleibt ihm nur das eine Rettungsmittel, ins Ausland zu gehen, dann können sie nichts thun.... Die Rekrutirung wird sehr betrieben; denn sie wollen **viele Soldaten** haben. Also sei ja so gut und beantworte mir diesen Brief **gleich**, sonst ängstigen wir uns sehr, besonders der Leopold dächte, man hätte diesen Brief erbrochen... Solltest Du, liebes gutes Mutterchen, zu sehr beschäftigt sein, selbst an uns zu schreiben, so **laß uns durch den Bedienten** nur eine Zeile schreiben. Hab tausend Dank für das, was Du uns schicken willst.... Den 10. April, des lieben guten selgen Vaters Geburtstag haben wir recht innig und tieffühlend begangen und uns Deiner ebenfalls so recht liebevoll dabei erinnert, denn Du warest diejenige, welche dem geliebten Vater noch einen heitern Lebensabend bereitete. Wer hätte daran gedacht, daß der gütige Gott Dich Engel aus der Ferne uns sendete; denn ebenfalls für mich und meinen Leopold bist Du uns ein wirklicher Engel Gottes......

† Dresden, den 19. Mai 1845.

... Ich befürchte nur, Du machst Dir zu viel Sorge wegen meiner, weil Du mich auch gern mit nach Paris haben willst, welches ich sehr dankbar anerkenne. Denn das ist keine Kleinigkeit, da ich weiß, daß dort alles so theuer ist. Aber noch obenein — glaube ich hinsichtlich Leopolds ist es viel besser, wenn ich nicht immer bei ihm bin; denn eine Mutter ist jederzeit zu schwach gegen ihr Kind und hat mit allem zu viel Nachsicht. Vielmehr glaube ich, daß er unter Deiner alleinigen Leitung viel selbständiger wird, so gern ich auch immer um ihn sein möchte... Aber um mein Gewissen zu bewahren, opferte ich gern alles, einmal muß ich doch von ihm scheiden...

In einem französisch geschriebenen Briefchen bedankt sich Leopold für wiederum gesandte 100 Frcs. Die Mutter legt zwei Zettelchen bei; auf dem einen steht:

† Dresden, den 24. Mai 1845.

Überhaupt habe ich mein ganzes Vertrauen auf Dich gesetzt, hinsichtlich Leopolds fernerer Ausbildung, denn Du bist eine Frau, die ihres Gleichen nicht oder nur sehr selten hat. Und da der Leopold Dich so sehr liebt und auch übrigens ein sehr gutes Gemüth hat, so wirst Du gewiß einen braven Menschen aus ihm machen können. Ich hoffe ganz gewiß, daß Du keine Noth mit ihm haben wirst; auch hat er einen offenen Kopf, lernt sehr fleißig; das zeigt besonders die Zufriedenheit seiner Lehrer.....

† Dresden, Poststempel 9. Juni.

...Ich weiß nicht, was ich von Leopold denken soll; er wird mit jedem Tag magerer, so daß er sich jetzt nicht mehr ähnlich sieht und doch klagt er nichts... Also bitte ich Dich sehr, mein liebstes Mutterchen, mir beizustehen und mir wegen dem Leopold einen guten Rath zu ertheilen...

† Dresden, den 2. Juli 1845.

Ich kann unmöglich umhin, mich am heutigen Tage mit Dir zu unterhalten, da dies der Sterbetag des geliebten Vaters ist... Du, liebes Mutterchen, bist heute gewiß an das theure Grab gegangen.... Vor 4 Jahren hatte ich noch das Glück, mich mit ihm zu unterhalten, wo er noch von Grabschriften sprach, daß er einmal keine andere wünscht als diese: »Non inutilis vixi«. Diese Worte prägten sich tief in mein Herz. Vielleicht kann dem Seeligen dieser Wunsch dereinst noch werden, wenn sein Leichnam nur erst einen festen Bestimmungsort haben wird... Du schreibst uns ja gar nicht; wir fühlen uns beide ganz verlassen, wenn wir keinen Brief von Dir sehen. Der Leopold dauert mich, er ist fast untröstlich und glaubt, Du bist böse gegen uns... Schwester Luischen ist recht krank, sie dauert mich sehr... Die übrigen Schwestern befinden sich aber alle wohl, bis auf mich...

† Dresden, den 10. Juli 1845.

Soeben erhalte ich Deinen sehr lieben Brief, aus welchem ich ersehe, daß Du mit meinem Entschluß zufrieden bist.... Bei Deiner mütterlichen Fürsorge und Liebe kann und

wird aus meinem lieben guten Sohn ein der Welt recht nützlicher und braver Mann werden...
Weil ich sicher überzeugt bin, daß ihn seine Sehnsucht nach Dir und dem vollkommneren
Streben zu viel Schaden bringen könnte, so hab ich mich fest entschlossen, demselben seinen
Willen in Ausführung zu bringen, und so möge er in Gottes Namen in Deine Arme eilen!...
Er hat Deine lieben Zeilen mit Aufmerksamkeit durchgelesen und sagte, er sehe aus allem:
Du, liebes Großmutterchen, meintest es sehr gut mit ihm; er würde diese Deine Worte beherzigen; er habe dergleichen noch nie gethan und würde auch dergleichen nie thun. Also
erlaube ihm, daß er Dich besucht; das andere wird sich finden. In Gottes Namen!.....

† Dresden, den 22. Juli 1845.

Da jetzt der Zeitpunkt eingetreten ist, wo eine Veränderung mit dem Leopold hinsichtlich seines nun weitern Fortkommens geschehen muß, so werde ich ganz andere Maßregeln
mit demselben ergreifen müssen. — Freilich wäre es dem Leopold lieb gewesen, wenn Du
Dich seiner angenommen hättest, weil er doch große Sehnsucht und Liebe zu Dir hegt. Aber
da es Deine Umstände jetzt nicht erlauben, so muß er sich bescheiden und seine Sehnsucht
nach Dir ernstlich unterdrücken... Da er das Zeugniß von seinem ersten und würdigsten
Lehrer hat, daß er, wenn er ins Ausland auf Universität ginge, gleich als Student eingeschrieben werden könnte... Aber wenn er hier im Lande studiren wollte, so müßte er
noch 3 Jahre die Schule besuchen, ehe er studiren dürfe, welches das Gesetz so mit sich
brächte. Daß er noch 3 Jahre hier auf der Schule bleiben soll, will ich durchaus nicht;
denn sein Eifer fängt an zu erkalten, und er kommt anstatt vorwärts rückwärts, und ich
schmeiße mein Geld weg, da ohnedem meine Kasse sehr erschöpft ist durch den kalten,
sehr strengen theuern Winter, wo ich 500 Thaler habe zusetzen müssen und noch habe ich
dabei gehungert und gefroren. Doch wollte ich auch den Leopold alles nur Mögliche lernen
lassen, weil er gewiß hoffte, nach Paris zu kommen. Aber nach Deinem letzten Brief ist
ihm alle und jede Lust zum Lernen verschwunden. Also sehe ich mich mit vollem Rechte
genöthigt, denselben nicht länger hier auf der Schule zu lassen, sondern mit ihm ins Ausland zu gehen, woselbst er sein Studium zu Michaelis dieses Jahres mit Gott antreten möge...
Er brauchte Dich dann nie zu incommodiren... Hoffentlich wird ihn seine neue Carrière
wieder aufrichten, daher werde ich recht bald die Reise mit ihm ins Ausland antreten. Aber
nicht nach Paris, trage keine Sorge darüber. Denn das war stets des selgen Vaters Grundsatz, man müsse sich niemand aufdrängen. — Schon bin ich gezwungen, dieses Vorhaben
recht bald auszuführen, indem die Zeit herankommt, wo er mir zum Soldaten entrissen würde;
denn in jetziger Zeit hilft kein Loskaufen; es muß ein jeder ohne Ausnahme als Soldat
dienen. Ach! hätte ich ihn doch, wie ich früher wollte, ein Handwerk lernen lassen (welches
ich fast noch willens bin). So wäre er schon längst glücklich und ich hätte die unsäglichen
Geldsorgen nicht... Gott möge mein Vorhaben segnen, wozu ich aber durchaus kein Geld
von Dir dazu verlange; wenn nur der l. Gott mir und meinem lieben Kinde das Leben
schenkt, so will ich gern alles darum opfern und Geld zusetzen; denn das Geld macht doch
keineswegs allein glücklich.... Lese diese Zeilen mit kaltem Blute, liebes Mutterchen, aber
mit kaltem Blute und ich weiß gewiß, Dein großer Verstand wird sagen, Deine Tochter
hat vollkommen recht... Sollte ich auch mein Vermögen gänzlich verlieren, welches gerade
jetzt sehr auf der Spitze steht, indem man sagt, die Kammer, wo unser Geld steht, macht
in kurzer Zeit bankerott, da ein jeder sein Kapital gekündigt und gehoben hat, aber nur das
unserige allein kann nie gehoben werden — mithin — verloren gehen!!! Großer Gott, um
desto stärker wird mein Vertrauen zu dem Allmächtigen, der wird uns gute Herzen senden
und wird die Kinder des großen, guten Hahnemann nicht verlassen... Und sollte ich an
dem Orte, wo mein Sohn studirt, mit meinem jetzt mehr kränklichen Körper conditioniren,
um nur so viel zu gewinnen, wie er zu seinem Studium braucht... Anbei sende ich Dir auch
eine Abschrift der Zeilen, welche ich dem Leopold jetzt zur Ermuthigung gewidmet habe;
es ist der gütige Gott, der mir diese Worte diktirte...

Die Beilage enthält:

† **Drei Worte, meinem Leopold beim Eintritt in die große Welt gewidmet.**

> Willst Du, mein Leopold, froh durchs Leben gehn
> Und ohne Furcht an seinem Ziele stehn,
> Soll fester Muth Dir stets zur Seite sein
> Und Liebe Dir des Dankes Thräne weih,
> So nimm von mir auf Deiner Erdenbahn
> Drei Worte an!

Verehre Gott! Such ihn in der Natur!
Wohin Du blickst, entdeckst Du seine Spur.
Nicht dunkel ist, was der Erhabne spricht,
Kein Doppelsinn; denn unser Gott ist Licht!
Der Finsterling trübt diesen klaren Quell —
    Dein Geist sei hell!

Der Vorsicht Huld gab Dir ein Vaterland,
Sie schlingt um Dich der Lieb und Freundschaft Band.
Verscherze nie ihr ehrendes Vertraun
Und säume nicht, an fremdem Glück zu baun.
Die Selbstsucht bleibt bei allen Schätzen arm —
    Dein Herz sei warm!

Vergänglich sind der Erde Glanz und Ruhm;
Was Du erwirbst, ist nicht Dein Eigenthum.
Es tritt der Tod zur Hütte wie zum Thron
Und jedem wird einst der verdiente Lohn.
Drum halte stets, wie Frühlingssonnenschein,
    Dein Leben rein!

Und hast Du so Dir früh Dein Haus bestellt,
Dann scheidest Du beruhigt aus der Welt.
Du zitterst nicht, wenn Deine Stunde naht;
Zur Ernte reif erblickst Du deine Saat
Und Alle schaun, wenn längst Dein Auge brach
    Dir segnend nach.

Zur Erinnerung Deiner Mutter

            A. S. geb. Hahnemann.

Nun tritt eine Lücke im Briefwechsel ein bis zum April 1846. Ein »ergebenster Freund S.« schreibt am 7. April 46 aus Paris an die »Liebe Freundin« u. a.:

✝ Am 3. März schrieb Ihr HE. Sohn an mich in Ihrem Namen ... Sie würdigten mich Ihrer Freundschaft, um sorgfältige Nachricht von Ihrem lieben Mutterchen durch mich zu erhalten ... Madame Hahnemann war eines Tags so gütig ... das Wohlwollen, welches sie gegen Sie hegt, mir zu vertrauen ... Alle Maßregeln waren schon gefunden, die Institution war bereit, wo er (Leopold) sein Studium machen sollte, wozu sechs Jahre erforderlich sind. Im Laufe dieser Zeit wollte Madame H. alles besorgen, vom kleinsten bis zum größten, Bücher, Professoren wie Lebensunterhalt, Wäsche und Kleidung, kurz, was nur erforderlich sein konnte. Diese Bestimmung wurde mir auch überwiesen. Doch dieses anzuordnen, das verlangte gute Überlegung und auch Zeit ... Sie kennen auch ein wenig Paris, mithin die anhaltenden schweren Ausgaben, die berechnet werden mußten. Jedoch es war bestimmt unter weiter keinem Zweck, als das Glück Ihres Herrn Sohnes zu stiften.

Meine beste Madame Süß, ich will und muß zum Voraus setzen, daß Sie gar nichts vom Inhalt des letzten Briefes wissen, den Ihr HE. Sohn an Madame H. schrieb, denn sonst hätten es Ihre verständigen Grundsätze und Einsichten nie bewilligt, in solchen Ausdrücken an sie zu reden weder zu schreiben. ...

Es thut mir in der Seele weh, daß er gegen Madame H., seine Wohlthäterin, alles Feingefühl, Liebe und Ehrwürdigkeit vergißt, wo seine Unhöflichkeit zur Beleidigung übergeht ...

Die Kühnheit Ihres Sohnes abgerechnet, beeile ich mich zu trösten und Ihnen mitzutheilen, wie Madame H. Ihnen liebt und versicherte, daß sie als wohltätige Mutter gegen Sie handeln werde ... allein gegen Ihren He. Sohn konnte sie das Gute nicht aussprechen.

Der Brief trägt von der Hand Melanies den Vermerk

»copie de la lettre de Seugner à Liebe avril 1846«.

Allem nach hatte also ein Bedienter von Frau Hahnemann, von dem schon in dem Briefe Amalies vom 16. April 1845 die Rede ist, im Auftrag und mit Wissen seiner Herrin den Brief geschrieben.

Sie selbst schrieb dann am 17. April an Frau Amalie Süß, der sie wieder 100 Frcs. schickte. Hiefür bedankte sich diese und fuhr fort:

÷ Aber Du hast mich sehr betrübt gemacht, daß Du sagst, der Leopold habe Dich beleidigt. Vorsätzlich hat er es gewiß nicht gethan; er hat sich wahrscheinlich in seiner Verzweiflung nur nicht ordentlich ausgedrückt; ... er sagte immer, ach Gott, ich liebe doch die gute Großmutter so sehr und doch will sie mich nicht einmal sehen ... Also vergieb ihm, wenn er Dich, wie Du glaubst, beleidigt hat; ... der liebe Gott vergiebt uns ja auch und ohne Fehler ist ja kein Menschenkind ... Er sagt, er wäre beim letzten Schreiben ganz verzweifelt gewesen, weil er die Jahre hätte, wo er an seine Bestimmung denken müßte, und ohne die gehörigen Mittel dazu könnte nichts aus ihm werden. — Wir sind arme geschlagene Menschen; denn wir bekommen jetzt nur die Hälfte Intressen (Zinsen. D. V.), weil es ein zu großer Bankrott war. Wir konnten vorher nicht ordentlich bestehen und auskommen, geschweige jetzt. ...

Durch seinen Fleiß hat er es so weit gebracht, daß er Primaner geworden ist; das ist seine letzte Klasse, welche er noch durchzumachen hat. — Der Allgütige möge weiter helfen ... Noch wohnen wir in demselben Hause, aber haben uns ins allerkleinste Stübchen ohne Kammer und ohne alles logirt, auch mußten wir das Clavier verkaufen — aller und jeder Bequemlichkeit sehen wir uns beraubt ... wenn ich nur nicht so an der Gicht leiden müßte! ...

Trage keine Sorge wegen des Hinkommens nach Paris. Denn vor Ostern war Jemand aus Paris — er war nur durchgereist — bei uns, der wollte den Leopold, weil er so große Lust hatte Dich zu sehen, unentgeltlich mitnehmen und auch ordentlich für ihn sorgen.

Dieses habe ich aber nicht zugegeben; denn es möchte Dir nicht angenehm sein.

Leb wohl! Leb nochmals wohl<br>Deine Tochter<br>A.

Es ist der letzte Brief in der Sammlung; er ist für beide Frauen äußerst charakteristisch.

Erst wieder aus dem Jahre 1857 (August) liegt ein Brief der Frau Amalie, verw. Dr. Süß, an Regierungsrat Dr. von Bönninghausen vor. Er ist aus Brüssel datiert, gewährt aber keinerlei Aufschluß.

Anlage 224.

## Frau Melanie Hahnemann praktiziert selbständig.

(Allg. Hom. Ztg. 1844. 25. Band, Seite 352.)

Die Beilage zu Nr. 15 der Leipziger Ztg. S. 213 enthält folgende Nachricht:

Paris 12. Jan. Die Gattin des berühmten Dr. Hahnemann hat jetzt die Praxis ihres verstorbenen Gemahls übernommen; auf ihren Adreßkarten steht:

»Madame Hahnemann, docteur en médecine homéopathique.«

Die Allg. Hom. Ztg. bemerkt dazu:

Das klingt fast wie Ironie! — Allbekannt ist zwar, daß Niemand lieber sich in ärztliche Behandlung mischt, als das zweite Geschlecht, namentlich alte Jungfrauen und alte Weiber. Auch ist's den Ärzten durch ganz Europa nicht unbekannt, daß eine Dame in Paris »Doctor artis obstetriciae« ist und ihre Schriften auch als eine Autorität in der Geburtshülfe gelten.

Etwas anderes ist's denn aber wohl noch für eine Dame Doctor der Geburtshülfe als Doctor der Medizin sich zu zeichnen — ersterer leistet mechanische Hülfe, letzterer kann, ohne die Medizin mit allen ihren Hülfswissenschaften genau studirt zu haben, nur Stümper sein! Entweihen wir auf diese Art die Homöopathie, der Hahnemann die große Hälfte seines Lebens widmete, nicht? Ich glaube, jetzt, wo Er Alles deutlicher erkennt, wird er sich an dem gewagten Unternehmen seiner Gattin nicht erbauen!

## Anlage 225.

## Anklage und Verurteilung der Frau Melanie Hahnemann.

† Argumente für meinen Verteidiger.

### Von Melanie Hahnemann.

Die Überzeugung und die Rechtlichkeit sind überall zu achten, und wenn sie mit der Wissenschaft, Selbstverleugnung und völligsten Uneigennützigkeit (Selbstlosigkeit) verbunden sind, sind sie bewundernswert.

Frau Hahnemann kommt zu den Kranken nur, wenn alles verzweifelt ist; sie heilt sie fast immer, sie ist also wie eine Vorsehung, die nach der Verzweiflung kommt.

Das Erhabene ist oft ganz nahe dem Lächerlichen; Jeanne d'Arc (die Jungfrau v. Orleans. D. V.) erschien einigen lächerlich, ehe sie für alle erhoben war; und sie hat Frankreich gerettet.

Was die Schicklichkeit anbelangt, die vielleicht die Frau als Ärztin ächten möchte, so sage ich, daß die Schwestern in den Krankenhäusern, die Krankenschwestern, viel unschicklicher sind, wenn das überhaupt der Fall wäre, als die Ärztin; denn sie berät nur, jene dagegen berühren, verbinden, pflegen die Kranken direkt. Wenn die Frau gut genug ist, die kranken Männer zu reinigen und zu pflegen, so ist sie auch gut genug, vorzuschreiben, was sie heilen kann, wenn sie die Fähigkeit dazu hat.

Napoleon hat verschiedene Male das Kreuz der Ehrenlegion der Schwester Martha, Krankenschwestern, die die Armee in der Schlacht begleitet hatten, und Frauen verliehen, die sich wacker in der Armee geschlagen hatten.
Wenn ein Mensch ertrinkt, was kümmert ihn das Geschlecht, die Hand, die ihn rettet?

Ich habe meinem Verteidiger mein Leben bekannt gegeben, nicht damit er es veröffentliche, sondern damit er es verteidige, wenn man sich erlauben sollte, es im geringsten anzugreifen; in diesem Falle vertraue ich auf seine Ehre, daß er es aufs äußerste verteidigt, denn es ist ein Leben ohne Tadel.

Ich wäre sehr dankbar, wenn es möglich wäre, durch einige Worte zu beweisen, daß die Anklage wegen Habgier bei Hahnemann durch und durch ungerecht ist. Man kann diesen Beweis leicht führen, indem man die Tatsachen zum Zeugnis anführt: wäre Hahnemann habgierig gewesen, so hätte er seiner Familie kein so bescheidenes Vermögen hinterlassen. (Die Summe aber nennt sie nicht. D. V.)

Angefügt sind einige Gutachten.

Ist die Heilkunde der Menschheit mehr schädlich als nützlich gewesen? — —
Wenn man reiflich das Gute abwägt, das eine handvoll wahrer Aeskulapsöhne den Menschen geleistet hat, und das Unheil, das die unendliche Menge der Doktoren dieses

Berufes dem Menschengeschlecht zugefügt haben von der Entstehung der Heilkunde bis heutigen Tags, so wird man zweifellos denken, es wäre vorteilhafter gewesen, wenn es auf der Welt nie Ärzte gegeben hätte.

Boerhaave Just. Med. S. 401.

Die in der Medizin anerkannte Regel, die Krankheiten durch gegenteilige oder entgegengesetzte (contraires ou opposés) Mittel zu behandeln, ist völlig falsch und widersinnig. Ich bin im Gegenteil überzeugt, daß die Krankheiten solchen Mitteln weichen, die ein ähnliches Leiden hervorrufen. So ist es mir gelungen, eine Neigung zu Sodbrennen durch kleine Gaben Schwefelsäure (Acidum sulfuricum) zu beseitigen, in Fällen, in denen man vergeblich eine Menge alkalischer Mittel verschrieben hatte.

Dr. Stahl.

## Verurteilung der Witwe Hahnemanns wegen unerlaubter Ausübung der Heilkunde.

Das »Journal des Débats« vom 28. Februar 1847 berichtet:
(Allg. Hom. Ztg. 1847. 32. Bd., S. 336).

Madame Hahnemann, die Frau des berühmten deutschen Arztes und Erfinders der Homöopathie, war am Samstag den 20. Febr. vor das Tribunal et Chambre correctionelle wegen ungesetzlicher Ausübung der Medizin und Pharmazie geladen. Sie erschien in ganz schwarzem Kleide. Die Verhandlung führte der königliche Prokurator; die Anklage vertrat Orfila, Dekan der medizinischen Fakultät. Nach Aufruf des Präsidenten d'Herbelot erklärt Madame Hahnemann: sie sei in Frankreich geboren, heiße Marie Melanie Dervilly, habe von der homöopathischen Akademie in Pensylvanien das Doctordiplom, die Doctoren Delot und Croserio assistirten ihr bei den Ordinationen an Montagen und Freitagen.

Der Gerichtshof hielt die Madame Hahnemann, auf das erwähnte Diplom zum Auslande hin, für nicht befähigt, die Heilkunde in Frankreich auszuüben, die Assistenzleistung der genannten Ärzte für nur formell etc. und verurtheilte sie wegen ungesetzlicher Ausübung der Medizin und Pharmazie zu 100 Francs Strafe und den Kosten.

Ausführlich schildert die offiziöse »Gazette des Tribunaux«, die Gerichtssitzung, wie folgt (Allg. Hom. Ztg. 1847. 32. Band, Seite 347 ff.):

Heute erschien die Homöopathie vor dem Tribunal der Police correctionelle in der Person der Wittwe des berühmten Hahnemann, des Vaters und Gründers des viel besprochenen Systems, dessen Basis sich auf den bekannten Satz »Similia similibus« stützt.

Auf Grund einer dem Königl. Procurator vom Dekan der medic. Fakultät zu Paris übergebenen Klage wurde Madame Hahnemann vor die 8. Kammer vorgeladen wegen unbefugter Ausübung der Medicin und Pharmacie.

Auf die gebräuchlichen Fragen des Präsidenten erklärt sich die Beklagte für Marie Melanie Dervilly, Wittwe von Sam. Hahnemann, 45 Jahre alt, Hausbesitzerin, wohnhaft zu Paris, rue de Clichy 48.

Präsident: Man beschuldigt Sie der ungesetzlichen Ausübung der Medicin und Pharmacie, und zwar sowohl durch Ertheilung von Consultationen als auch durch Selbstdispensiren homöopath. Medikamente; ja sogar auf Karten, die Sie haben vertheilen lassen, haben Sie sich des Doctortitels bedient.

Mad. Hahnemann: Ich habe das Recht, auf meinen Karten den Titel »Doctor der Homöopathie« zu führen; ich bin es in Wirklichkeit, da ich das Diplom erhalten habe von einer Gesellschaft hom. Ärzte in Pensylvanien, wo sich jedenfalls nächst Hahnemann die tüchtigsten Ärzte dieser Wissenschaft befinden.

Präs.: Aber Sie besitzen nicht das Diplom der Pariser medic. Fakultät und praktiziren dennoch hier in dieser Stadt?

Mad. Hahnemann: Ich habe es nicht für räthlich gehalten, eins von dieser Fakultät zu verlangen, die übrigens wahrscheinlich das, was ich ihr vorgelegt hätte, nicht für giltig befunden haben würde.

**Präs.:** Gestehen Sie ein, die Medicin ausgeübt zu haben?

**Mad. Hahnem.:** Ich habe sie nie ausgeübt für meine eigne Person; ich ertheile den homöopath. Ärzten Rath, die nicht alles das wissen, was ich weiß, die ich so lange an der Quelle dieser Wissenschaft selbst war.

**Präs.:** Dennoch ist es ausgemacht, daß Sie prakticirt haben.

**Mad. Hahnem.:** Stets nur unter Vermittelung eines Arztes.

Man schreitet zur Abhörung der Zeugen. Zuerst wird Madame Meunier aufgerufen.

**Präs.:** Sind Sie nicht von Mad. Hahnemann ärztlich behandelt worden?

**Mad. Meun.:** Nein, mein Herr, ich selbst nie; aber einmal bat mich meine Freundin, Mad. Broggi, die sehr gefährlich krank war, für sie einen Brief zu Madame Hahnemann zu tragen. Nachdem ich bei ihr eingeführt worden und ihr nähere Auskunft auf ihre Fragen über den Zustand der Mad. Broggi gegeben hatte, übergab sie mir zwei kleine Päckchen für die Kranke.

**Präs.:** War Mad. Hahnemann allein oder von einem Arzte unterstützt, als sie Ihnen diese Päckchen übergab?

**Mad. Meun.:** Sie übergab sie mir ohne Vermittelung eines Arztes.

**Präs.:** Ist Ihnen bekannt, ob Mad. Hahnemann eine Bezahlung gefordert hat?

**Mad. Meun.:** Nein, nie hat Mad. Hahnemann von Mad. Broggi ein Bezahlung empfangen; ich glaube, daß sie sich hat erbitten lassen, einen Ring von Mad. Broggi als Zeichen ihrer Erkenntlichkeit anzunehmen.

Der **Generalanwalt** (l'avocat du Roi) zur Zeugin: Geben Sie uns gefälligst Auskunft über eine Reise nach Versailles.

**Mad. Meun.:** Ich weiß nur, daß Herr Broggi einmal einen Diener zu Mad. Hahnemann, die damals in Versailles wohnte, geschickt hat, um sie wegen seiner Frau zu consultiren.

**Mad. Hahnem.** erinnert sich dieses Umstandes nicht und leugnet das Faktum.

**Pismot, Dr. med.:** Ich habe nur zwei Worte zu sagen. Ich wurde hinzugerufen, um den Tod der Mad. Broggi zu constatiren. Während ich darüber das Verhör anstellte, hörte ich sagen, daß Madame Broggi von Mad. Hahnemann ärztlich behandelt worden sei, ohne Vermittelung eines Arztes. Ich sprach hierüber mit dem Maire des Bezirks, der mich bat, ihm hierüber schriftlich Mittheilung zu machen.

**Delot, homöop. Arzt:** Ich ertheile meine Consultationen im Zimmer der Mad. Hahnemann. Zweimal in der Woche finden sich daselbst die Kranken ein: ich examinire sie, mache meine Vorschriften und verordne Medikamente.

**Präs.:** Sie verordnen unter dem Einflusse der Mad. Hahnemann?

**Delot:** Wenn die Kranken kommen, so berathen wir uns über sie zusammen, Madame Hahnemann und ich.

**Präs.:** Welchen Nutzen finden Sie darin, mit Mad. Hahnemann zu conferiren?

**Delot:** Ich bin selbst Schüler von Hahnemann, aber da ich das größte Zutrauen zur Scharfsinnigkeit und Erfahrung seiner Wittwe habe, die weit tiefer als ich in die Geheimnisse des Meisters eingedrungen ist, so halte ich es für Pflicht, sie zu consultiren, und dann sagt sie: das würde im gleichen Falle Hahnemann gethan haben. Aber nie hat Mad. Hahnemann für sich selbst prakticirt; ich wiederhole es, immer bin ich es, der in ihrer Gegenwart die Ordination macht. Die Consultationen in ihrem Zimmer finden statt, wenn die Kranken im Stande sind, sich dahin begeben zu können; bei den Schwererkrankten mache ich die Besuche und behandle sie in ihren Wohnungen; wenn sich während meiner Abwesenheit Kranke melden, so empfängt sie Mad. Hahnemann, befragt sie, schreibt ihre Antworten auf und theilt sie mir bei meiner Rückkunft mit; alsdann mache ich wieder die Verordnungen, wenn sie wiederkommen.

**Präs.:** Man hat aber nicht Ihre Gegenwart abgewartet, um der Mad. Broggi Verordnungen zu machen, als sie durch ihre Freundin um Behandlung gebeten hatte?

**Delot:** Ich glaube nicht, daß sich die Sache so zugetragen hat, denn ich allein habe diese Dame behandelt und war stets im Zimmer der Mad. Hahnemann.

**Präs.:** Besucht Mad. Hahnemann nicht zuweilen ihre Kranken?

**Delot:** Sie begleitet mich zuweilen, doch nur zu Freunden oder sehr genauen Bekannten, aber nie macht sie allein Besuche. Kurz, um meine Aussagen zusammenzufassen, ich erkläre hiermit aufs Bestimmteste, daß ich bei Ausübung der Homöopathie auf meine eigene Rechnung mich sehr glücklich schätzte, die Rathschläge und die sehr ausgebreitete Bekanntschaft der Madame Hahnemann zur Hand zu haben, die mir als Freundin ihre Unterstützung gewährte.

**Präs.:** Erhielten Sie Honorar für Ihre Consultationen?

Delot: Niemals für diejenigen, welche ich im Hause der Mad. Hahnemann ertheilte; aber wenn ich Kranke in ihren Wohnungen behandelte, und zwar allein, so lasse ich mir meine Besuche bezahlen, wie es alle Ärzte thun.

Dr. Croserio, homöopath. Arzt, legt ein fast gleichlautendes Zeugniß wie der vorige Zeuge ab: Während meiner genauen Freundschaft mit Hahnemann habe ich ihn oft sagen hören, daß seine Frau sehr geschickt in der Homöopathie sei, und Hahnemann log niemals. Nach dem Tode des Meisters vermuthete ich mit großer Wahrscheinlichkeit, daß Mad. Hahnemann in die tiefsten Geheimnisse über die Wissenschaft ihres Gatten eingeweiht sei und erhielt hierüber bald völlige Gewißheit, indem ich sie in ihrem Zimmer mit Herrn Delot über Krankheitsfälle sprechen hörte, wegen welcher sie letzterer consultirte. Kurz, Mad. Hahnemann besitzt nach meiner Überzeugung so ausgebreitete medic. Kenntnisse und ist den übrigen homöopath. Ärzten so überlegen, daß, als ich selbst krank war und unfähig, ein passendes Heilmittel zu finden, ich meine Wiederherstellung nur dem aufgeklärten Rathe der Wittwe Hahnemanns zu verdanken habe. Noch füge ich hinzu, daß ich nicht glaube, Mad. Hahnemann erhalte je eine Bezahlung für die Consultationen in ihrem Zimmer; was mich betrifft, so habe ich bei Visiten, bei denen sie mich, wie es zuweilen geschah, begleitete, stets das Honorar wie für gewöhnliche Visiten berechnet.

M. Lethière, Apotheker: Ich wohne bei Mad. Hahnemann, die mich erzogen hat; ich bereite die Medikamente, die ich von Hahnemann erhalten, und gebe sie an Kranke, die mir die Recepte zeigen, die ihnen jene Herren in Anwesenheit der Mad. Hahnemann verschrieben haben.

Präs.: Verschreibt Mad. Hahnemann selbst Recepte?

Lethière: Nie Mad. Hahnemann allein, ich erhalte meine Vorschriften im Vereine von Mad. Hahnemann und jenen Herren.

Der Generalanwalt: Sie haben keine Meldung bei der Behörde gethan, wegen Ihrer Eigenschaft als Apotheker, Sie haben weder Patent noch Officin?

Lethière: Allerdings nicht, denn ich habe dies nicht nöthig, da ich keinen Verkauf von Medikamenten habe; folglich reicht mein Diplom als Apotheker aus.

Generalanwalt: Mit einem Worte, nach dem Gesetze sind Sie kein Apotheker.

Der Generalanwalt (Mr. Saillard) besteht mit Eifer auf der Anklage.

Mr. Chaix-d'Est-Ange führt die Vertheidigung der Beklagten.

Nach einer sehr bewegten Verhandlung verschiebt das Tribunal den Urtheilspruch auf 8 Tage.

Den 27. Febr. erfolgte der Ausspruch des Urtheils, welches folgendermaßen lautet:

In Betracht, daß die Gesetze und Vorschriften, welche die Ausübung der Medicin und Pharmacie reguliren, gegründet sind auf die Aufrechterhaltung der öffentlichen Ordnung und des Allgemeininteresses, welche ihre strenge Handhabung unumgänglich machen;

In Betracht, daß bei dem Vorhandensein dieser Gesetze und Vorschriften der Umstand, daß die ärztliche Behandlung so wie die gelieferten Medicamente gratis verabreicht worden sind, deren Anwendung weder aufheben noch modificiren kann;

In Betracht, daß sich aus der Untersuchung und aus den Verhandlungen ergeben hat, daß Mad. Hahnemann die Arzneikunst ausgeübt hat, daß ferner gewiß ist, daß zwei Tage in der Woche zu Consultationen in ihrer Wohnung bestimmt sind, und daß sie sich der Stadtpraxis befleißigt;

Da man ferner vergeblich dieser Anklage den Umstand entgegenhält, wie zwei Ärzte dabei thätig wären, die Mad. Hahnemann hierbei zu unterstützen, da sich in der That aus den empfangenen Erklärungen im Verhöre sowohl Seitens der besagten Ärzte als der Mad. Hahnemann selbst ergibt, und da durch die vorgelegte Correspondenz vollkommen erwiesen ist, daß jene Ärzte der Mad. Hahnemann gänzlich untergeordnet sind, von ihr die Rathschläge und Vorschriften empfangen und in Wirklichkeit sie allein die Consultationen und die Stadtpraxis leitet, da ferner, diesen Umstand und die Gegenwart der Ärzte auch zugegeben, dennoch eine Umgehung des Gesetzes stattfinden würde, es aber für das Tribunal constatirt ist, daß dieses Zugegensein der Ärzte, so unwirksam und unnatürlich es auch in medicinischer Hinsicht sein mag, nicht einmal in Wirklichkeit existirt hat und daß Mad. Hahnemann allein und ohne Unterstützung Vorschriften gemacht und Medicamente angeordnet hat;

In Betracht, daß das Diplom als Doctor der homöopathischen Medicin, das ihr von einer fremden Akademie ertheilt worden ist, hier von keiner Bedeutung sein kann in Ermangelung der erforderlichen Autorisation in Frankreich;

In Betracht, daß sich aus denselben Umständen ergibt, daß Mad. Hahnemann persönlich Medicamente dispensirt hat; daß die Hausuntersuchungen constatiren, daß diese Medicamente in dem Privatzimmer der Mad. Hahnemann deponirt waren und nicht in einem Laboratorium des Apoth. Lethière fils; daß im Gegentheil besagtes Laboratorium nichts von dem enthielt, was zu einer Apotheke gehört; daß jedenfalls, da besagter Lethière in Ermangelung der durch das Gesetz vom 21. Germinal im Jahr 11 verlangten Formerfüllung seine Kunst gesetzmäßig auszuüben nicht im Stande ist, der zu Gunsten der Mad. Hahnemann gemachte Einwand gar nicht existirt;

In Betracht, daß hieraus folgt, daß Mad. Hahnemann im Jahre 1846 ohne Diplom oder ein für Frankreich gültiges Certificat die Arzneikunst unter Beilegung des Doctortitels ausgeübt hat, daß sie zu derselben Zeit ohne gesetzliche Ermächtigung medicinische Präparate und Mittel gefertigt und verkauft hat, welches Vergehen durch Artikel 35 und 36 des Gesetzes vom 19. Ventose des Jahres 11, Art. 36 des Gesetzes vom 21. Germinal des Jahres 11 und Art. 6 der Erklärung vom 25. April 1777 Berücksichtigung findet;

wird nach Ausspruch besagter Artikel die Witwe Hahnemann zu 100 Francs Strafe verurtheilt.

## Anlage 226.

### Frau Melanie Hahnemann und der Kongreß homöopathischer Ärzte in Brüssel im Jahre 1856.

Auf eine Bemerkung der Zeitschrift »l'Emancipation« und der Zeitung »La Presse«, daß Frau Hahnemann den homöopathischen Ärzte-Kongreß in Brüssel (September 1856) zu besuchen gedenke, hatte die homöopathische Zentral-Kommission in Paris entschieden, daß niemand an der Tagung als Mitglied teilnehmen dürfe, »der nicht im Besitze eines gesetzmäßigen Diplomes, das auf Grund abgelegter Prüfungen an einer rechtsgültig errichteten Universität ausgestellt sei«, sich befinde.

Eifer und guter Wille — sogar Kenntnisse — können in diesem Falle die Stellung nicht ersetzen, die ein gesetzmäßiges Diplom gewährt als die Frucht ernsthafter Studien und noch ernsthafterer Prüfungen. Ein Doktor-Diplom, ganz ohne alle an den Universitäten üblichen Bedingungen, kann nur als ein Höflichkeitsbeweis gegenüber der Witwe Hahnemanns angesehen werden. Ein solches Diplom gewährt nicht mehr Recht als der Titel des »Universitätskanzlers von Cambridge«, den der Herzog von Wellington trug, ihm an Rechten und Freiheiten an dieser Universität verlieh. Der berühmte Kriegsmann, der zu gleicher Zeit Kanzler der Universität und Ehrenpräsident der Fischhändler-Innung von London war, hielt sich nicht für fähiger, Doktoren zu ernennen oder in einer wissenschaftlichen Versammlung eine Rolle zu spielen als auf dem Markt der englischen Hauptstadt Fische zu verkaufen. Da übrigens in unserem Europa die Frauen von Gesetzes wegen in medizinischer Hinsicht mit Unfähigkeit belegt sind (d. h. zum medizinischen Studium nicht zugelassen werden. D. V.), so können Frau Liette (von deren Kommen auch die Rede war. D. V.) und Frau Hahnemann mit keinerlei Rechtstitel Anspruch darauf erheben, an dem homöopathischen Kongreß teilzunehmen, der demnächst in Brüssel stattfinden wird. Die Satzung für den Kongreß ist klar (positiv) und wird in ihrer ganzen Strenge angewandt werden. Während die Kommission so handelt, versteht sie doch das Andenken Hahnemanns zu ehren, dessen gewaltige Reform der Heilkunst ein wesentlich und einzigartig wissenschaftliches Werk ist, eine Reform, die mit Nutzen nur von denen ausgebreitet werden kann, die Titel und Autorität besitzen, um sich über die Fragen, die die Medizin betreffen, auf Grund ihrer Kenntnisse auszusprechen.

Diese »namens der homöopathischen Zentralkommission« von Petroz als Vorsitzendem und Léon Simon als Schriftführer unterzeichnete Erklärung wurde an der Spitze des Vereinsorgans der französischen Homöopathen veröffentlicht. Das erregte natürlich den hellen Zorn von Frau Melanie Hahnemann. Ein Graf Edmond de la Pommerais, Doktor der Medizin und ordentliches Mitglied der gallikanischen homöopathischen Gesellschaft, mußte eine Entgegnung an den Vorsitzenden der homöopathischen Zentralkommission veröffentlichen. Er tat es, indem er, wie leicht ersichtlich, ganz und gar die Einflüsterungen von Frau Hahnemann wiedergab und schrieb:

† Indem ich auf den ungehörigen Artikel, der sich gegen eine Frau von höchstem Verdienst richtet, antworte, glaube ich das Andenken dessen zu ehren, dem wir verdanken, was wir sind und wissen. Verdanken wir tatsächlich nicht der beispiellosen Hingebung dieser außerordentlichen Frau das ganze Ansehen, das der Aufenthalt des Gründers (der Homöopathie) in Paris über die französische Homöopathie ausgebreitet hat? Ist nicht sie es gewesen, die ihn den Verfolgungen entrissen hat, denen unfehlbar alle Männer von Geist in ihrem Vaterlande verfallen? Hat nicht sie ihm das behagliche, ruhige, ehrenvolle Leben verschafft, das er so wohl ausnützte, um die letzte Hand an das große Werk der Erneuerung zu legen, das wir heute die Menschheit genießen lassen? Und hat nicht endlich sie seine Arbeit mit ihm geteilt, seine Belehrungen empfangen und ist dadurch den meisten von uns, wenn nicht überlegen, so doch wenigstens ebenbürtig an Wissen geworden? Daher sagte der Meister auch noch sterbend: »Ich habe lange einen Mann gesucht und ich habe ihn erst in meiner Frau gefunden«.

Graf von Pommerais erhebt darum Widerspruch gegen den »Unsinn«, »gegen die Ungerechtigkeit der Kommission« und »gegen ihren Mangel an Logik«, der darin liege, daß die Kommission vom satzungsgemäßen Standpunkt aus das Doktordiplom der Frau Hahnemann nicht anerkennen wolle, während es doch vollkommen gleich sei demjenigen, »das den berühmten Baron von Bönninghausen zum Doktor ernannt« habe »und auf Grund dessen dieser Arzt, der berühmteste unter den deutschen Homöopathen«, an dem Kongreß teilnehmen dürfe.

Damit war aber Frau Hahnemann noch nicht zufriedengestellt. Sie gab in einem eigenen Schriftstück ebenfalls Antwort auf die Kundgebung der Zentralkommission. Sie wies darin die Absicht zurück, zum Kongreß nach Brüssel gehen zu wollen. Das habe sie zu niemand gesagt. Sie habe vielleicht sagen können: »Ich werde nach Brüssel gehen, um meinen gelehrten und berühmten Freund, den Dr. Bönninghausen, zu sehen, den ich in Münster besuchte und der im September zum Kongreß kommen sollte«. Und selbst, wenn sie eingeladen worden wäre, würde sie vom Kommen Abstand genommen haben. Dann fuhr sie fort:

† Was hätte ich auch dort tun sollen, ich, Schülerin Hahnemanns, welche er sich mit so viel Eifer zu unterrichten bemühte, weil ich seine Lehre wohl begriff, ich, deren Arbeiten er unaufhörlich schätzte und rühmte und die er seinen Anhängern mit den Worten zeigte: »Ich habe 50 Jahre einen Mann gesucht und ich habe ihn erst in einer Frau gefunden« (siehe die Erwiderung Pommerais'. D. V.)? Was hätte ich in einer Versammlung tun sollen, wo, außer einer ehrenwerten Minderheit, jeder — geleitet von seinem Hochmut und seiner Unwissenheit, die ihn sogar hindert, in seinen Heilungen Erfolg zu haben — glaubt, sich zum Reformator der neuen Heilwissenschaft aufwerfen zu können und dabei in Frage stellt, was durch 60jährige Triumphe geheiligt worden ist? — Was hätte ich in einer Versammlung unzusammenhängender Parteien tun sollen, die einander anbrüllen, wenn sie sich zusammenfinden, und deren aufsehenerregende Streitereien aus den homöopathischen Zeitschriften und Versammlungen den Turmbau zu Babel machen, anstatt der gebildeten Welt jene schöne Einigkeit zu zeigen, welche die echten Anhänger Hahnemanns kennzeichnet, die in ihrer Wissenschaft gelehrt genug sind, um nicht bei der alten Medizin oder in ihren eigenen Phantasien die Heilmittel zu holen?

Frau Hahnemann wandte sich dann gegen den Vorwurf, daß ihr nur aus Höflichkeit von einer ausländischen Akademie das Doktordiplom verliehen worden sei. Bei dieser Anstalt sei doch nur »die Auslese der Homöopathen zugelassen, die soviele Jahre Beweise ihres Könnens gegeben haben«. Dann schrieb sie:

† Wenn seine Frau von so großer medizinischer Unfähigkeit gewesen wäre, hätte sie dann Hahnemann selbst in seine Lehre eingeführt, auf die er so eifersüchtig war? Er hätte sie nicht Ärztin werden lassen; ... er hätte ihr gewiß nicht die Vollstreckung seines ärztlichen

Testaments anvertraut, dem er so viel Wichtigkeit beimaß und beimessen durfte. — Ihr beleidigt ihn also, diesen großen Mann, euren Meister, ohne den eure Gesellschaft nicht bestünde; ihr beleidigt ihn, indem ihr ihn für fähig haltet einer schuldhaften Feigheit! Und zu gleicher Zeit, da ihr ihn beschimpft und sein Verdienst an meinem Diplom zu beseitigen sucht, seid ihr im Widerspruch mit euch selbst; denn indem ihr so polizeimäßig die Diplome für euren Kongreß prüft, scheint ihr zu vergessen, ... daß der gelehrte und berühmte Doktor, den ihr wahrscheinlich zum Vorsitzenden des Kongresses wählt (Bönninghausen. D. V.), Arzt ist kraft eines ähnlichen Ausweises, den er auf dieselbe Weise erhalten hat wie ich. Welche Logik! ...

Oft hatte Hahnemann mir das Versprechen abgenommen, in der Ausübung seiner Heilkunst fortzufahren, um sein geheiligtes Gesetz zu bewahren, das man, damals schon, zu verschlechtern suchte. Einige Augenblicke, ehe er aus dem Leben schied, sagte er mir noch: »Halte Dein Versprechen!« Und ich antwortete ihm: »Aber ich bin eine Frau, die Ärzte werden mich hassen, weil ich tue, was sie tun«. »Was kümmert Dich das?«, antwortete er mir, »tue, was ich will! was Du tun mußt, wenn Du den Auftrag erfüllst, den ich Dir gebe, in Gottes Namen; er wird Dich belohnen; Du wirst mein sein in der Ewigkeit«. Das waren die letzten Worte dieses bewundernswürdigen Mannes. ...

Der Artikel, auf den ich antworte, ist nicht nur ein unbegreiflicher Fehler an Takt und Logik, sondern er ist auch eine häßliche, eine böse Handlungsweise, die wieder einmal zeigt, wie weit sich ärztlicher Haß verirren kann, persönlicher Haß, dessen Ursache das unparteiische Publikum erraten wird und jetzt schon errät; ... Das Publikum wird ihnen einen wohlverdienten Namen geben. Gestern sagte man mir: Die homöopathische Zentralkommission verdiente dafür, daß sie sich an Ihnen so grob vergangen hat, daß man ihr die Antwort Ludwigs XV. gäbe, die er in seiner Wut den Abgesandten des Gerichtshofes in Toulouse gab, als sie ihn wegen der ungerechten Verurteilung Calas' zum Tode um Verzeihung baten.*)

Jetzt redet, so viel Ihr mögt, gegen mich; ich werde nicht mehr antworten.

Eine Abschrift dieser Erwiderung schickte Frau Hahnemann auch an Bönninghausen. In ihrer Selbstüberhebung und ihrem Zorn scheint sie die Mißachtung nicht empfunden zu haben, die in ihrem Brief wie in der öffentlichen Entgegnung des Grafen von Pommerais dadurch zum Ausdruck kam, daß sie ihren sterbenden Mann sagen ließ, er habe 50 Jahre lang einen Mann gesucht und keinen gefunden, also auch in Bönninghausen, Gersdorff, Stapf keinen Mann! Und sie scheint auch den Unterschied zwischen dem Allentowner Diplom für sie, die wissenschaftlich nicht vorgebildete Frau, und dem Doktordiplom, das der König von Preußen dem akademisch gebildeten Bönninghausen verliehen hatte, nicht sonderlich gewürdigt zu haben. Sie zieht aber diesen in ihren persönlichen Streit herein, lediglich weil sie glaubt, damit einen Trumpf ausspielen zu können. Dabei hat sie die Stirne, an Bönninghausen (8. September 1856) zu schreiben:

Ich danke Ihnen, daß Sie die Güte haben wollen, meine Verteidigung zu übernehmen; es ist die Verteidigung der Ehre und der guten Sache. Von der Zentralkommission habe ich keinerlei weitere Nachricht erhalten: »ein unreines Gefäß macht auch den süßesten Trank sauer«. Aus einer Kloake wird nie etwas Gutes hervorkommen! .... Was mir den besondern Haß von Léon Simon eingetragen hat, das ist, daß ich einen Kranken geheilt habe, den er bis zum höchsten Grade seiner gefährlichen Krankheit hatte kommen lassen. Ganz Paris hallte wider von dem Erfolg. Er hat es erfahren; er ist im höchsten Maße stolz, und da der Vergleich ganz zu meinen Gunsten gegen ihn ausfiel, wird er mir nie verzeihen, daß ich ein Leben gerettet habe, das er aus Mangel an Gewissen und Wissen erlöschen ließ. Ebenso ist es mit den übrigen Pariser Ärzten. Als Hahnemann lebte, ließen sie lieber ihre Kranken sterben, als daß sie ihn zu Rate gezogen hätten. Man schaudert vor Ekel, wenn ein Lichtblitz von oben den Krater von Schmutz und Unrat enthüllt, aus dem der Charakter dieser Leute besteht, und man fühlt sich sehr stark und glücklich in dem Gedanken, immer die Lehren Gottes befolgt zu haben.

---

*) »Sire«, sagte einer der Abgeordneten zu dem König, dessen Augen Blitze schleuderten, »auch das beste Pferd stolpert einmal«. »Ganz gut, ganz gut, aber ein ganzer Stall voll!«

Die auch Bönninghausen mitgeteilte Entgegnung schickte Frau Hahnemann an die homöopathische Zentralkommission zur Veröffentlichung im Vereinsorgan. Aber, wie Frau Melanie am 21. September Herrn von Bönninghausen mitteilt, haben sich die Herren geweigert, die Erwiderung abdrucken zu lassen. Frau Melanie meint nun, das Gesetz würde sie zwar ermächtigen, den Abdruck erzwingen zu können. Aber um das zu erreichen, hätte sie eine Klage einreichen müssen, und man hätte (auch dem Publikum) beweisen müssen, was sie gewiß hätte tun können, daß die homöopathischen Ärzte in Paris (Léon Simon der Vater u. a.) Nichtskönner, Charlatane und gar oft Betrüger seien, indem sie ihre Kranken mit Arzneien behandeln, von denen sie die Herkunft nicht kennen, und daß sie (Frau Melanie) darum schon Kranke geheilt habe, die bei den homöopathischen Ärzten gestorben wären. Eine solche Enthüllung würde aber der ganzen Homöopathie schaden. Deshalb habe sie vorgezogen, nicht zu klagen und den Skandal nicht in die Öffentlichkeit kommen zu lassen. Wenn aber Bönninghausen nach Brüssel komme und da ihre Verteidigung in die Hand nehme, möge er den Herren das alles sagen.

Anlage 227.

## Zur Vorgeschichte der Verheiratung von Frau Hahnemanns Pflegetochter mit dem ältesten Sohne Bönninghausens.

In einem Brief vom 12. Dezember 1855 spricht Frau Hahnemann zum erstenmal offen von ihrem Plane:

† Zwei Ihrer Söhne sind Mediziner und werden den Spuren ihres Vaters folgen. ... Auch ich bin glücklich durch den Besitz einer Adoptivtochter, die Gott mir gesandt und die Hahnemann mir selbst ausgewählt hat, als er sie noch auf seinen Knieen tanzen ließ. Es ist das Ergebnis einer alten Familienneigung. Ihre Eltern waren die Freunde der meinigen. In meinen Träumen mütterlichen Glückes habe ich, indem ich an Ihre Söhne dachte, mir gesagt: »Diese jungen Leute müssen eine ausgezeichnete Erziehung genossen haben. Ihre Ritterlichkeit muß ebenso groß wie ihre Begabung sein; sie sind in heiratsfähigem Alter; wer weiß? Eine Verbindung unserer Kinder wäre vielleicht nicht unmöglich«.

Bönninghausen war dem Plane nicht abgeneigt. Er gab sofort Aufschluß über seine Familie und erbat sich dann die Bilder von Frau Melanie und ihrer Tochter. In einem weiteren Brief vom 12. Januar 1856 schilderte Frau Hahnemann kurz ihre Pflegetochter:

† Meine Sophie ist eine kleine, niedliche Brünette, ohne Schwächlichkeit und vollkommen gut gebaut. Ihre Taille ist schlank, obgleich sie sich niemals schnürt; ihr ganzes Äußere ist sehr wohl proportioniert und ihr ganzes Auftreten ist von vornehmer Eleganz. Ihr Gesicht ist hübsch, allerdings ohne regelmäßige Schönheit; sie gefällt ...

Auf diesen Brief beschrieb auch Bönninghausen seine Söhne und er schlug vor, daß man sich im Sommer in Brüssel treffen könne. Im April stimmte Frau Hahnemann diesem Vorschlag zu und teilte die weitere Absicht mit, ihre Tochter malen zu lassen. Jedenfalls ging ihr aber die ganze Sache zu langsam. So reiste sie selbst nach Deutschland.

Nachdem von Bönninghausen in seinen Briefen an Madame Hahnemann die Heiratsangelegenheit mehrere Monate lang mit keinem Worte mehr erwähnt hatte, schrieb sie ihm am 13. Oktober 1856:

† Sie sagen mir nichts von dem Plane, unsere Kinder zu verheiraten. Der Plan ist allerdings noch wenig bestimmt, aber Sie hatten doch schon so viel mit mir darüber gesprochen,

daß ich denken durfte, Sie legen Wert darauf. Ich möchte, daß Sie die Freundlichkeit haben, offen mit mir darüber zu sprechen, damit ich weiß, woran ich bin. Wenn ich Sie zu einer Antwort dränge, so geschieht dies, weil ich die Absicht habe, den Kaiser nach seiner Rückkehr von der Jagd um eine Audienz zu bitten, um ihm über Homöopathie vorzutragen.

Dann könnte ich zugleich, wenn unsere Kinder einander heiraten würden, für Ihren Sohn um die Erlaubnis bitten, seine medizinische Praxis in Frankreich frei und **ohne Prüfung** ausüben zu dürfen, was ich sicher erlangen würde. . . . Der Arzt, der mein Schwiegersohn wird, hat sofort eine unzählige Menge Patienten: diese Gewißheit habe ich sowohl aus der Vergangenheit wie der Gegenwart gewonnen.

Nun wird Frau Melanie immer deutlicher und rückt mit der Schilderung ihrer **Vermögenslage** heraus (30. Oktober 1856):

† Ich habe ein Vermögen besessen, das bedeutender war als mein heutiges. Ich beteiligte mich an einer Unternehmung für Fortbewegung (Locomotion) durch komprimierte Luft; ich steckte eine bedeutende Summe in diese Sache, welche fehlschlug, und mein Geld war verloren. . . . Heute besitze ich nur noch ungefähr 150000 frcs. Was ich noch besitze und was ich besaß, war mein persönliches Eigentum. . . . Was mir bleibt, ist in gutem Landbesitz angelegt, und **alles, was ich habe, ohne Ausnahme, wird meiner lieben Sophie gehören**. . . . Heute dient meine Einnahme dazu, mein Erbe zu vergrößern, das, ich wiederhole es, vollständig meiner Tochter gehören wird.

Da ich so sicher bin, **daß ich ein großes, leicht durch mich zu erwerbendes Vermögen bedeute**, wenn mein Schwiegersohn tüchtig ist, verlange ich absolut keinen finanziellen Vorteil; es ist mir ganz gleichgültig, wenn er nichts besitzt, vorausgesetzt, daß er meine Tochter liebt, sie glücklich macht und fleißig ist mit mir, die ich fleißig bin. . . . Es ist möglich, daß Sophie später außerordentlich viel Vermögen besitzen wird; denn ich hoffe noch auf wichtige industrielle Unternehmungen, in die ich nichts mehr zahlen muß.

Und als die Bönninghausen immer noch zögern, stellt am 12. November 1856 Frau Melanie ihre Schlußforderung:

† Man bekommt hier sehr schwer die Erlaubnis, ohne Prüfung zu praktizieren. Indessen hoffe ich, daß diese Gunst mir gewährt wird, aber nur **ein einziges Mal**, und Sie begreifen, daß ich diesen einmaligen Vorteil für den Arzt fordern muß, der mein Schwiegersohn sein wird. . . .

Sie müssen also wissen, was Sie wollen, ehe ich Schritte tue, und im übrigen hat der, welcher nicht weiß, was er will, niemals, was ihm behagt. . . . Ich verberge Ihnen nicht, daß ich bald von Ihrem Entschluß unterrichtet sein möchte.

Nun erst scheint der Sohn Bönninghausens zugesagt zu haben.

## Anlage 228.

### Frau Hahnemann über die Veröffentlichung von Hahnemanns hinterlassenen Schriften usw.

Bönninghausen teilte auf der 9. Jahresversammlung der homöopathischen Ärzte Rheinlands und Westphalens am 31. Juli 1856 mit (Allg. Hom. Ztg. 1856. 53. Band, Seite 21):

Bönninghausen hatte in verschiedenen Briefen an die Witwe des Stifters der Homöopathie die wiederholte und dringende Bitte um Herausgabe der (im Manuskripte fertigen) 6. Auflage des Organons gebeten, worin namentlich ein neues, bisher ganz unbekanntes und verbessertes Dynamisationsverfahren der Arzneimittel enthalten ist (wie der verstorbene H. kurz vor seinem Tode dem Ref. Bönn. selbst geschrieben) sowie um wörtliche Abschriften von einer mäßigen Anzahl von Heilungen aus den Journalen H.'s und aus dessen letzter Lebensperiode, um auch über dessen späteres technisches Verfahren die sicherste

Kunde zu erhalten. Mad. H. hatte in ihrem Antwortschreiben bisher stets vorgegeben, daß sie ihrem Gemahle auf dem Totenbette das feierliche Versprechen geleistet habe, von den Beiden nicht früher etwas in die Öffentlichkeit gelangen zu lassen, als bis solches im Interesse der Wissenschaft unbedingt nöthig und die reine Homöopathie in Gefahr sei, auf schädliche Irrwege zu gerathen. Um nun mündlich und ausführlich diese vom Ref. dringend verfolgte Angelegenheit zu besprechen, scheute dieselbe nicht, persönlich die Reise nach Münster anzutreten, langte am 17. Juni 1856 hier an und verweilte bis zum 22. Während dieser Anwesenheit gelang es dem Referenten, Mad. H. zu dem bestimmten Versprechen zu bringen, einestheils die Herausgabe der 6. Auflage des Organons noch im Laufe des bevorstehenden Herbstes zu besorgen, anderntheils baldigst dem Ref. die aus den Journalen H.'s copirten Heilungsgeschichten (weil sie sich nicht entschließen konnte, von den Originalien etwas aus den Händen zu geben), nebst der Ermächtigung, dieselben mit dessen allenfalsigen Glossen und Anmerkungen versehen zu veröffentlichen und endlich auch dem Ref. von den neuen, von H. selbst noch angefertigten Präparaten — über deren Veranlassung und Eigenthümlichkeit sie unter dem Siegel der Verschwiegenheit schon vorläufig demselben die vollständigste Auskunft mittheilte — Proben zu überschicken, um damit selbst Versuche anzustellen und nach eigenem Befunde ein begründetes Urtheil fassen zu können über deren vorzügliche Wirksamkeit, die namentlich und hauptsächlich darin bestehe, daß die Heilwirkung ohne Zögern und ohne alle Erstwirkung sofort eintrete.

Bisher sei allerdings von dem allen noch nichts geschehen als die Übersendung einiger Auszüge aus dem Journale. Aber der Referent gibt seiner Hoffnung Ausdruck, daß die Frau Hahnemann im hohen Interesse der Wissenschaft sowie um ihrer Freundschaft willen, die sie auch durch das Geschenk einiger wertvoller Reliquien des verstorbenen großen Mannes ausgedrückt habe, dem gegebenen Versprechen noch nachkommen werde. Er täuschte sich; statt des Versprochenen kam am 8. September ein Brief voll heftiger Vorwürfe:

† Als ich Ihnen die No. 1 der »Krankheiten« sandte, glaubte ich, Sie würden fühlen, wie wichtig es sei, darüber bis zur Veröffentlichung nichts zu sprechen. Ich bin daher aufs schmerzlichste betroffen gewesen, als ich in der »Leipz. hom. Zeitg.« (28. Juli) las, daß Sie dieses Schreiben mitgeteilt haben und daß die unendlichen Verdünnungen so unsinnig weit getrieben worden seien, daß man glauben könnte, nur greisenhafte Geistesschwäche habe Hahnemann in derartige Irrtümer verfallen lassen können. Glücklicherweise seien aber diese übertriebenen Mitteilungen der Beurteilung Bönninghausens unterbreitet, und er würde entscheiden u. s. w. u. s. w. — Ist es nicht merkwürdig, daß der Geist Hahnemann's, der bis zu dem letzten Augenblick, da er das Leben verließ, so viele glänzende Äußerungen hellsten wissenschaftlichen Lichtes gegeben hat, und der kurz vor seinem Ende noch klarer war als in der Mitte seiner Laufbahn (! D. V.), daß dieser Geist seine letzten Willensäußerungen, die er an den äußersten Grenzen seines Lebens ausgearbeitet hat, da er bald Rechenschaft ablegen sollte in der Ewigkeit, nicht ohne einen Vormund sollte abgehen können, und wäre dieser Vormund selbst ein Bönninghausen (!! D. V.). Und gerade von da (von der greisenhaften Geistesschwäche. D. V.) geht Müller, der alte Feind seines Meisters, aus und wühlt in der gleichen Zeitschrift (vom 11. August) von neuem und im selben Geiste, so daß die nachgelassenen Werke des großen Meisters verschrien und beschimpft werden, ehe sie erscheinen. Das ist ein sehr großes Unglück, größer, als Sie glauben können. — Wenn das Geheimnis bewahrt worden wäre, wie ich es zwölf Jahre lang getan habe — so hätten die Werke sich selbst gezeigt und hätten sich selbst verteidigt, indem sie gesprochen hätten: Tut, was ich getan habe, aber macht's, wie ich's gemacht habe! Jetzt klagt man an, was man nicht kennt und was sich nicht verteidigen kann; man macht lächerlich, was verehrt werden sollte als der Höhepunkt der Heilwissenschaft! Noch einmal, es ist ein Unglück, das mir die Mission, die mir anvertraut worden ist, noch schwieriger machen wird. Sie sind sicherlich von guten Absichten gedrängt worden zu sagen, was geheim bleiben sollte. Lieber Freund, wenn Sie mich gefragt hätten, so hätte ich Sie gebeten, zu schweigen bis zu einem neuen Auftrag. Die Werke Hahnemanns müssen den Menschen wie das Licht der Sonne erscheinen, die man nicht kontrolliert, sondern nur genießt.

## Anlage 229.

### Hahnemanns erste und zweite Frau in französischer Beleuchtung.

In Michaud's »Biographie universelle ancienne et moderne« (Paris bei Madame C. Desplaces) war eine Abhandlung über S. Hahnemann erschienen.

An einer Stelle dieser Schrift wird Hahnemanns heldenhafter Entschluß, seinen Beruf, der ihn innerlich nicht befriedigte, aufzugeben, gerühmt und dabei die Stellung seiner ersten Frau, Henriette geb. Küchler, zum Aufgeben der langjährigen, einträglichen Berufstätigkeit mit folgenden Worten geschildert:

Er hatte schon eine langjährige Praxis, einen schönen Ruf; er war verheirathet und das Haupt einer zahlreichen Familie. Um dem Unglücke die Krone aufzusetzen, war er auch noch den Vorwürfen seiner Frau und seiner Töchter ausgesetzt. Diese Mutter, die erbittert war über die Entbehrungen, die er der Familie auferlegte, und welche die Gefühle, die ihren Gatten beseelten, nicht begriff, machte ihm bittere Vorwürfe daraus, die Armuth für das Wohlleben eingetauscht zu haben und das Reelle im Leben leeren Träumen und Chimären aufzuopfern.

Und:

Im Jahre 1830 den 31. März verlor Hahnemann seine erste Frau; damals aber war Ruhm, Wohlhabenheit und Friede eingekehrt in sein Haus und noch lange vor ihrem Tode hatte sie Muße und Gelegenheit gehabt, von ihren Vorurtheilen zurückzukommen, die sie über den Charakter und die Fähigkeiten desjenigen gehegt hatte, an den sie ihr Schicksal geknüpft hatte. . . .

Über die zweite Frau, Melanie d'Hervilly, aber lautete das Urteil:

Im Jahre 1835 kam eine Französin, ein Fräulein d'Hervilly, ausgezeichnet durch ihre geistigen Reize und Vorzüge und einen für ihr Geschlecht ungewöhnlichen Umfang des Wissens nach Cöthen, um Hahnemann zu consultiren. Sie schätzte und bewunderte ihn, und diese Bewunderung ging über in eine Heirath, welche den letzten Lebensjahren des Greises ein ununterbrochenes Glück spendete. Er war endlich in den Hafen der Ruhe eingelaufen, nach einem von Stürmen so sehr bewegten Leben. Inmitten der Achtung seiner Anhänger und Schüler, umgeben von der einsichtsvollen Liebe und Zuneigung einer Frau, die ihn nicht nur begriff, sondern auch noch Theil nahm an seinen Arbeiten und Studien . . ; reich endlich durch den Gewinn, den ihm sein Beruf gewährte, segnete er bis zur letzten Stunde unausgesetzt das Ereigniß, das ihn in unser Land geführt hatte.

(Entnommen dem Schriftchen »Treue Bilder« usw.)

## Anlage 230.

### Offener Brief an die verwitwete Frau Dr. Hahnemann in Paris.

Auf ihre Erklärung am 21. April 1865 (siehe Anlage 45) veröffentlichte »ein Schüler Hahnemanns« in Nr. 1 des 76. Bds. der Allg. Hom. Ztg. vom Jahr 1868 folgende Aufforderung:

Leider sind bereits wieder über 2 Jahre verflossen, ohne nur eine Spur von dem angeblich vorhandenen Manuskripte Hahnemanns gewahr zu werden. Das Bedürfniß aber einer neuen Auflage des längst im Buchhandel vergriffenen Organon steigert sich täglich mehr und mehr, während die Geduld der Homöopathen sich im gleichen Maße verringert.

Es ergeht hiermit öffentlich die Mahnung an Sie, Ihr am 21. April 1865 freiwillig abgelegtes Versprechen nun endlich zu erfüllen, wollen Sie sich nicht dem Verdachte aussetzen, gar kein Manuskript von dieser 6. Auflage des Organon zu besitzen und nur aus Lieblosigkeit und Gehässigkeit eine derartige Erklärung veröffentlicht zu haben, um ein nützliches Vorhaben des Enkels Hahnemanns zu vereiteln ...

Daß das Manuskript tatsächlich vorhanden war, hat sich ja später erwiesen.

## Anlage 231.

## Aus einem Briefwechsel über Hahnemanns literarischen Nachlaß.

Entwürfe zweier Briefe von Madame Hahnemann aus Paris an Dr. Bayes in London (1877?).

### I.

† Ich erhielt den Brief, den Sie die Güte hatten, mir zu schreiben. Ich habe ihn immer wieder mit dem größten Interesse gelesen und freue mich sehr, bei Ihnen eine solche Hingebung für die wahre Lehre, die ihr Gründer bis zu seinem Lebensende vervollkommnet hat, zu finden.

Alle Handschriften Hahnemanns sind von mir wie kostbare Kleinodien aufbewahrt worden, sie sind eigenhändig von ihm geschrieben, an ihrer Echtheit kann deshalb nicht gezweifelt werden.

Sie bestehen aus:

1. der 6. Auflage des Organons, in welcher der Verfasser alle Verbesserungen aufführt, die er an seinen Lehrsätzen vorgenommen hat. Diese Verbesserungen sind das bestimmte Ergebnis seiner langen Erfahrung, sie sind eigenhändig von ihm der Urschrift der alten Auflage beigefügt worden, mithin verliert letztere durch Veröffentlichung dieser 6. Auflage jegliches Interesse.

2. Krankenjournale Hahnemann's. (38 Deutsche, 16 Französische, zusammen also 54. D.V.)

3. Briefwechsel; da es wegen ihrer großen Menge unmöglich wäre, die Briefe zu zählen, habe ich sie gewogen; es sind 20 Kilo, jeder Brief ist von Hahnemann mit Randbemerkungen versehen. (Eine Nachprüfung ergibt, daß es tatsächlich 37½ kg sind. D. V.)

4. Symptomenregister, von ihm angefertigt, und teilweise von Dr. Groß, seinem bevorzugten Anhänger, abgeschrieben.

Alles, was vorhanden ist, besteht in handschriftlichen Urkunden, und ich werde sie, wie sie sind, in der Urschrift abgeben.

Aber alle diese wertvollen Handschriften müssen vor der Veröffentlichung geordnet werden, und hier muß ich eine Erklärung beifügen.

Hahnemann ist sein ganzes Leben lang von dem Neid seiner Jünger verfolgt worden. Einige sind ihm treu geblieben, aber viele andere sind seine erklärten und persönlichen Feinde geworden und haben ihn sogar in Zeitungen, die neu gegründet wurden, um seine neue Lehre zu zerstören, verfolgt, wie z. B. Griesselich.

Sie wollten die Homöopathie durch ihre alten allopathischen Vorschriften vernichten. Sie behaupteten, daß Hahnemann für seine Heilungen selbst Mittel der alten Schule anwende und auch erlaube, sie anzuwenden wie z. B. Aderlaß, Blasenziehen, Abführmittel u. s. w.

Hahnemann, den eine lange Ausübung seiner Lehre überzeugt hatte, daß sie allein in Krankheitsfällen genüge, war tief betrübt, als er entdeckte, daß man sie in den alten, allopathischen Anwendungen spurlos verschwinden lassen wollte. Um sie von diesem Untergange zu retten und aus Furcht vor der Gewissenlosigkeit der Abschreiber und der Herausgeber seines literarischen Nachlasses übertrug er mir die Pflicht, vor meinen Augen die Abschriften seiner wertvollen Werke anfertigen zu lassen. Er gab mir an, wie die Abschriften regelmäßig gemacht und gedruckt werden sollten, und verlangte wiederholt einen feierlichen Eid, den ich halten werde, unter meiner Aufsicht alle Abschriften seiner Werke machen zu lassen, damit keine bösartigen und lügenhaften Textverfälschungen möglich wären.

Da er mir empfohlen hatte, mit der Herausgabe zu warten, bis der Groll seiner Zeitgenossen sich gelegt hätte, wartete ich seinem Befehl gemäß; und als ich dann im Begriffe war, dieses große Werk anzufangen, kam plötzlich der Krieg von 1870/71, der mir durch Zerstörung meiner Güter mein Vermögen raubte.

Gezwungen nun, meine ganze Zeit der ärztlichen Praxis zu widmen, um meinen Lebensunterhalt zu verdienen, kann ich mich nicht der wichtigen Arbeit, die diese Manuskripte zu ihrer Herausgabe erfordern, unterziehen. Um meine jetzigen Patienten aufgeben zu können, müßte ich sofort eine Summe Geldes haben, die den Ausfall ersetzen und mir die nötige Ruhe zu dieser großen Arbeit, von der jedoch gewisse Vorarbeiten schon gemacht sind, geben würde.

Um diese Summe zu erhalten, damit ich meine ganze Zeit dieser großen Sache widmen könnte, gäbe es ein Mittel, mein Herr, und das wäre, in England eine Kollekte unter den Ärzten und ihren Kranken zu veranstalten. Eine kleine Summe, die jeder dieser Ärzte und jeder ihrer Kranken geben würde, wäre für keines ein großes Opfer und würde bald die Summe erreichen, die ich brauchen würde, um den Ertrag meiner Praxis zu ersetzen.

Dr. C. Dunham von New-York hatte mir vorgeschlagen, eine solche Kollekte zu organisieren und hatte alle Vorbereitungen getroffen, als sein Tod alles abbrach.

Wenn Sie, mein Herr, Willens wären, eine ähnliche Kollekte in die Wege zu leiten, so hätten Sie, dank der persönlichen Achtung, die Sie genießen, und mit Hilfe Ihrer mächtigen Gönner sicherlich großen Erfolg; es handelt sich nur darum, ob Sie es tun wollen.

Dann könnte in wenigen Monaten die 6. Auflage des Organons dem Druck übergeben werden; denn ich würde mich sofort an die Arbeit machen, sobald ich die Gewißheit hätte, daß man mir bei diesem großen Werk, das sicherlich viel Geld einbringen wird, hilft und Sie können über den Gewinn verfügen, wie Sie wollen.

Was den Erlös aus dem Verkauf der Bücher anbelangt, so verzichte ich darauf, ich überlasse ihn dem, der sich der Mühe unterzogen hat, eine Kollekte zu meinen Gunsten in genügender Höhe zu sammeln.

Ich habe Ihnen so lange nicht geschrieben, weil ich durch zahlreiche Kranke, die die schlechte Jahreszeit mir zuführt, sehr in Anspruch genommen bin.

Sie können versichert sein, daß es mein innigster Wunsch wäre, das Werk Hahnemanns, das so viel Schätze für die Menschheit enthält, herauszugeben und daß es für mich eine wahre Freude ist, daran zu arbeiten, obgleich diese Arbeit sehr groß ist.

Hochachtungsvoll

II.

Lieber Herr Doktor!

Ich habe den Brief, um den ich Sie bat, erhalten und sehe, daß Sie sich über den Inhalt des meinigen sehr getäuscht haben. Sie bitten, daß ich Ihnen die Schriften schicken soll; aber Sie wissen nicht, daß es eine einen Quadratmeter große Kiste erfordern würde, um Ihnen alles zu schicken. Sie würden viele große und kleine Blätter, alle in feiner, deutscher Schrift geschrieben, finden, die Sie mit Ihren Kollegen, wie tüchtig sie auch sein mögen, unmöglich in Ordnung bringen könnten. — Wenn Sie, wie Sie sagen, nach Paris kommen, werde ich sie Ihnen zeigen.

Es ist deshalb besser, wir warten, bis Sie auf die Ausstellung nach Paris kommen, ich werde Ihnen dann das Wichtigste zeigen.

Man ist augenblicklich beschäftigt, einige alte italienische, für mich wertlose Gemälde zu verkaufen, sie sind nicht mehr modern und ich habe in meiner jetzigen Wohnung keinen Platz dafür, sie hingen früher in der Wohnung Hahnemanns.

---

Übersetzung der mit Bleistift geschriebenen Anmerkung.

Als es sich mit Dr. C. Dunham um die die Manuskripte betreffende Kollekte handelte, schrieb er mir, daß ich auch Feinde unter den Ärzten Amerikas habe, daß man das Gerücht verbreitet habe, man habe mir eine große Summe Geldes für die Bücher gegeben, und daß man die Manuskripte zerstört habe, daß sie also nicht mehr vorhanden seien.

Diese abscheuliche Verleumdung zerfällt dadurch, daß diese wertvollen Schriften alle da sind.

Außerdem mißglückt vielen Ärzten von Frankreich und hauptsächlich von Paris die Heilung ihrer Kranken, weil sie unsere Lehre nicht genügend studiert haben und gleichzeitig verschiedene Arzneien geben. Ich heile sie mit der einzigen, die Gesundheit fördernden, wohlstudierten Homöopathie. Die Kranken sagen es, und die Ärzte, die diese Kranken vor mir behandelt haben, verzeihen mir nicht, daß ich besseren Erfolg habe als sie.

Siehe auch Anlage 232.

## Anlage 232.

### Zum Tod von Frau Melanie Hahnemann.

Die Zeitschrift »Cincinnati Medical Advance« Band 6, Seite 129, brachte folgende Mitteilung:

Es ist unsere schmerzliche Pflicht, den Tod einer ausgezeichneten Dame, der Frau Dr. Samuel Hahnemann, mitzuteilen. Sie starb in Paris am 27. Mai 1878, 78 Jahre alt. Manche Leser werden sich erinnern, daß die Verstorbene seit dem Tod ihres Mannes, also seit etwa 35 Jahren, im Besitze einer großen Menge unveröffentlichter Manuskripte unseres Meisters ist. Aus Ursachen, die nicht der Mühe wert sind, hier erwähnt zu werden, sind uns diese wertvollen Dokumente bisher vorenthalten worden. In letzter Zeit schwebten Unterhandlungen über den Kauf der Manuskripte, in der Absicht sie zu veröffentlichen. Die Ärzte Amerikas haben ihr lebhaftestes Interesse dabei bekundet. Aus dem folgenden Brief, der soeben eingetroffen ist, geht hervor, daß das Vorhaben vielleicht doch zur Ausführung kommt:

»104 Faubourg St. Honoré
Paris, 5. Juni 1878.

Geehrter Herr Dr. Wilson!

Ich teile Ihnen den schmerzlichen Verlust mit, den ich durch den Tod meiner innniggeliebten Mutter, Madame Samuel Hahnemann, erlitten habe. Am 27. Mai erlag sie einem Lungenkatarrh, an dem sie viele Jahre lang gelitten hatte. Ich bin ihre Adoptivtochter und habe in ihrem Auftrag mit Ihnen wegen Hahnemanns unveröffentlichten Manuskripten korrespondiert. Ich bin bereit, den Plan, den Sie vorgeschlagen haben und den meine Adoptivmutter angenommen hatte, zur Ausführung zu bringen. Vor mehreren Monaten ließ sie mich unter ihrer Aufsicht die sechste Auflage des Organons abschreiben. Ich bin schon ziemlich weit damit gekommen und kenne glücklicherweise ihren Wunsch in Bezug hierauf genau.

Mit größter Hochachtung

S. Bönninghausen-Hahnemann.«

Der Artikelschreiber fährt dann fort:

Die Leser werden sich aus unseren früheren Mitteilungen noch erinnern, daß Madame Hahnemann den Vorschlag machte, sämtliche unveröffentlichte Werke und Schriftstücke

Hahnemanns den homöopathischen Ärzten Amerikas zum Geschenk zu machen als Zeichen ihrer Wertschätzung für die hohe Achtung, die diese ihrem berühmten Manne stets bekundeten.

Als Gegenleistung wurde vorgeschlagen, eine Geldsumme aufzubringen, die groß genug wäre, um der Spenderin für den Rest ihres Lebens aus dem Zinseinkommen ein sorgenfreies Leben zu ermöglichen. Eine beträchtliche Summe war bereits gezeichnet. Wäre der unerwartete Tod nicht erfolgt, so wäre nunmehr die ganze Angelegenheit dem American Institute of Homœopathy übergeben und der beabsichtigte Plan unter Vermittlung dieser Vereinigung zur Ausführung gebracht worden.

Wenn Madame Bönninghausen-Hahnemann sich als das erweist, was sie nach ihrem Briefe zu sein scheint, so dürfte es uns nicht allzu schwer fallen, in den Besitz der wertvollen Dokumente zu gelangen.

Die darauffolgende Nummer des »Medical Advance« vom August 1878 enthält dann ein längeres Schreiben von Dr. J. A. Campbell, der, auf einer Europareise begriffen, Madame Hahnemann in Paris einen Besuch zugedacht hatte. Wir entnehmen seinem Briefe unter anderem:

... Ich sah mit größter Spannung dem Augenblick entgegen, der mich mit derjenigen in Berührung bringen sollte, die dem großen Gründer unserer Heilweise am nächsten gestanden hatte und die vermutlich von persönlichen Erinnerungen an ihn erfüllt und auf allen Seiten von Dingen umgeben sein würde, die meist einen Teil von Hahnemanns täglichem Leben gebildet hatten. Wie Sie aber wohl erfahren haben werden, ist Madame Hahnemann inzwischen zur ewigen Ruhe eingegangen und schläft nun friedlich an der Seite ihres Gemahles auf dem Friedhofe Montmartre.

Ich hatte zwei interessante Unterredungen mit Frau von Bönninghausen, der Adoptivtochter von Madame Hahnemann und Gattin von Dr. Carl von Bönninghausen ... Ich saß bei ihr an dem Tischchen, das Madame Hahnemann sozusagen kaum verlassen hatte. Vor mir stand ein Miniaturbild, das die Verstorbene in jugendlicher Schönheit darstellte, daneben befand sich ein Bild Hahnemanns.

In einer Ecke des Zimmers stand noch das Bett, in dem Madame Hahnemann kürzlich gestorben war. Als ein Erinnerungsgegenstand von Hahnemann nach dem andern vor mich hingestellt wurde, war es mir, als ob ich tatsächlich seine Gegenwart fühlte. Hier ist eine Locke seines Haares, dort sein Taschentuch, sein Hemdkragen und seine Halsbinde, die er zuletzt getragen hatte. Auf einer Seite war ein großer Pack von Krankenbriefen mit Randbemerkungen Hahnemanns über die verordneten Arzneimittel. Vor mir hing ein prächtiges Ölgemälde, das ihn im 60sten Lebensjahr darstellt. In der Ecke stand eine große Marmorbüste Hahnemanns von David, kurzum, alles um mich her war Hahnemann und von Hahnemann ...

Bezüglich der hinterlassenen Schriften Hahnemanns erzählte mir Frau von Bönninghausen, daß sie zahlreiche Angebote aus Deutschland und Frankreich besitze, von Personen, die den dringenden Wunsch geäußert hätten, den Nachlaß zu veröffentlichen. Aber, sagte sie, »die Schriften sind für Amerika bestimmt, für das Land, in dem die Homöopathie eine so gute Aufnahme und weite Verbreitung gefunden hat, das war der sehnlichste Wunsch meiner Adoptivmutter gewesen« ...

Noch einige Worte über Frau von Bönninghausen. Madame Hahnemann war 35 Jahre alt, als sie sich mit Hahnemann verheiratete. Kurz vor seinem Tode nahm sie auf besonderen Wunsch ihres Mannes Frau Bönninghausen, die damals 5 Jahre alt war, an Kindesstatt an. Sie ist jetzt die Gattin des Dr. Carl von Bönninghausen.

Sie lebten hier in Paris beisammen bis zum Ausbruch des deutsch-französischen Krieges. Dann zogen sie ins Westfälische, wo Dr. von Bönninghausen einer größeren ärztlichen Praxis vorsteht und von Zeit zu Zeit nach Paris kommt. Frau von Bönninghausen war die ständige Gesellschafterin von Madame Hahnemann, sie sollte daher die ihr bevorstehende Aufgabe besser kennen als irgend jemand sonst.

Mit kollegialem Gruß

Dr. James A. Campbell.

Paris, den 22. Juni 1878.

An den Besuch Dr. Campbells schloß sich ein Briefwechsel zwischen den homöopathischen Ärzten Amerikas und Frau Dr. von Bönninghausen an, der sich über mehrere Jahre erstreckte, ohne zu einem Ergebnis zu führen.

Im Jahre 1880 suchte Dr. H. N. Guernsey aus Philadelphia Frau von Bönninghausen auf. Nach seiner Rückkehr schilderte er seine Eindrücke einem kleinen Kreis von homöopathischen Ärzten, der sich im Hause Dr. Constantin Herings in Philadelphia zusammengefunden hatte. Es wurde beschlossen, den schriftlichen Nachlaß Hahnemanns zu erwerben und zur Aufbringung der nötigen Summe einen Aufruf an alle homöopathischen Ärzte Amerikas zu erlassen. Auch dieses Unternehmen scheiterte an der geforderten Summe.

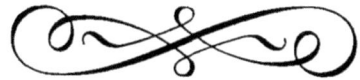

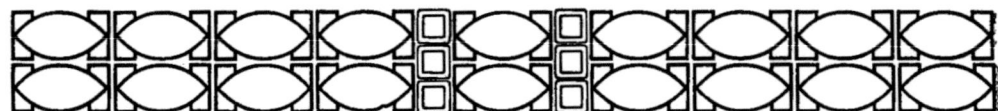

## 26. KAPITEL.

## Überführung der Leiche Hahnemanns auf den Friedhof Père Lachaise; Denkmale und Reliquien.

### Anlage 233.

#### Die Ungewißheit über Hahnemanns Grab.

Dr. Gaillard schreibt in der französischen Zeitschrift: »L'Homœopathie Militante« vom Jahre 1878:

> Wo sind die letzten sterblichen Überreste des Begründers der Homöopathie begraben? Man glaubt, in Paris. Aber kein Mensch in der Welt weiß, auf welchem Friedhof. Einer meiner Fachgenossen in Paris versicherte mich vor 14 Jahren, daß die Leiche Hahnemanns vorübergehend in die Gruft des berühmten Malers Le Thière gelegt worden sei.
> Bei einer Versammlung am 14. Aug. beim internationalen Kongreß der homöopathischen Ärzte stellte Dr. van der Heuvel aus Antwerpen im Namen der belgischen homöopathischen Ärztegesellschaft den Antrag, über der Gruft des Begründers der homöopathischen Schule ein Denkmal zu errichten. Der Präsident Dr. L. Simon (Pariser hom. Arzt. D. V.) erwiderte hierauf, daß die Begräbnisstätte unbekannt sei.
> Dr. Petit, der mit der Hahnemannschen Familie näher bekannt war, bezeugte auf derselben Versammlung, daß die Asche am selben Platze ruhe, wo Madame Hahnemann sie niederlegen ließ. Aber er konnte ihn nicht genau angeben.
> Zwei französische Zeitschriften schrieben im Oktober — unterzeichnet von Apotheker Catellan — daß Hahnemann auf dem Friedhof Père Lachaise ruhe.

Auf diese widersprechenden Nachrichten hin wandte sich Gaillard an die Friedhofverwaltung und erhielt die Antwort, daß Hahnemann auf dem Friedhof Montmartre 16 D erste Reihe, entlang der Mauer Nr. 9, beigesetzt sei. Madame Hahnemann, seine Witwe, sei neben ihm beerdigt, da es sich um eine käuflich erworbene Grabstätte handle (concession perpétuelle). Doch sei weder ein Kranz noch eine Umfassung an Madame Hahnemanns Grab. Nur einige Blumen befänden sich dort, die vor einigen Monaten niedergelegt worden seien.

Am 2. Mai 1896 schrieb Dr. Platt, Professor der Chemie am Hahnemann College in Philadelphia, an Dr. Bradford in Philadelphia:

> Ich habe verschiedene französische Ärzte besucht; aber diese wissen anscheinend über Hahnemanns Aufenthalt und Leben in Paris so viel oder so wenig wie ich. Sie wußten

### Deutsche Darstellung des Hahnemann-Grabes auf Montmartre.

Dr. Puhlmann schrieb im homöop. Kalender 1892 und in der Leipz. P. Ztg. 1891. 22. Jahrg., Seite 10:

Das Denkmal, welches wir bildlich wiedergeben, wurde von seiner Witwe sehr bald nach seinem Tode errichtet; es ist entschieden ein würdiges Monument. Der Denkstein trägt die Inschrift: Chrétien Frédéric Samuël Hahnemann. Außerdem aber gehört es, wie uns versichert wurde, zu den sogen. historischen Grabstätten, d. h. zu jenen, welche auf Kosten der französischen Nation erhalten werden, wenn die Angehörigen nicht mehr dafür Sorge tragen.

Die Wächter auf dem Friedhofe Montmartre wissen sehr genau Bescheid und führen jeden Deutschen, der darnach fragt, an Hahnemanns Grabstätte ... Auch kann man sie selbst leicht finden, wenn man in der 16. Abt. des Friedhofs gleich beim Eingange sich links hält und an der Mauer das auffällige Grabmal der Frau Marie Champeaux aufsucht. Dicht neben demselben befindet es sich. Das über dem Grabmale angebrachte Schutzdach scheint später entfernt worden zu sein, wenigstens war es vor 13 Jahren im August nicht mehr vorhanden.

Puhlmann scheint hienach das Grab der Frau Melanie Hahnemann mit dem wirklichen Hahnemann-Grab verwechselt zu haben, wie die Berichte Dr. Platts und des Pariser Arztes Dr. Cartier aus dem Jahre 1896 — also 3 Jahre später — beweisen.

Über das Bild wird an derselben Stelle mitgeteilt:

Das Bild stammt aus dem Nachlasse S. Hahnemanns, bezw. dessen Töchter in Köthen und wurde dem homöopathischen Krankenhaus in Leipzig geschenkt. Die angebrachte Unterschrift lautet: Mausolée S. Hahnemann; beigefügt ist die handschriftliche Notiz: »nach einer Zeichnung von Süß-Hahnemann radiert«.

### Anlage 234.
### Die Entschuldigung der Franzosen.

In der Revue homœopathique française vom 30. Juni 1896 schrieb Dr. François Cartier (s. Allg. Hom. Ztg. 1896. Bd. 133, S. 105):

Es ist ein sehr bescheidenes und sehr vernachläßigtes Grab, das die sterblichen Überreste des Gründers der Homöopathie in sich schließt! Hahnemann liegt auf dem Kirchhof Montmartre in Paris, völlig vergessen, und während man ihm auf einem öffentlichen Platze in Washington ein Denkmal für 500000 Frcs. errichtet, ist sein einsames Grab der Zerstörung der Zeit preisgegeben.

An den französischen Homöopathen liegt nicht die Schuld. Als Hahnemann 1843 starb, hatte Paris homöopathische Ärzte und Anhänger seiner Lehre genug, um durch eine Subskription die Mittel aufzubringen, welche hinreichten, dem Meister ein seiner würdiges Grab herzustellen. Aber man mußte mit der Erlaubnis der Familie rechnen, und Madame Hahnemann, seine Witwe, die allein über die Leiche ihres Gatten zu verfügen hatte, hatte ihren Kopf für sich und ließ Hahnemann auf eine fast heimliche Weise beerdigen.

Man erfuhr den Tod des Meisters erst 4 Tage nach seiner Beerdigung ... und noch heute weiß man nicht genau, ob er in Paris oder in Nizza gestorben ist.

Der berühmte Chargé, später Arzt Napoleons III., machte wiederholt Versuche bei Madame Hahnemann, um dem Gründer der Homöopathie ein Grabdenkmal errichten zu lassen; aber die Witwe, welche in der Straße Faubourg-St-Honoré unter der legalen Verantwortlichkeit ihres Schwiegersohnes, eines Sohnes des berühmten Bönninghausen (oder vielleicht des letzteren selbst), die homöopathische Praxis ausübte, trat dem hartnäckig entgegen.

So vergingen die Jahre, und schließlich überließ man der Witwe die Pflege des Grabes ohne jede Kontrolle und so geriet das Grab in volle Vergessenheit.

Dr. Cartier erzählt nun den Besuch und die bisherigen Bemühungen des Professors Platt und beschreibt das aufgefundene Grab, wie folgt:

Es ist bezeichnet durch einen großen Stein, der, größer als die übrigen, mit einem halbeingesunkenen Zinkdach bedeckt und durch ein ganz verrostetes Gitter geschützt ist. Sechs Kränze, wohl eben so alt wie die Einfassung, sind unter dem Zinkdach niedergelegt. ... Auf dem Grabstein — keine Inschrift, in kleinen Buchstaben nur C. P. mit einer Zahl, die es als dauerndes Erbbegräbnis kennzeichnet.

Hahnemann liegt nicht allein in der Gruft; es befinden sich daselbst noch 2 Leichname, Angehörige der Familie Lethière, von denen einer ein berühmter Maler und Professor in Rom war. Die Gruft gehört also nicht Hahnemann, sondern der Familie Lethière, da diese aber ausgestorben ist, so kümmert sich niemand um diese Gruft.

Die Annahme Cartiers, als sei die Familie Le Thière ausgestorben gewesen, war jedenfalls in den 50 u. 60 er Jahren irrig. Bei Frau Melanie Hahnemann befand sich ein junger Apotheker mit dem Geschlechtsnamen Le Thière. Auch die in Klammer weiter beigefügte Bemerkung: »die beiden Skelette, welche sich noch in der Hahnemannschen Gruft befinden, sind die der Gatten der Frau Melanie Hahnemann. Sie war, als sie sich mit S. Hahnemann verehelichte und diesen nach Paris entführte, zum zweiten Male Witwe« — ist durch keinen urkundlichen Beweis zu belegen.

Der Aufsatz Cartiers geht dann weiter:

Neben dieser Grabstätte befindet sich ein Grabstein, der gut erhalten, mit frischen Blumen und alljährlich mit frischen Kränzen geschmückt ist; es ist das Grab von Melanie Hahnemann. ... Dieses Grab wird von der Tochter, Frau von Bönninghausen, ... gewissenhaft unterhalten. ...

Soll man nicht beim Anblick dieser beiden Gräber, von denen das eine wohlgepflegt, das andere völlig vernachlässigt ist, bittere Betrachtungen anstellen? Ist es möglich, einen Mann, der dich erzogen und der der Menschheit so viel Dienste geleistet hat, dermaßen zu vergessen? Kann man den Begründer der Homöopathie so bei Seite setzen, wenn man selbst einen in der Homöopathie so berühmten Namen trägt? ...

Aber weder Frau v. Bönninghausen, noch Dr. Hahnemann (gemeint ist Dr. Leopold Süß-Hahnemann. D. V.) sind im Register des Kirchhofs von Montmartre als diejenigen eingetragen, die sich um die Gruft Lethière-Hahnemann kümmern, sondern ein Herr Cloquemin, Geschäftsführer der Frau von Bönninghausen in Paris, ist allein in jenem Register verzeichnet. Dieser nun, der für Madame Hahnemann eine große Sympathie hatte, sorgt mit Pietät für deren Grab; da er aber kein homöopathischer Arzt ist und Hahnemann niemals gekannt hat, hat er für dessen Grab natürlich wenig Interesse ....

Armes Grab, das einen so bedeutenden Mann in sich birgt!

---

Der internationale homöopathische Kongreß des Jahres 1896 wählte ein Komitee, das für die Errichtung eines würdigen Denkmals auf dem Grabe Hahnemanns die Gelder sammeln sollte. Es bestand aus den Herren Dr. Brasol-Petersburg, Dr. Cartier-Paris, Dr. Hughes-Brighton, Dr. Bushrod James-Philadelphia und Dr. Villers-Dresden.

## Anlage 235.

### Dr. Cartier-Paris über die Echtheit des Hahnemann-Grabes.

(Aus dem Französischen übersetzt nach dem offiziellen Bericht über die Ausgrabung der Leiche Hahnemanns, Corbeil, Buchdruckerei von Ed. Crété 1898.)

An dem wieder geöffneten Grabe führte Dr. Cartier aus:

Angesichts dieses offenen Grabes, vor diesem Sarg, der den Leichnam unseres berühmten Meisters Samuel Hahnemann enthält, ist es nicht meine Pflicht, das Werk des genialen Mannes zu schildern, der die Welt durch seine Ideen und seine Lehre bewegt hat. Als Schriftführer des internationalen Ausschusses für das Grabmal und als französischer Delegierter, der einzige, der am Ort handeln kann, muß ich allen Anwesenden und jenen, die in der ganzen Welt mit Besorgnis das Ergebnis der heutigen Zeremonie erwarten, **greifbare und offenkundige Beweise** bieten, daß wir in der Tat die kostbaren Überreste Samuel Hahnemanns vor uns sehen, und daß das Grabmal, das wir auf dem Père-Lachaise errichten werden, wirklich den Leichnam des Gründers der Homöopathie deckt. Das hat seinen Grund in Streitigkeiten, die kürzlich in gewissen homöopathischen Zeitschriften entstanden und denen wir durchaus Einhalt gebieten müssen, indem wir alle **Beweise der Echtheit** geben.

Die Beweise kann man in 2 Gruppen zusammenfassen:

1. Die Aufschlüsse, welche die Zivilstandsregister und Berichte der Familie und der Homöopathen geliefert haben, und die mit den Zeichen des Grabes und des Sarges übereinstimmen.

2. Das Öffnen von Hahnemanns Sarg, dessen Züge noch erkennbar sein müssen.

Hahnemann ist in der Lethièreschen Grabstätte begraben; Hahnemann ist der erste Leichnam, den man beim Öffnen des Gewölbes findet. Dies ist der erste Teil der Beweise, die man beibringen muß.

Einerseits die Friedhofs- und die Zivilstandsregister; andererseits die Nachrichten, die der Enkel Samuel Hahnemanns, der hier anwesende Dr. Süß-Hahnemann, gegeben hat, dann Frau v. Bönninghausen, die Adoptivtochter der verwitweten Frau Hahnemann, geborenen d'Hervilly, alle die, welche zur Zeit Hahnemanns gelebt oder die über sein Leben geschrieben haben, bezeugen, daß Christian Samuel Hahnemann, verstorben in Paris im Jahr 1843, in der Grabstätte Lethière beigesetzt wurde, die als gekauftes Grab (Concession perpétuelle) bezeichnet ist mit der Nummer 324 vom Jahre 1832 und der Nr. 414 vom Jahr 1834.

Das Grab links davon ist die Hahnemannsche Grabstätte mit der Nummer 231 vom Jahre 1847. Dieses Grab enthält nur den Leichnam der verwitweten Frau Hahnemann, geb. Melanie d'Hervilly, gestorben 1878. Mit Unrecht haben einige Homöopathen behauptet, daß Hahnemanns Leichnam in diesem Grab liege. Meine Herrn, nun ist es offen vor Ihnen, es enthält nur einen Sarg, dessen Bezeichnung dem Zivilstandsregister (Personalakten) von Frau Hahnemann geb. d'Hervilly entspricht. Die Grabstätte Lethière, wo Hahnemanns Leichnam ruht, ist als Bild in der Zeitschrift des Dr. Schwabe »homöopathischer Kalender 1892« wiedergegeben und neuerdings im Hahnemannian Monthly Oktober 1896. Seit die Zeichnung gemacht wurde, ist das Zinkdach entfernt worden, aber Sie können sehen, meine Herrn, es ist dasselbe Eisengitter, dieselbe Form des Grabsteines wie auf der Zeichnung, die ich Ihnen vorlege. Endlich sehen Sie als offenkundigen Beweis in der Ecke des Grabsteines die Inschrift C P 324 (Concession perpétuelle 324; französische Bezeichnung für Dauergräber. D. V.).

Wir wußten ebenfalls durch die Friedhofsbehörden und durch den Bericht der Familie und der homöopathischen Ärzte, daß Hahnemanns Sarg der zuletzt beigesetzte war. Gohiers Leichnam wurde zuerst beigesetzt, der Friedhof besitzt das Todesdatum nicht mehr; der Leichnam von Lethière, gestorben 1832, ist in der Mitte; endlich der zuletzt Beigesetzte, d. h., der erste unter der Platte, ist Hahnemanns Leichnam, der 1843 begraben wurde.

Die Identifizierungsnummer von Hahnemanns Sarg ist in den Registern des Montmartre Friedhofs Nr. 1252, I. Bezirk, 1843.

Nun, meine Herrn, Sie kommen, um heute die Echtheit dieser Angaben festzustellen.

Auf dem ersten Bleisarg, der sich unseren Blicken bietet, und der von den anderen durch eine Zementschicht getrennt ist, unmittelbar unter der Platte der Grabstätte Lethière, lesen wir folgende Inschrift, die durch die Zeit nicht verändert wurde:

N. 1252 Ier arrondissement 1843.

Weiter oben sehen Sie auf dem Sarg einen Bleistempel: Erfindungspatent, Einbalsamierung Gannal.

Nun wissen wir aber, daß Hahnemanns Leichnam durch einen der ersten Spezialisten jener Zeit einbalsamiert wurde. Die Firma Gannal besteht noch in der Seinestr. Nr. 6. Ich habe Gelegenheit gehabt, den Dr. Gannal zu sehen, den Sohn und Nachfolger, der seinem Vater bei der Einbalsamierung Hahnemanns half und der sich ihrer noch erinnert. Nach ihm wurde Hahnemann mit Aluminiumsulfat (sulfate d'alumine) einbalsamiert (System Gannal), obgleich Dr. Süß-Hahnemann, der ebenfalls Augenzeuge war, behauptet, daß Arsenik das chemische Mittel war. In den Registern der Firma Gannal findet man noch diese Worte geschrieben: »3. Juli 1843. Einbalsamierung des Dr. Hahnemanns 2000 frs.« Heute ist Dr. Gannal unter den Anwesenden und hat Wert darauf gelegt, bei der Ausgrabung zugegen zu sein.

Ich fasse also der Reihenfolge nach die Beweise für die Echtheit des Leichnames von Samuel Hahnemann zusammen:

I. Hahnemann ist in dem Erbbegräbnis Lethière und nicht in der Grabstätte Hahnemann begraben nach den Friedhofsregistern und den Zivilstandsregistern, nach dem Bericht eines Augenzeugen, des Dr. Süß-Hahnemann, des Enkels Hahnemanns, nach dem Beglaubigungsschreiben von Frau von Bönninghausen, der Adoptivtochter der verwitweten Frau Hahnemann, nach den Schriften all derjenigen, die Hahnemanns Leben geschildert haben.

II. Der Sarg Hahnemanns in dem Erbbegräbnis Lethière ist wirklich derjenige, der mit Nr. 1252 Ier arrondissement 1843 bezeichnet ist. Denn 1.) die Nummer 1252 ist sehr deutlich auf dem Sarg, es ist dieselbe, die in dem Friedhofsregister steht. 2.) die rue de Milan, wo Hahnemann starb, die jetzt zum IX. Bezirk gehört, gehörte 1843 zum I. Bezirk von Paris. 3.) nur Hahnemann ist 1843 gestorben, in dem Grab Lethière, wo 2 andere Tote ruhen, die 1832 begraben waren und der erste vor 1832. 4.) der Bleistempel mit dem Zeichen der Einbalsamierung von Gannal ist ein weiterer Beweis. Endlich, meine Herren, um noch alle Zweifel zu zerstreuen, habe ich von der Polizeipräfektur die Erlaubnis bekommen, den Bleisarg zu öffnen; wir werden einem rührenden Schauspiel beiwohnen können, das einzig in unserem Leben dastehen wird; wir werden die Überreste desjenigen betrachten, der täglich unser Führer, der unser aller Meister ist. — Die Züge des berühmten Hahnemann, die 55 Jahre geschlummert haben, werden noch einmal, zum letzten Male, dem Licht erscheinen.

## Öffnung des Sarges.

Als die Reihenfolge der Reden und Ansprachen beendet war, gingen die Arbeiter an die Ausgrabung von Hahnemanns Sarg.

Vor den Augen des Polizeikommissärs hoben die Arbeiter den Sarg auf den Kirchhof heraus; man setzte ihn auf Bretter, welche das Loch bedeckten, das durch die vorangegangene Ausgrabung von Frau Hahnemann entstanden war.

Dr. Gannal, der die Arbeiten leitete, bemerkte, daß Hahnemanns Bleisarg nur zugeschraubt und nicht zugelötet war, und gab vor den Ärzten der Befürchtung Ausdruck, daß der Leichnam sich nicht gut erhalten haben werde. Die Arbeiter lösten die Schrauben, die nicht zu sehr verrostet waren, und sprengten die, welche die Zeit abgenutzt hatte. Der Bleideckel fängt an, sich ein wenig unten zu öffnen, und die Anwesenden sehen Hahnemanns mit Leinwand umwickelte Füße, die sich an die Sargwand stützen (stemmen), sie scheinen wohl erhalten, aber je mehr man Schrauben sprengt und der Deckel sich weiter öffnet, bemerkt man, daß Wasser im Sarg ist und die Befürchtungen, der Körper habe sich nicht erhalten, mehren sich.

Schließlich springt der Deckel auf, und Hahnemanns Körper, mit seidenen Binden bedeckt und umwickelt, zeigt sich. Der Bau des Körpers ist, wie er sich unter den Binden der Einbalsamierung abzeichnet, wohlerhalten. Der Körper ist leicht eingesunken; aber was die Anwesenden besonders erstaunt, ist die Kleinheit von Hahnemanns Gestalt. Wir fragen die Leute, die Hahnemann gekannt haben, und man antwortet uns, daß der Gründer der Homöopathie in der Tat klein war.

Der Körper liegt in Wasser; diese Flüssigkeit kommt nicht vom Einbalsamieren, sondern von Wasser, das von außen eingedrungen ist. Der Boden des Montmartre-Friedhofes ist nach Aussage von Sachverständigen beständig von dem Wasser durchsickert, das auf dem Thongrund des Bodens dahinfließt. Aber wenn der Sarg 1843 gelötet und nicht zugeschraubt worden wäre, so wäre das Wasser nicht eingedrungen. Das Vorhandensein von Wasser im Sarg mußte auf verhängnisvolle Weise die Zersetzung des Körpers herbeiführen. Der Einbalsamierer hatte noch die Sorgfalt angewendet, den Kopf und die Hände nicht nur mit Seidenbinden, sondern auch mit von Essenz getränkten Wollstücken zu bedecken; nach einem halben Jahrhundert erscheinen diese Wollstücke wie große Schwämme, die Hahnemanns Haupt und die auf dem Körper gekreuzten Hände bedeckten.

Dr. Gannal zieht da, wo die Hände und das Gesicht sind, die Wollreste und die Seidenbinden, die besser erhalten sind als der Rest, weg. Er sucht Hahnemanns Haupt, aber er findet nur eine breiartige Masse von zersetzten Geweben und Knochen. Er sucht die Emailaugen, die man in die Augenhöhlen hatte legen müssen. Hahnemanns Körper war vollständig in Zersetzung begriffen; er zieht nur einen langen Zopf von Frauenhaar heraus, der um den Hals geschlungen war; es waren wahrscheinlich Frau Hahnemanns Haare.

Obgleich es unmöglich war, Hahnemanns Züge zu erkennen, so holte Dr. Gannal doch glücklicherweise eine Reihe von Gegenständen aus dem Sarg, welche die Echtheit des Körpers sicherstellten.

## Anlage 236.

## Hahnemann-Büste.

C. Steinhäuser (im Atelier des Prof. Rauch) entschuldigt sich, Berlin, den 21. Jan. 1834, daß er die Büste nicht auf Weihnachten fertig gebracht habe:

† Unter andern Umständen wäre die Sache vielleicht um einen Monat früher zu Stande gekommen, allein Prof. Tieck (ein Bruder des Dichters L. Tieck und bekannter Bildhauer. D. V.), ein ächter Antihomöopath, suchte stets Gelegenheit, mir die Sache barroque oder gar überdrüssig zu machen. Daher entzog ich lieber mit einem geringsten Zeitaufwand die Büste seinen Augen und Einflus.

Weit davon entfernt, meiner Arbeit nur den geringsten Vorzug einzuräumen, darf ich mir doch damit schmeicheln, mich dadurch den Dank Ihrer hiesigen persönlichen Freunde verdient zu haben, indem dieselben versichern, das Heitere, Frische, was Sie ebenso schmückt ... darin zu erkennen ... Ich weis nur zu gut, wie weit ich dem Wahren nachgekommen bin; wenn meine Hände meiner Phantasie erst auf die Hacken treten, so werde ich auch meinem Ziel näher kommen. Für diesmal bleibt mir nur der Trost, in der Marmorausführung, die dem Herrn Dr. Meierhoff außerordentlich am Herzen liegt, mehr für den Ausdruck und das Leben zu thun. ...

† Berlin, den 10. Febr. 1835.

An Frau Hofrath Hahnemann: Dieser Tage empfing ich von Herrn Magister Lux in Leipzig einen Brief, worin mich derselbe mit Ihrem Wunsch, die Büste Ihres Herrn Gemahls für die homöopathische Heilanstalt zu Leipzig in Marmor machen zu lassen, bekannt macht. Und da ich vor anderthalb Jahren das Modell für meinen Freund den Dr. Meierhoff in Köthen nach dem Leben machte, der ebenfalls eine Marmor-Ausführung allein vermittelst einer Subscription projektirte, die nur an der Uneinigkeit der homöopathischen Principe scheiterte, so darf ich wohl versichern, daß diese angenehme Arbeit schon des allgemeinen Interesses wegen meinerseits mit größter Sorgfalt u. Liebe behandelt würde.

Das Honorar würde ich nach Möglichkeit beschränken und für den gewöhnlichen Preis der hiesigen Meister von 100 L'dor die Büste schon colossal, was sich für diese Zwecke besser eignet, übernehmen. Sollte jedoch diese Depence Ihren Wunsch übersteigen, so möchte ich dazu rathen, mit 20 L'dor womit die Kosten des Marmors u. der gröberen Vorarbeiten gedeckt sind, die Sache ins Werk zu setzen. Das Fehlende würde sehr leicht durch Subskription herbeigeschafft seyn, da die Ehre der homöopathischen Practiker daran hinge und die Sache müßte zur Reife kommen. ...

Hahnemann bemerkt auf diesen Brief lakonisch:

»abgeschrieben«.

Steinhäuser, geb. 3. Juli 1813, machte seine Studien seit 1831 unter Rauch, ging 1836 nach Rom, wo er sehr anmutige Bildwerke, besonders aus der Fischer- u. Hirtenwelt schuf. Später machte er sich einen Namen durch mehrere gelungene Statuen. 1864 wurde er Professor in Karlsruhe, wo er am 9. Dez. 1879 starb.

---

### Hahnemanns Relief.

Bildhauer Adolph Straube-Berlin an Hahnemann:

† 1. April 1833:

... Ich sende Ihnen hiebei die gewünschten kleinen Portraits in Eisen mit; sie sind jedoch nicht geschwärzt, da Sie dieselben doch zu Ringen, Vorstecknadeln verwenden wollen, so ist es fast besser, daß sie noch roh sind. Als ein kleines Andenken und als ein geringer Beweis meiner unbegrenzten Verehrung sende ich Ihnen das Original in Speckstein mit, welches ich zum Behuf des Abgießens hatte anfertigen lassen; nur muß es vor Beschädigung und Reiben auf der Oberfläche und dergl. geschützt werden, da der Stein nicht sehr hart ist ...
Bald ist es ein Jahr, daß ich, für mich so herrliche und köstliche Tage, in Ihrer liebenswürdigen Familie und in Ihrer so belehrenden Nähe verlebte... Endlich ist es doch noch dazu gekommen, daß ich Ihr modelliertes Portrait dem Lenz in Kommission gegeben habe, da ich den Wünschen so vieler hiesiger Freunde u. Verehrer nicht widerstehen konnte, ob ich gleich nur einen äußerst geringen Gewinn daran habe, da ich es Lenz für den Rabbat lassen muß, und ich es deshalb nicht vertheuern wollte.

Er bittet daher Hahnemann, für eine Anzeige in den Homöopathischen Zeitschriften besorgt sein zu wollen.

† Berlin, 15. Juni 33:

Sie erhalten hierbei die gewünschten kleinen eisernen Portraits mit; es sind zusammen 100 Stück. Ich wünschte nur, daß dieselben nach Ihrem Wunsche seyn möchten...

† 10. Juli 1833.

... Wie gerne möchte ich einmal in Ruhe wieder bei Ihnen und den Ihrigen seyn; allein so eine schöne Zeit wird mir nicht wieder werden, als wie damals für mich war, als ich bei Ihnen seyn konnte... Könnte ich Sie sehen, so würde ich entweder mehrere Tage vor dem Feste gekommen oder einige Tage nach demselben geblieben seyn, je nachdem Sie es gewünscht hätten und Sie wieder etwas in Ruhe gewesen wären und Sie dann gebeten haben, daß Sie sich über Ihr Gesicht eine Gipsmaske hätten machen lassen; wo ich Sie dann noch hätte bitten müssen, mir Nachricht zu geben, ob in Köthen guter, feiner Gips zum gießen zu haben wäre, oder ob ich dann hätte welchen hinschicken müssen. Ich möchte nämlich an dem Portrait etwas ändern; man sagt hier zwar, daß es sehr ähnlich seyn müsse; allein was die Kunst betrifft, so ist noch manches daran zu wünschen übrig, was ich dann hätte verbessern können. Es ist nicht die geringste Gefahr beim Gießen, und ich habe schon Mehrere abgegossen... Ich hätte es freilich damals, als ich bei Ihnen war, schon thun können; allein damals war ich der Sache noch nicht so gewiß als jetzt.

Sollten Sie wünschen, daß ich zu Ihnen käme, und wollten Sie sich abgießen lassen, so bitte ich Sie mir, **sobald wie möglich** Nachricht davon zu geben, und ob ich einige (Tage) früher vor dem Feste oder später bleiben soll, und wann Sie am ersten in Ruhe sind, um darnach meine Einrichtungen treffen zu können...

† Weimar, 22. März 1834: (Straube schickt zwei Portraits von Dr. Lehmann, eines für diesen und fährt dann fort:)

Ich habe es bis jetzt noch nicht über mich gewinnen können, Ihr Portrait zu vollenden, blos aus dem Grunde, da es mir gar nicht genügt und keineswegs so ist, als wie ich es gewünscht hätte. Ähnlich finde ich es sehr; aber der Styl will mir nicht recht genügen, und es umzuändern und nach diesem eine Copie zu machen, will mir auch nicht behagen, da es vielleicht unähnlich werden könnte. Ich habe mir daher gedacht, daß Sie mir wissen lassen, wie die Büste geworden wäre, ob sie so ähnlich ist, daß man etwas darnach machen und sie zu Hilfe nehmen könnte. Ich will noch einmal sehen und überlegen, wie es sich machen läßt u. will es versuchen, fertig zu machen....

Wenn die Auslagen, das Risico und der Schaden beim Mißlingen des Gusses einer Büste in Lebensgröße nicht so bedeutend wären, so würde ich es versuchen, Ihre Büste (nach Steinhäuser).... in Bronze zu ciseliren und auszuführen; ich würde da gewiß mit ganzer Seele daran arbeiten, indem es ein Gegenstand wäre, wo ich mit voller Liebe daran hinge...

† Weimar, den 19. April 1834:

Mit dem größten Vergnügen übersende ich hierbei das gewünschte Portrait von He. Dr. Lehmann und auch eins von Ihnen zur Probe mit, ob es dort bei Ihnen den Vergleich aushält und damit ich es mit gutem Gewissen ins Publicum bringen kann; sollte dieses dann der Fall seyn, so werde ich Ihnen mehr, für die Ihrigen und Herrn Dr. Lehmann übersenden; bis jetzt ist keines ausgegeben worden, obgleich ich schon einigemale darum ersucht wurde.....

† Am 24. Jan. 1835 schreibt Adolph Straube dann ganz befriedigt aus Paris, wo er bei dem homöopathischen Arzt Dr. Roth Unterkunft gefunden hat und seiner Kunst weiter nachgehen kann: »Hier ist man eher im Stande, etwas Vollkommenes zu Stande zu bringen.«

## Anlage 237.

## Urkunde im Grundstein des Leipziger Hahnemann-Denkmals.

### Im Namen des Dreieinigen Gottes

legen wir heute, am 23. Tage des 5. Mon. im J. des Heiles 1851, am Tage des Desiderii, Freitag um 11 Uhr vormittags den Grundstein zum Monumente Samuel Hahnemanns, des Entdeckers der Heilkunst, welche er »Homöopathie« genannt hat!

In diesem Grundstein befinden sich: a) Seine Werke »Fragmenta de viribus medicamentorum positivis« (Geschenk des Verlegers) und sein »Organon der Heilkunst«. b) Seine Selbstvertheidigung gegen die Leipziger Apotheker vom Jahre 1820 (handschriftlich). c) Eine silberne Medaille zu Ehren seines 50jährigen Jubelfestes. d) Ein sächsischer und ein preußischer Thaler von d. Jahr. e) Rückblicke zur Geschichte der Homöopathie von Rummel. f) Festschrift zu Ehren Hahnemanns zu seinem 50jährigen Jubiläum 1829. g) Ein Schreiben des Herrn Stadtrath Kietz*). h) Ein Abdruck von Hahnemanns Siegel. i) Ein Blatt von der »Neuen Leipziger Zeitg.« vom 22. Mai 1851. k) Urkunden von Meyer**) und die hier mitgetheilte. Endlich l) die Einladung zur Theilnahme der Ärzte und Laien an der Versammlung des hom. Centralvereins zu Leipzig am 8. 9. u. 10. Aug. d. J., wo dann das Hahnemann-Monument enthüllt werden soll.

Die Errichtung dieses Monuments ist am 10. Aug. 1847 zu Berlin beschlossen und die Ausführung desselben den Unterzeichneten aufgetragen worden.

Hahnemann, in sitzender Stellung von Karl Steinhäuser modellirt, von Dr. Emil Braun (beide in Rom) galvanoplastisch in Erz wiedergegeben, auf einem Piedestal von Marmor, von einem eisernen Gitter umgeben, an dem Orte, welchen die Stadt der Wissenschaften, der Kunst und des Handels — Leipzig — dem Denkmal freigebig gewährt, soll sich nun über diesem Grundstein erheben, zu welchem die Freunde der Homöopathie aus allen Welttheilen beigetragen haben den Meister zu ehren.

Leipzig, den 23. Mai 1851.
(L. S.)

Dr. Franz Xaver Melicher-Berlin,
d. Z. Direktor des hom. Centralvereins.
Hofbaumeister Stieler in Berlin.
Dr. C. Haubold.
Dr. F. Rummel, Medizinalassessor.

## Anlage 238.

### Aus der Festrede Rummels vor der Einweihung des Hahnemann-Denkmals.

Wir wollen heute das Denkmal eines Arztes enthüllen, welcher ein Wohlthäter der Menschen auf lange Zeit hinaus wurde. Manche Ehren-Säule finden Sie durch die Städte Deutschlands zerstreut, aber meistens gelten sie Fürsten, Kriegern, Dichtern und Künstlern, selten den Entdeckern in der Wissenschaft; denn dafür ist unser Vaterland nicht eilig mit den Beweisen seiner Dankbarkeit. . . .

Rummel besprach dann die Fragen: **wo, wann und warum** Hahnemann ein Denkmal errichtet werden solle.

Wo?

Dreimal betrat Samuel Hahnemann freiwillig diese Stadt und weilte jahrelang in ihr; zuerst als Jüngling, um in der alma Augusta an den Quellen der Wissenschaft zu

---

*) Schreiben des Herrn Stadtrat Kietz.

Mein lieber Dr. Haubold!

Ich versprach Dir für das Comité zur Errichtung eines Hahnemann-Denkmals einen werthvollen Beitrag. Mit Genehmigung des Collegii habe ich, nach genommener beglaubigter Abschrift, das autographische Original einer rechtfertigenden Vorstellung des verewigten Dr. Hahnemanns gegen das von hiesigen Apothekern extrahierte Verbot des Selbstdispensierens von Arzneimitteln, die er anno 1820 beim Stadtmagistrate einreichte, aus den Akten genommen und überliefere es Dir hiemit zur getreuen Deposition unter das Piedestal des gefeierten Mannes. Möge es, sorgfältig gegen zerstörende Einflüsse geschützt, ein documentum aere perennius auf späte Geschlechter überliefert und gelesen werden, wenn kein Nachkommen mehr denken wird an:

»Acta H. No. 1224. Die hiesigen Apotheker Heinrich Adolph Täschner u. Cons. c/a Herrn Dr. Samuel Hahnemann, wegen angeblicher Dispensierung von Arzneimitteln. Ergangen bei dem Rathe der Stadt Leipzig anno 1820.«

V. Rathhse.                                                    Dein
d. 8. Mai 1851.                                          Ad. Tr. Kietz.

**) Die Urkunde von Meyer enthält, von Dr. Melicher, Dr. Haubold und Dr. V. Meyer unterzeichnet, die Mitteilung der Grundsteinlegung, wie schon angeführt.

schöpfen; dann als reifer Mann, erfüllt mit den Plänen zur Verbesserung der Medizin, zuletzt im hohen Mannesalter, der Gründer einer neuen Heilmethode, um als Lehrer und Arzt ihr Anerkennung zu schaffen, bis er nach 10 Jahren, als weit bekannter Greis, gezwungen durch manche unfreundliche Verfolgung ihr den Rücken wandte. Er hat somit ein altes Recht, ein Mitbürger Leipzigs zu heißen. Hier faßte der Sohn Sachsens.... die ersten Ideen seiner Reform der Arzneikunde; von hier aus verkündigte er seine Lehren, als sie gereift waren; hier gab er die ersten Beweise ihrer Ausführbarkeit durch Heilungen schwerer Krankheiten. Wohin der Same der neuen Heillehre drang, und wo er einen fruchtbaren Boden fand, da nennt man Leipzig neben dem Namen Hahnemanns.

Freilich entbrannte hier auch manche Fehde zwischen ihm und den zwar nicht zahl- aber einflußreichen Gegnern: Doch decken wir die häuslichen Zwiste der Ärzte nicht von Neuem auf, lassen wir uns die Feier nicht durch unerfreuliche Erinnerungen vergällen; denn der Streit in dem lauten Lager der Parteien beginnt bereits zu verstummen und erwartet seine Entscheidung auf dem ruhigen Felde der Wissenschaft.

Hahnemann warf einen guten Theil des ärztlichen Aberglaubens zum Hause hinaus; da wehrte sich Mancher und Manches, und es ging ohne einigen Lärm nicht ab. Doch dies haben wir hinter uns; der unerbittliche Tod, der ihn im höchsten Greisenalter abforderte, löscht ja gewöhnlich allen Haß aus und wird auch hier die Sühne nicht versagen. Ich glaube nicht daran, daß hier noch ein Groll gegen den Märtyrer seiner Lehre herrscht, selbst unter den wenigen Überlebenden seiner Verfolger... Im versöhnlichen Gefühle wollen wir unserer Dankbarkeit einen Ausdruck geben für die hohen Wohlthaten, die Hahnemann uns und der leidenden Menschheit durch das Entdecken neuer Wahrheiten verschaffte.

In den freundlichen Anlagen, welche die Stadt schmücken, weilte er lebend so gern, um von seinen ernsten anstrengenden Arbeiten sich zu erholen. Wo anders könnte sein Denkmal passender stehen als dort? So ziehe er denn ein zum viertenmale.

Nun die Frage: Wann?

Wir konnten uns nicht verhehlen, daß mancher den Zweifel hege, ob es nicht verfrüht sei, Hahnemann die Ehre des Standbildes zuzuerkennen, ob es nicht anmaßend erscheine, das Amt der Todtenrichter zu übernehmen, welches die Geschichte allein unbestochen verwaltet... Aber seit Hahnemann geboren ward, ist bis auf 4 Jahre ein Jahrhundert verflossen; seit er seine Entdeckungen verkündete, hat sich ein halbes Jahrhundert vollendet... Diese vergangenen fünfzig Jahre sind nicht stumm gewesen für den, der sie hören will. Die Lehre, die man Anfangs eine Thorheit schalt, hat sich weithin verbreitet und vielfach Anerkennung gefunden. Überall durch das deutsche Vaterland zerstreut finden sich Hahnemanns Schüler.... man wird kaum eine Stadt finden, in welcher nicht ein homöopathischer Arzt wirkt und in den größern Städten wohnen vielfach mehrere, die zu den am meisten beschäftigten und gesuchten gehören. In der neuern Zeit ist das Ausland uns fast vorausgeeilt und es gewinnt beinahe den Anschein, als wolle Deutschland, das was es geboren, erst anerkennen, wenn es in der Fremde groß gezogen ist... Die Hauptstädte der Welt, London und Paris, füllen sich immer mehr mit homöopathischen Ärzten; ersteres sowohl als Wien besitzt größere Spitäler für die neue Heilmethode. In Amerika ist die Verbreitung noch weit allgemeiner und überraschend groß, weil dort ihr keine Hindernisse entgegentreten; aber auch Italien, Spanien, Ungarn und Rußland sind nicht zurückgeblieben...

Überall siegte die innere Wahrheit der Lehre über die äußeren Hindernisse... So hat die Geschichte bereits gesprochen und, mich dünkt, vernehmlich für die, welche Ohren haben zu hören.

Kein Großer dieser Erde weiht aus bloßer Vorliebe heute seinem Günstling das Denkmal. Hahnemann empfing aus diesen Händen im Leben keine Gunst, er buhlte auch nicht darum. Kein Orden schmückte seine Brust. Das Einzige, was ihm ein Fürst gewährte, war eine Freistatt, in der er dankend weilte, bis ein weiterer Wirkungskreis ihn nach Paris rief.

Einzig und allein sind es seine Schüler und Verehrer, welche ihr Scherflein zusammenthaten, um den Manen des Mannes ihre Erkenntlichkeit zu zeigen, dem sie so viel Dank schuldeten, theils für die bessere Erkenntnis der Wahrheit, theils für ihre durch die neugeschaffene Kunst wieder erlangte Genesung. Den Dank, den das Vaterland dem Lebenden schuldig blieb, wollten sie dem Verklärten abtragen... Schon hat unter denen, die ihn von Angesicht zu Angesicht ihren Freund und Lehrer nannten, der Tod seine reiche Erndte gehalten und gar bald werden auch die letzten von ihnen dahin sein. Warum wollten wir erst der späteren Nachwelt überlassen, was wir selbst zu thun vermögen? Daß wir es können, heute können, so wie es geschieht können, beantwort die dritte Frage:

das Warum?

Das Wirken der Ärzte gehört der Gegenwart; mit ihrem Tode verstummt der Dank... und ihr Andenken verwelkt mit den Herzen der Geheilten, sobald auch diese aufhören zu schlagen. Darum baut man Ärzten selten ein Denkmal. Wenn es hier anders ist, so müssen andere Verhältnisse obwalten... Hahnemann war nicht bloß Heilkünstler, sondern ein Reformator der Medizin. Mit ihm schließt das Mittelalter der Arzneikunde, und mit ihm beginnt ihre Neuzeit.

Zuerst galt es einzureißen und aufzuräumen in dem wunderlichen Gewirre, was man damals Heilkunde nannte, und er that es mit starker Hand. Da gab es lang fortgeerbten Aberglauben, leere Spitzfindigkeiten, arge Schulweisheit und kecke Vermuthungen mit roher Empirie innig vermischt, so daß man kaum die wenigen reinen Erfahrungen besserer Ärzte herauszufinden vermochte. Wenn Hahnemann nichts gethan hätte, als den weitverbreiteten Glauben an die ursprüngliche Heilsamkeit der Arzneien an sich zu vernichten, würde er unsterblich sein. Aber er that mehr; nicht die klare Einsicht in die Mängel der Wissenschaft, nicht das nackte Offenlegen ihrer Blößen und der Nachweis der völligen Grundlosigkeit ihres Verfahrens genügte ihm, sondern er gab der Heilkunde ihre unveräußerlichen Grundlagen, die genaue Beobachtung und den reinen Versuch.

Daß dieser Weg jetzt allgemein für den richtigen gilt, daß auch unsere besseren Gegner ihn betreten, ist großentheils das Verdienst Hahnemanns und für die Wissenschaft unschätzbar. Wenn er auch nicht der einzige war, der diese Bahn gewandelt, so war er doch der erste und beharrlichste.

Es war kein bloßes Ausbessern und Übertünchen, was man schon mehrmals versucht; sondern ein völliger Neubau, den Hahnemann gründete — die Homöopathie..

Der Unterschiede (der neuen Heilart von allen früheren. D. V.) sind es drei und jeder geht aus dem andern als unleugbare Nothwendigkeit hervor.

Zuerst galt es, die Werkzeuge genau kennen zu lernen, mit denen wir die Krankheiten bekämpfen sollen. So natürlich diese Forderung erscheint, so war doch bis dahin wesentlich so viel wie nichts dafür gethan worden. Hahnemann führte zuerst die Prüfung der Arzneien an Gesunden ein und führte sie mit einer Beharrlichkeit und Umsicht jahrelang durch, daß dadurch eine wirklich reine Arzneimittellehre gewonnen wurde — der erste wahre Fortschritt und zugleich die Erkenntniß, daß die Arznei nicht an sich, sondern nur durch ihren richtigen Gebrauch ein Heilmittel sein kann.

Zweitens kam es darauf an, ... festzustellen: »wie verhalten sich die bekannt gewordenen Arzneierscheinungen zu den Krankheitserscheinungen, die sie tilgen«, und es ergab sich da als erfahrungsgemäß bewährt das Gesetz:

»Heile Ähnliches mit Ähnlichem«, die zweite unvergleichliche Entdeckung.

Drittens war für die Bereitung wirksamer Arzneien zu sorgen und die Regeln für angemessene Gaben zu finden. Da ein willkürliches, noch so sorgfältig erdachtes Arzneigemisch, niemals eine reine Erfahrung liefern kann, sondern nur eine einfache, wohlgekannte Arznei, so verstand sich die Einfachheit von selbst und wurde auch bei der Anfertigung festgehalten. Bei der Untersuchung über die passende Gabe, welche schnell, sanft und sicher heile, kam ungesucht eine neue Entdeckung zu Tage. Während Hahnemann bloß verdünnen wollte, erkannte er, daß bei den eingeleiteten Verfahren sich die Wirksamkeit steigerte, potenzirte. Wenn nicht wiederholte Versuche diese Annahme bestätigt hätten, so müßte man sie für Täuschung halten, so fern liegt sie den bisherigen Ansichten, so neu war der Blick, den sie auf eine bisher unerschlossene Welt thun ließ, eine Welt von Kräften, die weder die Chemie noch die Mikroskope ahnen ließen... Alle Angriffe wendeten sich gegen diesen anscheinend schwachen Punkt. Man vergaß, daß hier wieder nicht die gelehrteste Beweisführung, sondern allein der Nachversuch entscheiden könne.

Jedenfalls ist dieser Fund Hahnemanns der größeste in Bezug auf Wissenschaft, obgleich die Entdeckung des Ähnlichkeitsgesetzes die nützlichste sein mag und das Schaffen der reinen Arzneimittellehre ohne Widerspruch die fleißigste Arbeit war.

Dies vollbrachte ein einziger Mann.. Nicht wahr, ich darf ihn einen ächten deutschen Mann nennen, auch deutsch in der Derbheit gegen seine Feinde? Viele Sorgen und Mühen hat er erduldet — es ist wahr — dennoch war er auch ein glücklicher Mann; denn er genoß die seltne Gunst des Schicksals, die von ihm entdeckte Wahrheit siegen, sein Werk noch vor seinem Hingange gedeihen zu sehen. . . .

Obgleich Ort und Gelegenheit mir nur Andeutungen zu geben erlaubten, ... so bin ich doch überzeugt, daß Sie die Frage, ob Hahnemann des Denkmals würdig sei, mit einem freudigen Ja beantworten werden. ....

## Anlage 239.

## Hahnemann-Reliquien.

### I.

Verzeichnis
der dem homöopathischen Krankenhause in Leipzig überwiesenen, bisher im Hahnemann'schen Wohnhause, Wallstr. No. 47 in Köthen (Anh.), aufbewahrt gewesenen Gegenstände aus dem Nachlasse des

Hofrath Dr. med. Samuel Hahnemann.

1 Sopha, 1 Sophateppich, 1 runder Tisch, 1 Lehnstuhl, 1 Dreh-Lehnsessel, 3 Stühle, 1 Flügel, 1 Spiegel, 2 Holzconsole, 2 Leuchter, 1 Büste Dr. Hahnemann, 1 Statue desselben, 1 Lichtschirm, 1 rothe Decke, 2 do. Gardinen, 1 Klingelzug, 1 Vase, 1 Bild: Dr. Stapf, 1 dto.: Dr. Franz, 1 defectes Wachsbild: Dr. Hahnemann, 1 Wachsbild: Hofrath Lehmann-Köthen, 1 gesticktes Bild, 1 Haarbild, 1 Kupferstich, 1 Widmungsbild, 1 Zeichnung: Hahnemanns Familiengrabstätte in Köthen. Aus der Hinterlassenschaft der Töchter Hahnemanns: 1 Bild von Hahnemanns Grabmal auf dem Friedhofe Montmartre in Paris.
Cöthen-Anhalt 15. April 1889.

gez. Louis Wittig.

Daß die vorstehend aufgeführten Mobilien sich im Besitze des verstorbenen Hofrath Dr. Samuel Hahnemann befunden haben, beziehentlich von ihm bis zu seinem Umzuge von Cöthen nach Paris benutzt, von da ab aber durch Schenkung in das Eigenthum seiner beiden hierselbst verstorbenen Töchter, Fräulein Charlotte Hahnemann und Frau Dr. Luise Moßdorf geb. Hahnemann übergegangen sind, wird hiedurch auf Grund inwohnender Wissenschaft bezeugt.
Cöthen, den 16. April 1889.

Der Justizrath.
Stempel und Namensunterschrift: N. N. (Name unleserlich.)

Ferner befinden sich in Leipzig:

1 Bild: Ansicht der St. Karlskirche, 1 Bild: Ansicht der Stadt Teplitz i. B., 1 Bild: Hahnemann-Denkmal in Leipzig, 1 Spielkartenpresse, 1 Wandschränkchen mit Manuskripten.

(Eine Abbildung des Hahnemann-Zimmers in Leipzig mit den aufgezählten Gegenständen siehe 26. Kapitel des I. Bandes. Bildnis von Hofrat Lehmann siehe Seite 202, I. Band.)

### II.

Im Besitze des im Herbst 1914 verstorbenen Enkels

Dr. Leopold Süß-Hahnemann in Ventnor in England

befanden sich folgende Erinnerungen an seinen Großvater:

1. Eine größere Anzahl Meißener Porzellanteller, von Hahnemanns Vater selbst bemalt.
2. Ein großer Fächer, auf beiden Seiten von Hahnemanns Vater bemalt. Das eine Bild stellt einen bettlägerigen Kranken dar, dem der Arzt gerade einen Arzneitrank einflößt. Auf dem anderen Bild sitzt der Wiedergenesene am vollgedeckten Tisch inmitten seiner Angehörigen (siehe Seite 34 und 35 des I. Bandes).
Der Fächer war das Hochzeitsgeschenk für die Schwiegertochter Johanna Leopoldine Henriette, geb. Küchler (Hahnemanns erste Frau).

3. Zahlreiche Briefe von Angehörigen der Hahnemannschen Familie. Von diesen hat Seminaroberlehrer Albrecht bei Bearbeitung seiner Hahnemannbiographie reichlich Gebrauch gemacht. (Sämtliche Briefe sind im vorliegenden Werke verwertet. D. V.)

4. Ein silberner Pokal mit folgender Widmung: »Dem Herrn Dr. Samuel Hahnemann in Cöthen zum freundlichen Andenken an seinen aufrichtigen Verehrer Dr. Friedrich Gauwerky, zu Soest in Westphalen den 10. August 1833.«

5. Mehrere Geschenke, zum Teil von fürstlichen Persönlichkeiten, darunter ein Trinkglas, in dessen Boden eine silberne Hahnemann-Medaille eingelegt ist.

6. Eine Hausapotheke von Hahnemann mit etwa 120 Mitteln in Streukügelchen.

7. Ein großer Äskulapstab mit goldener Schlange.

8. Ein großes Hahnemanngemälde, das einst im Auftrag der homöopathischen Ärzte Deutschlands von Schoppe gemalt und Hahnemann am 10. August 1829 zu seinem 50jährigen Doktorjubiläum überreicht wurde (siehe Seite 169 im I. Band).

9. Ein Ölgemälde, Hahnemann darstellend, von Hahnemanns zweiter Gattin Melanie im Jahre 1838 in Paris gemalt und noch zu ihren Lebzeiten dem Enkel zum Geschenk gemacht.

10. Ein weiteres großes Ölgemälde Hahnemanns, dessen Schöpfer aber leider unbekannt ist.

11. Ein kleines Ölgemälde Hahnemanns, von Schoppe im April 1829 gemalt. Der Enkel bezeichnete dieses kleine Bildnis als das beste aller Hahnemannbilder: »Genau so habe ich meinen Großvater in Erinnerung.« (Siehe Seite 143 im I. Band.)

12. Ein kleines Ölgemälde, Hahnemanns erste Frau darstellend, ebenfalls von Schoppe im April 1829 gemalt, leider etwas beschädigt (siehe Seite 142 im I. Band).

13. Kleines Bildnis von Amalie Liebe geb. Hahnemann, verwitwete Frau Süß, Mutter von Dr. Leopold Süß-Hahnemann (siehe Seite 177 im I. Band).

14. Ein Prachtexemplar der »Kleinen medicinischen Schriften«, das einst Hahnemann zu seinem fünfzigsten Doktorjubiläum überreicht wurde und das folgende Widmung enthält:

»Mögen durch diese Blätter die Geister vergangener Tage noch einmal an Ihnen vorüberziehen; erfreuen Sie sich dabei dessen, was Sie gethan und erkämpft in der lieb- und ruhmumkränzten Gegenwart und der mühevollen Vergangenheit!
Den 10. August 1829. E. Stapf.«

15. Dr. Süß-Hahnemann war bis zu seinem Tode der rechtmäßige Besitzer von Hahnemanns einstigem Wohnhaus in Köthen. Seine Tante, Frau Dr. Moßdorf, vermachte es ihm seinerzeit durch letztwillige Verfügung nebst einer Geldsumme, unter der Bedingung, daß das Haus als historisches Gebäude in seinem gegenwärtigen Zustande der Nachwelt erhalten bleiben solle.

### III.

Im Besitze von

Dr. Richard Haehl, Stuttgart,

befinden sich folgende Hahnemann-Reliquien, die im ersten Band des Werkes größenteils abgebildet sind:

1. Zwei Originalgemälde »Hahnemann auf dem Totenbett«, vom Kunstmaler Buterweck-Paris.

2. Eine größere Sammlung von Hahnemann-Bildnissen aller Art.

3. Hahnemann-Relief von David (Original in Bronze).

4. Hahnemann-Relief von Woltreck (Kopie in Gips).

5. Hahnemannbüste nach Dietrich in Lebensgröße (Kopie).

6. Hahnemannstatuette von Steinhäuser.

7. Kleine Jubiläums-Bronze-Medaille zum 50sten Doktorjubiläum.

8. Zahlreiche kleinere und größere Kameen von Hahnemann nach Woltreck.

9. Stahlstich »Herzog Ferdinand von Anhalt-Cöthen« (ein Geschenk des Herzogs an Hahnemann).

10. Sammlung von Originalbriefen Hahnemanns aus den Jahren 1791—1843.

11. Sammlung von Originalbriefen Hahnemanns an seinen Freund Dr. von Bönninghausen in Münster i. W. von 1830—1843.

12. Abgangszeugnis Hahnemanns als Lehrer von der Universität Leipzig. (Original.)

13. Hahnemanns Ernennung zum Hofrat (Original).

14. Zahlreiche Briefe von Herzog Ferdinand und Herzog Heinrich, von der Herzogin Julie und der Herzogin Auguste an Hahnemann.

15. Zahlreiche Briefe von Familienangehörigen an Hahnemann.
16. Briefwechsel Hahnemanns mit den Verlegern seiner Schriften und Bücher.
17. Alphabetisch geordnete Briefsammlung von Ärzten aus allen Teilen Europas und Amerikas an Hahnemann.
18. Sammlung von Briefen der Prinzessin Luise von Preußen an Hahnemann (etwa 600 beschriebene Seiten).
19. Zahlreiche Briefe von Kranken aus aller Herren Ländern an Hahnemann, mit handschriftlichen Vermerken des Empfängers, aus den Jahren 1830—1835. (Zusammen etwa 75 Pfund.)
20. Fast vollständige Sammlung von Hahnemanns Originalwerken.
21. »Fragmenta de viribus« etc., mit Schreibpapier durchschossen und durch zahlreiche handschriftliche Zusätze erheblich vermehrt, als Vorbereitung zu einer zweiten Auflage gedacht, die aber nie erschienen ist.
22. Vier große geschriebene Symptomenregister (sogen. Repertorien).
    a. In Hahnemanns Handschrift, zum Gebrauch für die eigene Sprechstunde im Jahre 1817 zusammengestellt.
    b. Ein zweibändiges Werk in der Handschrift von Dr. Groß-Jüterbogk.
    c. Repertorium zu den »Chronischen Krankheiten«. Unter Hahnemanns Aufsicht ausgearbeitet von Dr. Rückert. Dieses Symptomenverzeichnis war als 5. Band für die »Chronischen Krankheiten« bestimmt, ist aber nie im Druck erschienen.
23. 37 Krankenjournale in Hahnemanns eigener Handschrift. Tagebücher aus der Sprechstunde von 1800—1835.
24. 17 Krankenjournale, teils in Hahnemanns teils in Melanies Handschrift, von 1836 bis etwa 1848.
25. Eine geschriebene Sammlung von Hahnemanns ersten Arzneiprüfungen.
26. Notizen aus den Gebieten der Physik und Chemie mit mehreren Handzeichnungen Hahnemanns.
27. Hahnemanns drei große Hausapotheken mit Streukügelpotenzen gefüllt (aus Hahnemanns Nachlaß; siehe Anlage 212).
28. Hahnemanns Taschenuhr samt Kette (Haargeflecht aus Melanies Haaren); geht heute noch vorzüglich.
29. Hahnemanns Tintenzeug aus Meißener Porzellan, von seinem Vater bemalt.
30. Schale im Empirestil, Geschenk der Pariser Ärzte.
31. Hahnemanns Siegelstock.
32. Größere Sammlung von Briefen und Dokumenten aus dem Nachlaß der Frau Melanie, geb. d'Hervilly.
33. Sammlung von etwa 40 Briefen Hahnemanns an Dr. Aegidi.

## IV.

### Baron von Bönninghausen in Darup besitzt:

1. Einen Silberbecher, Hahnemann zu seinem 60. Doktorjubiläum als Geschenk überreicht.
2. Ein großes Ölgemälde Hahnemanns von Schäffer-Paris (siehe Titelbild des I. Bandes).
3. Ein Miniaturgemälde Hahnemanns.
4. Eine Hahnemannbüste samt Sockel aus Marmor.
5. Eine Büste von Frau Melanie Hahnemann.
6. Zahlreiche Originalgemälde von Frau Melanie Hahnemann, darunter Monsieur Gohier.
7. Bilder, Frau Melanie in verschiedenen Lebensaltern darstellend.
8. Bilder von Dr. Stapf und Dr. Groß.
9. Hahnemanns Schreibtisch aus Paris.
10. Prachtvolle Stehlampen aus Hahnemanns Pariser Nachlaß.

## V.

Im Besitze von

### Mademoiselle Elise Janin

(der einstigen Gesellschafterin von Frau Hahnemanns Adoptivtochter) befinden sich folgende Gegenstände aus Hahnemanns Pariser Nachlaß:

Eine rotseidene Saloneinrichtung, zwei Kronleuchter aus altchinesischem Porzellan und vergoldeter Bronze, ein Ebenholztischchen mit Spiegel und den eingelegten Initialen S. H., ein Fächer aus chinesischer Elfenbeinschnitzerei, 1 Feuerschirm aus Ebenholz, eine goldene Uhr, Geschenk von Hofrat Hahnemann an seine Gattin mit Datum:
»10. April 1842.«
Mehrere Bildnisse von Madame Hahnemann.

## VI.

### Dr. Schwabe in Leipzig

besitzt eine größere Sammlung von Originalbriefen Hahnemanns sowie ein Ölgemälde, eine Statuette und eine Büste Hahnemanns.

## VII.

In Washington befindet sich eine kleine Sammlung von Hahnemann-Reliquien, die unter anderem auch das Original zur 6. Auflage des Hahnemannschen Organons enthält.

Originalbriefe Hahnemanns sind in ziemlich großer Zahl im Besitze einzelner Ärzte in England und Amerika. Eine wirkliche, größere Sammlung besteht aber außer den erwähnten nicht.

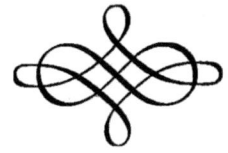

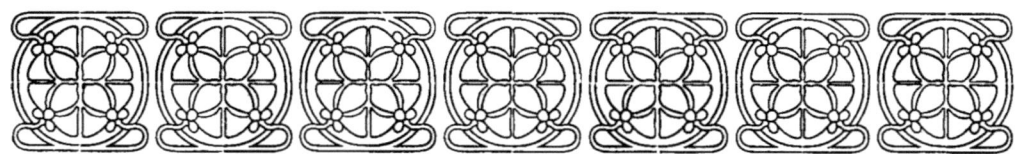

## 27. KAPITEL.

### Schüler und Freunde Hahnemanns.

#### Anlage 240.

#### Gerichtliches Vergraben homöopathischer Arzneien.

Ein »D. R.« schreibt in der Allg. Hom. Ztg. vom Jahre 1847 (32. Band, S. 224):

Um der in dürftigsten Verhältnissen lebenden Witwe eines verstorbenen Homöopathen u. Schülers Hahnemanns, Dr. Langhammer, einen Dank zu erweisen und womöglich einem auswärtigen, unbemittelten homöopathischen Arzte eine wohlfeile homöopathische Hausapotheke zukommen zu lassen, nahm M. Lux in Leipzig die von Langhammer hinterlassenen und von ihm selbst bereiteten 432 homöopathischen Arzneien zu sich und bot sie durch die Zeitungen zum Verkaufe aus.

Dadurch fand sich der Leipziger Bezirksarzt Hofrath Dr. Güntz zur Beschlagnahme des Arzneivorrats bewogen, welcher wohlfahrtspolizeiliche Akt den 19. Novbr. 1846 durch den Herrn Aktuar Iphofen nebst Gehülfen vollzogen ward. Am 25. Nov. wurden die 432 Arzneistoffe mit Fläschchen, Karten und Etiketten vergraben; wo, ob im Pauliner Hofe, wo vor 25 Jahren des genialen Hornburg Medicamente in die Erde gesenkt wurden, weiß ich nicht!

Die Gegner der Homöopathie behaupteten sonst immer, die homöopathischen Arzneien seien »Nichtse« und infolgedessen wirkungslos. Die Weisheit der sächsischen Staatsmedizin und Staatspolizei vergrub also wirkungslose Nichtse. Warum wohl?

#### Anlage 241.

#### Schriften von Ernst Ferd. Rückert.

1. Systematische Darstellung aller bis jetzt gekannten homöopathischen Arzneien (zweite Auflage 1835).

2. Kurze Übersicht der Wirkungen homöopathischer Arzneien auf den menschlichen Körper (1834).

3. Grundzüge einer künftigen speziellen homöopathischen Therapie (1837).

4. Die Wirkungen homöopathischer Arzneien unter gewissen Bedingungen, tabellarisch dargestellt.

5. Die Hautkrankheiten.

6. Übersetzung aus dem Englischen: Jacob James' »Praktische Erfahrungen im Gebiete der Homöopathie« (1842).

7. Erkenntnis u. Heilung der wichtigsten Krankheiten des Pferdes, des Rindviehs, der Schafe, Schweine, Ziegen und Hunde.

8. Beschreibung der am häufigsten wildwachsenden u. kultivirten Gewächse, Farrenkräuter, sowie einiger offizinellen Moose und Schwämme Sachsens mit Angabe ihrer schädlichen Eigenschaften.

## Anlage 242.

### Aus Dr. Aegidis Briefwechsel.

Dr. Aegidi an Hahnemann (siehe auch Anlage 93).

† Düsseldorf, den 6. August 1834.

Von Jahr werden Sie gehört haben, daß ich mit meiner Seherin zu Nürnberg noch immer in schriftlichem Verkehr stehe. Zwar ist sie unfähig zu schreiben, doch erhalte ich ein ziemlich vollständiges Tagebuch des Vorgefallenen von Zeit zu Zeit durch einen jungen Maler, einen gesetzten, ehrlichen, sehr wahrheitsliebenden Mann, der sich stets in ihrer Nähe befindet ... Die Reizbarkeit dieses Mädchens für arzneiliche Einflüsse ist außerordentlich groß. Davon einige Beispiele: Eines Tages beklagte sie sich über einen Schmerz auf einem Punkte der Zunge, und als ihr Bruder, den sie bat nachzusehen, was da wäre, mit den Augen nichts Abnormes entdecken konnte, berührte er die Stelle mit seinem Finger, gewahrte jedoch auch auf diese Weise nichts. Von dem Augenblick aber an, empfand die Kranke Geschmack von Schwefel, fing an zu spucken und bekam Speichelfluß, der einige Tage anhielt. Am andern Tag erst äußerte sie gegen ihren Bruder ihre Beschwerde und erfuhr, daß er gestern einige Streukügelchen der höchsten Schwefelpotenzirung eingenommen habe. —

Ein Kaufmann aus Berlin besuchte sie. Nach einigen Tagen, während welcher dieser Mann öfter die Hand des Mädchens berührt und in seinen Händen gehalten hatte, fing sie an zu spucken und bekam einen anhaltenden starken Speichelfluß, ganz ähnlich dem von Quecksilber, so daß sie am ersten Tage schon ein ganz großes Becken dicken zähen Speichels entleerte. Sie schob es sogleich auf die Einwirkung jenes Mannes, der nachsinnend bekannte, man habe ihn vor 15 Jahren einer Quecksilberkur unterworfen, wo selbst der Apotheker über die verschriebenen ungeheuren Dosen seine Verwunderung zu erkennen gab. Er fühle, sagte dieser Kaufmann, das Gift noch in seinem Blute. Da er überdem chronisch siech war, so verordnete ihm das Mädchen, als er nach Berlin zurückreiste, einige Gaben hochpotenzirten Arum maculatum, die ihn in wenig Wochen ziemlich hergestellt haben sollen ...

Noch merkwürdiger ist die Einwirkung des Creosots auf dieses Mädchen. Jener junge Maler nemlich hatte eines Tages, als er sie besuchte, in seiner Tasche ein Gläschen, worin die 3. Potenz von Creosot befindlich. Von dem Momente an, als er sich der Kranken näherte, war sie, den feindlichen Einfluß nicht mehr abwehren könnend, mit fürchterlicher Gewalt afficirt. Die nebenbei mitgeteilten Symptome, von ihr selbst während ihres Leidens angegeben, machen einen guten Anfang zur Ausprüfung dieses wichtigen Arzneistoffes.

Angefügt ist eine Symptomen-Aufzeichnung der Einwirkung des Creosots 3. Potenz, vom 1. bis 7. Tag.

### Dr. Aegidi an Dr. Gisevius-Berlin.

Aus dem Briefwechsel Dr. Aegidis mit seinem Freund und Kollegen Dr. Bruno Gisevius, den die Berliner homöop. Zeitschrift (1911 Band 2, S. 75 ff.) veröffentlichte, teilen wir die Stellen mit, die die Auffassung und Stellungnahme Aegidis zu den wichtigsten und mitunter auch strittigsten Fragen der Homöopathie wiedergeben:

In der Vierteljahrsschrift von Clotar Müller, 3. Heft aus dem Jahr 1856, war die Heilung einer Hydrocele (Wasserbruch) mitgeteilt worden, über die Aegidi urteilte, es sei »ein merkwürdiger Fall« und diese Mitteilung allein 3 Taler wert.

Auf diese Krankengeschichte beziehen sich folgende Worte Dr. Aegidis:

Ich komme noch einmal auf die famose Hydrocele zurück. Da sieht man doch recht verständlich, was die höheren Potenzen vermögen, und die Herren im homöopathischen Klinikum zu Leipzig werden nun hoffentlich auch belehrt sein, daß man nicht immer nur niedere Verdünnungen anwenden müsse ...

Bemerken muß ich, daß viele wohlgeprüfte Mittel in der homöopathischen Praxis total vernachläßigt werden. Ich habe in meiner vieljährigen Beschäftigung nicht selten gerade diese Mittel beachtet und gedenke, was ich darüber erfahren habe, einmal bei rechter Muße aus meinen Journalbänden auszulesen und der Homöop. Zeitung mitzutheilen. So z. B. Angustura spuria. . . .

Die heutigen Gegner des Hahnemannischen Geistes unter den Homöopathen zeichnen sich vor ihren Vorgängern, den Grießelicherianern u. s. w., dadurch aus, daß sie eine große Pietät gegen den Meister heucheln und seine Verdienste scheinheilig erheben, während jene ihn offen beschandfleckten. Beide aber sind darin einig, daß bis auf das Hahnemannische Similia similibus und einige Mittelprüfungen alles andere vom alten Meister Geschaffene pures Flickwerk sei und Fratze. Diese Leute sind mit Blindheit geschlagen, darum müssen sie den Arzneistoff schmecken und riechen können, wenn sie an seine Wirksamkeit glauben sollen, darum ist ihnen, was über die erste Verdünnung hinausgeht, ein Wunder, und an Wunder darf man heutzutage ja nicht mehr glauben, wenn man ein aufgeklärter Jude sein will! Die moderne Synagoge dieser Zunft ist in Dresden; Hohepriester-Trinks, Rabbiner-Hirschel. . . .

Du studirst H.'s chronische Krankheiten? Das ist brav. Nur alle 4 Wochen ein Mittel gehörig durchgearbeitet; das ist interessanter als der spannendste Roman. Früher, als es noch nichts gab, als die Hahnemannschen Werke, lernte man auch wirklich heilen; seit wir auf die Faulbank der Repertorien uns geworfen, haben wir's verlernt und die Jüngeren, die nur diese benutzen und die Quellen gar nicht besitzen und kennen, werden auch nie große Kuren machen. Das beste, was ich weiß, habe ich aus der reinen Arzneimittellehre, aus Stapfs Archiv, worin sich vortreffliche Mittelprüfungen der älteren unermüdlich fleißigen Schüler H's finden, aus den »chronischen Krankheiten« gelernt. Freilich hat's große Mühe gekostet, der Gewinn ist aber unberechenbar. Man lese nur aufmerksam ein Mittel durch, — eine ganz andere Ansicht wird man von ihm gewinnen, als aus den Zerstückelungen der Repertorien. Wenn man ein wohlgetroffenes Porträt in tausend Stücke zerschneiden wollte, aus all den Fetzen bekommt man keine Ahnung von dem Charakter des Ganzen! Ich behaupte: die Repertorien sind ein Fluch für den Fortschritt der Homöopathie, sie lassen keine großartige Heilung mehr zustande kommen. Wie die Bibel, muß man immer wieder aus den Quellen lesen und forschen und immer wieder wird man neue Seiten der Mittel, neue Gesichtspunkte kennen lernen ...

Seit ich weiß, daß noch heute Körnchen wirksam sich beweisen, die ich anno 1823 von Hahnemann erhielt, kann man überzeugt sein, daß deine Starke'schen Präparate noch was leisten müssen ... Ich, der ich die große Entdeckung Hahnemanns als ein Kleinod schätze und mich reich dünke im Besitze desselben, halte doch, daß die exklusive, reine Homöopathie, die strikte Observanz der sogen. »reinen« Homöopathen, eine Albernheit sei. Denn es ist offenbar und erwiesen durch das Experiment: es gibt verschiedentliche Wege zum Heil, und man kann mit Recht nicht behaupten, wo wirklich und augenscheinlich Heil gewirkt auf anderem Wege, durch Magnetismus, Gymnastik, Elektricität, auf psychische Weise, durch Massenmittel, Composita und dergl.; dies sei nur nach homöopathischem Princip möglich geworden. Das ist eine Thorheit! Ich heile böse Augenentzündungen durch Zinkwasser, heile Drüsenverhärtungen durch das Nürnberger Pflaster, den Krupp durch Brechweinsteinsolution in ekelerregenden Dosen, den skrofulösen Knochenfraß durch das Wallnußschalendekokt, das Panaritium diffusum (Fingerwurm) durch Kampferöl, sekundäre Syphilis per Zittmann (wenn auch in bei weitem kleineren Gaben, als die Allopathie vorschreibt) u.s.w. Das alles ist nicht Homöopathie und bewirkt doch sichere Heilungen. Und weil's nicht homöopathisch, sollte es Anstoß erregen? Nein, der Meinung bin ich nicht. Ebenso bewahre ich mir auch die Freiheit in der homöopathischen Dosenskala. Von der Urtinktur bis zu den höchsten Potenzen sind alle Stufen nützlich und brauchbar je nach dem individuellen Falle. Die sogenannte reine Homöopathie, als Exklusivität, ist eine Schwachheit.

Es wäre traurig, wenn alle homöopathischen Mittel bei gleichzeitigem Kaffeegenuß positiv wirkungslos blieben ... Es ist hier dasselbe Verhältniß wie bei Natrum muriaticum in

Potenzen, welche wir doch stets verordnen, ohne die Beimischung des gewohnten Kochsalzes unsern Speisen zu entziehen. Ich habe ehemals mit Papa Hahnemann über diesen Gegenstand viel diskutirt und ihn überzeugt. Er gab mir recht, seine Autorität erheische es aber, daß er gegebene Gesetze nicht wieder zurücknehme. Ich kann dir jedoch Stellen aus seinen spätern Schriften nachweisen, die in Betreff dieser Streitfrage seine Nachgiebigkeit und Toleranz beweisen. Ebenso mit den Doppelmitteln. . . .

Ich glaube, daß man besser thut, aus Flüssigkeiten zu dispensiren als mit Streukügelchen, oder man muß letztere von Zeit zu Zeit auffrischen, mit den betreffenden Flüssigkeiten durchdringen. Geschieht solches nur alle 4 Wochen, so kann man sich auch wohl auf sie verlassen. Geschieht dies nicht, so wenden wir gewiß häufig ausgetrocknete, allen Arzneigeistes beraubte und daher ganz unwirksame Körnchen an und betrügen uns selbst. Etwas mehr Mühe hat man allerdings bei Dispensation der Fluida, aber man geht dabei sicher. Ich drücke den nassen Kork in das Milchzuckerpulver ab, das genügt und geht rasch von statten. Diese so armierten Pulver sind ungleich wirksamer als die Streukügelchen enthaltenden.

Ich habe seitdem (seit Jenichen ein besonderes Verfahren empfohlen hatte. D. V.) mehreren Kranken die Mittel in Hochpotenzen gegeben, (Bellad. 3000. morgens und abends 1 Theelöffel) und wahrhaftig, es trat sofort Linderung ein. . . . Dieser Fall hat den Hochpotenzen wieder Kredit bei mir verschafft . . . wozu ich mich ehedem nie entschließen konnte und daher, wie es jetzt offenbar ist, zu viel Körner gegeben und damit nichts ausgerichtet. . . . Laß dieses Geständniß aber ja nicht drucken! sonst bekomme ich den Trinks wieder auf den Hals, und mit diesem mag ich nicht in Berührung kommen . . . Möglich, daß der genius epidemicus jetzt gerade die Wirkung der Hochpotenzen begünstigt, daß sie zu anderer Zeit minder heilsam sind, genug, die Thatsache steht fest.

Hole der Teufel alle Repertorien, die Zusammengehöriges leichtsinnig auseinanderreißen und zersplittern und Fremdartiges verbinden, lediglich, damit nur die Ordnung des Fibel-A-B-C aufrecht erhalten werde. Um da heraus ein charakteristisches Bild mit seinen Licht- und Schattenseiten sich zusammenzustellen, müßte man die ganze reine Arzneimittellehre fix und fertig im Kopfe haben und dann brauchte man ja die Repertorien erst recht nicht. . . .

## Anlage 243.

### Schriften Bönninghausens.

Heilung der Cholera u. Schutzmittel, nach Hahnemanns neuestem Schreiben an den Verfasser; 1831.

Repertorium der antipsorischen Arzneien, nebst einem Vorworte Hahnemanns über Wiederholung der Gabe eines homöopathischen Heilmittels; 1832.

Übersicht der Hauptwirkungssphäre der antipsorischen Arzneien und ihrer charakteristischen Eigenthümlichkeiten, als Anhang zum Repertorium desselben; 1833.

Versuch einer homöopathischen Therapie der Wechselfieber, zunächst für angehende Homöopathen; 1833.

Beiträge zur Kenntnis der Eigenthümlichkeiten der homöopathischen Arzneien; 1833.

Die homöopathische Diät und die Entwerfung eines vollständigen Krankheitsbildes. Für das nichtärztliche Publicum; 1833.

Die Homöopathie, ein Lehrbuch für das nichtärztliche Publicum; 1834.

Repertorium der nicht antipsorischen Arzneien; 1835.

Versuch über die Verwandtschaften der homöopathischen Arzneien; 1836.

Therapeutisches Taschenbuch für homöopathische Ärzte, zum Gebrauch am Krankenbett und beim Studium der reinen Arzneimittellehre; 1846.

Kurze Belehrung für Nicht-Ärzte über die Verhütung der Cholera; 1849.

Die Körperseiten u. Verwandtschaften. Homöopathische Studien; 1853.

Der homöopathische Hausarzt in kurzen therapeutischen Diagnosen. Ein Versuch; 1853.

Die homöopathische Behandlung des Keuchhustens in seinen verschiedenen Formen; 1860.

Die Aphorismen des Hippokrates. Nebst den Glossen eines Homöopathen; 1863.

Versuch einer homöopathischen Therapie der Wechsel- u. anderen Fieber, zunächst für angehende Homöopathiker; zweite vermehrte und verbesserte Auflage; erster Teil: die Pyrexie; 1864.

Bönninghausen als Förderer der Homöopathie.

Dr. von Bönninghausen an Hahnemann.

† Münster, 4. Julius 1832.

... Der Druck meines Repertoriums geht jetzt mit ziemlich raschen Schritten vorwärts, und ich darf hoffen, dasselbe bis zum 10. August vollendet zu sehen. Der Verleger selbst hat angefangen, sich lebhaft dafür zu interessiren, nachdem er gesehen, welche ungeheure Menge von positiven Erfahrungen wir besitzen und durch die (von mir bewirkte) Heilung eines seiner Schreiber, der entschieden an Schwindsucht litt, die Richtigkeit unserer Methode faktisch erprobt ist. Überhaupt wird das Publikum immer mehr für die neue Heillehre eingenommen, besonders da ich so glücklich war, kurz vor meiner letzten Abreise noch ein Paar Heilungen (von bösartigen komplizirten Nervenfiebern) zu verrichten, wovon noch die ganze Stadt in allen Gesellschaften redet. — Merkwürdig ging es mir auf meiner letzten Reise im Herzogtum Westphalen, wo ich täglich nur kurze Strecken (von 2 bis 3 Meilen) abmachen konnte. Meine Anwesenheit an jedem Orte verbreitete sich jedesmal schnell, wie ein Lauffeuer, und wenn ich morgens aufstund, waren meistens zehn Patienten aus dem Orte meines gestrigen Nachtquartiers da, bei mir Hilfe zu suchen. Dies alles ist Folge vieler Heilungen, die mir dort überall gelungen sind und einer daher rührenden unverdienten Celebrität, im vorigen Winter, sehr vergrößert durch die schnelle Heilung des (an argem Keuchhusten und scrofuleuser Augenentzündung leidenden) Kindes eines angesehenen Beamten in Arnsberg, dessen zwei Schwäger die beiden ersten Ärzte (allöop. Zunft) daselbst sind und das Kind aufgegeben hatten. Der eine davon, den ich kürzlich daselbst sprach, ist bekehrt; aber es fehlt ihm noch an Muße, die Sache zu studiren. ...

Wie hoch Hahnemann die Leistungen Bönninghausens in der Homöopathie gewertet hat, zeigt wohl am besten das folgende

† Zeugniß.

Der Herr Regierungsrath, Freiherr von Bönninghausen in Münster hat meine homöopathische Heillehre so gründlich studirt und sich so zu Eigen gemacht, daß er als ein vollkommner homöopathischer Heilkünstler ein so vollkommnes Vertrauen verdient, daß, wäre ich selbst krank und könnte mir nicht helfen, ich mich keinem Arzte in der Welt, außer ihm, anvertrauen würde.

Samuel Hahnemann.

Cöthen, den 1. Sept. 1833.
L. S.

Aus dem Briefwechsel Hahnemanns mit Bönninghausen:

† Lieber Herr Regierungsrath!

Unter die Erquickungen meines Alters zähle ich mit Recht die Bekanntschaft mit Männern, die, wie Sie, in Amt und Ehren, also durch keine Nebenabsichten geleitet, einzig aus reiner Liebe zur Menschen beglückenden Wahrheit hingezogen, in der homöopathischen Heilkunst es so weit gebracht haben, daß Sie Unglücklichen helfen und so zugleich Ärzte aller Art eines bessern überzeugen können.

Unter dieser Zahl stehen Sie, lieber Herr Regierungsrath! nächst meinem Freunde, dem Herrn Regierungsrath Freiherr von Gersdorff in Eisenach, oben an. Ich erstaune, mit welchem heißen Eifer Sie dieß edle aber nachdenkliche Geschäft betreiben. Ich freue mich, so würdige Männer durch meine Lehre erweckt zu haben zur Rettung unsrer Mitmenschen von Krankheiten — als kräftige Werkzeuge des allgütigen großen Geistes, welcher beschlossen zu haben scheint, den in neuern Zeiten bis zum bedauernswürdigsten Grade gestiegenen verderblichen Mißgriffen der Allöopathie nunmehr ein Ende zu machen und an ihrer Stelle hülfreiche Wahrheit ans Tageslicht zu bringen.

Ich fühle mich glücklich, diese schöne Morgenröthe noch zu erleben, ehe ich mein mir hienieden aufgegebenes Tagewerk vollende. . . .

Cöthen, den 20. Juny 1830.

† . . . Unglaublich ist die Aufopferung, die Sie der guten Sache bringen; nur das schönste Bewußtsein, was sich der Mensch verschaffen kann, Unglückliche gerettet zu haben, die in andern Händen dem Verderben zugeeilt wären, kann Ihnen diese große Aufopferung vergüten.

Doch machen Sie sich, meiner Überzeugung nach, das meiste Verdienst durch Bekehrung allöopathischer Ärzte. Dieses arme Volk, unter welchem sich doch noch zuweilen eine redliche Seele befindet (wiewohl in dem Stande der allöopathischen Ärzte sich die wenigsten redlichen Menschenfreunde finden — ihr Handwerk macht sie allmählich hartherzig und gewissenlos, so theatralisch eingeübt auch ihre verstellte menschenfreundliche Miene ist); diese wenigen Rechtschaffenen, sage ich, verdienen höchlich unser Mitleiden und sind werth, daß man sie herüberziehe aus ihrer Finsterniß in das wohlthätige Licht . . . Schwierig bleibt eine solche Bekehrung allerdings, wie Sie selbst erinnern, weil diese Armen in ihrem Kopfe so sehr angefüllt sind mit ihrer falschen Lehre, so daß die größte Anstrengung an ihrem Theile dazu gehört, diese Wirr-Ideen und den eingeschulten systematischen Unsinn aus ihrem Gedächtnisse wieder zu verdrängen . . . Durch solche schöne Umbildungen machen Sie sich unstreitig das größte Verdienst — denn Sie müssen wissen, daß hie und da großes Begehr homöopathischer Ärzte ist und ich und die besten meiner Schüler mehre Aufträge haben, für diese und jene Stadt, für diese und jene hohe Herrschaft einen guten Homöopathiker zu verschaffen . . .

Cöthen, 16. Jenner 1831.

† Cöthen, 24. April 1831.

. . . Sie scheinen uns von der Vorsehung geschenkt worden zu seyn, um die Felder in unsrer schönen Wissenschaft mit Glück und Energie zu kultiviren, wozu die meisten der übrigen Homöopathiker theils zu träge, theils zu stumpfsinnig, theils aber auch durch ihre äußern Verhältnisse behindert sind.

Am meisten setzt mich Ihr unermüdeter Eifer, sowie ihre Kunst in Verwunderung, wodurch Sie allöopathische Ärzte bekehren.

† Cöthen, 30. November 1831.

Sie haben mir viel Vergnügen gemacht . . . durch die Erzählung Ihrer Fortschritte in Homöopathisierung Münsters und (mirabile dictu) auch der dortigen Ärzte, worin Sie einzig und noch von keinem meiner Anhänger erreicht worden sind.

Auch der durch Sie zum Lehrer der Homöopathie aufs Katheder gestellte Apostel wird nicht ohne guten Einfluß zur Emancipirung unsrer Schule bleiben, so daß sich endlich das Berliner medicinische Sanhedrin (jüdischer Gerichtshof. D. V.) wird schämen müssen, eine entfernte Provinz ihm in Adeptirung (Einweihung in die Kunst. D. V.) der einzig wohlthätigen Zeitkunst den Rang ablaufen zu sehen.

† Cöthen, den 9. März 1833.

Keiner meiner Schüler von Profession hat sich auch nur halb so große Verdienste um unsre schöne Kunst bisher erworben als Sie, wie vollends Ihre letzte Übersicht an den

Tag legt. Wenn ich noch Einen oder den Andern ausnehme, so nutzen die Übrigen bloß, was erfunden ist, oder deraisonniren über diese oder jene Punkte, wo sie nicht gar ihre willkürlichen Abweichungen vom besten Wege als vorzüglicher denn alles Bisherige uns aufschwatzen wollen. . . .

† Cöthen, den 28. April 1833.

. . . Ihr schönes Buch über die Wechselfieber, so viel ich jetzt schon sehe (denn ich wollte Ihnen gern schnell antworten), ist klassisch; keiner meiner Schüler hat sich durch irgend eine Schrift auch nur halb so verdient um unsre Kunst gemacht, als Sie durch dieses Geschenk an die leidende Menschheit . . .

† Cöthen, den 11. Februar 1834.

Ich konnte erwarten, daß Ihr Lehrbuch über unsere Kunst fürs Publikum brauchbar ausfallen würde, ich habe aber gefunden, daß Sie ein Meisterwerk geliefert haben, was jeden, nur mäßig Gebildeten Alles lehrt, was er zu wissen nöthig hat, um gründlich über Homöopathie urtheilen, ihren Werth einsehen und die Einwürfe, Verleumdungen und Lügen der Allöopathen würdigen, sie nun selbst kräftig zurechtweisen und für sich die Entscheidung fassen zu können, ob er fortan sein und der Seinigen Leben und Gesundheit noch ferner jenem alten gefährlichen, grundlosen, unbesonnenen Curwesen oder der neuen, besonnenen, milden, wahren Heilkunst anzuvertrauen habe.

Nicht nur diese Belehrung haben Sie erreicht, sondern auch dem größern Theile der homöopathischen Ärzte den Inbegriff der zu unserer Kunst gehörigen Wissenschaft vor Augen gelegt und sie gelehrt, was sie in diesem Umfange und in dieser Vollständigkeit nicht wußten . . . Ich kann Ihnen nicht genug sagen, welche Freude ich bei Durchlesung dieses Ihres Meisterwerkes empfunden habe . . .

In allen diesen meinen Äußerungen stimmt mein College Herr Dr. Lehmann mit vollem Herzen ein, dankt bestens für das ihm verehrte Exemplar und empfiehlt sich herzlich in Ihr gütiges Andenken.

† Cöthen, den 30. Juny 1834.

Schon eher hätte ich Ihren werthen Brief vom 25. May beantwortet, hätte ich ein zweites Briefchen von Ihnen erhalten zur Bestätigung der Ankunft meiner Büste, die der Bildhauer Steinhäuser in Berlin (der Verfertiger) an Sie unterm 4. Juny durch J. F. A. Preuß franco abgeschickt haben will, die also doch noch nicht bei Ihnen angekommen seyn kann. Ich wollte Ihnen eine kleine Freude damit machen . . .

## Anlage 244.

## Hahnemann an Freiherrn von Gersdorff.

Im Privatbesitz der Familie Gersdorff befinden sich Briefe Hahnemanns an Herrn von Gersdorff aus den Jahren 1824—1836, die Dr. Goullon-Weimar in der Zeitschrift des Berliner Vereins homöop. Ärzte (1897, Band 16, Seite 382 bis 413) veröffentlichte. Wir geben eine Auslese hier wieder:

Theuerster Freund u. Gevatter! (ohne Datum)

. . . Nach Empfang Ihrer gütigen Kali-Prüfung werde ich die sämmtlichen Symptome, die ich dann zusammen habe, in Ordnung bringen und einem 4. Theile (der chronischen Krankheiten) einverleiben, wenn mir Gott das Leben fristet.

Sie sind der exakteste unter den Mitarbeitern des Alphabetischen Repertoriums bisher gewesen — die andern leider! unsern fleißigen Groß ausgenommen, lassen es an sich kommen. Hätten Sie einige Zeit hierauf noch zu verwenden, so würde ich Zincum dazu vorschlagen. . . . Ich lasse Herrn Dr. Wislicenus bitten, den Carbo veget. und animalis zu übernehmen und bitte Sie, ihm die gehörige Anweisung dazu zu geben, da Sie am meisten in meinen Geist dieserhalb eingedrungen sind; ein Exemplar und das repartirte Honorar soll auch ihm zu Theil werden. ...

Köthen, 9. Febr. 1824.

Hochwohlgeborener, hochgeehrtester Herr Regierungsrath!

Alle meine Mußestunden, die mir freilich nur sparsam übrig bleiben, habe ich auf die Ausziehung Ihrer bedeutenden Kohlensymptome und ihrer Ordnung in mein Heft verwendet und bin dennoch eben erst damit fertig geworden — einen so reichen Vorrat davon haben Sie mit großer Mühe und ich kann behaupten mit eigener Aufopferung mir geschenkt. Meinen besten Dank dafür; ein schönes Bewußtseyn, Gutes für die Kunst bewirkt zu haben, wird Sie dafür lohnen. Sie sind genau und treffen sehr mit andern vielen überein, die ich schon vorräthig hatte. ... Auch für die Abschrift der flüchtigen Casparischen Versuche sage ich Ihnen meinen besten Dank. ...

Ferner habe ich Ihnen im Namen der Kunst Dank zu sagen für Ihre hülfreichen und gesegneten Bemühungen in Bewirkung der Erlaubniß zur Aufstellung eines homöopathischen Arztes in der Person des Dr. Wislicenus. ...

(Dann schickt Hahnemann zur Prüfung Ambra grisea und Sepia. D. V.)

Köthen, 3. Januar 1825.

Ihre Prüfung der Sepia hat Ihnen gewiß sehr viele Mühe gemacht, besonders da Sie die erlangten Symptome in Ordnung zu setzen die Güte hatten, wodurch sie allerdings sich weit besser überschauen und besser brauchen lassen. ...

Was die versuchten Gegenmittel anlangt, so haben Sie sich gleichfalls viel Mühe genommen, das wirksamste aufzufinden. ...

Zu Ihrem Vorhaben, das Teucrium Marum oder, wie es die Gärtner nennen, Marum verum zu versuchen, ermuntere ich Sie und lege Ihnen ... hier bei. ...

Köthen, 26. Aug. 1825.

... Sie haben die Güte gehabt, mir die sehr vollständige Reihe von Symptomen des Teucrium Marum zu schicken, die mir recht lieb ist und wofür ich Ihnen bestens danke. ...

Köthen, 12. April 1827.

Wollten Sie wohl die Güte haben, die Jodine an sich zu prüfen? Ich schicke Ihnen zu dieser Absicht die beiliegenden vier Pülverchen, wovon Nr. 1 ein, Nr. 2 zwei, Nr. 3 drei und Nr. 4 vier kleine Streukügelchen $\overline{X}$ enthält, etwa jeden Morgen eins mit etlichen Tropfen Wasser angefeuchtet einzunehmen, doch vielleicht Nr. 3 und 4 nicht, sobald die ersten Nummern schon einige Symptome bewirkt haben; denn ich wünsche nicht, daß Sie davon sollen angegriffen werden. Und wenn ich nur 10, 12 Symptome dadurch erfahre, so bin ich Ihnen schon höflich dafür verbunden.

Hahnemann fürchtete also schon damals von der dreißigsten Verdünnung in mohnsamengroßen Streukügelchen, daß sie Gesunde angreifen könnte.

Köthen, den 21. April 1828.

Unsrer Abrede zufolge bin ich so frei, Ihnen beiliegende 4 Pülverchen zu übersenden mit der Bitte, wenn es Ihre Zeit erlaubt, eins davon alle 24 Stunden mit Wasser befeuchtet zur Prüfung einzunehmen, doch sobald als sich Symptome von einiger Bedeutung zeigen, keins mehr einzunehmen, sondern bloß zu beobachten, was sich von dem schon Eingenommenen noch vernehmen läßt. Das Antidot, wenns zu viel wird, ist öfteres Riechen an Kampfer — auch wohl an Tinctura sulphuris. ...

(Ohne Datum. D. V.)

Sie haben das schwere Werk der Registration recht mit Liebe umfaßt und durchdacht, mehr als einer der andern Mitarbeiter. Sie sehen die Aufgabe richtig: alles Unnöthige möglichst abzuschneiden und doch alle nöthig aus den Symptomen darzulegende Begriffe kunstmäßig ins Alphabet zu bringen, mit Benutzung der großen Inversionsfähigkeit der Phrasen in unsre liebe deutsche Sprache. Dies durchschauen Sie alles und haben auf alles dies Rücksicht genommen, was Ihnen nicht genug verdankt werden kann. Ich werde die andern auch möglichst dazu zu instruiren suchen, aber ich werde von den Übrigen nicht so viel Berücksichtigung zu erwarten haben. . . .

Köthen, 4. Septbr. 1828.

. . . Ich glaube ohne Ihre Versicherung, daß Sie mit Geschäften und Abhaltungen zu kämpfen haben, und weiß, daß Sie, wenn Sie können, unsern Repertorien obliegen werden. Es soll mich wundern, ob die übrigen Mitarbeiter sichs auch werden angelegen seyn lassen. . . .

Sie handeln ganz nach meinem Willen, wenn Sie die antipsorischen Arzneien sämtlich zu $\frac{\cdots}{x}$ geben und, wenn sie dienen, wenigstens 7 Wochen wirken lassen. In ihrem andern Patienten haben Sie einen wichtigen, meines Erachtens durch unpassende Dinge in Berlin verhunzten Kranken. . . .

Hieraus geht hervor, daß v. Gersdorff sich auch mit Heilungen abgab.

Köthen, den 12. Januar 1829.

Ich danke Ihnen herzlich für die fleißige Ausarbeitung der Sepia-Symptome, die Ihnen viel Arbeit gekostet haben muß. Daß ich wohl damit zufrieden seyn kann, sehen Sie aus dem Umstande, daß ich vor 14 Tagen einem andern Homöopathen, der sich bereitwillig zeigte, dergleichen Arbeit mit der Lycopod. zu übernehmen, aber noch Auskunft über die Art dabei zu verfahren von mir haben will, 8 Blätter von Ihrer Bearbeitung zum Muster geschickt habe, wonach er sich richten möchte, ohne ihm zu schreiben, daß es von Ihnen sei, weil ich nicht wußte, ob Sie es genehmigen würden. . . .

Köthen, den 20. Juli 1829.

Ich sitze in Arbeit bis über die Ohren und komme doch nicht zum Ziele mit den größten meiner Wünsche. Mein Register muß z. B. ein frommer Wunsch bleiben, da so viele Versprecher: Schweikert, Stapf, Rummel, Hartlaub (der sich dazu erbot, nicht von mir aufgefordert ward) ihr Wort nicht halten. Bloß von Ihrer Güte und von Dr. Groß habe ich Arbeit. . . .

Ich lege Ihnen hier 3 Pülverchen bei; jedes Natrum muriaticum $\frac{\cdots}{x}$ enthaltend und wünsche wohl, daß Ihre Güte sie versuchte, alle 3 Tage (mit Überschlagung zweier Tage) eins zu nehmen, bis es anfängt, deutliche Wirkung zu machen, dann aber das Folgende nicht weiter zu nehmen.

Diese Ihre Selbst-Prüfung würde mir höchst schätzbar sein. . . .

Anlage 245.

## Zum Tode Dr. Grießelichs.

Adolf Kußmaul erzählt in seinen »Jugenderinnerungen eines alten Arztes«, Stuttgart 1900, 8. Auflage (S. 408 ff.) von den letzten Tagen Grießelichs:

Wir landeten bei sinkender Nacht in Köln, fuhren am 21. mit der Bahn durch Rheinland und Westfalen nach Bückeburg, am 22. nach Harburg und am 23. morgens früh zu Schiff über die Elbe nach Altona, wo der Brigadestab bereits Quartier bezogen hatte.

Nach unsrer Ankunft erhielten wir Befehl, uns nicht anders als in Paradeuniform auf den Straßen von Altona und Hamburg zu zeigen. Generalarzt Griesselich, der das Sanitätswesen der Brigade leitete, erteilte mir persönlich nebst anderen Weisungen auch die, recht bald ein großes Feldspital zu besichtigen, das in Altona neu eingerichtet worden war. . . .

Nachdem mich mein Kollege in St. Pauli verlassen hatte, begegnete mir ein Soldat meines Bataillons, ein gemütlicher Schwarzwälder, er hielt mich an und fragte: »Wissen Sie schon, Herr Feldarzt, was dem Herrn Generalarzt zugestoßen ist?« — Ich verneinte und erfuhr, er sei vom Pferde gefallen. Diese Nachricht regte mich nicht auf, der Soldat erzählte sie so ruhig und der Unfall verwunderte mich nicht; die Militärärzte waren meist schlechte Reiter, der lange Friede hatte ihrer Reitkunst, falls sie je reiten gekonnt, Eintrag getan. Auch Griesselich hatte es, wie ich später erfuhr, verlernt und sich erst, kurz bevor er nach Holstein abging, ein Pferd gekauft. Darum erkundigte ich mich gelassen, ob der Generalarzt Schaden genommen habe. »Es muß wohl sein,« erwiderte er, »denn das Pferd ist auf dem Dammtorwall mit ihm durchgegangen, weil es vor den Windmühlen gescheut hat; aus dem Sattel geschleudert, ist er mit den Sporen im Steigbügel hängen geblieben und eine Strecke weit geschleift worden.« — »Um Gottes Willen!« rief ich entsetzt, »wo ist er?« — »Ich habe mitgeholfen, ihn auf die Dammtorwache zu tragen, er war bewußtlos und blutete aus den Ohren.«

Der Soldat führte mich zum Dammtor. Da lag der Unglückliche. Vor wenigen Stunden hatte er noch mit gewohnter Frische, gesund und heiter, mit mir gesprochen, jetzt lag er blass und unbesinnlich auf der Pritsche, ein verlorener Mann, mit zerschmettertem Schädel, das erste und einzige Opfer dieses ruhmlosen Heerzuges! Gleich nach mir traf der Stabschirurgus der freien Stadt Hamburg ein, er hieß, wenn ich mich recht erinnere, Fleischmann. Er stand mir getreulich bei, wir brachten den Verunglückten in das nächstgelegene Hospital, eine Stiftung der Freimaurer. Bald darauf erschien der Kommandierende unserer Brigade mit seinem Stabe. Ich erhielt Befehl, bei Griesselich bis zum nächsten Tage zu wachen. Die Besinnung kehrte ihm nicht wieder. Er verschied am 31. August.

---

Schriften Dr. Grießelichs.

Skizzen aus der Mappe eines reisenden Homöopathen; 1832.

Kleine Freskogemälde aus den Arkaden der Heilkunst I. u. II. Band; 1834 u. 1835.

Streitschriften: Die Homöopathie im Schatten des gesunden Menschenverstands (1834 gegen Dr. Härlin in Württemberg); der Sachsenspiegel (1835 gegen Dr. Sachs in Königsberg); des Sachsenspiegels anderer Theil (1835 gegen den Hannoveranischen Leibarzt Dr. Stieglitz, u. a.); Hahnemann u. Eisenmann (1836 gegen Eisenmann).

Vollständige Sammlung der Verhandlungen über Homöopathie in den Kammern von Baden und Darmstadt; 1834.

Kritisches Repertorium der Homöopathischen Journalistik; 1835 und 1836; dann vereinigt mit der »Hygea«.

Berliner Vorlesungen über Glaube und Aberglaube in der Heilkunst; 4 Hefte, 1838 und 1839; das Buch ist im Jahr 1840 als »Democritus medicus« in etwas veränderter Gesamtausgabe erschienen.

Gesundheitslehre oder leichtfassliche Darstellung der Grundsätze zur Erhaltung und Befestigung der Gesundheit; (1843).

Handbuch zur Kenntnis der homöopathischen oder spezifischen Heilkunst, auf dem Wege der Entwickelungsgeschichte bearbeitet; 1848.

---

Anlage 246.

## Die Schriften G. H. G. Jahrs.

Der Geist und Sinn der Hahnemannschen Heillehre und ihrer Psoratheorie.

Handbuch der Hauptanzeigen für die richtige Wahl der homöopathischen Heilmittel etc. (bei Schaub-Düsseldorf): der »mittlere Jahr« genannt — siehe Biographie.

Ein ausführlicher Symptomen-Codex der homöopathischen Arzneimittellehre: »der große Jahr«.

Klinische Anweisungen: »der kleine Jahr«.

Leitfaden zur Ausübung der homöopathischen Praxis.

Die Lehren und Grundsätze der gesamten theoretischen und praktischen homöopathischen Heilkunst.

Allgemeine u. spezielle Therapie der Geisteskrankheiten. (III. Band der homöopathischen Therapie von Dr. Bähr.)

Die venerischen Krankheiten.

Rationelle Gesundheitslehre für Jedermann.

Eine homöopathische Pharmakopöe — zusammen mit den Gebr. Catellan, in französischer Sprache.

Homöopathische Behandlung der Cholera.

Die Behandlung der Hautkrankheiten und der äußeren Verwundungen.

Homöopathische Behandlung der Frauenkrankheiten.

Abhandlung über die Krankheiten der Verdauungsorgane etc.

Praktische Anweisung für Anfänger in der Homöopathie, summarischer Überblick einer 40 jährigen Praxis.

Anleitung in der Wahl der homöopathischen Heilmittel.

Stoff oder Kraft? oder: Das immaterielle Wesen der Natur.

---

Dr. Aegidi, der sich später wieder mit Jahr durchaus versöhnt hatte, schrieb 1857 über Jahrs Schriften an Dr. Gisevius:

Die Lektüre von Jahrs Werk wird Dir Vergnügen machen. Das ist noch ein Homöopath von altem Schrot und Korn, mein ehemaliger Amanuensis in Düsseldorf und lieber Freund.... Eine wahre Perle, ein Werk, das keinem homöopathischen Arzt fehlen darf, eine klassische Arbeit, ist jetzt eben von meinem alten Freunde Dr. Jahr in Paris erschienen: »Die Lehren und Grundsätze der gesamten theoretischen und praktischen homöopathischen Heilkunst«. Ein Werk im Geiste echter Hahnemannischer Forschung und ganz gewiß mit Benutzung der bedeutenden schriftlichen Nachlassenschaft Hahnemanns, die dem Verfasser in Paris zugänglich geworden, bearbeitet. (Hier hat sich Aegidi sehr getäuscht, da Frau Melanie Hahnemann den schriftlichen Nachlaß ihres Mannes mit Argusaugen hütete. D. V.) Alles, was darin mitgetheilt wird, ist mir wie aus der Seele genommen, das Werk ist ein großes Ereigniß und wird Epoche machen. Du wirst es Dir jedenfalls anschaffen und mit dem allerhöchsten Interesse lesen... Als ich das Buch bekam, begann ich es sogleich zu lesen und konnte nicht davon wegkommen, bis ich den Schluß erreicht hatte. Nun hatte ich nicht eher Ruhe, als bis ich an Jahr geschrieben und ihm meinen Beifall an dem ausgezeichneten Werke und auch meine, manchen Ansichten widerstrebende Meinung zu erkennen gegeben... Indessen setze ich voraus, daß eine müßige Kritik sich dabei ihre Sporen zu verdienen bemüht sein wird, und zwar von solchen, denen Hahnemannische Forschung etwas Antiquirtes dünkt... denn es regt sich jetzt mehr denn je ein zersetzender Geist gegen die Homöopathie, und ihr Stern, similia similibus, ist in Gefahr geradewegs ausgelöscht zu werden.

## Anlage 247.

### Schriften von Dr. G. A. B. Schweikert.

Glückliche Heilung der Rose neugeborener Kinder. (Struves Triumph der Heilkunst Bd. 3, Art. 19, 1802.)

Eine Opiatvergiftung, am ersten Tage des Lebens geheilt (eben daselbst Art. 32).

Beleuchtung des Aufsatzes im Reichsanzeiger (Nr. 30, 1804): Etwas über Erleichterung schwerer Geburten von H. Z. Brünninghausen — Reichsanz. 1804, Nr. 129.

Bemerkungen zu Herrn Anna's Bemerkungen über Herrn Prof. Frorieps Fantom von Papiermaché — in Siebolds Lucina 1806, Bd. III.

Beobachtungen eines Hydrops hydatidosus nebst Leichenöffnung, Loders Journal für Chir. 1806, Bd. IV.

Materialien zu einer Heilmittellehre — unvollendet 1825.

Zahlreiche Aufsätze in Stapfs »Archiv« — Bd. IV, VI, VII; hierunter: Aphoristische Reflexionen entstanden beim Vergleichen des allöopathischen Verfahrens mit dem homöopathischen am Krankenbette.

Zeitung der homöopathischen Heilkunst für Ärzte und Nichtärzte. 1830—1836 von Schweikert herausgegeben.

## Anlage 248.

### Die hauptsächlichsten Werke Trinks'.

De primariis quibusdam in medicamentorum viribus recte aestimandis dijudicandisque impedimentis ac difficultatibus, Lipsiae 1824, Reclam.

Die Homöopathie, ein Sendschreiben an Hufeland. Dresden 1830, Arnold.

Hahnemanns Verdienste um die Heilkunst. Ein Vortrag. Leipzig 1843, Schumann.

#### Zusammen mit C. G. Chr. Hartlaub:

Systematische Darstellung der antipsorischen Arzneimittel. 3 Bände. Dresden und Leipzig 1829—1830.

Reine Arzneimittellehre, 3 Bände, Leipzig, 1828—1831. Brockhaus.

Annalen der homöopathischen Klinik, 4 Bände, Leipzig 1830—1833. Fleischer.

#### Zusammen mit Noack:

Handbuch der homöopathischen Arzneimittellehre; Bd. I, 1843, Bd. II samt Repertorium, später von Clot. Müller bearbeitet. Leipzig 1847, Band III 1848. Weigel.

## Anlage 249.

### Dr. Joh. Jos. Roth-München bei Hahnemann in Paris.

Im Nachlaß von Professor Buchner-München fanden sich eine Anzahl von Handzetteln Dr. Roths, der auf einer Reise nach Paris auch Hahnemann besucht hatte; über seinen ersten Besuch am 9. August 1836 schreibt er:

† Ich besuchte gegen 2 Uhr nachmittags meinen hochgeehrten Meister. Unten im Hause, das in einer sehr ruhigen Straße hinter Luxembourg liegt, war ein Portier, über 1 Stiege in einem kleinen Vorzimmer ein Bedienter in Livrée, welcher mich meldete. Ich trat in ein größeres Vorzimmer ein und bald darauf erschien die Frau Hahnemann, grüßte mich freundlich und ließ mich in das Patientenzimmer eintreten, wo ich 4 Patienten fand. Ich trat darauf ins Vorzimmer zurück und wartete, bis ein Patient abgefertigt war, etwas über eine Viertelstunde. Hierauf führte mich die Frau Hofrath in das Zimmer Hahnemanns und ich grüßte den ehrwürdigen Greis, welcher sehr erfreut war, mich zu sehen. Ich erzählte

ihm meine Schicksale, meinen Prozeß und glücklichen Ausgang desselben, wovon er nichts wußte und sagte ihm, daß ich es der reinen Homöopathie verdanke, worüber er sehr erfreut war. Er war mit mir einer Meinung, daß es in Baden mit der Homöopathie nichts sei, weil es die Herren zu leicht nehmen, u. glaubte, daß nur junge Ärzte in der Homöopathie Glück machen können, weil sich die alten zu schwer von ihrem Schlendrian losreißen. Hahnemann hatte ein sehr gutes Aussehen, seine Frau ist sehr gebildet und eifrig um ihn beschäftigt. Er rieth mir das Heirathen an, weil man dann nicht mehr so allein in der Welt dasteht. Meine Praxis hielt er für zu groß, es sei fast unmöglich, das alles leisten zu können. Auf dem Pulte lagen mehrere Bücher, mehrfach die Arzneimittellehre u. Bände in Quarto umher. Von den Homöopathen Paris' hielt er nicht viel. Sie treiben die Sache zu leicht.

† Abendgesellschaft bei Hahnemann,
den 10. August 1836 zu Paris.

Abends 8 Uhr war bei Hahnemann eine kleine, aber gewählte Abendgesellschaft versammelt, sämmtlich treue Anhänger der Homöopathie. Ich fand da Dr. Wieseke und einen andern jungen Arzt aus Berlin, Dr. Davet, Dr. Croserio und Gutmann aus Leipzig, einen jungen Künstler, der bei David arbeitet. Hahnemanns Frau hatte eine Freundin, mit der sie sich unterhielt. Das Zimmer war schön erleuchtet. In demselben hing Hahnemanns Porträt, von seiner Frau gemalt; man sah 2 schöne Büsten Hahnemanns von David und die Medaille, welche die homöopathischen Ärzte Frankreichs Hahnemann zu Ehren prägen ließen. Ich sprach viel mit Hahnemann. Er sagte zu den Ärzten, das da ist Aegidi, der der Welt weiß machen will, man könne recht gut 2 homöopathische Arzneien mit einander geben. Über Trinks sprach sich Hahnemann nicht gut aus. Stapf, sagte er, sei ein guter Junge, er sei der Homöopathie in England und ihrem Arztverbande sehr nützlich gewesen. Als ich ihn um Groß fragte, sagte er nichts. Hahnemann sagte, bei der Homöopathie müßte auch das Gemüth mit arbeiten. Herzlose Menschen mit noch so viel Geist leisten wenig. Hahnemann sagte: glauben Sie mir, die falschen Jünger schaden der Homöopathie mehr als die Allopathen.

Wir genoßen Eis mit Zuckerwerk, tranken dann Champagner, und um $1/_2 12$ Uhr endete auch dieser schöne Abend.

† 15. August 1836.

In der Abendgesellschaft unterhielt ich mich fast nur mit Dr. Hahnemann, Croserio, Dr. Griffon. Bei Behandlung der Lungenentzündungen sagte Hahnemann, man sollte nicht glauben, was eine kleine Gabe Mercur in solchen Fällen oft vermag. Walter war wegen eines Augenkranken in Paris, bekam dafür 25000 Franken, dieser ist jetzt blind. Walter wandte Mittel an und der Kranke wurde blind. Hahnemann wurde auch konsultirt, erklärte aber, es sei keine Rettung mehr vorhanden. — Ich überreichte Hahnemann beim Eintritt in die Gesellschaft um 9 Uhr mein Porträt, welches er sehr wohlwollend aufnahm. Wir unterhielten uns ferner noch darüber, wie viel die reine Homöopathie vermag.

† Diner bei Hahnemann, 4 Uhr,
den 29. August 1836.

Wie glücklich fühlte ich mich, bei Hahnemann essen zu können. Hahnemann ist ein ganz einfacher Mann, er ist gar nicht stolz auf seine Entdeckungen; er sagt, es kommt alles von oben, von Gott; er betrachtet sich nur als Werkzeug. Hahnemann sagt, wir dürfen nicht stolz sein auf unser Wissen, wir müssen alle Tage noch lernen. Hahnemann lebt jetzt sehr glücklich, seine Frau thut alles für ihn, sie war Künstlerin, Dichterin und hat nun alles für die Homöopathie aufgeopfert. Hahnemann sagt, die Lebenskraft heilt die Krankheiten; wir können nur durch die Lebenskraft heilen; denn ein Toter braucht keine Arzneien mehr. Angenommen dies, so müssen wir die Lebenskraft schonen; wir dürfen kein Blut vergießen, den Kranken nicht schwächen, denn im Blute liegt die Lebenskraft. Die alte Medizin träumt nur von materiellen Ursachen. Die Homöopathie sieht mehr auf das Dynamische. Hahnemann giebt ein Kügelchen mit einem Pulver und läßt dies in mehreren Löffeln Wasser auflösen und oft alle $1/2$ Stunden einen Eßlöffel nehmen. Tritt eine starke Verschlimmerung ein, dann setzt er aus, das ist, er giebt ein Pulver ohne Arznei. Er giebt oft eine Arznei wochen- ja monatelang, z. B. den Schwefel, fängt aber mit der höchsten Verdünnung an und steigt zu niederen allmählig herab.

Die Bouteille, in welcher das Pulver aufgelöst ist, läßt er jedesmal vor dem Einnehmen 10mal schütteln. Das wirkt sehr gut; denn es entsteht dadurch jedesmal eine andere Potenz, und das nimmt der Organismus leichter an. Das Hand-(Manuel-)Buch von Bönninghausen hält er für einen kurzen Überblick für gut, nur dürfen keine starken Gemüthsbewegungen obwalten. . . .

Beim Essen wurde Hahnemann wahrhaft begeistert, wenn er von der Homöopathie sprach. Er sagte, ehe Medicinalarrestanzen (Verbote. D. V.) für die Homöopathie gemacht werden, muß dieselbe erst gelehrt werden und ein eigenes Hospital dafür da sein. Es wäre auch gut, wenn mehrere Homöopathen zusammenwirken würden. Nach Tisch gingen wir im Garten spazieren. Hahnemann gab mir einen Meerschaumkopf und wir rauchten zusammen. Er sprach von Br. Dellmar, den 2 der Herren Ärzte behandelten, wo Walter dazu gerufen wurde. Der Knabe ist jetzt blind. Man rieb Crotonöl ein, der Knabe wurde wie toll. Hahnemann stellte ihn her, konnte ihm aber das Gesicht nicht wieder geben. Hahnemann schreibt die Patienten, wie sie auf einander folgen, in Quartbücher ein.

Er sagte, wenn man bei Arsenvergiftungen Brechmittel gibt, dann sterbe der Kranke desto eher.

In der Abendgesellschaft bei Hahnemann fand ich Herrn Jolly, . . . . Herrn Dr. Lutter, Herrn Dr. Rust aus Stuttgart.

† Abschied von Hahnemann, den 31. August 1836.
8—10$1/2$ Uhr abends.

Ich erzählte Hahnemann meinen Besuch bei Broussais, worüber er sehr erfreut war und sagte, daß Broussais . . . perfide sur l'Homoeopathie sei. Bei Hahnemann fand ich unter den Schriften im Vorzimmer Cours de M. Broussais sur la Phrenologie. . . Mad. Hahnemann sagte, Broussais sei nicht angenehm im Umgange, doch wäre Hahnemann einfach und schlicht. Dann kam Hahnemann auf . . . zu sprechen und äußerte sich, wie Grießelich und Schrön behaupten wollten. . . .

Die Handschrift Dr. Roths ist so schwer zu entziffern, daß besonders die letzte flüchtig hingeworfene Aufzeichnung nur bruchstückweise wiedergegeben werden kann.

## Anlage 250.

### Briefe von Dr. Roth-München an Hahnemann.

In einem Brief vom 1. April 1838, München, Hundsbugel Nr. 3 I, gratuliert Dr. Roth Hahnemann zu seinem Geburtstag, grüßt den Dr. Croserio und Dr. Davet und fährt dann fort:

† Meine Praxis vermehrt sich hier fortwährend; ich mache täglich oft mehr als 30 Besuche, ein Beweis, welches Zutrauen man der reinen Ausübung der Homöopathie schenkt. .

Am 4. August 1840, Elisenstr. Nr. 1, dem botanischen Garten gegenüber, bringt Roth Glückwünsche zum 10. August dar und schreibt dann weiter:

† Abgesehen davon, daß ich Ihnen, theuerster Herr Hofrath, ewigen Dank dafür schuldig bin, daß ich mich mit Hülfe der Homöopathie von mehreren bedeutenden Krankheiten befreit habe, finde ich in meinem ärztlichen Wirken täglich neue Beweise für die unvergleichbare Vollendung unsrer herrlichen Kunst. Meine Sicherheit im ärztlichen Handeln läßt sich durch nichts in der Welt mehr erschüttern. . .

(Hat seit einem Jahre eine große Menge von Schleimfieberkranken mit vielem Glück durch Phosphor und Bryonia behandelt . . auch eine Somnambule geheilt.)

Dr. Joh. Jos. Roth ist am 7. März 1804 in Augsburg als Sohn eines Chirurgen geboren. 1829 erlangte er die Licentia practicandi in München; dann war er Privatdozent an der Universität; 1831 und 32 wurde er mit anderen Ärzten zur Beobachtung der Cholera in die von der Seuche befallenen Länder gesandt. 1834 erwirkte er sich die Dispensierfreiheit, nachdem ihm zuvor seine Apotheke weggenommen und das Selbstdispensieren verboten worden war.

Dreimal war er bei Hahnemann: 1831 in Köthen und später noch 2 mal in Paris, jedesmal längere Zeit bei dem Meister weilend. 1840 gab er infolge eines häuslichen Unfalls die Praxis auf, und am 15. Oktober 1859 ist er gestorben.

## Anlage 251.
## Homöopathische Ärzte in Österreich-Ungarn.

### Stabsarzt Dr. Math. Marenzeller,

geboren zu Pettau in Steiermark am 15. Febr. 1765; 1813 Feldstabsarzt; 1815 — fünf Jahre nach dem Erscheinen des Organons — ging er zur Homöopathie über; er war der erste Arzt in den österreichischen Landen, der sich zu Hahnemanns Lehre bekannte. Wie im 11. Kapitel des I. Bandes ausführlicher mitgeteilt wurde, war er als Leibarzt des Fürsten Schwarzenberg im Jahre 1820 zu Hahnemann nach Leipzig gekommen.

1828 wurde — angesichts des Aufsehens, das die Homöopathie in Wien durch weitere Ärzte (Lichtenfeld, Regimentsarzt Müller, Löwe, Vrecha, Anton Schmit, Menz, Schäffer, Pater Veith) erregt hatte — auf Befehl des Kaisers an der Josephs-Akademie ein Versuch mit der Homöopathie angestellt. In 60 Tagen sollte ermittelt werden, ob die Homöopathie etwas leiste; hierauf sollte in weiteren Versuchen die Größe und Bedeutung der homöopathischen Leistungen festgestellt werden. Hierzu wurde Marenzeller von Prag nach Wien beordert. Trotzdem dieser neun Entzündungskrankheiten höheren Grades durch seine Mittel geheilt hatte, obgleich Prof. Zang die schlimmsten Prognosen gestellt hatte, wenn nicht Blut gelassen würde; trotzdem von 43 Kranken nur einer durch den Tod verloren ging, so daß der genannte Professor bei den unerwarteten Heilungen immer wieder ausrufen mußte: »Was doch die liebe Natur nicht alles vermag« — wurde Knall und Fall die Klinik geschlossen, da »bei diesen Versuchen mit Menschenleben gespielt wurde«. Von den 12 Professoren der Akademie blieb Prof. Zang Gegner; Professor Zimmermann trat für die Homöopathie ein, die übrigen blieben neutral! Marenzeller aber war der geachtetste Arzt in Wien. Obgleich das Verbot der Homöopathie vom Jahre 1818 nicht aufgehoben war, ernannte ihn Erzherzog Johann zu seinem Leibarzt und die ersten Häuser Wiens gehörten zu seiner Klientel. Er starb in seinem 89. Lebensjahr — 6. Januar 1854.

### Dr. Anton Schmit-Wien.

Hahnemann schrieb am 27. April 1829 an Fr. Rummel:

† Was soll ich von Dr. Schmit aus Wien sagen? Eine köstliche Erscheinung war er mir; von ihm hat unsere Kunst viel zu erwarten. Fünf Abende war er bei mir und machte mir einen seltenen Genuß.

Dr. Schmit schreibt an Hahnemann (Allg. hom. Ztg. 1833, Bd. I, Seite 143):

In der letzten Partialsitzung der Ärzte bei dem Verein der Naturforscher wurde auch die Homöopathie ein Gegenstand einer Diskussion. Man fing damit an, die Wahrheit des homöopathischen Princips wegzudemonstriren und sprach verschiedentlich gegen die Homöopathie. Ich versuchte, da ich der einzige diesen Tag anwesende Homöopath war, unsere Sache in Schutz zu nehmen, aber des Lärmens und der Unarten war viel zu viel, als daß ich hätte fortreden können. Ich mußte schweigen und fast froh sein, daß man mich nicht aus dem Saale gewiesen hat. Es war wirklich ekelhaft anzuhören und anzusehen, mit welcher Leidenschaft sich fast die ganze Versammlung gegen die Homöopathie benahm. Wann werden doch unsere Gegner anfangen einzusehen, daß sie durch ihr Dagegensein sich selber und ihren Nachfolgern den größten Schaden zuziehen? Nichtärzte gehen immer mehr und mehr zur Homöopathie über. Da es nun an homöopathischen Ärzten jetzt schon fehlt und immer mehr fehlen wird, so studieren mehre Layen die homöopathischen Schriften, schaffen sich homöopathische Apotheken an und behandeln sich und Andere, und so geht nach und nach die Medicin in die Hände der Layen über, bei welchen die Allöopathen in die Schule gehen können, wenn sie, aus Mangel an Kranken, endlich die Homöopathie studiren müssen, wenn sie nicht hungern oder von etwas anderem als von der Praxis leben wollen oder können. Sie sind, ungeachtet ihrer Bosheit, ihrer blinden Wuth wegen zu bedauern.

## Dr. Wilh. Fleischmann

war einer der angesehensten homöopathischen Ärzte Deutsch-Österreichs und Wiens, ausgezeichnet durch eine große Zahl hoher Orden seines Heimatlandes, Preußens, Sachsens, Bayerns usw. Zur Homöopathie war er infolge der Heilung der eigenen Krankheit durch Hahnemann gekommen. Er starb im 70. Lebensjahre am 23. November 1868 als Chefarzt des Spitals der grauen Schwestern in Gumpendorf, das er homöopathisch leitete.

Der Nachlaß Hahnemanns enthält eine größere Anzahl Briefe, in denen Fleischmann über seine Krankheit ausführlich Bericht erstattet.

## »Pater Veith«

war einer der eigenartigsten und zugleich erfolgreichsten Vorkämpfer der Homöopathie in Österreich: Jude und Katholik; Redemptorist und Veterinärarzt, Domprediger an der Metropolitankirche zu St. Stephan in Wien und Doktor und Professor der Medizin — ein seltsames Lebensgeschick im Rahmen von 90 Jahren!

Zu Kuttenplan in Böhmen wurde im August 1787 dem ehemaligen Rabbiner und sehr geachteten Talmudisten, dem Privatmann Veith, ein Sohn geboren, dem er die Namen Johann Emanuel gab. Der Vater unterrichtete ihn, zusammen mit seinem nur um 1½ Jahre jüngeren Bruder Johann Elias, in der talmudischen Weisheit. Doch las Emanuel besonders gerne auch deutsche Bücher, die ihm sein Vater aus Wien mitbrachte. Nach Absolvierung des Prager Gymnasiums studierte er zwei Jahre Philosophie und darauf zwei Jahre Medizin. Da ihn die Prager Universitätsprofessoren nicht befriedigten, setzte er seine Studien (1807) in Wien fort. Der Direktor des Tierarznei-Instituts Dr. Vietz, der zugleich Professor der Staatsarzneikunde war, nahm ihn mit 300 fl. Gehalt und Wohnung als Pensionär ins Tierarznei-Institut auf. Hier mußte er für die Mediziner des 4. Jahrganges Vorträge über Seuchenlehre und Veterinärpolizei halten. Diese Vorträge gab er als »Handbuch der Veterinär-Kunde, in besonderer Beziehung auf die Seuchen der nutzbarsten Hausthiere, für Physiker, Kreischirurgen, Thierärzte und Ökonomen« heraus. Fünfzehn Jahre lang wurde das Buch als das vorzüglichste Werk in diesem Fache angesehen und benützt. Im Jahre 1812 veröffentlichte er seine Inaugural-Dissertation, die einer Beschreibung aller in Österreich wild wachsenden oder in Gärten gehegten Arzneipflanzen enthielt. Die Botanik betrieb er als Lieblingsstudium, und noch in seinem 88. Lebensjahre schrieb er geistreiche »Excurse im Gebiete der Pharmakologie und Pharmakodynamik«. Am 12. November 1812 promovierte er und wurde zugleich der Assistent des Professors Vietz. Und als dieser im Jahre 1814 starb, übertrug man ihm mit Umgehung der ältern, bereits angestellten Professoren die provisorische Leitung des Tierarznei-Instituts. Im Jahre 1815 trat er zur katholischen Kirche über, und im Jahre 1817 ernannte ihn Kaiser Franz zum wirklichen Direktor und ersten Professor des genannten Instituts. Durch zwei Redemptoristen-Prediger, deren Predigten er zuerst aus Neugierde, dann aus innerer Anteilnahme häufig besuchte, wurde er zum Eintritt in die Redemptoristen-Congregation veranlaßt (1818). Nun besuchte er die theologischen Vorlesungen, hielt seine Vorträge als Professor der Medizin und versah überdies sein Amt als Direktor des Tierarznei-Instituts. Bis zum Jahre 1820 setzte er diese dreifache Tätigkeit fort. Dann legte er seine medizinischen Ämter nieder und trat seinen neuen Beruf im Redemptoristenkloster als Kanzelredner an. Seine Predigten hatten durch seine volkstümliche und eindringliche Beredsamkeit einen ungemeinen Zulauf, so daß er sich den Neid der minderbefähigten Ordensbrüder zuzog. Und als er nach zehnjährigem Aufenthalt im Kloster während der Fastenzeit des Jahres 1830 am Tage seiner letzten Fastenpredigt infolge der Anstrengung und Entbehrung ohnmächtig zusammenbrach, da mußte der allmählich zum Bewußtsein zurückkehrende Pater Veith mit anhören, wie in das Bedauern mehrerer Brüder des Rektors kühle Bemerkung sich mischte: »nunc certe nobis onus erit«. (Jetzt wird er uns gewiß eine Last sein. D. V.). Und doch hatte Veith beim Eintritt in das Kloster das Honorar für seine Tierarzneikunde mit 2000 fl. dem Kloster geschenkt. Des Rektors herzlose Äußerung veranlaßte ihn zum sofortigen Austritt aus der Congregation.

Während seiner ganzen Klosterzeit hatte er aber auch als Arzt gewirkt, sowohl innerhalb des Ordens wie auch außerhalb des Klosters. Schon im Jahre 1824 hatte er sich mit der Homöopathie bekannt gemacht. Sein Bruder Elias war durch einen der ersten und ältesten Homöopathen Wiens, Dr. Menz, von einem mehrjährigen Magenleiden geheilt worden. Das hatte Pater Veith veranlaßt, das Organon und die Materia medica zu studieren. Auch bereitete er sich selbst mit Hilfe der Klosterbrüder aus den gesammelten Pflanzen seine homöopathischen Arzneien.

Als nun im Jahre 1830 die Cholera in Wien ausbrach, begann für Veith eine Zeit der größten Anstrengungen, aber auch der größten Erfolge. Als Seelsorge-Geistlicher mußte er den Erkrankten auf seinen Versehegängen nicht bloß die Tröstungen der Religion bringen, sondern häufig als Arzt auch die rettenden Choleramittel. Von 125 Cholerakranken, die er behandelte, starben nur 3. Damals erschien von ihm die Schrift: »Die Heilung und Prophylaxis der asiatischen Cholera«. Bald darauf wurde er Domprediger in der Metropolitankirche zu St. Stephan, wo er eine große Gemeinde um sich versammelte, bis er im Jahre 1845 wegen anhaltenden Kopfleidens in den Ruhestand trat. In den letzten zwölf Jahren war er infolge einer Erkältung bei einem botanischen Ausflug in die Hochalpen völlig erblindet. Doch war sein Geist fortwährend rege. 60 Werke legen hiefür Zeugnis ab. In der »Internationalen homöopathischen Presse« erschien noch im Jahr 1875 sein letzter Aufsatz, der sich auch über die Lebenskraft aussprach und worin er prophetisch ausrief: »Die homöopathische Heilmethode, welche, mit der Diagnostik der physiologischen Schule vertraut, durch viele neugeprüfte Arzneistoffe bereichert worden und im steten Fortschritte begriffen ist, wird von Freund und Feind mächtig geschüttelt, gerüttelt und geläutert; sie wird nicht untergehen«. Am 6. November 1887 starb er nach kurzer Krankheit im 90. Lebensjahre. (Über Veiths Verhältnis zu Hahnemann siehe Anlage 107.)

## Joseph Attomyr,

von dem Hahnemann besonders wegen seiner lebhaften, frischen und kräftigen publizistischen Darstellungsfähigkeit Großes erhoffte, ist am 9. September 1807 als Sohn eines Wagnermeisters zu Diakovár in Slavonien geboren. Eine nahe Verwandte nahm ihn zu sich nach Esseg, wo er das Gymnasium besuchen konnte. Im Jahr 1825 kam er als Praktikant ins Garnisonspital nach Wien. Damals wirkte Dr. Marenzeller in Wien, und der Streit gegen ihn und die Homöopathie erregte die vornehmen und wissenschaftlichen Kreise der Residenz; besonders war es Dr. Mückisch, der in einer Schmähschrift gegen Marenzeller auftrat. Der junge Praktikant verschlang diese und war heftiger Gegner der Homöopathie, als er zu dem Kürassier-Regiment Auersberg nach Ketzkemét kommandiert wurde. Der Regimentsarzt der Kürassiere, Dr. Müller, aber behandelte homöopathisch und zwar mit solchen Erfolgen, daß sich der junge Praktikant von Dr. Müller praktisch und theoretisch in der Homöopathie unterrichten ließ. Als er an die Josephsakademie zum Studium der Medizin und Chirurgie kommandiert wurde, verfolgte er neben seinem eifrigen Studium die homöopathische Bewegung und die Angriffe auf sie aufs lebhafteste. Sein beweglicher und aggressiver Charakter brachte ihn bald in Gegensatz zur Mehrzahl seiner Kollegen, mit denen er täglich über die Vorteile der Homöopathie stritt. Das erregte ihn, wie es in einem Nachruf heißt, derart, daß er sich einen Bluthusten zuzog und in die Klinik mußte. Kaum war er gebessert, begannen die alten Kämpfe, diesmal aus Anlaß der eben erschienenen »Chronischen Krankheiten« Hahnemanns, wieder. Das Leiden verschlimmerte sich so, daß Attomyr dem Tode nahe war. Er rettete sich selbst mit Sepia. Auch die Gegner staunten über die für unmöglich gehaltene Heilung. Nun besuchte er eifrig die Vorlesungen weiter, wobei er zwar als einer der fähigsten und ausgezeichnetsten Schüler hervorragte, aber doch bei der Prüfung infolge seiner ausgesprochenen homöopathischen Neigung vom Weiterstudium an der Josephsakademie ausgeschlossen wurde. Nun ging er nach München, wo er Ende März 1831 zum Doktor der Medizin befördert wurde. Seine Beweglichkeit führte ihn auch zu Hahnemann nach Köthen, hierauf nach Leipzig und Dresden. Da er aber in der ersten Stadt keine weitere Unterstützung fand und eine Ausübung der Praxis in Dresden nur nach Ablegung eines weiteren Examens möglich gewesen wäre, kehrte er nach Österreich zurück, wo er zuerst Hausarzt des Grafen Czaky in der Zips in Oberungarn wurde, dann in Lentschau und Preßburg praktizierte. Von hier aus schrieb er seine lebhaften »Briefe über Homöopathie« (1. Heft 1833, Kollmann, 2. u. 3. Heft 1833 u. 1834, Köhlers Verlag, beide Leipzig). Der unruhige Mann trat dann nach einem typhösen Fieber als Leibarzt beim Herzog von Lucca auf Dr. Anton Schmits Empfehlung in eine Stellung ein, die ihm wenig entsprach; doch suchte und fand er seine Befriedigung im Ordnen des Naturalienkabinetts des Herzogs und in der Anlegung eines botanischen Gartens. Nach drei Jahren wandte er sich wieder in die Zips zum Grafen Carl Czaky, um mitten im Bau eines eigenen Hauses wiederum nach Preßburg in das Treiben der Großstadt zurückzukehren, das ihn aber bald wieder so anwiderte, daß er ein kleines Haus bei Wien mietete, dann aber, ohne es bezogen zu haben, nach Pesth ging (1839), wo er neben seinem ehemaligen Lehrer Dr. Müller bis 1844 praktizierte. Seine Sturm- und Drangperiode war vorüber. Er schrieb hier seine »Theorie der Verbrechen, auf Grundsätzen der Phrenologie basirt« (Leipzig 1842, G. Weigand). Auch ein Werk über »die venerischen Krankheiten, ein Beitrag zur Pathologie und homöopathischen Therapie derselben« (Leipzig, T. O. Weigel) hatte er veröffentlicht. Vom Jahre 1845 an lebte er in eifriger praktischer Tätigkeit wieder in Preßburg bis zu seinem Tode am 5. Februar 1856. Neben seinem unvollendet gebliebenen Werk »Primordien einer Naturgeschichte der Krankheiten«, I. Band: Gehirn und Rückenmark (Wien 1851, W. Braumüller) schrieb er zahlreiche Aufsätze für die homöopathischen Zeitschriften auch Deutschlands mit jenem flüssigen Stil und jener eleganten Lebhaftigkeit, die wir so häufig bei den Österreichern finden. Das Feuer, das in ihm loderte, offenbarte sich besonders in seinen Jugendschriften und verzehrte ihn bei seiner schwächlichen Gesundheit leider schon im besten Mannesalter.

(Attomyrs Briefwechsel mit Hahnemann s. Anlage 91.)

---

### † Dr. H. Rosenberg,

Leibarzt des Grafen Batthyanny in Ikervár, Wien und Stein am Anger, hat auf Grund seiner Erfahrungen in Polen eine Monographie über die Plica polonica (Weichselzopf. D. V.) und ihre homöopathische gründliche Heilung geschrieben, sowie über die pragmatische Geschichte des Weichselzopfs und der Symptome der von ihm und drei anderen Ärzten geprüften Arzneimittel Vinca minor und Branca ursinae. Er fragt, ob er das Büchlein Hahnemann widmen dürfe.　　　　(Pressburg am 10. May 1838.)

---

### Dr. Gustav Adolph Schréter

ist in die Homöopathie noch von Hahnemann selbst eingeführt worden und hat auch noch lange mit dem Meister in brieflichem Verkehr gestanden (sein Briefverkehr mit Hahnemann siehe Personenregister). Er war geboren am 1. März 1803 in Lentschau in Ober-Ungarn, wo sein Vater Arzt war; 1820 kam er nach Wien, um Medizin zu studieren; 1826 promovierte er. Sein Vater riet ihm eine zweijährige Reise durch Deutschland an, wobei er ihm auch das Studium der Homöopathie empfahl. So kam er in demselben Jahre noch nach Leipzig und trat mit Hahnemann in persönlichen Verkehr. Dieser wies ihn besonders an Haubold und Schubert, bei denen er sich mehrere Monate dem Studium der neuen Heillehre hingab. Auf der Weiterreise erkrankte er bei einem verwandten Geistlichen in Besigheim (Württemberg), behandelte sich selbst mit homöopathischen Mitteln und genas bald wieder. Das machte die Leute auf ihn aufmerksam, und rasch wuchs seine Praxis in der Umgegend. Er war einer der ersten homöopathischen Ärzte in Württemberg. Natürlich hatte er, zumal da er Ausländer war, unter dem Neid und der Mißgunst der einheimischen allopathischen Ärzte schwer zu leiden. Allein Schréter hielt stand und sein Ansehen nahm mehr und mehr zu, so daß das Bedauern allgemein und groß war, als er im Jahre 1828 nach Paris weiter reiste, um sich hier in der Heilkunst noch mehr zu vervollkommnen. Ende desselben Jahres kehrte er aber in seine Heimat zurück und ließ sich in seiner Geburtsstadt als homöopathischer Arzt nieder. Nach der glücklichen Heilung einer an Carcinom (Krebs) leidenden polnischen Gräfin, der die allopathischen Ärzte nur noch eine Lebensfrist von fünf Tagen gelassen hatten, wurde er gebeten, nach Lemberg zu übersiedeln. In seinem Entschlusse wankend, wandte er sich an Hahnemann. Dieser riet ihm die Berufung anzunehmen, »damit er als treuer Jünger der Homöopathie die neue Heillehre im Interesse der Wissenschaft und zum Heile der leidenden Menschheit, insbesondere in Ländern einführen und verbreiten möge, in welche noch kein Schimmer dieser neuen Wahrheit gedrungen sei.« So siedelte Schréter im Jahre 1831 nach Lemberg über, wo er bald, besonders zur Cholerazeit, die größten Erfolge errang. Das weckte wieder die Gegnerschaft der allopathischen Ärzte, die so weit gingen, daß sie die Anverwandten von Kranken, die auch Schréter nicht hatte vor dem Tode retten können, zu Anklagen aufstachelten, worauf die Sanitätsbehörden die Beschlagnahme der homöopathischen Hausapotheke Schréters verfügten und ihm mit dem Entzug des Doktordiploms drohten. Unter diesen Umständen beschloß er nach Amerika auszuwandern. Da wandten sich angesehene und einflußreiche Lemberger Bürger in einem mit vielen hundert Unterschriften versehenen Gesuch an den Kaiser nach Wien, Dr. Schréter die freie Ausübung der Homöopathie und das Recht des Selbstdispensierens gewähren zu wollen. Gerade an seinem Geburtstag 1836 kam die eilige private Nachricht aus Wien zurück, daß dem Gesuch stattgegeben und beides für die ganze Monarchie freigegeben worden sei. Von da an konnte Schréter ohne weitere Hemmnisse die Homöopathie in Galizien ausüben, wozu ihm eine zweite Choleraepidemie (1855) ganz besonders Gelegenheit bot. Auch Arzneiprüfungen (Thuja) stellte er an. An den Folgen mehrerer Schlaganfälle starb er am 24. September 1864 nach 38jähriger ärztlicher Tätigkeit als der erfolgreichste und angesehenste homöopathische Arzt Galiziens.

## Dr. Joseph Bakody

ist als Sohn armer Eltern am 21. Februar 1791 zu Wieselburg in Ungarn geboren. Graf Stahremberg, Domherr zu Raab, nahm sich des Jungen an und ließ ihn studieren, »wenn er unter seinen Mitschülern der Erste sei und bleibe«. Das erfüllte sich; Bakody promovierte im Jahre 1820 und begann seine ärztliche Laufbahn in Papa bei Raab, von wo er nach 1 1/2 Jahren nach Raab selbst übersiedelte, um seinen Gönner ärztlich behandeln zu können. Hier wurde er durch zwei Freunde auf die Homöopathie aufmerksam gemacht. Er studierte eifrig die homöopathischen Werke und erklärte sich dann öffentlich für die Homöopathie. Die Folge dieses mutigen Schrittes waren heftige Anfeindungen seiner Berufsgenossen, die sich bis zu tätlichen Bedrohungen steigerten. Großartig waren seine Erfolge bei der Choleraepidemie 1831/32; von 154 Cholerakranken starben ihm nur 6. Das verursachte weitere Angriffe, auf die er 1832 mit einer Broschüre antwortete: »Rechtfertigung des Dr. Jos. Bakody in Raab gegen die grundlosen Angriffe zweier dasiger Ärzte mit gerichtlich beglaubigten Belegen.« Die Folge war, daß Bakody ein sehr gesuchter Arzt wurde. Im Jahre 1836 ließ er sich in Pesth nieder; auch dort war er bald einer der meistbeschäftigten homöopathischen Ärzte. Er starb am 2. Nov. 1845. Der Nachruf, den Dr. Attomyr dem Dahingegangenen widmete, schließt mit den Worten:

> Die Todesfälle, die in unserem Lager häufiger werden, beweisen, daß die Generation, die an der Wiege der Homöopathie stehend, ihre ersten Freuden- und Schmerzenslaute vernommen und geteilt hat, zu Ende geht und einer neuen Generation Platz macht, die kaum einen schwachen Begriff haben wird von den Kämpfen und Verfolgungen, die ihre Vorgänger zu bestehen hatten. Bakodys Leben ist ganz besonders durch die blinde Wuth seiner Gegner schmerzlich bewegt und verbittert worden.

## Dr. Adolf Heinrich Gerstel

in Brünn (Mähren) ist aus eigenem Wissenstrieb schon während seiner Studienzeit in regen brieflichen Verkehr mit Hahnemann getreten und wurde so, besonders durch seine Erfolge und Erfahrungen in der Cholerazeit, ein treuer Anhänger der Homöopathie. Geboren am 19. April 1805 wurde er nach seinen medizinischen Studien in Prag im Juni 1831 zum Doktor der Medizin promoviert und im Frühjahr 1832 als Magister der Geburtshilfe approbiert. Sofort begab er sich nach Brünn, um dort die Behandlung der Cholera kennen zu lernen. Seinem Briefwechsel mit Hahnemann zufolge erzielte er durch

Anwendung homöopathischer Mittel solche Erfolge, daß er dafür öffentlich von amtlichen Stellen belobt wurde. Unter anderem erhielt er Anerkennungs- und Dankschreiben von der K. K. Polizeidirektion in Brünn (10. November 1831), vom Oberamt der Herrschaft Tischnowitz (30. Dezember 1831), von der Herrschaft Kanitz und vom Magistrate der Stadt Znaim (18. August 1832). Bis 1842 praktizierte er in Brünn, wiederholt von den Behörden beanstandet, die seine homöopathischen Apotheken beschlagnahmten. Dann siedelte er, veranlaßt durch vorausgegangene Familien, nach Wien über, wo er eine rege Tätigkeit an der medizinischen Fakultät wie in der freiwilligen Praxis in den Spitälern und sonstigen charitativen Veranstaltungen entwickelte. Er stand infolgedessen in hohen Ehren auch bei den allopathischen Ärzten und den Professoren der Wiener medizinischen Fakultät. Bis in sein 83. Lebensjahr bewahrte er sich seine geistige Frische und körperliche Rüstigkeit. Im Winter 1888 raffte ihn die Influenza nach kurzem Krankenlager dahin.

## Anlage 252.

## Die Homöopathie in Polen und Rußland.

### Dr. Bigel-Warschau

schreibt (in französischer Sprache) am 29. Mai 1832 an Hahnemann:

† Als Dank für alles, was ich Ihrem edlen Geist verdanke, arbeite ich mit Ausdauer an der Verbreitung Ihrer schönen Entdeckungen, namentlich in Frankreich. Ihre schöne Abhandlung über die »Chronischen Krankheiten« wird unverzüglich bekannt werden. Mein Manuskript ist mir abgekauft worden, und nächsten Herbst wird man Ihre vorzüglichen Schriften französisch lesen. Ich habe sie durch Anmerkungen bereichert, die das Verdienst Ihrer großen Gedanken noch mehr hervorheben sollen. Ein Vorwort wendet sich an die Gegner der medizinischen Reform und ebenso ein Nachwort. . . .

† 4. Oktober 1832.

. . . . Meine »Handbuch der homöopathischen Lebensweise« (diète) betitelte Arbeit ist vollendet. Sie wird 300 Seiten geben. Ich habe an das Ende eine kurzgefaßte Darstellung der homöopathischen Lehre gesetzt, um die Anhänger unter den Laien zu vermehren, denn ich sehe wohl, man muß das Publikum aufklären. Es wird die Leute vom Handwerk zwingen, die hartnäckig die Augen dem Licht schließen.

† 6. Oktober 32.

Ich freue mich, Ihnen mitzuteilen, daß meine Übersetzung der »Chronischen Krankheiten« in Frankreich bereits verkauft und eine Sendung davon nach Polen und Rußland erfolgen wird, wo sie sehr gewünscht wird. Man wird unverzüglich mein Handbuch der homöopathischen Lebensweise drucken, ein Werk, das dem Laien wie dem Arzt gleich unentbehrlich sein wird. . . . . . .

† 5. Sept. 33.

Ich habe eben ein kleines Handbuch über die Behandlung der frischen Psora vollendet. . . . .
Ich werde mir erlauben, es Ihnen anzubieten, ebenso meine Übersetzung Ihrer »Chronischen Krankheiten« und meine Abhandlung über die homöopathische Lebensweise. Ich erwarte das unverzügliche Eintreffen dieser beiden Werke aus Frankreich. .

† 4. Dez. 33.

Der Kaiser von Rußland, überrascht durch einige hervorragende homöopathische Heilungen sowohl von mir wie von meinen Kollegen, hat eben durch einen Ukas die Ausübung der Homöopathie in seinem Reich gestattet. Die Wissenschaft hat also Bürgerrecht in seinen Staaten. Ihre »Chronischen Krankheiten« und meine Abhandlung über die homöopathische Lebensweise sind eben von Frankreich gekommen....

† 16. Dez. 34.

Ich werde die Ehre haben, Ihnen ein Exemplar meines Handbuches über die homöopathische Lebensweise zu überreichen und später eines über die häusliche Homöopathie, ein medizinischer Führer für die Familie, den ich für meine Landsleute verfaßt habe. Ich denke stets, daß die Laien allein unsere Feinde zwingen werden, die neue Lehre anzunehmen; man muß also für sie arbeiten.

---

Im Jahre 1829 hatte der Petersburger homöopathische Arzt Herrmann (Hahnemanns Großneffe) gefordert, daß im Militärlazarett in Tultschin völlige Freiheit für die Anwendung der Homöopathie gewährt werde. Die Erfolge entsprachen jedoch nicht den gehegten Erwartungen, und Herrmann wurde von Tultschin nach Petersburg zurückberufen, um im dortigen Militärlazarett seine Dienstzeit vollends abzudienen.

Am 27. August 1832 wurde durch Rundschreiben an alle Medizinalbehörden die homöopathische Heilart an sämtlichen Militär- Marine- und Stadtkrankenhäusern völlig verboten und das Verbot im Journal des Ministeriums des Innern veröffentlicht.

## Anlage 253.

## Die Homöopathie in der Schweiz.

### Dr. Charles Caspard Peschier

war am 13. März 1782 in Genf geboren. Nach Besuch der Genfer Schulen bildete er sich in Paris in der Heilkunst weiter aus. Im Jahre 1804 wurde ihm für eine Preis-Abhandlung über den Croup großes Lob gespendet. 1809 ließ er sich zur Ausübung der Arzneikunst in seiner Heimatstadt nieder und veröffentlichte eine Abhandlung über Kinderkrankheiten. 1812 hielt er einen Kursus über das medizinische Studium an der Schule zu Montpellier ab. Aufsehen erregte seine 1822 veröffentlichte Behandlung der Brustentzündung durch Brechweinstein in starken Gaben statt des Aderlasses. Im Jahre 1831 schrieb er seine »Notices et documents sur le cholera«. Zu dieser Zeit wurde er durch einen vornehmen Russen auf die Homöopathie aufmerksam gemacht, in die er sich nun an der Hand der Schriften Hahnemanns vertiefte. Aufsehenerregende Heilungen des Grafen des Guidi in Lyon (siehe diesen) überzeugten ihn derart, daß er 1832 nach Köthen zu Hahnemann reiste, der ihn freundlich aufnahm. Bei seiner Rückkehr nach Genf wurde er der Sekretär der homöopathischen Gesellschaft, die sich hier gebildet hatte. Er gab die monatlichen Hefte »Bibliothèque homœopathique« heraus, die ein Jahrzehnt lang die Homöopathie in der französischen Schweiz, Frankreich, Spanien und Italien verbreiten halfen. Die Arbeiten der deutschen Homöopathen übersetzte er ins Französische. Er hielt streng an der Reinheit der homöopathischen Lehre fest, doch lehnte er die höheren Potenzen entschieden ab. Er gebrauchte sogar Urtinkturen und ging nie über die 4. Potenz hinaus. Seine polemischen Briefe gegen die Professoren Forget, Louis und Gerdy blieben unbeantwortet. Der Mann, der in allen Wissenschaften ebenso bewandert war, wie er fast alle Sprachen Europas beherrschte, war Mitglied zahlreicher gelehrter Gesellschaften. Aber trotz seiner großen Gelehrsamkeit blieb er arm. Im Jahre 1851 schrieb er an Croserio in Paris: »Wenn man im 70. Jahre nicht täglich sein Mittagessen bezahlen kann und doch sein Lebenlang gearbeitet hat, so sehe ich keine Erlösung von diesem Elend als den Tod, der hoffentlich nicht lange auf sich wird warten lassen.« Am 31. Mai 1853 nahte sich ihm dieser Erlöser.

## Anlage 254.
## Homöopathische Ärzte in Italien.

### Dr. Franz Romani,

geb. 1785 zu Vasto, studierte in Neapel die Medizin. Bald hatte er sich einen solchen Ruf erworben, daß er zum Leibarzt der Königin Maria Amalie ernannt wurde. Im Jahre 1821 traf er mit dem österreichischen Arzte Dr. Necher zusammen, der mit dem österreichischen Heere nach Neapel gekommen war und durch einige glückliche homöopathische Heilungen die weiteste Aufmerksamkeit auf sich gelenkt hatte. Romani ließ sich wegen seiner eigenen Krankheit von dem Österreicher beraten, und als die homöopathischen »Streukügelchen« an ihm selbst höchst überraschende Erfolge erzielt hatten, war er für die Homöopathie gewonnen. Er gab sich dem Studium der neuen Lehre mit allem Eifer hin, praktizierte nur noch homöopathisch und übersetzte Hahnemanns Reine Arzneimittellehre und andere homöopathische Schriften ins Italienische. Zu Anfang des Jahres 1854 starb Romani, von weiten Kreisen der neapolitanischen Bevölkerung aufs tiefste betrauert.

---

### Johann Wilhelm Wahle

war als Sohn eines Schuhmachers und Landwirts im Jahre 1794 in Radisleben bei Ballenstedt in Anhalt-Bernburg geboren. Sein Vater bestimmte den Sohn für seinen eigenen Beruf und zu seinem Nachfolger. Aber der Ortsgeistliche, der die Fähigkeiten des jungen Wahle erkannte, gab ihm Unterricht im Lateinischen. Nach der Konfirmation wurde er einem Bader in Ballenstädt in die Lehre gegeben. Auf der damals noch üblichen Wanderschaft kam er auch nach Leipzig. In seinem Drange nach Weiterbildung besuchte er dort von 1819—1823 medizinische Vorlesungen, wurde dadurch mit Hahnemann bekannt und gehörte bald zu dessen eifrigsten Mitarbeitern bei den Arzneiprüfungen. Auch als Hahnemann nach Köthen übersiedelte, setzte Wahle seine Arzneiprüfungen mit der Ausdauer und Gründlichkeit fort, die ihm später seine außergewöhnlichen Kenntnisse der Arzneiwirkungen und sein Übergewicht in der richtigen Auswahl und Handhabung der homöopathischen Arzneien verliehen. Darum wuchs auch das Vertrauen in weiten Kreisen der Leipziger Bevölkerung in seine Heilkunst. Die allopathischen Ärzte aber denunzierten ihn und veranlaßten die Medizinalpolizei gegen ihn einzuschreiten. Sein Freund Dr. Haubold nahm sich seiner an und machte ihn zu seinem »Amanuensis« (Gehilfen). Eine Zeit lang konnten sie so zusammenarbeiten, und der Kreis ihrer Kranken dehnte sich noch mehr aus. Da wurde durch ein neues Gesetz das Halten von Gehilfen, die nicht in Leipzig studiert und ihre Examina gemacht hatten, verboten. Obgleich nun Wahle das Doktordiplom aus Allentown (Pennsylvanien) zugesandt worden war, machte doch das besonders für die Homöopathen erlassene Verbot seinem Zusammenarbeiten mit einem Voll-Mediziner in Leipzig ein Ende. Zur selben Zeit erfolgte eine Anfrage aus Rom nach einem guten praktischen Homöopathen, und Dr. Wolf-Dresden empfahl Wahle. So übersiedelte dieser 1840 in die »ewige Stadt«, wo er bald als glücklicher

Praktiker einen ungemein großen Patientenkreis bis in die höchsten Schichten sich erwarb. Selbständige größere Schriften hat er nicht verfaßt; dagegen zahlreiche Abhandlungen über Arzneiprüfungen, sonstige Beobachtungen und Erfahrungen, die durch ihre Genauigkeit und Vollständigkeit die größte Beachtung fanden. Bei den italienischen Unruhen des Jahres 1848 wurde auch Wahle irrtümlich mehrere Tage gefangen gehalten, was ihn in seiner Unschuld dermaßen erregte, daß er von da an kränkelte. Und obwohl ihm die vollste Genugtuung zu teil wurde, stellte sich seine frühere Gesundheit doch nicht wieder ein. Ehe er seinen Plan, in deutschem Klima seine Gesundheit wieder herzustellen, durchführen konnte, starb er am 9. April 1853.

## Anlage 255.

### Homöopathische Ärzte in Südfrankreich.

#### Dr. Sebastian Gaëtan Salvador Maxime Graf Des Guidi,

Ritter der Ehrenlegion, Professor der Mathematik an dem Kolleg zu Privas, Lyon und Marseille, weil. Inspektor der Universitäten zu Grenoble und Lyon, Doktor der Philosophie und Medizin, war der erste und älteste Homöopath Frankreichs. Geboren am 5. August 1769 im Schlosse Quardia bei Caserta (Neapel), stellte sich der freisinnige Adelige an die Spitze der Revolutionsarmee, die sich gegen die Regierung der Königin Karoline Marie (eine Tochter der Maria Theresia) gebildet hatte, da sie seit der Hinrichtung ihrer Schwester Maria Antoinette in Frankreich voll Haß gegen dieses Land und voll Argwohn gegen jede freiheitliche Regung erfüllt war. Als General dieser Armee gefangen genommen, wurde des Guidi, für den sich die Engländer verwendet hatten, des Landes verwiesen, seine sämtlichen Güter wurden eingezogen. Er war nun auf seine gründlichen Kenntnisse aus der Jugendzeit angewiesen, als er, ein bettelarmer Flüchtling, nach Frankreich kam. Hier wurde er 1801 infolge einer Konkursprüfung Professor der Mathematik, 1803 auch Professor der Physik; am 12. Februar 1819 erwarb er sich den Doktorgrad der Philosophie und am 21. Oktober 1820 den medizinischen Doktortitel an der Universität Straßburg. Im Jahre 1828 brachte er seine seit 20 Jahren an einer unheilbaren Krankheit leidende Gattin in das Bad Puzzuoli bei Neapel. Die Badekur war ohne Erfolg. Aber er lernte dort den homöopathischen Arzt Romani (siehe diesen) in Neapel kennen. Diesem gelang es, die Frau Des Guidis herzustellen. Das veranlaßte diesen, die Homöopathie in der Klinik Romanis und durch Studium der homöopathischen Schriften näher zu erforschen. So trat er auch in brieflichen und später auch persönlichen Verkehr mit Hahnemann. Nach seiner Rückkehr nach Lyon übte er die Homöopathie treu und eifrig bis zu seinem Tode aus. Er wirkte dabei weniger durch Schriften — sein Brief an die französischen Ärzte wurde auch ins Deutsche übersetzt — als durch sein Beispiel und die Kraft seines Handelns. So war er Mitbegründer der homöopathischen Spitäler in Paris und Genf. In Genf heilte er zwei Kranke, die Dr. Pierre Dufresne mehrere Jahre vergeblich behandelt hatte. Dadurch wurde Dufresne für die Homöopathie gewonnen, zu deren Verbreitung er in Gemeinschaft mit Peschier die homöopathische Zeitschrift »Bibliothèque homœop. de Genève« (1832—1844) herausgab. Der Sohn Dufresne's, Eduard Dufresne, bewog seinen Lehrer Tessier, die Homöopathie zu studieren, und so wurde auch dieser ihr Anhänger. Im Jahre 1830 war Des Guidi der einzige Homöopath in Frankreich; 1832 hatte er schon 25 Ärzte für die neue Heillehre gewonnen; 1840 waren es 50, 1850 sogar 200. Und als im Jahre 1860 Napoleon III. in Lyon weilte, wandte sich der 92jährige Greis mit einer lebhaften Eingabe, die seine volle Geistesfrische offenbarte, an den Kaiser und legte ihm die Förderung der Homöopathie eindringlichst ans Herz.

Das Schriftstück lautete (Allg. hom. Ztg. 1860. Bd. 61, Seite 127):

Sire!

Als die göttliche Vorsehung vor einem halben Jahrhundert dem gelehrten Hahnemann das auf das Ähnlichkeitsprinzip gegründete Heilgesetz offenbarte, hellte sie auf, was bis dahin Dunkelheit und Finsterniß war, zeigte sie die Wahrheit, wo man nur Ungewißheit und Irrtum gefunden hatte, gab sie dem Menschen das Mittel, den Körper zu retten, wie sie ihn in unendlicher Barmherzigkeit vor achtzehnhundert Jahren gelehrt hatte, die Seele zu erlösen.

Die neue Lehre verbreitete sich schnell über die Erde; die begeisterten Schüler führten sie mit Eifer den Kranken der alten und neuen Welt zu und griffen mit fast kostenlosen Mitteln, deren Wirksamkeit keinen Schaden bringen konnte, und deren Gabengrößen kaum in unsere Sinne fallen, das Übel, das die alte Medizin höchstens zu palliieren verstand, in der Wurzel an.

Heute haben England, Deutschland, Östreich, Böhmen, Ungarn homöopathische Spitäler, Lehrstühle und Professoren; Nord- und Südamerika bekennen sich öffentlich zur Lehre Hahnemanns; nur Frankreich, die Nation, die so oft an der Spitze der geistigen Bewegung steht, läßt sich durch ihre Schwestern überflügeln und verhält sich bei diesem medizinischen Fortschritte unentschlossen, mißtrauisch und muthlos.

Und doch ist die öffentliche Stimme für uns sowohl in England, als in Deutschland; die erleuchteten Volksklassen nehmen uns auf und beschützen uns. Ohne Unterstützung von Seiten der Regierung, ohne Kliniken, ohne Spitäler, ohne andere Richter als unsere Feinde werden wir jeden Tag größer, und am 5. Februar stieß sogar der Redakteur der Union médicale den Nothschrei aus: »die Homöopathie gewinnt an Terrain, die Fluth steigt und steigt zusehends; wo sollen wir hin?«

Sire, Lyon war in Frankreich die Wiege der Homöopathie. Es sind nun dreißig Jahre, daß ich diese neue Lehre in dieses Land brachte, und vielleicht wird es mir mein Adoptivvaterland einst Dank wissen, wie es mir schon 1833 seine Anerkennung durch Verabreichung einer goldenen Medaille zu erkennen gab, welche die Inschrift trug: »Mire sanati gratitudinis memores«. — Aber es ist noch ein Werk zu vollbringen!

Als Hahnemann von mir Abschied nahm, Hahnemann, der meine Gattin gerettet hatte und uns mit Wehmuth nach Frankreich reisen sah, wo ich seinen göttlichen Gedanken weiter verbreiten wollte, sagte er mir bei seiner letzten Umarmung: »Homo homini Deus«, und überreichte mir einen Carneolring, in welchem dieselben Worte eingeschnitten waren.

Sire! mag dieser Spruch an Sie gerichtet sein; seien Sie der Mann, den die Vorsehung zum Schutze unserer neuen Lehre ausersehen hat, und gestatten Sie mir, Sie um die Gnade zu bitten, in der neuen medizinischen Fakultät, die Ihr mächtiger Wille schaffen will, einen Lehrstuhl für die Homöopathie errichten zu wollen, auf daß Lyon, die erste durch unsere Wissenschaft erleuchtete Stadt Frankreichs, auch die erste sei, welche einen Lehrstuhl für unser Glaubensbekenntniß und Professoren für unsere Wissenschaft besitze; dann werden die Jünger wählen können zwischen der alten, auf menschlichen und wandelbaren Hypothesen gegründeten Medizin und der auf die unerschütterliche und täglich bestätigte Erfahrung gestützten Homöopathie, und wahrlich, sie werden bald unsern Weg einschlagen. Schaffen Sie homöopathische Ärzte für diese so zahlreiche und so intelligente Bevölkerung, für diese so herrliche Armee, für diese Stadt, die zweite Ihres Reichs, von wo dann bald die Wahrheit über das ganze Land ausstrahlen wird — und ich, ein Patriarch dieser Lehre, ich, dessen Jahre bald ein Jahrhundert umfassen werden, der ich seit fünfzig Jahren nur für die Verbreitung des Gottesruhmes und des Menschenwohls gelebt habe, ich will meine Tage nur dem Gebet für Sie weihen und dann mit Simeon sagen:

»Nunc dimittis servum tuum, Domine.«

Glauben Sie mir, Sire, dem treuesten und gehorsamsten Diener Ihrer Majestät

Comte Sebastian Des Guidi,

Honorar-Inspektor der Akademie, Doktor der Medizin, Ritter etc. etc.

Zugleich bat Des Guidi auch die Kaiserin Eugenie, der er vorgestellt worden war, sie möge sich für die Homöopathie dahin verwenden, daß in der künftigen, medizinischen

Fakultät in Lyon ein Lehrstuhl auch für die homöopathische Arzneiwissenschaft errichtet werde.

Am 27. Mai 1863 starb dann in seinem 94sten Lebensjahre des Guidi, der Vater der Homöopathie in Frankreich.

---

### Dr. Dessaix in Lyon.

**Brief von Dessaix an Hahnemann:**

† Lyon, den 10. September 1833.

Gestatten Sie mir die Mitteilung, daß die »Gallische homöopathische Gesellschaft« (Société homéopathique Gallicane), die 1832 in Genf von Dr. Dufresne gegründet wurde, sich in Lyon zu einer öffentlichen Versammlung den 6.—8. dieses Monats zusammengefunden und sich endgültig organisiert hat durch Annahme ihrer Satzungen.

Die Versammlung, zu der unter anderen ausgezeichneten Ärzten die Doktoren Saenger von Colmar, Kirschleger aus der Umgebung von Mülhausen, Rolin, Inspektor der Mineralwasser von Luxeuil, Longchamp von Freiburg, Pechier und die beiden Dufresne, der eine von Genf und der andere von Savage, Crépu von Grenoble, Gostier von Thoisley (wo er ein homöopathisches Krankenhaus von 30 Betten seit dem 30. Juni 1832 hat), Bravais von Annonay und Herr Ivan, Apotheker von Deyne von beachtenswerten Talenten und hohem Gedankenflug, also diese Gesellschaft, die Briefe oder Druckschriften von Turin, Rouen, Paris, Bordeaux usw. erhalten hat, hat verschiedene interessante Abhandlungen und Berichte geliefert über alle Zweige der Wissenschaft, Theorie, Praxis, Arzneimittellehre, Tierarzneikunde usw. Die homöopathische Gesellschaft von Lyon hatte das Bild des unsterblichen Gründers lithographieren lassen, und sie hat jedem anwesenden Mitglied der gallischen Gesellschaft ein Bild verehrt. Ich kann Ihnen nicht beschreiben, mit welcher frommen Verehrung diese Gabe angenommen wurde, mit welch heiliger Begeisterung wir einstimmig den großen Namen Hahnemann gegrüßt haben. . . .

---

### Dr. Rapou der Ältere aus Lyon.

**Rapou an Hahnemann** (aus dem Französischen übersetzt). Der Brief, den Rapou von Leipzig aus an Hahnemann sandte und den wir teilweise in Anlage 135 bereits mitteilten, enthielt noch die folgenden weiteren Ausführungen:

† Verehrter Meister!

... Als ich die Ehre hatte, Sie zu besuchen, nannten Sie mir verschiedene Städte besonders im Herzogtum Baden, wo die Grundsätze Ihrer Lehre besser als irgendwo sonst befolgt werden. Wenn sie mit diesen Vorteilen den einer klinischen Belehrung verbinden, werde ich nicht schwanken, mich dorthin zu begeben. . . . Wenn Sie, verehrter Meister, so gut wären, noch zu allen Gefälligkeiten, die Sie mir erwiesen haben, diejenige hinzuzufügen, mir in dieser Sache Ihren Rat und Ihre Belehrung zu geben, so würden Sie mir wirklich einen Dienst erweisen.

Sie wissen, was der Zweck meiner Reise ist; seit 4 Monaten habe ich Lyon verlassen und ich will nicht zurückkehren, ehe ich imstande bin, mit Erfolg zu praktizieren und bei meinen Kollegen Ihre bewundernswerte Lehre zu verbreiten; nennen Sie mir also die Mittel, sie kennen zu lernen und mich von ihr zu durchdringen, um den Zweck zu erreichen, für den sie bestimmt ist: Heilung der Kranken.

Meine Frau, die Sie sehr bewundert, beauftragt mich, Ihnen ihre Hochachtung und die Versicherung ihrer größten Dankbarkeit zu übermitteln. Sie teilt mir mit, daß Ihre Arbeit über die chronischen Krankheiten soeben in Lyon ins Französische übersetzt wurde von einem Laien und unter der Aufsicht der Herren Des Guidi und Dessaix. Es ist eine wirkliche

Wohltat, die damit der Menschheit erwiesen wird, und ein Ansporn zur Verbreitung der Homöopathie, wozu ich nach aller Kraft beizutragen hoffe.

Empfangen Sie, sehr verehrter Meister, den Ausdruck größter Hochachtung von Ihrem sehr untertänigen und ergebenen Schüler

22. Dez. 1832. Dr. Rapou.

Rapou starb, 77 Jahre alt, am 5. Oktbr. 1857 in Lyon.

## Dr. Duplat in Marseille.

Duplat an Hahnemann (nach dem französischen Original).

† Marseille, 4. Novbr. 1837.

Ich benutze diese Gelegenheit, teurer Meister, um Ihnen vom Stand der Homöopathie im Süden (Frankreichs. D. V.) zu berichten. Seit 5 Jahren studiere ich hier mit Eifer, und es ist mir seit 3 Jahren gelungen, sie in der großen Stadt Marseille, Aix und Toulon bekannt zu machen. Die Zahl meiner Kranken wächst täglich, und bald wird die ganze Provence Ihr großes Werk kennen. Ich behandle alle Krankheiten nur homöopathisch und immer mit den kleinsten Arzneigaben, Ihren wahren und strengen Vorschriften entsprechend. Ich darf mich umso weniger von diesem Grundsatz entfernen, als bei den Südländern die Reizbarkeit, die Empfänglichkeit für Arzneireize sehr stark ist. Der leidenschaftliche, leicht erregbare Charakter gestattet in keinem Fall, Ihre weisen Ratschläge zu übertreten.

Die Heilungen, die mir hier und in den benachbarten Städten gelungen sind, haben 12 mehr oder weniger bedeutende Ärzte veranlaßt, sich mir zu nähern, darunter sind solche, die 20 und mehr Jahre Praxis haben. Sie haben sich mit Eifer dem Studium der Homöopathie gewidmet und einige (8) geben die alte allopathische Kurpfuscherei auf, um nur noch reine Homöopathie auszuüben. Ich dachte Ihnen eine Freude zu machen, wenn ich Ihnen mitteile, welchen Weg wir einschlagen, einen Weg, den wir niemals verlassen werden, weil er der einzig richtige ist. . . .

Seit dem Auftreten der Cholera in Marseille hat die Homöopathie außerordentliche Fortschritte gemacht. Sie fängt an, sich rasch in den Departements Var, Vaucluse usw. zu verbreiten. Ich wechsle Briefe mit einem Kollegen, der in jener Gegend wohnt, und alle meine Anstrengungen sind darauf gerichtet, ein ebenso wahres wie wohltätiges Wirken zu verbreiten.

## Franz Arles-Lyon.

Dr. Dufour schreibt über ihn an Hahnemann:

† . . . Herr Arles . . . ist vor mehreren Jahren von Ihnen behandelt worden und ist seitdem aus Dankbarkeit und Überzeugung einer der größten Verehrer der Homöopathie, obgleich er ein Laie ist, kann er sich wohl an Kenntnissen und Erfahrungen in der neuen Heilkunst vielen Ärzten an die Seite stellen, und es ist wohl seinem regen Eifer für die gute Sache großenteils zuzuschreiben, wenn in Lyon, seinem Wohnsitze, die Homöopathie sich zuerst in Frankreich verbreitete. . . .

Ew. Wohlgeboren
ergebenster Diener
A. Dufour-Peronce.

Leipzig, den 2. Juli 1833.
(Siehe auch Anlage 3.)

## Anlage 256.
## Homöopathische Ärzte in Paris.

### Dr. med. Paul Curie,

geboren in Grand Charmont, Frankreich, 1799, war zuerst Hilfschirurg im Hospital der Militär-Eleven zu Val de Grâce, dann praktizierte er mehrere Jahre in Mülhausen im Elsaß, wo er mit der Homöopathie 1832 bekannt wurde. Von 1833 bis 1835 war er in Paris, worauf ihn ein reicher englischer Kaufherr der City nach London berief. Hier wirkte er 18 Jahre lang für die Homöopathie, gründete ein homöopathisches Dispensatorium, das Hahnemann-Hospital zu London sowie einen Verein homöopathischer Ärzte. Am 5. Oktober 1853 starb der vielbeschäftigte Mann, der der Homöopathie in Frankreich uud England große Dienste geleistet hat. (Siehe auch William Leaf, S. 520.)

---

### Dr. Foissac in Paris.

Foissac schreibt an Hahnemann (aus dem Französischen übersetzt):

† Paris, den 21. Jan. 1833.

#### Mein berühmter Kollege!

Vor etwa 9 Monaten lenkte mein Freund Graf Las Cases meine Aufmerksamkeit auf die medizinische Theorie, deren Urheber Sie sind. Ich las mit lebhaftem Interesse das Organon der Heilkunst (Übersetzung von Jourdan). Die einfache Überlegung und eine Erfahrung von 10 Jahren in der ärztlichen Praxis gestatteten mir, die Wahrheit einer großen Anzahl Ihrer Grundsätze zu ermessen. Ich habe später Bigels: »Prüfung der Homöopathie« gelesen und ich habe wenig Nutzen davon gehabt. Nur die Besprechung eines Teiles Ihrer Arzneimittellehre verleiht diesem Werk Wert. Endlich hat Ihre Abhandlung über die »Chronischen Krankheiten« meinen Glauben an die alte Medizin entgültig erschüttert und hat in mir den lebhaften Wunsch erweckt, einige Versuche zu machen, was ja auch der Probierstein aller neuen Lehren ist. Ich habe damit begonnen, daß ich die Mittel an mir selbst erprobte. Ich habe sichere Wirkungen verspürt, die denjenigen entsprechen, die ich in Ihren Werken angeführt fand; aber ehe ich fortfahre, möchte ich genau wissen, in welchen Gaben ich die Arzneimittel nehmen muß, um den Höhepunkt und die Gesamtheit der Symptome, die sie bewirken, zu empfinden. Die wenigen Homöopathen, die ich darüber befragt habe, haben mich nicht genügend aufklären können. Und meine Dankbarkeit Ihnen gegenüber wäre groß, wenn Sie Ihrer Beschäftigung einige Augenblicke entziehen könnten und sich die Mühe nähmen, mich zu belehren.... Es wäre auch für die neue Heilweise sehr nützlich, eine von Ihnen verfaßte Abhandlung über Diät zu haben. Das Kapitel der Nahrungsmittel ist von höchster Bedeutung, ich sehe, wie einige homöopathische Ärzte zu streng oder zu wenig streng in dieser Hinsicht sind. Ich hoffe, die Vorsehung möge Ihre Tage so verlängern, um Ihnen die Vollendung dessen zu gestatten, was Ihrem großen Werk noch fehlt; obgleich das, was Sie bereits geleistet haben, eine vollständige Umwälzung in der Heilkunde bedeutet und den Urheber auf eine Linie mit Hippokrates stellt....

---

### Dr. Jean Paul Tessier

stellte seine ersten homöopathischen Versuche 1849 mit der Behandlung der Lungenentzündung und Cholera an. Er gab die »Etudes de médecine générale« heraus und gründete eine der bedeutendsten medizinischen Zeitschriften Frankreichs »L'Art medical«. Am 16. Mai 1862 starb er in seinem 52. Lebensjahr.

### Dr. Croserio-Paris

ist geboren 1786 in Condove in Savoyen. Ehe er seine Studien in Turin vollendet hatte, wurde er 1806 zum Militär ausgehoben und trat als Kompagniechirurg in das französische Heer ein, mit dem er bis 1814 die Feldzüge in Deutschland, Spanien und Rußland mitmachte. Dazwischenhinein erwarb er sich 1812 die Doktorwürde in Turin. Als Oberarzt verließ er nach dem Sturz Napoleons die militärische Laufbahn und ließ sich als Arzt in Paris nieder. Durch Dr. Petroz wurde er 1833 mit der Homöopathie bekannt, die er eifrig studierte. Zu diesem Zweck erlernte er die deutsche Sprache. Eine Zeit lang gab er mit Dr. L. Simon und Dr. Jahr die Annales de la médecine homœopathique heraus. In den verschiedenen homöopathischen Zeitschriften — auch in deutschen — findet sich eine Menge von Aufsätzen aus seiner Feder. Auch mehrere selbständige Schriften verfaßte er, so 1848 La statistique de la médecine homœopathique und 1850 Manuel homœopathique d'obstétrique. Eine Zeit lang war er Arzt der kgl. sardinischen Gesandtschaft in Paris und mehrerer Wohltätigkeitsanstalten. Mit Hahnemann war er eng befreundet. Er wich keinen Schritt breit von des Meisters Lehre ab und verteidigte ihn immer. Neben Dr. Jahr war er der einzige Arzt, den Frau Melanie ans Sterbelager ihres Mannes rief (siehe 19. Kapitel). Nach dem Tode Hahnemanns blieb er der Gehilfe seiner Frau in ihrer weiteren ärztlichen Tätigkeit, und zwar in einer Weise, daß die Richter ihm in dem Prozesse gegen Frau Melanie Hahnemann jede Selbständigkeit bei der Zusammenarbeit absprachen (s. **Anlage 225**). Seine Sprachgewandtheit machte es ihm möglich, mit einer Menge bekannter Homöopathen in Europa und Amerika in lebhaftem Verkehr zu stehen; er war Mitglied vieler homöopathischer Gesellschaften und Vereine. Er starb, 69 Jahre alt in Paris, am 13. April 1855.

---

Im Jahre 1865 hielt Dr. Léon Simon sen. in Verbindung mit Dr. Jousset sen. öffentliche Vorlesungen über die Homöopathie in Paris, an denen zwanzig junge Ärzte und Studenten fleißig teilnahmen.

---

Nach Mitteilungen bei den Senatsdebatten am 28. Juni und 1. Juli 1865:
Es bestehen in Paris 3 große homöopathische Dispensier-Anstalten, gegründet 1838, 1850 und 1854. In diesen wurden im Jahre 1864 74000 Beratungen erteilt. Im Senat befanden sich damals unter 165 Mitgliedern 20—25 Anhänger der Homöopathie. Es wurde festgestellt, daß unter den höheren Ständen der achte, unter den niederen der zehnte Teil der Homöopathie zuneige.

## Anlage 257.

## Anhänger der Homöopathie in England.

### Dr. F. H. F. Quin

ist 1799 in Schottland geboren; 1820 erwarb er sich in Edinburg die Doktorwürde. Er war von der englischen Regierung zum Arzt des auf St. Helena gefangenen Kaisers Napoleon I. bestimmt. Am Abend vor der Abreise Quins traf die Nachricht vom Tode des Kaisers ein, worauf Quin zum Leibarzt der Herzogin von Devonshire und nach ihrem Tode 1824 zum Leibarzt des Prinzen Leopold von Sachsen-Koburg, des späteren Königs von Belgien, ernannt wurde, den er auf seinen größeren Reisen begleitete. Dr. Quin kam im Jahre 1826 nach Köthen, um bei Hahnemann zu studieren. Hierauf führte er 1827 die Homöopathie in England ein. Er war ganz besonders in den oberen Kreisen bekannt und verbreitete in ihnen die Homöopathie, während Curie durch seine Krankenhaustätigkeit mehr auf die breiten Massen wirkte. Als Übersetzer mehrerer Schriften Hahnemanns und Verfasser einer Schrift über die homöopathische Cholerabehandlung hat er sich auch literarisch für die Homöopathie betätigt. Er starb am 24. November 1878.

## William Leaf

war einer der wohlhabendsten »City merchants« Londons. Längere Zeit an einem chronischen Übel leidend, wurde er durch seinen Freund Arles-Dufour auf die Homöopathie aufmerksam gemacht. Er reiste infolgedessen nach Paris zu Hahnemann, der ihn gänzlich herstellte. Aus Dankbarkeit hiefür nahm er sich der neuen Heillehre mit aller Umsicht und Tatkraft, die dem englischen Großkaufmann eigen war, an. In England befand sich zu seiner Zeit nur ein einziger Schüler Hahnemanns. Von diesem forderte er, daß er die Lehre seines Meisters durch Veröffentlichung von volkstümlichen Schriften in weitern Kreisen bekannt mache. Als er jedoch versagte, ließ Leaf durch seinen Freund Arles-Dufour den homöopathischen Arzt Dr. Curie aus Paris nach London berufen (1835). Durch volkstümliche Schriften und wissenschaftliche Werke, die Curie in englischer Sprache verfaßte und deren Herausgabe Leaf ermöglichte, wurde nun die Homöopathie auch in weiteren Kreisen Englands bekannt gemacht. Dann richtete Leaf im Hause des Dr. Curie ein kleines Hospital ein, in dem dieser allopathischen Ärzten klinischen Unterricht erteilte. Der starke Zudrang Kranker machte die Errichtung eines größeren Krankenhauses notwendig, und so entstand unter Leafs Führung und mit Beihilfe weiterer Freunde der Homöopathie das Hahnemann-Hospital in Bloomsbury Square. In dieser allen Anforderungen entsprechenden Anstalt wurden viele der besten Homöopathen Englands ausgebildet. Leider hatte sie dasselbe Schicksal wie das Leipziger Krankenhaus: einzig und allein durch die Uneinigkeit der homöopathischen Ärzte, die an ihr wirkten, ging sie zugrunde.

Neben dem Londoner Spital hatte Leaf auch in seinem Landsitz ein »Dispensary« für die Armen der Umgegend errichtet, und Dr. Curie behandelte hier jeden Sonntag die zahlreichen Kranken. Später fiel Leaf einer schlauen französischen Abenteurerin in die Hände. Das Mädchen, die Tochter einer armen Hausverwalterin in Paris, hatte Hahnemann durch Mesmerismus von ihren epileptischen Anfällen heilen wollen, zugleich diente sie ihm auch für seine Forschungen auf diesem Gebiete. Nach Hahnemanns Tode brachte sie Thom. R. Everest nach England, und im Hause dieses Homöopathen lernte W. Leaf das Mädchen kennen. Mit seiner und Everests Unterstützung kam sie in die besten Kreise; sie änderte später ihren Namen, brachte ein Adelsdiplom zum Vorschein und wurde mit der Zeit eine vielaufgesuchte Hellseherin, die im angeblichen Zustand des mesmerischen Schlafes die Krankheiten der Besucher erkannte und homöopathische Mittel verordnete. Selbst homöopathische Ärzte kamen zu ihr um Rat. Als sie vom Enkel Hahnemanns in Leipzig hörte, veranlaßte sie Leaf, sich des jungen Mannes in seinen dürftigen Verhältnissen anzunehmen. Auf diese Weise konnte Leopold Süß-Hahnemann seine Studien in Leipzig fortsetzen und vollenden. Im Jahre 1854 ließ ihn Leaf sogar nach London kommen, um ihn seiner Fürsprecherin vorzustellen. Da sie der junge Hahnemann aber bald durchschaute und von ihren Heiratsabsichten nichts wissen wollte, kehrte sich ihr Zorn gegen den »ungalanten Ours allemand«, so daß auch Leaf und seine Familie sich von dem Enkel Hahnemanns wieder abwandten. Auch Dr. Curie fiel durch die Umtriebe der Hellseherin in Ungnade bei dem englischen Großkaufmann, dessen Vertrauen in die Homöopathie mit der Zeit abgelöst wurde durch eine blinde Hingabe an die Hellseherin, die über 20 Jahre ihr Unwesen in London treiben konnte, bis sie einem Eisenbahnunfall zum Opfer fiel und nach gräßlichen Leiden verschied.

Am 3. Juli 1874 starb William Leaf auf seinem Landsitze bei London im 83. Lebensjahre.

Im Nachlaß Hahnemanns findet sich folgender Brief Leafs vor:

† London, den 20. März 1838 (nach dem englischen Original übersetzt):

Ich bin überzeugt, daß Sie entzückt sein werden über die Nachricht, daß Ihr Freund und Schüler Curie hier die wunderbarsten Fortschritte machte. Sein vollständiger Erfolg ist jetzt sicher, denn er hat einen ausgezeichneten und täglich sich mehr ausdehnenden Krankenkreis. Ihre philosophischen und wohltätigen Lehren schreiten ebenfalls ständig in der öffentlichen Achtung fort, und nur noch kurze Zeit ist erforderlich, um sie in die hervorragende, ihr gebührende Stellung zu bringen, die sie über kurz oder lang einzunehmen bestimmt sind. Aber die Ränkesucht und Feindseligkeit, mit der sie von den Allopathen verfolgt werden, ist unbeschreiblich. Wahrheiten aber, die so wohltätig sind wie die Ihrigen, werden fortbestehen, und es wird nicht lange mehr dauern, bis sie hier festen Fuß gefaßt haben. . . .

(Siehe auch Anlage 3.)

Pfarrer Everest.

Thom. R. Everest, Pfarrer und Rektor in Wickwar, Gloucestershire, war ebenfalls eifriger Homöopath und Förderer der Homöopathie in England. Im Jahre 1851 veröffentlichte er eine Predigt, die er zu Gunsten des Hahnemann-Hospitals in London gehalten hatte.

An Hahnemann schrieb er:

† Wickwar, 1. May 1834.

Es ist meine Absicht, wenn irgend möglich, im Sommer Cöthen zu besuchen. Wenn ich das einigermaßen machen kann, werde ich diese Welt nicht verlassen, ohne meiner Familie als größten Ruhm zu hinterlassen, daß ihr Vater mit dem größten Wohlthäter, den die Welt je gesehen, gesprochen hat. —

† Paris, den 30. März 1838 (auf der Reise):

Die Unterredung, welche ich gestern mit Madame Hahnemann hatte und der Grund, den sie angab, daß Sie kein Honorar von mir annehmen, nämlich, daß Sie mich als einen Ihrer Freunde betrachten, hat mich tief gerührt. Ich werde mich bemühen, mich dieses Titels würdig zu zeigen.

Pfarrer Everest starb am 15. Juni 1855.

Anlage 258.

## Constantin Hering, der Vater der Homöopathie in Amerika.

Hahnemann an C. Hering:

Köthen, 31. Dezbr. 1824.

Da Sie im nächsten Frühjahr doktoriren wollen, bitte ich Sie und rate Ihnen, die allöopathischen Ärzte Leipzigs von Ihren homöopathischen Ansichten nichts merken zu lassen, mindestens aber den schlimmsten aller Allöopathen, Clarus, wenn Sie nicht wünschen, daß

Sie bei Ihrer Prüfung nicht heillos schikanirt oder von der Prüfung vielleicht ganz zurückgewiesen werden wollen. Aber wenn Sie Ihren Grad einmal besitzen und die Stelle Ihrer künftigen Wirksamkeit eingenommen haben, dann fürchten Sie nichts mehr von den Hindernissen, welche die Sippe der Apotheker Ihnen in den Weg zu stellen fähig ist ... Ich habe Vertrauen in Sie, daß Sie einer der wenigen sind, die die göttliche Kunst rein und mit Begeisterung auszuüben fähig sind.

---

### Dr. Aegidi an Dr. Gisevius (1857) über Constantin Hering.

(Berliner homöop. Zeitschrift 1911, Band 30, Seite 219).

Mit großer Lust ging ich an die Lektüre der amerikanischen Arzneiprüfungen von C. Hering, dieser musterhaften Prüfungen (die an den Fleiß und die Umsicht Hahnemanns erinnern), eigentlich in der Absicht, mich zu zerstreuen ... Die amerikanischen Arzneiprüfungen enthalten einen großen Schatz überaus trefflich geprüfter Mittel, und ich möchte mich ohrfeigen, daß ich sie solange muthwillig entbehrt habe. Von jetzt ab soll mir kein Heft mehr fehlen. Überhaupt will ich jetzt mehr in den Quellen forschen.

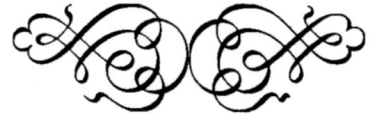

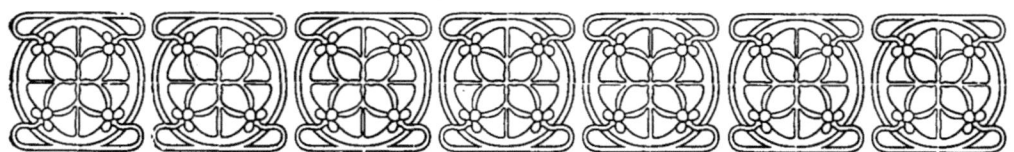

## Verzeichnis der Abhandlungen und Werke Hahnemanns.

### 1. Übersetzungen und Bearbeitungen.

1777. Nugent, Versuch über die Wasserscheu. Leipzig, J. G. Müller. Aus dem Englischen, 150 S.

Stedtmann, Physiologische Versuche und Beobachtungen mit Kupfern. Leipzig, J. G. Müller. Aus dem Englischen, 134 S.

Falkoner, Versuche über die mineralischen Wasser und warmen Bäder. Leipzig, bei Hilscher. Aus dem Englischen. 2 Theile, 355 und 439 S.

Ball, Neuere Heilkunst. Leipzig 1777 und 1780 mit Anmerkungen unter dem Namen Spohr. Aus dem Englischen.

1784. Demachy, Der Laborant im Großen oder Kunst, die chemischen Produkte fabrikmäßig zu verfertigen. Leipzig bei Crusius, 2 Bände, 302 und 396 S. Aus dem Französischen mit Zusätzen und Kupfertafeln. (2. Auflage 1801.)

1785. Demachy, Der Liqueurfabrikant. Leipzig, 2 Theile. Aus dem Französischen mit Zusätzen, 332 und 284 S.

1787. Demachy, Die Kunst des Essigfabrikanten. Leipzig bei Crusius. Aus dem Französischen mit Zusätzen und einem Anhang. 176 S.

B. v. d. Sande, Apotheker in Brüssel und Hahnemann, die Kennzeichen der Güte und Verfälschung der Arzneimittel. Dresden bei Walther. 350 S.

1789. Geschichte Abälards und der Heloise. Aus dem Englischen. Leipzig, 638 S.

1790. Ryan, Untersuchung der Natur und Kur der Lungenschwindsucht. Leipzig bei Weygand. Aus dem Englischen. 164 S.

Fabbroni, Kunst, nach vernünftigen Grundsätzen Wein zu verfertigen. Leipzig. Aus dem Italienischen mit Zusätzen. 278 S.

Arth. Young, Annalen des Ackerbaus etc. Leipzig bei Crusius. 2 Bände. Aus dem Englischen. 290 und 313 S.

Cullen, Abhandlungen über die Materia medica. Leipzig, Schwickert, 2 Bände. Aus dem Englischen mit Anmerkungen. 468 und 672 S.

1791. Grigg, Vorsichtsmaßregeln für das weibliche Geschlecht. Leipzig, Weygand. Aus dem Englischen. 285 S.

Monro, Arzneimittellehre. Leipzig bei Beer, 2 Bände. Aus dem Englischen mit Anmerkungen. 480 und 472 S. (2. Auflage 1794.)

De la Metherie, Über die reine Luft und verwandte Luftarten. Leipzig bei Crusius. Aus dem Französischen. 2 Bände, 450 und 498 S.

Rigby, Chemische Bemerkungen über den Zucker. Dresden bei C. C. Richter. Aus dem Englischen mit Anmerkungen. 82 S.

1797. Taplin, Stallmeister oder neuere Roßarztkunde. Theil 1. Leipzig, 387 S. Theil 2. 1798, 304 S.

Neues Edinburger Dispensatorium. Leipzig, bei G. Fleischer dem Jüngeren, mit 3 Kupfertafeln. Theil 1. 583 S. mit Anmerkungen. Theil 2, 1798, 628 S.

1800. Arzneischatz oder Sammlung gewählter Rezepte. Leipzig, bei G. Fleischer d. J. Aus dem Englischen. 412 S. mit einer Vorrede vom Übersetzer und Anmerkungen Hahnemanns unter dem Buchstaben y.

Home, Praktische Bemerkungen über die Heilart der Harnröhrenverengerungen durch Ätzmittel. Leipzig, bei G. Fleischer d. J. Aus dem Englischen mit Anmerkungen. 147 S.

1806. Albrecht v. Haller, Arzneimittellehre der vaterländischen Pflanzen, nebst ihrem ökonomischen und technischen Nutzen. Leipzig, bei Steinacker (462 Pflanzen enthaltend).

## II. Eigene Werke und Abhandlungen.

1779. Dissertatio inaugur. medic. Conspectus adfectuum spasmodicorum aetiologicus et therapeuticus. Erlangen, 20 S.

1782. Kleine Abhandlungen in »Medicinische Beobachtungen« von Krebs. Quedlinburg, 1782, Heft 2.

1784. Anleitung, alte Schäden und faule Geschwüre gründlich zu heilen. Leipzig bei Crusius, 192 S.

1786. Über Arsenikvergiftung, ihre Hülfe und gerichtliche Ausmittelung. Leipzig, Lebrecht Crusius, 276 S.

1787. Vorurtheile gegen die Steinkohlenfeuerung, die Verbesserungsarten dieses Brennstoffes etc. Mit 2 Kupfertafeln. Dresden, Walther, 72 und 39 S. (Letztere Übersetzungen.)

Über die Schwierigkeit der Minerallaugensalzbereitung durch Potasche und Kochsalz. Crell's chem. Annalen II, St. 11, S. 387—396.

1788. Einfluß einiger Luftarten auf die Gährung des Weins. Crell's chem. Annalen I, St. 2, S. 141—142.

Über die Weinprobe auf Eisen und Blei. Ebendaselbst I, St. 4, S. 291—306.

Über Galle und Gallensteine. Ebendaselbst II, St. 10, S. 296—299.

Ein ungemein kräftiges, die Fäulnis hemmendes Mittel. Ebendaselbst II, St. 12, S. 485—486. (Ins Französische übersetzt von Cruet.)

1789. Unterricht für Wundärzte über die venerischen Krankheiten. Leipzig bei Crusius, XIV und 292 S.

Mißglückte Versuche bei einigen neu angegebenen Entdeckungen. Crell's chem. Annalen I, St. 3, S. 202—207.

Brief an Crell über den Schwerspath. Ebendaselbst II, St. 8, S. 143—144.

Entdeckung eines neuen Bestandtheils im Reißblei. Ebendaselbst II, St. 10, S. 291—298.

Über das Principium adstringens der Pflanzen. Beiträge zu den chemischen Annalen. Bd. IV, St. 4, S. 419—420.

1790. Mittel, dem Speichelfluß und den verwüstenden Wirkungen des Quecksilbers Einhalt zu thun. J. Fr. Blumenbachs medic. Bibliothek. Bd. III, S. 543—548.

Kleinere Mittheilungen über verschiedene Gegenstände. Crell's Annalen I, St. 3, S. 256—257.

Vollständige Bereitungsart des auflöslichen Quecksilbers. Ebendaselbst II, St. 1, S. 22—28.

1791. Unauflöslichkeit einiger Metalle und ihrer Kalke in ätzendem Salmiakgeiste. Ebendaselbst II, St. 8, S. 117—123.
1792. Beiträge zur Weinprüfungslehre. Scherf's Beiträge zum Archiv der medic. Polizei. Leipzig, Bd. III.
Über die Glaubersalzerzeugung nach Ballen'scher Art. Crell's Annalen I, St. 1, S. 22—23.
Freund der Gesundheit. Frankfurt, Fleischer. Heft 1, 100 S. Heft 2, 1795. Leipzig bei Crusius, 96 S.
1793. Apothekerlexikon. Leipzig bei Crusius. Theil I (A—E), 280 S.
Theil II (F—K), 1795, 244 S.
Theil III (L—P), 1798, 259 S. Mit 3 Kupfertafeln.
Theil IV (Q—Z), 1799, 498 S.
Etwas über die Württembergische und Hahnemann'sche Weinprobe. Intelligenzblatt der Allgem. Liter. Zeitung, Nr. 79, S. 630.
Bereitung des Casseler Gelbs. Erfurt 4.
1794. Über die neuere Weinprobe und den neuen Liq. probat. fort. Crell's Annalen I, St. 12, S. 104—111.
1795. Über den Ansprung (Crusta lactea). J. Fr. Blumenbach's medic. Bibliothek, Bd. III, S. 701—705.
1796. Handbuch der Mütter. Leipzig bei Fleischer.
Striche zur Schilderung Klockenbrings während seines Trübsinns. Deutsche Monatsschrift, Februarheft.
Versuch über ein neues Princip zur Auffindung der Heilkräfte der Arzneisubstanzen nebst einigen Blicken auf die bisherigen. Hufelands Journal, Bd. II, St. 3 u. 4, S. 391—439 u. S. 465—561.
1797. Etwas über die Pulverung der Ignazbohnen. Trommsdorffs Journal der Pharmacie. Bd. 5, St. 1, S. 38—40.
Eine plötzlich geheilte Kolikodynie. Hufelands Journal Bd. 3, St. 1, S. 138—147.
Sind die Hindernisse der Gewißheit und Einfachheit der pract. Arzneykunde, unübersteiglich? Ebendaselbst, Bd. 4, St. 4, S. 727—762.
Gegenmittel einiger heroischer Gewächssubstanzen. Ebendaselbst, Bd. 5, St. 1, S. 3—21.
Einige Arten anhaltender und nachlassender Fieber. Ebendaselbst, Bd. 5, St. 1, S. 22—52.
Einige periodische Krankheiten und Septimanen. Ebendaselbst, Bd. 5, St. 1, S. 53—59.
1801. Heilung und Verhütung des Scharlachfiebers. Gotha bei Becker. 40 S.
Fragmentarische Bemerkungen zu Brown's elements of medicine. Hufelands Journal Bd. 13, St. 2, S. 52—76.
Über die Kraft kleiner Gaben der Arzneien überhaupt und der Belladonna insbesondere. Ebendaselbst, Band 13, St. 2, S. 153—159.
Monita über die drei gangbaren Kurarten vom Verfasser des Arzneischatzes. Ebendaselbst, Band 11, St. 4, S. 3—64.
Ansicht der ärztl.-colleg. Humanität am Anfange des neuen Jahrhunderts. Reichsanzeiger Nr. 32.
1803. Der Kaffee in seinen Wirkungen. Leipzig bei Steinacker. 56 S.
Gedanken bei Gelegenheit des im Reichsanzeiger 1803 Nr. 7 und Nr. 49 empfohlenen Mittels gegen die Folgen des Bisses toller Hunde. Ebendaselbst, Nr. 71.
1805. Äsculap auf der Wagschale. Leipzig bei Steinacker. 70 S.
Fragmenta de viribus medicamentorum positivis sive in sano corpore observatis. Lipsiae sumtu J. A. Barthii. 2 Theile, VIII und 269 S. — VI und 470 S.

1806. Über Chinasurrogate. Hufelands Journal, Bd. 23, St. 4, S. 27—47.
Scharlachfieber und Purpurfriesel, zwei gänzlich verschiedene Krankheiten. Ebendaselbst, Bd. 24, St. 1, S. 139—146.
Was sind Gifte? Was sind Arzneien? Ebendaselbst, Bd. 24, St. 3, S. 40—57.
Bedenklichkeiten über das im Reichsanzeiger 1806 Nr. 12 angebotene China-Surrogat und Surrogate überhaupt. Reichsanzeiger Nr. 57.
Heilkunde der Erfahrung. Hufelands Journal, Bd. 22, St. 3, S. 5—99. Separatabdruck: Berlin bei Wittich.

1807. Fingerzeige auf den homöopathischen Gebrauch der Arzneien in der bisherigen Praxis. Hufelands Journal, Bd. 26, St. 2, S. 5—43 (später den 3 ersten Auflagen des Organons vorgedruckt).

1808. Über den jetzigen Mangel außereuropäischer Arzneien. Allgem. Anzeiger der Deutschen (Anonym) Nr. 207.
Über die Surrogate ausländischer Arzneien (Anonym). Ebendaselbst, Nr. 327.
Über den Werth der spekulativen Arzneisysteme, besonders im Gegenhalt der mit ihnen gepaarten gewöhnlichen Praxis (Anonym). Ebendaselbst, Nr. 263.
Auszug eines Briefes an einen Arzt von hohem Range über die höchst nöthige Wiedergeburt der Heilkunde. Ebendaselbst, Nr. 343.
Bemerkungen über das Scharlachfieber (Anonym). Ebendaselbst, Nr. 160.
Berichtigung der im XXVII. Bd., 1. St. aufgestellten Anfrage über das Präparativmittel gegen das Scharlachfieber. Hufelands Journal, Bd. XXVII, St. 4, S. 152—156.

1809. An einen Doktorand der Medicin (Anonym). Allg. Anz. d. Deutschen, Nr. 227.
Belehrung über das herrschende Fieber (Anonym). Ebendaselbst, Nr. 261.
Zeichen der Zeit in der gewöhnlichen Arzneikunst (Anonym). Ebendaselbst, Nr. 326.

1810. Organon der rationellen Heilkunde. Dresden bei Arnold. XLVIII und 222 S.
2. Auflage 1819: »Organon der Heilkunst.« 371 S. Dresden bei Arnold.
3. Auflage 1824. XXIV und 281 S. Dresden bei Arnold.
4. Auflage 1829. XVI und 307 S. » » »
5. Auflage 1833. XXII und 304 S. » » »
6. Auflage 1921. LXXVII und 347 S. Herausgegeben nach Hahnemanns handschriftlicher Neubearbeitung und mit Vorwort versehen von Dr. Richard Haehl, Stuttgart. Leipzig, Dr. Willmar Schwabe.

1811. Reine Arzneimittellehre. Theil 1. Dresden. 248 S. (2. vermehrte Auflage 1823 — 3. vermehrte Auflage 1830.)
Theil II, 1816, 396 S. (2. Auflage 1824 — 3. Auflage 1833.)
Theil III, ebenfalls 1816, 288 S. (2. verm. Auflage 1825.)
Theil IV, 1818, 284 S. (2. verm. Auflage 1825.)
Theil V, 1819, 306 S. (2. verm. Auflage 1826.)
Theil VI, 1821, 255 S. (2. verm. Auflage 1826.)

1812. Dissertatio historico- medica de Helleborismo Veterum, quam defendet auctor Samuel Hahnemann, med. et chirurg. Doctor, academ. Mogunt. scient. societ. physic. med. Erlang. et societ. reg. œconom., quæ Lipsiæ floret, Sodal. honor. Lipsiæ. Tauchnitz 86 S.

1813. Geist der neuen Heillehre. Allgem. Anzeiger d. D. März, S. 626 (später ergänzt, dem 2. Theil der Reinen Arzneimittellehre vorgedruckt).

1814. Heilart des jetzt herrschenden Nerven- oder Spitalfiebers. Allgem. Anz. d. D. Nr. 6.

1816. Belehrung über die venerischen Krankheiten und ihre gewöhnlich unrechte Behandlung. Ebendaselbst, Nr. 211.

Über Heilung der Verbrennungen. Ebendaselbst, Nr. 156 und 204.

1819. Über die Lieblosigkeit gegen Selbstmörder. Ebendaselbst, Nr. 144.

1820. Über das Selbstbereiten und Selbstdarreichen der Arzneien von Seiten der homöopathischen Ärzte. (Vorstellung an eine hohe Behörde).

1821. Ärztlicher Rath im rothen Friesel. Allg. Anz. d. D. Nr. 26.

1825. Belehrung für den Wahrheitsucher in Nr. 165 des Allg. Anz. d. D. Ebendaselbst, Nr. 194.

Wie ließe sich wohl die Homöopathie am gewissesten wieder ausrotten? Ebendaselbst 227.

1828. Die chronischen Krankheiten, ihre eigenthümliche Natur und homöopathische Heilung. Dresden bei Arnold. Theil I, VI und 241 S.

Theil II, 362 S. (2. verm. Auflage 1835.)

Theil III, 312 S. (2. verm. Auflage, Düsseldorf bei Schaub 1337.)

Theil IV, 1830, 407 S. (2. verm. Auflage, Düsseldorf bei Schaub 1838.)

Theil V, nur in der 2. Auflage des Gesamtwerkes, 552 Seiten. Ebendaselbst 1839.

1831. Die Allöopathie, eine Warnung für Kranke aller Art. Leipzig bei Baumgärtner. 32 S.

Aufruf an denkende Menschenfreunde über die Ansteckungsart der asiatischen Cholera. Leipzig bei Berger. 20 S.

Sendschreiben über die Heilung der Cholera. Berlin bei Aug. Hirschwald. 15 S.

Offenes Sendschreiben an die Majestät des Königs Friedrich Wilhelm III. (von Preußen). Allgem. Anz. d. D. Novbr.

Sicherste Heilung und Ausrottung der asiatischen Cholera. Leipzig bei Friedrich Glück.

1832. Heilung der Cholera nebst einem Zusatz. Nürnberg bei Stein.

1832 u. 1833. Vorworte zum »Repertorium der Antipsorischen Arzneien« und zum »Systematisch-alphabetischen Repertorium der homöopathischen Arzneien« von Dr. C. v. Bönninghausen über Wiederholung homöopathischer Arzneimittel, Gabengröße, Potenzen und Doppelmittel.

Außerdem noch Vorworte bei Weber-Lich und Kammerer-Ulm.

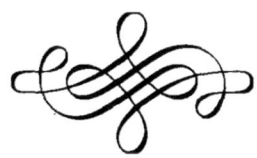